Herausgegeben von
Prof. Dr. med. Dr. med. dent. Fritz Schön
und
Prof. DDr. Dr. h. c. Federico Singer

Europäische Prothetik heute

# Europäische Prothetik heute

Herausgegeben von
Prof. Dr. med. Dr. med. dent. Fritz Schön
und
Prof. DDr. Dr. h. c. Federico Singer

Buch- und Zeitschriften-Verlag »Die Quintessenz« 1978
Berlin, Chicago, Rio de Janeiro und Tokio

Alle Rechte, auch die des auszugsweisen Nachdrucks, der photomechanischen Wiedergabe, der Verfilmung und der Übersetzung in andere Sprachen, vorbehalten.

Copyright © 1978 by Buch- und Zeitschriften-Verlag »Die Quintessenz«, Berlin

Illustrationen: Walter A. Lerch, Berlin
Lithographieherstellung: Industrie- und Presseklischee, Berlin
Satz und Druck: Kupijai & Prochnow, Berlin
Bindearbeiten: J. Godry, Berlin

Printed in Germany

ISBN 3 87652 680 9

# Alphabetisches Verzeichnis der Mitautoren

S. G. Barrett, M.Sc., L.D.S., London

Dr. med. dent. A. Bauer, Düsseldorf und
Dr. med. dent. A. Gutowski, Schwäbisch Gmünd

Prof. Dr. med. dent. H. Böttger, Düsseldorf

Prof. Dr. med. dent. E. Dolder, Wallisellen und
Priv.-Doz. Dr. med. dent. J. Wirz, Zürich

Dr. med. dent. H. Einfeldt, Flensburg

Prof. Dr. med. Dr. med. dent. F. Gasser, Basel

Univ.-Prof. Dr. med. K. Gausch, Innsbruck

Prof. Dr. med. dent. A. Gerber, Zürich

Prof. Dr. med. dent. G. Graber, Basel

Prof. Dr. B. Hedegård, Göteborg und
Dr. H. Landt, Docent odont., Göteborg

Prof. Dr. H. W. Herrmann, Bonn

Prof. Dr. med. dent. R. Horn, Gießen

Dr. med. dent. P. Kalliris, Athen

Dr. med. dent. B. Koeck, Bonn

Prof. ass. Dr. chem. J.-M. Meyer, Genf

Prof. Dr. med. dent. A. Motsch, Göttingen

Prof. Dr. med. dent. Dr. h. c. J.-N. Nally, Genf

Prof. Dr. med. H. Obwegeser, Zürich

J. H. N. Pameijer, Tandarts, D.M.D., Amsterdam

Dr. Dr. E.-H. Pruin, Bremen

Prof. Dr. Dr. med. dent. H. O. Ritze, Hamburg

Prof. Dr. med. dent. P. Schärer, Zürich

Prof. Dr. med. dent. H. Schmeißner, Homburg/Saar

Prof. Dr. med. Dr. med. dent. F. Schön, Bad Reichenhall

Prof. Dr. med. dent. H. Schwickerath, Köln

Prof. Dr. med. dent. R. Schwindling, Heidelberg

Prof. DDr. Dr. h. c. F. Singer, Meran

Prof. Dr. med. Dr. med. dent. G. Steinhardt, Feldafing

Prof. Dr. med. Dr. med. dent. R. Stellmach, Berlin

Prof. Dr. F. J. Tempel, Amsterdam

Prof. Dr. med. dent. D. Windecker, Frankfurt/Main

# Vorwort

„Habent sua fata libelli" – Bücher haben ihre Schicksale – und so auch dieses. Angesichts der Tatsache, daß in der außereuropäischen Fachliteratur fast ausschließlich amerikanische und englische Autoren zitiert werden und in den Literaturverzeichnissen beispielsweise skandinavischer Fachbücher deutsche Autoren fast völlig fehlen, faßten die Herausgeber bereits vor Jahren den Plan, ein Gemeinschaftsbuch namhafter Fachleute Europas unter dem Titel „Europäische Prothetik heute" zu schaffen.

Die Erkenntnis, daß die europäische Mund-, Zahn- und Kieferheilkunde dem Stadium der Entwicklung längst entwachsen ist und darüber hinaus europäische Wissenschaftler auf allen Gebieten, u. a. also auch auf denen der Anästhesie, der zahnärztlichen- und der Kieferchirurgie, der Parodontologie, der Röntgenologie und nicht zuletzt der Prothetik einen führenden Rang einnehmen, ließ das Vorhaben als gerechtfertigt, ja sogar erforderlich erscheinen.

So entstammen die Beiträge des vorliegenden Sammelwerkes der Feder namhafter Autoren aus ganz Europa, in Sonderheit aus England, Griechenland, Schweden, Italien, Österreich, der Schweiz, den Niederlanden und Deutschland.

Der Auffassung der beiden Herausgeber von einem Gesamtkonzept der rekonstruktiven Zahnheilkunde mit Integration aller Teilgebiete entsprechend, wurden jedoch nicht nur Beiträge aus dem engeren Bereich der Prothetik aufgenommen. Der thematische Bogen spannt sich vielmehr über den weiten Bereich aller Spezial- und Randgebiete, deren fachlicher Gehalt in enger Beziehung zum Hauptthema, der Prothetik, steht. Das Werk enthält somit auch wesentliche Beiträge aus der Parodontologie, der präprothetischen Chirurgie, der Elektrochirurgie und der Implantologie, befaßt sich darüber hinaus beispielsweise jedoch auch mit geriatrischen Problemen oder psychosomatischen Fragen in ihrer besonderen Beziehung zur Prothetik.

Bei der Konzeption des Werkes ließen die Herausgeber jedem Autor die völlige Freiheit der Themenwahl und -gestaltung. Somit ist für den Inhalt des jeweiligen Beitrages jeder Co-Autor selbst voll verantwortlich. Für die Einordnung der einzelnen Beiträge innerhalb des Werkes wurde auf eine Einteilung nach fachlichen Gesichtspunkten bewußt verzichtet und ausschließlich die alphabetische Reihenfolge der Verfassernamen gewählt.

Möge das Buch dazu beitragen, traditionelle Schranken zu beseitigen und den Zahnmedizinern der ganzen Welt den beachtlichen Stand unseres heutigen Wissens und Könnens in Europa vor Augen zu führen. Es soll jedoch nicht nur ein Dokument des hohen wissenschaftlichen Niveaus der europäischen Zahn-, Mund- und Kieferheilkunde sein, sondern darüber hinaus dem zahnärztlichen Praktiker eine Fülle von Anregungen und praktischen Vorschlägen für die tägliche Arbeit bringen.

Frühjahr 1978
F. Schön
F. Singer

# Inhaltsverzeichnis

Aplhabetisches Verzeichnis der Mitautoren     5

Vorwort     7

**Abdrücke für Totalprothesen**     17
von S. G. Barrett

     Der Oberkieferabdruck     18
     Der Unterkieferabdruck     22
     Literatur     27

**Die Rehabilitation des stomatognathen Systems mit Mitteln der Gnathologie**     29
von A. Bauer und A. Gutowski

     Einleitung     29
     Anamnese und Befunderhebung     29
     Klinischer Funktionstest     30
     Instrumentelle Funktionsanalyse     31
     Therapie     41
     Materialliste     53
     Literatur     54

**Das Teleskopsystem in der zahnärztlichen Praxis**     55
von H. Böttger

     Einführende Bemerkungen     55
     Die teleskopierenden Anker     61
     Das praktische Vorgehen     69

**Stegprothetik**     73
von E. Dolder und J. Wirz

     Grundlagen     73
     Die Steg-Gelenk-Prothese     74
     Die Steg-Gelenk-Prothese nach langjähriger Tragzeit     77
     Die Steg-Geschiebe-Prothese     81
     Die fünf verschiedenen Typen von Steg-Geschiebe-Prothesen     81
     Klinische Fälle     82
     Zusammenfassung     89

## Die prothetische Versorgung des stark reduzierten und parodontal erkrankten Testgebisses 91
von H. Einfeldt

    Einleitung 91
    Allgemeine Richtlinien 92
    Spezielle Faktoren 93

## Allergische Schleimhautreaktionen 103
von F. Gasser

    Einleitung 103
    Stoffliche Reize von Prothesenmaterialien 103
    Vorgehen bei der Identifizierung pathogener Allergene in der Prothetik 105
    Eigene Beobachtungen und Behandlungen von Patienten mit Prothesenstoffallergien 108
    Therapie 111
    Literatur 112

## Geriatrische Probleme in der Prothetik 115
von F. Gasser

    Einführung 115
    Bevölkerungsentwicklung 115
    Das Alter in physiologischer Hinsicht 115
    Psychologische Aspekte 116
    Zahnärztliche Aspekte im höheren Lebensalter 116
    Die zahnärztliche Behandlung alternder Patienten 119
    Sedativa 121
    Anästhesie bei zahnärztlichen Behandlungen und bei chirurgischen Eingriffen in der Mundhöhle 121
    Antikoagulanzien 122
    Zusammenfassung 122
    Literatur 123

## Okkluso-artikuläre Relation 125
von K. Gausch

    Patient und Vorbereitung 125
    Ziele der prothetischen Rehabilitation/Funktionsgruppen 126
    Die okkluso-artikuläre Relation 128
    Praktische Hinweise für die Behandlung 133
    Literatur 136

## Okklusion, Kaudynamik und Kiefergelenke in der europäischen Forschung und Prothetik 139
von A. Gerber

    Die Eigenständigkeit der europäischen Forschung 139
    Die mechanische Funktion des Kausystems 139
    Prinzipielles zur anatomischen Nativ- und Gebrauchsform der Molaren und zur Mörser-Pistillform 141
    Das Kiefergelenk als schwacher Partner der Zahnokklusion 145
    Bau, Umgebung und Beanspruchung der Kiefergelenke 145
    Das Kiefergelenk und die Synovialflüssigkeit 146
    Die Okklusionsabhängigen Positionen der Kondylen in den Kiefergelenken nach Gerber 147
    Grundsätzliches zur Balance und Biodynamik im Kausystem 149

| | |
|---|---:|
| Grundsätzliches zum Kiefergelenk- und Parodontalschen infolge Hyperbalance | 149 |
| Der Kiefergelenkschaden in mikroskopischen Präparaten von G. Steinhardt | 150 |
| Aktive Gelenkentlastung, warum und wie? | 153 |
| Der intraorale Stützstift zur Bißnahme mit 3-Punkt-Abstützung des Unterkiefers am Schädel | 155 |
| Die Technik der Bißnahme mit dem intraoralen Stützstift | 156 |
| Die Technik der Aufzeichnung der Kondylen- Vor- und Rückgleitbahn mit der Ausrüstung nach Gerber | 158 |
| Die Technik der gelenkbezogenen, instrumentellen Okklusionsanalyse am einartikulierten Modell | 159 |
| Die totale Prothese in europäischer Sicht | 161 |
| Gereimtes und Ungereimtes in der Europäischen Prothetik | 164 |
| Literatur | 167 |

## Psychosomatik und Okklusion — 169
von G. Graber

| | |
|---|---:|
| Einleitung | 169 |
| Mandibuläre Bewegungen und Okklusion | 169 |
| Psyche und Organsysteme | 171 |
| Psychosomatische Erkrankungen im Kauorgan | 172 |
| Literatur | 175 |

## Die orale Rehabilitation mit der Teilprothese — 177
von B. Hedegård und H. Landt

| | |
|---|---:|
| Einleitung | 177 |
| Okklusion zum Zwecke der Funktion | 177 |
| Die Abhängigkeit der „Erfolgswahrscheinlichkeit" vom Restgebiß – Zahnanzahl und topographische Verteilung | 179 |
| Die Reaktion des zahnlosen Alveolarfortsatzes auf die Belastung durch die Prothesenbasis | 180 |
| Langzeitbeobachtungen der Karies- und parodontalen Situation des Restgebisses nach oraler Rehabilitation mit der Teilprothese | 181 |
| Neue Erkenntnisse über die Reaktion des Stützzahnes bei der Behandlung mit prothetischer Rekonstruktion | 186 |
| Zusammenfassende Stellungnahme | 188 |
| Folgende Grundregeln können formuliert werden | 188 |
| Literatur | 189 |

## Frontzahnersatz durch Brücken — 191
von H. W. Herrmann

| | |
|---|---:|
| Problematik des Frontzahnersatzes | 191 |
| Planung des Frontzahnersatzes durch Brücken | 191 |
| Indikation für Brückenzahnersatz | 192 |
| Bewertung einzelner Brückenanker | 192 |
| Der Brückenkörper | 195 |
| Abnehmbare Brücken | 196 |
| Der Ersatz einzelner Zähne | 197 |
| Auswirkungen des Brückenzahnersatzes auf das Fundament | 199 |

## Das Nachregistrieren zur Okklusionkorrektur eingegliederter Totalprothesen   201
von R. Horn

       Problemstellung   201
       Praktisches Vorgehen   203
       Literatur   210

## Starre oder gelenkige Abstützung bei der partiellen Prothese?   211
von P. Kalliris

       Gestaltung des Sattels   212
       Art und Zahl der Anker   213
       Literatur   214

## Die Relationsbestimmung während der Rekonstruktion der Kieferhaltung beim teilbezahnten Patienten   217
von B. Koeck

       Einleitung   217
       Relationsbestimmung bei festsitzendem Zahnersatz mit harmonischer Okklusion   217
       Die Relationsbestimmung bei gestörter Okklusion   220
       Die Relationsbestimmung bei partiellem, herausnehmbarem Zahnersatz   229
       Die Registrierung der Unterkieferhaltung und -bewegung nach individuellen Methoden   230
       Zusammenfassung   233
       Literatur   234

## Die Relationsbestimmung der Kieferhaltung beim unbezahnten Patienten   237
von B. Koeck

       Einleitung   237
       Anatomische und funktionelle Veränderungen während der Gebrauchsperiode   237
       Die Bestimmung der vertikalen Kieferrelation   239
       Die Bestimmung der horizontalen Kieferrelation   244
       Das räumliche Einorientieren der Modelle in den Artikulator   249
       Literatur   253

## Die orale Funktion beim alternden Menschen   255
von H. Landt und B. Hedegård

       Einleitung   255
       Biologischer Hintergrund   256
       Zahnlose Patienten mit Adaptationsproblemen   257
       Prothesenstomatitis und Prothesenhygiene   269
       Praktische Schlußfolgerungen   270
       Literatur   272

## Die vernunftgemäße Wahl einer Legierung für das Gerüst der abnehmbaren Teilprothese   273
von J.-M. Meyer

       Die praktische Bedeutung der mechanischen Eigenschaften   279
       Mechanisches Verhalten eines Prothesengerüstes   281
       Prüfung des Verhaltens einiger Legierungen   282
       Anhang   286
       Literatur   289

## „Form und Funktion" – Aufwachstechnik    291
von A. Motsch

    Morphologie und Funktion der Seitenzahnkauflächen    291
    Konzepte einer idealen Okklusion    294
    Höcker-Fossa- und Höcker-Randleisten-Kontakte    294
    Die Gestaltung funktionell-harmonischer Kauflächen mit Hilfe der Aufwachstechnik    295
    Literatur    304

## Die Behandlung der verkürzten Zahnreihe    305
von J.-N. Nally

    Einführung    305
    Notwendigkeit und Wahl einer Klassifizierung    305
    Parodontale und/oder gingivale Abstützung    306
    Untersuchungen, um ein besseres funktionelles Ergebnis von Freiendprothesen zu erreichen    311
    Die Geschiebeklammer    318
    Der Behandlungsplan    326
    Die Präparation der Pfeilerzähne im Mund    333
    Die Erstabformung    334
    Anprobe der Modellgußbasis, die Zweitabformung und die Technik des zusammengesetzten, korrigierten Arbeitsmodells    336
    Die Okklusion: Behandlungsziel, Hilfsmittel, klinische Schwierigkeiten    342
    Zahnauswahl, Fertigstellung der Prothese    351
    Schlußbetrachtung    352
    Literatur    360

## Chirurgische Hilfe für den Prothesenhalt    363
von H. Obwegeser

    Einleitung    363
    Behandlungsmöglichkeiten    363
    Die mechanische Befestigung des Zahnersatzes    363
    Verbesserung der anatomischen Verhältnisse    365
    Der Kammaufbau    366
    Vestibulumplastiken    368
    Die submuköse Vestibulumplastik    368
    Die Vestibulumplastik mit sekundärer Epithelisierung    369
    Vestibulumplastik mit freier Haut- oder Schleimhautverpflanzung    369
    Die Tuberplastik    372
    Die Mundbodenplastik    372
    Besondere Zustandsbilder    375
    Die postoperative prothetische Versorgung    377
    Schlußfolgerung und Zusammenfassung    377
    Literatur    377

## Klinische Aspekte okklusaler Rekonstruktion    379
von J. H. N. Pameijer

    Einleitung    379
    Terminale Scharnierachsenposition kontra habituelle Interkuspidation    379
    Scharnierachse kontra arbiträre Achse    381

| | |
|---|---:|
| Checkbisse kontra pantographische Aufzeichnungen | 381 |
| Registrierung der terminalen Scharnierachsenposition | 382 |
| Gestaltung in Wachs | 387 |
| Okklusalflächen aus Gold kontra Okklusalfächen aus Porzellan | 388 |
| Diskussion | 388 |
| Zusammenfassung | 391 |
| Literatur | 391 |

## Die künstlichen Pfeiler zur Verankerung von Zahnersatz — 393
von E.-H. Pruin

| | |
|---|---:|
| Endodontische Stabilisierungen | 393 |
| Transfixation von Zähnen | 395 |
| Transdentale Fixation | 395 |
| Offene Implantane – Halbimplantate | 397 |
| Metallimplantate | 399 |
| Nadelimplantate | 399 |
| Schraubenimplantate | 399 |
| Blattimplantate | 403 |
| Implantologisch-prothetische Probleme | 403 |

## Kritische Bemerkungen eines Prothetikers zur Frage der Implantation — 415
von H. O. Ritze

| | |
|---|---:|
| Werkstoffkundliche Untersuchungen von Implantatnägeln | 419 |
| Kritische Beobachtungen | 423 |
| Kritik | 424 |
| Zusammenfassung | 424 |

## Okklusale Probleme bei kleineren kronen- und brückenprothetischen Arbeiten — 429
von P. Schärer

| | |
|---|---:|
| Einleitung | 429 |
| Die Bewegungen des Unterkiefers | 430 |
| Intraorale Okklusionsanalyse und Einschleifen im Munde des Patienten | 430 |
| Montage der Arbeitsmodelle im Artikulator | 433 |
| Verwendung der FGP-Methode | 436 |
| Zusammenfassung | 436 |
| Literatur | 438 |

## Der avitale Zahn bei Kronen, Brücken und Teilprothesen — 439
von H. Schmeißner

| | |
|---|---:|
| Krone und avitaler Zahn | 439 |
| Brücke und avitaler Zahn | 454 |
| Teilprothese und avitaler Zahn | 454 |
| Der avitale Zahn als Risiko | 457 |
| Literatur | 458 |

## Erfolgreiche Parodontalbehandlung mittels Elektrochirurgie — 459
von F. Schön

| | |
|---|---:|
| Erscheinungsformen und Ursachen der parodontalen Erkrankungen | 459 |
| Gegen die früheren radikalen operativen Eingriffe | 459 |
| Die Methoden der Parodontaltherapie | 460 |

| | |
|---|---:|
| Die drei Zonen der Gingiva | 460 |
| Andere Heilungsverhältnisse in der Mundhöhle | 461 |
| Bessere Erfolge bei schonender Gingival- und Knochenchirurgie | 462 |
| Über die Regenerationsfähigkeit der Gingiva | 462 |
| Der Einfluß der Umwelt auf die Wundheilung | 467 |
| Versuch einer Vereinfachung und Popularisierung der Parodontaltherapie | 468 |
| Radikal-chirurgische Maßnahmen sowie komplizierte Lappenoperationen sollten für den allgemein praktischen Zahnarzt kontraindiziert sein | 469 |
| Elektrochirurgische Parodontalbehandlung in der täglichen Praxis | 469 |
| Ursachen von Fehlern und Mißerfolgen bei der Elektrochirurgie | 471 |
| Die richtige Anwendung der Elektrochirurgie | 474 |
| Elektrochirurgie früher und heute | 475 |
| Die Anwendungsmöglichkeiten der Elektrochirurgie | 476 |
| Die Bedeutung der Elektrochirurgie für die moderne rekonstruktive Zahnheilkunde | 476 |

## Die Belastbarkeit von Zähnen und Zahnersatzkonstruktionen     477
von H. Schwickerath

| | |
|---|---:|
| Belastbarkeit von Brückenkonstruktionen | 479 |
| Belastbarkeitsmessungen | 481 |

## Bißregistrierung mit optischen Hilfsmitteln für den totalen Zahnersatz     485
von R. Schwindling

| | |
|---|---:|
| Einleitung | 485 |
| Orientierungshilfen für die Bißregistrierung | 485 |
| Praktisches Vorgehen bei der Bißregistrierung mit dem Lichtspaltwerfer | 486 |
| Literatur | 493 |

## Funktionelle Inkorporation totaler Prothesen im prothetischen Raum     495
von R. Schwindling

| | |
|---|---:|
| 1. Die neutrale Gleichgewichtslage | 496 |
| 2. Die linguale Gleichgewichtslage | 496 |
| 3. Die vestibuläre Gleichgewichtslage | 497 |
| Funktionsabformung des prothetischen Raumes | 498 |
| Herstellung der Prothesen | 500 |
| Beurteilung der Ergebnisse | 505 |
| Literatur | 506 |

## Metallkeramik: Fehlerquellen und ihre Vermeidung     507
von F. Singer

| | |
|---|---:|
| Die Nachteile der Porzellanverblendung und unsere Gegenmaßnahmen zu ihrer Behebung | 510 |
| Traumatische Okklusion | 512 |
| Literatur | 513 |

## Funktion und strukturelle Veränderungen der Kiefergelenke     515
von G. Steinhardt

| | |
|---|---:|
| Literatur | 525 |

## Unfallbedingte Verletzungen der Weichteile beim Beschleifen von Zähnen    527
von R. Stellmach

    Ursachen iatrogener Verletzungen beim Schleifen    527
    Kunstfehler    527
    Das Gingivatrauma beim Schleifen    528
    Klinische Beobachtungen    528
    Maßnahmen des Zahnarztes bei Schleifverletzungen    531
    Arterielle Blutung    531
    Prognose    532
    Aufklärung des Patienten    533
    Wichtige Regeln für die Vermeidung von Schleifverletzungen    533
    Rechtliche Folgen von unbeabsichtigten Nebenverletzungen    533
    Zusammenfassung    533
    Literatur    534

## Funktionsstörungen des Kausystems    535
von F. J. Tempel

    Literatur    543

## Möglichkeiten und Grenzen der Therapie mit festsitzendem Brückenersatz
## – Methodik und Alternativlösungen –    545
von D. Windecker

    Zur Indikation der festsitzenden Brücke    545
    Morphologische und funktionelle Rekonstruktion des Kauorganes mit Brücken    547
    Versteifung der Pfeiler durch Zahnersatz    549
    Zur Statik der Ankerkronen und des Brückenkörpers    549
    Präparation, Abformung und Modellherstellung    550
    Verblendung von Ankerkronen und Brückenkörpern    553
    Zur Kieferlagebestimmung bei umfangreichem Kronen- und Brückenersatz anhand klinischer Beispiele    555
    Behebung von Dysgnathien mit Brückenersatz    563
    Alternativlösungen zur festsitzenden Brücke in Form kombiniert festsitzend-abnehmbarer Prothesen    565
    Zusammenfassung    565
    Literatur    570

# Abdrücke für Totalprothesen

von S. G. Barrett, London

Die Abdrucknahme für Totalprothesen zielt auf die Entwicklung von Retention, Stabilisierung und Abstützung. Diese Ziele können dann höchst zufriedenstellend erreicht werden, wenn das größtmöglichste Gebiet bei engstem Kontakt zu den Weichgeweben bedeckt wird, vorausgesetzt, die Weichgewebe sind, ob in Ruhelage oder durch die Funktionen der darunterliegenden Gewebe verschoben, unbeschädigt.

In der Literatur werden zahlreiche unterschiedliche Methoden und Materialien für die Abdrucknahme für Totalprothesen beschrieben, von denen jede zum Erfolg führen mag. Der Zahnarzt steht oft vor der Frage, welchem Vorgehen er zur Erzielung des besten Ergebnisses folgen soll. Jedoch wird seine Aufgabe viel einfacher, wenn er Verständnis für das hat, was er zu erreichen sucht.

Ein Vorgang der Abdrucknahme, der sich Schritt für Schritt an die Zielvorstellungen der endgültigen Prothesenbasis annähert, bietet den Vorteil, daß der erste Abschnitt bei der Konstruktion der Prothese zufriedenstellend abgeschlossen worden ist.

Ein von *Carl O. Boucher*[1] beschriebenes Vorgehen liefert den Hintergrund für die folgende Methode der Abdrucknahme für Totalprothesen, und diese Beschreibung ist als Ergänzung zu diesem Vorgehen beabsichtigt.

Die zur Durchführung des ersten Teils des Abdrucks benötigten Geräte und Materialien sind (Abb. 1):

1. Wasserbad mit Kompositionsmaterial in heißem Wasser bei einer kontrollierten Temperatur
2. Hanau-Spiritusbrenner
3. Eisstückchen in Wasser
4. Löffel
5. Niedrig schmelzendes Kompositionsmaterial
6. Ein Kopierstift
7. Messer mit einer scharfen Klinge
8. Zwei Dappengläser, eins mit vergälltem Spiritus, das andere mit Vaseline

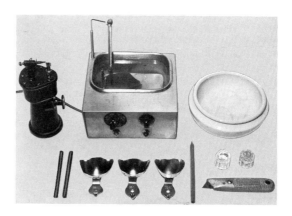

Abb. 1   Instrumente und Materialien.

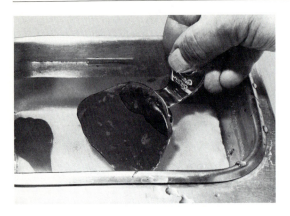

Abb. 2 Oberkieferabdruck im Löffel im warmen Wasserbad.

**Der Oberkieferabdruck**

Es sollte ein Löffel ausgesucht werden, der den harten Gaumen bedeckt und sich mit seiner posterioren Begrenzung auf den weichen Gaumen hinter die Fovea palatinae in die Einkerbungen der Hamuli erstreckt. Die labialen und bukkalen Ränder sollten die labiale und bukkale Umschlagsfalte ausfüllen. Die posteriore bukkale Löffelbegrenzung sollte lang genug sein, das Kompositionsabformmaterial beim Fließen in die pterygomaxilläre Region, die oft tief und eingezogen ist, zu unterstützen.

Ein Löffel, dessen Ränder in diesem Bereich kurz sind, mag die Ursache dafür sein, daß das Kompositionsabformmaterial nicht in Kontakt mit den Weichgeweben, die die Wände der Fossa pterygomaxillaris bilden, kommt.

Das Kompositionsabformmaterial für den Abdruck sollte in Wasser bei der vom Hersteller empfohlenen Temperatur erweicht werden (Abb. 2).

Nach Bestreichen des Kompositionsabformmaterials mit Vaseline wird der Löffel mit festem Druck in den Mund eingesetzt und dort so lange gehalten, bis es ausreichend gehärtet ist, um ohne Verziehen herausgenommen werden zu können (Abb. 3). Man sollte dann prüfen, ob die Extensionen mit der Höhe der labialen und bukkalen Umschlagsfalte vergleichbar sind. Sind diese adäquat, sollte der Abdruck in Eiswasser gelegt werden (Abb. 4). Ist eine Extension nicht ausreichend oder ist der Löffel durch die Kompositionsmasse durchgedrückt, sollte der Abdruck weggeworfen und der Vorgang wiederholt werden.

Das Eiswasser härtet das Kompositionsabformmaterial, so daß es mit einem scharfen Messer getrimmt werden kann (Abb. 5). Nachdem das Kompositionsabformmaterial vom Löffel getrimmt wurde, wird es herausgenommen und mit einem Spiritusbrenner auf der gesamten dem Gaumen zugewandten Oberfläche erhitzt (Abb. 6), in das Wasserbad getaucht und in den Mund eingesetzt. Dies sollte einen detaillierten Abdruck des Gaumens ergeben. Der Abdruck wird dann wieder in Eiswasser gelegt, und man beginnt mit der Randgestaltung.

Die Randgestaltung bei Kompositionsabformmaterial wird durchgeführt, indem man eine Seite der labialen und bukkalen Ränder erwärmt, in den Mund einsetzt und die Lippe und Wange nach vorne, abwärts und einwärts zieht. Dies hilft bei der Festlegung der richtigen Randhöhe sowie der richtigen Dicke. Das Kompositionsmaterial wird durch abwärts gerichteten Zug mit den Fingern auf der nicht erwärmten Seite (aus dem Munde) entfernt. Dies zeigt gleichzeitig an, wie sich die Retention der Basis entwickelt. Ebenso geht man auf der gegenüberliegenden Seite vor.

Der nächste Schritt besteht darin, daß man die distobukkalen Begrenzungen des Kompositionsabformmaterials erwärmt (Abb. 7), es in den Mund einsetzt und den Patienten bittet, den Unterkiefer von einer Seite zur anderen zu bewegen. Dadurch wird das Kompositionsmaterial an die Gewebe adaptiert und die Randdicke in diesem Bereich in Übereinstimmung mit den Bewegungen des Processus coronoideus geformt.

Ein wirkungsvoller Kontakt des Kompositionsabformmaterials entlang der posterioren

Der Oberkieferabdruck

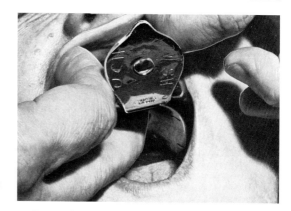

Abb. 3  Oberkieferabdruck unter Druck in den Mund eingesetzt.

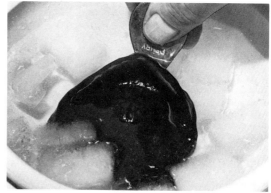

Abb. 4  Abdruck in Eiswasser abgekühlt.

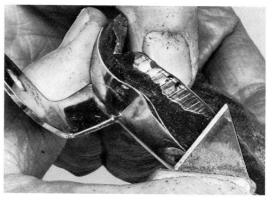

Abb. 5  Reduzierung des überschüssigen Materials vom Löffel.

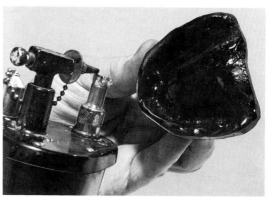

Abb. 6  Erwärmen der gesamten Oberfläche des Oberkieferabdrucks.

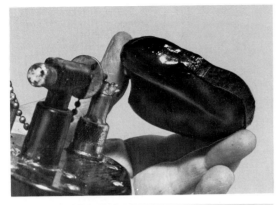

Abb. 7 Erwärmen der äußeren posterioren bukkalen Begrenzung des Oberkieferabdruckes.

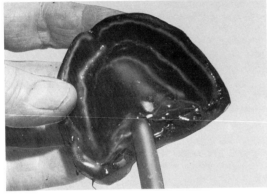

Abb. 8 Auftragen niedrig schmelzender Kompositionsmasse entlang der posterioren Oberfläche des Oberkieferabdruckes.

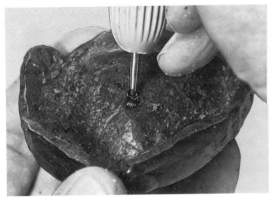

Abb. 9 Reduzierter Oberkieferabdruck und Bohrer zur Schaffung eines Loches zum Entweichen eingeschlossener Luft.

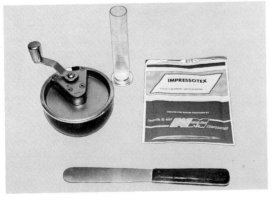

Abb. 10 Geräte und Materialien zur Herstellung des endgültigen Oberkieferabdruckes.

# Der Oberkieferabdruck

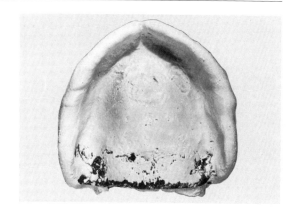

Abb. 11  Der endgültige Oberkieferabdruck.

Begrenzung wird durch Auftragen niedrig schmelzenden Kompositionsmaterials entlang dem posterioren Rand erzielt (Abb. 8), das im Wasserbad temperiert wurde und unter festem Druck auf den posterioren Teil des Kompositionsabformmaterials in den Mund eingesetzt wird. Enger Kontakt zeigt sich in der genauen Wiedergabe der Gewebe und der glanzlosen Oberfläche des niedrig schmelzenden Kompositionsmaterials. Danach kann die posteriore Begrenzung der Prothese mit einem in Spiritus getauchten Kopierstift, mit dem man auf dem Gaumen die Vibrationslinie, wenn der Patient „ah" sagt, markiert, bestimmt werden. Sie sollte bis in die Einziehungen der Hamuli extendiert werden. Die Kopierstiftmarkierung wird auf das niedrig schmelzende Kompositionsmaterial übertragen, überschüssiges Material sollte bis zu dieser Markierung abgeschnitten werden.

In einigen Fällen kann das Zentrum der Vibrationslinie vor der Fovea palatina, in anderen gerade dahinter liegen. Es ist ein kritisches Gebiet, da eine zu weit vorne liegende Begrenzung bedeutet, daß das posteriore Prothesenende auf einer dünnen, den harten Gaumen bedeckenden Schicht Weichgewebe aufliegt, so daß eine Aufwärtsbewegung der Prothese im anterioren Bereich leicht den Kontakt am posterioren Rand unterbricht. Andererseits kann eine Überextension auf den weichen Gaumen bei dem Patienten Brechreiz hervorrufen. Die Bewegung des weichen Gaumens beim Sprechen wird auch zum Abheben des Prothesenhinterrandes und daher zum Retentionsverlust führen. Richtige Prothesenextension gestattet eine anteriore Aufwärtsbewegung ohne Unterbrechung des Kontaktes zu den Geweben im posterioren Bereich und vermittelt gleichzeitig ein angenehmes Gefühl. In diesem Stadium sollte sich eine feste Retention entwickelt haben.

Der endgültige Schritt bei der Herstellung des Oberkieferabdruckes besteht in der Entfernung von zwei oder drei Millimetern des Kompositionsabdruckmaterials, um für den Abdruckgips, der zur detaillierten Wiedergabe der Gewebsstrukturen benutzt wird, Platz zu schaffen. Das niedrig schmelzende, das posteriore Gaumensiegel bildende Kompositionsmaterial wird intakt gelassen, so daß man anhand dessen das Kompositionsabformmaterial in der richtigen Position in den Mund einsetzen kann. In den Gaumen kann ein Loch zum Entweichen von eingeschlossener Luft gemacht werden (Abb. 9).

Es sollte am besten abgepackter und abgewogener Gips, der in dieser Form keine Luftfeuchtigkeit aufnehmen kann, verwendet werden. Er wird mit einer abgemessenen Menge Wasser angerührt, in einem Anrührgefäß mit der Hand spatuliert und fertig angerührt mit einer mechanischen Anmischvorrichtung (Abb. 10).

Dies dauert eine Minute, bis die Form aus Kompositionsmasse mit der homogenen sahnigen Mischung gefüllt und unter festem Druck auf die hintere Begrenzung in den Mund eingesetzt wird. Der Unterkiefer führt Seitwärtsbewegungen aus, um Platz zu schaffen für die funktionelle Bewegung des Processus coronoideus.

Nach Erhärtung des Gipses wird er aus dem Munde entfernt, indem man die Lippe anhebt und den Abdruck nach vorne zieht, um durch Eintritt von Luft die Versiegelung zu lösen.

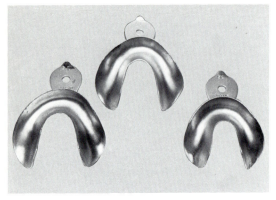

Abb. 12  Löffelauswahl. Beachte Extension der lingualen Ränder.

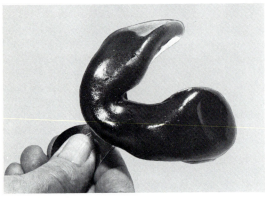

Abb. 13  Löffel mit Kompositionsabformmasse gefüllt.

Er wird auf genaue Wiedergabe der Details untersucht. Andere durchgedrückte Stellen als die posteriore Begrenzung sollten entlastet werden, danach sollte der Gips entfernt und der Abdruck wiederholt werden (Abb.11). Falls die durchgedrückten Stellen nicht entfernt würden, würden sie sich auf die Prothesenbasis übertragen und an diesen Stellen Druckstellen verursachen sowie den richtigen Sitz der Prothese verhindern.

### Der Unterkieferabdruck

Beim Unterkieferabdruck geht man ähnlich vor wie für den Oberkieferabdruck angegeben, jedoch gibt es ein Zwischenstadium.
Der ausgesuchte Löffel sollte den gesamten verbliebenen Kieferkamm einschließlich der retromolaren Polster bedecken und sich in die labialen und bukkalen Sulci erstrecken. Die lingualen Löffelränder sollten bis zum Mundboden und seinen posterioren Enden reichen und sollten lang genug zur Abstützung des Kompositionsabdruckmaterials im retromylohyoidalen Raum sein (Abb. 12).
Der Löffel wird mit Kompositionsabformmasse aus dem Wasserbad gefüllt, mit Vaseline bestrichen (Abb. 13) und in den Mund eingesetzt. Dabei übt man auf den Löffelkörper mit beiden Zeigefingern und den Daumen am Unterrand des Unterkiefers festen Druck aus (Abb. 14). Nach der Härtung wird der Abdruck aus dem Munde entfernt, in Eiswasser getaucht (Abb. 15) und das überschüssige Material vom Löffel abgenommen, um seine Herausnahme zu erleichtern (Abb. 16). Nach Herausnahme des Löffels aus Kompositionsabformmaterial wird ein Stück dicken, annähernd nach der Unterseite des Abdruckes geformten Drahtes erhitzt und darin eingesetzt (Abb. 17). Dies sorgt für eine Versteifung während der Handhabung und des Trimmens des Löffels. An den Stellen, an denen das Kompositionsabformmaterial dünn ist, kann niedrig schmelzende Kompositionsmasse zur Verstärkung außen aufgetragen werden.

## Der Unterkieferabdruck

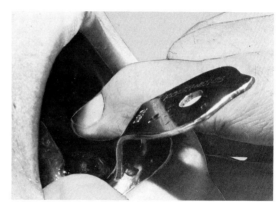

Abb. 14  In den Mund eingesetzt.

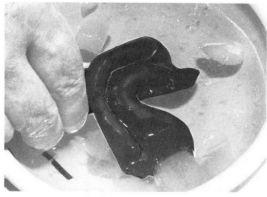

Abb. 15  Abdruck aus Kompositionsabformmasse in Eiswasser.

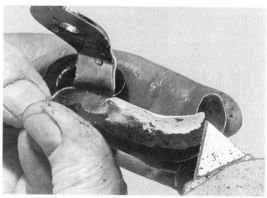

Abb. 16  Beschneiden des Kompositionsabformmaterials vom Löffel.

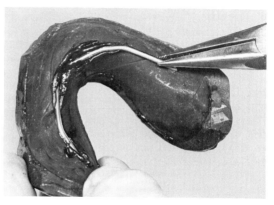

Abb. 17  Draht in die umgekehrte Seite der Abdruckform aus Kompositionsmaterial eingelegt.

Die Abdrucklöffeloberfläche wird gänzlich mit dem Spiritusbrenner erwärmt (Abb. 18), in das Wasserbad getaucht, unter Druck in den Mund eingesetzt, und der Patient wird angewiesen, die Zunge nach vorne zu stoßen (Abb. 19). Dadurch soll die Adaptation der Abdruckoberfläche der Kompositionsabformmasse an den verbliebenen Kieferkamm und die labialen und bukkalen Extensionen unterstützt werden. Ein Vorschieben der Zunge setzt die Fließfähigkeit des Materials unter die Linea mylohyoidea herab. Dies muß bis zur zufriedenstellenden Adaptation gegebenenfalls mehrere Male wiederholt werden, bevor man zum nächsten Schritt übergeht.

Wie beim Oberkieferabdruck werden die labialen und bukkalen Löffelbegrenzungen auf einer Seite erhitzt, der Löffel in den Mund eingesetzt und die Lippen und Wangen zur korrekten Adaptation von außen mit den Fingern massiert. Überfüllen verursacht Verziehung der Gewebe, was beim endgültigen Abdruck, falls keine Reduzierung erfolgt, eine Überextension hervorruft. Der überextendierte Rand muß zum besseren Sitz und Aussehen an der fertigen Prothesenbasis reduziert werden, und die Gewebe werden dann in ihre Ruhelage zurückkehren. Dies wirkt sich in einer Verminderung des Prothesenkontaktes bei Retentionsverlust aus. Die labialen und bukkalen Aussparungen im Löffel sollten so tief sein, daß die jeweiligen Bänder frei beweglich sind.

Nach Abschluß dieses Stadiums sitzt der Löffel richtig im Mund für die linguale Randgestaltung.

Der linguale Rand wird zunächst von einem Prämolarengebiet bis zum anderen erhitzt und nach Temperierung im Wasserbad in den Mund eingesetzt. Der Patient stößt die Zunge nach vorn und determiniert dadurch die Extension des anterioren Teils des lingualen Randes (Abb. 20). Um dies erfolgreich durchzuführen, muß der posteriore Teil des lingualen Randes ausreichend extendiert sein, um ein zu weites Herausstrecken der Zunge aus dem Mund zu verhindern, was eine Unterextension des anterioren Teils des lingualen Randes zur Folge hätte.

Der nächste Schritt besteht in der Reduzierung des Kompositionsabformmaterials von der bukkalen Fläche des posterioren Teils des lingualen Randes, das unter die Linea mylohyoidea geflossen sein kann (Abb. 21). Dies schließt nicht das posteriore Ende des lingualen Randes ein, der sich in den retromylohyoidalen Raum erstreckt. Die Stellen, an denen Kompositionsmasse abgetragen wurde, sollten erwärmt, wieder in den Mund eingesetzt und die Zunge sollte nach vorn gestoßen werden. Der linguale Rand sollte nun seine endgültige Form annehmen. Je größer die stattgefundene Unterkieferresorption ist, desto horizontaler wird der linguale Rand mit der charakteristischen S-förmigen Krümmung verlaufen. Der gesamte linguale Rand wird wenig oder gar nicht vom Unterkiefer abgestützt, und der Zweck der Randgestaltung besteht darin, eine freie Beweglichkeit der darunterliegenden, die Muskeln bedeckenden Gewebe zu ermöglichen und auf der Oberfläche einen Raum für die Zunge zur Unterstützung der Retention und Stabilität zu schaffen.

Schließlich werden die lingualen Ränder erwärmt, der Löffel in den Mund eingesetzt und die Zunge nach vorn gestoßen, um die posterioren Extensionen zu formen.

Zwei oder drei Millimeter werden von dem Löffel mit einem Messer bis auf die posterioren Enden des lingualen Randes, der die retromylohyoidale Eminentia darstellt, abgetragen, und Gips wird ähnlich wie beim Oberkieferabdruck in den Löffel eingefüllt. Der mit Gips beschickte Löffel wird in den Mund eingeführt, in die richtige Position gebracht und die Zunge nach vorn gestoßen. Nach Abbinden des Gipses, das erfolgt ist, wenn der im Anmischgefäß verbliebene Gips sauber bricht, wird er aus dem Munde entfernt und geprüft (Abb. 22) und ein Modell hergestellt. Sind die Ränder nicht wulstförmig und sind Druckstellen vorhanden, sollte der Vorgang wiederholt werden.

Auf dem Modell wird ein genau passender Kunststofflöffel mit drei von der Oberfläche ausgehenden Extensionen hergestellt. Die vordere Extension dient zum Anfassen des Löffels, und mit Hilfe der zwei seitlichen Extensionen läßt sich der Löffel während des letzten Stadiums der Abdrucknahme im Munde halten.

Der Vorzug eines besonders gestalteten Löffels für den Unterkieferabdruck liegt darin, daß er so eingepaßt werden kann, daß er weitestgehend der Form der Prothesenbasis gleicht (Abb. 23). Die Masse des Kompositionsabformmaterials verringert diese Möglichkeit. Bei der Herstellung des Unterkieferabdruckes sind mehr Muskeln als bei dem Oberkieferabdruck beteiligt, und ihre Funk-

Der Unterkieferabdruck

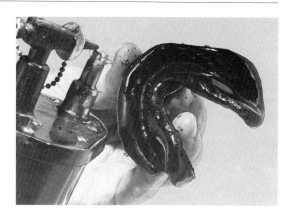

Abb. 18 Erwärmen des gesamten Kompositionsabformmaterials mit einer Spiritusbrennerflamme.

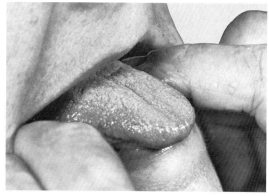

Abb. 19 Kompositionsabformmaterial in den Mund eingesetzt mit hervorgestreckter Zunge.

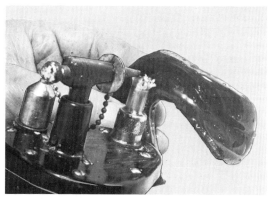

Abb. 20 Erwärmen des Kompositionsabformmaterials im lingualen anterioren Bereich.

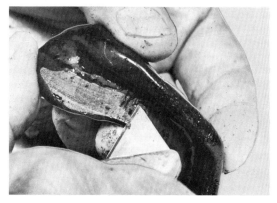

Abb. 21 Beschneiden des Kompositionsabformmaterials von der bukkalen Fläche des lingualen Randes.

Abdrücke für Totalprothesen

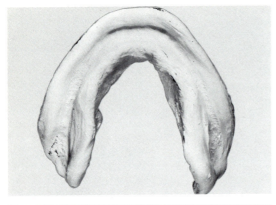

Abb. 22  Gipsabdruck.

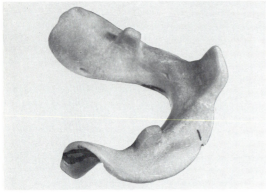

Abb. 23  Der Spezialkunststofflöffel.

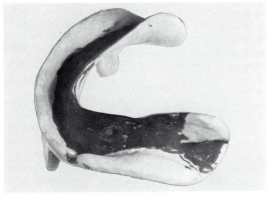

Abb. 24  Abdruckoberfläche zeigt schwarzen Bereich, der entlastet wird.

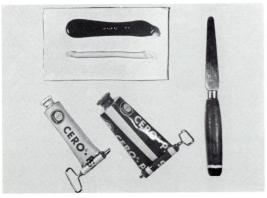

Abb. 25  Instruments und Abdruckmaterialien für Zinkoxidpasten-Abdruck.

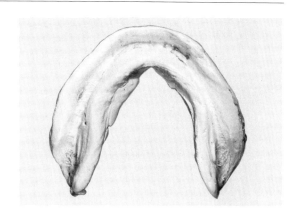

Abb. 26  Fertiger Zinkoxidpasten-Abdruck.

tionen müssen, wenn die korrekte Extension des Abdrucks festgelegt werden soll, verstanden sein. Dies ist im Bereich des Unterkiefers besonders wichtig und darüber hinaus für die häufige Unterextension von Unterkieferprothesen, die infolgedessen nicht die Retention aufweisen, die sie haben könnten.[2, 3]

Die passende Löffeloberfläche wird überall um einen oder zwei Millimeter mit Ausnahme der Teile, die die labialen und bukkalen Knochenpartien und die retromylohyoidale Eminentia bedecken, reduziert (Abb. 24, schwarz eingezeichnet).

Zur Wiedergabe des Gewebedetails eignet sich eine Zinkoxidpaste; besonders wünschenswert ist eine, die kein Eugenol enthält, das den Speichelfluß anregt.

Auf den Anmischblock drückt man gleich lange Stränge des Materials (Abb. 25), mischt sie an und beschickt den Löffel. Dieser wird zum Munde geführt, in der richtigen Position eingesetzt, und der Patient wird angewiesen, die Zunge leicht zu heben und damit den anterioren Löffelgriff zu berühren. Dadurch hebt sich der Musculus mylohyoideus und verhindert eine falsche Löffelextension, weil das Material nicht unter die Linea mylohyoidea fließen kann. Der Mund sollte für die Gestaltung der labialen und bukkalen Begrenzungen weit geöffnet werden.

Nach Erhärtung der Paste wird sie aus dem Munde entfernt und auf Unzulänglichkeiten und Druckstellen untersucht. Jede durch die Abdruckpaste durchgedrückte Stelle des Löffels sollte bis auf die retromylohyoidalen Eminentiae, die sich in einem Gebiet, in dem die Gewebe weich und resilient sind und in dem keine Muskeln ansetzen, einlagern, entfernt werden. Die Paste wird dann entfernt und der Pastenabdruck wiederholt. Der endgültige Abdruck (Abb. 26) sollte die gewünschte Form und Retention haben.

### Dankadresse

Ich möchte Herrn C. R. Day vom Photographic Department of University College Hospital Dental School für die Vorbereitung der Fotos danken.

### Literatur

1. *Swenson's Complete Dentures:* Sixth Edition edited by Carl O. Boucher. The C. V. Mesly Company. 1970.
2. *Barrett, S. G., and Haines, R. W.:* Structure of the Mouth in the Mandibular Molar Region and its Relation to Dentures. J. of Prosthetic Dentistry. 12, 835–847, 1962.
3. *Barrett, S. G.:* The Relation of the Denture in the Mandibular Molar Region. To be published in the South African Dental Journal.

# Die Rehabilitation des stomatognathen Systems mit Mitteln der Gnathologie

von A. Bauer, Düsseldorf und A. Gutowski, Schwäbisch Gmünd

## Einleitung

Die Wiederherstellung des morphologisch, funktionell und ästhetisch gestörten stomatognathen Systems gelingt in vielen Fällen nur, wenn die Therapie als Konsequenz der Befunderhebung, Diagnose und Planung verstanden und systematisch durchgeführt wird.

Das stomatognathe System ist die Funktionsgemeinschaft der Gewebe, die am Kau- und Schluckakt, an der Mimik und Phonetik beteiligt sind. Dazu gehören der knöcherne Ober- und Unterkiefer, das Zungenbein, die Zähne mit dem Zahnhalteapparat, die Kiefergelenke, die Muskulatur und die Bänder des Kopfes, des Halses und des Nackens, die weichgeweblichen Tegumente der Mundhöhle, die Zunge, die Schleim- und Speicheldrüsen und die vaskuläre, lymphatische und neurale Versorgung dieser Gewebe.

Gnathologie, ein Begriff, geprägt von *Beverly B. McCollum* und *Harvey Stallard*[13], bedeutet mehr als die mechanische Beschäftigung mit Registrierbestecken und Artikulatoren. Gnathologie ist die umfassende Betrachtung und Ausübung der Zahnheilkunde, wobei dem Komplex „Okklusion" der Stellenwert eingeräumt wird, der seiner Bedeutung entspricht.

## Anamnese und Befunderhebung

Eine gezielte Anamnese, deren wesentliche Fakten aufgezeichnet werden, ermöglicht eine erste Beurteilung des Patienten und der Probleme, die ihn zu uns führen.

Die Befunde werden systematisch in gleichbleibender Reihenfolge erhoben. Das erleichtert ihre schriftliche Fixierung im Befundblatt. Nach dem Zahnappell wird jeder Zahn auf Karies, Schmelzerosionen und durchgeführte konservierende bzw. prothetische Maßnahmen untersucht. Wir beurteilen das marginale Parodont (Entzündungsgrad, Konkremente, Taschensekretion, Retraktion, Spaltbildung, freiliegende Furkationen) und messen die Taschentiefen approximal, vestibulär und oral, wobei Taschen, die über die Gingiva propria hinaus in die bewegliche Schleimhaut reichen, besonders hervorgehoben werden. Wir erfassen palpatorisch die Zahnbeweglichkeit, prüfen das Perkussionsverhalten der Zähne in horizontaler und vertikaler Richtung und testen ihre Sensibilität (Mat. 1). Die Inspektion und Palpation der zahnlosen Alveolarfortsätze, des harten und weichen Gaumens, der Zunge und des Sublingualraumes, der Schleimhäute der Lippen und der Wangen schließen sich an.

Ein kompletter Röntgenstatus, mit dem auch zahnlose Kieferabschnitte erfaßt werden, und der Flügelbißaufnahmen der Seitenzähne einschließt, wird mit der Langtubus-Rechtwinkeltechnik nach *Updegrave*[6,20] (Mat. 2) angefertigt. Eine Panoramaschichtaufnahme (Orthopantomogramm) ist zur Übersicht wertvoll, kann aber Einzelaufnahmen nicht ersetzen.

Röntgenaufnahmen der Kiefergelenke sind erforderlich, wenn der klinische Funktionstest auf eine Kiefergelenkerkrankung schließen läßt. Diese Aufnahmen lassen sich in Anlehnung an die *Schüller-Lindblom*-Projektion[12] mit der Technik nach *Egli*[3] ohne besonderen Aufwand oder mit dem Einstellgerät nach *Hanel*[7] (Mat. 3) reproduzierbar mit dentalen Röntgengeräten durchführen. Sie geben Aufschluß über ausgeprägte knöcherne

Veränderungen als Folge von Traumen, chronischen Entzündungen, deformierenden und destruierenden Prozessen oder über eine ausgeprägte Gelenkkopfverlagerung bei okklusalen Kontaktpositionen. Kiefergelenkröntgenaufnahmen eignen sich aber mit Sicherheit nicht zur Feineinstellung der Okklusion.

**Klinischer Funktionstest**

Funktionsstörungen im stomatognathen System erkennen wir rasch und sicher durch einen klinischen Funktionstest, den wir in Anlehnung an die Untersuchungsmethoden von *Krough-Poulsen*[9], *Solberg*[15] und *Wirth*[21] durchführen. Dabei werden folgende Fragen geklärt:

1. Kann der Unterkiefer weit genug geöffnet werden?
Der Schneidekantenabstand zuzüglich vertikalem Überbiß soll mindestens 40 mm betragen. Eine verminderte Mundöffnung ist Folge einer Bewegungseinschränkung eines oder beider Kiefergelenke, häufig bedingt durch Muskelspasmen oder selten durch knöcherne Erkrankungen.

2. Kann der Unterkiefer ohne Seitenabweichung geöffnet werden?
Die Abweichung erfolgt zur Seite, auf der die Beweglichkeit eingeschränkt bzw. stärker eingeschränkt ist.

3. Ist der Ruheabstand ausreichend?
Zwischen Interkuspidation und Ruhelage des Unterkiefers besteht ein interokklusaler Raum, der im Prämolarenbereich 2 bis 4 mm (selten mehr) beträgt. Wird die okklusale Vertikaldimension durch prothetische Maßnahmen gewollt oder häufiger ungewollt erhöht, dann wird dieser Ruheabstand eingeengt oder aufgehoben. Daraus resultiert meist eine Hyperaktivität der Kaumuskulatur mit schädlichen Folgen für die Muskulatur, die Kiefergelenke, die Zahnhartsubstanz und/oder den Zahnhalteapparat. Ein vergrößerter Ruheabstand bleibt klinisch meist ohne Folgen, es sei denn, er ist kombiniert mit einer Verlagerung der Gelenkköpfe in den Gelenkpfannen, ein Zustand, der bei einem sekundären Senkbiß gelegentlich eintritt.

4. Sind die Kiefergelenke auch während der Bewegung ohne Schmerzen palpierbar?

5. Sind die Kiefergelenke während der Bewegung frei von Geräuschen (Reiben, Knacken)?

6. Sind Exkursionsbewegungen des Unterkiefers (Protrusion, Lateroprotrusion, Lateralbewegungen) aktiv und unter manueller Führung durch den Behandler ohne Einschränkungen durchführbar?

7. Sind die Muskeln und Bänder des stomatognathen Systems (Mm. masseter, temporales, pterygoidei laterales, pterygoidei mediales, digastrici, supra- und infrahyoidei, sternocleido-mastoidei, trapezius) ohne Schmerzen palpierbar? Sind diese Muskeln frei von Verhärtungen und Knoten?

8. Sind die Nervenaustrittspunkte an den Foramina supraorbitalia, infraorbitalia und mentalia ohne Schmerzen palpierbar?

9. Leidet der Patient an Kopfweh, an Schmerzen im Nacken, in der Schultergegend, in den Armen?

10. Ergibt der Kieferschluß in maximaler Interkuspidation einen hellen, klaren Klang?

11. Liegen ausgeprägte Abrasionsfacetten im okklusalen Relief vor?

12. Kann die retrale Kontaktposition ohne Schmerzen aktiv und unter Führung durch den Behandler eingenommen werden?

13. Besteht zwischen retraler Kontaktposition und habitueller Interkuspidation eine Diskrepanz?

14. Gleitet der Unterkiefer aus der retralen Kontaktposition weniger als 1 mm in die habituelle Interkuspidation?

15. Ist dieses Gleiten symmetrisch?
Wenn der Funktionstest auf eine Erkrankung des Muskel-Band-Kiefergelenk-Systems schließen läßt, werden zusätzlich folgende Prüfungen durchgeführt:

16. Zwischen antagonistische Molaren bzw. Prämolaren einer Seite wird ein Rundholz gelegt. Der Patient wird aufgefordert, auf das Rundholz aufzubeißen, und wird befragt, ob sich der Schmerz im Gelenk dieser Seite steigert (Distraktionsschmerz) oder ob ein vorher bestehender Schmerz (Kompressionsschmerz) gemildert wird? Der Test wird auf der Gegenseite wiederholt.

17. Der Patient wird aufgefordert, nacheinander die Kieferstellungen einzunehmen, bei der

## Instrumentelle Funktionsanalyse

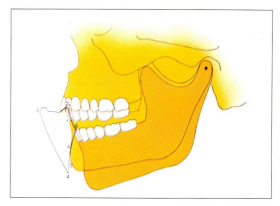

Abb. 1 Grenzbewegungen des Unterkiefers in der Sagittalebene.

1 = Retrale Kontaktposition. Die Kiefergelenkköpfe befinden sich in ihrer rückwärtigen, kranialen und nicht seitenverschobenen Position in den Gelenkpfannen.
2 = Habituelle Interkuspidation. Verzahnung, wie die Höcker-Furchen-Beziehung sie erzwingt.
3 = Okklusionsposition in maximal protrudierter Unterkieferhaltung.
r = Ruhelage des Unterkiefers.
4 = Position am Ende einer maximalen Öffnungsbewegung.
5 = Position am Ende einer normalen Öffnungsbewegung.
6 = Position am Ende der reinen Drehbewegung um die terminale Scharnierachse.
1–6 = Reine Drehbewegung um die terminale Scharnierachse.

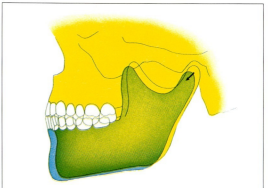

Abb. 2 Protrusionsbewegung des Unterkiefers.

---

die okklusalen Schliffacetten wie der Schlüssel ins Schloß passen. In diesen Stellungen soll der Patient die Zahnreihen fest aufeinanderpressen. Treten dabei Schmerzen im Muskel-Band-Kiefergelenk-System auf, ist Bruxismus der schmerzauslösende Faktor.

Da Okklusionsstörungen in Verbindung mit einer Hyperaktivität der Kaumuskulatur häufig Ursache für Beschwerden im Muskel-Band-Kiefergelenk-System und für Destruktionen der Zahnhartsubstanz und des Zahnhalteapparats sind, müssen die okklusalen Beziehungen im stomatognathen System durch eine instrumentelle Funktionsanalyse geklärt werden. Akute Beschwerden in der Muskulatur und in den Kiefergelenken verfälschen aber das Ergebnis einer instrumentellen Funktionsanalyse. Sie müssen deshalb durch eine symptomatische Behandlung zuvor zum Abklingen gebracht werden. Dies gelingt zumeist teilweise mit Physiotherapie, medikamentöser Behandlung, Muskelübungen[14] und durch das vorübergehende Eingliedern einer Relaxierungsschiene[18].

### Instrumentelle Funktionsanalyse

Aufschluß über die okklusalen Beziehungen im stomatognathen System gewinnt man durch eine Okklusionssimulation mit Modellen in einem individuellen Artikulator. Dabei sollen folgende Kontaktbeziehungen (Abb. 1) der Zahnreihen kopiert und untersucht werden:

1. Kontaktbeziehungen in retraler Kontaktposition (Position 1 in Abbildung 1).

2. Kontaktbeziehungen in habitueller Interkuspidation (Position 2 in Abbildung 1).

3. Kontaktbeziehungen im Bereich zwischen retraler Kontaktposition und habitueller Interkuspidation.

4. Kontaktbeziehungen bei zahngeführten Protrusionsbewegungen (Abb. 1 und 2).

5. Kontaktbeziehungen bei zahngeführten Grenzbewegungen zu beiden Seiten (Rechts- und Linkslateralbewegungen, Abb. 3).

6. Kontaktbeziehungen bei zahngeführten Lateroprotrusionsbewegungen.

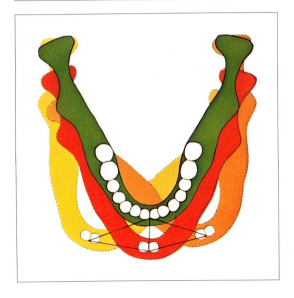

Abb. 3 Grenzbewegungen des Unterkiefers in der Horizontalebene. Bei einer Rechts- und Linkslateralbewegung zeichnet der Unterkieferschneidezahnpunkt die Schenkel des gotischen Bogens auf.

Um diese Kontaktbeziehungen an Modellen im Artikulator nachahmen und untersuchen zu können, muß am Patienten eine Registrierung durchgeführt werden. Die Modelle der Zahnreihen werden dann lagerichtig in den Artikulator montiert. Oberkiefermodelle werden stets mit einer Gesichtsbogenübertragung in das Artikulatoroberteil eingeordnet, während Unterkiefermodelle mit einem Registrat in terminaler Scharnierachsenposition in das Artikulatorunterteil montiert werden. Der Artikulator wird mit den Registraten programmiert.

Die Registrierverfahren nach *Gerber*[4], *Lauritzen*[10], *Swanson-Wipf*[2], *Guichet*[5], *Stuart*[17] und die dazugehörigen Übertragungssysteme unterscheiden sich in den technischen Grundlagen, in der Methodik, im Umfang und in der Genauigkeit der Okklusionssimulation.

Mit teilweise einstellbaren Artikulatoren (Dentatus [Mat. 4], S-A-M [Mat. 5], Whip-Mix [Mat. 6]) und Denar Mark II (Mat. 7), die mit Positionsregistraten programmiert werden, lassen sich Öffnungs- und Schließbewegungen um die terminale Scharnierachse und Kontaktpositionen in der registrierten Protrusionshaltung und bei den registrierten lateralen Exkursionsstellungen des Unterkiefers kopieren.

Volleinstellbare Artikulatoren (Denar [Mat. 7], Stuart [Mat. 8], TMJ [Mat. 9]) werden mit einem Positionsregistrat in terminaler Scharnierachsenposition und mit einer pantographischen Aufzeichnung der Unterkieferbewegungen (Denar, Stuart) oder intraoralen Pfeilwinkelaufzeichnungen (TMJ) programmiert. Dadurch können Öffnungs- und Schließbewegungen um die terminale Scharnierachse und der Verlauf der Unterkieferexkursionsbewegungen kopiert werden.

Da ein Artikulator mit korrekten Registraten ebenso wie mit Fehlregistraten programmiert werden kann, sollten nur Registrierverfahren angewendet werden, deren einzelne Phasen überprüfbar sind (Montagekontrolle mit dem Gesichtsbogen, Kontrollsockelmethode[11], pantographische Aufzeichnung mit der Möglichkeit der Kontrollüberzeichnung).

### Abformung und Modellherstellung

Dimensionsgenaue Modelle der Zahnreihen mit einer präzisen okklusalen Detailwiedergabe sind Voraussetzungen für eine Okklusionssimulation. Als Abformmaterial eignet sich vorschriftsmäßig verarbeitetes Alginat (Mat. 10) in Verbindung mit starren, nicht perforierten Abformlöffeln vom Typ Rimlock (Mat. 11), die ein sicheres Haften des Alginats im Löffel gewährleisten. Damit die Löffel bei der Abformung nicht auf die Zahnreihen durchgedrückt werden, müssen sie mit Kompositionsmasse (Mat. 12) oder Ausblockwachs (Mat. 13) im Bereich des harten Gaumens und der A-Linie des Oberkiefers und

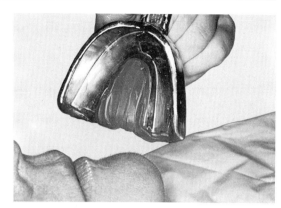

Abb. 4 Mit Ausblockwachs abgedämmte Ober- und Unterkieferabformlöffel.

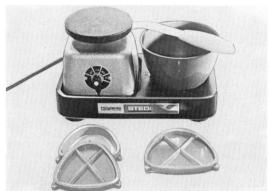

Abb. 5 Kontrollsockelformer. Die Patrize wird mit evakuiertem Spezialhartgips gefüllt auf die Oberkieferabformung aufgesetzt. Nach dem Abbinden des Gipses wird die Patrize abgenommen. Der Modellsockel ist mit kerbenförmigen Rillen versehen. Auf den isolierten Modellsockel wird der Ring des Kontrollsockelformers aufgesetzt. Mit andersfarbigem Spezialhartgips wird der Sekundärsockel gegossen. Nach dem Abbinden des Gipses wird der Ring entfernt und der Sockel getrimmt. Primär- und Sekundärsockel können separiert werden.

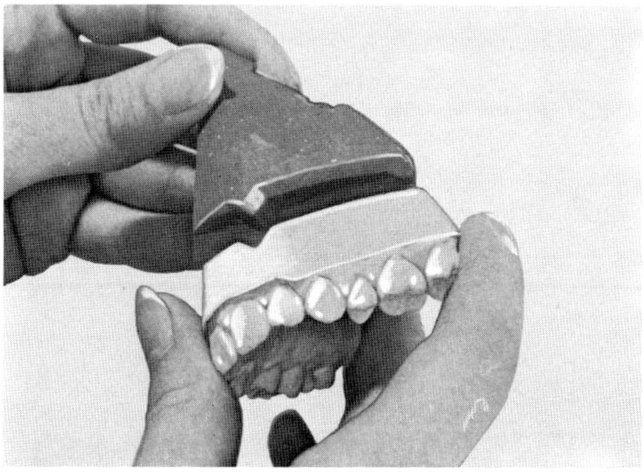

Abb. 6 Oberkiefermodell mit geöffnetem Kontrollsockel.

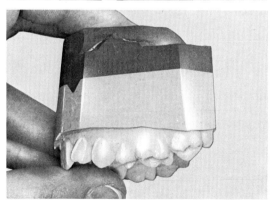

Abb. 7 Oberkiefermodell mit geschlossenem Kontrollsockel.

im Retromolarbereich des Ober- und Unterkiefers abgedämmt werden (Abb. 4). Um Lufteinschlüsse im Bereich der Kauflächen zu vermeiden, wird vor dem Einbringen des mit Alginat gefüllten Abformlöffels Alginat mit dem Finger in das Kauflächenrelief eingestrichen.

Die Abformungen werden mit evakuiertem Spezialhartgips (Mat. 14), dem beim Anmischen ein Tropfen eines Oberflächenentspannungsmittels (Mat. 15) beigefügt wird, ausgegossen. Zuvor wird die freie Alginsäure, die die Qualität der Modelloberfläche beeinträchtigt, durch Einstreuen von Hartgipspulver in die Kauflächennegative und anschließendes sorgfältiges Ausspülen entfernt. Oberkiefermodelle werden mit einem Kontrollsockel versehen, wobei ein Kontrollsockelformer (Mat. 16) (Abb. 5 bis 7) verwendet wird. Während des abbindeprozesses des Hartgipses ist auf richtiges Lagern der Abformung zu achten, d. h., die Kauflächen liegen unten, der Modellsockel liegt oben. Sonst läuft der Gips, der Schwerkraft folgend, aus den Kauflächennegativen. Außerdem steigt während des Abbindeprozesses Feuchtigkeit zur Modelloberfläche auf, wodurch das Mischungsverhältnis Gipspulver–Wasser gestört wird und der Hartgips im Kauflächenbereich minderwertig wird.

Nach dem Separieren der Löffel werden die Abformungen mit einer Lupe im Kauflächenbereich untersucht. Kleine Abformungenauigkeiten (Gipsperlen) werden mit einem Messer (Mat. 17) entfernt. Außerdem wird um die letzten Molaren eine Modellgingivektomie durchgeführt, um Fehler beim Plazieren der Registrate zu vermeiden.

Alginatabformungen haben den Vorteil, daß sie zur Herstellung von Duplikatmodellen ohne wesentliche Beeinträchtigung der Dimensionsgenauigkeit zweimal ausgegossen werden können.

### Registrieren der Lagebeziehung der Oberkieferzahnreihe

Um die Lage der Oberkieferzahnreihe im Schädel definieren zu können, muß eine Referenzebene bestimmt werden, zu der die Oberkieferzahnreihe in Beziehung gebracht wird. Diese Referenzebene ist durch die beiden Scharnierachsenpunkte und einen Orbitalpunkt gegeben. Wenn sich die Kiefergelenkköpfe in ihrer rückwärtigen, kranialen, nicht seitenverschobenen Stellung in den Gelenkpfannen befinden, kann der Unterkiefer mit einer reinen Drehbewegung bis zu einem Schneidekantenabstand von etwa 20 bis 23 mm geöffnet und wieder geschlossen werden. Die Drehachse, um die der Unterkiefer rotiert, wird terminale Scharnierachse genannt. Die beiden Punkte, an denen diese imaginäre Drehachse beim aufrecht sitzenden, entspannten Patienten durch die Haut tritt, sind die Scharnierachsenpunkte. Der Orbitalpunkt wird (je nach Gesichtsbogen) am Boden der rechten oder linken knöchernen Orbita angenommen und/oder von dort auf den Nasenrücken projiziert.

*Scharnierachsenlokalisation*

Die Scharnierachsenpunkte werden mit einem Scharnierachsenlokalisator (Abb. 8 [Mat. 8 und 18]) exakt ermittelt. Dazu wird auf der Unterkieferzahnreihe ein gestielter Löffel befestigt, der die Scharnierachsenlokalisatoren trägt. Die Nadelspitzen der höhen- und längenverstellbaren Seitenarme werden so lange verstellt, bis sie bei Öffnungs- und Schließbewegungen des Unterkiefers um die terminale Scharnierachse sich an Ort und Stelle drehen. Die Achsenpunkte und der auf den Nasenrücken projizierte Orbitalpunkt werden dann am aufrecht sitzenden, entspannten Patienten auf der Haut definitiv markiert.

### Gesichtsbogenübertragung und Montage von Oberkiefermodellen

Die Lage der Oberkieferzahnreihe zur Scharnierachse – Orbitalebene wird mit einem Gesichtsbogen (Abb. 9a) registriert. Der Gesichtsbogen ist über die Bißgabel, die mit Wachs (Mat. 19) oder Kompositionsmasse (Mat. 12) ummantelt ist, mit der Ober- und Unterkieferzahnreihe verbunden. Die Scharnierachsennadeln der höhen- und längenverstellbaren Seitenarme werden auf die beiden Scharnierachsenpunkte, der Orbitalzeiger des Gesichtsbogens wird auf den Orbitalpunkt bzw. seine Projektion am Nasenrücken eingestellt. Der Gesichtsbogen wird dann in toto vom Patienten entfernt, und das Oberkiefermodell wird in das Artikulatoroberteil eingegipst, nachdem der Gesichtsbogen mit der Drehachse und der Orbitalreferenz des Artikulators koordiniert wurde (Abb. 9b). Anschließend wird die Montage durch Replazieren des

Instrumentelle Funktionsanalyse

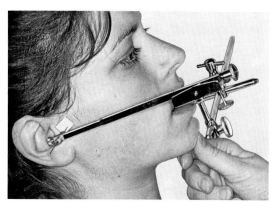

Abb. 8 Scharnierachsenlokalisator. Bestandteile:
1. Gestielter Löffel, der auf der Unterkieferzahnreihe mit Abdruckgips befestigt ist.
2. Querarm, der mit dem Löffelstiel verschraubt ist.
3. Höhen- und längenverstellbare Seitenarme, die Scharnierachsennadeln tragen.
4. Millimeterpapier (1 mm$^2$), das im Bereich der mutmaßlichen Achsenpunkte auf die Haut geklebt ist.

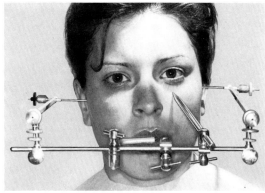

Abb. 9a Gesichtsbogen. Bestandteile:
1. Mit Wachs oder Kompositionsmasse ummantelte Bißgabel, die an die Kauflächen und Inzisalkanten der Oberkieferzahnreihe adaptiert ist und von den Unterkieferzähnen in situ gehalten wird.
2. Querarm, der mit dem Stiel der Bißgabel verschraubt ist.
3. Höhen- und längenverstellbare Seitenarme, die fixierbare Scharnierachsennadeln tragen. Die Nadelspitzen werden auf die beiden Scharnierachsenpunkte eingestellt.
4. Orbitalzeiger, der auf den Orbitalpunkt eingestellt ist.

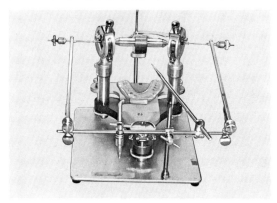

Abb. 9b Der Gesichtsbogen ist mit dem Artikulator koordiniert. Die Scharnierachsennadeln zeigen auf die Drehachse, um die das Artikulatoroberteil geöffnet und geschlossen wird.

Gesichtsbogens auf das Oberkiefermodell und auf die Zahnreihen des Patienten überprüft. Dabei müssen die Scharnierachsennadeln und der Orbitalzeiger auf die Referenzpunkte am Artikulator und am Patienten zeigen.

Registrieren der terminalen Scharnierachsenposition mit einem Kombinationsregistrat Hartwachs-Zinkoxid-Nelkenöl-Paste

Eine Platte Hartwachs (Mat. 19) wird im Wasserbad von 57° C eine Minute lang erwärmt, doppelt gefaltet, an die Oberkieferzahnreihe adaptiert und entsprechend dem Bogen der Oberkieferzahnreihe mit der Schere beschnitten (Abb. 10). Die erneut erwärmte

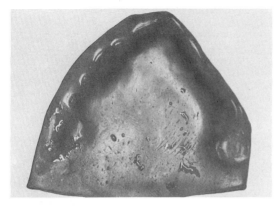

Abb. 10 Registrat in terminaler Scharnierachsenposition. Die Inzisalkanten und Höckerspitzen der Oberkieferzähne haben seichte Impressionen im Wachs hinterlassen. Die Wachsplatte wird mit einer Schere entlang den Impressionen beschnitten.

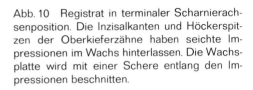

Abb. 11 Das Registrat wird mit dem Daumen und Zeigefinger der linken Hand in situ gehalten. Mit der rechten Hand wird der Unterkiefer in die terminale Scharnierachsenposition geführt. Der abgewinkelte Daumen liegt auf der Kinnspitze, die ausgestreckten Zeige- und Mittelfinger liegen den horizontalen Unterkieferästen an.

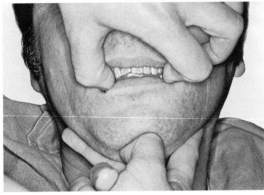

Abb. 12 Die Impressionen werden mit einer hauchdünnen Schicht von Zinkoxid-Nelkenöl-Paste bepinselt.

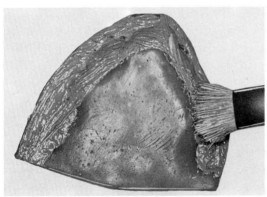

Abb. 13 Registrat in terminaler Scharnierachsenposition. Die Höckerspitzen und Inzisalkanten hinterlassen seichte Impressionen.

Wachsplatte wird auf die Kauflächen und Inzisalkanten der Oberkieferzähne replaziert, noch einmal adaptiert und mit dem Daumen und Zeigefinger der linken Hand in situ gehalten, während der Patient den Unterkiefer leicht geöffnet hält. Der abgewinkelte Daumen der rechten Hand liegt auf der Kinnspitze und übt einen leichten Druck nach dorsal aus, während der Zeige- und Mittelfinger unter den horizontalen Unterkieferästen liegen und einen leichten Druck nach kranial ausüben (Abb. 11). Der Patient wird aufgefordert, den Unterkiefer „fallen" zu lassen. Der Behandler führt den Unterkiefer in die terminale Scharnierachsenposition, bewegt ihn um die terminale Scharnierachse und fordert den Patienten auf, mit den Unterkieferzähnen die Wachsplatte leicht zu berühren. Die Höckerspitzen und Inzisalkanten der Unterkieferzähne hinterlassen leichte Impressionen in der Unterseite der Wachsplatte, die mit dem Luftbläser gekühlt wird. Die Wachsplatte wird aus dem Mund entfernt und in kaltem Wasser abgekühlt. Impressionen in der Wachsplatte, die mehr als die Höckerspitzen und Inzisalkanten zeigen, werden mit einem Messer (Mat. 17) flacher geschnitten. Die Wachsplatte wird vollständig getrocknet, und die Impressionen der Oberkieferzähne werden mit einer hauchdünnen Schicht von Zinkoxid-Nelkenöl-Paste (Mat. 20) bepinselt (Abb. 12), der zur Abbindebeschleunigung am Ende des Anmischvorganges zwei bis drei Tropfen Wasser zugefügt werden. Die Wachsplatte wird auf die Kauflächen der Oberkieferzahnreihe replaziert, die zuvor mit flüssiger Vaseline dünn isoliert wurde. Die Wachsplatte wird bis zum Abbinden der Zinkoxid-Nelkenöl-Paste in situ gehalten. Das nimmt etwa 30 Sekunden in Anspruch. Das Registrat wird entfernt und getrocknet. Im Bereich der Schneidekanten von 31 und 41 wird mit dem Spatel flüssiges Hartwachs aufgetragen. Sobald die Wachsschicht ihre glänzende Oberfläche verloren hat, wird das Registrat auf die Oberkieferzahnreihe replaziert und der Unterkiefer in terminaler Scharnierachsenposition geschlossen, wobei die Inzisalkanten der Zähne 31 und 41 Impressionen im Hartwachs hinterlassen, während alle übrigen Inzisalkanten und Höckerspitzen der Unterkieferzähne keinen Kontakt mehr mit der Wachsplatte machen. Das Registrat wird erneut entfernt, gekühlt und getrocknet. Die Impressionen der Kauflächen der Unterkieferzähne werden mit Ausnahme der Impressionen von 31 und 41 mit einer hauchdünnen Schicht Zinkoxid-Nelkenöl-Paste bepinselt, die wiederum zwei bis drei Tropfen Wasser am Ende des Anmischvorganges zugefügt wurden. Der Unterkiefer wird in terminaler Scharnierachsenposition geschlossen und bis zum Erhärten der Paste in dieser Position gehalten. Der Patient öffnet den Unterkiefer, und das Registrat wird entfernt. Es zeigt allseits nur leichte Impressionen der Inzisalkanten und der Höckerspitzen (Abb. 13). Wenn das Registrat replaziert wird, muß der Patient unter Führung durch den Behandler und ungeführt die Impressionen auf der Unterseite des Registrats eindeutig treffen. Dabei muß ein harter, heller Klang entstehen.

Aus Kontrollgründen werden immer zwei Registrate in terminaler Scharnierachsenposition angefertigt, die später im Artikulator auf ihre Identität überprüft werden.

### Montage der Unterkiefermodelle in den Artikulator

Das Unterkiefermodell wird mit einem der Registrate in terminaler Scharnierachsenposition dem Oberkiefermodell zugeordnet und dann mit schnellhärtendem Abdruckgips (Mat. 21) in das Artikulatorunterteil montiert (Abb. 14). Die Montage und die Identität der verschiedenen Registrate werden mit dem Kontrollsockel (Abb. 15) überprüft.

### Registrieren von Unterkieferpositionen in protrudierter Unterkieferhaltung und bei rechts- und linkslateralen Unterkieferpositionen. – Programmieren des Artikulators

Mit Positionsregistraten (Abb. 16) lassen sich Unterkieferpositionen in protrudierter Unterkieferhaltung und bei rechts- und linkslateralen Unterkieferhaltungen registrieren. Die Kondylarbahnneigungen am Artikulator werden mit einem der Protrusionsregistrate eingestellt, die Einstellung der Bennett-Winkel erfolgt mit einem der rechts- und linkslateralen Positionsregistrate (Abb. 17). Die Einstellungen werden mit den Kontrollregistraten und dem Kontrollsockel überprüft.

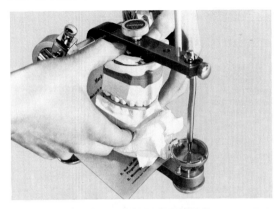

Abb. 14  Montage des Unterkiefermodells in das Artikulatorunterteil.

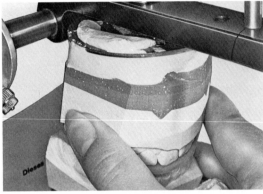

Abb. 15  Überprüfen der Modellmontage oder von Kontrollregistraten mit dem Kontrollsockel.

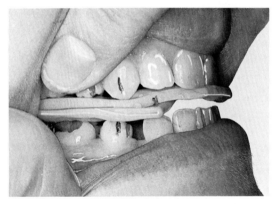

Abb. 16  Registrieren einer protrudierten Unterkieferhaltung mit einem Wachsregistrat.

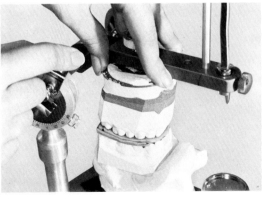

Abb. 17  Einstellen der Kondylarbahnneigung am Artikulator mit einem Protrusionsregistrat.

Instrumentelle Funktionsanalyse

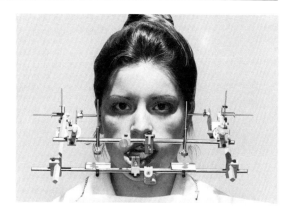

Abb. 18 Pantographische Aufzeichnung der Unterkieferbewegungen.

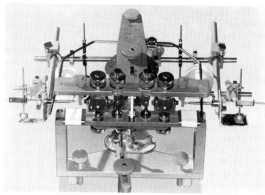

Abb. 19 Der verschlüsselte Pantograph ist, ähnlich einem Gesichtsbogen, mit dem Artikulator koordiniert. Das Oberteil der Schreibapparatur wird mit dem Artikulatoroberteil verbunden, das Unterteil der Schreibapparatur mit dem Artikulatorunterteil.

Pantographische Aufzeichnung der Unterkieferbewegungen

Mit einer pantographischen Registrierung (Abb. 18) lassen sich Unterkieferbewegungen dreidimensional aufzeichnen. Die Schreibapparatur ist über gestielte Halterungen, die auf die Zahnreihen temporär zementiert werden, mit dem Ober- und Unterkiefer verbunden und besteht u.a. aus vier horizontalen und zwei vertikalen Schreibplatten mit den dazugehörigen Schreibstiften. Die Aufzeichnungen der Unterkieferbewegungen lassen sich mit und ohne Führung durch den Behandler beliebig oft exakt überzeichnen. Nach beendeter Aufzeichnung werden die beiden Teile des Pantographen verschlüsselt und von den Halterungen abgeschraubt. Die Halterungen werden von den Zahnreihen entfernt und wieder mit dem Pantographen verschraubt. Der Pantograph wird dann mit dem Artikulator koordiniert und in den Artikulator montiert (Abb. 19). Die Verschlüsselungen werden entfernt, und der Artikulator wird so programmiert, daß die aufgezeichneten Bewegungen kopiert werden können.

Okklusionskonzepte

Die vollbalancierte Okklusion mit Kontakten aller Zähne in terminaler Scharnierachsenposition und bei zahngeführten Exkursionsbewegungen des Unterkiefers ist nur für totale Prothesen angezeigt.
Als therapeutische Okklusion für den Bezahnten und Teilbezahnten hat sich klinisch das Konzept der organischen Okklusion bewährt[16, 18, 19]. Dabei kommt es in terminaler Scharnierachsenposition des Unterkiefers zu gleichmäßigen, gleichzeitigen und punktförmigen Kontakten im Kauflächenareal aller Seitenzähne (Höcker-Furchen-Beziehung mit axialer Zahnbelastung), während die Frontzähne sich soeben nicht berühren. Wird die terminale Scharnierachsenposition bei zahngeführten Exkursionsbewegungen verlassen, haben bei Protrusionsbewegungen die Schneidezähne, bei Lateralbewegungen die

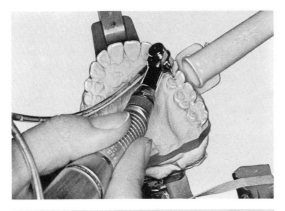

Abb. 20  Probepräparation am Modell.

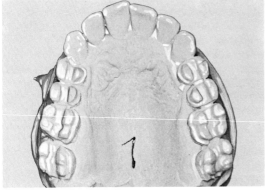

Abb. 21  Probepräparationen am Oberkiefermodell.

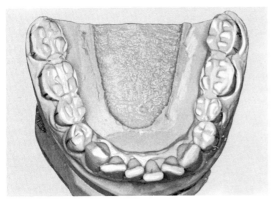

Abb. 22  Probepräparationen am Unterkiefermodell.

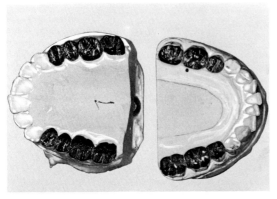

Abb. 23  Diagnostisches Aufwachsen.

Eckzähne und eventuell die Schneidezähne der Arbeitsseite Kontaktmöglichkeit, während alle übrigen Zähne ihre okklusalen Kontakte verlieren.

Okklusionssimulation – Korrektur von Okklusionsstörungen auf den Modellen – Diagnostische Präparation – Diagnostisches Aufwachsen – Planung des Zahnersatzes

Im programmierten Artikulator lassen sich die gefragten Kontaktpositionen an den Modellen mit Okklusionsfolie (Mat. 22) markieren, studieren und korrigieren. Die Lage und Reihenfolge der Korrekturen wird in einer Schleifliste festgehalten.

Sind zur Kariestherapie, zur morphologischen und/oder okklusalen Rekonstruktion, zur Verankerung von Zahnersatz Präparationsmaßnahmen an der Zahnhartsubstanz geplant, werden diese an einem weiteren Modellsatz, der im Artikulator montiert ist, durchgeführt (Abb. 20 bis 22). Die Modelle werden dann dubliert, und die Originalpräparationen werden diagnostisch aufgewachst (Abb. 23). Dadurch erhält man eine genaue Vorstellung von den Präparationsmaßnahmen im Munde. Die technische Ausführung von Zahnersatz (Anlage von Verbindungen, Geschieben, Bügeln usw.) kann auf diesen Modellen detailliert geplant werden[1].

Es erweist sich also als zweckmäßig, im Artikulator drei Sätze Modelle zu montieren. Der erste Modellsatz dient zur Dokumentation des Status quo, auf dem zweiten Modellsatz werden die Einschleifmaßnahmen geplant, und auf dem dritten Modellsatz wird diagnostisch aufgewachst und die technische Ausführung des Zahnersatzes geplant.

**Therapie**

Initialtherapie

Die Therapie beginnt mit einer gründlichen Entfernung von Bakterienplaque und supra- und subgingivalem Zahnstein, mit dem Glätten von überstehenden Kronen und Füllungsrändern usw. und mit der Information und Instruktion des Patienten über eine zweckmäßige häusliche Mundpflege.

Akute Schmerzen werden behandelt, kariöse Defekte provisorisch versorgt und verlagerte Zähne, Wurzelreste usw. entfernt. Die endodontische Behandlung erhaltungswürdiger Zähne wird durchgeführt, sofern man nicht bei einer Rehabilitation des stomatognathen Systems auf pulpenlose Zähne (insbesondere mehrwurzelige Zähne) ganz verzichtet. Bei einer geplanten okklusalen Rehabilitation werden die okklusalen Beziehungen vor Beginn der Präparationsmaßnahmen durch selektives Beschleifen im Sinne der organischen Okklusion verbessert. Die Extraktion nicht erhaltungswürdiger Zähne und chirurgische Maßnahmen am Zahnhalteapparat (Kürettage und Wurzelglättung, Gingivektomie, Lappenoperation, Mukogingivalchirurgie) werden vorteilhaft mit der quadrantenweise initialen Zahn- und/oder Pfeilerpräparation kombiniert. Zum Schutz der präparierten Stümpfe, zur Verbesserung der morphologischen Form und der approximalen Kontaktbeziehungen und zur temporären Wiederherstellung des okklusalen Reliefs werden Kunststoffprovisorien oder, falls die Provisorien längere Zeit getragen werden müssen, therapeutische Goldprovisorien eingegliedert (Abb. 24 bis 30). Nachdem alle Quadranten provisorisch versorgt sind, wird die okklusale Beziehung durch einen Remontagevorgang perfektioniert. Das ist besonders wichtig bei der Therapie von okklusionsbedingten Erkrankungen des Zahnhalteapparats und des Muskel-Band-Kiefergelenk-Systems.

Definitive Präparation – Abformung – Modellherstellung

Nach dem Verheilen der Extraktionswunden und nachdem der Abheilprozeß der Gingiva abgeschlossen ist, werden die Präparationen überprüft und gegebenenfalls korrigiert. Jeder Kiefer wird mindestens zweimal mit thermoreversiblem Hydrocolloid (Mat. 23) (eventuell mit Silikon- oder Thiocollabformmassen) abgeformt (Abb. 31 und 32). Die Abformungen werden mit evakuiertem Spezialhartgips ausgegossen. Ein Satz Modelle wird in Einzelstümpfe zerlegt (Abb. 33 und 34), der andere Modellsatz bleibt unzersägt und wird mit einer Gesichtsbogenübertragung und einem Registrat in terminaler Scharnierachsenposi-

# Die Rehabilitation des stomatognathen Systems mit Mitteln der Gnathologie

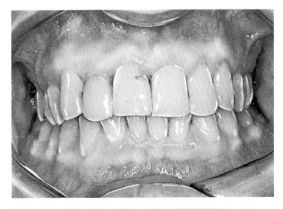

Abb. 24  Patient bei Behandlungsbeginn. Habituelle Interkuspidation.

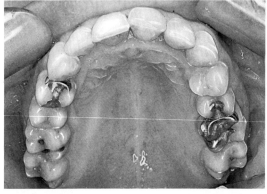

Abb. 25  Oberkiefer bei Behandlungsbeginn.

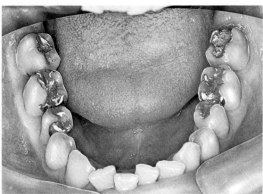

Abb. 26  Unterkiefer bei Behandlungsbeginn.

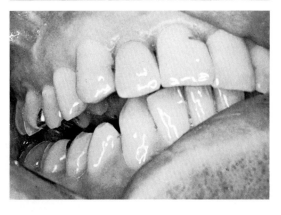

Abb. 27  Okklusionsstörungen auf der Nichtarbeitsseite bei einer Linkslateralbewegung.

Therapie

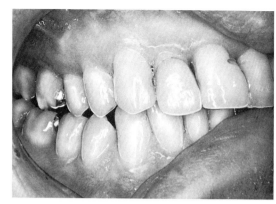

Abb. 28  Okklusionsstörungen auf der Arbeitsseite bei einer Rechtslateralbewegung.

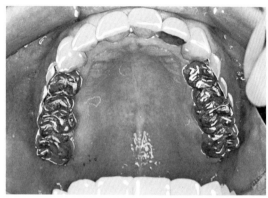

Abb. 29  Therapeutische Provisorien im Oberkiefer.

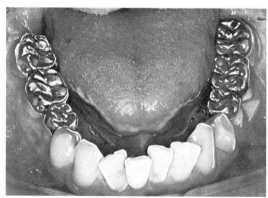

Abb. 30  Therapeutische Provisorien im Unterkiefer.

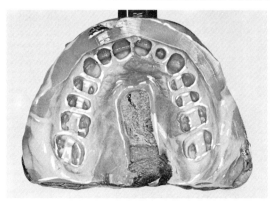

Abb. 31  Abformung mit thermoreversiblem Hydrocolloid.

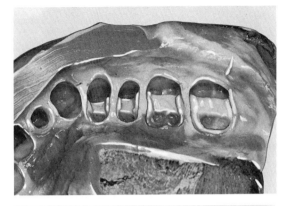

Abb. 32 Abformung mit thermoreversiblem Hydrocolloid.

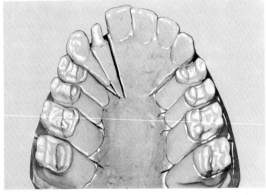

Abb. 33 Oberkiefermeistermodell mit Einzelstümpfen (Sägemodell).

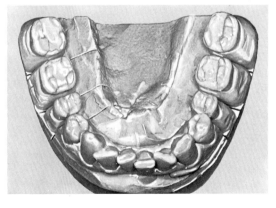

Abb. 34 Unterkiefermeistermodell mit Einzelstümpfen (Sägemodell).

tion in den Artikulator montiert (Abb. 35 bis 39). Die Modellation der Wachsteile wird mit Ausnahme des zervikalen Bereichs auf den unzersägten Modellen durchgeführt, die zervikale Modellation erfolgt nach dem Umsetzen der Wachsteile auf die zersägten Einzelstümpfe.
Die Wachsteile werden eingebettet (Mat. 24). Der Guß erfolgt im Vakuum unter Druck (Mat. 25) oder im Hochfrequenz-Schleudergußverfahren (Mat. 26).

Die Güsse werden vorsichtig auf die Stumpfmodelle aufgepaßt. Um Störstellen zu ermitteln, werden die Stumpfmodelle an den exponierten Stellen mit wasserlöslichem Filzschreiber (Mat. 27) eingefärbt. Beim Aufsetzen der Gußteile färben sich die Störstellen im Inneren der Gußteile und können leicht entfernt werden.
Die Gußteile werden okklusal nicht ausgearbeitet. Man entfernt lediglich die Gußstifte und überprüft und korrigiert die approxima-

Therapie

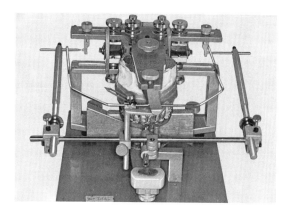

Abb. 35  Montage des unzersägten Oberkiefermeistermodells in das Artikulatoroberteil.

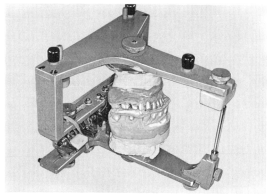

Abb. 36  Montage des unzersägten Unterkiefermeistermodells in das Artikulatorunterteil.

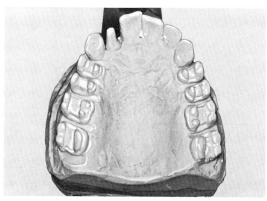

Abb. 37  Oberkiefermeistermodell im Artikulator.

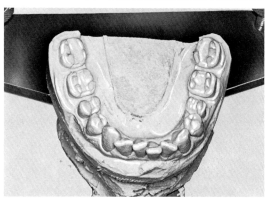

Abb. 38  Unterkiefermeistermodell im Artikulator.

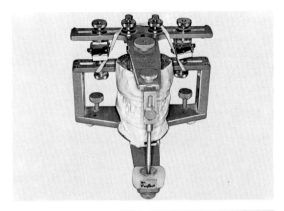

Abb. 39 Ober- und Unterkiefermeistermodelle im Artikulator.

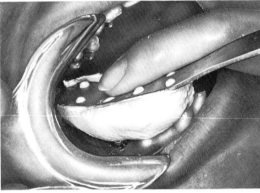

Abb. 40 Lötabdruck.

len Kontaktbeziehungen auf den unzersägten Meistermodellen.

Zum exakten Aufpassen der Gußteile auf die Präparationsstümpfe werden die Gußteile im Inneren mit Graphitpaste (Mat. 28) bepinselt. Nach dem Trocknen des Graphits werden die Gußteile auf die trockenen Präparationen aufgesetzt und mit einem Rundholz in situ gepreßt. Reibestellen lassen sich im Inneren der Gußteile erkennen, da die Graphitpaste an dieser Stelle abgetragen wird und das Gold zum Vorschein kommt. Die Störstellen werden mit einem Rosenbohrer entfernt.

Sollen Teile miteinander verlötet werden, wird jetzt ein Lötabdruck durchgeführt (Abb. 40).

### Abformung von Teilprothesen

Sollen Teilprothesen angefertigt werden, wird nach dem Einproben der Gußteile und nach einer Gesichtsbogenübertragung und einem Registrat in terminaler Scharnierachsenposition eine mukostatische Abformung des Prothesenlagers mit einem individuellen Löffel aus Kunststoff (Mat. 29) und mit Zinkoxid-Nelkenöl-Paste (Mat. 20) durchgeführt. Über den Kunststofflöffel, die Gußteile und die nicht präparierten Zähne wird eine Alginatabformung durchgeführt. Die danach gewonnenen Meistermodelle werden in den Artikulator montiert, und die Teilprothesen werden mit den Kauflächen fertiggestellt (Abb. 41 bis 50).

### Remontage

Durch Dimensionsungenauigkeiten der Abformmassen, der Modellmaterialien, der Wachse, der Einbettmassen und der Gußteile ergeben sich trotz der Aufwachstechnik und trotz der Verwendung eines individuellen Artikulators okklusale Diskrepanzen der Restaurationen von unterschiedlichen Ausmaßen. Diese Diskrepanzen lassen sich durch selektives Beschleifen direkt im Munde nur unvollkommen und außerordentlich mühsam korrigieren.

Bei einem Remontagevorgang werden neue Modelle der Ober- und Unterkieferzahnreihe

Therapie

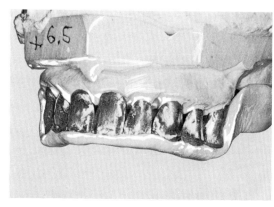

Abb. 41 Zur Abformung des Prothesenlagers wird ein individueller Abformlöffel aus Kunststoff angefertigt, der auf den Gußteilen abgestützt ist und diese etwa 2 mm nach labial überlappt.

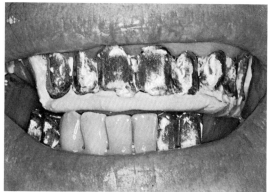

Abb. 42 Der Abformlöffel wird mit Zinkoxid-Nelkenöl-Paste beschickt. Das Prothesenlager wird mukostatisch abgeformt.

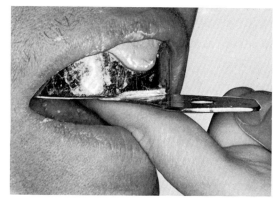

Abb. 43 Über die Gußteile und den Abformlöffel wird eine Alginatabformung durchgeführt.

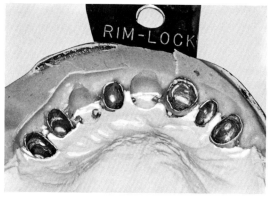

Abb. 44 Die Alginatabformung ist entfernt. Die Gußteile sind in die Zinkoxid-Nelkenöl-Impression der Remontageschiene reponiert.

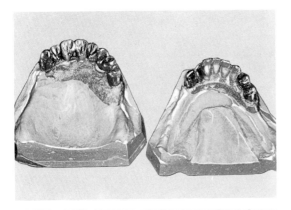

Abb. 45  Die Abformungen werden mit leichtfließendem Metall im Bereich der Gußteile und nichtpräparierten Zähne und mit Spezialhartgips im Bereich des Prothesenlagers ausgegossen.

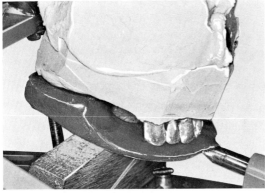

Abb. 46  Das Oberkiefermeistermodell wird mit dem Gesichtsbogen in das Artikulatoroberteil montiert.

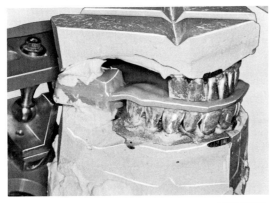

Abb. 47  Das Unterkiefermeistermodell wird mit einem Registrat in terminaler Scharnierachsenposition in das Artikulatorunterteil montiert.

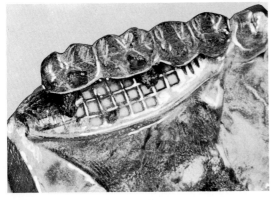

Abb. 48  Die Teilprothese ist aufgewachst.

Therapie

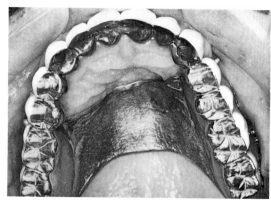

Abb. 49  Oberkieferteilprothese (Einprobe).

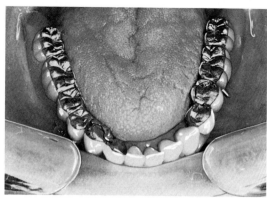

Abb. 50  Unterkieferteilprothese (Einprobe).

angefertigt, wobei die Position der Gußteile auf den Präparationen und ihre Lagebeziehung zu den unbeschliffenen Zähnen exakt wiedergegeben ist. Die Modelle werden mit einer Gesichtsbogenübertragung und einem Registrat in terminaler Scharnierachsenposition in den individuellen Artikulator montiert, der entsprechend der instrumentellen Funktionsanalyse richtig programmiert wird. Im Artikulator können Okklusionsstörungen erkannt und beseitigt werden (Abb. 51 bis 61). Die Okklusion läßt sich so im Sinne der organischen Okklusion perfektionieren.

Provisorisches Eingliedern

Die remontierten Gußteile werden mit provisorischem Zement (Mat. 30) temporär eingegliedert. Unter Umständen sind noch minimale Korrekturen durch selektives Beschleifen erforderlich. Diese Korrekturen erstrecken sich aber nur auf einige wenige Störpunkte. Die provisorisch zementierten Gußteile werden etwa ein bis zwei Wochen getragen.

Definitives Eingliedern

Die Gußteile und Restaurationen werden mit Zinkphosphatzement quadrantenweise und nach Möglichkeit einzeln zementiert, nachdem zuvor die Ränder an den Präparationsstümpfen bzw. an den Stumpfmodellen aniniert wurden (Abb. 62). Zementreste müssen peinlich genau entfernt werden. Wenn alle Teile zementiert sind, wird die Okklusion noch einmal überprüft und gegebenenfalls korrigiert (Abb. 63 bis 65).

Nachsorge

Der Patient wird viertel- bis halbjährlich zu Kontrollbehandlungen einbestellt. Dabei wird er genau untersucht, Konkremente werden entfernt, Kronenränder kürettiert und die häusliche Mundpflege diskutiert. In Zeitabständen sollten zur Kariesüberwachung Röntgenaufnahmen hergestellt werden. Auch die Okklusion ist in Zeitabständen einer genauen Überprüfung zu unterziehen.

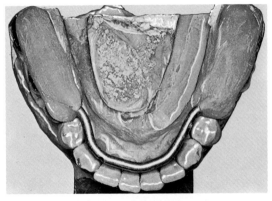

Abb. 51 Über die Gußteile werden beiderseits Kunststoffschienen gefertigt, die mit einem Drahtbügel verbunden sind. Der Drahtbügel umläuft die nichtpräparierten Zähne.

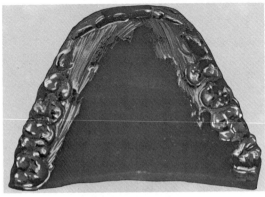

Abb. 52 Registrat in terminaler Scharnierachsenposition.

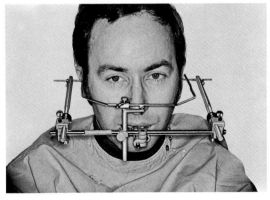

Abb. 53 Gesichtsbogenübertragung.

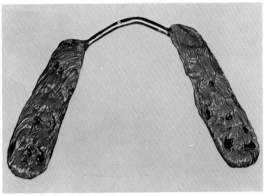

Abb. 54 Die Remontageschiene ist mit Zinkoxid-Nelkenöl-Paste beschickt.

Therapie

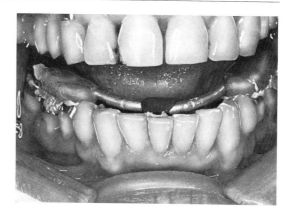

Abb. 55 Die Remontageschiene ist auf die Gußteile aufgesetzt.

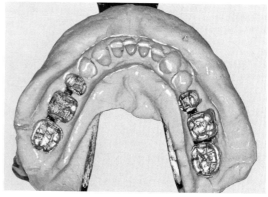

Abb. 56 Die Gußteile sind in die Abformung reponiert. Die Abformung wird mit leichtfließendem Metall (Mat. 31) ausgegossen.

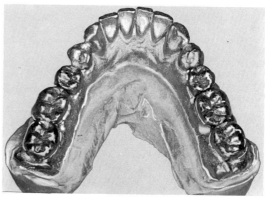

Abb. 57 Unterkiefermeistermodell.

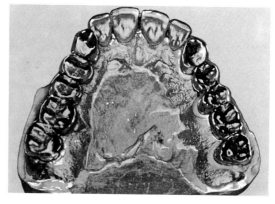

Abb. 58 Oberkiefermeistermodell.

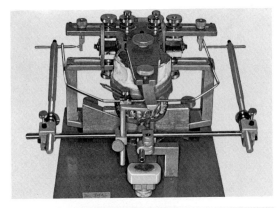

Abb. 59 Das Oberkiefermeistermodell wird mit dem Gesichtsbogen in das Artikulatoroberteil montiert.

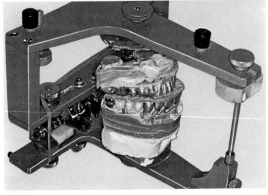

Abb. 60 Das Unterkiefermeistermodell wird mit einem Registrat in terminaler Scharnierachsenposition in das Artikulatorunterteil montiert.

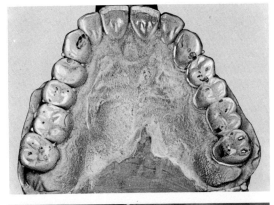

Abb. 61 Die Kontakte sind mit Puderspray (Mat. 32) dargestellt.

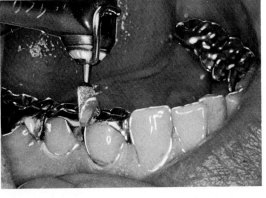

Abb. 62 Finieren der Gußteile.

Materialliste

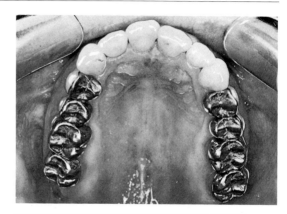

Abb. 63 Eingegliederte Rekonstruktion im Oberkiefer. Onlays bei 17, 16, 15, 14, 24, 25, 26, 27. Porzellanmantelkrone bei 22.

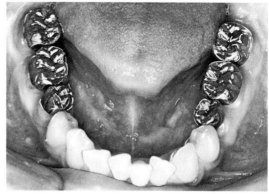

Abb. 64 Eingegliederte Rekonstruktion im Unterkiefer. Onlays bei 47, 46, 45, 35, 36, 37.

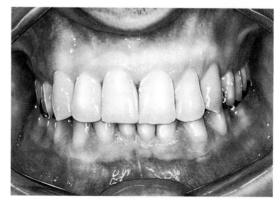

Abb. 65 Patient in terminaler Scharnierachsenposition.

## Materialliste

Mat. 1: KaVo, Einrichtung für die Herstellung von Kohlensäureschnee für die Vitalitätsprüfung (Dental-Depot).

Mat. 2: Rinn-Einrichtung für die Langtubus-Rechtwinkeltechnik (Dental-Depot).

Mat. 3: Hanel-Adaptereinrichtung für Kiefergelenkröntgenaufnahmen (in Vorbereitung).

Mat. 4: Dentatus-Artikulator und Almore-Registrierbesteck (Importeur: P. O. Knappstein, Ostwall 237, Postfach 1573, 4150 Krefeld.

Mat. 5: S-A-M-Artikulator und Zubehör (Singer KG, Postfach 401629, 8000 München 40).

Mat. 6: Whip-Mix-Artikulator und Zubehör (Importeur: Frankonia Dental, Erlangen).

Mat. 7: Denar-Artikulator und Zubehör (Denar Corporation, 2220 Howell Avenue, Anaheim, California 92806, USA).

Mat. 8: Stuart-Artikulator, -Pantograph, -Gesichtsbogen und Zubehör (C. E. Stuart, P. O. Box 1298, Ventura, California 93001, USA).

Mat. 9: TMJ-Artikulator und Zubehör (Cendres u. Meteaux S.A., Biel-Bienne, Schweiz).

Mat. 10: Kerr-Alginat, Normal Set (Dental-Depot).

Mat. 11: Superior-Rimlock-Abformlöffel N. WC., Größe XL, L, M, S (Weil-Dental, Frankfurter Straße 18, 6360 Friedberg).

Mat. 12: Kerr-Kompositionsmasse in Platten, braun (Dental-Depot).

Mat. 13: Kerr-Boxing-Wax-Sticks (Dental-Depot).

Mat. 14: Kerr-Velmix-Stone (Dental-Depot).

Mat. 15: Kerr-Debublizer (Dental-Depot).

Mat. 16: Delar-Kontrollsockelformer (Importeur siehe Mat. 4).

Mat. 17: X-Acto-Messer, Griff Nr. 5; Klinge Nr. 12 (Importeur siehe Mat. 4).

Mat. 18: Almore-Registrierbesteck und Zubehör (Importeur siehe Mat. 4).

Mat. 19: Kerr-Set-Up-Wax Nr. 5 hard (Dental-Depot).

Mat. 20: Kerr-Bite-Registration-Paste (Dental-Depot).

Mat. 21: Kerr-Snow-White-Impression-Plaster Nr. 2 (Dental-Depot).

Mat. 22: Hanel-Okklusionsfolie, breit und schmal, grün, schwarz, rot (Dental-Depot).

Mat. 23: Lactona-Surgident-Hydrocolloid und Zubehör (Verkaufsdirektor: Klaus De Terra, Postfach 525, Buschingerstraße 69, 8000 München 69).

Mat. 24: Kerr-Luster-Cast (Dental-Depot).

Mat. 25: Heraeus-Combilabor (Dental-Depot).

Mat. 26: Linn-Hochfrequenzschleuder (Dental-Depot).

Mat. 27: Wasserlöslicher Filzschreiber (Schreibwarengeschäft).

Mat. 28: Hanau-Colloidale-Graphite-Paste (Dental-Depot).

Mat. 29: Kerr-Formatray (Dental-Depot).

Mat. 30: Kerr-Temp-Bond (Dental-Depot).

Mat. 31: PD Wood Metall (Ubert und Co., Berlin, Kassel)

Mat. 32: Ney-Indicating-Spray (Dental-Depot).

## Literatur

1. *Bauer, A.,* und *Gutowski, A.:* Gnathologie. Einführung in Theorie und Praxis. Verlag „Die Quintessenz", Berlin 1975.
2. *Boitel, R.:* Das TMJ-Instrument von Swanson-Wipf, ein praktischer Artikulator. Schw. Mschr. Zahnheilk. 78 (1968), 471.
3. *Egli, U.:* Kiefergelenkröntgenbilder in seitlicher Projektion, eine Technik für die tägliche Praxis. Schw. Mschr. Zahnheilk. 82 (1972), 380.
4. *Gerber, A.:* Registriertechnik für Prothetik, Okklusionsdiagnostik, Okklusionstherapie. Condylator-Service, Zürich.
5. *Guichet, N. F.:* Procedures for Occlusal Treatment. Denar Corporation, Anaheim 1975.
6. *Guldener, H. A.* und *Beissner, H.:* 5 Jahre Erfahrung mit der Langtubus-Röntgentechnik, Schw. Mschr. Zahnheilk. 80 (1970), 139.
7. *Hanel, H.:* Vortrag. Jahrestagung der European Gnathological Academy, Zürich 1975.
8. *Huffman, R.,* und *Regenos, J. W.:* Principles of Occlusion. H. and R. Press, Columbus, Ohio, 1974.
9. *Krough-Poulsen, W.:* Die Bewegungsanalyse. Dtsch. zahnärztl. Z. 21 (1966), 877.
10. *Lauritzen, A. G.:* Arbeitsanleitung für die Lauritzen-Technik. Carsten und Homovc, Hamburg 1973.
11. *Lauritzen, A. G.:* und *Wolford, L:* Occlusal Relation: The Split-Cast method for Articulator Techniques. J. prosth. Dent. 14 (1964), 256.
12. *Lindblom, Gl.* Technique for the Roentgenographic Registration of the Different Condyle Position in the Temporo-Mandibular Joint. Dent. Cosmos 78 (1936), 1227.
13. *McCollum, B. B.* und *Stuart, C. E.:* A Research Report. Scientific Press, South Pasadena 1955.
14. *Schulte, W.:* Zur funktionellen Behandlung der Myoarthropathien des Kauorgans: ein diagnostisches und physiotherapeutisches Programm. Dtsch. zahnärztl. Z. 25 (1970), 422.
15. *Solberg, W. K. Flint, R. T.* und *Branter, J. P.:* Temporomandibular Joint Pain and Dysfunction. J. prosth. Dent. 28 (1972), 412.
16. *Stuart, C. E.:* Oral Rehabilitation and Occlusion. Vol. 5. C. E. Stuart Gnathological Instruments, Ventura, Calif. 1976.
17. *Stuart, C. E.:* Instruction for Use of Gnathological Instruments. Eigenverlag, Charles E. Stuart 1973.
18. *Stuart, C. E.,* und *Stallard, H.:* Oral Rehabilitation and Occlusion. Postgraduate Education School of Dentistry. University of Calif., San Francisco 1959.
19. *Thomas, P. K.:* Syllabus on Full Mouth Waxing Technique for Rehabilitation Tooth to Tooth, Cusp to Fossa Concept. Postgraduate Education. University of Calif., San Francisco 1965.
20. *Updegrave, W. J.:* Right-Angle Dental Radiography. Dent. Clin. N. Amer. 571 (1968).
21. *Wirth, C.:* Fortbildungskurs. Würzburg 1974.

# Das Teleskopsystem in der zahnärztlichen Praxis

von H. Böttger, Düsseldorf

**Einführende Bemerkungen**
Unter den verschiedenartigsten Halte- und Stützvorrichtungen für eine abnehmbare Brücke und abnehmbare Prothese stellen die Anker des Teleskopsystems die zweckmäßigsten Befestigungs- und Stützelemente dar. Der Systembegriff im Rahmen von Teleskopen wurde von K. Häupl und H. Böttger davon abgeleitet, daß es eine Vielzahl teleskopierender Anker gibt, die zwar verschiedenartig aussehen, in ihrer Wirkung jedoch vergleichbar sind. Ihnen liegt ein gemeinsames Kennzeichen zugrunde: Die Anker bestehen aus zwei Teilen, wobei ein Teil am Zahn befestigt wird. Hierüber wird als zweiter Teil ein formschlüssiger Metallmantel, der mit dem Zahnersatz verbunden ist, teleskopierend aufgeschoben. Der Teil des Teleskops, der am Zahn festzementiert wird, wird auch positiver Metallteil, Patrize, Primäranker, Innenkrone, Innenteleskop, Geschiebepatrize, innerer Anker, positiver Anteil – Metallteil genannt. Der aufzuschiebende Metallmantel wird entsprechend als Matrize, Außenkrone, Außenteleskop, Geschiebematrize, Sekundäranker, äußerer Anker oder negativer Anteil bzw. Metallteil bezeichnet.

Die beiden Teile eines teleskopierenden Ankers haften im zusammengesetzten Zustand durch Haftreibung (Friktion) der miteinander korrespondierenden Flächen (Außenseite des Innenteleskops und Innenseite des Außenteleskops). Nach ihrer Vereinigung stellen sie eine mechanisch lösbare Verbindung dar, die nur in einer Richtung der Einschubrichtung, nach Überwindung eines Reibungswiderstandes auseinandergeschoben werden kann.

Die Anker des Teleskopsystems stellt man aus einer harten, zähen und vor allem abriebfesten Metallegierung – meist einer Gold-Platin-Legierung – her. Sie sind komplizierte Halte- und Stützelemente, die als starre Verbindungselemente dem Halt des Zahnersatzes dienen, der sich seinerseits auf die mit Teleskopen versehenen Zähne bzw. Zahnwurzeln abstützt (gestützte Prothese).

Die Verbindung der Teleskope zu einem Freiendsattel bzw. einer Prothesenplatte kann wie bei jeder Klammerprothese bzw. wie bei jedem anderen Stützgerüst starr oder gelenkig oder in Ausnahmefällen auch federnd erfolgen.

Die verschiedenen Anker des Teleskopsystems können miteinander kombiniert werden, und sie selbst kann man als Mischkonstruktion zusammen mit Klammern – fortlaufenden Klammern – Schienen und anderen Elementen anwenden.

Nach Festlegung einer gemeinsamen Einführungsrichtung werden sämtliche Wände und Rillen der inneren Anker, die mit dem Außenteleskop bzw. den Sekundärankern korrespondieren, parallel ausgeformt. Bei einer korrekten parallelwandigen Gestaltung des bzw. der inneren Anker und einem exakt hergestellten formschlüssigen äußeren Anker geht die Friktion auch nach einer längeren Tragezeit, wie uns unsere über 20jährigen Erfahrungen mit Tausenden von Ankern des Teleskopsystems gezeigt haben, nicht verloren. Ein unfreiwilliges Lösen gut angepaßter Teleskopprothesen ist unmöglich. Bei korrekter Herstellung sind teleskopierende Haltevorrichtungen von ausreichender Präzision, von einer Dauerhaftigkeit im Friktions-

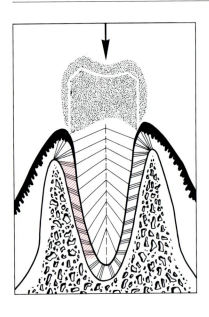

Abb. 1 Axiale Belastung des Zahnes durch Teleskopkrone, wodurch die Hauptmasse der Wurzelhautbündel funktionell beansprucht wird.

wert und in ästhetischer Hinsicht vollkommen zufriedenstellend.

Der Vorteil einer Teleskopprothese gegenüber einer Klammerprothese beruht darauf, daß durch einen teleskopierenden Anker der betreffende Zahn ganz gefaßt wird und ziehende, zerrende und abziehende Bewegungen, die eine Klammer an dem betreffenden Zahn ausüben kann, wie auch Bewegungen des Zahnes innerhalb der Klammer selbst nicht auftreten können. Die Beanspruchung des mit einem teleskopierenden Anker versehenen Zahnes erfolgt vorwiegend in axialer Richtung, also in einer Richtung, in der die Hauptmasse der Wurzelhautbündel funktionell beansprucht wird (Abb. 1). Der feste und eindeutige Sitz einer Teleskopprothese einerseits und die vorwiegend axiale Beanspruchung des Zahnes andererseits wirkt sich für die Beanspruchung der lebenden Gewebe außerordentlich günstig aus. Unter der Voraussetzung, daß die teleskopierenden Anker korrekt angefertigt sind und alle übrigen Forderungen, die grundsätzlich bei der Herstellung eines Zahnersatzes verwirklicht werden müssen, wie exakte Anpassung von Plattenteilen, der konstruktive Aufbau, Berücksichtigung einer einwandfreien Okklusion und eines störungsfreien Funktionsablaufes erfüllt sind, kann man mit einer wesentlich längeren Lebensdauer der Zähne, die zum Tragen des Zahnersatzes herangezogen werden, rechnen, als dies bei der Klammerprothese der Fall ist. Allerdings ist die Anfertigung teleskopierender Anker zeitraubend und verlangt von dem betreffenden Zahnarzt ein hohes Maß an Können, Genauigkeit, Konzentration und Einsatz. Für den Zahntechniker, dem die technische Herstellung obliegt, ist die Beherrschung der Parallelometertechnik Voraussetzung.

Forderungen an teleskopierende Anker

Folgende Forderungen sind an einen teleskopierenden Anker bzw. an eine Prothese, die mit einem oder mehreren Ankern des Teleskopsystems befestigt ist, zu stellen:

1. Eine Prothese mit teleskopierenden Ankern muß in der Weise gearbeitet sein, daß ihr Träger sie ohne Schwierigkeiten eingliedern kann.
2. Auch nach dem Einsetzen muß das subjektive Empfinden der Paßgenauigkeit und des absolut festen Sitzes vorhanden sein. Der Zahnersatz darf sich nicht unfreiwillig lösen oder durch Muskelzug oder klebrige Speisen abgezogen werden.
3. Der Prothesenträger muß seinen Zahnersatz ohne Schwierigkeiten herausnehmen können.
4. Die Beziehung zwischen den teleskopierenden Ankern bzw. dem Prothesenstütz-

Einführende Bemerkungen

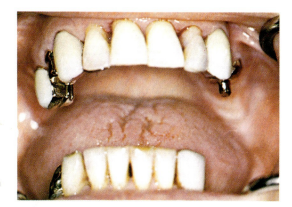

Abb. 2 Die teleskopierenden Innenkronen im Oberkiefer.

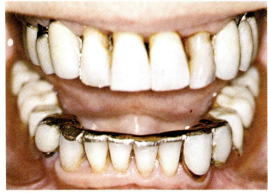

Abb. 3 Unterkieferteleskopprothese eingesetzt.

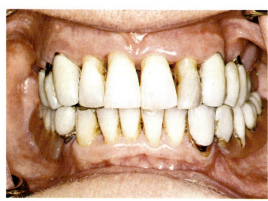

Abb. 4 Teleskopprothesen in Schlußbißstellung. Nach 20jähriger Tragezeit.

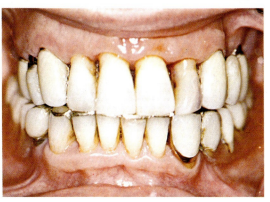

Abb. 5 Die Teleskopprothesen während einer Seitwärtsbewegung.

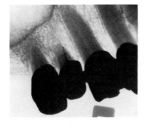
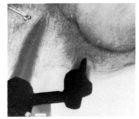
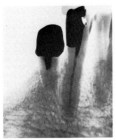
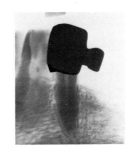

Abb. 6   Röntgenbilder 20 Jahre nach Behandlungsbeginn – funktionell angepaßte Gewebsstrukturen.

gerüst und dem Prothesensattel muß exakt abgestimmt sein.
5. Auch nach einer längeren Tragezeit müssen die obengenannten Punkte unverändert vorhanden sein.

## Günstige Gewebsreaktion, dargestellt an einer 20 Jahre getragenen Teleskopprothese

An der Düsseldorfer Klinik steht eine Vielzahl von Patienten in Beobachtung, die Teleskopprothesen mehr als 15 und 20 Jahre tragen. Eine Patientin trägt 25 Jahre eine Teleskopprothese, die mit Ausnahme einiger Unterfütterungen unverändert auf den beiden mittleren Schneidezähnen im Oberkiefer als letzte Zähne befestigt und abgestützt ist. Die günstige Reaktion der lebenden Gewebe nach dem Tragen von Teleskopprothesen geht aus dem folgenden Behandlungsfall hervor (Abb. 2-6).
Bei einer Patientin wurde vor 20 Jahren eine prothetische Behandlung mit Teleskopprothesen im Oberkiefer und Unterkiefer durchgeführt. Im Oberkiefer wurde der Zahn 15 mit einer Verblendkrone mit Rillen-Schulter-Stift-Geschiebe, der Zahn 14 mit einer teleskopierenden Verblendkrone und 13 mit Verblendkrone und Rillen-Schulter-Stift-Geschiebe, 23 mit Verblendkrone und Rillen-Schulter-Stift-Geschiebe und 25 mit einer Wurzelkappe und Kelly-Zapfen überkront. Die Kronen auf 23 und 25 sind mit einem Steg verbunden (Abb. 2). Im Unterkiefer wurden die Zähne 44 mit einer teleskopierenden Verblendkrone und 33 mit einer Facettkrone und teleskopierendem Geschiebe als Außengeschiebe überkront. Die untere Prothese war zur Schienung des anterioren Restgebisses mit einer Kappenschiene versehen (Abb. 3). Abbildung 4 zeigt die eingesetzten Prothesen in Schlußbißstellung. Während der Seitwärtsbewegung bestand allseitiger Schleifkontakt (Abb. 5). Röntgenbilder sowohl im Oberkiefer und Unterkiefer zeigen keinerlei Anzeichen für Entzündungs- und Schwundvorgänge (Abb. 6). Die Stützgewebe befinden sich nach dieser langen Tragezeit im Zustand der funktionellen Anpassung. Sämtliche Zähne sind fest.
Zu der günstigen Reaktion der lebenden Gewebe hat neben der Anwendung korrekt hergestellter teleskopierender Anker eine gleichmäßige Okklusion und der störungsfreie allseitige Schleifkontakt beigetragen.

## Stabilisierung des Restgebisses mit Schienung und Verblockung

Werden mehrere teleskopierende Anker verwendet, so können diese primär oder sekundär miteinander verblockt (verbunden) werden. Unter primärer Verblockung versteht man die brückenähnliche Verbindung der Innenkronen. Hierzu müssen die Pfeiler wie bei einer festsitzenden Brücke parallel zuein-

Einführende Bemerkungen

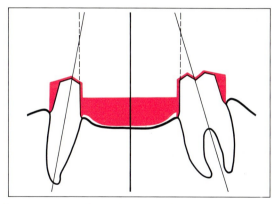

Abb. 7 Primäre Verblockung durch Verbindung der Innenkronen mit einem Steg. Um den aus Innenkronen und Steg bestehenden Kronenblock aufschieben zu können, müssen die Zähne unter Berücksichtigung der Winkelhalbierenden bzw. Einschubrichtung beschliffen werden.

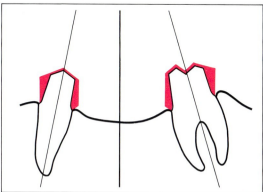

Abb. 8 Sekundäre Verblockung. Die Zähne werden ohne Berücksichtigung der Winkelhalbierenden beschliffen. Parallelisierung erfolgt durch entsprechende Ausformung der Innenkrone.

ander beschliffen werden (Abb. 7). Bei der sekundären Verblockung werden die inneren Kronen mit Hilfe des abnehmbaren Prothesenteiles verbunden. Eine Parallelgestaltung der Pfeiler zueinander ist nicht notwendig. Die gemeinsame Einschubrichtung wird durch entsprechende Parallelisierung der Innenkronen hergestellt (Abb. 8).
Primäre und sekundäre Verblockung können miteinander kombiniert sein. So zeigt Abbildung 9 eine Verbindung der Innenkronen auf der linken und rechten Kieferseite (bei 45 und 44 sind die inneren Anker teleskopierender Verblendkronen miteinander verlötet, bei 34 und 33 sind die Facettkronen zur Aufnahme von Rillen-Schulter- und Rillen-Schulter-Stift-Geschieben miteinander verbunden). Die Kronenblöcke der rechten und linken Seite werden mit dem abnehmbaren Teil (Abb. 10) sekundär verblockt. Eine Verblockung stellt also eine Verbindung mehrerer teleskopierender Anker bzw. teleskopierender Anker mit weiteren Kronen zum Zwecke der Befestigung und Abstützung des Zahnersatzes auf mehrere Zähne dar.

Eine Verblockung kann kombiniert sein mit einer Schienung – also einer Verbindung gelockerter Zähne mit herausnehmbaren oder festsitzenden Elementen –, um die funktionelle Beanspruchung der Zahnstützgewebe günstiger zu gestalten. Schienung bzw. Verblockung bezeichnet man vielfach mit dem Oberbegriff Stabilisierung des Restgebisses. Bei dem im folgenden vorgeführten Behandlungsfall handelt es sich um eine Stabilisierung des Restgebisses mit Hilfe einer festsitzenden Schiene und Verblockung. Abbildung 11 zeigt die primäre Verblockung der teleskopierenden Innenkronen auf 14, 13, 23 und 24. Die Schneidezähne sind mit Fingerhutkronen überkront, wobei die Metallkappen miteinander als festsitzende Schienung sowie mit den Facettkronen verlötet sind. Den aufgeschobenen, abnehmbaren Teil zeigt Abbildung 12.

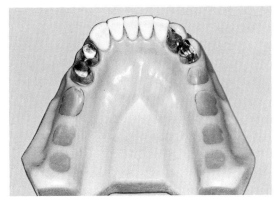

Abb. 9 Primäre Verblockung. Die Facettkronen für Rillen-Schulter- und Rillen-Schulter-Stift-Geschiebe auf 4 3 4 4 und Innenteleskope auf 3 4 3 5 sind miteinander verlötet.

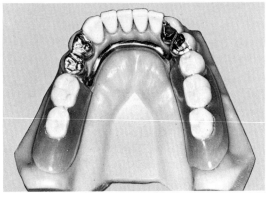

Abb. 10 Sekundäre Verblockung der auf Abbildung 9 dargestellten primär verblockten Zähne.

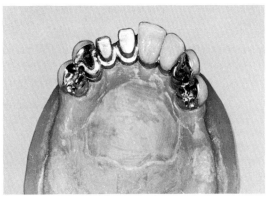

Abb. 11 Stabilisierung eines Restgebisses durch Schienung der Frontzähne und Verblockung teleskopierender Elemente. Die Mantelkronen für 1 2, 1 1 sind noch nicht aufgesetzt. Die Verlötung der Metallkappen und teleskopierenden Anker untereinander liegt oberhalb des Zahnfleischrandes.

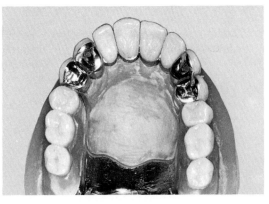

Abb. 12 Der abnehmbare Teil ist aufgeschoben.

# Die teleskopierenden Anker

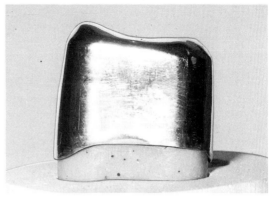

Abb. 13 Innenteleskopkrone am Stumpf.

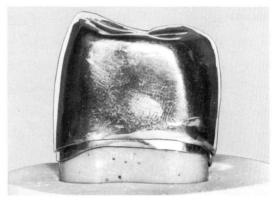

Abb. 14 Die Außenteleskopkrone ist auf die Innenkrone der Abbildung 13 aufgeschoben.

## Die teleskopierenden Anker

Beim Teleskopsystem kann man folgende Anker unterscheiden:

1. Teleskopierende Hülsenkrone (Teleskopkrone)
2. Offene Teleskopkrone
3. Teleskopierende Facettkrone
4. Teleskopierende Fingerhutkrone
5. Facettkrone mit teleskopierender Dreiviertelkrone (Rillen-Schulter-Geschiebe)
6. Facettkrone mit Rillen-Schulter-Stift-Geschiebe
7. Teleskopierende Dreiviertelkrone (doppelte Dreiviertelkrone und Pinledge mit teleskopierender Dreiviertelkrone)
8. Rillen-Schulter-Stift-Geschiebe in Verbindung mit Einlagefüllungen
9. Teleskopierende Ringstiftkrone
10. Patentgeschiebe
11. Teleskopierendes Brückenglied
12. Kantige Stege

Schließlich ist auch die Konuskrone, deren Innenkrone allerdings keine parallelen Wände aufweist, zu den teleskopierenden Ankern zu zählen. Außer den Geschieben und einigen Stegen, die fabrikatorisch hergestellt werden, werden die teleskopierenden Anker individuell angefertigt.

Im folgenden sollen die gebräuchlichsten teleskopierenden Anker beschrieben werden.

### Teleskopierende Hülsenkrone

Die teleskopierende Hülsenkrone ist eine Doppelkrone, die ausschließlich aus Metall hergestellt wird. Die Innenkrone, die auf einen entsprechend präparierten Zahn zementiert wird, hat parallele, glattpolierte Wände (Abb. 13). Der Rand endet, wie bei jeder Gußkrone, in der Regel in der Zahnfleischtasche. Lediglich im kariesresistenten Gebiß kann der Rand auch oberhalb des Zahnfleischrandes enden. Die okklusale Kante kann gebrochen werden, damit der Patient den Zahnersatz besser aufschieben kann. Auf die Innenkrone wird eine anatomisch geformte Außenkrone teleskopierend aufgeschoben, deren Rand außerhalb des Zahnfleischrandes endet (Abb. 14). Im vereinigten Zustand liegen die korrespondierenden Teile der beiden Kronen innig aneinander an, auch okklusal besteht kein Spalt.

Von *Spreng, Gasser* wurde die absinkbare (Resilienz-)Teleskopkrone angegeben, die auch von *Hoffmann* propagiert wird. Bei diesem Kronentyp ist okklusal zwischen der Innen- und Außenkrone ein kleiner Spalt von 0,5 mm vorhanden, der der Absinkbarkeit dient.

Eine geringgradig konische Gestaltung der Innenkrone wurde früher von *K. Häupl* und von *H. Böttger* (1953) gefordert. *F. Gasser* empfahl 1965 eine konische Teleskopkrone, deren Primärteil eine Neigung der Außenfläche zur Mittelsenkrechten von 5 Grad aufweisen soll. Die konische Gestaltung der Innenkrone wurde weiter von *K. H. Körber* mit einem definierten Winkel von 6 Grad (1968) als Konuskronenteleskop angegeben.

Aufgrund umfangreicher Untersuchungen und Erfahrungen an der Düsseldorfer Klinik geben wir der parallelwandigen Teleskopkrone den Vorzug. Gegenüber einer Konuskrone hat sie eine Reihe von Vorteilen:

1. Die Konuskrone wird im Bereich des Zahnfleischrandes um das Ausmaß des Konuswinkels dicker als die parallelwandige Teleskopkrone. Dadurch kann der Zahnfleischrand leichter gequetscht werden (Abb. 18).
2. In ästhetischer Hinsicht (teleskopierende Facettkrone) ist die parallelwandige Gestaltung der Innenkrone wesentlich günstiger (Abb. 21).
3. Sowohl die technische Herstellung als auch die Anpassung der Friktion durch den Zahnarzt ist wesentlich einfacher und vor allem sicherer bei einer parallelwandigen Krone.

### Offene Teleskopkrone

Bei der offenen Teleskopkrone ist im Gegensatz zur teleskopierenden Hülsenkrone die Kaufläche der inneren Krone anatomisch ausmodelliert. Lediglich die Seitenwände dieser Krone sind parallelisiert (Abb. 15). Hierauf wird teleskopierend ein Ring aufgeschoben, der zur Befestigung des abnehmbaren Teiles dient (Abb. 16 und 17). Der Ring ruht in einer Stufe auf, die okklusal oder gingival in die Innenkrone eingearbeitet wird, so daß auch bei dieser Krone eine sichere Abstützung gewährleistet ist. Die offene Teleskopkrone ist angezeigt, wenn man den betreffenden Zahn okklusal nicht ausreichend beschleifen kann, so daß kein Platz für zwei übereinandergeschobene Metallkronen vorhanden ist.

### Teleskopierende Facettkrone

Die teleskopierende Facettkrone ist ein Anker für den sichtbaren Bereich. Der betreffende Zahn wird labial und am Übergang zur approximalen Seite mit einer Stufe beschliffen. Die Innenkrone sollte unter Beachtung der Parallelität möglichst genau der Stufe folgen (Abb. 19), um die Außenkrone nicht zu dick werden zu lassen. Die Außenkrone trägt im sichtbaren Bereich eine Facette aus Kunststoff (Abb. 20). Da es sich bei diesem Kronentyp um zwei übereinandergeschobene Metallkronen mit einer Facette handelt, benötigt man zu ihrer Anwendung sehr viel Platz. Die teleskopierende Facettkrone ist deshalb nur indiziert bei kleinen Pulpen, die ein ausgiebiges Beschleifen des betreffenden Zahnes zulassen, oder wenn der betreffende Zahn weiter oral im Zahnbogen angeordnet steht.

Eine Modifikation der teleskopierenden Facettkrone ist die teleskopierende Fingerhutkrone. Bei diesem Kronentyp wird gingival um den gesamten Zahnstumpf eine Stufe – ähnlich wie bei der Jacketkrone – eingeschliffen. Die Innenkrone überzieht den gesamten präparierten Stumpf einschließlich der Stufe und weist somit ebenfalls eine zirkulär verlaufende Stufe auf.

Die Außenkrone ist ein formschlüssiger Metallmantel, der allseitig mit Kunststoff verkleidet ist.

Die erwähnten Nachteile der teleskopierenden Facettkrone wirken sich besonders bei der verblendeten Konuskrone aus. Diese Krone wird um das Ausmaß des Konuswinkels (6°) im Bereich des Zahnfleischrandes dicker. Durch diesen dickeren Rand wirkt die Außenkrone und damit auch die Facette häufig plump. Es ist nicht möglich, die natürliche Zahnform, die dadurch gekennzeichnet ist, daß sich jeder Zahn zum Zahnhals verjüngt,

Abb. 15 bis 17   Offene Teleskopkrone.

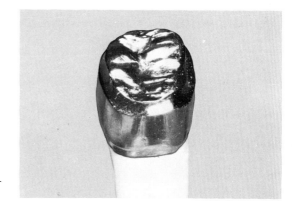

Abb. 15   Primäranker einer offenen Teleskopkrone.

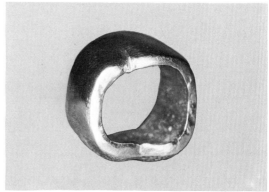

Abb. 16   Zugehörige offene Teleskopkrone.

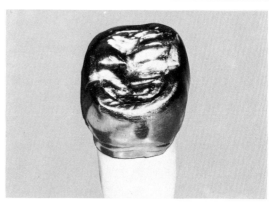

Abb. 17   Innen- und Außenteleskop sind miteinander vereinigt.

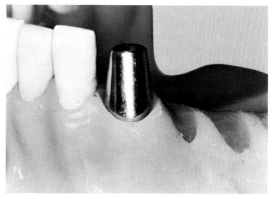

Abb. 18   Innenkrone einer Konuskrone.

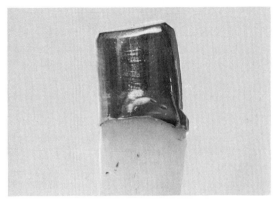

Abb. 19  Innenteleskop einer teleskopierenden Facettkrone.

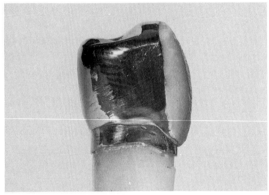

Abb. 20  Teleskopierende Facettkrone, aufgeschoben auf einem Modell.

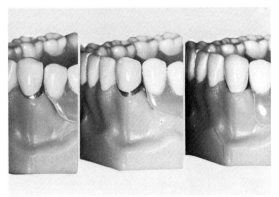

Abb. 21  Linkes Bild: Teleskopierende Facettkrone. Mitte: Verblendete Konuskrone. Rechtes Bild: Metallkeramische Krone mit Rillen-Schulter-Stift-Geschiebe – jeweils auf demselben Modell.

nachzuahmen. Abbildung 21 zeigt an demselben Modell nebeneinander die teleskopierende Facettkrone, die verblendete Konuskrone und eine metallkeramische Krone, die im unsichtbaren Bereich ein Rillen-Schulter-Stift-Geschiebe trägt. Diese Abbildung verdeutlicht, daß der in ästhetischer Hinsicht befriedigendste Anker eine Facettkrone mit einem Rillen-Schulter-Stift-Geschiebe darstellt (siehe Abb. 26 und 27).

Facettkrone mit Rillen-Schulter-Stift-Geschiebe

Ein optimaler Anker im sichtbaren Bereich ist die Facettkrone mit dem von *Steiger* angegebenen Rillen-Schulter-Stift-Geschiebe. Während auf der labialen Fläche bzw. dem Übergang von labialer zu approximaler Fläche eine Facette aus Kunststoff oder Keramik angebracht ist, sind die approximalen und oralen Flächen parallel ausgeformt. Ap-

# Die teleskopierenden Anker

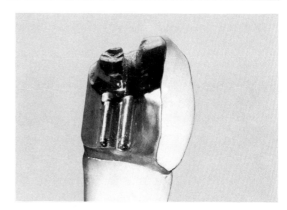

Abb. 22  Innerer Anteil einer Facettkrone zur Aufnahme eines Rillen-Schulter-Stift-Geschiebes.

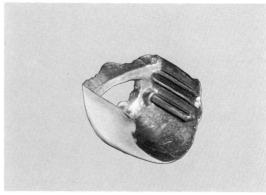

Abb. 23  Der äußere Anteil.

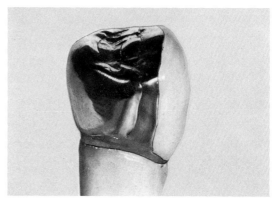

Abb. 24  Äußerer Anteil ist aufgeschoben.

proximal werden je zwei halbrunde Rillen eingefräst, und zwar eine dickere Einführungsrille mit einem Durchmesser von 0,9 bis 1,2 mm und eine Stiftrille, die einen Durchmesser von 0,7 mm aufweist (Abb. 22). Das formschlüssige Außenteleskop hat approximal für die Einführungsrille einen formschlüssigen, positiven, halbrunden Metallteil. Der formschlüssige Teil, der in die Stiftrille eingreift, besteht aus einem 0,7 mm starken Federdraht. Dieser Draht wird okklusal in die Gebietspatrize eingelötet (Abb. 23). Eine Verblendkrone mit aufgeschobenem Geschiebe zeigt Abbildung 24.

Eine technische Vereinfachung wurde von *H. Gründler* angegeben, der fabrikatorisch hergestellte Schienen und Drähte empfiehlt.

Da die Facettkrone in Verbindung mit einem teleskopierenden Anker als metallkeramische Krone gestaltet werden kann, ist sie, wie bereits dargestellt (Abb. 21), in ästhetischer Hinsicht als vollkommen zu bezeichnen.

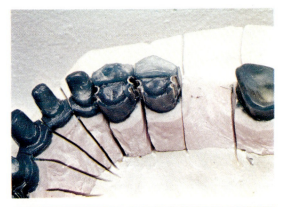

Abb. 25 Herstellung von Facettkronen mit Rillen-Schulter-Stift-Geschiebe unter Verwendung der Rillenschiene nach *Gründler*.

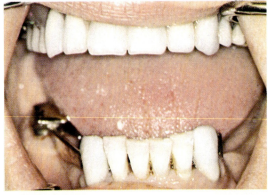

Abb. 26 Die Eckzähne tragen metallkeramische Kronen zur Aufnahme von Rillen-Schulter-Stift-Geschieben. Der endständige Molar auf der rechten Seite ist mit der Innenkrone einer teleskopierenden Hülsenkrone versehen. Diese Krone ist mit der Facettkrone in Verbindung mit einem Steg.

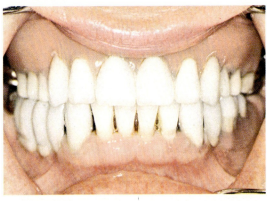

Abb. 27 Die zugehörige Teleskopprothese der Abbildung 25 ist aufgeschoben.

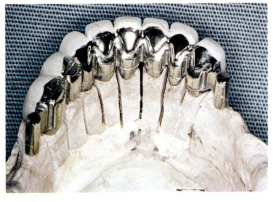

Abb. 28 Kronenblock aus metallkeramischen Elementen mit Rillen-Schulter-Geschieben und endständig teleskopierenden Geschieben.

# Die teleskopierenden Anker

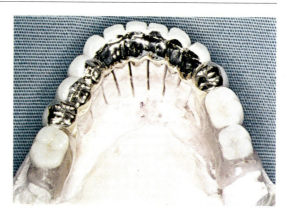

Abb. 29  Die zugehörige Prothese der Abbildung 28 ist aufgeschoben.

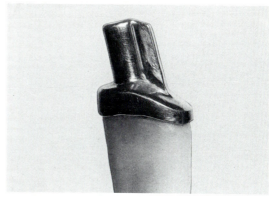

Abb. 30  Innerer Anteil einer Ringstiftkrone mit Kelly-Zapfen (unter Verwendung eines Spezialgeschiebes; Fa. Degussa).

Die gute ästhetische Wirkung metallkeramischer Kronen in Verbindung mit Rillen-Schulter-Stift-Geschieben geht aus der Abbildung 26 hervor. Hier sind die Eckzähne mit metallkeramischen Kronen und RSS versehen. Ein endständiger Mahlzahn ist mit einer teleskopierenden Hülsenkrone versehen, die mit der Facettkrone mit Hilfe eines Steges primär verblockt ist. Den aufgeschobenen Zahnersatz zeigt Abbildung 27. Im Oberkiefer ist eine Einteleskopprothese eingefügt.

Um die Krone im gingivalen Bereich nicht zu dick zu machen, verzichtet man heutzutage in der Regel auf die Anlage einer Schulter im gingivalen Bereich. Die Abstützung erfolgt dann als okklusale Auflage. Bei der Anwendung mehrerer derartiger teleskopierender Anker kann auf eine zweite Rille verzichtet werden (Rillen-Schulter-Geschiebe).

Durch die Anwendung mehrerer Rillen-Schulter- bzw. Rillen-Schulter-Stift-Geschiebe kann man insbesondere im Unterkiefer auf die Anwendung eines Lingualbügels verzichten. So zeigt Abbildung 28 ein anteriores Restgebiß, das mit metallkeramischen Kronen primär verblockt ist. Die Kronen sind zur Aufnahme von Rillen-Schulter-Geschieben vorbereitet, endständig sind zusätzlich teleskopierende Zapfen angebracht. Der abnehmbare Teil ist auf Abbildung 29 aufgeschoben. Durch eine derartige Prothesenform bleibt nicht nur der Zahnfleischrand von jeglichen Prothesenteilen frei, sondern es wird auch eine Nischenbildung, die zwischen einem Lingualbügel und einer fortlaufenden Klammer entstehen kann, verhindert.

### Teleskopierende Ringstiftkrone

Die teleskopierende Ringstiftkrone ist ein teleskopierender Anker bei einem pulpatoten Zahn. Voraussetzung ist, daß der betreffende Zahn korrekt wurzelbehandelt, klinisch o. B. und reaktionslos ist. Die Wurzel ist mit einer Ringstiftkappe versehen, die ein zapfenartiges Gebilde (Kelly-Zapfen) trägt. Hierüber wird eine formschlüssige Außenkrone in Form einer Facettkrone teleskopierend aufgeschoben. Der Zapfen kann individuell

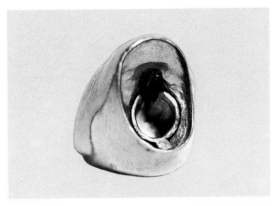

Abb. 31 Die Außenkrone mit eingearbeiteter Hülse.

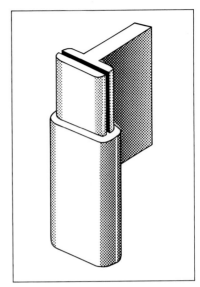

Abb. 33 T-förmiges Präzisionsgeschiebe (Fa. Degussa).

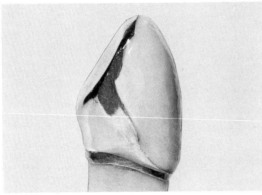

Abb. 32 Innen- und Außenkrone von Abbildung 30 und 31 sind zusammengefügt.

ausgeformt werden. Sehr zweckmäßig ist die Verwendung eines Geschiebes bzw. Geschiebedrahtes (H. Gründler, Abb. 30), der auf der Wurzelkappe festgelötet wird. Die zugehörige Hülse bzw. Matrize wird in der Weise in die Außenkrone eingearbeitet, daß an die Außenfläche der Hülse ein Draht angelötet wird. Dieser Draht dient zur Verbindung, er wird im Kunststoff der Außenkrone befestigt bzw. mit dieser festgelötet (Abb. 31). Die Hülse wird dadurch gut fixiert, sie ist randständig, kann aber ohne weiteres eingebogen (aktiviert) werden. Die aufgeschobene Außenkrone zeigt Abbildung 32.

### Patentgeschiebe

Neben den individuell angefertigten Teleskopen finden fabrikatorisch hergestellte Geschiebe Anwendung. Es gibt eine Vielzahl von Präzisionsgeschieben. Ihre Grundform stellt einen T-förmigen Balken (Abb. 33) bzw. zylindrische Walze dar (siehe Abb. 27). Besonders ökonomisch sind Spezialgeschiebe

(Fa. Degussa Nr. 2350 0001), die in zwei Stärken und einer Länge von 7 mm und 50 mm angeboten werden. Das Geschiebe besteht aus einem walzenförmigen Zapfen mit Steganatz und einer geschlitzten Hülse. Von der Lieferform in Stangen schneidet man mit der Trennscheibe ein entsprechendes Geschiebe ab. Dadurch wird ein besonders rationelles Arbeiten möglich. Die Geschiebe können in der Weise verarbeitet werden, daß der positive Metallteil außerhalb der Krone (extrakoronal) an eine Facettkrone bzw. Hülsenkrone angelötet oder die Matrize innerhalb einer derartigen Krone (intrakoronal) eingearbeitet wird. Im Bereich der einzuarbeitenden Matrize muß der Zahn geringgradig stärker beschliffen werden. In der Regel sollten für eine Teilprothese als alleinige Elemente mindestens vier Geschiebe angewendet werden.

### Kantige Stege

Eine brückenähnliche Verbindung von zwei Kronen bzw. teleskopierenden Ankern kann

## Das praktische Vorgehen

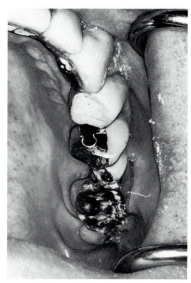

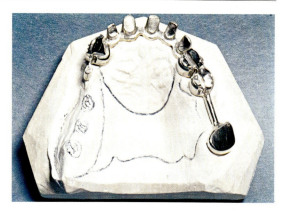

Abb. 34 Stegverbindung auf der rechten Bildseite.

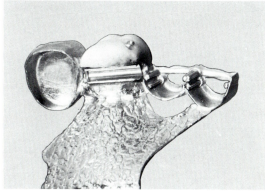

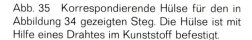

Abb. 36 Interlock zwischen den Kronen 24 und 25.

Abb. 35 Korrespondierende Hülse für den in Abbildung 34 gezeigten Steg. Die Hülse ist mit Hilfe eines Drahtes im Kunststoff befestigt.

mit Hilfe von kantigen Stegen erfolgen (Abb. 34 und 35). Die Stege haben parallele Wände. Über den Steg wird eine formschlüssige Hülse zur Befestigung des abnehmbaren Teiles aufgeschoben. Das Steggeschiebe wird in Längen von 2,3 und 5 mm und einer Breite von 1,5 mm sowie 3 mm geliefert. Der Steg muß exakt der Kammoberfläche anliegen und muß genügend Platz für den Zahnfleischrand im Bereich der Befestigungskrone aufweisen. An der mit der Schleimhaut korrespondierenden Seite soll der Steg ähnlich wie ein Brückenglied linienförmig der Schleimhaut aufruhen.
Neben den konfektionierten Stegen kann man die Stege auch individuell herstellen, was den Vorteil hat, daß der Steg ohne Schwierigkeiten exakt dem Verlauf des Kieferkammes angepaßt werden kann. Den Steg kann man im Bereich des mit der Schleimhaut korrespondierenden Anteils mit Porzellan unterbrennen. Hierzu muß er aus einer entsprechenden metallkeramischen Legierung hergestellt werden.

### Interlock

Beim Interlock handelt es sich um geschiebeähnliche Verbindungselemente von Kronen bzw. Kronenblöcken oder Brückenkonstruktionen, also rein parodontalgetragene Elemente. Sie werden im Approximalraum meist in Form angußfähiger, graziler Geschiebe angebracht. Weiterhin hat man die Möglichkeit, mit dem Interlock eine mangelnde Parallelität der Pfeiler von Brücken auszugleichen (Abb. 36).

### Das praktische Vorgehen

Das praktische Vorgehen kann im Rahmen dieses Beitrages nur stichwortartig dargestellt werden. Zunächst muß man den Patienten, bei dem eine Behandlung mit einer Teleskopprothese durchgeführt werden soll, nach Aufnahme der Anamnese gründlich klinisch und röntgenologisch untersuchen. Die Befundaufnahme muß extra- und intraoral erfolgen und Inspektion, Palpation, Perkussion und Vitalitätsprobe der Zähne beinhalten. Danach kann die Behandlung und Festlegung des konstruktiven Aufbaues des Zahnersatzes erfolgen. Weiterhin sollten der Zahnstein entfernt und danach Studienmodelle angefertigt werden, anhand deren man besser als durch eine alleinige Untersuchung Okklusions- und Artikulationsstörungen erkennen kann.

Die Planung für den konstruktiven Aufbau beginnt mit der Wahl der für den betreffenden Fall erforderlichen Befestigungsanker, wobei innerer und äußerer Anker als Einheit angesehen werden müssen. Sowohl die Funktion als auch ästhetische Belange sind Forderungen, die erfüllt werden müssen und sich durch die Anwendung der verschiedenartigen teleskopierenden Anker zufriedenstellend lösen lassen.

Nach Abschluß der vorbereitenden Maßnahmen (Entfernen von Zahnstein, Behandlung des Zahnfleisches, Einschleifen des Restgebisses, Behandlung kariöser Zähne, die nicht in den Zahnersatz einbezogen werden sollen, ggf. Einsetzen von Aufbißschienen und provisorischen Prothesen, um durch Änderung der Schlußbißstellung, die funktionelle Inanspruchnahme der Gewebe des Kausystems oder auch die Ästhetik zu verbessern) beginnt man mit der eigentlichen Herstellung einer Teleskopprothese. Zu diesen Behandlungsmaßnahmen sollten folgende Unterlagen vorliegen:

Anfangsmodell, ggf. mit einer Tiefziehfolie zur Herstellung provisorischer Kronen bzw. Brücken, oder eine provisorische Brücke, die auf dem Erstmodell erstellt wurde, sowie ein Abdrucklöffel, der ggf. individuell hergestellt werden muß, unter Umständen Bißschablonen für die Fixierung des Bisses und Röntgenbilder der zu beschleifenden Zähne.

Das Beschleifen der Zähne für die Aufnahme teleskopierender Anker gleicht im großen und ganzen dem Beschleifen eines Zahnes für eine Hülsenkrone. Lediglich im Bereich der Kauflächen und neben einem natürlichen Zahn muß man etwas mehr Zahnhartsubstanz abschleifen, um Platz für Patrize und Matrize zu schaffen. Soll keine Änderung der Schlußbißstellung vorgenommen werden, so ist es bei ausgedehnten Lücken zweckmäßig, vor dem Beschleifen eine Bißnahme vorzunehmen, um die ursprüngliche Bißhöhe und Bißlage sicher auf den Zahnersatz übertragen zu können. Haben mehrere Zähne, die beschliffen werden sollen, Antagonistenkontakt, so wird man zuerst einen Zahn oder eine Gruppe von Zähnen beschleifen und danach in diesem Bereich eine partielle Bißnahme unter Verwendung von Kunststoff oder Wachs durchführen. Mit einem derartigen Kunststoff- oder Wachseinbiß kann man das Lagerungsverhältnis von Oberkiefer zu Unterkiefer exakt fixieren, so daß man jederzeit überprüfen kann, ob man die übrigen Zähne im Bereich der Kauflächen richtig beschliffen hat. Weiterhin dient dieser Einbiß dazu, daß man sicher die ursprüngliche Bißhöhe und Bißlage bei der endgültigen Relationsbestimmung treffen kann. Die Abformung und provisorische Versorgung sowie die übrigen Arbeitsgänge erfolgen nach den bekannten Regeln der Brückentechnik.

Auf Seite 71 sind die Arbeitsabläufe im zahnärztlichen und zahntechnischen Bereich schematisch dargestellt. Hierbei ist unberücksichtigt geblieben, daß einige technische Arbeitsgänge, wie die Herstellung von Modellen, individuellen Löffeln, Bißschablonen und Tiefziehfolien, vom Zahnarzt selbst bzw. von seiner Helferin in der Praxis vorgenommen werden können. Weiterhin blieben unberücksichtigt Mängel, die sich bei der Anprobe der Innenkronen bzw. des Außengerüstes ergeben. Stellt man Mängel bei einer Gerüstanprobe bzw. bei der Einprobe des Außengerüstes fest, so trennt man die nicht passende Krone bzw. Kronen ab, placiert die Krone in richtiger Weise und stellt eine Verbindung im Munde mit kalthärtendem Kunststoff zu den übrigen Anteilen her. Eine Verbindung kann auch mit Hilfe eines Gipsabdruckes erfolgen. Um dieses Schema übersichtlich zu halten, sind einzelne Arbeitsabläufe wie Abnahme, Wiedereinsetzen provisorischer Kronen und Brücken nicht berücksichtigt.

Besonders sorgfältig muß der Zahnarzt nach dem Einzementieren die Friktion überprüfen und einstellen. Die Friktion, die einen individuellen Wert darstellt, ist abhängig von der technischen Gestaltung der Krone, von der Anzahl der verwendeten teleskopierenden Anker, von der Länge und dem Umfang der Innenkronen und von der Geschicklichkeit des Patienten. Die Teleskopprothese muß so angepaßt sein, daß nach einiger Zeit ein sicherer und fester Halt des Zahnersatzes gewährleistet ist. Der Zahnersatz darf sich nicht unfreiwillig lösen. Er darf nicht von klebrigen Speisen oder vom Muskelzug ab-

# Das praktische Vorgehen

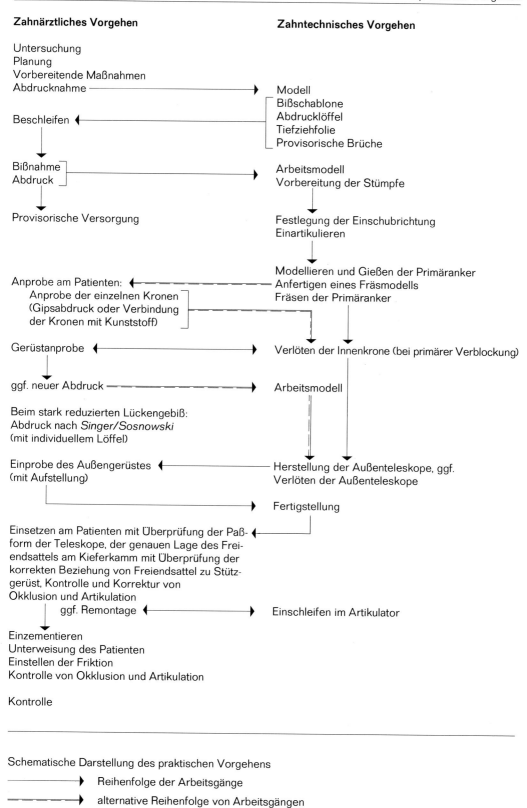

Schematische Darstellung des praktischen Vorgehens

⎯⎯⎯⎯⟶ Reihenfolge der Arbeitsgänge

- - - - ⟶ alternative Reihenfolge von Arbeitsgängen

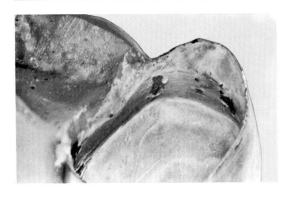

Abb. 37 Innenseite eines Außenteleskops mit Kontaktlack. Die stärker in Kontakt mit der Innenkrone stehenden Partien sind blank geschabt (siehe Text).

gehoben werden und muß durch den Prothesenträger ohne Schwierigkeiten entfernt werden können.

Ist die Friktion beim ersten Einsetzen der Teleskopprothese zu stramm, so kann man sehr gut mit einem Kontaktlack, den man sich selbst aus einer Stange weißer Guttapercha herstellt, die man in einem Lösungsmittel wie Chloroform, Dentosanol und ähnlichem auflöst, diejenigen Patienten kenntlich machen, die einen stärkeren Reibungswiderstand verursachen. Mit einem Wattebausch pinselt man die Innenseite der Außenkrone mit dem Kontaktlack, der sofort trocknet, ein und schiebt die Prothese auf ihren Platz. Nach der Herausnahme werden jene Stellen, die einen stärkeren Kontakt aufweisen, blank gescheuert sein (Abb. 37). Je nach dem Halt der Prothese wird man diese Punkte mit einer Stahlwolle, die um einen Fissurbohrer gewickelt ist, oder einem Finierer, ggf. auch einem Rosenbohrer gezielt abtragen. Nach einer Kontrolle wird dieser Vorgang so lange wiederholt, bis die Prothese einen guten Halt zeigt und von ihrem Träger ohne Schwierigkeiten entfernt werden kann. Man sollte allerdings das Einstellen der Friktion über mehrere Sitzungen verteilt behutsam vornehmen. In Verbindung korrekt hergestellter, parallelwandiger teleskopierender Anker hat man einen genügenden Spielraum, um die individuelle Friktion einzustellen, ohne Gefahr zu laufen, daß plötzlich die Paßform verlorengeht und keine Friktion mehr vorhanden ist.

Wenn von verschiedenen Autoren die Teleskopkrone kritisiert wurde, weil sie einen zu strammen Sitz habe und deswegen bei dem dauernden Herausnehmen durch den Prothesenträger die Zähne gelockert werden könnten, so ist hier ein grundsätzlicher Fehler in der Herstellung erfolgt. Wie beschrieben, ist es Aufgabe des Zahnarztes, die Friktion in der Weise einzustellen, daß der Zahnersatz einen festen Halt aufweist, ohne daß er durch Muskelzug oder klebrige Speisen abgezogen werden kann. Der Prothesenträger selbst muß aber ohne Schwierigkeit seinen Zahnersatz herausnehmen und wieder eingliedern können.

Teleskopprothesen und abnehmbare Brücken kontrolliert man in Abständen von einigen Tagen nach dem Einzementieren. Danach sollte der Patient regelmäßig in Abständen von einem halben bis zu einem Jahr zu Kontrolluntersuchungen erscheinen. Bei den Kontrolluntersuchungen muß insbesondere die Paßform eines Freiendsattels kontrolliert werden, ggf. wird dann eine Unterfütterung notwendig, die man je nach Sattelgröße im Munde mit kalthärtendem Kunststoff oder auf dem indirekten Wege unter Verwendung eines dünnfließenden gummielastischen Abformmaterials durchführt. Weiterhin muß man regelmäßig die Okklusion und Artikulation überprüfen.

Der Prothesenträger muß schließlich zur richtigen Mundpflege angeleitet werden (Motivation, Information, Anfärben) und über die Reinigung seiner Prothese genau unterrichtet sein.

Teleskopprothesen werden am zweckmäßigsten mit einer Bürste und Zahncreme oder einer speziellen Prothesenreinigungscreme, ggf. auch mit einer Handwaschbürste und Seife gereinigt. Hat der Patient Schwierigkeiten, die Innenseite der Außenteleskope zu reinigen, so kann man ihm empfehlen, ein selbsttätig wirkendes Prothesenreinigungsmittel zu verwenden (z. B. Corega tabs).

# Stegprothetik

von E. Dolder, Wallisellen und J. Wirz, Zürich

### Grundlagen

Die Zunahme der durchschnittlichen Lebensdauer des Menschen bedingt auch eine Verlängerung der Erhaltung seiner Kaufähigkeit.

Die Zahnersatzbedürftigkeit setzt bei der Frau im dritten und beim Mann im vierten Lebensjahrzehnt ein. Jeder Patient befaßt sich also in der zweiten Lebenshälfte mit dem Problem des Zahnersatzes.

Die totale Zahnlosigkeit wird jedoch im Verhältnis zur Lebensdauer zu früh erreicht. Die totale Prothese muß deshalb während so vieler Jahre getragen werden, daß daraus ein starker Knochenschwund und dementsprechend eine immer schlechtere Prothesenfunktion resultiert. Wiederholte Unterfütterungen, chirurgische Kieferkorrekturen und Implantate sind die sich daraus ergebenden notwendigen Maßnahmen.

Die Einsicht in den Wert des Kauorgans wächst erst mit zunehmendem Alter und mit fortschreitendem Zahnverlust, ebenso die Bereitschaft für einen funktionstüchtigen Zahnersatz.

Der Gebißzerfall muß deshalb durch eine größere Differenzierung der prothetischen Mittel wirksamer gebremst werden.

Bisher führten zwei getrennte Wege üblicherweise zur totalen Prothese:

| **Festsitzender Ersatz** | **Abnehmbarer Ersatz** |
|---|---|
| Normale Brücke | Partielle Klammerprothese |
| ↓ | ↓ |
| Überspannte Brücke | Erweiterte partielle Klammerprothese |
| → Totale Prothese ← | |

Sowohl die festsitzende Brücke als auch die partielle Klammerprothese kommen nach längerer Tragzeit in ein Stadium, da ihre Funktionstüchtigkeit infolge Schwächung des Restgebisses nachläßt. Je weniger Zähne im Restgebiß noch vorhanden sind, desto größer wird die Disharmonie in der Zahnreihe, und desto größer wird die Überbelastung der einzelnen Zähne. Sehr oft sind damit noch parodontale Erkrankungen verbunden. In diesem Moment erscheinen die totale Räumung des Kiefers und die totale Prothese als die letztmögliche Lösung.

In vielen Fällen könnte aber diese resignierende Kapitulation zeitlich noch etwas hinausgeschoben werden, wenn man es nicht bis zum hoffnungslosen Endzustand des Restgebisses kommen ließe, sondern beizeiten andere prothetische Mittel heranziehen würde, die dem jeweiligen Zustand des Restgebisses differenzierter angepaßt sind.

In diesem Sinne bietet die Stegprothetik verschiedene Möglichkeiten, den Zeitpunkt der totalen Prothese hinauszuschieben und eine Planung auf lange Sicht zu gewährleisten.

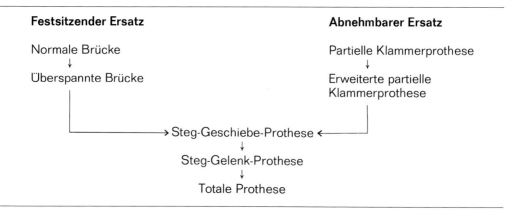

Die Erfahrung zeigt deutlich, daß die sorgfältig konstruierte Brücke ein sehr wirksames, bewährtes und zeitlich lang anhaltendes Mittel zur Bremsung des Gebißzerfalls ist. Das Prinzip der Brücke kann auch im fortgeschrittenen Zerfallsstadium des Gebisses angewendet werden, allerdings in modifizierter Form und auf anderer Ebene, nämlich:
1. Die Brücke wird als schmaler Steg ausgebildet.
2. Dieser Steg wird nicht wie die konventionelle Brücke auf der Okklusionsebene angebracht, sondern auf der Ebene des zahnlosen Kieferkamms.

Ein derartiger Steg ist imstande, folgende Aufgaben zu übernehmen:
1. Versteifung der Restzähne und Zusammenfassung derselben zu einer funktionellen Einheit.
2. Dentale Abstützung und Kaudruckübertragung der Prothese im Stegbereich.
3. Retention und Führung der Prothese durch Geschiebe oder Gelenk am Steggerüst, und zwar ohne Klammern, unsichtbar und dosierbar.

## Die Steg-Gelenk-Prothese

Die Steg-Gelenk-Prothese ist der späte Übergang von einer Brücke oder einer partiellen Klammerprothese zum kombinierten, festsitzenden und abnehmbaren Zahnersatz.

Indikation

1. Es sind noch zwei bis drei Zähne vorhanden, insbesondere die beiden Eckzähne im Unterkiefer (Abb. 1).

2. Die Restzähne haben einen reduzierten biologischen Faktor (Karies, Wurzelbehandlung, Parodontalerkrankungen). Eine exakte parodontale Vorbehandlung und die Erziehung des Patienten zu einer exakten Mundhygiene gehören zu den wichtigsten Voraussetzungen für einen Behandlungserfolg.

Konstruktion

1. *Kürzung der Krone* der Restzähne, Stiftkappen auf die Wurzelstümpfe (Abb. 2).

2. *Lineare Versteifung* der Restzähne durch einen geraden Steg bei frontaler Anordnung (Abb. 3). Der Steg liegt womöglich der Schleimhaut auf (mit Aussparungen bei den Papillen) oder wird – bei starken Defekten des Alveolarknochens – weit von der Schleimhaut entfernt, damit keine Schmutznischen entstehen.

3. *Das Steggelenk:* Der Steg mit Eiprofil (Abb. 4) funktioniert mit einer gleichgeformten offenen Hülse zusammen als zerlegbares Scharnier-Gleit-Gelenk, wobei die Hülse mit Retentionseinrichtung vertikal über dem Steg angeordnet in der Prothesenbasis befestigt ist (Abb. 5).

4. *Die Dynamik des Steggelenks bei frontaler Anordnung.*
   a) Vertikale Translation der ganzen Prothese aus der Ruhelage am Anfang der Tragzeit (Abb. 6a, b).
   b) Sagittale Rotation der Prothese um die Stegachse (Abb. 6c).
   c) Frontale Rotation (Abb. 7): Schaukelbewegung der Prothese über dem Steggerüst in der Frontalebene.

Die Steg-Gelenk-Prothese

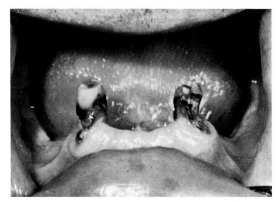

Abb. 1  Die Eckzähne im Unterkiefer als letzte Restzähne, ihre Kronen sind weitgehend zerstört.

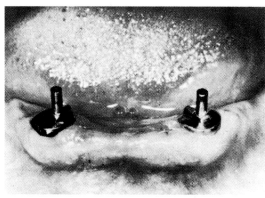

Abb. 2  Auf den beiden Eckzahnstümpfen werden die gegossenen Wurzelstiftkappen aufgepaßt.

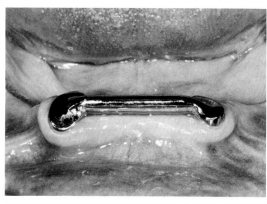

Abb. 3  Das Steggerüst im Unterkiefer: Lineare, direkte Versteifung der beiden Eckzähne durch einen geraden Steg bei frontaler Anordnung.

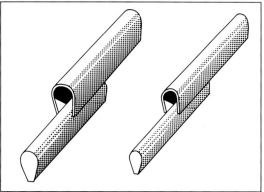

Abb. 4  Das Steggelenk mit Eiprofil funktioniert mit einer gleichgeformten Hülse zusammen als Scharnier-Gleit-Gelenk.

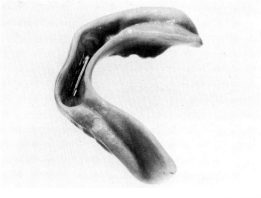

Abb. 5   Die Unterkieferprothese mit eingebauter Hülse in der Frontpartie.

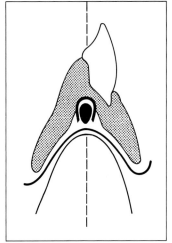

Abb. 6a   Ruhelage.

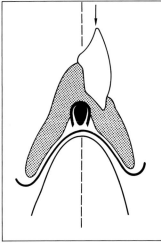

Abb. 6b   Vertikale Translation.

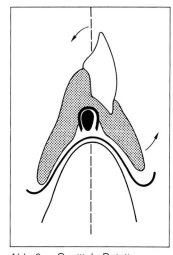

Abb. 6c   Sagittale Rotation.

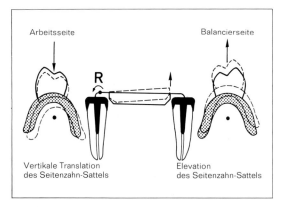

Abb. 7   Frontale Rotation der Prothese über dem Steggerüst in der Frontalebene. Der Drehpunkt liegt am Stegende auf der Arbeitsseite.

5. *Dentale Abstützung* der Prothese und Kaudruckübertragung im Stegbereich.
6. *Bewegliche Retention und Führung* der Prothese am Steggerüst; es ist keine horizontale Verschiebung möglich, und die Schonung der Pfeilerzähne ist sichergestellt.
7. *Die psychische Adaptation* der Prothese wird erleichtert durch gute Retention und die dentale Abstützung der Prothese.

# Die Steg-Gelenk-Prothese nach langjähriger Tragzeit

Patient heute 65jährig (Abb. 8a–f).
Der Steg wurde 1959 eingesetzt. Die Abbildung zeigt das klinische Bild, heute nach 15 Jahren. Die Ober- und Unterkieferprothesen mußten 1970, also nach zehnjähriger Tragzeit, über dem intakten alten Steggerüst neu angefertigt werden. Die Röntgenbefunde zeigen die Situation nach abgeschlossener Wurzelbehandlung 4 3–3 3, nach Extraktion von 3 4 und eingesetztem Steggerüst und zwei Kontrollaufnahmen im Laufe der Tragzeit von 15 Jahren.

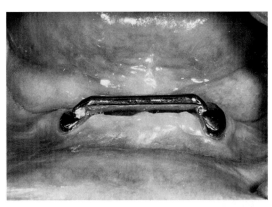

Abb. 8a  Frontales Steggerüst auf 4 3-3 3

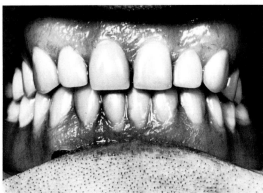

Abb. 8b  Steg-Gelenk-Prothese im Unterkiefer, totale Prothese im Oberkiefer.

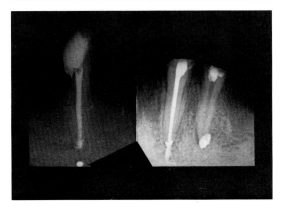

Abb. 8c  Wurzelbehandlung von 4 3 und 3 3, Extraktion von 3 4.

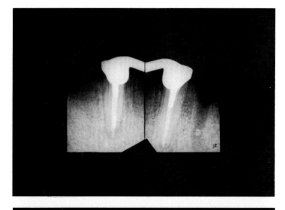

Abb. 8d  Steggerüst auf 4 3–3 3, April 1959.

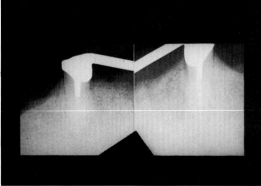

Abb. 8e  Kontrollaufnahme, Oktober 1970.

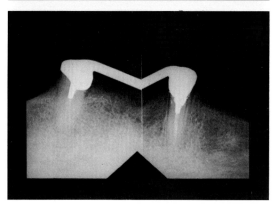

Abb. 8f  Kontrollaufnahme, März 1974. Kein parodontaler Knochenschwund, keine apikale Aufhellung.

Steggelenk auf 4 2–3 2, 3 3; 18jährige Prothesentragzeit (Abb. 9a–d):

Patientin heute 71jährig.
Das Steggerüst wurde im Jahre 1956 einzementiert. Nach der sehr langen Prothesentragzeit ist nur ein geringer Schwund des Alveolarknochens der Pfeilerzähne zu beobachten. Die Röntgenbefunde zeigen die Verhältnisse im Unterkiefer während der 18jährigen Tragzeit. Nach 14 Jahren, 1970, sind die Unter- und Oberkieferprothesen über dem intakten alten Steggerüst neu angefertigt worden.

# Die Steg-Gelenk-Prothese nach langjähriger Tragezeit

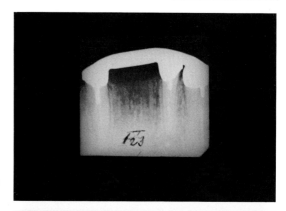

Abb. 9a  Steggerüst auf 42–32 und 33. Kurzer frontaler Steg. Situation. April 1956.

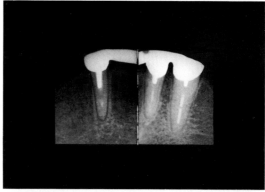

Abb. 9b  Im Dezember 1957 sind keine Veränderungen am Kieferknochen feststellbar.

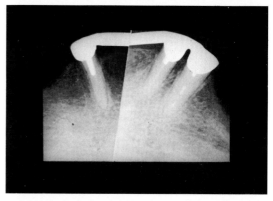

Abb. 9c  Auch im April 1972, nach 16 Jahren Prothesentragzeit, besteht kein Schwund des Alveolarknochens. Die Prothesen sind inzwischen neu angefertigt worden.

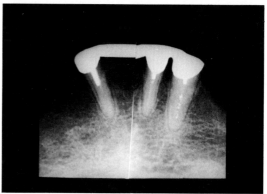

Abb. 9d  Im März 1974, nach 18jähriger Tragzeit, ist ein geringer Schwund des Alveolarknochens zu beobachten.

Stegprothetik

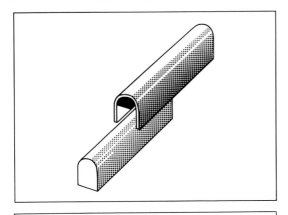

Abb. 10 Steggeschiebe (Profil: Rundbogenfenster).

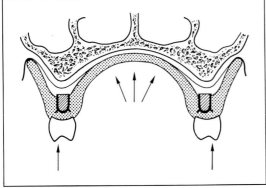

Abb. 11 Starre Verankerung und dentale Abstützung der Steg-Geschiebe-Prothese.

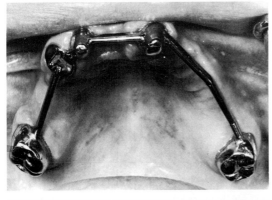

Abb. 12 Steggerüst für eine Steg-Geschiebe-Prothese: 5 Pfeilerzähne; 2 Vollkronen, 2 Stumpfhüte, 1 Wurzelkappe, 3 Stege.

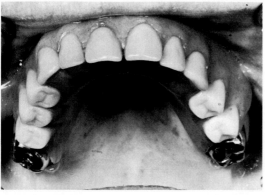

Abb. 13 Steg-Geschiebe-Prothese auf das Steggerüst aufgeschoben, starre Verankerung, dentale Abstützung auf dem Steggerüst.

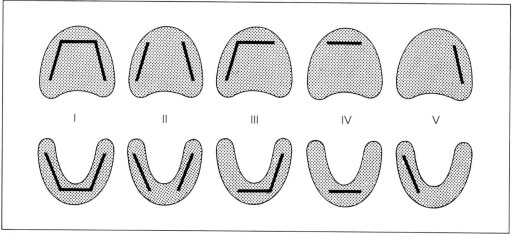

Abb. 14  Die 5 verschiedenen Typen von Steg-Geschiebe-Prothesen

## Die Steg-Geschiebe-Prothese

Die Steg-Geschiebe-Prothese ist der frühzeitige Übergang von Brückenkonstruktionen oder einer partiellen Prothese.

Indikation

1. Zwei oder mehr Lücken im Restgebiß, besonders größere Lücken (Verlust von drei und mehr Zähnen).
2. Alleinstehende, besonders endständige Restzähne.
3. Parodontal geschwächte Pfeilerzähne.
4. Knochenverlust am Alveolarkamm.
5. Psychische Schwierigkeit der Prothesenadaptation.

Konstruktion

1. *Schutz der Pfeilerzähne* durch Verblendkrone, Vollkrone, Stumpfhut oder Wurzelkappen. Lockere Pfeilerzähne werden wurzelbehandelt, gekürzt und mit Wurzelkappen versehen.
2. *Versteifung der Restzähne* durch mehrere Stege (Profil: Rundbogenfenster) und flächenhafte Verblockung zu einer funktionellen Einheit (Abb. 10, 12).
3. *Dentale Abstützung* der Prothese auf dem ganzen Steggerüst (Abb. 11).
4. *Retention der Prothese* auf den Stegsegmenten mittels Steggeschieben, keine Retention an den Pfeilerzähnen (Abb. 13).
5. *Starre, dosierbare Verankerung* der Prothese durch elastische Hülsen auf den Stegsegmenten.

### Die fünf verschiedenen Typen von Steg-Geschiebe-Prothesen (Abb. 14):

I. Zirkulärer Typ, den ganzen Zahnbogen umfassend (Abb. 15).

II. Bilateraler Typ, die beiden Seitenpartien umfassend (Abb. 17).

III. Frontal-unilateraler Typ, die Frontpartie und eine Seite umfassend (Abb. 16).

IV. Frontaler Typ, nur die Frontpartie umfassend (auch Gaumenspalte im Oberkiefer) (Abb. 18).

V. Unilateraler Typ, eine Seitenpartie umfassend bei sehr großer Lücke (Abb. 19).

Die Übersicht zeigt, daß die Steg-Geschiebe-Prothese sehr große Variationsmöglichkeiten besitzt.

## Klinische Fälle

1. Zirkuläres Steggeschiebe im Oberkiefer (Abb. 15a–f).

Patient Herr P. A., 1904.

Desolater Ausgangszustand im Ober- und Unterkiefer mit fortgeschrittener parodontaler Schädigung der Restzähne.
Erhaltungswürdige Pfeiler:

| 1 7 | 1 3 | | 2 4 | 2 6 2 7 |
|---|---|---|---|---|
| | 4 4 4 3 | | 3 3 | |

Für festsitzenden Brückenersatz waren die Spannweiten im Seitenzahngebiet und in der Front im Oberkiefer zu groß. Ein kombinierter festsitzender und abnehmbarer Ersatz war hier angezeigt.

Beim Steg-Geschiebe-Gerüst mit der flächenhaften Verblockung und der damit verbundenen Verteilung des Kaudruckes auf alle Pfeiler des Oberkiefers werden Zähne nur gekürzt, wenn ihre Vitalerhaltung nicht mehr möglich ist. Dagegen wurde hier im Unterkiefer, wo nur eine lineare Versteifung der Pfeiler möglich war, durch Kronenkürzung das koronare Hebelverhältnis verbessert.

Die beiden Kunststoffprothesen erlangen ihre Retention allein durch die Hülsenabschnitte, im Oberkiefer starr, im Unterkiefer dynamisch. Eine spätere Reintervention, Reparaturen oder Umbauten der Konstruktion sind jederzeit ohne großen Aufwand möglich.

Bisherige Prothesentragzeit: 11 Jahre.

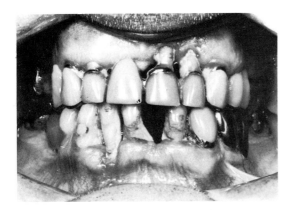

Abb. 15a Ausgangssituation. Erhaltungswürdig waren nur noch folgende Pfeilerzähne:

| 1 7 | 1 3 | | 2 4 | 2 6 2 7 |
|---|---|---|---|---|
| | 4 4 4 3 | | 3 3 | |

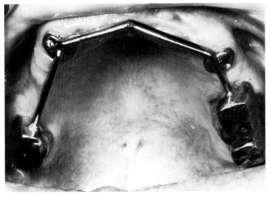

Abb. 15b Die 5 Restzähne im Oberkiefer wurden überkront (1 7, 2 6 und 2 7 Vollkronen, 1 3 und 2 4 Wurzelstiftkappen) und durch 4 Stegelemente zu einer funktionellen Einheit Verblockt.

Klinische Fälle

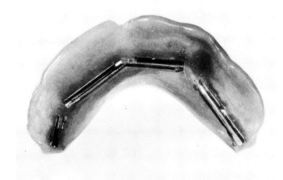

Abb. 15c  Steg-Geschiebe-Prothese mit 4 Hülsensegmenten zum Aufstecken auf das Steggerüst im Oberkiefer, Gaumenpartie freilassend.

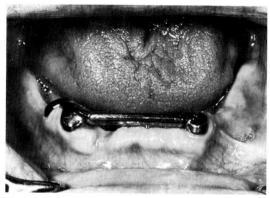

Abb. 15d  Im Unterkiefer lineares Steggerüst in frontaler Anordnung auf 4 4, 4 3–3 3.

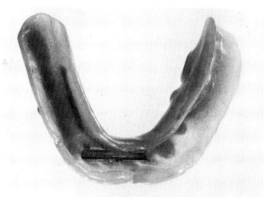

Abb. 15e  Untere Steg-Gelenk-Prothese mit frontaler Hülse.

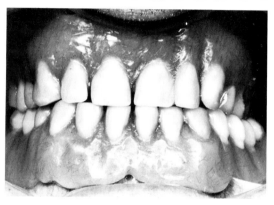

Abb. 15f  Stegprothesen im Munde eingesetzt: Im Oberkiefer Steg-Geschiebe-Prothese, im Unterkiefer Steg-Gelenk-Prothese. Die Steggerüste liegen unsichtbar unter den Prothesen.

2. Frontal-unilaterales Steggeschiebe im Unterkiefer (Abb. 16a–c).

Patientin Frau F. R., 1911.

Restzahnbestand im Unterkiefer: 43, 33 und 35. Zustand nach mehrjähriger Tragzeit einer partiellen Klammerprothese. Die drei Pfeilerzähne konnten trotz verschiedener Schädigungen unter Vitalbelassung mit Stumpfhüten überkront und mit zwei Stegen flächenhaft (Dreieck) zu einer funktionellen Einheit verbunden werden. Der Halt der totalen Unterkieferprothese erfolgt allein durch die zwei Hülsenstücke starr. Auf sekundäre Goldhüte in der Prothese sowie auf ein Scharniergelenk rechts kann verzichtet werden.

Bisherige Prothesentragzeit (ohne Unterfütterung): 11 Jahre.

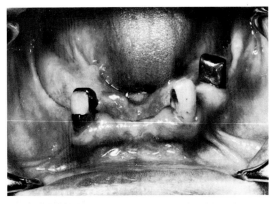

Abb. 16a  Ausgangssituation im Unterkiefer: 43–33, 35 nach längerer Tragzeit einer partiellen Klammerprothese.

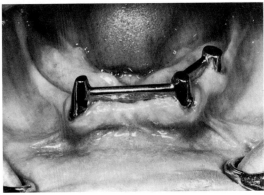

Abb. 16b  Die 3 vitalen Restzähne wurden mit Stumpfhüten versehen und durch 2 gerade Stege versteift.

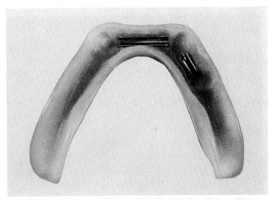

Abb. 16c  Die entsprechende Unterkieferprothese mit 2 Hülsenabschnitten. Ein Scharniergelenk distal von 43 ist nicht notwendig.

3. Bilaterales Steggeschiebe im Oberkiefer (Unterkiefer: Steggelenk, Abb. 17a–e).

Patient Herr F. Sch., 1905.

Restzahnbestand:

| 17 |    | 11 | 21 22 23 |    | 27 |
|----|----|----|----------|----|----|
|    | 43 |    | 33       |    |    |

Die großen Spannweiten im Seitenzahngebiet des Oberkiefers ließen keine festsitzenden Brücken mehr verantworten. Diverse Karies- und Schmelzdefekte erforderten eine Überkronung der Frontzähne mit Stumpfhüten, 27 mit einer Vollgußkrone und 17 mit einer Wurzelstiftkappe (Devitalisation und Wurzelbehandlung waren früher erfolgt). Aus kosmetischen Gründen wurden die überkronten, vital belassenen Frontzähne unter die Kunststoffprothese gelegt. Die starre Verankerung der Oberkieferprothese geschieht wiederum durch den Steg-Geschiebe-Mechanismus am total verblockten, festsitzenden Gerüst. Die Unterkieferverhältnisse waren prädestiniert für die Versorgung mit einer klassischen Steg-Gelenk-Prothese; dynamische Retention der Prothese, da nur eine lineare Verblockung der beiden Restpfeiler möglich war.

Bisherige Prothesentragzeit: 11 Jahre.

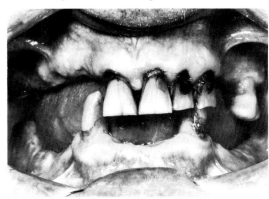

Abb. 17a Ausgangssituation im Oberkiefer 4 Frontzähne und 17 und 27; im Unterkiefer nur noch 43 und 33. Es ist eine starke Bißsenkung eingetreten.

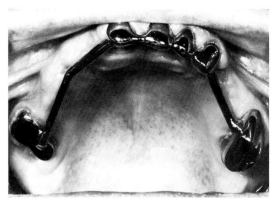

Abb. 17b Die 4 Frontzähne wurden mit Stumpfhüten versehen und zu einem Block verlötet. 17 trägt eine Wurzelstiftkappe, 27 eine Vollkrone. 2 bilaterale Stege.

Stegprothetik

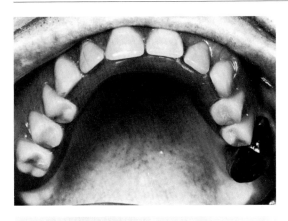

Abb. 17c  Obere Steg-Geschiebe-Prothese auf dem bilateralen Gerüst aufgesetzt. Krone auf 27 liegt außerhalb der Prothese.

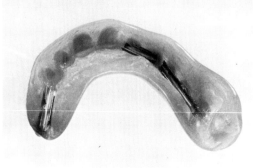

Abb. 17d  Obere Steg-Geschiebe-Prothese mit bilateralen Hülsen. Die vitale Frontzahngruppe wird durch die Prothese bedeckt.

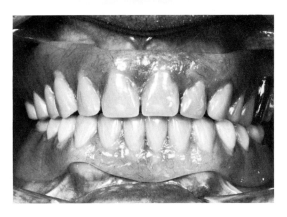

Abb. 17e  Die Steg-Geschiebe-Prothese im Oberkiefer, die Steg-Gelenk-Prothese im Unterkiefer eingesetzt. Die Bißsenkung ist behoben.

4. Frontales Steg-Geschiebe im Oberkiefer (Abb. 18a–c).

Patient Herr E. B., 1930.

Parodontal stark geschädigtes Gebiß, vor allem in der Ober- und Unterkiefer-Front. Der Lückenschluß im Unterkiefer erfolgte mit einer 6gliedrigen Brücke, mit 2 Carmichaels als Verankerung. Die Restzähne des Oberkiefers wurden nach parodontaler Vorbehandlung mit einer totalen festsitzenden Brücke verblockt, wobei die weite Frontpartie mit einem abgewinkelten Steg-Geschiebe-Segment überspannt wurde. Die beiden zueinander abgewinkelten Hülsenschenkel sichern der abnehmbaren Miniprothese den nötigen Halt ohne zusätzliche Schulter-Rillen-Fräsungen an den Eckzähnen.

Bisherige Prothesentragzeit: 8 Jahre.

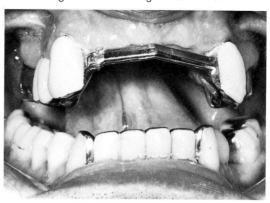

Abb. 18a  Frontales Steg-Geschiebe-Gerüst zwischen 1 3 und 2 3 bei weitem Zwischenraum.

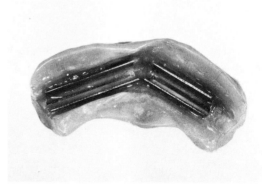

Abb. 18b  Obere frontale Steg-Geschiebe-Prothese mit 2 Hülsensegmenten, die auf das frontale Steggerüst aufgesteckt wird.

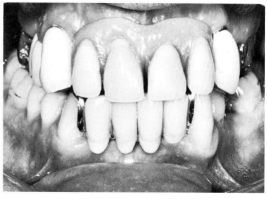

Abb. 18c  Der zweite Zwischenraum zwischen 1 3 und 2 3 wird durch die frontale Steg-Geschiebe-Prothese ausgefüllt.

## 5. Unilaterales Steggeschiebe im Unterkiefer (Abb. 19a–c).

Patient Herr H. S., 1926

Steg-Geschiebe-Gerüst auf −3 4 −3 7 als festsitzendes Verankerungselement für die mit Lingualbogen versehene Freiendprothese. Die dosierbare Hülse links sichert der Prothese ohne zusätzliche Klammern den Halt auf der Unterlage des Unterkiefers.

Bisherige Prothesentragzeit: 12 Jahre.

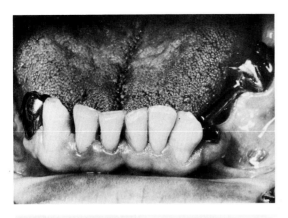

Abb. 19a Unilaterales Steg-Geschiebe zwischen 3 4 und 3 7. Wurzelstiftkappe auf 3 4 und Vollkrone auf 3 7.

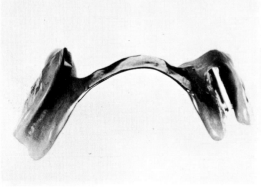

Abb. 19b Unilaterale Freiendprothese mit Lingualbügel. Der linke Sattel ist mit einem Steggeschiebe versehen.

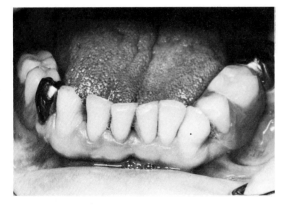

Abb. 19c Unilaterale Steg-Geschiebe-Prothese mit Steggerüst links und Freiendsattel rechts.

## Zusammenfassung

Die Stegprothetik bewirkt die lineare oder flächenhafte Versteifung aller Restzähne durch primäre Verblockung mittels eines oder mehrerer gerader Stege zu einer funktionellen Einheit, welche zudem die dentale Abstützung sowie die bewegliche oder starre Retention der Prothese am Steggerüst gestattet.

Die Stegprothese verleiht dem Patienten eine erhöhte Sicherheit beim Kauen und Sprechen und vermag nach den bisherigen Erfahrungen den Zeitpunkt der totalen Prothese um 10 bis 15 Jahre hinauszuschieben.

Der Steg ist ein vorfabriziertes, einfaches und solides Werkstück, das sich in technischer Hinsicht von jedem Zahntechniker leicht verarbeiten läßt.

Die genaue Indikationsstellung, die vielen Variationsmöglichkeiten, die wichtige Vor- und Nachbehandlung des Patienten sowie die technische Herstellung und die Pflege der verschiedenen Stegprothesen sind eingehend dargestellt im Lehrbuch „Steg-Prothetik" der Autoren, das 1974 in 4. Auflage im Dr. A. Hüthig Verlag, Heidelberg, erschienen ist und dem die Abbildungen 1 bis 7, sowie 10 bis 14 entnommen sind.

# Die prothetische Versorgung des stark reduzierten und parodontal erkrankten Restgebisses

von H. Einfeldt, Flensburg

## Einleitung

Die prothetische Versorgung des stark reduzierten und parodontal erkrankten Restgebisses stellt den erfahrenen wie jungen Zahnarzt oft vor schwierige, fast unlösbar erscheinende Entscheidungen. Mangelnde Kenntnisse in der Parodontologie, besonders aber die ungenügende Auswertung eigener Nachbefunde führen zu prothetischen Maßnahmen, die schon hinsichtlich ihres Umfanges unbefriedigende Lösungen ergeben. Der Ausweg in die „totale" Prothese, ein seiner Bequemlichkeit wegen leider allzuoft gewählter Ausweg, kann aber ebensowenig akzeptiert werden wie das Belassen parodontal erkrankter Zähne, was dann ohne entsprechende Behandlung relativ bald zu weiterem Zahnverlust mit allen Konsequenzen hinsichtlich Erweiterung und Erneuerung der prothetischen Versorgung führt.

Wer als Zahnarzt für sich in Anspruch nehmen will, optimale Maßnahmen in der prothetischen Versorgung durchzuführen, muß um die Erhaltung des Restgebisses bemüht sein. Und da dieses, was beweisbar ist, auch in allen Fällen mehr oder weniger parodontal erkrankt ist, müssen die Grundsätze der Parodontalbehandlung entsprechend berücksichtigt werden.

Zahnärztliche Prothetik nur als Ersatz fehlender Zähne aufzufassen ist unzureichend, ein Relikt aus längst vergangener Zeit. Die Erhaltung des Restgebisses hat einen hohen Stellenwert, so daß die Beurteilung einer prothetischen Maßnahme sowohl den Ersatz der fehlenden Zähne wie die Erhaltung der vorhandenen berücksichtigen muß. Zahnerhaltung ist die vornehmste Aufgabe eines Zahnarztes, sie muß es auch dann noch bleiben, wenn es um prothetische Maßnahmen geht. Und da die Parodontologie – trotz mancher Besonderheit hinsichtlich der Therapie – letztlich Zahnerhaltung ist, muß sie mehr als bisher berücksichtigt werden. Nur für die prothetische Versorgung des zahnlosen Kiefers hat diese Forderung ihre Gültigkeit verloren, aber dieser „Endzustand" soll ja möglichst vermieden werden.

Berücksichtigt man die Erhaltung des Restgebisses nach den erwähnten Grundsätzen, wird deutlich, daß der Zahnarzt die Parodontologie in der Prothetik mehr als bisher berücksichtigen muß. Die sich aus der Verbindung „Parodontologie–Prothetik" ableitenden Überlegungen und Maßnahmen sind viel zu umfangreich, als daß sie in einem Kapitel abgehandelt werden können. Es kommt deshalb darauf an, einige von ihnen kurz aufzuzeichnen und die Zusammenhänge deutlich zu machen. Vor allem aber sollen Hinweise, Behandlungsgrundsätze und Arbeitsmethoden gebracht werden, die dem Praktiker die Möglichkeit geben, seine Patienten möglichst mit Zahnersatz zu versorgen, der optimal ist.

Es werden deshalb nur solche Fälle vorgeführt,

die in eigener Praxis durchgeführt wurden,

die sich durch lange Tragezeit bewährt haben,

die durch Nachbefunde zu belegen sind und, dies soll mein ganz besonderes Anliegen sein,

die von jedem Zahnarzt durchgeführt werden können.

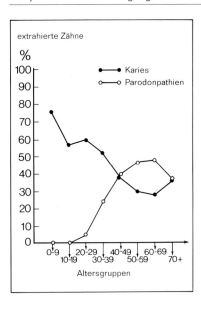

Abb. 1   Prozentsatz der infolge Karies und Parodontopathien extrahierten Zähne nach Altersgruppen.

## Allgemeine Richtlinien

Parodontale Erkrankungen und Karies sind die Hauptfeinde unserer Zahngesundheit. Als Ursache des Zahnverlustes kommen beide im gleichen Umfang vor. Zwar setzt, wie alle Untersuchungen beweisen, die Parodontose als Ursache für eine Zahnextraktion erst später im Leben ein als die Karies, überholt sie dann aber deutlich und wird erst im höheren Lebensalter wieder rückläufig (Abb. 1).

Zahnverlust löst prothetische Überlegungen aus, und wenn diese zu therapeutischen Maßnahmen führen, müssen die Grundsätze der Prothetik mit den Forderungen der Parodontologie im Einklang stehen. Das hat dazu geführt, von Parodontalprothetik, Perioprothetik u. ä. zu sprechen. *Kahn* definiert Parodontalprothetik als den Teil der Restaurierungen, die notwendig sind, die eigenen Zähne zu unterstützen und sie gesund zu erhalten. Eine solche Definition aber ist die der Prothetik schlechthin. Jede akzeptable Prothetik berücksichtigt die Gesunderhaltung des Restgebisses und damit auch die Forderungen der Parodontologie. Es erscheint deshalb sehr zweifelhaft, Begriffe wie Parodontalprothetik, Perioprothetik usw. aufrechtzuerhalten. Zumindest sollten sie so lange zurückgestellt werden, bis klare Ergebnisse einer parodontologisch prothetischen Forschung vorliegen, die die Einführung solcher Begriffe rechtfertigen. Das aber ist bisher nicht der Fall. Zwar hat die intensive Forschungsarbeit auf dem Gebiet der Parodontologie in neuerer Zeit fundamentale Erkenntnisse gebracht, wie sie von keiner anderen Disziplin unseres Faches erreicht wurde. Hinsichtlich der prothetischen Maßnahmen jedoch sind sie nur spärlich. Selbst über den therapeutischen Effekt festsitzender Schienungen vermögen wir wissenschaftlich begründete Aussagen kaum zu machen, obwohl doch ihr Effekt unbestreitbar ist und ihre Anwendung wie die der Verblockung in der Prothetik allgemein als richtig angesehen wird. Diese Lücke wird sich in der Parodontologie vielleicht bald schließen, zumal Ergebnisse neuerer Arbeiten zu erwarten sind. 1963 mußte *B. J. Orban* noch feststellen: „In der Parodontalforschung sind epidemiologische Methoden verhältnismäßig neu"; heute bereits sind gerade die epidemiologischen Ergebnisse das wissenschaftliche Fundament unserer parodontologischen Erkenntnisse. Auch auf dem Gebiet der prothetischen Parodontologie wird es möglicherweise bald Forschungsergebnisse geben, die unsere richtige oder falsche, auf jeden Fall aber intuitive Therapie entsprechend beeinflussen. Bis dahin aber sollte man spezielle Bezeichnungen zurückstellen, die nur verwirren und von zukünftigen Nomenklaturausschüssen dann schwerlich wieder auszumerzen sind.

Wichtig dagegen ist, daß die Erforschung der

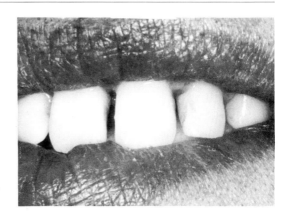

Abb. 2 Oft wird erst das typische Hervortreten eines Schneidezahnes zum Alarm-Signal für eine Parodontal-Behandlung.

prothetischen Parodontologie Kontakt mit allen anderen Gebieten behält, die Ätiologie der parodontalen Erkrankungen also ebenso berücksichtigt wie die Gesetze der Bißfunktionsanalyse (Gnathologie), die Forderungen der Werkstoffkunde ebenso erfüllt wie die der Ästhetik und Phonetik.

Jede prothetische Versorgung hat also neben der Rehabilitation die Erhaltung des Restgebisses anzustreben. Beides zu erreichen ist um so leichter, je kleiner die Zahnlücke, je geringer die Verkürzung der Zahnreihe ist.

*Beispiel:*

Viele Patienten unterziehen sich einer gründlichen Parodontose-Behandlung erst dann, wenn ein Schneidezahn aus der Zahnreihe tritt, „wandert". Meist ist er dann nicht mehr zu erhalten und muß entfernt werden, was eine erhebliche kosmetische Beeinträchtigung bedeutet. Die Versorgung wird nach den Grundsätzen der Prothetik durchgeführt, wobei die Zahl der Brückenpfeiler u. a. davon abhängt, wieweit diese parodontal erkrankt sind, d. h. der Halt im Knochen geschwächt ist.

Ob eine übliche Brücke ausreicht oder eine Brückenschiene erforderlich ist, wird von der Auswertung der Befunde und dem Ergebnis der Parodontalbehandlung abhängen. Ist der Abbau am Knochen sehr weit vorangeschritten, steht die Stabilisierung im Vordergrund. Es ist also zwischen Brücke, Brückenschiene und totaler Schiene zu unterscheiden. Für den Ersatz eines Schneidezahnes gibt es also viele Möglichkeiten des festen Ersatzes, von denen drei genannt werden sollen:

1. eine dreigliedrige Brücke, wenn die Nachbarzähne als Pfeiler geeignet sind;

2. eine sechsgliedrige Brückenschiene (fünf Pfeiler, ein Ersatzzahn), wenn die Abbauvorgänge an den Frontzähnen eine Schienung erforderlich machen, und

3. eine totale Schiene (also 13 Pfeiler und ein Ersatzzahn), wenn auch die Seitenzähne Befunde aufweisen, die eine Schienung erforderlich machen.

Auch bei Wahrung des Prinzips, prothetische Lösungen nicht größer zu planen als unbedingt erforderlich, kann diese Konstruktion gelegentlich erforderlich werden.

Entscheidend ist die Beachtung der für die Prothetik und Parodontologie geltenden Richtlinien. Das gilt für alle Fälle, wenn nur ein Zahn zu ersetzen ist, ebenso wie für das stark reduzierte Restgebiß.

Die allgemeinen Richtlinien sind von speziellen Faktoren abhängig, von denen die wichtigsten genannt werden sollen. Dabei ist zu bedenken, daß die speziellen Faktoren um so relevanter werden, je weiter die parodontale Erkrankung des Restgebisses vorangeschritten ist.

**Spezielle Faktoren**

Mobilität

Die Beweglichkeit einzelner Zähne darf dabei nicht, wie es früher geschah, überbewertet werden. Die Mobilität als alleiniger Faktor kann viele Ursachen haben, über die in der modernen Parodontologie ausreichend

Kenntnis herrscht, als Symptom einer parodontalen Erkrankung kann sie nur unter Heranziehung aller Befunde beurteilt werden.

### Kontinuität des Zahnbogens

Auch der Ersatz eines fehlenden Seitenzahnes ist dann indiziert, wenn der Lückenschluß die Kontinuität des Zahnbogens wiederherstellt. Das bakterielle Geschehen als Ursache für Karies wie für Parodontose führt oft zu frühzeitigem Verlust der Sechsjahrmolaren und zu einer juvenilen Parodontitis, deren progressiver Verlauf bekannt ist, aber viel zuwenig berücksichtigt wird. Ist auch noch nicht im einzelnen bewiesen, warum diese Krankheitsform so stürmisch verläuft, so wissen wir doch, daß gerade hier neben der Lokalbehandlung auch die Funktionstherapie einen besonders hohen Stellenwert besitzt.

### Vollkrone oder Onlay ($^4/_5$-Krone)

Mit diesen zwei Beispielen soll deutlich gemacht werden, daß parodontologisches Denken auch bei prothetischen Maßnahmen unerläßlich ist, dabei aber keine eigenen Wege beschreitet. Wenn im Seitenzahngebiet, wo kosmetische Belange zurücktreten, Schwebebrücken geplant werden, geschieht das zunächst aus dem Verlangen nach optimaler Säuberungsmöglichkeit. Die aus parodontologischer Sicht erforderliche Stabilisierung wird mit den gleichen Mitteln, also ohne Abweichung von prothetischen Grundsätzen, erreicht. Auch die stärkere Verwendung von Onlays ($^4/_5$-Kronen) als Brückenpfeiler bringt keine Überschneidung der Behandlungsgrundsätze, vor allem dann nicht, wenn die Pfeilerzähne bereits MOD-Füllungen aufweisen, die Buccal- und Lingualflächen jedoch kariesfrei sind und daher erhalten werden können.

Daß herausnehmbarer, nicht abgestützter Zahnersatz dem gesunden Restgebiß mehr schadet als nutzt und deshalb zu unterlassen ist, wird von keiner Seite bestritten. Wenn entsprechende Maßnahmen im parodontal erkrankten Gebiß geradezu unheilvolle Extraktionsmaschinen darstellen, unterstreicht diese Erfahrung nur die Notwendigkeit richtiger prothetischer Planung. Jedenfalls ist das ein weiterer Beweis bestehender Übereinstimmung von prothetischer und parodontaler Betrachtungsweise.

### Prognose

In einem Punkt jedoch muß man die Erfahrung der Parodontologie ganz besonders stark berücksichtigen: bei der prognostischen Beurteilung der verbleibenden Zähne. Im gesunden Restgebiß können alle Zähne als Pfeiler herangezogen werden; im parodontal erkrankten Gebiß muß die prognostische Beurteilung ganz besonders sorgfältig durchgeführt werden. Dabei ist die Mobilität weniger wichtig, und auch der Substanzverlust des alveolären Knochens ist nicht so entscheidend, wie oft angenommen wird. Selbst Zähne, an denen der Substanzverlust die Hälfte, ja zwei Drittel der anatomischen Wurzellänge beträgt, können prognostisch günstig beurteilt und als Stützpfeiler herangezogen werden, wenn der durch die Parodontaltherapie geschaffene Zustand durch den Patienten erhalten werden kann. Problematisch wird es aber dann, wenn es sich um mehrwurzelige Zähne handelt. Hier wird sich die zwangsläufig entstandene interradikuläre Tasche ungünstig auf die Bewertung und prognostische Beurteilung auswirken.

### Indikation der Extraktion

Die prognostische Beurteilung wiederum ist entscheidend bei der Frage, ob ein Zahn entfernt werden muß oder noch erhalten werden kann. Wie stellt sich also die Indikation der Extraktion? Neben einer absoluten Indikation gibt es die relative Indikation.

Eine absolute Indikation besteht u. a. dann, wenn nur durch Zahnentfernung Schmerzfreiheit gewährleistet ist, wenn die Extraktion einen lebensbedrohenden Zustand behebt, wenn die Zerstörung der Zahnhartsubstanz keinerlei Füllung, Aufbau, Krone u. a. ermöglicht oder wenn der Verlust des alveolären Knochens 100 Prozent der anatomischen Wurzellänge beträgt, d. h. der Zahn nur noch durch die Gingiva gehalten wird (Abb. 3). Abgesehen von diesen extremen Fällen einer absoluten Indikation ist die relative Indikation einer Zahnentfernung kaum festzulegen.

Etwas einfacher wird es, wenn man fragt: Welcher Zahn kann noch erhalten werden? Zwar wird auch hier die Beurteilung gelegentlich auseinandergehen, nicht nur die

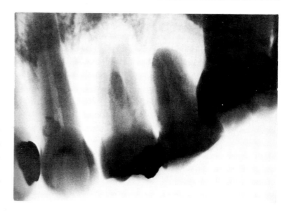

Abb. 3 Beide Prämolaren zeigen 100%igen Verlust des alveolären Knochens an. Am Eckzahn beträgt der Abbau etwa 80% der anatomischen Wurzellänge. Für die Prämolaren besteht absolute Indikation zur Extraktion, bei dem Eckzahn der Lockerung wegen eine nur relative Indikation.

zahnärztliche, sondern auch die des Patienten, gegen dessen Willen eine zahnerhaltende Maßnahme schließlich gar nicht durchgeführt werden kann.

Von entscheidender Bedeutung für die Indikation ist natürlich auch die Berücksichtigung der Gesamtsituation. So wird der Mut, einen dubiosen Zahn zu erhalten, sicher größer sein, wenn dadurch eine prothetische Behandlung erspart werden kann, und umgekehrt sinken, wenn prothetische Maßnahmen sowieso erforderlich sind und diese nicht durch die Einbeziehung fragwürdiger Zähne gefährdet werden sollen. Im parodontal erkrankten Restgebiß wird die relative Indikation zur Extraktion gerade dann zum Problem, wenn bereits viele Zähne fehlen, die erforderliche Prothese aber trotzdem ganz oder weitgehend parodontal abgestützt werden soll. Hier wird die Indikation besonders sorgfältig zu prüfen sein, damit prothetische und parodontale Gesichtspunkte nicht zu weit auseinanderklaffen.

## Teleskopsystem

Sind in einem Kiefer auf jeder Seite Eckzahn und je ein Molar als Pfeilerzähne geeignet, kann ein parodontal abgestützter, festsitzender Zahnersatz durchgeführt werden. Eine 14gliedrige Brücke wird sich hier durchaus bewähren.

Ist einer der vier Pfeilerzähne hinsichtlich der prognostischen Beurteilung fragwürdig, so wird eine „herausnehmbare Brücke" zu bevorzugen sein, wofür sich dann ein Teleskopsystem als besonders geeignet erweist. Ein Teleskopsystem wird vor allem dann angezeigt sein, wenn die Eckzähne fehlen, statt dessen aber Prämolaren vorhanden sind.

Das ist der Fall bei einer Patientin, bei der im Oberkiefer nur vier Zähne, 17 + 14 + 24 + 27, angelegt sind. Die persistierenden Milchzähne waren so klein, daß die Patientin auch bei weitgeöffnetem Mund „zahnlos" wirkte. 1954 wurde der Primanerin eine Teleskopprothese eingegliedert, die von der jetzt 40jährigen Fachärztin, also seit über 20 Jahren, getragen wird. Die juvenile Parodontitis konnte 1954 frühzeitig behandelt werden, ohne daß bisher ein Rezidiv aufgetreten ist.

Besonders große Schwierigkeiten bereitet die einseitig verkürzte Zahnreihe. In solchen Fällen sind die Probleme nur mit besonderen Methoden zu lösen. Eine der bewährtesten ist das Teleskopsystem.

Der Vorteil dieser Methode liegt darin, daß die prothetische Versorgung unverändert bestehen bleibt, auch wenn ein einzelner Zahn oder mehrere Zähne später entfernt werden müssen.

Nach der Zahnentfernung wird lediglich das Außenteleskop mit Kunststoff ausgefüllt, die Konstruktion jedoch sonst unverändert gelassen.

## Reattachment-„Versuch"

Als ein ebenso wichtiger wie erfreulicher Nebenfund zeigt sich oft, daß stark gelockerte Zähne sich wieder festigen und sich Knochenneubildung röntgenologisch nachweisen ließ.

Ein Reattachment – also Neubildung von Gingiva, Desmodont und Knochen – ist sel-

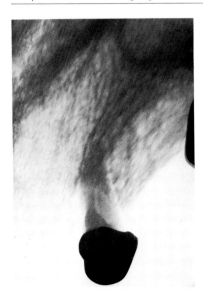

Abb. 4  Zwei Jahre nach Abschluß der Behandlung zeigt sich bei der jetzt 60jährigen Patientin klinisch eine Festigung des Eckzahnes und röntgenologisch ein deutlicher Knochenanbau. Der Verlust des alveolären Knochens beträgt nur noch 30–40% anatomischer Wurzellänge und hat sich in den vergangenen sechs Jahren nicht mehr verändert.

ten. Bewiesen werden kann ein Reattachment nur mit identischen Röntgenaufnahmen. Diese werden nur selten durchgeführt. der vorliegende Fall (Abb. 4) kann deshalb auch nicht als Beweis eines Reattachments gelten, obwohl sowohl das klinische Bild wie der Vergleich der Röntgenaufnahmen eindeutig die Neubildung alveolären Knochens aufzeigen.

Der große Vorteil der Teleskopsysteme liegt also darin, daß auch parodontal erkrankte Zähne, deren prognostische Beurteilung unsicher ist, als Pfeilerzähne verwandt werden können.

Diese Situation kommt im stark reduzierten Restgebiß oft vor, und gerade dann gilt es, vor der Behandlung nicht weitere Zähne zu opfern und die Möglichkeit des Reattachments abzuwarten. Daß mit der Neubildung nur selten zu rechnen ist, geht schon daraus hervor, daß man üblicherweise von einem Reattachment-„Versuch" spricht. Die Schwierigkeit der komplizierten Therapie geht am deutlichsten aus den hervorragenden Arbeiten von B. Ellegaard, Århus, hervor.

Je mehr Zähne im Restgebiß vorhanden sind, um so leichter fällt der Entschluß, ein Reattachment-Versuch durchzuführen. Dies gilt besonders für Teleskopsysteme und alle ähnlichen Methoden, die eine Erweiterung der Prothese gestatten. Das setzt voraus, daß die Prothese herausnehmbar sein muß, und/oder neben definitiv fixen Bestandteilen auch abnehmbare besitzt. Man muß also die Möglichkeit einer Änderung bewahren.

Provisorische Befestigung

Aber auch bei reinen Brückenkonstruktionen ist dies möglich, und zwar dann, wenn die Brücke so fixiert ist, daß sie wieder aus dem Mund des Patienten entfernt werden kann, also „provisorisch" befestigt wird. Für diese provisorischen Befestigungsmittel, die meist auf Zinkoxid-Nelkenöl-Basis aufgebaut sind, besteht jedoch leider die Gefahr, daß sie gelegentlich doch so fest werden, daß ein Entfernen der Brücke nicht möglich ist. Am sichersten hat sich dabei „Momax" erwiesen. Das auch aus Zinkoxid und Nelkenöl hergestellte, als Abformmaterial konzipierte „Momax" (Hersteller: Svedia, Schweden) hat sich seit über zehn Jahren bewährt und kann empfohlen werden. Über andere Präparate, die ebenfalls – qualitativ – mit guten Ergebnissen verarbeitet wurden, liegen hier – quantitativ – keine so umfangreichen Erfahrungen vor, daß eine Empfehlung verantwortet werden kann.

Das Tragen einer provisorisch befestigten Brücke empfiehlt sich dann, wenn sowieso vierteljährliche Kontrollsitzungen für Zahnsteinentfernung u. a. vereinbart sind und auch eingehalten werden. Bei diesen regelmäßigen Kontrollen kann dann auch festgestellt werden, ob Kronenränder, Brückenglieder einwandfrei sind oder doch am Gingivalsaum von außen nicht erkennbare Veränderungen auslösen. Tun sie es, so ist eine entsprechende Änderung leicht durchführbar, zumal es sich meist nur um ein „Abtragen" am Metallgerüst handelt.

Nachteilig wirkt sich natürlich aus, wenn der Patient ausbleibt und/oder sich die provisorische Befestigung teilweise oder gar ganz aufgelöst hat. Je intensiver jedoch die Motivation und Instruktion jedes einzelnen Patienten ist, je besser das Recallsystem der Praxis funktioniert, um so besser die Kooperation und um so geringer die ärgerlichen Folgen. Es ist letztlich wie bei allen Parodontosepatienten: Gelegentlich kommt ein Nachlassen des Interesses, ein Ausbleiben des Patienten vor, und kein Zahnarzt kann sich dagegen schützen. Wichtig jedoch ist, daß er wie seine Praxismitarbeiter alles tun, den Patienten aufzuklären, wozu neben mündlicher und schriftlicher Belehrung auch die audiovisuelle Unterrichtung gehört.

## Interradikuläre Taschen

Wenn immer wieder auf die Schwierigkeit der Prognose bei der interradikulären Tasche hingewiesen wurde, so soll abschließend noch die Möglichkeit aufgezeigt werden, solche Zähne „ganz oder teilweise" zu erhalten.

Interradikuläre Taschen sind schwer zu diagnostizieren und noch schwieriger zu behandeln. Es wird deshalb meist zur Extraktion geraten, und dies um so eher, je deutlicher die Resorption des interradikulären Knochens röntgenologisch erkennbar ist. Entscheidend aber ist nicht der Substanzverlust, sondern vielmehr die Frage, ob die Plaquebildung vermieden werden kann. Praktisch bedeutet dies, daß die Mundhygiene des Patienten auch diese Bezirke effektiv säubert. Ist das möglich, muß unsere Indikation entsprechend geändert werden. Dies trifft besonders für den Unterkiefer zu. Schon *Orban* stellte fest, daß „zweiwurzelige Zähne im allgemeinen besser einer Behandlung zugänglich sind als dreiwurzelige, bei denen die Anatomie der Wurzeln und schlechte Zugänglichkeit für die Mundpflege eine zweifelhafte oder schlechte Prognose bedingen".

Schon die Auswertung des Röntgenbildes ist bei unteren Molaren günstiger, obwohl auch hier die Wiedergabe der Linea obliqua stören kann. Im Oberkiefer ist auch mit eingeführtem Taschentiefenmesser, Röntgenkontrastmittel und exzentrischer Einstellung eine Deutung so unvollkommen, daß erst eine ganz besonders sorgfältige klinische Untersuchung die Diagnose, d. h. hier Klassifizierung, abklären kann.

Die interradikulären Taschen werden eingeteilt in: a) beginnende (initiale), b) oberflächliche (superfiziale) und c) tiefe (profunde) interradikuläre Taschen.

a) Bei der beginnenden interradikulären Tasche ist der alveoläre Knochenrand bis zur Wurzelgabelung resorbiert, die Bi- oder Trifurcatio selbst noch von Knochen ausgefüllt.

b) Bei der oberflächlichen interradikulären Tasche ist bereits ein Teil des Knochens in der Bi- oder Trifurcatio resorbiert, die Hälfte des interradikulären Raumes jedoch noch mit Knochen ausgefüllt.

c) Die tiefe interradikuläre Tasche erstreckt sich völlig durch die Bi- oder Trifurcatio oder hat zumindest über die Hälfte des interradikulären Raumes zerstört.

Die Therapie der interradikulären Taschen richtet sich nach dem Befund. Bei der beginnenden interradikulären Tasche wird meist eine Kürettage oder einfache Gingivektomie ausreichen. Die oberflächliche Tasche wie die tiefe Tasche erfordern dagegen eine Gingivektomie mit Osteoplastik.

Das Ziel der Behandlung ist wie immer, die lokalen Verhältnisse so zu gestalten, daß der Patient eine effektive Mundhygiene betreiben kann.

Gestattet die Morphologie eines unteren Molaren keine Freilegung der Bifurkation, d. h., gibt das zu erwartende Resultat des chirurgischen Vorgehens keine ausreichende Möglichkeit der häuslichen Selbstbehandlung, kann die interradikuläre Tasche beseitigt werden, und zwar durch

a) Umbildung des Molaren in zwei Prämolaren, indem man die beiden Wurzeln trennt, oder

b) Umwandlung des Molaren in einen Prämolaren, indem eine Wurzel entfernt wird.

Im Fall b ist die postoperative Hygiene leichter durchführbar als im Fall a (Abb. 5).

Ist die Erhaltung eines oberen Molaren aus besonderen Gründen erforderlich, wird verfahren wie bei den unteren Molaren. Extrem-

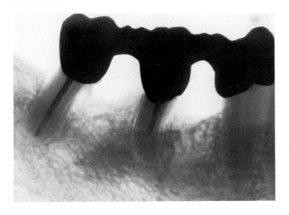

Abb. 5 Hemisektion zweier UK-Molaren. Die mesialen Wurzeln wurden entfernt, an den distalen eine Vitalexstirpation und Wurzelkanalfüllung vorgenommen: Überkronung der geteilten Molaren und des zweiten Prämolaren.

ster Fall ist die Entfernung von zwei Wurzeln oder die Entfernung einer Wurzel und Trennung der beiden verbleibenden.
Die Teilung eines Zahnes setzt eine Wurzelkanalbehandlung voraus und erfordert meist auch eine Überkronung. Dabei ist auch die Kariesanfälligkeit und die spezielle Morphologie zu beachten. Radikuläre Kariesschäden sind sehr schwer zu behandeln, während morphologisch bedingte Situationen, wie die starke Krümmung einer Seitenfläche, ohne Schaden beschliffen werden können.
In der Beurteilung der interradikulären Tasche ist man heute bei sorgfältiger Diagnostik und Therapie optimistischer als früher. Daß solche Behandlungen möglich sind, haben vor allem Prof. Dr. *H. Löe* und seine Mitarbeiter an der Zahnärztlichen Hochschule Århus überzeugend nachgewiesen.

### Zahnteilung

Eine solch aufwendige Behandlung ist vor allem zu rechtfertigen, wenn durch sie prothetische Maßnahmen vermieden bzw. aufgeschoben werden können. Die Indikation ist aber auch gegeben, wenn

a) der Umfang prothetischer Maßnahmen sich dadurch verkleinern läßt,
b) eine fixe oder herausnehmbare Brückenkonstruktion möglich ist und dadurch einen Plattenersatz vermeidet,
c) ein herausnehmbarer Plattenersatz durch entsprechend größere parodontale Abstützung graziler gestaltet werden kann oder
d) die Relation von parodontaler oder gingivaler Lagerung überhaupt günstiger wird.

**Beispiele** (Abb. 6–17).

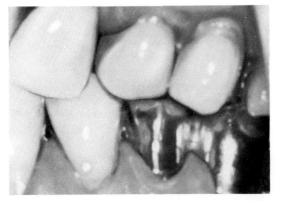

Abb. 6 Bei dieser Patientin wurde 1948 die distale Wurzel des Zahnes 36 entfernt. Die mesiale Wurzel wurde überkront und mit der Krone für 35 verbunden.

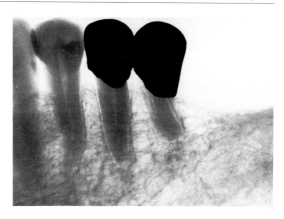

Abb. 7 Röntgenkontrolle des gleichen Falles 1976. Nach 28 Jahren volle Funktionstüchtigkeit. Zweck der Maßnahme: den oberen Molaren 26 aufzufangen d.h. sein Herauswachsen zu verhindern und so prothetische Maßnahmen zu vermeiden. Diese hätten, da 27 und 28 sowie 37 und 38 fehlen, Lösungen erfordert, die unzumutbar sind und deshalb unterbleiben.

Beispiel einer Zahnteilung im Oberkiefer (Bild 8–11).

Im sonst vollbezahnten Gebiß sind die beiden fehlenden Prämolaren 24 und 25 zu ersetzen, 22 und 23 sind avital, periapikal o.B. 26 und 27 sind vital, parodontotisch erkrankt. Horizontaler Knochenabbau mit interradikulären Taschen.

Behandlung: 26 und 27. Trennung und Entfernung der bukkalen Wurzeln. Die palatinalen Wurzeln werden nach Vitalexopirpation und Wurzelkanalfüllung mit gegossenen Stiftaufbauten versehen. 22 und 23 erhalten nach entsprechender Vorbehandlung ebenfalls gegossene Stiftaufbauten. Die vier Aufbauten dienen als Pfeiler der sechsgliedrigen Brücke 22–27.

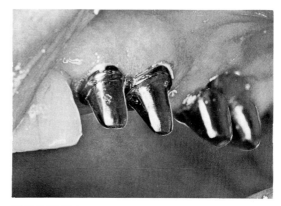

Abb. 8 Die stiftverankerten Gußaufbauten im Munde des Patienten.

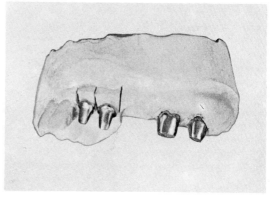

Abb. 9 Das Arbeitsmodell.

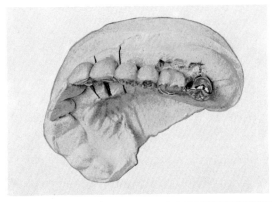

Abb. 10 Fertige Brücke auf dem Modell.

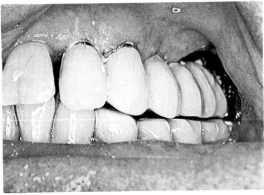

Abb. 11 Brücke nach Inkorperierung.

Hemisektion im Unterkiefer.
Befund: Aus beruflichen Gründen sollen trotz stark fortgeschrittener Parodontitis prothetische Maßnahmen – vor allem herausnehmbarer Zahnersatz – möglichst vermieden werden. Der besonders stark ausgeprägte Schwundprozeß im UK – wo nur 3 8 fehlt – weist an allen fünf Molaren intraradikuläre Taschen 3. Grades auf.
Behandlung: Hemisektion an fünf Molaren. Überkronung der distalen Wurzeln sowie der Prämolaren. Verbindung der Kronen zu einem Schienenverband für die linke bzw. rechte Seitenzahnreihe.

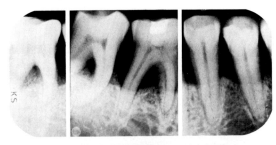

Abb. 12 Rechter UK vor Behandlung.

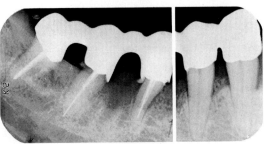

Abb. 13 Rechter UK nach Behandlung.

Beispiele

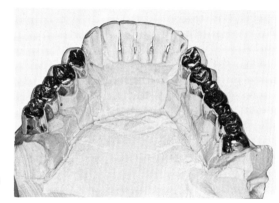

Abb. 14 Unterkiefer von dorsal mit beiden Schienenverbänden.

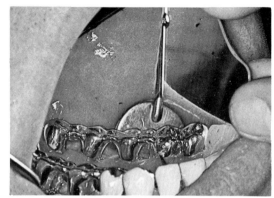

Abb. 15 Beide Schienen im Munde des Patienten.

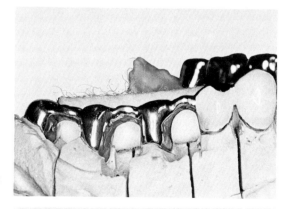

Abb. 16 Rechter Schienenverband auf dem Modell.

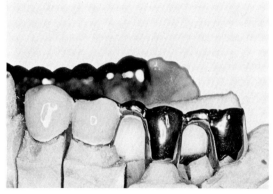

Abb. 17 Linker Schienenverband auf dem Modell.

# Allergische Schleimhautreaktionen

von F. Gasser, Basel

## Einleitung

Allergische und chemisch-toxische Manifestationen an der Mundschleimhaut – im speziellen an der Gaumenschleimhaut – können kaum gesondert abgehandelt werden, da des öfteren beide Komponenten zusammentreffen.

## Stoffliche Reize von Prothesenmaterialien

Von den heute verwendeten Prothesenmaterialien wie synthetischen Kunststoffen, Edelmetallegierungen, Chrom-Kobalt-Molybdän-Kompositionen usw. kommt betreffend Nebenwirkungen den Plexiglaskompositionen, also den Polymerisaten der Methacrylsäure-Methylester, die größte Bedeutung zu.
Es handelt sich bei den letzteren um makromolekulare Stoffe, deren Polymerisationsgrad kleiner ist als der des fabrikatorischen Plexiglases.
Die Beobachtungen über Beschwerden, hervorgerufen durch Prothesen aus synthetischen Kunststoffen, sind verschiedenartig. Es kommen objektive und subjektive Symptome zur Beobachtung.
Eigene Feststellungen und der Vergleich mit Beschreibungen aus dem Schrifttum ermöglichen es, etwa folgende Symptomreihe aufzustellen:
Chronische Entzündungen im Munde, speziell als Kontaktentzündungen an der Schleimhaut des harten Gaumens und des zahnlosen Unterkiefers, der Wangenschleimhaut, der Zunge (speziell der Zungenspitze), Veränderungen der Speichelsekretion im Sinne einer Vermehrung oder Verminderung. Die Speichelverminderung läßt sich hauptsächlich bei synthetischen Kunststoffen beobachten. Die Patienten klagen über Trokkenheitsempfindung, die den ganzen Mund oder Teile davon betreffen kann, vor allem aber den Gaumen oder die Zunge befällt. Bei ausgeprägter Trockenheit kann die Zunge rauh, gefurcht und rissig werden. Manchmal erstreckt sich diese Trockenheit bis in den Rachen hinab.
Trockenheit im Munde und an der Zunge muß nicht allein prothetisch bedingt sein, sondern sie wird auch bei verschiedenen anderen Krankheitszuständen beschrieben, wie Fieber, Typhus, Myxödem, Basedow, Arsenikvergiftung, Diabetes mellitus, Speicheldrüsenerkrankungen, Ulcus ventriculi, Magenkrebs, Eingeweidewürmern, Nebenwirkungen von Medikamenten usw.
Schleimhautbrennen kann verschiedene Bezirke befallen, einzelne oder mehrere zugleich. Betroffen werden die Gaumenschleimhaut, die Zunge (insbesondere die Zungenspitze oder die Randpartien), die Lippen (speziell die Unterlippe), der Rachen (d. h. die Gaumenbögen). Auch Brennen der Magenschleimhaut wurde schon angegeben.
Als weitere Symptommöglichkeiten durch Stoffeinwirkung zahnärztlicher Prothesen wären zu erwähnen: Urtikaria, akutes Exanthem am ganzen Körper, Ekzeme, Perlèche, Quincke-Ödem, Atembeschwerden und asthmatische Beschwerden, Stomatitis, Glossitis, Glossodynie.

### Das klinische Bild

Die entzündlichen Formen der Prothesennebenwirkungen zeigen an der Schleimhaut Schwellungen und Rötungen. Öfters sind

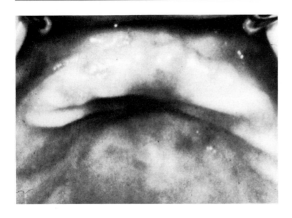

Abb. 1 Prothesenstoffschädigung: scharf abgegrenzte, in der Ausdehnung genau der Prothesenplatte entsprechende rotviolette Kontaktentzündung an der Gaumenschleimhaut.

diese mit Petechien durchsetzt. Charakteristisch ist, daß die Rötung der Schleimhaut als scharf umgrenzter Bezirk zur Beobachtung kommt. Die Rötung entspricht genau dem Ausdehnungsbereich der Prothesenplatte. Die Schleimhaut ist glänzend und mit feinen Granulationen versehen (Abb. 1). Diese entzündlichen Formen sind meist kombiniert mit subjektiven Beschwerden.

Im Gegensatz zu den entzündlichen Formen der Prothesenstoffnebenwirkungen finden sich bei den rein mechanischen Einwirkungen neben geröteten Schleimhautpartien normale Schleimhautbezirke.

Bestehen nur subjektive Beschwerden, z. B. Brennen, Hitzegefühl, Parästhesien usw., ohne klinisch sichtbare Schleimhautrötungen, so weisen diese eher in Richtung allergischen Geschehens.

### Das histologische Bild

Im Feinschnitt der geröteten Schleimhaut finden sich in der Regel Gefäßerweiterungen und Rundzelleninfiltrationen (Lymphozyten, Plasmazellen), aber auch Granulozyten. Das Epithel ist an der Oberfläche meist aufgelockert, die Hornschicht verlorengegangen. Epithelzapfen wuchern in die Tiefe, ohne allerdings vom Epithelverband abgelöst zu werden. Das subepitheliale Bindegewebe zeigt ödematöse Durchsetzung (Abb. 2).

Im histologischen Bild läßt sich nicht unterscheiden, ob die Entzündung mechanischen, chemisch-toxischen oder allergischen Ursprungs ist.

### Häufigkeit

Über die Häufigkeit von stofflich bedingten Überempfindlichkeitsreaktionen gehen die Angaben in der Literatur auseinander. Für rein allergische Geschehen variieren sie von 0,5‰ bis 5‰. Höher liegen die Angaben – ohne aber mit Zahlen belegt zu sein – für Nebenwirkungen chemisch-toxischer Natur.

### Verteilung auf die Geschlechter

In überwiegender Zahl wird das weibliche Geschlecht von Überempfindlichkeitsreaktionen der Mundschleimhaut befallen. Nach Angaben von *Ritchie* und Mitarbeitern betreffen drei Viertel der Beobachtungen Frauen, vorwiegend in der Menopause.

### Ursachen von Nebenwirkungen

An erster Stelle steht das Monomer, d. h. die zum Anrühren des pulverförmigen Polymerisats verwendete Flüssigkeit. Seine toxische Wirkung konnte von verschiedenen Autoren (*Brunel, Dechaume, Uhlig* u. a.) festgestellt werden.

*Schroeder* und *Castagnola* konnten zeigen, daß nach einer Langzeitpolymerisation im Heißpolymerisat das Restmonomer ungefähr 1%, im Kaltpolymerisat etwa 5% beträgt.

Neben den Restmonomeren werden auch noch Stabilisatoren (Hydrochinon), Akzeleratoren (Peroxyde) und Pigmentfarbstoffe für die Sensibilisierung verantwortlich gemacht.

Nach *Falck* können auch Gärungsprodukte und Bakterientoxine von Keimen, die sich auf der porösen Oberfläche einer Prothesenbasis ansiedeln können, pathogen wirken.

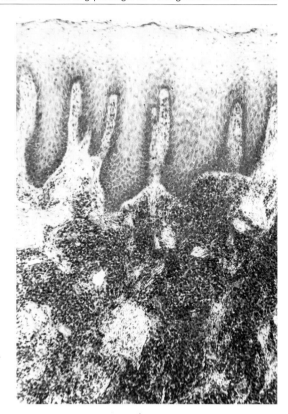

Abb. 2 Histologischer Schnitt durch die Gaumenschleimhaut mit einer Prothesenstoffschädigung: leicht verbreitertes Epithel und starke Durchsetzung mit Entzündungszellen; vorwiegend Lymphozyten und Plasmazellen.

In jüngster Zeit wird auch dem Einfluß von Candida albicans (Turrell) vermehrte Bedeutung zugemessen; ferner Produkten, die zur Prothesenreinigung empfohlen werden.

Differenzierung von chemisch-toxischem und allergischem Geschehen

Die Unterscheidung, ob ein chemisch-toxischer oder ein allergischer Vorgang oder eine Kombination beider vorliegt, ist äußerst schwierig. Die Erfahrung zeigt, daß Kontaktentzündungen ohne Mitbeteiligung der Haut wohl meist chemisch-toxischen Noxen entspringen.
Sind auch Hautaffektionen vorhanden, dann liegt wahrscheinlich eine Kombination chemisch-toxischen und allergischen Geschehens vor.
Bestehen nur subjektive Symptome, so wird man an allergische Einflüsse denken müssen.
Für die einzuschlagende Therapie wäre es von großem Vorteil, wenn sich die Diagnose chemisch-toxisch oder allergisch stellen ließe, ist doch das weitere Vorgehen wesentlich verschieden.

**Vorgehen bei der Identifizierung pathogener Allergene in der Prothetik**

Folgendes Vorgehen hat sich als praktisch erwiesen:

Erhebung einer genauen Anamnese und Symptomatologie

Die Schwierigkeiten im Erkennen allergischer Krankheitsbilder liegen darin, daß die klinischen Symptome als unspezifische Krankheitserscheinungen auftreten, die ebensogut durch nichtallergische Ursachen hervorgerufen werden können.
Wenn sich mit Stoffwirkungen durch zahnärztliche Prothesen Kontaktentzündungen verbinden, die entsprechend der Ausdehnung des Prothesenmaterials scharf abgegrenzt sind, können wir mit ziemlicher Si-

cherheit auf eine allergische Entzündung der berührten Schleimhaut schließen und andere Erscheinungen mehr subjektiver Art damit in Beziehung bringen.

Wenn wir auch durch die anamnestische Befragung und durch die klinische Untersuchung zu wertvollen Hinweisen gelangen, so wird bei zahnärztlichen Prothesenstoffwirkungen eine Diagnose doch erst durch medizinische Untersuchungen, Testungen und entsprechende Materialuntersuchungen an Sicherheit gewinnen und die klinische Vermutung bestätigt werden können.

## Internistische Untersuchung

Eine internistische Untersuchung drängt sich immer auf, um symptomatische Prothesenstomatopathien auszuschalten.
Für das Auftreten von Erscheinungen in der Mundhöhle kann die tiefere Ursache in einer Störung im Gesamtorganismus liegen (z. B. bei Gastritis, Diabetes mellitus, Gravidität, Klimakterium usw.). Die Prothese kann dann wohl einen ursächlichen Mit- oder Nebenfaktor bilden, die eigentliche pathogenetische Bedeutung jedoch hat die Toleranzbreite der Schleimhaut, die in diesen Fällen herabgesetzt ist.

## Untersuchung auf Candida albicans

Der Hefepilz Candida albicans kommt bei 70 bis 80% aller Menschen als Saprophyt in der Mundhöhle vor. Nach unseren Beobachtungen war bei Patienten mit nur subjektiven Symptomen (Brennen an der Gaumenschleimhaut, der Zunge, der Unterlippe) die Candida albicans stark vermehrt vorhanden. So konnten z. B. nach Mundspülungen mit 25 ml Kochsalzlösung mit dem Zentrifugat auf Sabouraud-Nährböden über 500 Kolonien der Candida albicans ermittelt werden. Die Verabreichung eines Mykostatikums (Mycolog) setzte die Kolonienzahl stark herab, womit eine Verminderung der subjektiven Beschwerden einherging (*Riva*).

## Erkennungsmöglichkeiten durch Testung

Praktisch, d. h. als Ergänzung zur klinischen Exploration und Beobachtung, hat man drei Methoden zur Verfügung, nämlich die Elimination, die Exposition und Testungsversuche.

Zahnmedizinisch überlegt – und in Anbetracht der Kompositionen der zahnärztlichen Prothesenstoffe – wird es allerdings schwierig sein, das „Einzelallergen" ausfindig zu machen. Fast immer wird es nur gelingen, das Material als solches, d. h. die Gesamtkompositionen (eine synthetische Kunststoffkomposition, eine Legierungskomposition) als Noxe zu bestimmen.

### Eliminations- und Expositionsversuch

Diese Versuche werden mit der unveränderten Prothese durchgeführt.
Das Weglassen der Prothese für mindestens 48 Stunden bis zu einer Woche muß zu einer Abschwächung oder gar zum Ausfall der bestehenden Erscheinungen führen. Kontaktentzündungen blassen ab, subjektive Symptome zeigen eine merkbare Besserung oder verschwinden. Erneutes Einsetzen der Prothese verstärkt wieder das Krankheitsbild oder läßt es erneut auftreten. Aus solchen Versuchen läßt sich einzig und allein ableiten, ob die Prothese als Noxe in Betracht kommt oder nicht. Über das Bestehen einer Stoffwirkung bzw. deren Natur geben diese Tests nicht genügend Aufschluß, da die mechanischen Komponenten nicht ohne weiteres auszuschließen sind.
Zusammen mit den klinischen Erscheinungen und dem positiven Ausfall des Eliminations- und Expositionsversuchs läßt sich immerhin die mutmaßliche Diagnose auf Stoffwirkung oft unterstützen.

### Die Testung im Munde

Weiteren Einblick vermittelt die Feingoldfolientestung (Feingold ist als indifferentes Material zu bewerten). Das Vorgehen bei dieser Testung besteht darin, die Prothesenteile, die für eine Stoffnebenwirkung in Betracht kommen, durch Aufkleben von Feingoldfolie abzudecken. Dadurch kommt der Prothesenstoff aus dem Kontakt mit den Mundgeweben und dem Speichel. Infolge der Feinheit der Folie bleibt die mechanische Beanspruchung der Gewebe unverändert erhalten. Einzig eine Stoffwirkung wird ausgeschlossen. Klingen jetzt die Symptome ab und verschwinden, so kann die Diagnose auf Prothesenstoffnebenwirkung gestellt werden, ohne

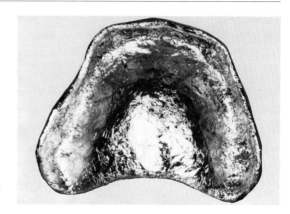

Abb. 3 Goldfolien-Testüberzug der ganzen Gaumenfläche einer oberen totalen Prothese.

daß aber das Einzelallergen abgeklärt wäre. Mit der mit Uhu aufgeklebten Feingoldfolie kann jeder beliebige Teil der Zahnprothese überzogen werden. Es lassen sich – je nach Zweck und Ausdehnung der Testung – ganze Prothesenflächen (z. B. an einer oberen totalen Prothese die ganze Gaumen- bzw. linguale Seite oder beide zusammen) oder nur Teile davon mit Goldfolie bedecken (Abb. 3).

Diese Goldfolienüberzüge haben den großen Vorteil, daß sie rasch und leicht anzubringen oder zu ergänzen sind und sich auch leicht wieder entfernen lassen. Dies ist wichtig, handelt es sich doch um eine nur vorübergehende Maßnahme.

Außer der Goldfolientestung lassen sich auch Mehrstofftestungen (Abb. 9) durchführen. Zu diesem Zweck wird eine obere Prothese aus verschiedenen Materialien zusammengestellt. Die gaumenwärts gelegene Basisfläche besteht dann aus zwei bis vier verschiedenen Materialien.

Dann beobachtet man deren Einflußnahme auf die Gaumenschleimhaut und gewinnt, besonders bei Kontaktentzündungen, einen gewissen Einblick.

*Testung an der Haut*

Von den Testungen an der Haut kommt für den Zahnarzt nur der Epikutantest in Frage. Skarifikationstest und Intrakutantest müssen dem Spezialisten (Allergologen, Dermatologen, Internisten usw.) überlassen bleiben, da sie mit Gefahren, sogar bis zu lebensbedrohenden Allgemeinerscheinungen, verbunden sein können.

Praktisch läßt sich der Epikutantest auf folgende Weise durchführen:
- Aufbinden eines Teils der Prothese auf die Haut, d. h., es werden Einzelteile aus der Prothese herausgeschnitten und der Haut aufgelegt.
- Aufbinden von Material, das von der Prothese abgeschabt oder durch Wegbohren gewonnen wurde, mittels eines Mulläppchens auf die Haut (Läppchenprobe).
- Aufbinden von Einzelkomponenten des betreffenden Prothesenmaterials mittels eines Mulläppchens auf die Haut.

Die Testungsdauer beträgt 24 bis 48 Stunden. Die Proben werden als positiv gewertet, wenn Rötung (+), Ödem (+ +) oder gar Nekrose (+ + +) auftritt.

Die positive Hautreaktion gibt an, daß eine Sensibilisierung des Hautgewebes vorliegt.

Der negative Ausfall einer Hauttestung bei Prothesenintoleranz ist niemals ein Beweis dafür, daß nicht doch eine Kontaktallergie im Munde besteht.

### Untersuchung mittels der Elektroakupunktur (EAP)

In neuester Zeit wird von einer Gruppe von Ärzten und Zahnärzten die EAP-Methode zur Diagnostik von Prothesenallergien vermehrt verwendet.

Zwei Beobachtungen (persönliche Mitteilungen) von *Grandpierre*, Stuttgart, mögen hier kommentarlos wiedergegeben werden: Eine 60jährige Patientin vertrug ihre Prothese nicht. Sie klagte bei eingesetzter Prothese über ein „unheimliches Gefühl und einen Druck in den Kiefern". Kaum waren die Prothesen aus dem Munde, waren auch die subjektiven Symptome verschwunden. Die EAP-Messung zeigte, daß Paladon, Stellon und Luxene nicht vertragen wurden. SR 60 hingegen sensibilisierte nicht. Die neuen Prothesen, aus dem Prothesenmaterial SR 60 angefertigt, wurden dann reaktionslos vertragen.

Patient C. W., 44 Jahre alt. Beobachtung 1971.

Totale Prothesen in Ober- und Unterkiefer (seit 1968).

Würgegefühl und Atembeklemmung, vermehrter Speichelfluß. Eine Nasenscheidenwandoperation brachte keine Erleichterung. Die EAP-Testung nach *Voll* ergab:

Nicht verträglich waren: Andoran, SR (normal und Langzeit), Heißpolymerisat „Bayer".
Vertragen wurden: Paladon und Luxene.

Die neuen Prothesen wurden aus Luxene hergestellt. Kontrolle am 14. 12. 1971: sämtliche Beschwerden sind verschwunden. Patient fühlt sich wohler und hat an Gewicht zugenommen.

## Eigene Beobachtungen und Behandlungen von Patienten mit Prothesenstoffallergien

Patientin F. B., geboren 1908.

*Diagnose:* Prothesenstoffallergie.

*Anamnese:* Patientin trug im Unterkiefer eine partielle Kautschukprothese. Als die letzten Restzähne extrahiert werden mußten, wurden totale Kunststoffprothesen angefertigt (1966). Einige Tage nach deren Einsetzen entwickelte sich ein anschwellendes Brennen der Mundschleimhaut, das sich nach ungefähr 14 Tagen bis zur Unerträglichkeit steigerte. Ein Eliminationsversuch ließ die Beschwerden abklingen, das Wiedereinsetzen der Prothesen löste sofort das Schleimhautbrennen wieder aus. Eine Goldfolientestung wurde nicht vorgenommen. Ein Hauttest mit Prothesenmaterial verlief negativ. Die Herstellung von drei neuen Kunststoffprothesen und verschiedene Unterfütterungen brachten keine Linderung oder gar Heilung.

August 1967: Mundschleimhauttestung mit Testplatte aus PVS-Spritzgußmaterial (Abb. 4). Die Testplatte wurde reaktionslos vertragen. Daraufhin erfolgte die Anfertigung neuer Prothesen in Ober- und Unterkiefer mit dem gleichen Spritzgußmaterial wie die Testplatte und mit Lumin-Vacuum-Porzellanzähnen (Oktober 1967). – Schon zwei Tage nach dem Eingliedern der neuen Prothesen stellten sich die alten Unverträglichkeitserscheinungen wieder ein: Gaumenbrennen, Unterlippenschwellung, Quincke-Ödem.

Was war die Ursache? Beim Spritzen der oberen Prothese war der rechte obere Porzellanschneidezahn abgebrochen, und der Techniker hatte mit Hilfe eines Selbstpolymerisates einen neuen Zahn an der Prothese befestigt (Abb. 5). Anscheinend hatte diese minimale Menge von Polymerisat genügt, damit sein Restmonomer die Reaktion wieder auslöste.

Nach Anfertigung neuer Prothesen im August 1969 aus dem gleichen PVS-Spritzgußmaterial und mit Lumin-Vacuum-Porzellanzähnen konnte die Patientin als geheilt entlassen werden. Bis heute (November 1976) ist kein Rezidiv aufgetreten.

Patientin E. F., geboren 1918.

*Diagnose:* Zungen- und Schleimhautbrennen (Kieferkamm des Unterkiefers) als Ausdruck allergischer Reaktionen auf eine untere Kunststoffprothese.

*Anamnese:* Seit dem 30. Lebensjahr Auftreten von Überempfindlichkeitserscheinungen vor allem gegen Primeln, Erdbeeren, Barbiturate, Nylon. 1970 Mundbodenplastik und Einsetzen einer Kunststoffprothese. Mai 1971: Beginn der allergischen Reaktionen in Form von Zungen- und Schleimhautbrennen des Mundes, vermindertem Speichelfluß, trockenem Mund.

*Testung:* mit einer PVS-Spritzgußplatte. Alle subjektiven Beschwerden gingen rasch zurück.

Eine neue untere totale Prothese aus dem gleichen Spritzgußmaterial wie die Testplatte brachte vollständige Heilung.

Letzte Kontrolle: Juli 1972.

Patientin P. M., geboren 1902. Behandlungszeit von 1970 bis 1971.

*Diagnose:* Schleimhautbrennen am Gaumen nach Tragen einer oberen partiellen Goldgerüstprothese mit Kunststoffsätteln (Abb. 6).

*Anamnese:* 1967 Extraktionen einiger Zähne und Anfertigung einer oberen partiellen Prothese. Kurze Zeit darauf stellte sich ein unangenehmes Schwellungsgefühl im Halse ein. Ein Brennen war nicht vorhanden.

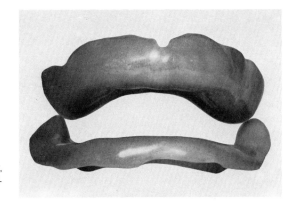

Abb. 4 Testplatten für Ober- und Unterkiefer, aus PVS-Spritzguß (= monomerarmes modifiziertes Acrylat).

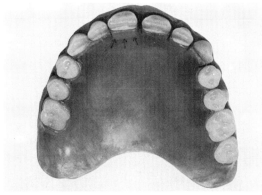

Abb. 5 Verankerung eines neuen mittleren Frontzahnes (1 1) mit einem kaltpolymerisierenden Acrylatkunststoff: Wiederauslösung allergischer Reaktionen wie Unterlippenschwellung, Quincke-Ödem, Gaumenbrennen.

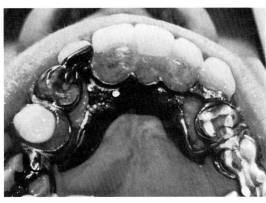

Abb. 6 Obere partielle Goldprothese mit Kunststoffsätteln. Die Prothese verursachte ein Schleimhautbrennen.

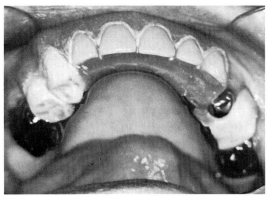

Abb. 7 Neue obere partielle Prothese aus PVS-Spritzguß mit Porzellanzähnen.

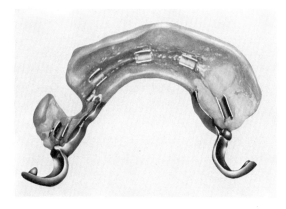

Abb. 8 Innenseite der Prothese: Verankerung mittels Schulter-Rillen-Geschieben (Teilteleskop) und Ackermann-Steg.

Drei weitere neue partielle Prothesen führten zu keiner Besserung; im Gegenteil, die Patientin verspürte nach jedem Morgenessen ein Brennen an der Gaumenschleimhaut, dem ein Gefühl des „Zusammenziehens des ganzen Gaumens" vorausging. Ein Allergietest am Arm verlief negativ.
*Befund:* Oberkiefer: Schleimhaut normal, Restzähne 7 6 5 4 / 2 3 7.
*Probeexzision* am 13. 1. 1971 in Gegend 2 palatinal: Kein pathologischer Befund, nur Mastzellen in Gefäßnähe erkennbar.
*Behandlung* am 10. 12. 1970: Provisorische Kunststoffbrücke eingesetzt – Verschwinden der Beschwerden. Frühjahr 1971 erfolgte das Einsetzen der definitiven Brücke (Abb. 7 und 8).
Patientin geheilt.
*Ursache der Beschwerden:* Allergische Metall- oder Prothesenstoffwirkung?

Patientin P. L., geboren 1913. Behandlungszeit von 1971 bis 1972.

*Diagnose:* Schleimhautbrennen unter der Auflagefläche der oberen Prothese und widerlicher Geschmack.
*Anamnese:* Stomatopathia prothetica seit vier Jahren, Goldfolie, Kautschuk und verschiedene Kunststoffe wurden ohne Erfolg ausprobiert.
*Befund:* Gut ausgebildete Kieferkämme, Mundschleimhaut o. B., außer leichter Rötung über den Gaumenbögen.
Restzähne: 6 5 4 3 2 1 / 1 2 3 4 5 6.
*Histologische Untersuchung:* Ödematöse, aber sonst normale Schleimhaut. Mastzellen nicht vermehrt.
Untersuchung auf Candida albicans: negativ.

*Behandlung:* Testplatte aus PVS-Spritzguß. Das Schleimhautbrennen ist verschwunden. Die neue Oberkieferprothese aus PVS-Spritzguß und mit Porzellanzähnen wird beschwerdefrei getragen.

Patientin B. J., geboren 1900. Beobachtung von 1946 bis 1976.

*Diagnose:* Prothesenstoffallergie.
*Anamnese und Befund:* Eine im Jahre 1945 46jährige Patientin empfand ungefähr eineinhalb Jahre nach dem Einsetzen der oberen totalen Methacrylatprothese starkes Brennen am Gaumen. Dieser wies eine scharf umgrenzte Rötung auf, und im histologischen Schnitt fand sich eine unspezifische, chronische Entzündung.
Stofftestungen an der Gaumenschleimhaut mit einer Mehrstoffprothese (Abb. 9) aus Kautschuk, zwei synthetischen Kunststoffen und einer Edelmetallegierung ergaben die Notwendigkeit der Verwendung von Edelmetall als Prothesenbasis.
Eine Probeexzision, die 22 Jahre nach dem Einsetzen dieser gestanzten Goldprothese vorgenommen wurde, zeigte den vollkommen geheilten, normalen Zustand der Gaumenschleimhaut, trotz der mechanischen, allerdings günstigen Beanspruchung durch die Prothese (Abb. 10 und 11).
*Verlauf:* Die gleiche Goldprothese wird im Jahre 1976 immer noch beschwerdefrei getragen. Klinisch imponiert eine normale Gaumenschleimhaut.

Abb. 9 Vierstoff-Testprothese (Gold, Kautschuk, zwei verschiedene Kunststoffe). ▶

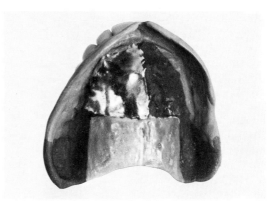

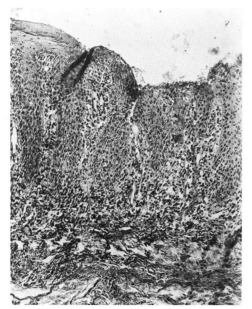

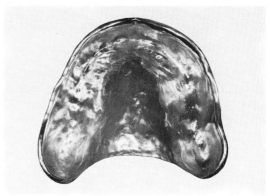

Abb. 10 Probeexzision aus der Gaumenschleimhaut nach 22jähriger Funktion einer oberen totalen, gestanzten Goldprothese: normales Epithel mit vereinzelten Lymphozyten und Plasmazellen im Stratum papillare (1969), 150fache Vergrößerung.

Abb. 11 Innenseite der oberen totalen Prothese aus einer gestanzten und gepreßten Gold-Platin-Legierung (Prothauro). Herstellungsjahr 1947. 1976 ist die Prothese noch immer funktionstüchtig.

Patient J. G., geboren 1922. Beobachtung von 1971 bis 1972.
*Beschwerden:* Brennen an der Zungenspitze, starke Nervosität, Schlaflosigkeit, trockene Lippen.
*Anamnese:* Das Zungenbrennen ist seit der Eingliederung einer skelettierten Stahlprothese aufgetreten.
*Befund:* Einzig an der Zungenspitze fanden sich drei bis vier stecknadelspitzengroße Rötungen; ansonsten kein pathologischer Mundbefund.
*Internistische Untersuchung:* o. B.
*Verlauf:* Trotz Tragens einer Testprothese aus Kunststoff und trotz Entfernung aller Amalgamfüllungen persistierte das Zungenbrennen. Erst die Medikation von Mycostatin – man hatte in einer Untersuchung 270 Kolonien von Candida albicans festgestellt – ließ alle Beschwerden langsam abklingen.

*Conclusio:* Hier scheint die Candida albicans und nicht ein Prothesenstoff die Allergie erzeugt zu haben.

### Therapie

Bei rein chemisch-toxischer Wirkung gelingt es hie und da, die schädigende Prothese durch erneutes mehrstündiges Kochen ertragbar zu machen. Durch diese Maßnahme werden die Restmonomere ausgetrieben und wird voraussichtlich eine höhere Polymerisationsstufe des Kunststoffes erreicht.
Bei allergischen Fällen drängt sich immer der Austausch des Prothesenmaterials auf, da in der Regel medikamentöse Behandlung nicht zum Erfolg führt.

Möglichkeiten:

- Ersetzen des noziven Materials durch einen ungefärbten, glasklaren Kunststoff;
- Versuch mit einem Spritzgußmaterial (z.B. mit PVS-H), das keine Restmonomere enthält;
- Verwendung eines Kunststoffes auf Polycarbonatbasis anstatt eines Acrylates;
- Anwendung von Edelmetallegierungen in Form gestanzter Goldlegierungen (nicht als Gußmaterial); sie haben sich im Munde als indifferente Materialien erwiesen.

Während die Diagnostizierung und die Behandlung rein chemisch-toxischer Stomatopathien in der Regel weniger Mühe bereiten, stößt die Erfassung von gemischten und von rein allergischen Nebenwirkungen vielfach auf größere Schwierigkeiten. Diese Probleme sind meist nicht einfach zu erkennen und zu erfassen. Es harrt noch vieles der Abklärung. – Nur eine weitgehende Zusammenarbeit von Zahnärzten mit Spezialisten, wie Allergologen, Dermatologen, Internisten, Hals-Nasen-Ohren-Ärzten, kann sich befruchtend auswirken.

## Literatur

*De Boch, H.:* Schwellung als Reaktion auf Eingliederung von totalen Prothesen. Quintessenz 3 (1967), 89.

*Butcher, E. O., Ormond, G.,* und *Mitchell, M. S.:* Effect of dentures and astringents on palatal mucosa. J. prosth. Dent. 20 (1968), 3.

*Cruchaud, S.,* und *Frei, P. G.:* L'allergie medicamenteuse. Schweiz. med. Wschr. 97 (1967), 47, 1568.

*Gasser, F.:* Reaktionen durch zahnärztliche Prothesen als Ausdruck ungünstiger mechanischer Reizung auf die Gewebe im Munde. Forum med.: Der Arzt spricht zum Arzt, 7 (1962), 14.

*Gasser, F.:* Über Fremdstoffdeponierungen im Munde, in Forschung und Praxis. Schweiz. Mschr. Zahnheilk. 77 (1967), 4, 307.

*Gasser, F.:* Allergische Reaktionen als Folge zahnärztlich-prothetischer Maßnahmen. Zahnärztl. Rdsch. 77 (1968), 147.

*Gasser, F.:* Reaktionen der Mundschleimhaut durch Materialeinwirkungen von totalen Prothesen. Schweiz. Mschr. Zahnheilk. 80 (1970), 9, 985.

*Gasser, F.:* Amalgam in Klinik und Forschung. Schweiz. Mschr. Zahnheilk. 82 (1972), 62.

*Günther, O.:* Einführung in die Immunbiologie. Hypokrates-Verlag, Stuttgart 1969.

*Helle, S.:* Urtikaria bei Chromatallergie. Z. Haut- u. Geschl.-Kr. 47 (1972), 8.

*Humphrey, J. H.* und *White, G.:* Kurzes Lehrbuch der Immunologie. Dtsch. Übersetzung, hrsg. von E. Macher. G. Thieme Verlag, Stuttgart 1971.

*Idsoe, O., Guthe, T., Willcox, R. R.,* und *de Weck, A. L.:* Art und Ausmaß der Penizillinnebenwirkungen unter besonderer Berücksichtigung von 151 Todesfällen nach anaphylaktischem Schock. Schweiz. med. Wschr. 99 (1969), 33, 34, 35, 1190, 1252.

*Klaschka, F.:* Kontakt-Allergie gegen Chrom und andere Metallverbindungen. Z. Haut- u. Geschl.-Kr. 47 (1972), 8.

*Kuck, M.:* Reizungen der Mundschleimhaut durch Farbzusätze der Prothesenwerkstoffe. Dtsch. zahnärztl. Z. 11 (1956).

*Kühl, W.:* Zur Ätiologie und Differentialdiagnose der Stomatitis prothetica. Dtsch. zahnärztl. Z. 21 (1966), 158.

*Langer, H.:* Die Protheseninteloranz der Mundschleimhaut. Dtsch. zahnärztl. Z. 15 (1960), 849.

*Langer, H.:* Die Schleimhautverhältnisse nach längerer Tragzeit von abnehmbaren Teilprothesen. Zahnärztl. W./Rdsch. 78 (1969), 826.

*Lehner, T.:* Symposium on denture sore mouth (3) Immunofluorescent investigation of Candida. Dent. Pract. 16 (1965), 142.

*Lehner, T.:* Oral Candidiosis. Dent. Pract. 17 (1967), 209.

*Lentrodt, K. W.:* Über das Wesen der Allergie. Dtsch. Zahn-Mund-Kiefer-Heilk. 49 (1967), 34.

*Love, W. D., Goska, F. A.,* und *Mixson, R. I.:* The etiology of mucosal inflammation associated with dentures. J. prosth. Dent. 18 (1967), 515.

*Macher, E.:* Immunologische Mechanismen der Allergie. Z. Haut- u. Geschl.-Kr. 47 (1972), 8, 307.

*Nealy, E. T.,* und *del Rio, C.:* Stomatitis venenata: reaction of a patient to acrylic resin. J. prosth. Dent. 21 (1969), 480.

*Neill, D. J.:* Symposium of denture sore mouth, an etiological review. Dent. pract. 16 (1965), 135.

*Paetzold, O. H.:* Der Läppchentest als Hautverträglichkeitsprüfung. Z. Haut- u. Geschl.-Kr. 47 (1972), 8.

*Radics, J.:* Strukturuntersuchungen, Potentialmessungen und Quecksilberabgabe der Amalgamfüllungen. Diss., Freiburg i. Br./Basel 1966.

*Radics, J., Schwander, H.,* und *Gasser, F.:* Die kristallinen Komponenten der Silberamalgamfüllungen, Untersuchungen mit der elektronischen Röntgenmikrosonde. Zahnärztl. W./Rdsch. 79 (1970), 23/24, 1031.

*Reither, W.:* Mundschleimhautmykose und Prothesenstomatitis. Dtsch. zahnärztl. Z. 14 (1959), 705.

*Reither, W.:* Die Bedeutung endogener Faktoren für die Entstehung von Prothesenstomatopathien. Dtsch. zahnärztl. Z. 15 (1961), 2.

*Reither, W.:* Auswirkungen der Prothese auf die Mundschleimhaut. Dtsch. Zahnärztebl. XXI (1967), 3, 120.

*Reither, W.:* Die Prothesenstomatopathien – ein polyätiologisches Krankheitsbild. Dtsch. zahnärztl. Z. 23 (1968), 851.

*Ritchie, G. M., Fletcher, A. M., Main, D. M. G.,* und *Prophet, A. S.:* The etiology, exfoliative cytology and treatment of denture stomatitis. J. prosth. Dent. 22 (1969), 185.

*Riva, M.:* Candida albicans und Mundhöhle. Diss., Basel 1973.

*Schöpf, E.:* Praktisch wichtige Probleme der Gruppenallergie. Z. Haut- u. Geschl.-Kr. 47 (1972), 8.

# Literatur

*Schüle, H.:* Gefahren bei der Chemotherapie pyogener Infekte. Zahnärztl. W. 68 (1967), 19, 715.

*Schulz, K. H.:* Allergien gegenüber Medikamenten und Stoffen, die der Zahnarzt benutzt. Dtsch. Zahnärzte Kal., C. Hanser, München 1972.

*Schulz, K. H.:* Syndrome der Arzneimittelallergie. Z. Haut- u. Geschl.-Kr. 47 (1972), 8.

*Sharp, G. S.:* Treatment for low tolerance to dentures: supplem. report. J. prosth. Dent. 17 (1967), 222.

*Spreng, M.:* Der Arzt spricht zum Arzt über Stomatologische Hinweise. Forum medici 7 (1962), 3.

*Spreng, M.:* Allergie und Zahnmedizin, 2. Aufl. J. A. Barth, Leipzig 1963.

*Spreng, M.:* Kompendium der Stomatologie. Karger, Basel/New York 1966.

*Staegemann, M.:* Alterungsveränderungen von hochpolymeren Kunststoffen und deren Bedeutung für die Medizin. Dtsch. Stomatol. 18 (1968), 248.

*Strassburg, M.,* und *Schübel, F.:* Generalisierte allergische Reaktion durch Silberamalgamfüllungen. Dtsch. zahnärztl. Z. 22 (1967), 1, 3.

*Stungis, T. E.,* und *Fink, J. N.:* Hypersensitivity to acrylic resin. J. prosth. Dent. 22 (1969), 425.

*Thomson, J. C.:* Diagnosis in full denture intolerance. Brit. dent. J. 125 (1968), 388.

*Turell, A. J. W.:* Etiology of inflamed upper denture-bearing tissues. Brit. dent. J. 120 (1966), 542.

*Turell, A. J. W.,* und *Clifford, Ch.:* Allergy to denture base materials, fallacy or reality. Dent. Abstr. 11 (1966), 482.

*Williamson, J.:* The effect of denture lining materials on the growth of Candida albicans. Brit. dent. J. 125 (1968), 106.

*Winner, H. J.,* und *Hurley, R.:* Symposium on Candida infections. E. S. Livingstone Ltd., London 1966.

# Geriatrische Probleme in der Prothetik

von F. Gasser, Basel

### Einführung

Unsere Generation ist Nutznießerin einer großen medizinischen Revolution. Das erste halbe Jahrhundert einer wissenschaftlich fundierten Medizin hat rasch ansteigende Bevölkerungszahlen, eine wesentlich verlängerte Lebenserwartung und einen Lebensstandard mit sich gebracht, der weit über jenem liegt, den sich frühere Generationen haben erträumen können.
Die Fortschritte der Medizin haben die Infektionskrankheiten als häufigste Todesursache besiegt. Heute stehen an ihrer Stelle die Herz- und Kreislauferkrankungen sowie maligne Tumoren.

### Bevölkerungsentwicklung

Nach neuesten Statistiken (1975) hat die Bundesrepublik Deutschland 62 Millionen Einwohner. Etwa 8,5 Millionen (13,7%) sind älter als 65 Jahre. 2,7 Millionen sind 75 Jahre und älter. Um 1980 wird es über 8 Millionen alte Menschen in der Bundesrepublik geben, wobei als alt alle jene Menschen bezeichnet werden, die das 65. Lebensjahr überschritten haben. Wenn es gelingt, die Prophylaxe und die Therapie maligner Tumoren sowie die Bekämpfung der Herz- und Kreislauferkrankungen entscheidend zu verbessern, so wird diese Zahl noch ansteigen. – Aus diesen Ergebnissen leitet sich die Notwendigkeit ab, sich mehr und mehr mit den alten Menschen zu befassen.

### Das Alter in physiologischer Hinsicht

Eine sinn- und wirkungsvolle zahnärztliche Behandlung älterer Menschen setzt Kenntnisse von den im höheren Alter auftretenden physiologischen Veränderungen voraus.
Die normale Alterung ist ein morphologischer und funktioneller Involutionsvorgang, der die meisten Organe betrifft. Er führt zu einer kontinuierlichen Funktionseinschränkung aller Organsysteme und damit des gesamten Organismus.
Zur Regeneration nicht befähigte Gewebe beginnen schon in der Kindheit zu altern. So nimmt bereits vom ersten Lebensjahr an die Zahl der Neuronen im Groß- und Kleinhirn sowie die Akkomodationsfähigkeit des Auges laufend ab.
Die meisten Organe sind zur Zellregeneration befähigt. Ihre Funktion verringert sich frühestens nach Beendigung aller Wachstumsvorgänge. Das Nachlassen vieler Funktionen beginnt etwa mit dem 30. Lebensjahr.
Die auf den Untersuchungen von Lee basierende graphische Darstellung (Abb. 1) demonstriert die physiologische Abnahme einzelner Organfunktionen mit zunehmendem Alter.
Außerdem nimmt die Muskelkraft ab, die Reaktionszeit verlängert sich, und die Schnelligkeit eines Bewegungsablaufs wird signifikant geringer.
Da der alte Mensch nur noch über begrenzte Leistungsreserven verfügt, ist auch seine Reaktionsfähigkeit in Streß- und Belastungssituationen eingeschränkt. Viele im Ruhezustand nicht oder nur unwesentlich beeinträchtigte physiologische Vorgänge zeigen bei Belastung erhebliche Abweichungen von der Norm und kehren nur verzögert zu den Ruhewerten zurück.

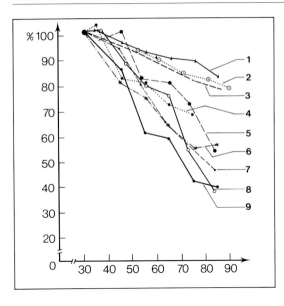

Abb. 1  Physiologische Alterung und ihre Auswirkung auf die Funktionskapazität verschiedener Organsysteme in Relation zum Lebensalter (nach Lee).

1 Reizleitungsgeschwindigkeit
2 Grundumsatz
3 Zellwasser
4 Herzleistung
5 Glomeruläre Filtrationsrate (Inulin)
6 Vitalkapazität
7 Plasmatische Nierendurchströmung (Diodrast)
8 Plasmatische Nierendurchströmung (PAH)
9 Maximale Atemkapazität

Alter in Jahren
% der Normalfunktion

## Psychologische Aspekte

Das Alter tritt nicht plötzlich mit dem Glockenschlag des 65. Geburtstags ein. Trotzdem neigt der Mensch – trotz aller wissenschaftlichen Erkenntnisse und persönlichen Erfahrungen im täglichen Leben – dazu, diese Zäsur zu vollziehen (Pensionierung!). Es ist aber eine Tatsache, daß die Variationsbreite im allgemeinen nicht weniger groß ist als in jeder anderen Altersgruppe. So gibt es alte Menschen, die noch sehr aktiv und vital sind, Pläne haben und einem produktiven, nützlichen und sinnvollen Lebensabend entgegensehen. Auch nach dem 65. Lebensjahr gehen sie einem Beruf nach und stehen mit der Umwelt in reger Beziehung.

Das wachsende Interesse einer immer größer werdenden Zahl von Zahnärzten an alten Menschen hat eine neue Einstellung in bezug auf ihre Behandlung sowie verbesserte Behandlungsmethoden zur Folge gehabt.

Der Zahnarzt kann sich nicht allein auf sein berufliches Können und seine manuelle Geschicklichkeit verlassen. Er muß seine Beziehung zum Patienten als Gesamtpersönlichkeit erkennen. Er muß seinen Patienten als Menschen mit körperlichen Schmerzen und all seinen Ängsten und Sorgen sehen.

Zahnverlust hat für jeden Menschen eine andere Bedeutung. Bei manchen weckt er Schuldgefühle und die Empfindung der Bestrafung für eine lebenslange Vernachlässigung der Zähne. Andere wieder sehen den Zahnverlust symbolisch als Anzeichen eines einsetzenden Abbaus und der Alterung.

Die Extraktion des letzten Zahnes bedeutet für den Zahnarzt die Möglichkeit, nun ungehindert Vollprothesen herstellen zu können. Für den Patienten wird aber damit der Rest seiner Jugend und seiner Vitalität zerstört. Selbst die vernünftigsten zahnmedizinischen Gesichtspunkte beeinflussen die Ängste und Depressionen des Patienten nicht.

## Zahnärztliche Aspekte im höheren Lebensalter

Bestimmte physiologische Erscheinungen, wie der zunehmende Wasserverlust der Gewebe, die Verlangsamung des Zellwachstums und der Heilungsvorgänge, die Abnahme der Gewebeelastizität und -intensität, stehen mit dem Alterungsprozeß in direkter Beziehung.

Diese physiologischen Erscheinungen führen zu morphologischen Veränderungen, die ihrerseits andere funktionelle Veränderungen nach sich ziehen.

### Veränderungen des Gesichts

Was die Veränderungen des Gesichts im höheren Lebensalter anbetrifft, so muß unterschieden werden zwischen solchen, die auf

Zahnärztliche Aspekte im höheren Lebensalter

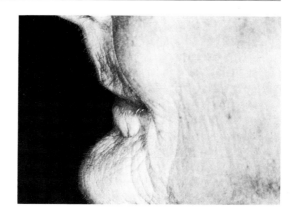

Abb. 2  Typisches Gesicht einer alten Person: schlaffe Gesichtshaut und ausgeprägte Faltenbildung.

dem Verlust der Zähne beruhen, und jenen, die sich mit dem Alter einstellen. Dies ist nicht immer leicht.
Immer sind bei alten Menschen sichtbare Hautveränderungen festzustellen, zu denen die Faltenbildung und der Elastizitätsverlust der Haut, das Ergrauen und Ausfallen der Haare sowie eine erhöhte Inzidenz von Hautkarzinomen gerechnet werden.
Als weitere Veränderungen sind die Atrophie der Gesichtsmuskulatur, die Veränderung der Gesichtskonturen als typisch zu nennen.

### Die mimische Gesichtsmuskulatur

Die mimischen Gesichtsmuskeln setzen in der Dermis an. Der Verlust des subkutanen Fettgewebes führt an der Haut zur Faltenbildung. Außerdem fallen auch die Muskeln und das Bindegewebe einer gewissen Atrophie anheim. Als Folge davon ist mehr Haut vorhanden, als eigentlich für die Bedeckung der darunterliegenden Gewebe erforderlich wäre, so daß sie sich in Falten legt und ausgeprägte Vertiefungen entstehen (Abb. 2).

### Die Kaumuskulatur

Auch die Kaumuskulatur fällt einer Inaktivitätsatrophie anheim, da infolge des Fehlens eines Aufbisses die ursprüngliche Kaukraft nicht mehr ausgenutzt werden kann. Einfallen des Gesichts und Faltenbildung sind die Folge (siehe Abb. 2).

### Die Speicheldrüsen

Ein bei älteren Menschen häufiger Befund ist ein trockener Mund. Viele Untersuchungen berichten von einem Versiegen der Speichelsekretion, entweder als Folge einer Erkrankung (Sjögren-Syndrom) oder altersbedingt.
Außer der Menge des Speicheldrüsensekrets nimmt auch dessen Gehalt an Amylase (Ptyalin) bei alten Menschen um zwei Drittel ab. Darum kommt es zu einer Steigerung des Muzingehalts mit dadurch bedingter Zunahme der Speichelviskosität.
Als altersabhängig sind in den Speicheldrüsen folgende pathologische Veränderungen festzustellen:
– fettige Degeneration der Parenchymzellen,
– Metaplasie kleiner Drüsengänge.
Die Abnahme der Sekretionskapazität beschränkt sich nicht auf die großen Speicheldrüsen. *Oestlund* (1953) stellte eine mit dem Alter abnehmende Sekretion der Gaumendrüsen fest.

### Die Mundschleimhaut

Zwischen der Mundschleimhaut junger und jener alter Menschen besteht ein eindeutiger Unterschied. Bei älteren Individuen – jenseits des 60. Lebensjahrs – ist das Epithel dünner, die Papillen sind kürzer und abgeflacht, das darunterliegende Bindegewebe weist durch basophile Zellen auseinandergedrängte Faserbündel auf (Abb. 3a und b).
Ein weiteres Merkmal der Alterung sind Veränderungen der Blutgefäße. *Rogers* wies eine Fibrosierung der Blutgefäße in der Mundschleimhaut nach. Auch fand man arteriosklerotische Veränderungen in den Gefäßen der Mundschleimhaut. Häufig finden sich Varizen auf der Unterseite der Zunge und am Mundboden.

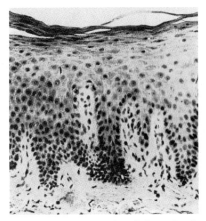 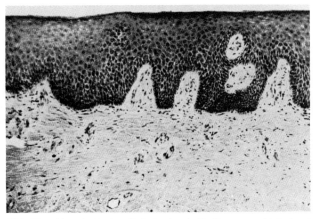

Abb. 3a  Histologischer Schnitt durch die Gaumenschleimhaut (Vergr. 120fach) einer 32jährigen Patientin. Epitheldicke und Papillenreichtum ersichtlich.

Abb. 3b  Histologischer Schnitt durch die Gaumenschleimhaut (Vergr. 75fach) einer 75jährigen Patientin: Atrophisches Epithel ohne Verhornung, Papillenarmut, Sklerosierung des subepithelialen Bindegewebes.

Viele Allgemeinerkrankungen rufen an der Mundschleimhaut charakteristische Veränderungen hervor. Ihre Erkennung auf einer gealterten, atrophischen und leicht lädierbaren Schleimhaut ist nicht immer leicht.

Bhaskar beschrieb bei der Untersuchung einer Gruppe geriatrischer Patienten in 20% der Fälle leukoplakieähnliche Veränderungen, von denen 12% bereits als Präcancerosen anzusehen waren. Ein anderer, bei älteren Männern häufiger Befund ist die Nikotinstomatitis. Pathologische Veränderungen der Mundhöhlenweichteile waren bei 81% der untersuchten geriatrischen Patienten nachweisbar.

## Die Zunge

Die Zunge verfügt über einen spezialisierten Schleimhautüberzug, der viele der physiologischen und pathologischen Veränderungen des Organismus reflektiert.

Das an der Zunge wohl häufigste Symptom des Alterns ist die Abnahme der Papillenzahl, die an der Zungenspitze und an den seitlichen Rändern beginnt. Ebenfalls häufig ist die Verminderung der Geschmacksknospen. Im Verein mit dieser Verminderung kommt es zu Veränderungen der Geschmacksempfindung. Wenn auch mehrere Untersuchungen zu nicht völlig übereinstimmenden Ergebnissen kamen, so wird doch nicht bestritten, daß die Reizschwelle der Geschmacksempfindungen nach dem 50. Lebensjahr ansteigt und die Empfindlichkeit auf spezifische Geschmackssensationen sogar noch eine verstärkte Abnahme zeigt. Deswegen haben gerade ältere Menschen Schwierigkeiten mit der Unterscheidung spezifischer Geschmacksempfindungen, wie z.B. bitter und salzig. Auch das Rauchen scheint eine stärkere Abnahme des Geschmackssinns im Alter zu bewirken. Gleiches wird bei verschiedenen neurologischen Erkrankungen wie etwa der multiplen Sklerose beobachtet.

Dann wäre der Pilzbefall und die schwarze Haarzunge zu erwähnen.

Im zahnlosen Munde scheint die Zunge an Größe zuzunehmen (Abb. 4). Bei Menschen mit ausgeprägterem Zahnverlust tritt diese Hypertrophie bevorzugt auf. Sie ist möglicherweise die Folge der teilweisen Übernahme der Kaufunktionen der Zähne durch die Zunge.

## Die Kieferknochen

Der Knochen ist unaufhörlich Veränderungen mit dauernder Ablagerung neuer und der Resorption alter Knochensubstanz sowie ständigen Änderungen seiner Form und Struktur unterworfen. Bei älteren Menschen überwiegen die Resorptionsvorgänge die Ablagerungsvorgänge, so daß sich lediglich die Resorption manifestiert.

Im Oberkiefer ist die Folge dieser Resorption des Alveolarfortsatzes eine Abflachung des Gaumens und der Alveolarkämme. Außer-

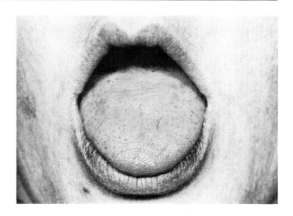

Abb. 4   Große Zunge in zahnlosem Munde.

dem kann sie zu einer allgemeinen Größenabnahme des Oberkiefers führen. Die Kieferhöhlen sind oft nur noch durch eine dünne Knochenschicht von der Mundhöhlenschleimhaut getrennt.

Mit dem Verlust der Zähne im Unterkiefer fällt dessen Alveolarfortsatz der Resorption anheim, so daß schließlich der größte Teil des verbleibenden Knochens unterhalb der Linea obliqua liegt. Der Unterkieferkanal wandert an den Oberrand. Auch das Foramen mentale kann die Oberfläche des Knochens erreichen.

Die klassischen Beschreibungen der Altersveränderungen der Mandibula umfassen eine Abnahme der vertikalen Dimension, einen zunehmend schrägen Ansatz des Ramus sowie einen stumpfen Kieferwinkel und ein Vorschieben der Mandibula.

Die Höhenabnahme des Gesichts bei älteren Menschen steht mit dem Zahnverlust und der Knochenatrophie in Beziehung.

### Die Zähne

Ungeachtet der zahlreichen variablen Faktoren wie Artikulation, Zahnpflege, Art der Kost, Muskeltonus, Erbfaktoren und physiologischer Einfluß treten an den Zähnen mit fortschreitendem Alter spezifische Veränderungen auf, zu denen die Abnutzung, die Bildung sekundären Dentins, die Zementapposition sowie die Transparenz der Wurzeln gehört.

### Das Kiefergelenk

Das Kiefergelenk alter Menschen weist mannigfache degenerative Veränderungen auf, wie sie auch an anderen Gelenken zu beobachten sind. Die bei älteren Menschen häufige Arthrose kann Knorpel und Knochen zerstören und erhebliche Fehlfunktionen und eine Malokklusion nach sich ziehen. Dabei handelt es sich aber oft nicht allein um eine Alterserscheinung, sondern auch um die Folge früherer pathologischer Veränderungen. Die altersbedingte Arthrose des Kiefergelenks führt zu einer Aufrauhung und Absplitterung der Gelenkflächen und sogar zur Perforation des Discus articularis (Abb. 5) mit Schmerzen und Bewegungseinschränkung als klinischen Symptomen.

## Die zahnärztliche Behandlung alternder Patienten

Wie beim jungen Menschen müssen auch beim alten Patienten, der sich in zahnärztliche Behandlung begibt, Anamnese und klinische Untersuchung am Beginn der Behandlung stehen. Dabei ist darauf zu achten, daß der alte Patient die ihm gestellten Fragen auch richtig hört und versteht.

Oft ist man gezwungen, Verwandte, Begleitpersonen oder ärztliche Betreuer zu befragen, um wichtige Einzelheiten der Krankengeschichte zu erhalten. Das Wissen um solche Details in der medizinischen und der sozialen Anamnese ist für die Diagnose und die Prognose von Bedeutung.

Die zahnärztliche Behandlung der Geriatriepatienten bedingt eine enge Zusammenarbeit von Zahnarzt und Arzt. Der Entschluß des Zahnarztes, bei einem geriatrischen Patienten beispielsweise Zähne zu extrahieren, sollte nur im Einverständnis mit dem behandelnden Arzt gefaßt werden.

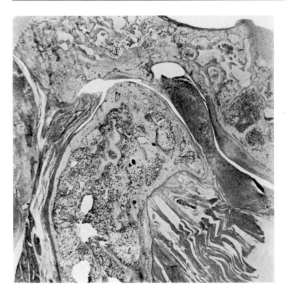
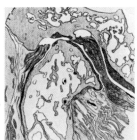
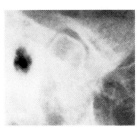

Abb. 5  Kiefergelenk mit Diskusperforation (Steinhardt).

Der alte Patient sollte zur Behandlung weder überredet noch gedrängt werden. Man vermeide auch, ihm allzu viele Alternativvorschläge zu machen, da ihm die Entscheidung schwerer fällt als einem jüngeren Menschen.

## Die orale Rehabilitation durch Prothesen

Durch den totalen Zahnverlust ändert sich das komplizierte propriozeptive Rezeptorensystem im Parodontium. Seine Funktionen und sein Steuerungsvermögen werden durch die weniger empfindlichen Pressozeptoren der Mundschleimhaut, der Muskeln und der Kiefergelenke übernommen.

Der alternde Mensch empfindet diese Umstellung auf neue Reflexe und das Ausüben ungewohnter Bewegungsmuster als sehr mühsam. Der Übergang vom bezahnten zum unbezahnten Zustand belastet ihn physisch und psychisch. Anstelle der bekannten Bewegungsmuster müssen z.B. einige orale Propriozeptoren eine neue Rolle in der Kontrolle und der Schaltung der Reflexe übernehmen. Es müssen frische Erfahrungen gesammelt und diese den neuen Bewegungsmustern inkorporiert werden. Die neue Prothese verursacht unvermeidliche, durch Höhe, Okklusionsmuster und Form bedingte Veränderungen.

Das neuromuskuläre Zusammenspiel von Prothese, Wangen, Lippen, Zunge und Haut beeinflußt die Mastikation, die Sprache sowie den Halt und den Sitz der Prothese. Dieses Zusammenspiel ist wichtig, weil auch kleinste Störungen die Anpassung erschweren, ja geradezu verhindern können.

Eine erfolgreiche prothetische Behandlung alter Patienten erzielt man durch die Einhaltung folgender Regeln:

Drängen sich große Veränderungen z.B. in der Bißhöhe, der zentrischen Okklusion usw. auf, so dürfen sie nie mit einemmal korrigiert werden. Vielmehr muß stufenweise vorgegangen werden, d.h., nach jedem Schritt muß dem Patienten einige Zeit zur Anpassung eingeräumt werden.

Ein alter Patient gewöhnt sich leichter an totale Prothesen, wenn man zunächst einmal die nicht mehr zu rettenden Restzähne im Kiefer beläßt und eine einfache partielle Prothese eingliedert. Dadurch kann sich der Patient mit der Form und dem Verhalten einer Prothese etwas vertraut machen. Erst nach einiger Zeit erfolgt dann der Übergang zur totalen Prothese.

Die Unterfütterung alter, schlecht sitzender Prothesen und eine geringe Korrektur der Okklusion helfen ebenfalls, einem alten Patienten die Anpassung an die späteren neuen Prothesen zu erleichtern.

Beim alternden Individuum mit seiner verminderten Anpassungsfähigkeit und seinen strukturellen Rückbildungen (Alveolarkamm, Schleimhautdicke, Muskelgewebe) ist eine große Genauigkeit in der Adaptation des Apparates an die Gewebe, die mit diesem in

Kontakt kommen, unerläßlich. Die Abdrücke erfolgen mit individuellen Löffeln, deren Ränder exakt beschliffen sein müssen, und einem nicht zu dickflüssigen Material, um eine Deformation der Weichteilgewebe zu vermeiden.

Eine myodynamische Abdruckmethode, bei welcher der Patient selbst die Ränder bukkal und lingual durch kontrollierte Bewegungen der Zunge, der Wangen und der Lippen ausformt, kann bei alten Patienten nur dann angewendet werden, wenn sie die entsprechenden Bewegungen auch ausführen können; sonst gelangt das myostatische Verfahren zur Anwendung.

Die Registrierung der zentrischen Okklusion kann bei alten, zahnlosen Patienten Schwierigkeiten bereiten, speziell bei solchen mit alten Prothesen, deren zentrische Okklusion zugunsten einer exzentrischen habituellen Okklusion gestört ist. In solchen Fällen nimmt man am besten dem Patienten die Prothese für einige Tage weg, bis die Erinnerung an die habituelle Okklusion etwas verblaßt ist.

Das Abflachen der mandibulären Bewegungen, das mit zunehmendem Alter eintritt, zeigt, daß bei der Prothesenherstellung scharf verzahnte künstliche Zähne vermieden werden sollen. Flache Zähne mit engen bukko-lingualen Dimensionen sind für die Herabsetzung und die Kontrolle der Kaukräfte von großem Wert.

Zu große Unterschiede zwischen der alten und der neuen Prothese sollten wegen der herabgesetzten Anpassungsfähigkeit des alten Patienten vermieden werden.

## Mund- und Prothesenhygiene

Über die Bedeutung der Mund- und Prothesenhygiene sind die alten Patienten aufzuklären. Die Plaques erscheinen ebenso schnell auf einer Prothese wie auf dem Zahnschmelz der Restzähne. Eine alte Plaque bildet den geeigneten Nährboden für die Candida albicans und die Candidiase, Ursache von Stomatopathien, die man häufig bei Prothesenträgern feststellen kann, die ihre Prothese nicht sorgfältig genug oder nicht regelmäßig reinigen. Die Wichtigkeit täglicher Prothesenreinigung kann nicht genug betont werden. Die Prothesen müssen mit einer weichen Bürste und etwas Seife gewissenhaft gereinigt und darauf mindestens während 10 Sekunden unter fließendem Wasser gespült werden. Diese einfache, fast naiv anmutende Instruktion muß den alten Patienten oft praktisch vordemonstriert werden.

Neue Untersuchungen haben einen starken Rückgang der Prothesenstomatitiden ergeben, wenn die Prothesen auch nur für kurze Zeit in eine bakteriostatische Flüssigkeit gelegt wurden.

## Sedativa

Sedativa haben bei alten Individuen häufig eine eigenartige Wirkung. Eine ungeschickte Dosierung kann Verwirrtheit, Unruhe und Erregung zur Folge haben.

In der Geriatrie sind die meistbenutzten Beruhigungsmittel: Chloralhydrate, Diazepam (Valium) und Chlorpromazine (Largactil, Megaphen usw.). Tranquilizers sind mit Vorsicht anzuwenden, weil sie neben dem gewünschten Effekt auch das Reaktionsvermögen herabsetzen und dadurch ältere Menschen in Gefahr bringen können.

## Anästhesie bei zahnärztlichen Behandlungen und bei chirurgischen Eingriffen in der Mundhöhle

Mit der Anästhesie wird der Schmerz unter Kontrolle gebracht, was vor allem bei geriatrischen Patienten wichtig sein kann. Schmerzen können Tachykardie, gesteigerten Blutdruck und erhöhte Erregbarkeit des Myokards mit eventueller Arrhythmie hervorrufen.

Die chirurgischen und Anästhesieprobleme unterscheiden sich in verschiedenen Punkten bei älteren und bei jungen Patienten. Ein älteres Individuum kann den Behandlungsstreß nicht in gleichem Maße ertragen wie ein junges.

### Lokalanästhesie

Wenn vor einer Lokalanästhesie ein Sedativum angezeigt scheint, so sind 10 mg Diazepam per os 1 Stunde vor dem chirurgischen Eingriff die richtige Dosis.

Lokalanästhetika sollen in Minimaldosen angewendet werden. Die Reizleitung der sensorischen und motorischen Nerven kann bei alten Menschen durch kleinere Dosen unterbunden werden als bei jüngeren. Diese erhöhte Durchlässigkeit der Nerventegumente hat eine verstärkte Sensibilität auf die Anästhetika zur Folge. Die verzögerte Eliminierung ist das Resultat einer altersbedingten Verdickung der lokalen Blutgefäße.

Da der geriatrische Patient schon bei kleineren Dosen toxische Reaktionen zeigen kann, sind Vorsichtsmaßnahmen geboten.

Adrenalinhaltige Lokalanästhetika können den Blutdruck empfindlich erhöhen.

Eine große Gefahr bildet das unachtsame Injizieren eines Anästhetikums in ein Blutgefäß, was in der gefäßreichen Mundschleimhaut leicht möglich ist. Schon kleine, in der Zahnmedizin gebräuchliche Mengen des Anästhetikums können dann eine gefährliche Hypertension herbeiführen. Man verhindert dies durch die Benutzung einer Aspirationsspritze und durch langsames Injizieren.

Bei pathologischen Herzbefunden besteht die Gefahr der kardialen Arrhythmie, wenn nicht adrenalinarme Anästhetika benutzt werden. Anästhetika mit Epinephrin in einer Verdünnung von 1 : 200 000 werden auch bei alten Patienten keine Beschwerden verursachen (*Franke*). Muß nachgespritzt werden, weil die Anästhesie ungenügend war, sollte eine epinephrinfreie Lösung verwendet werden.

## Antikoagulanzien

Besonderer prophylaktischer Maßnahmen bedarf im Hinblick auf zahnärztlich-chirurgische Eingriffe der unter antikoagulierenden Medikamenten stehende Patient. Bekanntlich kann bei Thrombose- oder Emboliegefährdeten eine Antikoagulanzientherapie oder -prophylaxe über Jahre hinaus notwendig sein.

Die dauernde und regelmäßige Überwachung durch den Hausarzt ist unerläßlich (Quicktest). Die optimale und erwünschte prophylaktische Wirkung der Antikoagulanzien (am häufigsten werden Cumarine, Marcumar, Tromexan, Sintrom verabreicht) wird bei 20 bis 25% Prothrombinwert aufrechterhalten. Unter 15% besteht die Gefahr der Spontanblutung, bei über 30% ist die antikoagulierende Wirkung aufgehoben; internmedizinisch kann der „Rebound-Effekt" auftreten, d.h., es kann zu unerwarteten Thrombosen und Embolien kommen.

Bei einem Prothrombinwert von etwa 30% können Extraktionen sowie kleine Operationen, z.B. operatives Entfernen von Wurzeln, ohne das Risiko einer Nachblutung durchgeführt werden. In jedem Fall soll vor dem Eingriff eine Rücksprache mit dem behandelnden Arzt erfolgen. Das Absetzen bzw. Ausschleichen der Antikoagulanzienprophylaxe bzw. -therapie soll ausschließlich durch den Arzt geschehen.

Der Patient trägt in der Regel den Antikoagulanzienausweis mit den darin vermerkten Prothrombinwerten auf sich. Der Prothrombinwert soll unmittelbar vor dem Eingriff durch den Arzt neu bestimmt werden. Der Behandelnde hat davon Kenntnis zu nehmen.

Wenn der Arzt aus allgemeinmedizinischer Indikation den Quickwert nicht auf 30% ansteigen lassen will, so sind für die Extraktionen folgende spezielle Maßnahmen indiziert: Zweckmäßigerweise wird vor der Zahnextraktion ein Abdruck des betroffenen Kiefers genommen. Auf dem Modell wird der zu extrahierende Zahn radiert und anschließend eine tiefgezogene Schiene nach *Drum* hergestellt, die dem Alveolarkamm im Bereich der zukünftigen leeren Alveole dicht anliegt. Nach vollzogener Extraktion wird die Alveole mit einem zurechtgeschnittenen Gelatinewürfel (Gelastyp) ausgefüllt und mit Thrombinpulver bestäubt. Die Gingivalränder werden allenfalls unter Mobilisierung dicht vernäht. Schließlich wird die angefertigte Schiene, die im Extraktionsbereich mit einer Silikonmasse unterschichtet wird, als Kompressionsverband eingesetzt (*Maeglin*).

Das Antidot der Cumarine ist das Vitamin $K_i$ (Konakion). Bei oraler Verabreichung wirkt es nach 12 bis 24 Stunden, intravenös nach 3 bis 4 Stunden. Es darf nur vom Arzt unter Berücksichtigung der allgemeinmedizinischen Situation verabreicht werden, da die Thrombose- und die Emboliegefahr wesentlich erhöht werden.

## Schluß

Es wurde versucht, einen Einblick in die geriatrischen Probleme in der Zahnmedizin – und im speziellen in der Prothetik – zu vermitteln. Die Behandlung alter Patienten setzt ein spezifisches Wissen über die Vorgänge während des Älterwerdens voraus und erfordert von seiten des Zahnarztes viel Einfühlungsvermögen, Verständnis und Geduld.

## Zusammenfassung

Mit dem Ansteigen der Lebenserwartung ergibt sich die Notwendigkeit, sich mehr mit den alten Menschen zu befassen.

## Zusammenfassung

Nicht nur in der Medizin und in der Soziologie entstehen durch die Verlängerung der Lebenserwartung neue Probleme, sondern auch in der Zahnmedizin. Der Zahnarzt kann sich nicht allein auf sein berufliches Können und seine manuelle Geschicklichkeit verlassen. Er muß seine Beziehung zu alten Patienten als Gesamtpersönlichkeit erkennen. Deshalb muß er Kenntnisse über die physiologischen, psychologischen und zahnärztlichen Aspekte im höheren Lebensalter besitzen.

Die spezifisch prothetischen Belange erfahren eine eingehende Betrachtung. Auch auf die Mund- und Prothesenhygiene wird eingegangen sowie auf die Probleme der Sedierung, der Lokalanästhesie und auf die Patienten, die unter Antikoagulanzien stehen.

### Literatur

*Boitel, R. H.:* Probleme des Alters in der Prothetik und Rehabilitationsarbeit Schweiz Mschr. Zahnheilk. 11 (1971), 1121.

*Cowdry, V. E.:* The care of the geriatric patient. C. V. Mosby Cie., Saint Louis 1968.

*Davidoff, A.:* Zahnbehandlung schwieriger Patienten. Medica-Verlag, Wien/Stuttgart 1973.

*Franks, A. S. T.,* und *Hedegard, B.:* Geriatric Dentistry. Blackwell scientif. Publ., Oxford/London/Edinburgh/Melbourne 1973.

*Fröhlich, E.:* Ist die Inkorporation einer Prothese patholo-gisch-anatomisch möglich? Dtsch. zahnärztl. Z. 24 (1969), 578.

*Gasser, F.:* Auswirkungen von Prothesen auf die Gewebe des Prothesenbettes. Dtsch. zahnärztl. Z. 25, 8 (1970), 784

*Gasser, F.,* und *Graber, G.:* Die Totalprothese. Monographie, Basel 1972.

*Hauss, W. H., und Oberwittler, W.:* Geriatrie in der Praxis. Springer-Verlag, Heidelberg 1975.

*Hofer, O.,* und *Reichenbach, E.:* Lehrbuch der klinischen Zahn-, Mund- und Kieferheilkunde, Band II, 4. Aufl. J. A. Barth Verlag, Leipzig 1968.

*Körber, K. H.:* Zahnärztliche Prothetik. Band I und II. G. Thieme Verlag, Stuttgart 1975.

*Maeglin, B.:* Notfälle aus der zahnärztlichen Chirurgie. Schweiz. Mschr. Zahnheilk. 84, 9 (1974)

*Martin, E.,* und *Junod, J. P.:* Précis de Gériatrie. Masson & Cie., Ed. H. Huber, Bern/Stuttgart 1973.

*Obrecht, F.:* Hundertjährige. Diss., Paul Haupt. Bern 1951.

*Oestlund, St. G.:* Palatine Glands and Mucin. Malmö 1953.

*Regli, F.:* Das Altern in neurologischer Sicht. Therap. Umschau 23 (1966), 471.

*Zgraggen, U.,* und *Graf, H.:* ph-Veränderungen unter der Vollprothese. Schweiz. Mschr. Zahnheilk. 85, 8 (1975).

# Okkluso-artikuläre Relation

von K. Gausch, Innsbruck

Die prothetische Rehabilitation des stomatognathen Systems ist ein komplexer Vorgang, bei dem das funktionelle Zusammenspiel kleinerer Funktionsgruppen verschiedenen geweblichen Aufbaues wiederhergestellt wird. Der moderne umfassende Begriff „Rehabilitation" wird dieser Auffassung gerecht und fordert dazu auf, alle therapeutischen Maßnahmen so zu setzen, daß eine harmonische Abstimmung der einzelnen Funktionsgruppen aufeinander gegeben ist. So werden beispielsweise überbeanspruchte Teile des Systems auch dann bereits sinnvoll behandelt und geändert, wenn der Patient von sich aus noch keine nachteiligen Symptome bemerkt hat. Die Rehabilitation wird daher dem Prinzip der Präventivmedizin gerecht – mit aller ethischen, sozialen und volkswirtschaftlichen Konsequenz.

In der Prothetik hat sich die funktionell-mechanisch orientierte Darstellung der Zusammenhänge von jeher bewährt. So sollen die vorliegenden Ausführungen durch abstrahierende Darstellung komplizierter Vorgänge zum Aufbau eines Denkschemas für die praktische Behandlung beitragen. Der geometrisch einfach abzuleitende Begriff der „okkluso-artikuläre Relation" unterstützt den Prothetiker in seinem Streben nach Harmonie im stomatognathen System. Logische Erweiterungen des dargelegten Denkschemas ergeben sich von selbst.

## Patient und Vorbereitung:

Der erste persönliche Kontakt mit dem Patienten – das Gespräch – mündet in die Anamnese und von da in die Palpation der Kiefergelenke und der Kiefermuskulatur [17, 22].

Erst dann wird der enorale Befund erhoben. Dabei interessieren besonders die hygienischen Verhältnisse, der Zustand des Parodonts und die Okklusion. Die Ergänzung dieser enoralen Untersuchung durch Vitalitätsprüfung und Röntgenaufnahmen ist ebenso selbstverständlich wie der Versuch einer Soforthilfe bei akuten Schmerzzuständen. Sodann ist bei vielen Patienten ein wichtiger Schritt zu tun, der über den Verlauf und das Ausmaß der Behandlung mitentscheidet. Dieser Schritt umfaßt die Motivation des Patienten für Mundhygiene, die praktische Demonstration der notwendigen Maßnahmen einschließlich Plaquefärbung, die Konkremententfernung und die Durchführung eines entsprechenden Übungsprogramms.

Ist der Patient imstande, unsere Forderung nach täglicher und vollständiger Beseitigung des Zahnbelages zu erfüllen, was oft erst nach wochen- oder monatelangem Bemühen zu erreichen ist, so hat er von sich aus die Bedingung für eine Rehabilitation im genannten Sinne erbracht. Kein verantwortungsbewußter Therapeut wird vorzeitig oder bei einem Patienten, dessen Behandlungswille sich nicht am Bemühen um seine eigene Gesundheit demonstriert, mit aufwendigen Maßnahmen beginnen. Liegen myofunktionelle Beschwerden vor, kann ein entsprechendes Übungsprogramm[35] in ähnlicher Weise als Kriterium für die Mitarbeit des Patienten herangezogen werden.

Erst wenn das auferlegte Mundhygieneprogramm absolviert wurde, wobei der Erfolg als positiv oder negativ zu bewerten ist, sollte der Behandlungsplan erstellt werden. Das Lebensalter des Patienten, der Zustand seines stomatognathen Systems, die subjektiven Beschwerden und die Bereitschaft zur Mundhygiene sind nun zueinander in Beziehung zu setzen.

Für die verantwortungsvolle Entscheidung über die einzuschlagende therapeutische Richtung sind im wesentlichen folgende drei verschiedene Wege vorgezeichnet:

1. Von einschneidenden und aufwendigen Behandlungsmaßnahmen ist abzusehen. (z. B. wegen mangelnder Mitarbeit des Patienten bei der Mundhygiene).

2. Die einzugliedernden Restaurationen werden der bestehenden Kieferrelation und den okklusalen Gegebenheiten angepaßt. (Beispiel: Der Patient hat das mittlere Lebensalter überschritten. Es finden sich Zeichen mäßiger Störungen im stomatognaten System ohne subjektive Beschwerden. Nur kleinere Restaurationen sind unbedingt erforderlich.)

3. Im Sinne einer oralen Rehabilitation werden möglichst optimale Bedingungen im stomatognathen System geschaffen. (Beispiel: Mitarbeit und Erfolg bei der Mundhygiene sind erstklassig. Ausgedehnte Rekonstruktionen werden benötigt. Es finden sich Störungen im stomatognathen System mit oder ohne subjektiven Beschwerden.)

**Ziele der prothetischen Rehabilitation/ Funktionsgruppen:**

Jede Rehabilitation wünscht einen Idealzustand herbeizuführen, der, frei von den bisher aufgetretenen Schäden, auch in präventiver Hinsicht wirkungsvolle Maßnahmen enthält. Um bei der schwierigen praktischen Behandlung diesem Ideal möglichst nahezukommen, erscheint es wichtig, im folgenden die Zielvorstellungen klar zu umreißen. Alle vier therapeutisch zugänglichen Funktionsgruppen des stomatognathen Systems: Zähne, Parodont, neuromuskuläres System und Kiefergelenke, sind davon betroffen. Sie bilden funktionell eine Einheit.

1. Zähne

Bekanntlich kommen während des Kauaktes nur selten okklusale Zahnkontakte zustande. Erst wenn der Speisebolus genügend zerkleinert ist, wird der Unterkiefer in maximaler Interkuspidation am Oberkiefer abgestützt und somit der Schluckakt eingeleitet[9, 13, 14, 34]. Die im okklusalen Bereich der Zähne häufig sichtbaren breitflächigen Schliffacetten entstehen nicht durch normale Funktion, sondern durch parafunktionelles Knirschen und Pressen, das größtenteils während des Schlafes ausgeführt wird[8, 21, 31]. Mit Hinblick auf die modernen Ernährungsgewohnheiten sind Schliffacetten an den Zähnen des Zivilisationsmenschen daher nicht als Demastikations-, sondern als Attritionsfacetten zu verstehen[5, 23, 30]. Sie sind wesentlich für die Beurteilung des Abnützungsgrades eines Gebisses.

Da breite Facetten als solche offensichtlich imstande sind, ein Knirschen und Pressen zu unterhalten, müssen sie beseitigt werden, um den weiteren Verlust an Zahnsubstanz zu vermeiden. In manchen Fällen mag alleiniges Einschleifen des Gebisses genügen. Meist sind jedoch zusätzlich zahnärztlich-technische Restaurationen notwendig. Dabei werden die flächenhaften Zahnkontakte nach den Regeln der additiven Wachstechnik[25, 39] in zahlreiche punktförmige Kontakte umgewandelt. Die systematische Verteilung dieser Kontakte erhöht die Kaueffektivität, fixiert die einmal bestimmte antagonistische Beziehung und sorgt für achsengerechte Belastung des Zahnes. Eine sogenannte „long centric"[32], die gleichförmige Gleitbahnen an allen Seitenzähnen verlangt, ist wegen des damit erneut gegebenen Anreizes zur Parafunktion zu vermeiden.

2. Parodont

Zur Parodontalbehandlung im engeren Sinne zählt die Wiederherstellung eines parodontalhygienisch einwandfreien Zustandes durch konservative und chirurgische Maßnahmen.

Darüber hinaus gilt es, bei der prothetischen Behandlung jede Form eines okklusalen Traumas zu vermeiden, da chronische Überlastung des Parodonts als destruktiver Kofaktor der sogenannten Parodontose gewertet wird[27, 32, 38, 41]. Dies ist in bewährter Weise möglich, wenn vor allem zwei Richtlinien beachtet werden:

Erstens sollen am Ende der Kieferschlußbewegung alle Zähne gleichzeitig in Kontakt bzw. in maximale Interkuspidation kommen. Vorzeitige Kontakte fördern Parafunktionen.

Zweitens sollen in dieser maximalen Interkuspidation die Zahnreihen derart präzise schließen, daß jede exzentrische Unterkieferbewegung nur bei gleichzeitiger Mundöffnung möglich wird. Diese Öffnungsbewegung soll bei Vorschub des Unterkiefers durch das Aneinandergleiten der Frontzähne einerseits, bei Lateralbewegung durch das Aneinandergleiten der Eckzähne auf der Latrotrusionsseite andererseits bewirkt werden. Diese exzentrischen Front- und Eckzahnkontakte heben die Okklusionskontakte aller übrigen Zähne auf[4, 36]. Als Vorbild eines derartigen Okklusionsaufbaus dient das Hebelgesetz. Der Unterkiefer läßt sich durchaus mit einem Hebel der Klasse III vergleichen, bei dem das Kiefergelenk als Drehpunkt, die Kieferschließmuskulatur als Kraftquelle und die Zähne als Lastarm fungieren[24]. An diesem Hebel sind bei gleichbleibender Kraft die Molaren einer höheren Belastung ausgesetzt als die Frontzähne. Verschiedenen Untersuchungen zufolge scheinen die Eckzähne dafür geeignet, im Sinne dieser Interpretation als „muskelferne" und „gelenkferne" Diskludatoren der Seitenzähne eingesetzt zu werden[3, 16]. Die Häufigkeit einer natürlichen Eckzahnführung wird mit etwa 50% angegeben[33]. Bei Anwendung des Konzeptes der Front- und Eckzahnführung werden automatisch Balance- und Hyperbalancekontakte auf der Nichtarbeitsseite, Hyperarbeits- und Gruppenkontakte auf der Arbeitsseite vermieden. Klinischen Erfahrungen zufolge scheint ein Okklusionsaufbau nach den beschriebenen Richtlinien zu den wesentlichsten parodontalprophylaktischen Maßnahmen zu zählen.

## 3. Neuromuskuläres System

Auch ohne komplizierte Untersuchungsmethoden ist es dem praktisch tätigen Zahnarzt möglich, sich ein brauchbares Bild über den Zustand dieser Funktionsgruppe zu machen. Die Palpation der Kaumuskulatur und deren kompensatorischer Muskeln erbringt wertvolle Hinweise. So kann beispielsweise aus schmerzhaften oder druckempfindlichen Stellen auf die vom Patienten ausgeführten Parafunktionen geschlossen werden[22, 26, 35]. Okklusale Fehlkontakte werden bekanntlich über Rezeptoren im Parodont registriert, eine Fehlstellung des Kiefergelenkes durch Rezeptoren im Gelenkbereich[18, 19]. Beide können reflektorisch zu geänderter und verstärkter Aktion der Kaumuskulatur bzw. zu Parafunktion führen. Daraus läßt sich schließen, daß in einem neuromuskulären System dann ideale Bedingungen herrschen, wenn die geringste Muskelaktivität genügt, um die Kieferschlußbewegung durchzuführen und die Zahnreihen geschlossen zu halten. Das bereits skizzierte Konzept der Okklusionsgestaltung kommt dieser Forderung entgegen.

## 4. Kiefergelenke

Okklusale Fehlkontakte können über die reflektorisch ausgelöste Aktivität der Kaumuskulatur die Funktion der Kiefergelenke beeinflussen. Im Gelenkbereich selbst wurden Rezeptoren nachgewiesen, die ihrerseits wieder zur Steuerung der Kaumuskulatur beitragen[18, 19]. Funktionelle Gelenkerkrankungen mit Schmerzen, Geräusch und Bewegungseinschränkungen sind von zahlreichen Autoren beschrieben[10, 12, 15, 20, 37, 40]. In manchen Fällen kann bei maximaler Interkuspidation eine deutliche Kondylenverlagerung röntgenologisch verifiziert werden.

Für jede prothetische Rehabilitation ist die Situation in den Kiefergelenken von entscheidender Bedeutung. Zu fordern ist, daß die Position der Kondylen bei maximaler Interkuspidation vom Organismus symptomfrei akzeptiert wird und keinen Anlaß zur Parafunktion gibt. Bezüglich der Idealposition, in der die Kondylen letztlich bei maximaler Interkuspidation stabilisiert sein sollen, bestehen verschiedene Ansichten. So liegen nach älterer Auffassung die Kondylen am dorsalen Abhang des Tuberculum articulare, keineswegs in der Fossa articularis, A. Gerber definiert dagegen die „gelenksbezügliche zentrale Relation" folgendermaßen: „Bei maximalem Kontakt natürlicher Zahnreihen und aufrechter Kopfhaltung des Patienten stehen beide Kondylen im Zenit der Gelenkgruben. Dabei muß zwischen den knöchernen Gelenkteilen genügend Raum für den Discus articularis und zwei intakte Knorpelschichten vorhanden sein. Ferner dürfen die Gewebe in und um den Gelenkraum bei maximalem Kontakt der Zahnreihen weder komprimiert sein noch auf Zug beansprucht werden." Das anglo-amerikanische Schrifttum kennt die „centric relation" und definiert diese als „the most retruded, uppermost and midmost position". Sie ist mit der „ligament position" identisch und entspricht auch der „zentralen Okklusion" der Deutschen Gesellschaft für Prothetik und Werkstoffkunde. C. Wirth[43] drückt bei Bestimmung der „power centric" die Kieferwinkel nach oben und vorne, wodurch die Kondylen eine eher ventral des Zenites liegende Position einnehmen. Diese Lage soll der resultierenden der Muskelkräfte entsprechen und die Gelenksituation während der Kaubelastung wiedergeben.

Eigene Untersuchungen, wechselvolle therapeutische Erfahrungen und nicht zuletzt didaktische Überlegungen führten dazu, die anzustrebende Idealposition der Kondylen unter Einbeziehung okklusaler Faktoren zu präzisieren. Zunächst soll auf zwei einfache, praktisch-therapeutische Begriffe hingewiesen werden:

Erstens: *habituelle Interkuspidation*.

Sie entspricht der maximalen Interkuspidation und kann pathogen sein. Die dabei von den Kondylen eingenommene Position wird als habituelle Relation bezeichnet.

Zweitens: *therapeutische Interkuspidation*.

Dies ist jene maximale Interkuspidation, die der Arzt in Änderung der habituellen Interkuspidation herbeiführt. Die Kondylen befinden sich dabei in therapeutischer Relation.

Die therapeutische Relation kann erst dann als Grundlage einer prothetischen Rehabilitation dienen, wenn sie vom Organismus symptomfrei angenommen wurde, Parafunktionen vermeidet und eine für die praktischen Belange ausreichende Reproduzierbarkeit gewährleistet. Der Zeitfaktor spielt somit in der Beurteilung der Kiefergelenksituation eine wesentliche Rolle.

Die Präzisierung der „idealen" Kiefergelenksituation bezieht wie erwähnt, okklusale Faktoren mit ein. Sie beinhaltet damit aber auch „Parodont" und „neuromuskuläres System" und wird kurz als „okkluso-artikuläre Relation" bezeichnet.

## Die okkluso-artikuläre Relation

Drei verschiedene Kiefergelenksituationen (I, II, III) werden anhand schematischer Abbildungen vorgestellt.

Beispiel I:

Abb. 1: In dieser Seitansicht eines Schädels ist der Verlauf der *Camper*schen Horizontalen eingezeichnet. Die dazu als parallel verlaufend angenommene Okklusionsebene ist ebenfalls markiert. Die Zahnreihen befinden sich in maximaler Interkuspidation, der Kondylus steht „zentriert" in der Fossa articularis, d. h., sein dem Schädel nächstgelegener Punkt liegt der höchsten Stelle der Fossa articularis (Kondylennahpunkt, siehe Pfeile) gegenüber. Bei der gegebenen Situation stehen die beiden Pfeile senkrecht zur Okklusionsebene.

Abb. 2: Hier wurden zum besseren Verständnis der nachfolgenden Darstellungen die Zahnreihen durch Bißwälle ersetzt. Die übrige Zeichnung ist unverändert belassen.

Abb. 3: Aus der bisherigen Kondylenposition heraus schiebt der Patient den Unterkiefer nach vorne. Dabei gleitet der Kondylus am rückwärtigen Abhang des Tuberculum articulare entlang vorwärts und abwärts. Die untere Zahnreihe wird dabei vorwärts bewegt und behält nur im Bereich der Frontzähne Kontakt mit der oberen. Die Seitzähne sind diskludiert. Es besteht somit ein Funktionsablauf, wie er zuvor bereits als weitgehend ideal hingestellt wurde: Die muskel- und gelenkfern gelegenen Frontzähne bewirken die Aufhebung exzentrischer Okklusionskontakte der muskelnahe und gelenknahe gelegenen Seitenzähne.

Abb. 4: Ausgehend von der in Abbildung 2 gezeichneten Position, führt der Patient eine Retralbewegung durch. Diese Bewegungsfreiheit besteht bekanntlich in manchen Fällen. Der Kondylus gleitet dabei rückwärts und abwärts. Die Zahnreihe des Unterkiefers gleitet ebenfalls zurück und behält Kontakt im Bereich der Front. die Seitzähne sind wiederum diskludiert. Wir sprechen von „Retrodisklusion"[10]. Der idealen Vorstellung eines Okklusionsaufbaues mit gelenk- und muskelfern gelegenem Entkuppelungsmechanismus ist auch in diesem Falle Rechnung getragen.

Beispiel II:

Abb. 5: Hier wurde im Vergleich zu Abbildung 2 eine grundlegende Änderung getroffen. Der Kondylennahpunkt ist nach vorne und abwärts getreten. Die ihn markierenden Pfeile stehen nicht mehr senkrecht zur Okklusionsebene, sondern derart geneigt, daß sie mit dieser einen nach vorne offenen spitzen Winkel einnehmen. Mit anderen Worten: Der Kondylus befindet sich nicht im Zenit der Gelenkgrube, sondern in einer anterior davon gelegenen Position. Die strichlierte Linie gibt die „ideale" Stellung an. Die Zahn-

Die okkluso-artikuläre Relation

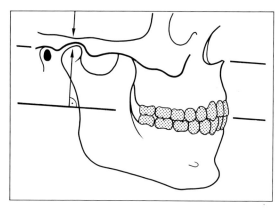

Abb. 1 Beispiel I: Der Kondylennahpunkt liegt, bezogen auf die Okklusionsebene, im Bereich der höchsten Stelle der fossa articularis.

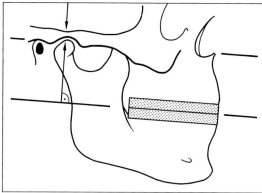

Abb. 2 Um den Verlauf der Okklusionsebene besser anzudeuten, sind die Zahnreihen durch Bißwälle ersetzt.

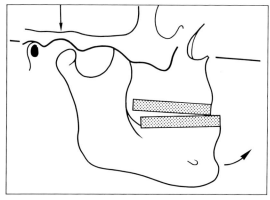

Abb. 3 Bei Protrusionsbewegung (Parafunktion!) werden die im Nahbereich der Schließmuskulatur liegenden Seitenzähne entkuppelt.

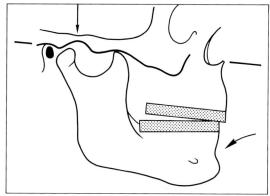

Abb. 4 Entkuppelung der muskelnahen Seitenzähne bei parafunktioneller Retralbewegung „Retrodisklusion".

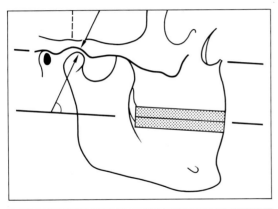

Abb. 5 Beispiel II: Bezogen auf die Okklusionsebene, liegt der Kondylennahpunkt nicht mehr im Bereich der höchsten Stelle der fossa articularis, sondern ventral davon und näher der Okklusionsebene.

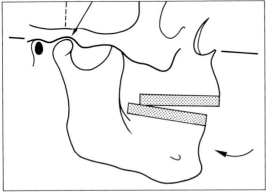

Abb. 6 Bei Retralbewegung tritt der Kondylus auch nach aufwärts. Muskelnahe Zähne stehen in parafunktioneller Okklusion.

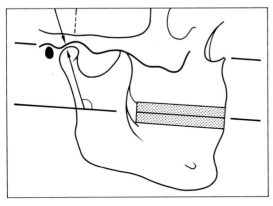

Abb. 7 Beispiel III: Der Kondylennahpunkt liegt dorsal seiner geometrischen Idealposition und somit näher der Okklusionsebene.

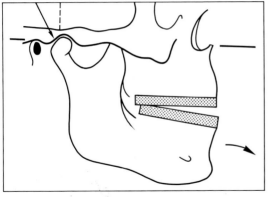

Abb. 8 Bei Protrusionsbewegung (Parafunktion) werden die im Nahbereich der Schließmuskeln liegenden Seitenzähne keinesfalls entkuppelt, sondern verstärkt belastet.

## Die okkluso-artikuläre Relation

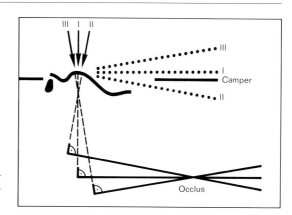

Abb. 9 Die geometrisch ideale Kondylenposition hängt von der Neigung der Okklusionsebene ab.

reihen befinden sich in maximaler Interkuspidation. Vollführt der Patient aus dieser Position heraus eine Protrusionsbewegung, so vollzieht sich das Geschehen im wesentlichen wie in Abbildung 3 gezeichnet. Es kommt wiederum zur erwünschten Disklusion des Seitzahnbereiches. Anders jedoch liegen die Verkältnisse, wenn der Unterkiefer wie folgt rückwärts bewegt wird:

Abb. 6: Aus der in Abbildung 5 gezeigten Grundstellung heraus ist eine Retrusionsbewegung erfolgt, d. h., der Kondylus tritt rückwärts und aufwärts. Die in diesem Falle im Bereich der okkludierenden Zahnreihen auftretenden Erscheinungen stehen in starkem Gegensatz zu der in Abbildung 4 gezeichneten und als erwünscht zu betrachtenden Retrodisklusion. Im jetzt vorliegenden Falle kommt es zu einem Klaffen im Frontzahnbereich und zum ausschließlichen Kontakt der Molaren. Es stehen somit Zähne in Okklusion, die dem vollen Angriff der Schließmuskulatur ausgesetzt sind.

Beispiel III:

Abb. 7: Hier ist als drittmögliches Beispiel das Bestehen maximaler Interkuspidation bei retro-kaudaler Stellung der Kondylen dargestellt. Auch diese Situation kann nicht allzu selten verifiziert werden. Die Pfeile durch den Kondylennahpunkt schließen einen nach vorne offenen Winkel ein. Erfolgt aus dieser Position eine weitere Retralbewegung, so kommt es zum Klaffen der Zahnreihen im Molarenbereich. Die Situation wird der in Abbildung 4 gezeichneten ähnlich.

Abb. 8: Tritt jedoch der Kondylus nach vorne und kranial, so kommen die Zahnreihen in unerwünschte Okklusion. Anstelle einer Frontzahnführung mit Disklusion im Seitenzahnbereich kommt es zum Klaffen in der Front bei alleinigem Molarenkontakt. Ein Okklusionsaufbau nach diesem Muster induziert Parafunktionen mit allen Folgen für Zahnsubstanz, Parodont, Kiefergelenk und neuromuskuläres System.

Abb. 9: In weiterer Vereinfachung sind hier die Beispiele I, II und III zeichnerisch zusammengefaßt. Front- und Eckzähne können ihre Aufgabe der Disklusion nur erfüllen, wenn eine bestimmte Beziehung zwischen der Neigung der Okklusionsebene und der Kondylenposition besteht.

Ist die Okklusionsebene parallel zur *Camper*schen Horizontalen (I), so kann der Kondylennahpunkt* nur im Zenit** der Fossa articularis liegen.

Bildet die Okklusionsebene mit der *Camper*schen Horizontalen einen nach vorne offenen Winkel (II), so liegt der Kondylennahpunkt vor dem Zenit der Gelenkgrube.

Schließt die Okklusionsebene mit der *Camper*schen Horizontalen einen nach dorsal offenen Winkel ein (III), liegt der Kondylennahpunkt hinter dem Zenit der Fossa articularis.

*Definition:*

Liegen die Tangenten im linken wie im rechten Kondylennahpunkt parallel zur Okklusionsebene, so befindet sich das stomatognathe System in okkluso-artikulärer Relation.

---

\* Der Kondylennahpunkt befindet sich auf der Oberfläche der Fossa articularis in der kürzesten Verbindungslinie zum Kondylus.

\*\* Die Bezeichnung „Zenit" der Gelenkgrube bezieht sich auf deren höchsten Punkt gegenüber der *Camper*schen Horizontalen.

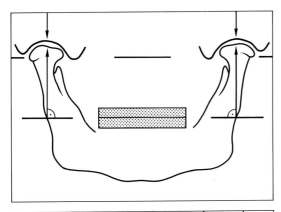

Abb. 10 „Nicht seitenverschobene" Position der Kondylen.

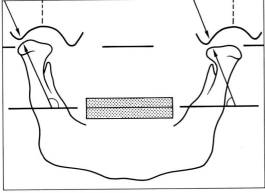

Abb. 11 Seitenverschobene Position der Kondylen. Tangenten durch die Kondylennahpunkte würden nicht mehr parallel zur Okklusionsebene verlaufen. Die Kondylennahpunkte liegen nicht mehr in größtmöglicher Entfernung von der Okklusionsebene.

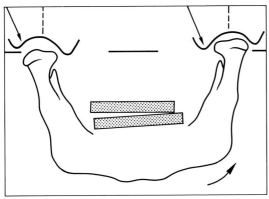

Abb. 12 Okklusionsstörung bei Einnahme der „nicht seitenverschobenen" Position.

Mit anderen Worten: Liegen beide Kondylennahpunkte in größtmöglicher Entfernung von der Okklusionsebene, so befindet sich das stomatognathe System in okkluso-artikulärer Relation.

Diskussion

Die Kiefergelenkproblematik aus der Sicht des Prothetikers wird in der Literatur vorwiegend anhand von Projektionen in die Sagittalebene erörtert. Auch die Röntgendarstellung des Gelenkes erfolgt meist aus lateraler Richtung. Während, bezogen auf diese Projektionsebene, noch Meinungsunterschiede über die therapeutische Position der Kondylen bestehen, herrscht offenbar Einstimmigkeit darüber bei Projektion des Gelenkes in die Frontalebene. Projiziert man Kiefergelenke in die Frontalebene, so wünschen alle Autoren eine „zentrierte" bzw.

"nicht seitenverschobene" Position der Kondylen. In okkluso-artikulärer Relation liegen auch bei dieser Gelenkdarstellung die Tangenten in den Kondylennahpunkten parallel zur Okklusionsebene (Abb. 10). Fixiert man hingegen den Unterkiefer in seitverschobener Lage, so liegt die Tangente durch den Kondylennahpunkt nicht mehr parallel zur Okklusionsebene (Abb. 11). Als Folge tritt eine entsprechende okklusale Störung auf (Abb. 12), sobald die Kondylen wieder ihre "nicht seitenverschobene" Lage einnehmen. Aus verständlichen Gründen wünscht kein Zahnarzt seinem Patienten eine therapeutische Okklusion dieser Art zu geben.

Für die anhand des Beispieles I (Abb. 1 bis 4) dargestellte okkluso-artikuläre Relation würden auch die Definitionen der "gelenkbezüglichen zentralen Relation" der "centric relation" und der "zentralen Okklusion" zutreffen. Die Definitionen wünschen hier offenbar im Grunde dasselbe. Der Unterschied liegt in den entsprechenden Behandlungsvorgängen. Während man in einem Fall trachtet, die therapeutische Relation mit Hilfe eines zentralen Stützstiftes ohne manuelle Beeinflussung zu erreichen, wird im anderen Falle ein Druck auf das Kinn des Patienten ausgeübt. Beide Methoden können, optimale Kiefergelenkbedingungen vorausgesetzt, praktisch identische Ergebnisse bringen. Bei vielen Patienten besteht jedoch die Möglichkeit, durch den gegen das Kinn gerichteten Druck die Kondylen in eine retro-kaudale Position zu forcieren. Häufig wird der Unterkiefer, um ein Knirschen und Pressen auf Retrusionsfacetten zu vermeiden und eine reproduzierbare Lage zu erreichen, unter allen Umständen in seine retrudierte Position gebracht. Daß diese retrudierte Position oft nicht mehr mit der kranialsten Position in Einklang zu bringen ist, zeigen praktische Behandlungsergebnisse und Untersuchungen[11]. Bei Kiefergelenkpatienten, deren Kondylen diese Position einnehmen können, ist eine abwartende Haltung Voraussetzung für den Behandlungserfolg. Im Laufe einer Behandlung mit Funktionsschienen oder -brücken, die in okkluso-artikulärer Relation erstellt wurden, normalisiert sich die Gelenksituation.

Wird die therapeutische Relation als "power centric" genommen, so besteht bei flachen Kondylenbahnen die Möglichkeit, den Unterkiefer derart ventral zu fixieren, daß die in den Abbildungen 5 und 6 gezeichneten Situationen zutreffen.

Untersuchungen über die physiologische und pathologische Zahnbeweglichkeit deuten darauf hin, daß bei einer Okklusion mit Front-Eckzahn-Führung die Belastung der Eckzähne durchaus innerhalb des physiologischen Toleranzbereiches des Parodonts liegt. Auch Untersuchungen über den Einfluß der experimentellen Eckzahnführung auf die Zahnbeweglichkeit[3] erbrachten keine signifikanten Beweglichkeitsunterschiede zur Ausgangssituation und zu den Werten einer Kontrollgruppe. Hingegen berichten andere Autoren[29] über eine Gruppe von Versuchspersonen mit Eckzahnführung, die eine signifikant höhere Beweglichkeit aller Zähne gegenüber einer Vergleichsgruppe mit balanciertem Gruppenkontakt aufwies. Allerdings werden keine Hinweise auf die Position der Kondylen gegeben, womit gewisse Fragen offenbleiben.

Beachtung verdienen Stimmen, die darauf hinweisen, daß das menschliche Gebiß etwa bis zur Mitte des 18. Jahrhunderts, also dem Beginn der industriellen Revolution, ein Abrasionsgebiß gewesen sei und daß der Erwachsene erst nach diesem Zeitraum anatomisch gestaltete Zahnhöcker aufweise[30]. Auf eine Reihe weiterer Zivilisationserscheinungen wird ebenfalls hingewiesen[1]. Da jedoch für die nächste Zukunft kaum mit einer vollständigen Änderung der Ernährungsgewohnheiten und der Lebensbedingungen zu rechnen ist, wird sich der Zahnarzt auf das Höckergebiß des Patienten in einer streß- und parafunktionsfördernden Umwelt einstellen müssen.

### Praktische Hinweise für die Behandlung:

Wenn die habituelle Interkuspidation beibehalten wird, erübrigen sich besondere Maßnahmen. Ist jedoch eine therapeutische Interkuspidation im Zuge einer prothetischen Rehabilitation aufzusuchen, so wird sie in Form der okkluso-artikulären Relation bestimmt. Dabei ist es unerläßlich, sich Auskunft über die Situation in den Kiefergelenken zu verschaffen. Quick-analyzer[43], Buhnergraph (Whip-Mix Corporation) und Panthographen sind Hilfsmittel, die über die Position der Kondylen informieren können. Exakte Daten vermittelt der Kondymeter (SAM-Singer K.G., Gausch-Kulmer Measuring-System). Darüber hinaus bewähren sich jedoch Kontrollaufnahmen mit Hilfe des Dental-Röntgenapparates.

Minimalausrüstung und Standardeinstellung für Kiefergelenkröntgenaufnahmen:

Dentalröntgengerät,
Filmkassette 9 x 12 cm,
2 Verstärkerfolien Cawo Ultra Rapid (high speed) 9 x 12 cm,
Filme 9 x 12 cm,
Entwicklungseinrichtung.

Der Kopf des aufrecht sitzenden Patienten wird so ausgerichtet, daß die *Camper*sche Ebene parallel zum Fußboden liegt. Der Zentralstrahl verläuft 25 Grad von kranial und 10 Grad von dorsal. Der Abstand der Spitze des Zielkonus beträgt etwa Handbreite vom Kopf des Patienten. Gezielt wird auf die gegenüberliegende Kiefergelenkregion. Hier wird die Kassette derart angelegt, daß ihr unterer Rand (lange Seite des Rechteckes) parallel zum Fußboden liegt. Der Patient soll die Kassette so gegen die Wangenweichteile drücken, daß eine annähernd ortho-radiale Projektion möglich wird. Die Belichtungszeit entspricht etwa der einer Molarenaufnahme bei Verwendung von normalen Zahnfilmen.

Verbesserte Ausrüstung:

a) Der im Querschnitt rechteckige Rinn-Tubus für Zahnfilme (Rinn Corp., Illinois) wird als Zieleinrichtung verwendet. Da der Tubus gleichzeitig als Blende wirkt, können auf einem Film im Format 9 x 12 cm beide Kiefergelenke nebeneinander abgebildet werden. Die Standardeinteilung beträgt, wie vorher, 25 Grad und 10 Grad.

b) Die Aufnahmetechnik wird bei Verwendung des TMX-Röntgenbogens nach *Graf* wesentlich erleichtert. Standardeinstellung, Kassette und Verstärkerfolie werden wie oben beibehalten. Die eingebaute Blende ermöglicht es auch hier, beide Kiefergelenke nebeneinander aufzunehmen.

c) Das Röntgeneinstellgerät nach *Hanel* erlaubt, bei Verwendung tätowierter Bezugspunkte, Kiefergelenkaufnahmen auch nach längeren Zeiträumen zu reproduzieren.

Mit allen beschriebenen Aufnahmetechniken wird lediglich der laterale Gelenkbereich erfaßt, was jedoch für die praktischen gnathologischen Belange bereits von Wert ist[12, 42]. Die Standardprojektion, 25 Grad und 10 Grad, muß sinnvoll abgewandelt werden, wenn der Porus acusticus nicht scharf (kreisrund oder oval) abgezeichnet ist. Für die Beurteilung der Kondylenposition ist stets die Breite des Gelenkspaltes, keinesfalls die Einengung des Spaltes maßgeblich. Der Grund hierfür liegt darin, daß mit Hilfe paralleler Strahlen ein Spaltraum durch nicht ortho-radiale Projektion wohl verschmälert, niemals aber verbreitert abgebildet werden kann.

Wie wird die okkluso-artikuläre Relation aufgesucht?

1. Am aufrecht sitzenden Patienten wird folgender Handgriff angewendet: Zeige- und Mittelfinger der rechten Hand werden gespreizt und den horizontalen Kieferästen von unten, möglichst nahe dem Kieferwinkel, angelegt. Beide Finger heben die Kondylen gleichmäßig und senkrecht zur Okklusionsebene an. Der Daumen liegt am Kinn, führt zunächst den Unterkiefer nach rückwärts, dient aber bei den nachfolgenden Scharnierbewegungen nur mehr zur Stabilisierung des senkrecht zur Okklusionsebene angehobenen Unterkiefers. Durch ein Wachsregistrat wird die Kieferbeziehung während der Röntgenaufnahme fixiert[2, 6, 7, 42]. Anschließend entfernt man das Registrat aus dem Mund und fertigt bei habitueller Interkuspidation die vergleichende Röntgenaufnahme an. Läßt sich der Unterkiefer mit Hilfe des Handgriffes leicht in die okkluso-artikuläre Relation bringen und bestehen keine Zweifel an deren Effizienz und praktischen Reproduzierbarkeit, so steht dem weiteren definitiven Vorgehen nichts mehr im Wege.
Es folgen die Funktionsanalyse im Artikulator, Einschleifen und Aufbau der Okklusion.

2. Wenn jedoch Muskelspasmen Schwierigkeiten bei der manuellen Reposition des Unterkiefers bereiten und Zweifel an der aufgefundenen Kieferrelation bestehen, sind definitive Behandlungsmaßnahmen zunächst kontraindiziert. In diesem Falle empfiehlt sich die Anwendung des zentralen Stützstiftes[12, 28]. Die Kondylenposition wird röntgenologisch verifiziert. Entsprechend dem Ergebnis der nachfolgenden vorläufigen Funktionsanalyse im Artikulator werden am Patienten zunächst grobe Okklusionsstörungen behoben und gegebenenfalls mit Autopolymerisat bzw. Composites provisorische Disklusionsflächen an den

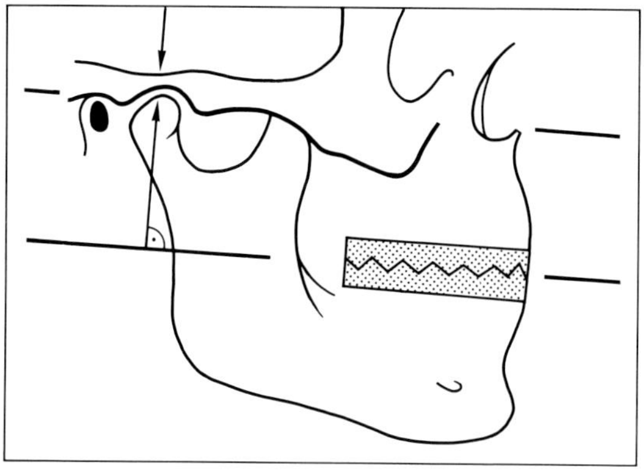

Praktische Hinweise für die Behandlung

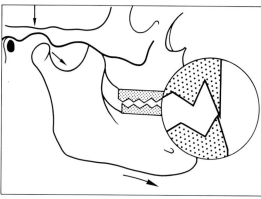

Abb. 13 Die ersten zwei Charakteristika der Funktionsschiene: präzise Verzahnung und geringstmögliche Bißhebung. (Die Schiene wird meist für den Oberkiefer angefertigt.)

Abb. 14 Drittes Charakteristikum der Funktionsschiene: Front- und Eckzahnführung mit sofortiger Entkuppelung der Seitenzahnregion.

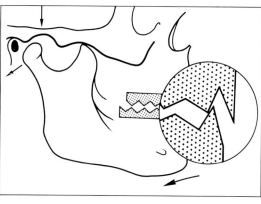

Abb. 15 Viertes Charakteristikum der Funktionsschiene für den Fall, daß eine dorso-caudale Kondylenverlagerung bestanden hat: „Retrodisklusion" = Geeignete Führungsflächen in der Eckzahn- oder Prämolarenregion entkuppeln sofort die Seitenzähne bei den zunächst noch möglichen Dorsalbewegungen des Unterkiefers.

Frontzähnen aufgebaut. Der Erfolg dieser Maßnahmen ist abzuwarten. Legen sich die Muskelspasmen, so wird, wie unter 1 beschrieben, weiterverfahren. Im anderen Falle kann der beschriebene Behandlungsversuch wiederholt werden. Jedoch ist es meist zielführender, die Behandlung nach den unter 3 beschriebenen Richtlinien fortzusetzen.

3. Ist mit Hilfe des Handgriffes infolge Muskelspasmen die okkluso-artikuläre Relation nicht einstellbar oder sind die Kondylen im Röntgenbild bei habitueller Interkuspidation eindeutig nach dorso-kaudal verlagert, wird zur Methode des zentralen Stützstiftes gegriffen. Mit Hilfe vergleichender Röntgenaufnahmen der Kiefergelenke wird versucht, die Kondylenposition zu verbessern. Die Verschlüsselung des Stützstiftes auf der Pfeilwinkelzeichnung wird dabei sinnvoll abgeändert. Die für gut erachtete therapeutische Relation wird in den Artikulator übertragen, eine

Distraktion oder Kompression des Gelenkes entsprechend berücksichtigt[12]. In der Regel wird auf dem oberen Kiefermodell eine Funktionsschiene aus Kunststoff[24] hergestellt, die folgende Charakteristika aufweist: geringstmögliche Bißhebung, präzise Verzahnung, Front- und Eckzahnführung mit sofortiger Disklusion der Seitenzahnregion sowie Retrodisklusion mit Hilfe der Prämolaren oder Eckzahnregion[10] im Falle einer dorso-candalen Verlagerung der Kondylen (Abb. 13 bis 15). Diese Funktionsschiene ist außer bei der Nahrungsaufnahme dauernd zu tragen. Auch fix zementierte, insbesondere Metallschienen haben sich bewährt. Während der folgenden Wochen und Monate wird die Funktionsschiene dem Heilungsverlauf angepaßt und gegebenenfalls neu angefertigt.

Mit dem Beginn der definitiven prothetischen Behandlung des Patienten wird gewartet, bis der Muskeltonus sich normalisiert hat, die subjektiven Beschwerden völlig abgeklungen sind und die therapeutische Relation der Kondylen sich durch Monate hindurch nicht mehr verändert hat. Auch bei Behandlungsfällen, die den eben beschriebenen langen therapeutischen Weg gegangen sind, wird man feststellen, daß sowohl Wachsregistrate mithilfe des Handgriffes wie Pfeilwinkelregistrate mit dem zentralen Stützstift praktisch identische Einstellergebnisse im Sinne einer okkluso-artikulären Relation erbringen.

## Literatur:

1. *Burkitt, D. P.:* Some diseases characteristic of Modern Western Civilization, B. M. J. 1 (1973), 274.
2. *Clementschitsch, F.:* Die Röntgendarstellung des Gesichtsschädels. Urban & Schwarzenberg, Wien/Innsbruck 1951.
3. *Curilovich, Z.:* Einfluß der experimentellen Eckzahnführung auf die Zahnbeweglichkeit. Schweiz. Mschr. Zahnheilk. 81 (1971), 413.
4. *d'Amico, A.:* Canine Teeth – Normal Functional Relation of the Natural Teeth of Man. J. South. Calif. dent. Ass. 26 (1958), 6, 49, 127, 173, 194, 239.
5. *Drum, W.:* Autodestruktion des stomatognathischen Systems, Quintessenz zahnärztl. Lit. 1126 (1958).
6. *Egli, U.:* Das Röntgenbild in der kiefergelenkbezüglichen Okklusionsdiagnostik. Med. Diss., Zürich (1969).
7. *Fröhlich, F.:* Zur Reproduzierbarkeit von Kiefergelenk-Röntgenbildern. Schweiz. Mschr. Zahnheilk. 77 (1967), 611.
8. *Fuchs, P.:* Experimentelle Untersuchungen über die Beeinflussung der nächtlichen Kaumuskelaktivität durch Okklusionsstörungen. Dtsch. zahnärztl. Z. 28 (1973), 1064.
9. *Garliner, D.:* Myofunctional therapy in dental practice. New York 1971.
10. *Gausch, K.,* und *Kulmer, S.:* Funktionelle Arthropathie als Ausdruck einer okklusalen Störung. Zahnärztl. Praxis 21 (1970), 265.

    *Gausch, K.,* und *Kulmer, S.:* Grenzen der Scharnierachsenmethode in der Funktionsanalyse des Gebisses. Schweiz. Mschr. Zahnheilk. 82 (1972), 161.

    *Gausch, K.,* und *Kulmer, S.:* The Role of Retro-Disclusion in the treatment of the TMJ-Patient. J. of Oral Rehabilitation 1976 (in Press).
11. *Gausch, K., Koch, W.,* und *Kulmer, S.:* Die Lageveränderung der Kondylendrehpunkte bei Okklusionskorrekturen. Dtsch. zahnärztl. Z. 28 (1973), 790.

    *Gausch, K., Koch, W.,* und *Kulmer, S.:* Die Lager der Kondylen bei habitueller und therapeutischer Okklusion. Dtsch. zahnärztl. Z. 30 (1975), 37.
12. *Gerber, A.:* Logik und Mystik der Kiefergelenksbeschwerden. Schweiz. Mschr. Zahnheilk. 74 (1964), 687 und 834.

    *Gerber, A.:* Kiefergelenk- und Zahnokklusion. Dtsch. zahnärztl. Z. 26 (1971), 115.

    *Gerber, A.:* Okklusion und Kiefergelenk in der Kausalität von Zahn-, Kiefer-, Gesichts- und Kopfschmerzen. SSO Fortbildungskurs Bern, 81 (1973).
13. *Grad, H.,* und *Zander, H.:* Okklusale Zahnkontakte und Muskelaktivität beim Kauen und Schlucken, Schweiz, Mschr. Zahnheilk. 74 (1964), 495.
14. *Graf, H.:* Zentrallage und Schluckreflex. Schweiz. Mschr. Zahnheilk. 77 (1967), 1115.
15. *Grossmann, W.,* und *Greenfield, B. E.:* Die elektromyographische Untersuchung der funktionsbedingten Kiefergelenkserkrankungen. Zahnärztl. Welt 18 (1968), 668.
16. *Hofmann, M.:* Eckzahnführung und parodontale Reaktion. Dtsch. zahnärztl. Z. 29 (1974), 823.
17. *Hupfauf, L.:* Okklusions- und Artikulationsdiagnostik in der prothetischen Zahnheilkunde. Praxis der Zahnheilkunde, C. 3. Urban & Schwarzenberg, München/Berlin/Wien 1969.
18. *Kawamura, Y.,* und *Majima, T.:* Temporomandibular joint's sensory mechanisms controlling activities of the jaw muscles. J. dent. Res. 43 (1964), 150.
19. *Kawamura, Y., Majima, T.,* und *Kato, J.:* Physiologic role of deep mechanoreceptor in the temporomandibular joint capsule. J. Osaka Univ. Dent. School 7 (1967), 63.
20. *Kraft, E.:* Über elektromyographische Untersuchungen kiefergelenkskranker Patienten. Dtsch. zahnärztl. Z. 18 (1963), 1399.
21. *Krasznay, A.,* und *Kulmer, S.:* Kausystem und psychische Überlastung. ZWR 83 (1974), 528–530.
22. *Krogh-Poulsen, W.:* Occlusal Disharmonies and Dysfunction of the Stomatognathic Systems. The Dental Clinics of North America, S. 627. Saunders, Philadelphia 1966.

*Krogh-Poulsen, W.:* Zusammenhänge zwischen Lokalisation von Abrasionsfacetten und Schmerzen in der Kaumuskulatur und deren Bedeutung für Diagnostik und Behandlung. Österr. Z. Stomatol. 64 (1967), 402.

23. *Kulmer, S.:* Zahnokklusion und Streß, Österr. Z. Stomatol. 69 (1972), 466.

24. *Kulmer, S.,* und *Richter, M.:* Rationelle Herstellung gelenkbezüglicher Aufbißschienen. Z. Praxis 25, Heft 7 (1974).

   *Kulmer, S.,* und *Richter, M.:* Gnathologische Aspekte in der Kieferorthopädie. Informationen Orthodont. u. Kieferorth. 1, 7 (1973).

25. *Lundeen, H. C.:* Occlusal Morphologic Considerations for fixed Restaurations in Dental Clinics of North America. W. B. Saunders Company, July 1971.

26. *Marxkors, R.:* Suprakontakte und Myopathien. Dtsch. zahnärztl. Z. 28 (1973), 765.

27. *Mühlemann, R., Rateischak, R.* und *H. Renggli.:* Parodontologie, G. Thieme Verlag, Stuttgart 1975.

28. *McGrane, H. F.:* Five Basic Principles of the McGrane Full Denture Procedure. Florida State dent. J. 20 (1949), 5.

29. *O'Leary, F. J., Shanly, D. B.* und *Drake, R. B.:* Tooth mobility in cuspid-protected and group function occlusions. J. prosth. Dent. 27 (1972), 21.

30. *Perry, D. C.:* Occlusal Considerations. Store-Kro-Conference 1973. Ebeltoft, Denmark.

31. *Powell, R.,* und *Zander, H.:* The Frequency and Distribution of Tooth Contact During Sleep. J. dent. Res. 44 (1965), 713.

32. *Ramfjord, S. O.,* und *Ash, M.:* Physiologie und Therapie der Okklusion. Verlag „Die Quintessenz", Berlin 1968.

33. *Scaife, R. R.,* und *Holt, J. E.:* Natural Occurence of Cuspid Guidance. J. prosth. Dent. 21 (1969), 225.

36. *Shaw, D. M.:* Form and function in teeth. Internat. J. Orthodontics 10 (1919), 159.

37. *Steinhardt, G.:* Die praktische Bedeutung der Röntgenaufnahmen des Kieferggelenkbereiches. Dtsch. zahnärztl. Z., Heft 5, S. 549 (1955).

38. *Thielemann, K.:* Biomechanik der Parodontose. Johann Ambrosius Barth, München 1956.

39. *Thomas, P. K.:* Syllabus on full mouth waxing technique. 3. Aufl. University of California, Medical Center, San Francisco 1967.

40. *Töndury, G.:* Zur Topographie des Kiefergelenkes mit besonderer Berücksichtigung der neutralen Zusammenhänge. SSO Forbildungskurs Bern. 117 (1973).

41. *Vollmer, W. H.:* Beeinflussung der Zahnbeweglichkeit und der marginalen Entzündung traumatisierter Zähne durch Einschleifen. Inauguraldissertation, Basel 1974.

42. *Weinberg, L. A.:* An evaluation of duplicability of temporomandibular joint radiographs. J. prosth. Dent. Vol. 24, Nr. 5 (1970), 512.

   *Weinberg, L. A.:* Technique for temporomandibular joint radiographs. J. prosth. Dent. Vol. 28, Nr. 3 (1972), 284.

43. *Wirht, C. G.:* Interocclusal Centric Relation for Articulator Mounted Casts. Dental Clinics of North. America, Vol. 15, Nr. 3 (1971), und persönliche Mitteilung.

   *Wirth, C. G.:* Quick Hinge axis Movement Analyzer. J. Europ. Acad, Gnath. 1 (1975), 12.

# Okklusion, Kaudynamik und Kiefergelenk in der europäischen Forschung und Prothetik

von A. Gerber, Zürich

## Die Eigenständigkeit der europäischen Forschung

In einem Sammelwerk über die Europäische Prothetik geht es nicht nur um die reine Praxis, sondern auch um den Stellenwert und die Bedeutung der europäischen Grundlagenforschung in den Bereichen der Okklusologie, der Kiefergelenke und der Kaudynamik. Diese unsere europäische Forschung ist auch heute noch die solideste Grundlage einer wissenschaftlich und sozial verantwortbaren Prothetik, inbegriffen die Diagnose und die Behandlung okklusionsbedingter Dysfunktionen im Kausystem. Die naturwissenschaftlich und klinisch orientierte Grundlagenforschung in Anatomie, Physiologie und speziell auch zur Kaudynamik im Kausystem ist in Europa seit der Jahrhundertwende bis heute sehr intensiv betrieben worden. Sie ist in zeitlicher Reihenfolge vornehmlich verknüpft mit den Namen von *A. Gysi, N. G. Bennett, F. Ackermann, G. Steinhardt, G. Villain, N. Fish, H. Schröder, F. Trebitsch, R. Grohs, W. Wild, M. Spreng, U. Posselt, E. Møller, P. Ludwig* und vielen anderen.

Leider ist dann nach dem 2. Weltkrieg das wertvolle europäische Forschungsgut zur Funktionsdynamik (*A. Gysi, N. G. Bennett* u. a.), zur okklusionsbedingten Pathologie der Kiefergelenke (*G. Steinhardt*) und zur Radiologie der okklusionsbedingten Kondylenpositionen (*G. Lindblom*) durch geometrisch-gnathologische Konzepte amerikanischer Provenienz unterwandert worden. Damit wurde die gesunde Weiterentwicklung der europäischen Prothetik auf wissenschaftlicher Basis unterbrochen und dem Zahnarzt für die Behandlung seiner Problempatienten eine unwissenschaftliche, aber durch ihre Präzision imponierende Verfahrenstechnik mit geometrischen Denkmodellen und Denkzwängen angeboten.

Warum es sich dabei um sehr gefährliche Denkzwänge handelt, belegen die basiswissenschaftlichen Arbeiten von *G. Steinhardt* (1936, 1973) zur Biofunktion, Dysfunktion und Pathohistologie der Kiefergelenke. Als Rechtfertigung für den Vorwurf „Denkzwänge" genügen im Rahmen dieses Buchbeitrages die Abbildungen 18 bis 21 auf den Seiten 151 und 152; es sind Farbstiftskizzen, angefertigt von *F. Weber* nach Originalpräparaten von *G. Steinhardt*.

## Die mechanische Funktion des Kausystems

Die vitalen, mechanischen Aufgaben des Kausystems bei der Nahrungsaufnahme sind klar umrissen: Abbeißen, Zerkleinern, Kauen, Zerreiben der Nahrung mit Einspeicheln, Bolusformen und Schlucken.

Die Kopfhaltung bei der Nahrungsaufnahme ist ebenfalls bekannt: Der Kopf wird leicht nach vorne und etwas nach der Seite geneigt (Abb. 1). So bleibt das Kaugut allein schon durch sein Gewicht so lange in der Mundhöhle, bis es zur Schluckreife zerkleinert und eingespeichelt ist.

Die Kopfhaltung beim Essen und die Aktionsrichtung der Kaumuskulatur nehmen immer wieder Einfluß auf die Koordination der habituellen Interkuspidation zur Lage der Kondylen in den Kiefergelenken. Diese funktionelle Koordination im Kausystem erlaubt es uns, ohne Rücksicht auf die derzeitige Nomenklatur, anstelle von habitueller Interkuspidation auch den aussagekräftigen Begriff Kauzentrik oder Mastikationszentrik zu setzen. Bei „Kauzentrik = habituelle Interkuspidation" (derzeitige Nomenklatur) besteht eine

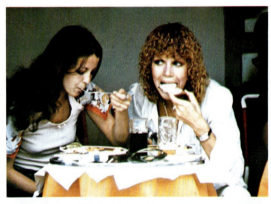

Abb. 1 Die Kopfhaltung beim Essen und die Kaumuskulatur beeinflussen die Kaulage und die Kaubahnen des Unterkiefers.

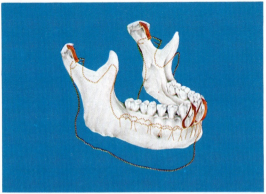

Abb. 2 Darstellung der Bewegungsbahnen der Kondylen und der unteren Inzisiven beim Abbeißen.

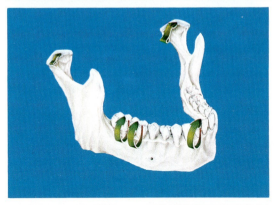

Abb. 3 Bewegungsbahnen der Molaren, des Inzisalpunktes und der Kondylen beim Kauen rechts. Die Balancespuren auf den Molaren der linken Seite sind nicht eingezeichnet.

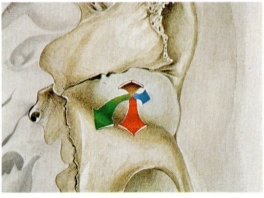

Abb. 4 Fossa glenoidalis mit den Bahnen der Kondylenbewegungen. Rot für Öffnen und/oder Vorschieben. Grün für Kauen auf der Gegenseite, genannt Balancebahn. Blau für Kauen links. Braun für alle Retrusivbewegungen, Beispiele: Zerreibebewegungen mit den Mahlzähnen, Dorsalflexion des Kopfes, retrudierte Kontaktposition beim Zahnarzt, beim Schlucken unregelmäßig.

kompressionsfreie Zenitposition der Kondylen in den Gelenken. Diese Zenitposition der Kondylen, von der aus die exkursiven Kondylenbewegungen ausgehen und wieder zurückkehren, ist kein mathematischer Punkt, sondern ein physiologischer Verweilort auf einem Polster mit viscoelastischen Eigenschaften (Diskus und Knorpelschichten).

Beim Einsatz des Kausystems zum Abbeißen bewegen sich die Kondylen aus der Zenitposition nach vorne unten. Dann folgt eine Schließbewegung mit leicht vorverlagerten Kondylen bis es zum Einsatz der Schneidezähne kommt und die Zahnreihen mit einer kombinierten Schließ- und Rückziehbewegung des Unterkiefers ganz geschlossen werden (Abb. 2).

Harte und/oder von Fasern durchzogene Nahrung wird durch Kau- und Abscherbewegungen im Seitenzahnbereich vorerst verkleinert und dann durch Zerreiben zwischen den Molaren (Mahlzähne) zu breiiger Konsistenz zerrieben. Da beim Kauen das Kaugut in der Regel abwechselnd auf der rechten oder linken Seite, aber nie von beiden Kieferhälften gleichzeitig bearbeitet wird, ist es üblich von einer Kau- und einer Nichtkau- oder Balanceseite zu sprechen.

Die Abbildung 3 zeigt den Momentan-Einsatz des Unterkiefers beim Kauen rechts. Die nach lateral, vorn und unten gerichteten Exkursionen des Kondylus der Kauseite (sog. Arbeitskondylus) sind eher bescheiden. Wenig bis um vieles größer sind die Exkursionen des Balance-Kondylus, sie verlaufen nach median-vorne und unten.

Als Mahlen wird eine Bewegung und ein Kräfteeinsatz beschrieben, der auf ein mühlsteinartiges Feinzerreiben der Nahrung mit den Molaren abzielt. Die Dynamik dieser Zerreibebewegung kommt durch ein synchrones Gegenspiel des horizontalen Anteils des Temporalismuskels der einen Seite und des lateralen Pterygoidmuskels der anderen Seite zustande. (*W. Wild* 1950, *M. Spreng* 1953, *E. Møller* 1973.)

Bei Zerreibebewegungen machen die Kondylen in den Gelenken nur kleine Exkursionen, bestreichen aber wechselseitig auch den dorso-caudalen Abhang der Gelenkflächen. Beachte Abbildung 4, linke Fossa glenoidalis, kurzer brauner Pfeil. Die Dynamik der Zerreibebewegung zeichnet sich vor allem bei Menschen ab, die ihre Zähne auch heute noch zum Feinmahlen von hartem Brot und körniger Nahrung einsetzen.

Klinisch wichtig: Die Effizienz der Kau- und Zerreibebewegung unseres Kausystems ist eng verknüpft mit einer physiologischen Retrusivbewegung der Kondylen in den Kiefergelenken. Wenn diese physiologische Retrusivbewegung im Rahmen einer okklusalen Rehabilitation unterbunden wird, sinkt die Kaueffizienz für alle Patienten, die nicht wegen Okklusionsdefekten behandelt wurden, deutlich merkbar ab. An einer Reduktion der Kaueffizienz sind oft auch neu eingebaute immediat diskludierende Eckzahnführungen mitverantwortlich. Ferner wird das orale Wohlbefinden in 80% aller Fälle durch die erzwungene Retrallage gestört.

### Prinzipielles zur anatomischen Nativ- und Gebrauchsform der Molaren und zur Mörser-Pistillform

Die Kaufunktion und die Parafunktion verwandeln die Nativform der Zähne (Abb. 5a) in Gebrauchsformen (Abb. 5b). Bei diesem Prozeß erfolgt zu allererst eine Umwandlung der Konvex-gegen-Konvex-Grundform der Kauleisten im Bereich der Milchmolaren und 1. Molaren in das gelenkfreundliche Konvex-zu-Konkav-System (Abb. 6). Später folgen dann den gleichen Gesetzen die 2. und 3. Molaren. Man spricht dann auch vom Mörser-Pistill-Prinzip der Molaren-Okklusion. Und wenn einmal infolge extremer Abrasion auch das Zustandsbild der Höcker-Fossae-Okklusion immer mehr ausgelöscht wird, bleibt als Element der Äquilibrierung zwischen dem Zahnsystem und den Gelenken in der Regel immer noch die helicoide Verwindung des Kauflächenkomplexes nach *F. Ackermann* und die Kompensationskurve nach *Spee* (siehe Abb. 8 und 9 auf Seite 144.

### Die Differentialform der Kiefergelenke als Ausdruck aktiver Kräfte

Wir wissen, daß die Kieferköpfchen beim Säugling eine halbkugelige, vorne und hinten abgeplattete Form aufweisen. Eine solche Kondylenform ist noch in Abbildung 7 erhalten. Aber auch sie hätte eine Umstrukturierung zur Dachform mitgemacht, sobald die unteren Milchmolaren und 1. Molaren deutlich fossa-ähnliche Gebrauchsspuren erhalten hätten.

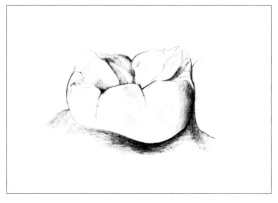

Abb. 5a Anatomische Nativform des 2. Molaren unten links.

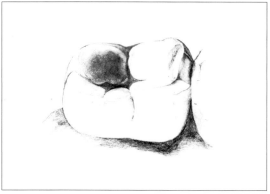

Abb. 5b Gebrauchsform eines analogen Zahnes viele Jahre nach dem Durchbruch.

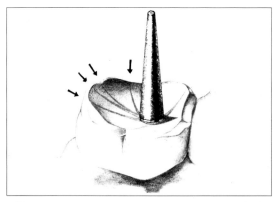

Abb. 5c Symbolzeichnung der Mörser-Pistillform mit Balancebahnen für die oberen Palatinalhöcker beim Abbeißen mit den Inzisiven und beim Kauen und Mahlen auf den Molaren der Gegenseite.

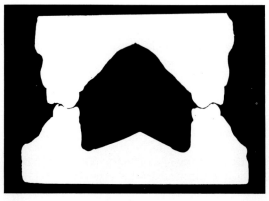

Abb. 6 Querschnitt durch die großen Palatinalhöcker der oberen 2. Molaren. Hartgipsmodell vor dem Planschliff mit schwarzem Gips ausgefüllt. Gelenkadäquate Verzahnung, konvex gegen konkav.

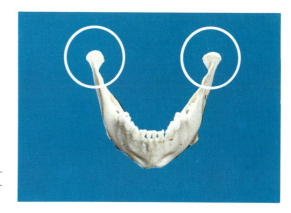

Abb. 7  Unterkiefer mit Milchgebiß. Nur minimale Gebrauchsspuren, daher noch keine deutliche Dachform der Kondylen.

In anatomischen Sammlungen sind etwa 75% aller mandibulären Kondylen dachförmig. Mit diesem einfachen Hinweis ist das Thema noch längst nicht ausgeschöpft.

Klinisch wichtig: Zahnärzte, die sich mit der okklusalen Rehabilitation befassen und Mißerfolge abwenden möchten, müssen den Glauben an die therapeutischen Möglichkeiten einer standardisierten Okklusion mit nativen Kauflächen eindämmen und folgendes Statement beachten:

Statement: Die Differentialform der Kondylen ist die strukturbiologische Antwort auf die okklusionsspezifischen Krafteinwirkungen auf die Kiefergelenke. In Verbindung mit der Hypothese vom gelenk- und systemtherapeutischen Nutzen künstlich aufgebauter Eckzahnführungen ist zu beachten, daß die Natur zur immediat diskludierenden Eckzahnführung (Exerzierbegriff) in Verbindung mit dem genuinen Deckbiß längst eine ganz spezielle Kondylenform mit steil nach lateral-unten und vorn abfallenden Arbeitsflächen entwickelt hat (Abb. 9).

Zum genuinen Deckbiß gehört ganz generell auch die sogenannte geschlossene Gelenkform. Es darf daher nicht erwartet werden, daß auch jeder andere Gelenktypus mit einer künstlich herbeigeführten Front- und Eckzahnsofort-Disklusion funktionieren kann, ohne daß in den Gelenken, in der Muskulatur oder am Parodont Schaden entsteht.
In den Abbildungen 7 bis 10 sind in unretuschierten Fotos Unterkiefer mit Kondylen ohne Arthrosezeichen dargestellt. Der (fast) zahnlose Unterkiefer der Abbildung 11 ist ein Grabfund aus einer vorprothetischen Zeit. Die Kondylenform läßt annehmen, daß Öffnungs- und Schließbewegungen mit Kauen auf den Kieferkämmen vorherrschte. Zu diesem Beispiel könnten auch andere zahnlose Unterkiefer hinzugefügt werden, die im Gesamtbild kräftiger aussehen und als solche auch die Dachform der Kondylen beibehalten haben.

Das Kiefergelenk beim Kleinkind
(Abb. 7)

Die Milchmolaren und die 1. Molaren auf dem kindlichen Unterkiefer sind noch fast frei von Gebrauchsspuren. Von einer Einflußnahme von Kaubewegungen mit differenzierten Belastungen für die Arbeits- und Balancefunktion der Kondylen ist noch kaum etwas zu sehen. Solche Fälle sind eher selten.

Das Kiefergelenk
und die Abrasionsform der
Okklusion (Abb. 8)

Die Dachform der Kondylen und das Abrasionsgebiß mit helicoider Verwindung des Kauflächenkomplexes nach *F. Ackermann* und Kompensationskurve nach *Spee* gehören strukturbiologisch zusammen. Dank dieser äquilibrierenden Beziehung der Gleitflächen im Abrasionsgebiß mit den Arbeits- und Balancegleitflächen an den Kondylen kann ein solcherart gebautes Kausystem auch nach dem Verlust der Zahnhöcker physiologisch und ohne Trauma weiterfunktionieren.

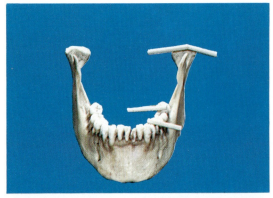

Abb. 8 Unterkiefer mit perfekter Koordination von Arbeits- und Balancegleitflächen an den Kondylen und im Kauflächenkomplex. Abrasionsgebiß mit *Spee*-Kurve und helicoider Verwindung nach F. Ackermann, 1953.

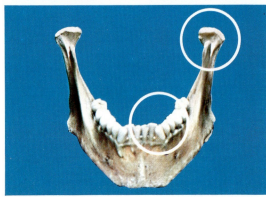

Abb. 9 Biodynamisch perfekte Koordination der steilen lateralen Gleitflächen an den Kondylen mit den steilen Eckzahnführungen. Klassische Kondylenform bei genuinem Deckbiß.

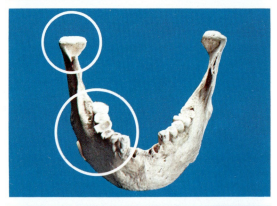

Abb. 10 Unterkiefer mit extrem abgekauten Zähnen und biomechanisch perfekter dentokondylärer Abstimmung auf die Kaubahnen und die erhöhte Kaubelastung infolge stumpfer Zähne.

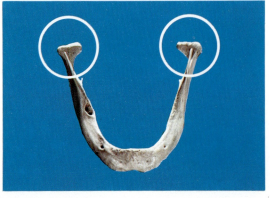

Abb. 11 Zahnloser Unterkiefer mit mandibulärer Deformation und infolge vereinfachter Kaubewegungen zur Walzenform remodellierter Kondylen.

## Das Kiefergelenk bei genuinem Deckbiß mit Eckzahnführung (Abb. 9)

Beim genuinen Deckbiß ist die steil nach der Seite abfallende Kondylenfläche das strukturelle Widerlager für transversal nach außen gerichtete Kräfte, die bei Funktionen und Parafunktionen mit den gleichseitigen Eckzähnen (immediat diskludierend) auftreten. Beachte dazu das Statement im vorangehenden Text in diesem Kapitel.

## Das adaptierte Kiefergelenk bei extremer Abnützung der Zähne (Abb. 10).

Der abgebildete Unterkiefer mit extremer Abrasion (Fundort: Keltengrab) zeigt rechts eine sehr saubere strukturelle Anpassung des Kondylus an eine erhöhte Kaubelastung infolge stumpfer Zähne. Die deutlich helikoide Verwindung der Kauflächen der rechten Kieferhälfte dürfte wesentlich zur strukturbiologischen Anpassung des rechten Kondylus beigetragen haben.

## Das Kiefergelenk nach totalem Zahnverlust ohne Ersatz (Abb. 11)

An zahnlosen und fast zahnlosen Kiefern von allgemein schwacher Bauart können die Kondylen nicht selten zu einer walzenähnlichen Form umstrukturiert werden. Wo alle Zähne fehlen, ist die strukturerhaltende Kaubelastung herabgesetzt, die Kaubewegungen werden einfacher und mit ihnen auch die Form der Kondylen.

## Das Kiefergelenk als schwacher Partner der Zahnokklusion

Bei allen Diskussionen, die das Partnerverhalten zwischen Kiefergelenk, Zahnokklusion und Kaumuskulatur betreffen, sind nach dem Vorbild der Natur zwei Statements zur Biostatik und Biodynamik im Kausystem zu berücksichtigen:

Statement zur anatomisch-statischen Beziehung von Zahnokklusion und Kiefergelenk:

Bei maximalem Kontakt natürlicher Zahnreihen, zur Zeit als habituelle Interkuspidation bezeichnet, stehen beide Kondylen im Zenit der Gelenkgruben. Dabei muß zwischen den knöchernen Gelenkteilen genügend Raum für den Discus articularis und zwei intakte Knorpelschichten vorhanden sein. Ferner dürfen die Gewebe im und um den Gelenkraum bei maximalem Kontakt der Zahnreihen weder komprimiert noch auf Zug beansprucht werden.

Statement zur anatomisch-dynamischen Beziehung von Zahnokklusion und Kiefergelenk:

Die Lage, die Form und die Neigungen der Gleitflächen in den Kiefergelenken sind auf die Formelemente und Bewegungsbahnen der Okklusion abgestimmt. Wenn die Schneidezahnführung steil ist, dann sollte auch die sagittale Kondylenbahn steil sein.
Wenn beide, die anatomisch-statische und die anatomisch-dynamische Beziehung in Ordnung sind, werden die Gewebe im und um den Gelenkraum durch zentral und parazentral pressende und reibende Zahnkontakte weder traumatogen komprimiert noch auseinandergezerrt (distrahiert). Außerhalb dieses Schutzbereichs liegen alle Preß- und Knirschaktionen mit Unterkieferbewegungen, die eine halbe Prämolarenbreite überschreiten.

## Bau, Umgebung und Beanspruchung der Kiefergelenke

Im anatomisch intakten Kiefergelenk trennt ein dem Kieferköpfchen aufsitzender und in der Peripherie mit dem Kieferköpfchen und der Gelenkkapsel verwachsener Discus articularis die Knorpelschicht in der Fossa von derjenigen am Kieferköpfchen. Die Gelenkzwischenscheibe hat eine Faserverbindung mit einem kleinen Bündel des M. pterygoideus lateralis. Im dorso-medialen Gelenkbereich setzen die Fasern des Diskus und der dorsalen Portion der Gelenkkapsel am Schädelknochen entweder unmittelbar über oder vor der Fissura petrotympanica an. Es kommt auch vor, daß die Fissura petrotympanica fast im Zenit der Fossa durchzieht. Diese Varietät ist klinisch von Bedeutung, entzieht sich aber bis dato jeder röntgenologischen Diagnosemöglichkeit. Die Funktion des Discus articularis wird charakterisiert mit Begriffen wie „Polster" oder „Transportscheibe", am besten aber mit der Doppelbezeichnung „Transportscheibe und Inkongruenzausgleicher". Beachte Abbil-

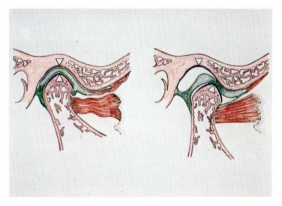

Abb. 12 Kondylus und Diskuslage im Kiefergelenk.
Links: Zentrierte Kondylenlage bei habitueller Interkuspidation.
Rechts: Discus articularis bei Kieferöffnung als Polster und Inkongruenzausgleicher beim Abbeißen.

dung 12, Figur rechts. Beachtenswert ist ferner, daß der Diskus im Kiefergelenk den Gleitweg für jede Knorpelschicht auf ca. 50% der Gesamtexkursion reduziert.

Vier komplizierende Faktoren von klinischer Bedeutung

1. Die Kiefergelenke grenzen an die anatomisch und physiologisch hochdifferenzierte Region des Felsenbeins mit dem Gehör- und Gleichgewichtsorgan und vielen sensiblen und sensorischen Nerven.

2. Dem Kiefergelenk ist ein Partner, die Zahnokklusion, zugeordnet. Dieser Partner sollte die Zentrierung der Kondylen in den Gelenken und den Schutz der Gelenke vor überdimensionierten oder falsch gerichteten Belastungen gewährleisten. Die Zahnokklusion kann diese Forderung aber nicht immer erfüllen, da sie selbst häufig sehr unvollkommen ist.

3. Die Kiefergelenke sind mit Mechanorezeptoren ausgerüstet, die über afferente Nerven und motorische Zentren mit der Kaumuskulatur in Verbindung stehen. Auf diesem neuralen Weg können okklusionsbedingte Fehlstellungen der Kondylen in der Kaumuskulatur eine ungeordnete kurz- bis langdauernde und wiederkehrende Motorik provozieren und langdauernde Verspannungszustände auslösen. Schmerzen in der Muskulatur oder Tendoperiostosen an den Muskelansatzstellen sind möglich.

4. Es ist bekannt, daß die genau gleiche Fehlposition und Fehlbelastung im Kiefergelenk im Fall A intensive Schmerzen verursacht, im Fall B aber überhaupt nicht stört. Für diese Unterschiedlichkeit gibt es mehrere Erklärungen, davon sind 3 besonders wichtig:

Patient A preßt und knirscht mit den Zähnen. Patient B knirscht und preßt nicht und braucht die Zähne nur zum Kauen.

Bei Patient A verläuft der mediale Anteil der Fissura petrotympanica mit der Chorda tympani innerhalb der Fossa temporalis (Gelenkpfanne), bei B außerhalb.

Patient A reagiert auf einen Vorkontakt oder die Fehlposition eines Kondylus mit Hyperaktivität der Kaumuskulatur, bei B wirken Schutzmechanismen.

### Das Kiefergelenk und die Synovialflüssigkeit

Die drei biologischen Funktionen der Synovialflüssigkeit sind: Stoffwechselträger für den Knorpel und den Diskus, Gleitmittel für die Gelenkflächen und Spülflüssigkeit für den Abtransport toter Knorpelzellen und anderem Detritus.
Im Kiefergelenk werden bei defekter Zahnokklusion beim Pressen und Knirschen die Knorpelschichten und die Gelenkzwischenscheiben übergroßen Belastungen ausgesetzt. Als Folge kann in solchen Fällen ein temporärer Zusammenbruch der Versorgung der Knorpelschichten und der Gelenkzwischenscheibe mit Synovialfluid eintreten. In der Abbildung 13 ist die Synovialflüssigkeit als gelbe Schicht gezeichnet, sie ist aber nicht dicker als ein Ölfilm.
Im unbelasteten Gelenk ist die Versorgung

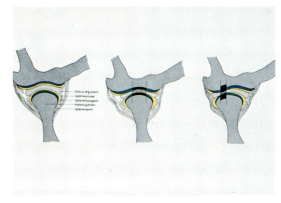

Abb. 13 Transversalschnitt durch Kiefergelenk mit Discus articularis und Synovial-Fluid.
Links: unbelastetes Gelenk. Mitte: zentral belastetes Gelenk. Rechts: nach lateral dezentriertes Gelenk – belastet.

normal, Skizze links. Im belasteten Gelenk, Skizze Mitte, kann sich bei andauernder statischer Belastung ein Versorgungsdefizit einstellen. Besonders gefährdet ist die Integrität der Knorpelschichten und des Discus immer dann, wenn durch eine schlechte Okklusion exzentrische Preß- und Reibebelastungen ausgelöst werden und andauern (Abb. 13 rechts).

**Die okklusionsabhängigen Positionen der Kondylen in den Kiefergelenken nach** *Gerber*

Als okklusionsabhängige Position der Kondylen in den Fossae temporales (Gelenkpfannen) bezeichnen wir diejenige Momentanposition, welche die Kondylen bei maximalem Kontakt der Zahnreihen einzunehmen gezwungen sind. Mit gleicher Bedeutung werden im zahnärztlichen Sprachgebrauch für „maximaler Kontakt" auch die Bezeichnungen habituelle Interkuspidation, Kauzentrik, Mastikationszentrik oder Schlußbiß gebraucht. Es gibt noch andere, ebenfalls unmißverständliche Bezeichnungen. Zu vermeiden ist das einfache Wort „Zentrik", denn darunter verstehen viele Zahnärzte eine dorsalisierte Unterkieferlage und fast ebensoviele denken dabei an den Schlußbiß.
Die okklusionsabhängigen Positionen der Kondylen in den Kiefergelenken sind sehr vielfältig. Sie können in beiden Gelenken perfekt zentriert sein. Wenn die Kondylenlage von der Idealposition geringfügig abweicht, müssen nicht unbedingt Schmerzen entstehen.
In der Abbildung 14 geben sechs Figuren einen Überblick über die nachfolgend beschriebenen, okklusionsbedingten Kondylenpositionen (*A. Gerber* 1973):

Position 1

Orthoposition der Kondylen (grüne Richtmarken) bei habitueller Interkuspidation. Gleichbedeutende Bezeichnung: Physiologische Zenitposition. Physiologisch ist eine okklusionsbedingte Zenitlage nur dann, wenn sie auf die Strukturen der Kiefergelenke und auf den Bänderapparat weder Druck- (Kompression) noch Zugkräfte (Distraktion) ausübt.

Position T

Translative Kondylusverschiebung nach der Mitte. Stets kombiniert mit lateraler Fehlstellung auf der Gegenseite. Kombinationen mit anderen Fehlpositionen sind häufig.

Position 2

Pathologische Zenitposition, weil der Gelenkraum verengt ist. Der Raum genügt nicht für 2 gesunde Knorpelschichten und eine viscoelastisch gesunde Gelenkzwischenscheibe. Die Funktionen der Synovialflüssigkeit sind herabgesetzt. Der Resilienztest zeigt zu kleine Werte (*S. Palla* 1976).

Position 3

Distraktionszustand weil die Molaren entweder zu hoch und/oder die Prämolaren zu kurz sind. Der Resilienztest ergibt zu hohe Werte. Die Gelenkbänder sind überdehnt. Muskelverspannungen und neurovaskuläre Störungen sind vordergründiger als Gelenkschmerzen.

Position 4

Kondylenverlagerung nach vorne unten. Besonders häufig infolge fehlerhafter Einstellung des Unterkiefers und Unregelmäßigkeiten während der Okklusionsbildung.

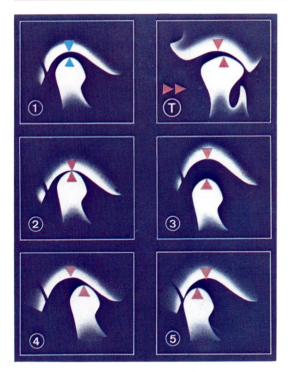

Abb. 14 Tabelle der okklusionsbedingten Ortho- und Pathopositionen der Kondylen nach *Gerber*.
1 Ortho-Zenitlage
2 Patho-Zenitlage mit Kompression
3 Patho-Extensionslage
4 Patho-Anterior-unten-Lage
5 Patho-dorsal-caudal-Lage
T Patho-Translation

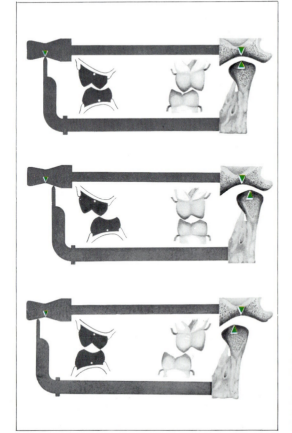

Abb. 15 Darstellung einer ortho-balancierenden Verwinkelung der Arbeits- und Balancefacetten im Bereich der 2. Molaren und im Kiefergelenk.
Die Dachform im Kiefergelenk ist Bestandteil der biodynamischen Abstimmung zur Okklusion und daher im Condylator-Gelenk (Bildseite links) mittelwertig nachgebildet.

Position 5
Dorso-kaudale Fehlposition des Kondylus. Besonders häufig bei Verlust an vertikaler Dimension im Bereich der Prämolaren mit Retralschub der unteren Frontzähne an den Palatinalflächen der oberen. Häufiges Endresultat beim Einschleifen einer Okklusion durch den Zahnarzt ohne vorausgehende instrumentelle Okklusionsanalyse.

## Grundsätzliches zur Balance und Biodynamik im Kausystem (Abb. 15)

Eine biodynamisch optimale Verteilung der Druck- und Reibebeanspruchung im Kausystem besteht immer dann, wenn die von der Muskulatur entwickelten Kräfte weder den Zahnhalteapparat noch die Kiefergelenke überfordern. Dabei ist die bilaterale Balance der Zahnreihen der beste Schutz für die Kiefergelenke vor traumatisierenden Über- und Fehlbelastungen.

Leider kommt es vor, daß auch bei vollständigen Zahnreihen die natürliche Abrasion der Zahnhartsubstanz den Idealzustand der Äquilibrierung der Zahnreihen mit den Kiefergelenken nach dem mikrocondyloiden und dem mikroglenoiden Prinzip (A. *Gerber*, 1960) weit überschießt. In der Folge können dann Kauflächen-Zahnachsenbeziehungen und Okklusionsformen entstehen, die sowohl dem Parodont als auch den Kiefergelenken und oft sogar der Muskulatur Schaden zufügen.

Wer heute noch an das amerikanische Konzept glaubt, wonach jede ausbalancierte Okklusion zum Pressen und Knirschen reize, muß wissen, daß in amerikanischen Zahnarztschulen fast ausschließlich mit **bewegungsinsuffizienten** Artikulatoren gearbeitet wird. Diese Artikulatoren erzeugen in der Prothetik ganz automatisch sogenannte **Hyperbalancen**. Beachte Texte und Abbildungen 16 und 17 auf der Seite 150.

Bewegungsinsuffizient ist ein Artikulator immer dann, wenn
1. die Nachbildung der Dachform der Kondylen fehlt und deshalb eine falsche Winkelbeziehung zwischen Arbeits- und Balancebahnen vorgemacht wird und
2. weil die immediate Bennett-Bewegung durch den Bennettwinkel, der nicht von N. G. *Bennett* kreiert wurde, abgewürgt wird.

Wenn die Balancefacetten in ihren Winkelwerten zur Okklusionsebene zu steil und die Arbeitsfacetten zu flach sind, spricht man von einer Hyper- oder Overbalance. Die Hyperbalance ist es, die vor allem dann das Signal zum Parafunktionieren auslöst, wenn zusätzlich eine mentale Streß-Situation auf den Menschen zukommt oder bereits zugekommen ist.

## Grundsätzliches zum Kiefergelenk- und Parodontalschaden infolge Hyperbalance

Wenn beim Kauen die ersten Zahnkontakte zwischen den Molaren auf der Nichtkauseite, auch Balanceseite genannt, auftreten, spricht man von einer Hyper- oder Overbalance. Hyperbalancen können auf das motorische System einwirken und über dieses eine erhöhte Muskelaktivität mit Pressen und Knirschen und Muskelverspannungen auslösen. In der Folge können auch Zahnlockerung, Kiefergelenkschmerzen und vor allem Muskelverspannungen auftreten.

Beim rezenten Menschen ist das Phänomen der Hyperbalance sehr eng mit dem Größenwachstum des Cerebralschädels verknüpft. Mit der Volumenzunahme des Cerebralschädels ist die apicale Basis der Wurzelspitzen der oberen Seitenzähne leider nicht breiter, sondern schmaler geworden. Die daraus resultierende verstärkte Verkippung der Zahnachsen der 2. und 3. Molaren nach oben median, hat auf diesen Molaren die ursprünglich korrekte Winkelbeziehung zwischen den Arbeits- und Balancefacetten gründlich gestört: Die Balancefacetten sind dadurch mit Bezug auf die Arbeitsfacetten in einem recht hohen Prozentsatz aller Fälle zu steil geworden. Die Umwandlung einer Hyperbalance in eine physiologische Orthobalance würde eine gezielte Abrasion der zu steilen Balancefacetten verlangen. Dazu ist die Natur nur selten fähig und der Zahnarzt hat oft Mühe, dieses Ziel zu erreichen.

Klinisch wichtig: Es gibt Hyperbalancen, die nur bei lateralen Unterkieferbewegungen und solche, die nur bei Abbeißbewegungen auftreten. Wenn beim Korrigieren einer Hyperbalance durch den Zahnarzt auf den gelenknahen Molaren eine Minus-Balance oder ein Verlust an Vertikaldimension eintritt, können wieder Gelenk- und Neuralprobleme (Schmerzen, Muskelverspannungen, neurovaskuläre Störungen usw.) auftreten.

In der Abbildung 16 stehen die Zahnachsen der 2. Molaren rechts normal, links aber deut-

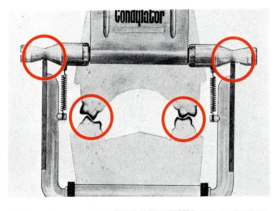

Abb. 16 Modelle mit Hyperbalance der 2. Molaren. Modelle im Schnitt durch die 2. Molaren in habitueller Interkuspidation. Abnorme Verkippung der Zahnachsen links, sonst nichts Auffälliges.

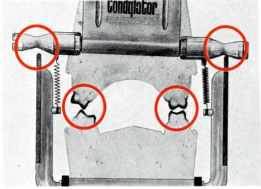

Abb. 17 Modelle der Abbildung 16 in Momentansituation für Kauen rechts. Besonderheit: Erstkontakt links mit Distraktionseffekt für das linke Gelenk. Minuskontakte rechts mit Traumatisationsgefahr für Knorpel und Diskus im lateralen Gelenkabschnitt rechts. Beachte die Situationen in den roten Kreisen.

lich nach oben innen gekippt. In habitueller Interkuspidation sieht alles normal aus.
In der Abbildung 17 ist eine Hyperbalancesituation für eine Unterkieferverschiebung nach der Seite rechts simuliert. Eine solche Situation tritt beim Parafunktionieren auf der Hyperbalance und beim Zerkauen von Nahrung mit den Molaren rechts auf: Bevor diese Molaren Kontakt aufnehmen, kommt es zu Vorkontakten auf der Balanceseite und dadurch zum Auseinanderzerren der Gelenkteile links mit einer infolge Überlast traumatogenen Momentansituation im Gelenk rechts.
Der Vergleich der Abbildungen 16 und 17 zeigt, daß das Phänomen der rechtsseitigen Hyperbalance für den Zahnarzt erst dann diagnostisch faßbar wird, wenn er im Munde des Patienten die Sperrung der Okklusion beim Simulieren von tastenden Kaubewegungen oder bei der funktionellen Modellanalyse im Condylator optisch erfassen kann. Der diagnostische Trick, die Hyperbalance aus dem Festhalten einer zwischen die Molaren eingelegten Zahnseidenschlinge abzuleiten, ist differentialdiagnostisch unzuverlässig. Der Durchziehversuch mit der Zahnseidenschlinge kann auch bei perfekter Ortho-Balance dasselbe Resultat ergeben wie eine gelenk- und parodontschädigende Hyperbalance.

**Der Kiefergelenkschaden in mikroskopischen Präparaten von** G. Steinhardt

Die Forschung von G. Steinhardt informierte die Zahnärzte schon ab 1932 über die große Varietät von Gewebeschäden in den Kiefergelenken. Dabei steht als Ursache eine fehlerhafte oder zerstörte Zahnokklusion im Vordergrund, denn die fehlerhafte oder defekte Okklusion positioniert bei jedem Kieferschluß die Kondylen in den Gelenken an falscher Stelle und bewirkt eine Fehlbelastung.
Es ist hier wichtig, mit vier Farbstiftzeichnungen (F. Weber) nach mikroskopischen Präparaten von G. Steinhardt die Illusion und die Problematik der gnathologischen Bißnahme sowie das Postulat nach Reproduzierbarkeit (tätowierte Scharnierachsenpunkte) anzusprechen:

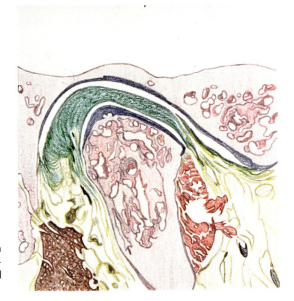

Abb. 18  Farbstiftzeichnung nach Präparat von G. Steinhardt. Kondylus mit Abflachung und Vorverlagerung. Dorsaler Gelenkraum erweitert und mit Diskusmaterial belegt.

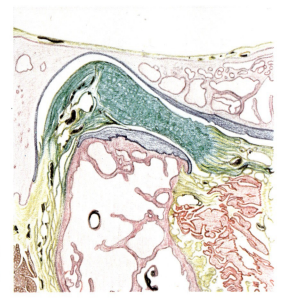

Abb. 19  Farbstiftzeichnung nach Präparat von G. Steinhardt. Kondylus nach kaudal und Discus articularis nach cranial verlagert. Blutgefäße im dorso-cranialen Gelenkraum.

Die Originalfotos zu den Farbstiftzeichnungen können in der SSO-Kursdokumentation über „Okklusion und Kiefergelenk", 1973, eingesehen werden. Weitere Präparate siehe Beitrag von G. Steinhardt im vorliegenden Werk und in vielen anderen Autor-Veröffentlichungen.

Information durch ein Präparat mit Vorverlagerung des Kondylus (Abb. 18)

Die Entrundung des Kondylus mit Abflachung im Stirnbereich und die Teilverlagerung des Discus articularis in den dorsalen Gelenkraum sind Zeichen einer atraumatisch abgelaufenen Adaptation an eine Zahnabrasion mit Vorverlagerung des Unterkiefers.

Klinisch wichtig: Im analogen Patientenfall könnte jede erzwungene Immediatzentrierung des Kondylus bei der Bißnahme neue Inkongruenzprobleme mit Gelenkumbau, Störungen der Diskusfunktion und Schmerzen auslösen.

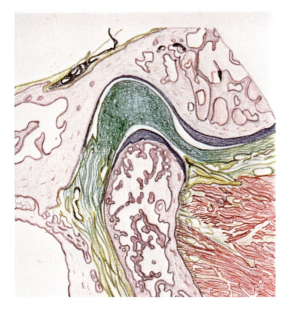

Abb. 20 Farbstiftzeichnung nach Präparat von G. Steinhardt. Kondylus nach anterior-unten und Hauptanteil des Discus articularis in den Zenitraum der Fossa glenoidalis verlagert.

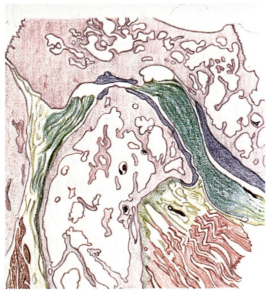

Abb. 21 Farbstiftzeichnung nach Präparat von G. Steinhardt. Hochgradige Arthrose mit Diskus-Perforation, Osteophyt im Zenit der Fossa und Randzackenbildung an der Stirnkante des Kondylus.

Information durch ein Präparat mit Verlagerung des Kondylus nach caudal und Verlagerung des Discus articularis nach cranial (Abb. 19)
Die totale Diskusverlagerung nach oben in den kranialen Gelenkraum setzt eine Dauerextension des Gelenkes im Sinne von Abbildung 14, Figur 3 voraus. Eine Immediatreposition des Kondylus in die „Normallage" wäre im klinisch analogen Fall nicht möglich.

Klinisch wichtig: Im analogen Patientenfall würde das Retralforcieren bei der Bißnahme (Scharnierachse in der terminal rückwärtigen Position) mit anschließendem Okklusionsaufbau mit Frontzahnführung das Gewebe mit Blutgefäßen und Nerven im dorsalen Gelenkraum traumatisieren. Neurovaskuläre Symptome, z. B. erhöhter Speichelfluß, Pseudopulpitiden, Ödeme, Lymphstauungen und andere Störungen, wären möglich.

# Aktive Gelenkentlastung, warum und wie?

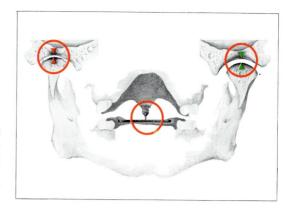

Abb. 22 Situationsbild beim Registrieren mit gesundem Gelenk rechts und Gelenkarthrose links. Die Stützstift-Anwendung erweitert den Gelenkraum eines komprimierten und/oder arthrotischen Kiefergelenkes nicht auf normale Werte.

Information durch ein Präparat mit Dauerverlagerung des Kondylus nach vorne unten und dorsokranialer Verlagerung des Diskus (Abb. 20)

Es handelt sich um ein auffallend geschlossenes Gelenk mit caudo-frontaler Verlagerung des Kondylus und kranio-dorsaler Verlagerung des Diskus. Die Fehllage des Kondylus ist auch durch die gestörte Morphologie des Discus articularis bedingt.

Klinisch wichtig: Im analogen Patientenfall wäre eine Korrektur der gestörten Morphologie des Diskus durch etappenweise Korrekturen an der Okklusion möglich, würde aber mehrere Monate in Anspruch nehmen.

Information durch ein Präparat mit hochgradiger Arthrose und Perforation des Diskus (Abb. 21)

Diskusperforationen sind Defekte, die sich von Millimetergröße bis über die ganze Gelenkfläche ausdehnen können. Auf die Diskusperforation folgen in der Regel teils gezielte, teils völlig ungeordnete Knochenumbauten, Randzacken usw. in den Gelenken. Der Gewebeumbau kann von sterilen und oft sehr schmerzhaften Gelenkentzündungen infolge von Nekrotoxinen begleitet sein.

Klinisch wichtig: Als Therapie soll von der Okklusion her eine Gelenkentlastung versucht werden. Dies geschieht nicht durch achsenbezügliche Bißerhöhung sondern durch additive Erhöhung der rückwärtigen Molaren zwecks Öffnung der Gelenkspalte um Werte von 0,6 bis max. 1,2 mm (VARIO-Condylator).

Vorwarnung des Patienten wichtig: Jede aktive Entlastung eines traumatisierten Gelenkes kann Gelenkdetritus freisetzen und dadurch für einige Tage anstelle einer Schmerzlinderung eine Schmerzsteigerung auslösen.

## Aktive Gelenkentlastung, warum und wie?

Wenn in einem Gebiß oben oder unten, unioder bilateral die Molaren fehlen, eine Freiendprothese oder eine zu weit gespannte Brücke absinkt oder endständige Molaren nach der Strumpfpräparation nicht okklusionskorrekt temporär versorgt werden, entsteht infolge Überlast eine Gelenkkompression im Sinne von Abbildung 14, Figur 2. Eventuelle Folgen können sein: Gelenkknacken, Verspannung und/oder Hypermotorik der Kaumuskulatur, neurovaskuläre Störungen, Pseudopulpitiden, Ohrenschmerzen, Kiefergelenkschmerzen, evtl. Migräne usw.

In solchen Fällen darf der Zahnarzt nicht erwarten, daß die Bißnahme von sich aus den oder die Gelenkräume wieder normalisiert. Am besten gelingt dies noch mit dem zentralen Stützstift, vorausgesetzt, daß die Verschlüsselung mit Gips mit extrem niedrig gehaltenen Schließkräften erfolgt. Aber auch diese Vorsichtsmaßnahme bringt einem ausgewalkten Diskus noch keine genügende Regenerationschance durch einen verbesserten Zutritt von Synovialflüssigkeit.

Klinisch wichtig: Das komprimierte Gelenk mit herabgesetzten Resilienzwerten (S. Palla 1975/76) ist in therapeutischer Sicht auf eine aktive Gelenkentlastung von der Molarenokklusion her angewiesen.

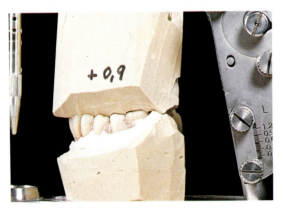

Abb. 23   Arbeitsphase im Labor nach Unterfütterungs-Abdruck im Sprechzimmer. Die zu unterfütternde Prothese ist einmontiert, die Abdruckmasse noch nicht entfernt. Der aufgegossene Gipsblock steht infolge Zugabe von +0,9 mm in der VARIO-Mechanik zwecks aktiver Gelenkentlastung von den Molaren ab. Der Kontakt wird nach Entfernen der Abdruckmasse und Anheben der Prothese mit Autopolymerisat vom Techniker wieder hergestellt.

Eine aktive Erweiterung des Gelenkraumes um Werte von 0,3 bis 1,2 mm kann im Condylator Modell 6 (Typ Vario und Typ Simplex) durch Verstellen der Gelenkträger auf die Okklusion der Molaren überwälzt werden.

Beispiel: Abbildung 23 zeigt eine untere Prothese, die nach einem Unterfütterungsabdruck in habitueller Unterkieferlage in einem Condylator Typ Vario montiert wurde. Dabei wurde der Gips-Gegenblock bei einer Vario-Einstellung „Null" gegossen und dann die linke Gelenkträgerplatte um 0,9 mm und die rechte um 0,3 mm (gemäß Röntgenbefund) angehoben. Im weiteren Procedere wurde die Abdruckmasse (weiß) entfernt, die Prothese am Gegenblock temporär fixiert und die Prothesenbasis auf dem Vario-Condylator in einem großen Drucktopf im Kaltverfahren unterfüttert. Diese Verfahrenstechnik ist zeitsparend, sauber und therapeutisch zuverlässig.

Häufiger Irrtum: Eine Okklusionskorrektur durch Verstellen des Vertikalstiftes am Artikulator bringt für ein komprimiertes Kiefergelenk keine Entlastung, denn sie erweitert den Gelenkraum nicht!

## Die Gnathologie und die Bißlage des Unterkiefers in europäischer Sicht

Das Konzept über die anatomisch-physiologisch korrekte Bißlage des Unterkiefers pendelt sich bei den Gnathologen seit mehreren Jahren wieder sehr breitbasig auf die habituelle Interkuspidation ein. Dies ist eine logische Konsequenz vieler wissenschaftlicher Untersuchungen (*P. Saizar* 1963, *E. Møller* 1973 et al.). Langsam aber sicher setzt sich auch bei den Gnathologen die Erkenntnis durch, daß das, was die Natur im gesunden Kausystem als koordinierte Okklusions- und Gelenkzentrik (Zenitposition der Kondylen bei habitueller Interkuspidation) präsentiert, nicht fehlerhaft sein kann.

Heute wissen wir auch, daß die gnathologische Bißnahmetechnik mit dem Daumendruck auf das Kinn immer nur dort angebracht war, wo eine okklusionsbedingte Fehlposition beider Kondylen nach vorne und unten vorlag, siehe Abbildung 14, Figur 4. Aber auch für die Korrektur der vorgenannten Verlagerung nach vorne unten kann der Daumendruck auf das Kinn verhängnisvoll sein. So vor allem dort wo a) die eventuell lockere Bänderung der Gelenke ein Überstellen der Kondylen in eine dorsal-unten Fehlposition nicht verhindern kann, ferner dort, wo b) der dorsale Gelenkraum mit Blutgefäßen (häufiger Befund) und Nerven (seltener Befund) verlegt ist. Vergleiche dazu die pathohistologischen Präparate der Abbildungen 18 bis 20.

Eine eher bescheidene Erfolgschance mit dem Daumendruck auf das Kinn hat der Gnathologe im Kiefergelenkfall manchmal auch dann, wenn die Ursache in einer zentralen Gelenkkompression, Figur 2 in Abbildung 14, liegt. In einem solchen Fall kann ein Dorsaldruck auf das Kinn die Kondylen in den Fossae nach dorsal-unten verschieben. Wenn dann auf Grund einer solchen Bißnahme entweder auf den Molaren aufgebaut oder im anterioren Okklusionsbereich (Prämolaren und Frontzähne) der Biß gerade richtig abgesenkt und eine „Long-centric" offen gehalten wird, kann da-

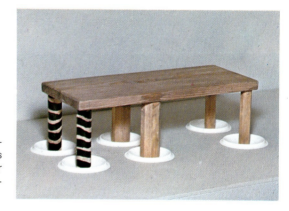

Abb. 24 Der Tisch mit 6 Beinen in Porzellanschalen als Symbol für ein altes Problem des Zahnarztes: Bei Arbeiten zur Äquilibrierung der Okklusion kann er die Positionierung der Zebrabeine (Kondylen) weder palpieren noch sehen.

durch die Kompression behoben und die Funktion des Synovialfluids wieder in Ordnung gebracht werden. – Wer vom Behandlerglück begünstigt ist, soll's versuchen. – Allen anderen Kollegen empfiehlt der Autor den sicheren Weg über die instrumentelle Okklusionsanalyse im Condylator, Typ Vario oder Simplex Modell 6. Zusätzliche Sicherheit gibt das Kiefergelenkröntgen in der verschlüsselten Position. Falls derartige Möglichkeiten fehlen, kann die Abklärung der Kausalität von Kiefergelenkstörungen auch mit temptativen Okklusionsplatten oder -schienen versucht werden. Die Frage: Wie weiter? bleibt dann aber häufig offen!

## Der intraorale Stützstift zur Bißnahme mit 3-Punkt-Abstützung des Unterkiefers am Schädel

Die erste Anwendung eines intraoralen Stützstiftes mit Stiftplatte wird A. Gysi zugeschrieben. Historische Sicherheit besteht nicht, es ist auch kein Datum bekannt. Wichtig ist nur, daß sich die technisch einfache Aufzeichnung des gotischen Bogens aus 2 Gründen bewährt hat:
1. der zentrale Stützstift sorgt für ein äquilibrierendes Aufliegen der Bißplatten bei totaler Zahnlosigkeit.
2. Der zentrale Stützstift bewirkt als künstlicher Auflagepunkt eine 3-Punkt-Abstützung des Unterkiefers am Schädel. Als Stützpunkte Nr. 1 und 2 funktionieren die Kondylen in den Fossae temporales. Mit der 3-Punkt-Abstützung ist ein intimes Kontakthalten der Kondylen mit den Gelenkzwischenscheiben sichergestellt. Zusätzlich wird die Chance einer Gelenkzentrierung optimal genützt, aber leider durch gar nichts gewährleistet.

## Das Kiefergelenk als Dunkelzone der Bißnahme

Wenn ein Zahnarzt mit einem Wachsbiß und mit dem Klappertest eine Okklusion kontrolliert und daran herumschleift, arbeitet er wie ein Handwerker, der einen 6-beinigen Tisch, von dem er nur 4 Beine sehen kann, so herrichten will, daß alle 6 Beine gleichzeitig einen unebenen Boden berühren. Der Zahnarzt ist aber noch mit einer zusätzlichen Bedingung belastet: Nach beendeter Arbeit müssen die zwei ihm verborgenen Zebrabeine (Condylen) genau im Zentrum von zwei Schalen (fossae glenoidales) stehen.

Im Modell der Abbildung 24 verkörpern die vier hellen Beine die Palatinalhöcker der 2. Molaren und der 2. Prämolaren und die Zebrabeine die Kieferköpfchen in den Fossae temporales.

Der findige Handwerker hat – theoretisch und praktisch – die Möglichkeit, die vier für ihn sichtbaren Beine durch ein einzelnes Bein zu ersetzen. Dadurch nehmen die zwei Zebrabeine unweigerlich Bodenkontakt auf und außerdem besteht die Chance, daß die Zebrabeine von selbst in die Zentren der Schalen einrutschen.

Der Modellversuch ist in der Abbildung 25 dargestellt. Der Modellversuch hinkt nur deshalb, weil sich bei der Bißregistrierung die Aktion von Muskeln, die den Unterkiefer zu weit nach dorsal schieben können, nie mit Sicherheit ausschalten läßt und weil der orthograden Reposition der Kondylen recht oft deformierte

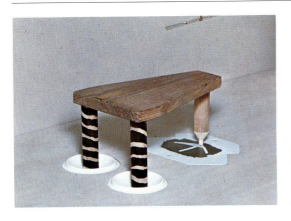

Abb. 25  Tischmodell mit Dreibein-Stabilität als Symbol für das Arbeiten mit dem zentralen Stützstift. Die Schalen (fossae glenoidales) unter den Zebra-Beinen begünstigen das Einrutschen in die „Zentrik". Sicherheit aber begrenzt.

Gelenkzwischenscheiben im Wege stehen. Beachte daher erneut die pathohistologischen Präparate von G. Steinhardt in der Umzeichnung von F. Weber, Abbildungen 18 bis 21.

### Bemerkungen zur Handbißnahme für totale Prothesen

Nach dieser prinzipiellen Darstellung der Stützstiftmethode ist zur Handbißnahme für totale Prothesen zu bemerken, daß mit Bißschablonen und Wachswällen eine ausgeglichene Beanspruchung der Schleimhautresilienz kaum denkbar ist. Zudem kann eine ungleich erwärmte Wachsschicht und die Möglichkeit des Verrutschens der Schablonen auf ihrer Unterlage die Handbißnahme wesentlich verunsichern.

### Die Technik der Bißnahme mit dem intraoralen Stützstift

Für totale Prothesen kann die Bißnahme mit dem zentralen Stützstift ohne zusätzliche Biß-Sperre durchgeführt werden. Wenn jedoch in der Kronen- und Brückenprothetik oder im Kiefergelenkfall für die instrumentelle Okklusionsanalyse am Modell mit dem zentralen Stützstift gearbeitet wird, ist dies nicht ohne Biß-Sperre im Ausmaß von 4 bis 6 mm im 6er-Bereich möglich, Abbildung 26. Um in solchen Fällen den Artikulator nach dem Entfernen der Gipsschlüssel bis zum Zahnkontakt naturähnlich schließen zu können, muß der Einbau der Modelle in den Artikulator maßgenau erfolgen. Dazu ist ein einfacher Übertragungsbogen oder ein Gesichtsbogen mit Schreibspitzen unerläßlich.

In der totalen Prothetik können die Registrierbehelfe vom Zahnarzt oder seiner Gehilfin auf übliche Bißschablonen mit Klebewachs aufgesetzt werden. Als Vorbereitung für das Registrieren werden am Patientenstuhl die Bißschablonen bzw. deren Wachswälle wie für eine Handbißnahme zurechtgeschnitten. Abschließend werden die Lage der Okklusionsebene und die Gesamtbißhöhe mit der Sprechprobe und zusätzlichen Kriterien überprüft. Nach Richtigbefund wird dann vom oberen Wachswall eine 5 mm dicke Wachsscheibe abgetragen. Dies entspricht dem Raum, der für die Montage der Registrierinstrumente im Minimum benötigt wird. Der Verlust an Vertikaldimension (5 mm) muß anschließend sehr genau durch die Montage der Registrierinstrumente sofort kompensiert werden.

Die Montage der Registrierinstrumente kann auch dem Zahntechniker überlassen werden, der dafür in der Regel den komplizierteren Weg über die temporäre Artikulatormontage der Modelle wählt.

In der Kronen- und Brückenprothetik und in allen anderen Anwendungsbereichen des intraoralen Stützstiftes zur 3-Punkt-Abstützung des Unterkiefers am Schädel und zur Aufzeichnung des Pfeilwinkels werden aus Fertigteilen (Condylator-Service, Zürich) individuelle Registrierplatten angefertigt. Diese haben nur auf den Lingualhöckern der Seitenzähne eine präzise Auflage, dürfen aber die oberen und unteren bukkalen Höcker nicht, auch nicht partiell, abdecken. Nur so wird es möglich, beim Verschlüsseln der Zahnreihen im Munde mit Abdruckgips, Abbildung 27, die Bukkalhöcker total zu fassen. Und nur mit dieser Technik ist es möglich, die Gipsmodelle ohne Einbezug der Registrierplatten

## Die Technik der Bißnahme mit dem intraoralen Stützstift

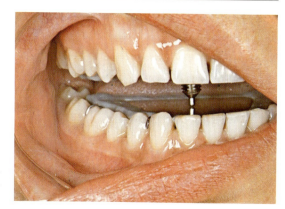

Abb. 26  Mundaufnahme einer intraoralen Aufzeichnung des Pfeilwinkels mit Stützstift und Registrierplatte.

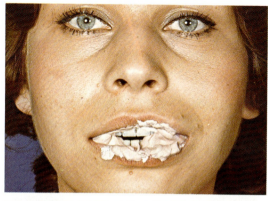

Abb. 27  Momentaufnahme in der Erhärtungsphase der Gipsschlüssel. Die Patientin sitzt ohne Rückenstütze aufrecht.

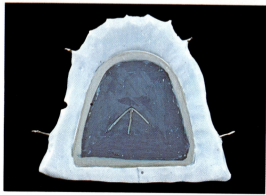

Abb. 28  Kontrolle des Registrierbildes – es ist akzeptabel.

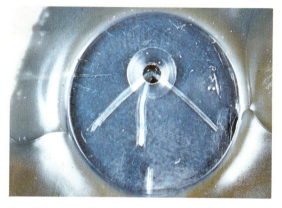

Abb. 29  Die Spitze des Pfeilwinkels ist genau im Zentrum der Bohrung der Plexiglas-Rondelle sichtbar. Es gibt Gründe von dieser Regel abzuweichen, Röntgenkontrollen, Totalprothetik usw.

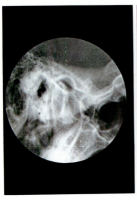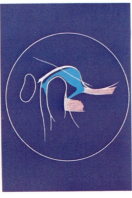

Abb. 30 Röntgenbild einer dorso-kaudalen Kondylen-Fehlposition nach forcierter, gnathologischer Bißnahme in terminaler Hinge-Position.

für die Artikulatormontage zusammenzustellen.

### Grundsätzliches zur intraoralen Registriertechnik

1. Verspannte Patienten sind zu relaxieren: Bei Schmerzfreiheit wenn nötig kurz vorher Sedativa geben, bei Kiefergelenkschmerzen immer spasmolytisch wirkende Analgetika.

2. Noch bevor Registrierplatten eingesetzt werden, interessiert sich der Zahnarzt für die Größe der Retrusivbewegung, mit der sein Patient den Unterkiefer von der habituellen Interkuspidation in die retrudierte Kontaktposition zurückführen kann.

3. Der Patient soll beim Registrieren aufrecht sitzen und nie versuchen, den Unterkiefer maximal zurückzuziehen. Das Resultat wäre eine Kondylenlage, die, wenn durch eine Frontzahnokklusion fixiert, traumatogen sein könnte und daher zu Schmerzen im Gelenk, zu Muskelverspannungen und neurovaskulären Störungen Anlaß geben könnte.

4. Wenn der feine Trichter in der Plexiglasrondelle genau über der Pfeilspitze aufgesetzt wird (Abbildung 29) und diese Kieferhalte-Position vom Patienten im 2- bis 3-Minuten-Komforttest als „Zwangsjacke" empfunden wird, empfehlen wir, einen zweiten Test nach Dorsalverschieben der Rondelle um ca. 0,5 mm vorzunehmen.

5. Im Kiefergelenkfall soll die erzielte Kondylenposition mit eingesetzten Registrierplatten noch vor der Verschlüsselung der Zahnreihen mit Abdruckgips mit der Zuhilfenahme eigener Kiefergelenk-Röntgenaufnahmen nach *Schüller* oder mit dem TMX-Röntgenbogen nach *Graf* geprüft werden. Beispiel einer im Röntgenbild festgestellten massiven Dorso-kaudal-Lage des Kondylus mit Umzeichnung in Abbildung 30.

### Die Technik der Aufzeichnung der Kondylen-Vor- und Rückgleitbahn mit der Ausrüstung nach *Gerber*

Beim zahnlosen Patienten wird auf die untere Bißschablone anstelle einer einfachen Schreibplatte eine Übertragungsplatte mit 2 Haltestiften zum Aufstecken des Gesichtsbogens montiert. Zuerst werden am Gesichtsbogen die Schreibspitzen auf die lateralen Kondylenpunkte eingestellt. Wenn gewünscht, kann damit aber auch die Scharnierachse aufgesucht werden. Anschließend wird die Registrierkarte unter die zurückgestellte Schreibspitze geschoben und wie in Abbildung 31 von der Helferin über dem lateralen Orbitalrand unverrückbar angedrückt und mit der anderen Hand an der unteren Lasche gehalten. Der Zahnarzt gibt die Schreibspitze frei und der Patient schiebt den Unterkiefer mit Dauerkontakt zwischen dem intraoralen Stützstift und der Übertragungsplatte vor und wieder zurück. Differenzen in der Vor- und Rückgleitspur zeigen ein irreguläres Mitbewegen, evtl. Teilblockieren und Nachschwellen des Discus (Gelenkknacken) an.

Beim Aufzeichnen der Kondylenbahn mit dem Gesichtsbogen ist es dem Zahnarzt freigestellt, das Kinn des Patienten zu führen. Er gibt

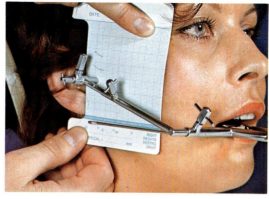

Abb. 31 Die Assistentin drückt die Registrierkarte gegen die knöcherne Unterlage des Orbitalrandes und hält mit der anderen Hand die untere Lasche der Karte fest. Der Unterkiefer verharrt in Retralposition bis der Zahnarzt die Schreibspitze aufsetzt und das Zeichen zum Vor- und Zurückbewegen des Unterkiefers gibt.

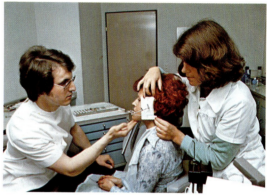

Abb. 32 Situationsbild beim intra-extraoralen Registrieren in der Praxis mit der Ausrüstung nach *Gerber**. Die Patientin sitzt auf dem tiefgestellten Patientenstuhl. Der Zahnarzt spricht ruhig und gibt nur Zeichen. Die Hand des Zahnarztes darf Bewegungen nur andeuten. Die Helferin arbeitet mit, sie hält die Registrierkarte genau nach Vorschrift, siehe Abbildung 31.

\* Condylator-Service, Postfach 114, CH-8028 Zürich.

dadurch dem Patienten mehr Sicherheit und verhindert Unterbrechungen durch unerwünschtes Öffnen anstelle von Hin- und Herschiebebewegungen.

Wichtig: Mit dem Gesichtsbogen gezeichnet, dann gemessen und auf Artikulatoren übertragen, wird bei diesem System der Winkel, den die ersten ca. 5–6 mm der Kondylenvorgleitbahn mit der Camperebene (Ohr-Nasen-Ebene) bilden. Die Camperebene ist parallel mit der Okklusionsebene. Parallel dazu ist auch der Runddrahtstab am Gesichtsbogen. Zu diesem Horizontalstab aus Draht soll die Assistentin bei Retralposition des Unterkiefers die Horizontallinien auf der Registrierkarte parallel halten.
Da bei natürlichen Zähnen die Kondylenbahn mit einer Bißöffnung gezeichnet wird, muß die daraus resultierende Winkeldifferenz bei der Winkelbestimmung korrigiert werden. Die Korrektur beträgt pro 1 mm Bißsperre gemessen am Vertikalstift, fast genau ½ Winkelgrad oder 30 Winkelminuten.

## Die Technik der gelenkbezogenen, instrumentellen Okklusionsanalyse am einartikulierten Modell

Vorbemerkung:

Zahnärzte, die mit konventionellen Artikulatoren eine instrumentelle Okklusionsanalyse unternehmen, haben keine Möglichkeit, die Kiefermodelle in habitueller Interkuspidation einzusetzen und dann im Artikulator den Gleitweg in die retrudierte Kontaktposition freizugeben, um nach Gleithindernissen und devierenden Vorkontakten zu suchen.

Auch die Prüfung auf Hyperbalancen ist erschwert,

a) weil diese Geräte die Dachform der Kondylen nicht simulieren können und

b) weil diese Geräte die gekurvte Bennettbahn zur Geraden ausstrecken und den natürlichen Bennett-Shift abwürgen.

Das totale Bewegungsspektrum der Kiefergelenke, in dem die Retrusivbewegung in die

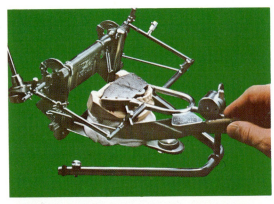

Abb. 33 Situationsbild vom Montieren des mandibulären Modells mit dem Gesichtsbogen in den Condylator. Die Schreibspitzen zeigen auf die Condylator-Achse.

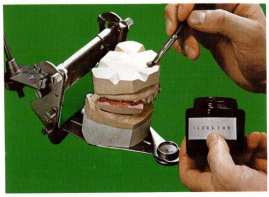

Abb. 34 Situationsbild: Das obere Modell ist über Gipsschlüssel mit dem unteren Modell verbunden. Parallele Wände und 6 exakte Kerben am oberen Modell gehören zur Split-cast-Technik.

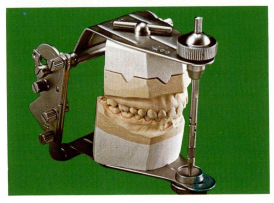

Abb. 35 Der obere Gips-Sockel ist fertig, die Gipsschlüssel schon entfernt. Ergebnis der Modellanalyse: Bei habitueller Interkuspidation werden die Kondylen in den Gelenken nach vorne nach unten und zusätzlich nach links verschoben.

retrudierte Kontaktposition und wieder zurück eine für die Zerreibebewegung nach E. Møller, 1973, physiologische Notwendigkeit darstellt, reproduziert nur das Condylator-Gelenk. In einigen sehr komplizierten Geräten könnte diese Wegspur in Plexiglaskörper eingeschliffen werden.

Leider ist auch das TMJ-Instrument (Artikulator) nach Swanson und Wipf für diagnostische und therapeutische Aufgaben im Kiefergelenkfall aus zwei Gründen ungeeignet:

1. weil beim intraoralen Ausformen der dreidimensionalen Kunststoffvorlage auch die gesamte dynamische Gelenkpathologie inkorporiert und von da auf die künstlichen individuellen TMJ-Gelenke übertragen wird.

2. weil durch das vielfache Hin- und Herschieben des Unterkiefers im Kiefergelenkfall die bestehende Diskopathie wesentlich aggraviert und ebenfalls auf die individuell modellierten TMJ-Gelenke übertragen wird.

Das bewußte Herausstellen des Condylators und der dazu konstruierten Instrumente für das kombinierte intra- und extraorale Registrieren geschieht daher im Rahmen einer Darstellung zur Europäischen Prothetik sowohl mit wissenschaftlicher als auch mit praktischer Motivation.

Die Laboratoriumstechnik für den gelenkbezüglichen Einbau des unteren Gipsmodells mit dem Gesichtsbogen ist in der Abbildung 33 dargestellt. Sobald dieses Modell montiert ist, kann der Gesichtsbogen, dessen Schreibspitzen jeweils auf die Öffnungsachse des Artikulators eingestellt sind, entfernt werden. Anschließend wird mit den sorgfältigst retuschierten Gipsschlüsseln das für die Kontrollsockeltechnik vorbereitete obere Modell auf das untere gesetzt, wenn nötig mit Wachs fixiert und mit ein oder zwei Gipsgüssen die Verbindung zur oberen Condylator-Platte hergestellt. Über die Vermessung des Condylenbahnwinkels und über den anzuwendenden Korrekturfaktor beim Registrieren mit Biß-Sperre orientiert die Anleitung „Registriertechnik für Prothetik, Okklusionsdiagnostik und Okklusionstherapie", verfaßt von Prof. A. Gerber, Zürich.

Die Abbildung 34 zeigt die im Condylator mit den Gipsschlüsseln zusammengefügten Modelle und die letzte Vorbereitung – das Isolieren des Split-cast-Modells mit Vaseline – kurz vor dem Aufgießen des Verbindungssokkels.

In der Abbildung 35 kann an der Interferenz (Spalt und Verschiebung) zwischen dem in habitueller Interkuspidation dem unteren Modell aufgelegten Oberkiefermodell folgendes abgelesen werden: Beim Patienten werden bei jedem maximalen Kieferschluß die Kondylen in den Fossae nicht unerheblich nach vorne und nach links verschoben. Bei der Modellanalyse macht das Umdenken vom Condylator auf den Patienten nur anfänglich Schwierigkeiten. Der Zahnarzt arbeitet sich rascher ein, wenn er die Condylatorachse durch Hochstellen der Feststeller freigibt, dann das obere Modell und den Split-cast-Sockel zur Deckung bringt und dabei die Verschiebung der Condylatorachse genau beobachtet.

Der Komforttest als klinische Kontrolle

Zur Überprüfung der Split-cast-Aussage am Patienten empfehlen wir, im Condylator bei festgestellter Öffnungsachse und hochgestelltem Vertikalstift ad hoc auf den Seitenzähnen rechts und links getrennt je einen dünnen Hartwachsschlüssel anzufertigen. Diese werden im Munde eingesetzt und der Patient aufgefordert, leicht in die Schlüssel einzubeißen und 2–3 Minuten (Uhrkontrolle) in dieser Kieferstellung auszuhalten. Treten dabei unangenehme Sensationen auf, so entsteht Verdacht auf eine Gelenkkompression oder eine andere noch nicht korrigierte Fehlstellung in den Gelenken.

### Die totale Prothese in europäischer Sicht

Heute zeigt die totale Prothese in Europa ein recht heterogenes Bild. Vieles erinnert an *Alfred Gysi*, der als erster Artikulationsforscher künstliche Zähne nach dem anatomischen Vorbild mit exakt orientierten und ineinandergreifenden Höckern und Fissuren bis zur Fabrikationsreife entwickelt hat. Von *Alfred Gysi* und seinen einst für totale Prothesen entwickelten und 1912 erschienenen Anatoformzähnen haben die Gnathologen das Muster für die moderne Aufwachstechnik übernommen und dazu neue Autorennamen gefunden. Eine deutliche Tendenz zu *A. Gysi* verraten auch die Condyloform-Zähne nach *A. Gerber*. Ihre Patentwürdigkeit beruht

1. auf verlängerten Propulsions- und Balancebahnen auf den unteren Molaren,
2. auf einem Lingualversetzen der Mikrofossae auf den unteren 2. Prämolaren und 1. und 2. Molaren,
3. auf der lingual versetzten (Schneide-)Kante an den unteren 1. Prämolaren und
4. auf einem Folgekontakt der Seitenzähne als Ersatz für den wesentlich kautträgeren Gruppenkontakt der Anatoformzähne nach *A. Gysi*.

Die Condyloform-Prothesen werden nach einer möglichst unforcierten Bißnahme aufgestellt, dann am Patienten einprobiert, korrigiert und nach erfolgter Polymerisation mit den Original-Modellen auf den Condylator zurückmontiert. Erst jetzt wird das Condyloform-Kauflächenrelief auf eine gut gleitende, in allen Bewegungsrichtungen ausbalancierte und bewegungstolerante Okklusion eingeschliffen. Um dies möglich zu machen, wird im künstlichen Gelenk des Artikulators für die allerletzte Einschleifarbeit mit Carborundum (Abbildung 38) auch der Bewegungsweg von der habituellen Bißlage des Unterkiefers in die

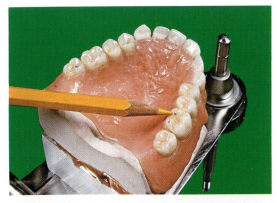

Abb. 36  Remontierte Condyloform-Prothese. Erstkontakte auf Palatinalhöckern, sie werden beim Einschleifen geschont, damit sie führungs- und kauwirksam bleiben.

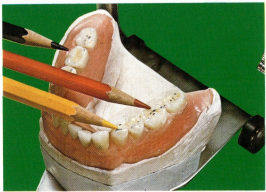

Abb. 37  Kontaktsituation im Unterkiefer nach dem 2. Schliff. Der 1. Molar rechts muß neu eingesetzt werden. Anschließend nach System weitere Kontrollen und Schliffe für das ganze Spektrum der Gleit- und Zerreibebewegungen.

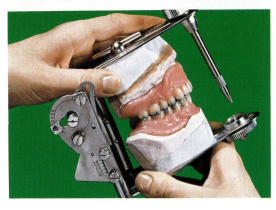

Abb. 38  Abschließend Feinschliff mit Carburundumbrei Körnung 220, angerührt mit Glycerin. Der Mörser-Pistill-Schliff wird erreicht durch rotierende Bewegungen mit dem Condylator-Oberteil. Kasernenhof-ähnliche Exerzierbewegungen mit Anfassen des Vertikalstiftes sind zu unterlassen.

retrudierte Kontakt-Lage freigegeben. Das Ergebnis der ersten Kontakt-Kontrolle mit blauem Farbband ist auf der Abbildung 36 festgehalten. Im hier abgebildeten Fall handelt es sich um eine Demonstrationsprothese mit der Absicht zu zeigen, wie zur Verbesserung der Kaustabilität nur die palatinalen Höcker der zweiten Prämolaren und aller Molaren in Kontakt gestellt werden. Wir wissen doch aus vielen Untersuchungen über die Kaustabilität, daß allgemein folgende Regel gilt: **Beim Kauen mit totalen Prothesen muß die größte Belastung lingual liegen!** Dieser Vorschrift entsprechen auch die Erstkontakte auf der oberen Condyloform-Prothese in der Abbildung 36.

Auf der unteren Prothese sieht die Kontaktverteilung schon nach wenigen Schleifkorrekturen mit einem kleinen Carborundum- oder Diamant-Schleifkörper (Kugeldurchmesser ca. 4 mm) vielversprechend aus. Ausnahme: Der 1. Molar unten rechts muß herausgelöst

Die totale Prothese in europäischer Sicht

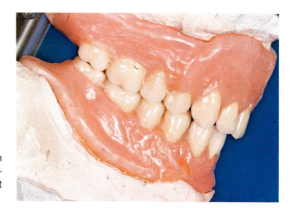

Abb. 39 Prothese mit Condyloform-Zähnen in der habituellen Interkuspidation. Günstige Kieferform, geeignet für eine klassische Aufstellung mit 28 Zähnen.

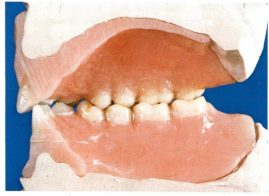

Abb. 40 Prothese wie Abbildung 39, zersägt. Erstrebte Interkuspidation der Palatinalhöcker in den lingual verlagerten Fossae der unteren Prämolaren und Molaren. Kein Kontakt im Frontzahnbereich.

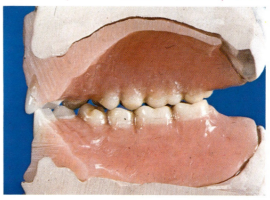

Abb. 41 Simulierte Abbeiß-Situation mit absichtlich nicht bis zur Voll-Äquilibrierung eingeschliffenen Frontzähnen. Beachte die Abhebetendenz am Gaumendach dorsal!

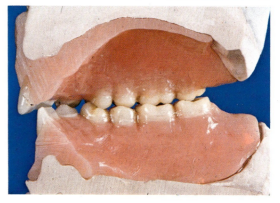

Abb. 42 Totale Balance für die retrudierte Kontaktsituation. Condyloform-Zähne nach dem Einschleifen im Condylator.

Condyloform®-Zähne, Instruktionsmaterial und Kurse zur totalen Prothese nach *A. Gerber* bei Candulor AG, CH-8037 Zürich.

163

und mit Kaltpolymerisat neu eingesetzt werden. Beachte die Abbildung 37, der schwarze Farbstift zeigt auf diesen Zahn. Von da ab braucht es nur noch einige gezielte Schliffe und der Zahnarzt oder sein Mitarbeiter darf zum Feineinschleifen einer polyvalenten balancierten Bewegungskapazität übergehen. Dazu verwendet er Carborundum, Körnung 220, vermischt mit Glyzerin, das nach Beendigung der Arbeit mit Warmwasser abgespült wird. Zum Einschleifen mit Carborundumpulver werden nur rotierende Bewegungen mit dem Condylator-Oberteil gemacht. Zakkige Bewegungen sind unbedingt zu vermeiden.

Die Charakteristika einer auf dem Condylator fertig eingeschliffenen Prothese sind in den Abbildungen 39 bis 42 dargestellt. Die Außenseite ist in der Mastikationszentrik in der Abbildung 39 und die Interkuspidation der Palatinalhöcker in den zentralen Kaufurchen (ebenfalls in der Mastikationszentrik) an der zersägten Prothese in der Abbildung 40 dargestellt. Die Abbildung 41 zeigt die Kontaktverteilung für die Balance nach dem Abbeißen, was nur bei sehr guten Kieferformen statthaft ist. Die Abbildung 42 zeigt den Vielpunktkontakt einer Condyloform-Prothese in der retrudierten Kontaktposition.

Klinisch wichtig: Eine in dieser Vollkommenheit artikulierende totale Prothese kann nur im Condylator aufgebaut und zur Funktionsreife fertiggestellt werden. Denn nur im Condylator kann der Retrusivweg von der habituellen Interkuspidation (Zentralstelle der Kaubahnen) in die retrudierte Kontaktposition wahlweise freigegeben werden. Beachte in der Abbildung 38 den am Condylator-Gelenk nach oben und vorne ausgestellten Feststeller. Mit diesen Feststellern wird in der Nullstellung die Scharnierachse fixiert und in der Hochstellung die Bennettbahn im Arbeits- und Balancegelenk gesteuert.

## Gereimtes und Ungereimtes in der Europäischen Protherik

In Europa ist in diesem Jahrhundert ein sehr profundes Basiswissen in der Anatomie, Physiologie und Pathologie des Kausystems erarbeitet worden. Rückständig geblieben ist nur die Auswertung dieses Grundwissens als Basis einer sinnvollen Prävention, Diagnostik und Therapie der okkluso-artikulären Dysharmonie im Kausystem. Und leider ist im derzeitigen Studienplan der Zahnmedizin die Theorie übergewichtig geworden und das Behandeln mit ärztlich-zahnärztlichem Verständnis zunehmend durch zahntechnische Arbeiten nach uniformierten Modellvorlagen, Verfahrenstechniken und einfachen Denkmodellen unterwandert worden. Nur so ist es denkbar, daß die zahnärztliche Therapie der Okklusion in der Prothetik weitgehend nach Modellvorlagen betrieben wird, die weit von dem abweichen, was uns die Natur dann vorzeigt, wenn sie es perfekt macht. Und dazu gehört nach der klassischen Okklusionsforschung immer noch die gelenkbezogene Speekurve, die Interkuspidationstiefe, die konkav-konvexe Okklusionscharakteristik oder die mikro-glenoide (untere Molaren) und mikrokondyloide (obere Palatinalhöcker) und daher gelenkkonforme Artikulations- und Okklusionsform der Backenzähne.

Die Flut der Kurse und der Bild- und Modellvorlagen zur Aufwachstechnik in organischer Okklusion und zur Scharnierachse – vor wenigen Jahren leider noch in der maximalretrudierten Position – hat das Image der Okklusion aufgewertet, aber das Denken in Gesetzen der Biomechanik verdrängt. Nur so ist es denkbar, daß heute sogar an oberen Freiendprothesen und Seitenzahnbrücken die bukkalen Höcker der Molaren genau so modelliert und eingesetzt werden, wie wenn die liebe Natur die fehlenden bukkalen Wurzeln der 1. und 2. Molaren nochmals nachliefern könnte. Es gibt auch Ungereimtheiten auf der instrumentellen Seite: Die besten Pantographen sind mit einem zentralen Stützstift ausgerüstet. Das heute vollkommenste Instrument (Mastikator und Pantograph) hat *R. Weber* in Lausanne entwickelt. Mit ihm können nicht nur Bewegungsbahnen, sondern zusätzlich Simultan-Bezugspunkte markiert und ausgewertet werden. Dessen ungeachtet hat uns die Gnathologie die Mehrfach-Wachsbiß-Methode nach Europa gebracht. Diese ist bedeutend einfacher, aber sehr ungenau und extrem informationsarm. Eine ungereimte Sache ist auch die Reaktivierung der Verstellbarkeit der Interkondylardistanz im Artikulatorenbau. Diese Verstellbarkeit geht auf *W. E. Walker*, USA, 1895, zurück und wurde von *Alfred Gysi* in seinem Adaptable-Artikulator (Ausgabe 1912) wieder eingesetzt. Als *A. Gysi* erkannte, daß dadurch die Bahnwinkel nur um 3 bis 5° verändert werden, ließ er dieses Spielchen in späteren Konstruktionen wieder fallen.

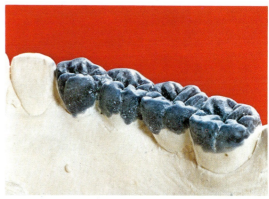

Abb. 43   Modellierarbeit nach amerikanischem Modell zum Erlernen der Aufwachstechnik. Perfekte Arbeit. Klinisch-therapeutischer Wert für ein angeschlagenes Kiefergelenk: Null bis schädlich, da als Positions-, Funktions- und Führungspartner der Kiefergelenke trügerisch. Den Kauflächen fehlt 1. die gelenkkonforme Interkuspidationstiefe zur Verzahnung mit den Palatinalhöckern, 2. die gelenk-adäquate Speekurve und 3. die helikoide Verwindung nach F. Ackermann.

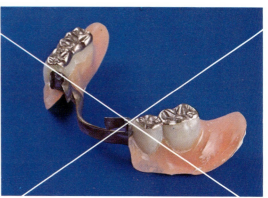

Abb. 44   Untere Freiendprothese nach dem gnathologischen Denkmodell in der terminalen Hinge-Position und mit konvex gegen konvex aufgewachsten Kauflächen zur Schonung angeschlagener Kiefergelenke und Behebung von Ohrgeräuschen bei einem Patienten mit Status nach Kieferverletzung eingegliedert. Als Kauhilfe brauchbar, als Kiefergelenkschutz vor traumatogener Beanspruchung jedoch 100% Versager.

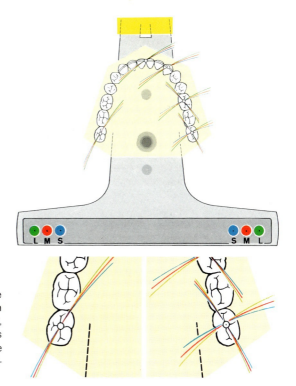

Abb. 45   Die Reißbrettzeichnung behandelt die Veränderungen der Kaubahnen beim Verstellen der Kondylenkugeln am Whip-Mix-Artikulator, dem sog. „kleinen Stuart". A. Gysi lag richtig, als er vor mehr als 50 Jahren erkannte, daß die Veränderung der Bewegungsspuren bei Winkelgraden von 3° bis 5° liegt.

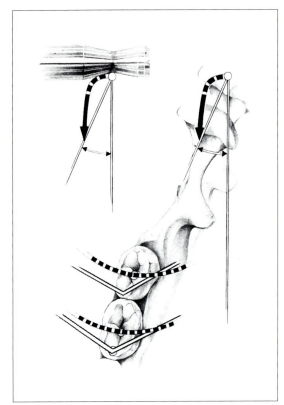

Abb. 46 Der Bennett-Winkel ist nicht das geistige Kind des englischen Zahnarztes *N. G. Bennett*. Alle Okklusionsaufbauten, die mit dem bewegungsrestriktiven Bennett-Winkel und ohne Simulation der Dachform der Kondylen sowie ohne Retrusivweg in konventionellen Artikulatoren ausgeführt werden, sind mit 3 Fehlern behaftet:
1. Das Spektrum der Mahlbewegungen ist eingeengt und verstümmelt.
2. Es entstehen Hyperbalanceeffekte ohne absichtliches Zutun des Zahntechnikers.
3. Wenn am Artikulator die Retrusivbewegung nicht freigegeben werden kann, ist es nicht möglich, an Gipsmodellen im Artikulator eine vollwertige Kontakt- und Bewegungsanalyse auszuführen.

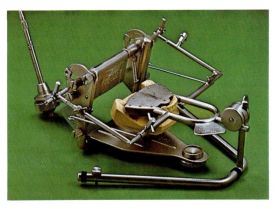

Abb. 47 Die Gelenkkörper in den anatomomechanischen Gelenken des Condylators simulieren die Dachform der Gleitflächen natürlicher Kondylen und harmonisieren dadurch die Verwinkelung der Arbeits- und Balancefacetten in allen okklusalen Rekonstruktionen, totale Prothetik inbegriffen.

Die junge europäische Zahnärzteschaft weiß heute von *A. Gysis* Angaben nichts mehr. Es darf ihr deshalb nicht allzusehr angelastet werden, wenn sie sich durch die Verstellbarkeit der Rotationszentren (Kondylenkugeln) und die unphysiologische Verstümmelung der Bennettbewegung zum Bennettwinkel im Whip-Mix-Artikulator (kleiner Stuart) imponieren läßt. Abbildung 45 und 46.

Schlußwort: Der Autor weiß selbst, daß die vorliegende Abhandlung zum Thema „Okklusion, Kaudynamik und Kiefergelenk in der Europäischen Forschung und Prothetik" ohne profundes Grundlagenwissen schwer zu verstehen ist und ketzerisch wirken mag. Es geht aber auch hier nach dem alten Doktorspruch: „Wer weiß, wie Leiden entsteht, kann besser helfen".

## Literatur

*Ackermann, F.:* Le mécanisme des mâchoires. Masson & Cie., Paris, 1953.

*Bennett, N. G.:* A contribution to the study of the movements of the mandible. Proc. Roy. Soc. Med. I., 79–95: 1908. Reprinted in J. Prosthet. Dent. 8:41, 1958

*Fish, E. W.:* Principles of Full Denture Prosthesis, Ed. 3, London. John Bale, 1937.

*Gerber, A.:* Die Bewegungen des Unterkiefers und deren Wiedergabe im Artikulator. Zahnärztl. Welt, Heft 16, 1950.

*Gerber, A.:* Über die Form der Kiefergelenke als Ausdruck aktiver Kräfte. Résumé, SSO-Kongress Bürgenstock, 1951. Schweiz. Mschr. Zahnheilk. 1951.

*Gerber, A.:* Okklusion und Artikulation in der Prothetik. 8 Okklusionstabellen, Unterrichtsskriptum, Fotodruck Eigenverlag, 1960.

*Gerber, A.:* Logik und Mystik der Kiefergelekbeschwerden. Schweiz. Mschr. Zahnheilk. Bd. 74, Nr. 8 + 10, I. und II. Teil, 1964.

*Gerber, A.:* Kiefergelenk und Zahnokklusion. DZZ, 26: Heft 2, 119–141, 1971

*Gerber, A.:* Okklusion und Kiefergelenk. Kursschrift SSO-Fortbildungskurs 1973. Buchhandlung Hans Huber, Bern.

*Gerber, A.:* Registriertechnik für Prothetik, Okklusionsdiagnostik, Okklusionstherapie. 1970/1974. c/o Condylator-Service, Postfach 114, CH-8028 Zürich oder im Buchhandel.

*Gerber, A.:* Grundsatzreferat zur zahnärztlichen Prothetik 1977. Die Quintessenz, 28: März 1977, 1–14.

*Gerber, A.:* Der atrophische Kiefer aus der Sicht des Prothetikers. Schweiz.Mschr.Zahnheilk. 87:935, 1977.

*Gysi, A.:* The problem of articulation. Dent. Cosmos 52: 1–19, 148–169, 268–283, 403–418: 1910.

*Gysi, A.:* Kieferbewegung und Zahnform. Handbuch der Zahnheilkunde, Bd. 4, Herausgeber Pichler, Verlag Urban & Schwarzenberg, Berlin 1929.

*Gysi, A.:* Die Entwicklung der Kauflächen der künstlichen Mahlzähne und die physikalischen Gesetze, die deren Funktion beherrschen. Schweiz. Mschr. Zahnheilk. 47: Nr. 3, März 1937, 222–259.

*Kundert, M.:* Zum Aussagewert des Kiefergelenkröntgenbildes nach Schüller für die gelenkbezogene Okklusionsdiagnostik. Schweiz.Mschr.Zahnheilk. 86, 393; 1976.

*Lindblom, G.:* Technique for the roentgenographic registration of the different condyle position in the temporomandibular joint. Dent. Cosm. 78: 12, 1227–1235, 1936.

*Ludwig, P.:* Unterkieferbewegung und Gelenkfunktion. Dtsch. zahnärztl. Z. 30: 27–36, 1975.

*Møller, E.:* Tyggeapparatets naturlige funktioner. In „Bidfunktion, Bettfysiologi", Red. W. Krogh-Poulsen, O. Carlsen 1973. Verlag Munksgaard.

*Palla, S.:* Eine experimentelle Untersuchung über den Resilienztest für die Kiefergelenke. Habilitationsschrift der Med. Fakultät der Universität Zürich, 1976.

*Posselt, U.:* Studies in the mobility of the human mandible. Acta odont. scand. 10: Suppl. 10, 1952.

*Saizar, P.:* Centric Occlusion and Centric Relations: Balkwill's and Gysi's arches. JADA Vol. 67, Oct. 1963, 505–512.

*Spreng, M.:* Der Kauabdruck. Urban & Schwarzenberg, Berlin/München 1953.

*Steinhardt, G.:* Die anatomisch-physiologischen Verhältnisse des zahnlosen Kiefers, insbesondere der Gelenke in ihrer Beziehung zur Technik der Bißnahme und künstlichen Artikulation. Dtsch. Zahn-, Mund- und Kieferheilk. 141. 209–235: 1936 (b).

*Steinhardt, G./Gerber, A.:* Die Bedeutung von Strukturveränderungen in den Kiefergelenken für den Zahnarzt. in „Okklusion und Kiefergelenk", Kursschrift SSO-Kurs 1973, 53–68, Verlag Hans Huber, Bern.

*Trebitsch, F.:* Zur Frage der Unterkieferbewegung und des Artikulationsgleichgewichtes. Zahnärztl. Rundschau 1929, Nr. 49, S. 2027–2032.

*Walker, W. E.:* Movements of the Mandibular Condyles and Dental Articulation. Dent. Cosm. 38: 573–582, 1896.

*Weber, R.:* Die biologisch konstruierte Zahnprothese im Masticator. Buchdruckerei Ilg AG, CH-3752 Wimmis.

*Wild, W.:* Funktionelle Prothetik, 1950. Verlag Benno Schwabe, Basel.

# Psychosomatik und Okklusion

von G. Graber, Basel

## Einleitung

Die dem okklusalen Geschehen zugrunde liegenden komplizierten neuromuskulären Vorgänge und Steuerungsmechanismen im Kauorgan kann man sich in vereinfachter Form – wie übrigens bei vielen anderen Organsystemen im Körper – mit der Funktion eines Regelkreissystems, also eines kybernetischen Systems, erklären.

Ein solches System verarbeitet selbstregulierend und selbststeuernd Informationen mannigfaltiger Art, um unter allen Umständen ein vorprogrammiertes Ziel zu erreichen.

Die kybernetischen Systeme der Technik sind in allen Belangen der Funktionsweise des Zentralnervensystems nachgebaut, sind aber, im Gegensatz zu diesem ihrem Muster, vollständig unabhängig von jeglicher psychischer Beeinflussung, wie Emotionen und bewußtem oder unbewußtem Erleben. Dieser Unterschied läßt sie rascher, genauer und unbeeinflußbar arbeiten. Man denke zum Beispiel an die Computer.

Die Tatsache der psychischen und emotionalen Beeinflussungsmöglichkeit der selbstregulierenden Organsysteme dürfte nach neuesten Ansichten der Schlüssel sein, der die Tür zur Erkenntnis der Ätiologie der psychosomatischen Erkrankungen öffnet.

## Mandibuläre Bewegungen und Okklusion

Die selbststeuernde Funktion des Kauorgans beim Kau- und beim Schluckakt, bei welchen die okklusalen Kontakte wesentlich sind, wird wie folgt veranschaulicht:

Vorprogrammiertes Ziel sind mandibuläre Schlußbißstellungen im Kaubereich, also im Bezirk der habituellen Okklusionsstellung der Kiefer sowie in der retrudierten Kontaktposition. Der Zweck der Unterkieferbewegungen, die zu den vorprogrammierten Stellungen führen, ist ein zweifacher, nämlich:

– einerseits die eingenommene Nahrung zu zerkleinern, sie durch diese Oberflächenvergrößerung der Verdauung zugänglicher zu machen und den Nahrungsbrei in eine für das Schlucken günstige Lage zu bringen;
– anderseits die Kiefer beim Schluckakt gegeneinander zu stabilisieren.

Wie laufen nun die Vorgänge ab? (Siehe Abb. 1.)

Die verschiedenen Rezeptoren der Mundhöhle, der Muskeln des Kauorgans, der Parodontien sowie der Strukturen der Kiefergelenke geben einen ständigen Informationsfluß an das Zentralnervensystem ab. Ist die Nahrung in der Mundhöhle, so werden laufend die Größe, die Konsistenz und Lage des Bolus sowie die mandibulären Positionen usw. gemeldet. Im weiteren wird ständig über den Feuchtigkeitsgrad der Schleimhäute der Mundhöhle und des Pharynx orientiert (siehe Tabelle 1).

Diese Informationen werden im Zentralnervensystem als sogenannte „Ist-Werte" mit den vorprogrammierten „Soll-Werten" verglichen.

Bestehen zwischen „Ist-Werten" und „Soll-Werten" Differenzen, so sorgt ein Reglersystem dafür, daß die zum Ausgleich notwendigen Maßnahmen ergriffen werden.

So wird zum Beispiel die zum Durchkauen

Psychosomatik und Okklusion

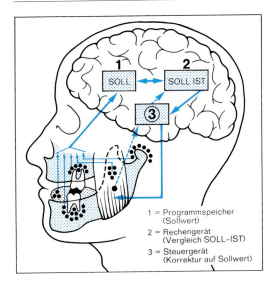

1 = Programmspeicher (Sollwert)
2 = Rechengerät (Vergleich SOLL–IST)
3 = Steuergerät (Korrektur auf Sollwert)

Abb. 1 Schema der kybernetischen Funktion des Kauorgans.
– Informationen aus den Rezeptoren der Mundhöhle fließen dauernd an Zentren des Zentralnervensystems (im Bild: schwarzer Nahrungsbolus zwischen den Molaren).
– Eine zentrale Auswertung erfolgt (Soll/Ist-3).
– Adäquate mandibuläre Bewegungen werden stimuliert.
– Die erfolgten Bewegungen werden rückgemeldet und festgehalten (gestrichelte Linie).
Die als „Soll", „Ist" und „3" schematisch angegebenen Gehirnregionen entsprechen topographisch nicht den wirklichen Zentren. Sie sind aus Gründen der Übersichtlichkeit so eingezeichnet. Die wirklichen Zentren liegen in der Medulla oblongata, im Pons (Rhombencephalon), im Kleinhirn usw.

nötige Muskelkraft adäquat zur Konsistenz der Nahrung bestimmt, und mandibuläre Bewegungen werden dosiert und gezielt ausgelöst. Ist die Nahrung genügend durchgekaut und mit Speichel durchsetzt und ist sie durch Zungenbewegungen in die richtige Position gebracht, so wird der Schluckakt eingeleitet. Die gleichen Vorgänge findet man auch beim Leerschlucken: Speichelansammlung, die zur Befeuchtung der Schleimhäute dient, wird gemeldet und das Zuviel an Speichel durch Schlucken entfernt.
Alle diese selbstregulierenden Vorgänge bewahren das Kausystem vor zuviel und zu heftiger Arbeit sowie vor zu großen Muskelkrafteinwirkungen auf die einzelnen Strukturen wie Zähne, Kiefergelenke usw. Alle Belastungen sollen adäquat und nur im nötigen Maß verlaufen. Rückkoppelungseffekte sichern die störungsfreie Funktion.

Tabelle 1 Folgende Tabelle gibt Auskunft über die Art, die Lage und die Informationsart der Rezeptoren im Kauorgan:

| Rezeptoren: | Lage: | orientieren über: |
|---|---|---|
| 1. *Muskelspindeln* | – in den Muskeln | Länge (= Spannung) unbewußt |
| 2. *Golgische Sehnenrezeptoren* | – in **Sehnen**<br>– in Ligamenten | Dehnung, Spannung<br>Druck = Gelenkstellung<br>(unbewußt) hemmen Aktivität der Motoneuronen |
| 3. *Pacinische Körperchen* | – in Gelenkkapsel<br>– Muskelansätze<br>– Ligamente<br>– Faszien | wie 2, aber bewußt |
| 4. *Freie Nervenverästelungen* | – in fibrösen und synovialen Schichten der Gelenkkapseln<br>– evtl. im Diskus | wie 3, bewußt |
| 5. *Nicht genau definierte Rezeptoren* | – in Paradontien | – Belastung der Zähne<br>– Frühkontakte |

1. Tractus reticulo-spinalis
2. Alpha$_1$- bzw. Alpha$_2$-Neuron
3. Gamma-Neuron
4. sensibles (afferentes) Neuron
5. Skelettmuskel
6. Muskelspindel
7. Spiral-Rezeptor
8. motorische Endplatte

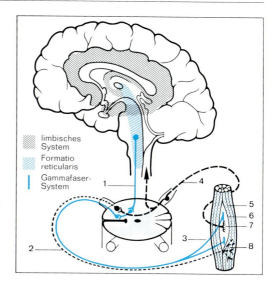

limbisches System
Formatio reticularis
Gammafaser-System

Abb. 2 Schema der Wirkung der Zentren des limbischen Systems auf die Gammafasern und, damit verbunden, auf die Fusomotorik. Die Muskelspindeln wirken als Servomechanismen bei Muskeltonusänderungen (aus *Kielholz*).

## Psyche und Organsysteme

Die Psyche als Sammelbegriff der Empfindung, der Bewertung und der Verarbeitung aller Umwelteinflüsse beeinflußt die einzelnen selbststeuernden Organsysteme. Dadurch ist dem Organismus ein Mittel gegeben, bei Bedarf einzelne dieser Systeme zu bevorzugen und andere zu benachteiligen oder sogar zeitweilig kurzfristige, unumgängliche Umprogrammierungen vorzunehmen.

Dies läßt sich am besten anhand der Veränderungen in den Funktionen der einzelnen sich überlagernden Organsysteme bei affektiven Erscheinungen der Angst und Wut erklären. Angst und Wut, als psychische Folgeerscheinungen einer realen oder vermeintlichen Umweltbedrohung, bereiten den Organismus zu Affektivreaktionen auf diese äußeren Reize vor. Ein äußerlicher Ausdruck dieser somatischen Veränderungen ist das aus der Verhaltensforschung bekannte „Kampf-Flucht-Verhalten". Das Ziel dieser Funktionsänderungen im Organismus ist, sich durch rasche Flucht der Bedrohung zu entziehen oder aber, wenn die Fluchtdistanz unterschritten wird oder eine Flucht nicht mehr möglich ist, die Spannung durch aggressives Verhalten zu lösen.

Die affektive Spannung und die daraus resultierenden somatischen und funktionellen Veränderungen sind darauf gerichtet, den Organismus schneller und stärker auf die initiale Gefahr reagieren zu lassen. Eine generelle „arousal reaction" (*Birkmayer*) stellt sich ein. Sie besteht im wesentlichen aus einer Hebung des Aktivitätspegels im kortikalen und gleichzeitig im affektiven, spinal-motorischen sowie im vegetativen Bereich.

So werden zum Beispiel der Muskeltonus sowie die Muskelaktivität durch den Einfluß der Gammafaser-Systeme erhöht (s. Abb. 2), Atmung und Kreislauf verändert und viele andere vegetative Funktionen – unter anderem der Speichelfluß – beeinflußt: „Man schlottert vor Angst, die Zähne klappern, man knirscht vor Wut, bei Angstzuständen klopft das Herz."

Man könnte noch viele andere Beispiele anführen. Der Sinn der erwähnten Muskelspannungsänderungen besteht darin, sehr rasche und spontane Bewegungen möglich zu machen: Zum Beispiel ermöglicht ein schon gespannter Bogen einen schnelleren Abschuß des Pfeils als ein ungespannter (vgl. Abb. 3)!

Ist die Gefahr oder die vermeintliche Bedrohung überwunden, sei es durch Flucht oder durch aggressives Verhalten, tritt eine psychische und somatische Entspannung ein; die normal funktionierenden Regelkreissysteme nehmen wieder ihren üblichen Programmablauf ein. Es treten Rückkoppelungseffekte in Aktion.

Alle diese im menschlichen Organismus phylogenetisch verankerten Möglichkeiten, die Bedrohung durchzustehen, waren ursprüng-

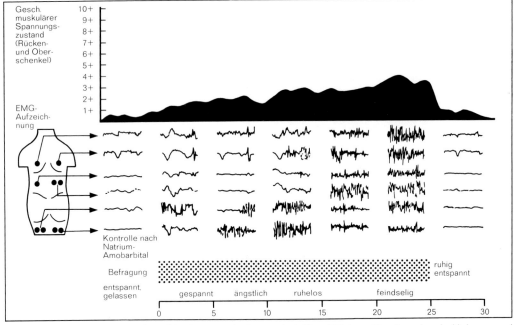

Abb. 3 Hyperfunktion der Skelettmuskulatur bei Konfliktzuständen (nach *Holmes* und *Wolff*).
Die laufende Steigerung der Muskelaktivität mit ihrem Maximum bei aggressivem Verhalten ist deutlich zu sehen.

lich lebenserhaltend und sind es zum Teil auch beim heutigen Menschen noch. Im jetzigen geordneten Leben haben sie aber an Wichtigkeit verloren oder erweisen sich als unerwünscht, wie zum Beispiel aggressives Verhalten in Gesellschaft. Das soziale Gefüge gewährt uns normalerweise genügend Schutz gegenüber Bedrohungen aller Art. Trotzdem beeinflußt unsere Umwelt laufend unsere Psyche, und die emotionale Verarbeitung äußerer, wirklicher oder vermeintlicher Insulte ist ständig im Gange. „Was sagen meine Mitarbeiter, meine Kollegen zu meinem Verhalten? – Habe ich richtig gehandelt? – Bin ich durch diese Aufgabe nicht überfordert?"
Solche und ähnliche Fragen belasten uns immer wieder und finden ihren Niederschlag in Angst- und Spannungszuständen mit all ihren Einflüssen auf die Organfunktionen.
Aus einer Spannungssituation entsteht oft ein Spannungszustand; die normale Entspannung und die damit verbundene somatische Entlastung tritt häufig verspätet oder gar nicht ein. Pathologische Erscheinungen im Soma sind die mögliche Folge. So

können zum Beispiel erhöhter Muskeltonus und Muskelhyperaktivität in Reflexkontraktionen und schmerzhafte Muskelspasmen übergehen. Diese letzteren bilden zum Beispiel einen wesentlichen Ätiologiefaktor bei Rheumatismus, beim Zervikalsyndrom (Genick-Schulter-Oberarm-Schmerzen) sowie bei den in der Zahnheilkunde bekannten „Pain-Dysfunction"-Syndromen (Kiefergelenkerkrankungen).
Als Faktoren der pathologischen Reizverarbeitung (vgl. mit Abb. 4: Angstverarbeitung. Angst erzeugt gleiche vegetative Reaktionen wie Aggression) und einer verhinderten Entspannung nimmt man unter anderem an: geringe konstitutionelle Anpassungsfähigkeit sowie affektive Frustration, deren Ausmaß nicht zuletzt durch die soziologische Situation des Patienten bestimmt wird (*Kielholz, Birkmayer*).

## Psychosomatische Erkrankungen im Kauorgan

Nach neuen Untersuchungen liegt die Regulierungswirkung für das emotionale Erle-

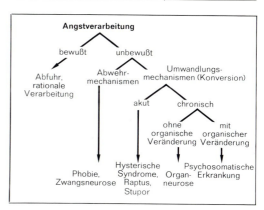

Abb. 4 Schema der Angstverarbeitung (nach *Kielholz*).
Für psychosomatische Erkrankungen stellen die unbewußt und chronisch ablaufenden Angstzustände einen wesentlichen Ätiologiefaktor dar.

1. Area septalis
2. Amygdala
3. Nucleus caudatus
4. Hippokampus
5. Hypophyse
6. Hypothalamus
7. Corpus mammillare
8. Kortex
9. Corpus callosum
10. Kleinhirn
11. Hirnstamm
12. Formatio reticularis
13. Fornix
14. Thalamus

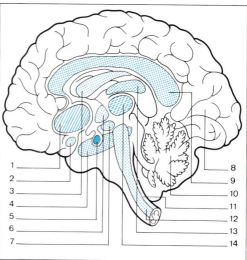

Abb. 5 Das limbische System (nach *Akert*).

ben – wie sie Angst und Wut darstellen – in den Strukturen des limbischen Systems (*Akert*, s. Abb. 5). Speziell das thalamo-retikuläre System scheint eine zentrale Stellung einzunehmen. So wird zum Beispiel angenommen, daß aggressive Impulse im Hypothalamus und in den Amygdalae ihren Ursprung nehmen (*Smith, King, Hoebel*) Eine generalisierte Muskelhyperaktivität und -hypertonizität sind unter anderem Folgen einer Erregung dieser Zentren. Auch aus Teilen der Formatio reticularis sind Muskelspannungsveränderungen belegt (Abb. 6). Nach *Kaada, Ursin, Kawamura* und *Schärer* manifestiert sich nach Elektrostimulation im Hypothalamus und in den Mandelkernen vor allem eine verstärkte orale Hyperaktivität (Abb. 7). *Schärer* beschreibt experimentellen Bruxismus aufgrund solcher Reizungen; es stellen sich also mandibuläre Dysfunktionen mit Zahnkontakten oder okklusale Parafunktionen nach *Drum* ein. Diese Konzentration muskulärer Hyperaktivitäten auf den oralen Bereich scheint beim Menschen ein Überrest einer für unsere hominoiden Vorfahren nötigen Programmierung zu sein. Diese „Menschenähnlichen" mußten mit ihrem stark entwickelten Gebiß als einziger Waffe in einer feindlichen und unwirtlichen Umwelt bestehen. Ihr aggressives Verhalten war von einer raschen und optimalen Funktion dieser Waffe abhängig. Zähneknirschen, speziell im frontalen Bereich, stellt auch heute noch ein eng mit Aggressivität verbundenes Funktionsmuster im Kauorgan dar. Es tritt oft, da phylogenetisch verankert, unbewußt im Verein mit affektiven Spannungen und unterdrückten aggressiven Impulsen auf.
Nach neuesten Auffassungen führen psychisch stimulierte Tonus- und Aktivitätsände-

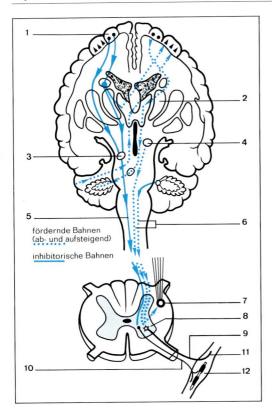

1. Area 4s (extrapyramidal)
2. Thalamus
3. Lateroretikuläre (fördernde) Region
4. Bulboretikuläre (hemmende) Region
5. Retikulospinale hemmende Bahn
6. Retikulospinale fördernde Bahn
7. Tractus pyramidalis lateralis
8. Vorderhornzelle
9. α-Motoneuron
10. γ-Motoneuron
11. Extrafusäre Fasern
12. Intrafusäre Fasern

fördernde Bahnen (ab- und aufsteigend)
inhibitorische Bahnen

Abb. 6 Fördernde und hemmende Leitungsbahnen (nach *Carter* und *Gustavson*). Speziell die die Muskelaktivität fördernden Bahnen aus dem Thalamus (2) und der Formatio reticularis (4) als Sitz der Emotionen sind von wesentlicher Bedeutung.

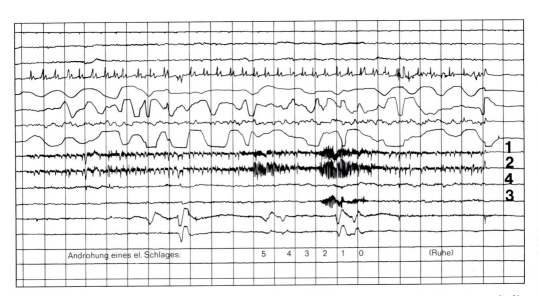

Abb. 7 An Probanden wurden Angstzustände simuliert und Elektromyogramme der Masseteren (1, 2), des Musculus trapezius (3) sowie der Muskulatur des kleinen linken Fingers (Tremor) (4) abgeleitet. Es zeigt sich deutlich das Primat der Hyperaktivität der oralen Muskulatur (vgl. Musculum masseter – Musculum trapezius). Die Kaumuskulatur reagiert intensiver, rascher und früher als die übrige Skelettmuskulatur.

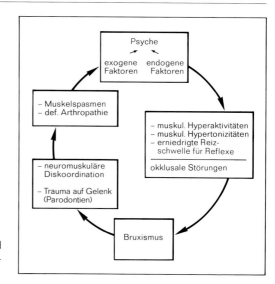

Abb. 8 Ätiologiemodell des Bruxismus und der daraus entstehenden Erkrankungen im Kauorgan.

rungen in der Kaumuskulatur in Verbindung mit okklusalen Fehlkontakten, artikulären Dysfunktionen (wie z. B. Subluxationen) oder Hypersalivation als Triggerfaktoren zu mandibulären Dysfunktionen (Abb. 8). Diese im zuvor beschriebenen Regelkreissystem der Okklusion nicht erklärten Bewegungsprogramme stellen zum Teil, infolge ihrer hauptsächlich isometrischen Muskelfunktion, eine nicht adäquate Belastung für die Strukturen des Kauorgans dar. Kommen die regulierenden Rückkoppelungseffekte nach einer gewissen Zeit nicht zur Auswirkung, so stellen sich Schädigungen an den Kiefergelenken und in der Kaumuskulatur (als schmerzhafte Muskelspasmen mit all ihren Erscheinungen) sowie Zahnlockerungen ein. Die fein programmierte Arbeitsharmonie der einzelnen Teile des stomatognatischen Organs untereinander geht verloren; eine neuromuskuläre Disharmonie tritt auf. Man findet das klinische Bild der sogenannten „Pain-Dysfunction"-Syndrome oder Kiefergelenkerkrankungen.

Zusammenfassend darf als sicher angesehen werden, daß die psychische Verarbeitung der Umwelteinflüsse mit ihren Erscheinungen von Angst und Wut – sofern sie nicht erkannt und abgewiesen werden – im Unterbewußtsein eine oft nachhaltige Wirkung auf den somatischen Bereich des Organismus haben können. Affektive Spannungszustände stellen sich ein. Da diese sich in ihren Einwirkungen auf die Motorik ausgeprägt in der Muskulatur des Kauorgans manifestieren, können unter gewissen Umständen und im Verein mit lokalen Störungen (sogenannten Triggerfaktoren, z. B. in der Bezahnung oder in der intermaxillären Relation) mandibuläre Dysfunktionen entstehen. Diese für den Organismus sinnlosen Funktionen stellen ein wesentliches Trauma für die Strukturen des Kauorgans dar. Besteht nun zugleich ein geringes Adaptationsvermögen für traumatische Insulte, sind Erkrankungen die Regel.

**Literatur**

*Akert, K.:* Anatomie und Physiologie des limbischen Systems. Hoffmann-La Roche, Basel 1968.

*Alexander, F.:* Psychosomatische Medizin. W. de Gruyter, Berlin/New York 1971.

*Barrett, R. H.,* und *Hanson, M. L.:* Oral myofunctional disorders. C. V. Mosby Company, Saint Louis 1974.

*Beck, D.:* Psychosomatische Aspekte des chronischen Gelenkrheumatismus. Hoffmann-La Roche, Basel 1971.

*Ciba AG:* Tacitin®-Entspannungstherapie, Basel 1970.

*Dawson, P. E.:* Evaluation, diagnosis and treatment of occlusal problems. C. V. Mosby Company, Saint Louis 1974.

*Doms, R., Hupfauf, L.,* und *Langen, D.:* Psychosomatische Aspekte bei funktionellen Kieferbeschwerden. Dtsch. zahnärztl. Z. 24, 5 (1969), 337.

*Drum, W.:* Parafunktionen und Autodestruktionsprozesse, ein neues Parodontosebild. Berlin, Quintessenz 1, (1971), 55.

*Gerber, A.:* Logik und Mystik der Kiefergelenkbeschwerden. Schweiz. Mschr. Zahnheilk. 74, 8 (1964), 687.

*Gerber, A.:* Okklusionslehre, Okklusionsdiagnostik und Okklusionsbehandlung im Wandel unserer Aspekte. Schweiz. Mschr. Zahnheilk. 80 (1970), 447.

*Graber, G.:* Psychisch motivierte Parafunktionen auf Grund von Aggressionen und Myoarthropathien des Kauorgans. Schweiz. Mschr. Zahnheilk. 81, 8 (1971), 713.

*Graber, G.:* Neurologische und psychosomatische Aspekte der Myoarthropathien des Kauorgans. Zahnärztl. W. Ref. Rdsch. 21, 80 (1971), 997.

*Graber, G.:* Myoarthropathien des Kauorgans. Habilitationsschrift zur Erlangung der Venia docendi der Med. Fakultät der Univ. Basel, 1972.

*Hoffmann-La Roche & Co AG:* „Valium"-Roche und die rheumatischen Erkrankungen. Basel 1971.

*Jursa, O.:* Kybernetik, die uns angeht. Verlagsgruppe Bertelsmann GmbH, Buch Nr. 1167, 1500, 1971.

*Kawamura, Y.:* Frontiers of oral physiology – Physiology of mastication. Karger, Basel/München/Paris/New York/Sydney 1974.

*Kielholz, P.:* Entspannung – neue therapeutische Aspekte. CIBA AG, Basel 1970.

*Kielholz, P.:* Angst – psychische und somatische Aspekte. Huber, Bern/Stuttgart 1967.

*Lorenz, K.:* Das sogenannte „Böse" – zur Naturgeschichte der Aggression. Wien 1963.

*Luban-Plozza, B.:* Der psychosomatisch Kranke in der Praxis. J. F. Lehmann, München 1971.

*Ramfjord, S. P.:* Die Voraussetzung für eine ideale Okklusion. Dtsch. zahnärztl. Z. 26, 106 (1971).

*Ramfjord, S. P.* und *Ash, M.:* Physiologie und Therapie der Okklusion. Verlag „Die Quintessenz", Berlin 1968.

*Singer, F.:* Occlusion, Functions and Parafunctions. Internat. dent. J. 16, 3, September 1966.

*Singer, F.:* Okklusion 69. Zahnärztl. W. Rdsch. 6 (1969), 247.

*Singer, F.:* Okklusion 1970. In: „Die prothetische Versorgung des zahnlosen Unterkiefers mit Einschluß der Implantation". J. Münch, Werkverlag Dr. E. Banaschewski, München 1972.

*Schärer, P., Stallard, R. E.,* und *Zander, H. A.:* Occlusal interferences and mastication, an electromyographic study. J. prosth. Dent. 17, 5 (1967), 438.

# Die orale Rehabilitation mit der Teilprothese
Entwicklung und Weiterentwicklung der Behandlung des Lückengebisses mit der abnehmbaren Teilprothese

von B. Hedegård und H. Landt, Göteborg

## Einleitung

Die orale Prothetik hat als Disziplin der Zahnheilkunde immer ein besonders umfangreiches Aufgabenfeld bearbeiten und bewachen müssen. Es ist selbstverständlich, daß eine immer während Orientierung an Erkenntnissen und vor allem an veränderten Auffassungen der übrigen Disziplinen der Zahnheilkunde und Medizin die Voraussetzung für die Erfüllung einer solchen Aufgabenstellung darstellt.

Die zentrale Aufgabe der Prothetik kann wie folgt formuliert werden:

Dem Restgebiß muß durch ausreichende Anzahl von Okklusalflächen eine im physiologischen Sinne exakte Okklusionslage gegeben werden, um eine ungestörte orale Funktion zu erreichen – oder anders ausgedrückt:

## Okklusion zum Zwecke der Funktion

Dieses Postulat bedeutet, daß die Rehabilitation mit prothetischen Mitteln zur Aufgabe hat:

den Unterkiefer in einer physiologisch richtigen und festen Lage zum Oberkiefer einzustellen, von dem die funktionellen Bewegungen der Mandibula ihren Ausgang nehmen können. Diese Lage bildet die neurologische Referenzposition während des Kauens, Sprechens usw. Sie soll

ausreichende laterale Okklusionsabstützung (Artikulationsstütze) schaffen, um ein bequemes Placieren des Bolus zu erleichtern,

ausreichende Okklusionsstütze schaffen, um zur Vermeidung muskulöser Störung (sogenannter Kiefergelenkbeschwerden) beizutragen,

durch funktionell günstig ausgeformte bukkale und linguale Flächen ungestörte funktionelle Verhältnisse bei der Zerkleinerung des Bolus im Munde schaffen,

durch funktionell günstig ausgeformte bukkale und linguale Flächen gute ästhetische und ungestörte phonetische Effekte erreichen.

Eine Gebißrekonstruktion mit prothetischen Mitteln muß also den hochgestellten Forderungen entsprechen, ohne die die vielseitige Funktion des stomatognathen Systems nun einmal nicht auskommt.
Wir Zahnärzte können leider dem Restgebiß bei der Rekonstruktion mit nichtbiologischem Material die natürliche optimale Funktion nicht wieder zurückgeben. Wir müssen uns mit dem Funktionsniveau begnügen, das unsere gebißrekonstruierende Behandlung zuläßt. Ist dieses Niveau von der Diagnose her begründet und den oben angegebenen Richtlinien entsprechend erarbeitet, sind gute Voraussetzungen für die Adaptation an die Prothese vorhanden. Anders ausgedrückt: Die funktionelle Steuerung der Prothesen kann durch bedingte Reflexe erreicht werden. Unter solchen Voraussetzungen wird die Gebißrehabilitation vom Patienten als begründet und angenehm empfunden.
Eine der notwendigen Voraussetzungen dafür ist die richtige Verankerung der rehabilitierenden Kauflächen. Wie bekannt, wird eine solche Verankerung bei Totalprothesen durch physikalische Retention am

Tegument und muskelbedingtes „Festhalten" erreicht, bei Teilprothesen durch eine „parodonto-gingivale" Retention und bei festen Brückenprothesen durch Retention an den Zahnhartsubstanzen.

Welche Verankerungsart auch immer angezeigt ist, so muß die Verankerung einer Prothese wesentlich dazu beitragen, die Prothese bei der Funktion immer wieder in die gleiche Ausgangslage zu bringen. Diese „Ausgangslage" ist durch identische Lagebeziehung zwischen einerseits den Okklusionsflächen und andererseits dem die Prothese tragenden Kiefer gegeben. Beweglichkeit zwischen Kiefer und Okklusionsflächen darf im zentralen Okklusionsfeld entweder gar nicht vorhanden oder nur unbedeutend sein.

Bei dem partiell reduzierten Gebiß kennen wir zwei Hilfsmittel zur Rehabilitation dieser Situation, nämlich die lediglich parodontal abgestützte Brückenprothese und die abnehmbare Teilprothese, die entweder nur parodontal, aber meist parodontal und gingival abgestützt ist. Bei der Brücke ist ohne weiteres die Voraussetzung für eine eindeutige stabile Okklusion gegeben. Bei der partiellen abnehmbaren Prothese kann dagegen die gleiche selbstverständliche okklusale Integrität nicht vorausgesetzt werden. Die tragende (stützende) Unterlage ist in ihren verschiedenen Abschnitten mehr oder weniger resilient bzw. deformierbar. So verhält sich die Beweglichkeit des Zahnes in bezug auf die Resilienz der Schleimhaut der Größenordnung 1 : 10 entsprechend (E. Körber 1954). Die Stabilität gegenüber Prothesenbeweglichkeit bei der Funktion in der horizontalen Ebene (Artikulation) wird durch die Zähne des Restgebisses ermöglicht, während die Okklusionsstabilität in vertikaler Richtung durch die bereits genannte Resilienz der Schleimhautunterlage weitgehendst beeinflußt wird.

Diese Unterschiede in der Nachgiebigkeit bilden nach wie vor einen der drei wirklich wichtigen Faktoren bei der Diskussion um die Prinzipien für die Konstruktion partieller Prothesen.

Der zweite Faktor ist durch die Einwirkung der funktionellen Belastung des Alveolarfortsatzes (orthopädischer Effekt) gegeben. Hierbei handelt es sich um die Resorption des zahnlosen Alveolarfortsatzes.

Als dritter Faktor von Bedeutung kann die begrenzte Möglichkeit des zum Restgebiß gehörenden Zahnes angesehen werden, den durch die Bettrekonstruktion geschaffenen neuen Belastungssituationen zu entsprechen.

Zusätzlich dazu wird oft ein vierter Faktor genannt – die Bedeutung der oralen Hygiene in diesem Zusammenhang –, doch wird er im allgemeinen nur als wahrscheinliche Ursache für Schäden an hartem und weichem Gewebe der Mundhöhle, also für Karies und Parodontitis, angegeben. Die Behandlung oraler Invalidität mit einem nicht traumatisierenden Rehabilitationsmittel muß das optimale Ziel des Prothetikers sein. Lokale Schäden an Zahnhartgeweben oder an Parodontien müssen vermieden und die immer weitergehende Resorption des zahnlosen Alveolarfortsatzes muß verhindert werden. Die vielen verschiedenen Schulen bezüglich der Behandlungsrichtlinien und der Prinzipien für die Prothesenkonstruktion haben alle dieses Ziel. Ist nun all die enorme Mühe, die Forscher und Kliniker dieser Frage gewidmet haben, durch positive Weiterentwicklung und Fortschritte in der Prognose der Behandlung mit der Teilprothese belohnt worden?

Die Antwort auf diese Frage kann nur den Resultaten klinischer Humanforschung entnommen werden.

## Die Wertung der Behandlung mit der Teilprothese

Jedes klinische Behandlungssystem muß mit Forschungsresultaten als Hintergrund bewertet werden. Solche Resultate können durch Studien im Laboratorium (Grundforschung) vorliegen oder angewandter Forschung über materialtechnische und biologische Probleme in diesem Zusammenhang sowie Tierversuchen entnommen werden. Sie müssen jedoch ihre endgültige Bestätigung in klinischer Forschung finden, in korrekt geplanten und analysierten Studien bei denen Subjektivität vermieden werden kann und muß.

Während der fünfziger und sechziger Jahre ist eine nicht geringe Anzahl solcher Studien veröffentlicht worden. Sie sind sowohl vom Querschnittstyp als auch longitudinal angelegt. Auf eine Auswahl der Resultate solcher Untersuchungen wird im folgenden hingewiesen werden.

## Die Abhängigkeit der „Erfolgswahrscheinlichkeit" vom Restgebiß – Zahnanzahl und topographische Verteilung

Die Adaptation an gebißrehabilitierende prothetische Behandlung setzt das Vermögen voraus, sich an die Prothese zu gewöhnen und imstande zu sein, sie während der Funktion zu beherrschen. Bei der Adaptation an die Teilprothese spielt das Restgebiß – die Anzahl noch vorhandener Zähne und ihre topographische Verteilung – eine entscheidende Rolle. So stellten z.B. eine Reihe von klinischen Forschern fest (*Koivumaa* und Mitarbeiter 1960, *E. Körber* 1963, *Markén* und Mitarbeiter 1970, *Tomlin* und *Osborne* 1961), daß die Bereitwilligkeit zum Tragen der Teilprothese von der Zahnanzahl des Restgebisses abhängig ist. Je mehr Zähne noch vorhanden sind, desto häufiger kommt es vor, daß die Teilprothese nicht getragen wird. Die „kritische Grenze" für dieses Phänomen scheint bei sieben noch vorhandenen Zähnen (pro Kiefer) zu liegen. Bei Patienten mit einem Restgebiß in dieser Größenordnung wird in 19 bis 40% der Fälle die Teilprothese nicht angewendet. Ersetzt die Teilprothese aber einen oder mehrere Frontzähne, steigt die Motivation zum Tragen der Teilprothese deutlich meßbar an. Stärke der Motivation und die Wahrscheinlichkeit erfolgreicher Adaptation gehen, wie auch bei anderen klinischen Situationen, Hand in Hand. Der Einfluß ästhetischer Motivation ist so stark, daß die Prothese getragen wird, wie das Restgebiß bezüglich Zahnanzahl und Verteilung der Zähne im Kiefer auch aussehen mag (u.a. *Carlsson* und Mitarbeiter 1965, *Markén* und Mitarbeiter 1970).

Anzahl und Verteilung der Zähne des Restgebisses im Zahnbogen sind selbstverständlich von Bedeutung für die Verteilung der Belastung zwischen Zähnen und Alveolarfortsatz sowie auch für das Resultat der Behandlung mit der Teilprothese. Das ist durch eine Anzahl klinischer Querschnittsstudien und einige longitudinal angelegte Untersuchungen bekannt. *E. Körber* (1963) konnte in seinen breitangelegten Studien zeigen, daß verschiedene „Abstützungssituationen" bei partiellen Prothesen unterschiedliche Behandlungsresultate zur Folge haben. Er gibt, gestützt auf die Resultate seiner Nachuntersuchungen, Zahlen für die „Erfolgswahrscheinlichkeit" für mehr als 400 Patienten an (Tabelle 1).

Wenn auch andere Forscher bei ihren Studien über die gleiche Fragestellung zu anderen Resultaten gekommen sind (*Koivumaa* 1956, *Tomlin* und *Osborne* 1961), so lassen doch *E. Körbers* Resultate gewisse prinzipielle Schlußfolgerungen zu, denen sich auch die anderen Verfasser anschließen können. Parodontale Abstützung der Teilprothese, feste Stützzähne und günstige Verteilung der Stützzähne im Kiefer ergeben gute Erfolgserwartung.

Diese prinzipielle Stellungnahme wird jedoch durch eine Reihe von biologischen und technologischen Faktoren beeinflußt.

**Tabelle 1** (nach *E. Körber* 1963)

| Prothesenlagerung | Verteilung % | Erfolgswahrscheinlichkeit % |
|---|---|---|
| A. Parodontale Abstützung (unterbrochene Zahnreihe) | 22 | 89 |
| B. Parodontal-gingival (verkürzte Zahnreihe, gute Stabilisierung der Zähne, Sattelferne, starre Lagerung) | 28 | 91 |
| C. Parodontal-gingival (wenige Zähne, geringe Stabilisierung der Zähne, lange parodontale Auflageachse) | 12 | 77 |
| D. Parodontal-gingival (wenige Zähne, kurze parodontale Auflageachse) | 31 | 39 |
| E. Gingival (einzelnstehende Zähne, schleimhautgetragene und federnd abgestützte Prothese) | 6 | 71 |

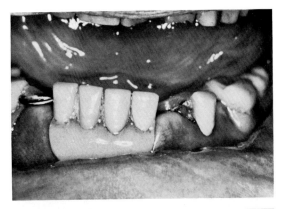

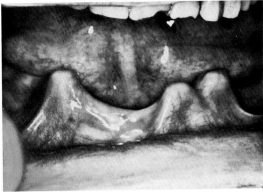

Abb. 1 Knochenresorption durch „gingival abgestützte" Teilprothese. Ein 59jähriger Patient wurde vor 14 Jahren mit einer Teilprothese behandelt, die im oberen Bild abgebildet ist. Vier Jahre später wurden die Stützzähne 43 und 33 aufgrund von Karieschäden extrahiert. Gleichzeitig wurde eine Klammer entfernt.
Zehn Jahre später erschien der Patient, um „neue Zähne" angefertigt zu bekommen, da die alten so sehr „heruntergesunken" seien. Das untere Bild zeigt das Ausmaß der Resorption im Unterkiefer (Foto: *Hedegård* 1967).

## Die Reaktion des zahnlosen Alveolarfortsatzes auf die Belastung durch die Prothesenbasis

Von den Studien über Knochen- und Weichteilveränderungen nach der Totalausräumung und der Behandlung mit Vollprothesen ist einigermaßen bekannt, wie sich der Umbau des Alveolarfortsatzes während und nach der Heilung prinzipiell vollzieht. Man kennt die Folgen, wenn Prothesenbasen durch mangelnde Balance sowie Störungen in der Okklusion und Artikulation das Tegument traumatisieren (*Pendleton* 1951, *Tallgren* 1957, *Wictorin* 1964).

Diese Ergebnisse sind auch für die Beurteilung der Folgen nach der Behandlung mit der abnehmbaren Teilprothese anwendbar. Bei Untersuchungen über die Folgen gingival abgestützter Teilprothesen konnte *Koivumaa* (1956) mit röntgenpantomographischen Studien zeigen, daß die Resorption der knöchernen Sattelunterlagen bei den Patienten bedeutend ausgeprägter waren, die gingival abgestützte Prothesen auch wirklich trugen, als bei denen, die sie nicht trugen. Das Bildpaar der Abbildung 1 zeigt einen solchen unbeabsichtigten „orthopädischen Effekt", der das Ausmaß der Resorption des Alveolarfortsatzes bei solchen Fällen illustriert.

Die sogenannte „disuse atrophy", also die Knochenatrophie beim Zahnlosen, dessen Alveolarfortsätze nicht mit Prothesensätteln bedeckt sind, ist im Schrifttum diskutiert worden. Es liegen keine Langzeitstudien vor, die die knöcherne Resorption beim Nichtprothesenträger mit geringer Anzahl eigener Zähne analysieren. Man hat jedoch den Versuch unternommen, mittels radiographischer Densitätsstudien das Verhalten des knöchernen Alveolarfortsatzes auf sogenannte Trainingsprothesen zu ermitteln (*Smith* und *Applegate* 1961). Die Resultate dieser Studie werden als Ausdruck gewisser Knochenstimulation gedeutet.

Die eventuelle Abhängigkeit der knöchernen Resorption vom Konstruktionstyp der abnehmbaren Teilprothese wird nur von wenigen Autoren behandelt. Die Studien von *Carlsson* und Mitarbeitern (1967 und 1969) verdienen in diesem Zusammenhang Beachtung. Diese Verfasser verglichen in einer Fünfjahresstudie die Veränderungen des knöchernen Sattelteguments bei Trägern von Doppelfreiendprothesen mit verschiedenen aktiven und passiven Retentionselementen (Klammerretention mit horizontaler okklusaler Stütze, Stegretention zwischen überkronten Eckzähnen) einerseits, mit Veränderungen des zahnlosen knöchernen Alveolarfortsatzes bei Nichtprothesenträgern andererseits. Die hier untersuchten Patienten waren gleichzeitig Träger von Vollprothesen im Oberkiefer. Folgende Resultate können als gesichert angesehen werden:

1. Veränderungen in der Höhe des knöchernen zahnlosen Unterkiefers konnten nur bei solchen Trägern von Teilprothesen beobachtet werden, bei denen bereits nach einer Tragezeit von zwei Jahren signifikante Knochenreduktion festgestellt worden war.
2. Bei solchen Patienten setzte sich der Knochenschwund zwischen dem zweiten und fünften Jahr fort.
3. Bei Trägern von Teilprothesen mit Stegverankerung war der vertikale Knochenschwund etwas ausgeprägter als bei Trägern von Teilprothesen mit okklusal abgestützten Klammerretentionen.
4. Der Höhenschwund der knöchernen Sattelunterlage betrug während der fünfjährigen Beobachtungsperiode im Mittel 1,5 mm und der Höhenschwund des Profils der Mukosa 0,9 mm.

Die Teilprothese induziert also fortschreitende Atrophie des zahnlosen Alveolarfortsatzes – zumindest in den Seitenpartien des Unterkiefers. Die Atrophie nimmt im Laufe der Jahre ab, wie bei länger andauernder Beobachtungszeit festgestellt werden konnte. Die Frage der Atrophie des knöchernen Tegumentes ist noch keinesfalls erschöpfend behandelt, und weitere klinische Langzeitstudien sind eine Notwendigkeit, wenn die Behandlung mit der Teilprothese auf eine gesicherte biologische Basis gestellt werden soll. Die klinische Forschung hat bis jetzt feststellen können, daß

a) gingival abgestützte partielle Prothesen bedeutende Reduktion des knöchernen Sattelteguments induzieren,
b) bei Teilprothesen mit gingival-parodontaler Abstützung das knöcherne Sattelteguments bedeutend weniger reduziert wird, daß aber eine Reduktion nicht völlig vermieden werden kann, und daß
c) eine unnachgiebige (also nicht mit gelenkiger Verbindung oder mit resilienten Stützelementen versehene) Teilprothese die Voraussetzung für geringstmögliche Resorption darstellt.

## Langzeitbeobachtungen der Karies- und parodontalen Situation des Restgebisses nach oraler Rehabilitation mit der Teilprothese

Die Erfolgsbewertung der Teilprothese ist in der Hauptsache von der Gesundheit der Zähne des Restgebisses abhängig. Die Kariesentwicklung sowie das Vorkommen und die Entwicklung parodontaler Erkrankungen im Restgebiß sind hierbei die wesentlichen pathologischen Faktoren und als solche von vordringlichem Interesse für die klinische Forschung. Bei Querschnittsstudien wurde festgestellt, daß Karies und Parodontitis oft die Zähne des Restgebisses befielen, bei denen passive Stützelemente und/oder aktive Retentionselemente einer partiellen Prothese anlagen. Der Konstruktionstyp der Teilprothese und/oder der Stütz- und Halteelemente spielte hierbei nur eine untergeordnete Rolle. Solche Untersuchungen zeigten auch, daß das Vorkommen der Karies- und Zahnlockerungskrankheit im Restgebiß in verschiedenen Ländern verschieden angegeben wird. Vor allem gilt das für die Karieskrankheit. Ein Vergleich zwischen Kariesfrequenz und Zahnmortalität ergab nun ganz allgemein Parallelität zwischen diesen beiden Größen. Darum liegt die Schlußfolgerung nahe, daß die unterschiedlichen Befunde für den Karies- und Parodontitisbefall bei Trägern von Teilprothesen im großen und ganzen nur den Unterschied im allgemeinen Kariesbefall zwischen den verschiedenen Ländern wiedergeben.

Querschnittsstudien sagen jedoch nichts über die Entwicklung pathologischer Veränderungen aus. Die Beschreibung pathologischer Entwicklungen muß longitudinalen Untersuchungen vorbehalten bleiben. Nur wenige kontrollierte Studien dieser Art liegen vor. Sie beschreiben die Entwicklung von Gewebeschäden, deren Lokalisation und Abhängigkeit von Konstruktionselementen und oraler Hygiene. Die von *Koivumaa, Hedegård* und *Carlsson* (1960, 1965) vorgenommene Untersuchung kann als repräsentativ für alle anderen Studien dieser Art angesehen und soll hier

**Tabelle 2** (nach *Koivumaa, Hedegård* und *Carlsson* 1960)

| Behandlung | Anzahl | Anzahl Stützzähne mit aktiver Retention | Anzahl Stützzähne mit indirekter (passiver) Retention |
| --- | --- | --- | --- |
| I. Teilprothese im Unterkiefer | 48 | 120 | 131 |
| II. Teilprothese im Oberkiefer | 18 | 51 | 37 |
| III. Der Patient trägt seine Teilprothese nicht | 15 | 35 | 69 |
| IV. Doppelseitige Freiendprothese im Unterkiefer und Vollprothese im Oberkiefer | 28 | 66 | 88 |

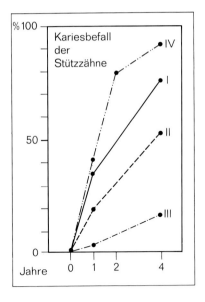

Abb. 2

Abb. 2 Häufigkeit des Vorkommens kariöser Schäden an natürlichen Stützzähnen (nicht mit artifiziellen Kronen versehen). Die Patienten in den Probandengruppen I, II und IV sind Teilprothesenträger. Die Gruppe III trägt keine Prothesen (Kontrollgruppe).
Beobachtungszeit: vier Jahre (aus: *Carlsson, Hedegård* und *Koivumaa* 1965).

Abb. 3 Häufigkeit des Vorkommens gelockerter (Grad II und/oder III) „aktiver" Stützzähne (links) und „passiver" Stützzähne (rechts) bei Probandengruppen mit (I, II, IV) und ohne (III = Kontrollgruppe) Teilprothesen während einer vierjährigen Beobachtungszeit (aus: *Carlsson, Hedegård* und *Koivumaa* 1965).

Abb. 4 Häufigkeit des Vorkommens gingivaler Entzündungen an „aktiven" (links) und „passiven" (rechts) Stützzähnen bei Probandengruppen mit (I, II, IV) und ohne (III = Kontrollgruppe) Teilprothesen während einer vierjährigen Beobachtungszeit (aus: *Carlsson, Hedegård* und *Koivumaa* 1965).

näher referiert werden. Die Studie umfaßt 99 Patienten, deren orale Situation in der Tabelle 2 näher beschrieben ist. Insgesamt wurden 109 Teilprothesen getragen.
Alle Patienten erhielten eingangs gründliche Karies- und konservierende Parodontalbehandlung (Depuration) sowie dentogingival abgestützte Teilprothesen mit Klammerretention.
Abbildung 2 zeigt die Kariessituation nach einer Beobachtungszeit von vier Jahren bei den Stützzähnen, die nicht mit Kronen versehen worden waren. Es ist offenbar, daß bereits nach einem Jahr das häufige Vorkommen kariöser Läsionen an diesen Zähnen beobachtet wurde, und am Ende der Beobachtungszeit liegt der Kariesbefall dieser Zähne bei 50 bis 90%.
Die Abbildungen 3 und 4 beschreiben die parodontalen Folgen der Behandlung während der Beobachtungszeit. Bei 30 bis 50% der mit aktiven Retentionselementen belaste-

## Langzeitbeobachtungen der Karies- und parodontalen Situation des Restgebisses

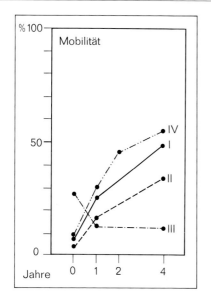

Abb. 3

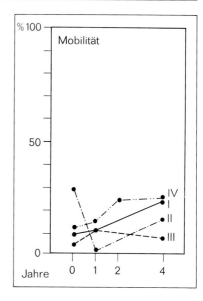

Abb. 3

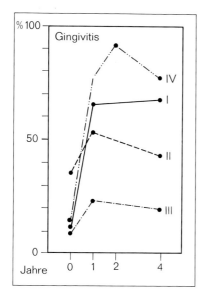

Abb. 4

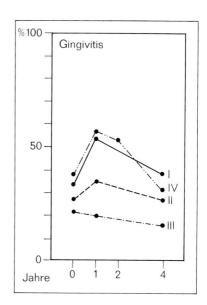

Abb. 4

ten Stützzähne wurde bei der Vierjahreskontrolle erhöhte Lockerung festgestellt (Abb. 3), am augenscheinlichsten bei den Fällen mit der Doppelfreiendprothese im Unterkiefer. Wurden die Prothesen nicht getragen, so blieb auch die Lockerung aus. Sogar bei Stützzähnen, die nur mit indirekten Retentionselementen (z. B. okklusale Abstützung, passive Kippmeider) belastet worden waren, wurde geringfügige, aber doch deutlich erhöhte Lockerung konstatiert. Gleichlaufende Beobachtungen wurden hinsichtlich der Entzündungen des Zahnfleischsaumes der Stützzähne gemacht. Wie der Abbildung 4 entnommen werden kann, wurde am gingivalen Rand der „aktiven" Stützzähne eine hohe Frequenz entzündlicher Veränderungen bereits bei der Registrierung nach einem Jahr festgestellt (zwischen 53 und 78%). Auch für diese Untersuchungsvariable zeigten die Stützzähne der doppelseitigen Freiendprothese im Unterkiefer die größte Anfälligkeit. Das Niveau dieser Anfälligkeit war im Ge-

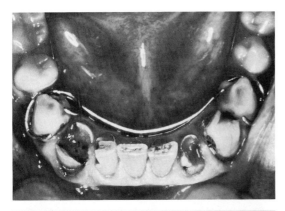

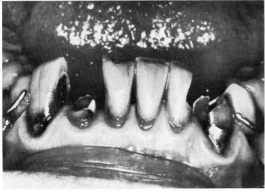

Abb. 5 Ein Patient im Alter von 76 Jahren (Mann), der 13 Jahre lang eine Teilprothese getragen hat (oberes Bild).
Das Bild unten zeigt umfassende Kariesschäden als Folge unzureichender Mundhygiene.

samtmaterial etwa gleich hoch. Auch der Zahnfleischrand der „indirekten" Stützzähne war in vielen Fällen nach einem Jahr bereits entzündet. Es wurde indessen das Abklingen dieser Entzündungen bei späteren Nachuntersuchungen konstatiert, und bei der Vierjahreskontrolle war der Zustand des Zahnfleischsaumes der „indirekten" Stützzähne etwa gleich dem, der vor dem Versuchsbeginn registriert worden war.

Während der vierjährigen Beobachtungszeit erhöhte sich die Anzahl der Stützzähne mit freiliegender Schmelz-Zement-Grenze, und diese Tendenz wurde in gleichem Maße bei den verschiedenen Probandengruppen wie auch bei den verschiedenen Zahngruppen beobachtet.

Es lag nahe, den Grund für diese pathologischen Veränderungen in den besondere Belastungsverhältnissen und auch in der Veränderung der Morphologie der Stützzähne zu suchen. Sowohl gingivale Entzündung als auch Lockerungszunahme wurden ja bereits nach einem Jahr und auch danach bis zum Ende der Beobachtungsperiode gesehen. Man könnte diese Beobachtungen als die Folge unterschiedlicher Resilienz der gesamten Prothesenstützfläche (Stützzähne und Mukosa der Stützfläche) sehen, aber auch die übrigen Prothesenbewegungen während der Funktion dafür verantwortlich machen. Weiterhin könnten auch Veränderungen in der Auflage der Teilprothese als Folge knöcherner Resorption der Prothesenunterlage dafür in Frage kommen. Es ist jedoch unwahrscheinlich, daß chronisch-entzündliche Veränderungen der Gingiva hauptsächlich durch traumatisierende Insulte aufkommen – möglicherweise können diese eine bereits entstandene Entzündung verschlimmern.

Daß andere Faktoren als Traumata für die Entstehung der beobachteten gingivalen Entzündungen von weitaus größerer Bedeutung waren, wurde bei den Fällen beobachtet, bei denen eingangs gute Mund- und Prothesenhygiene registriert worden war. Bei diesen Patienten wurden weder bei „aktiven" noch bei „passiven" Stützzähnen Entzündungen des gingivalen Saumes gesehen. Die ansonsten so häufige Zunahme der Zahnlockerung bei

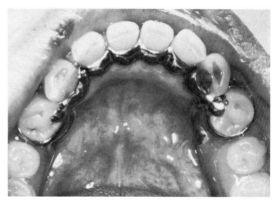

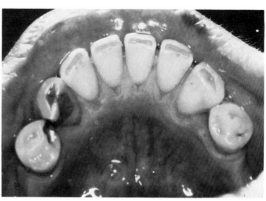

Abb. 6 Restgebiß einer 62jährigen Patientin nach 13jährigem Tragen einer im oberen Bild abgebildeten Teilprothese. Das untere Bild zeigt den Zustand des Restgebisses ohne die Prothese. Die Mundhygiene dieser Patientin ist ausgezeichnet, und nur ein einziger unbedeutender Kariesangriff an einem Prämolar ist im Laufe der 13jährigen Beobachtungsperiode mit einer Füllung behandelt worden. Die Nachsorge bei dieser Patientin bestand in jährlicher Depuration (professioneller Zahnreinigung) sowie Re-Instruktion und Re-Motivation.

den Stützzähnen blieb ebenfalls aus. Ähnliche Beobachtungen wurden von *Derry* und *Bertram* (1970) veröffentlicht, wie auch die Bedeutung guter oraler Hygiene für die Funktion der Teilprothese über lange Zeit in einer Reihe von Fallberichten vorgetragen wurde. Eingehende Studien über die Lagebeziehung von Kariesläsionen zu den verschiedenen Konstruktionselementen der Teilprothese haben klargelegt, daß überall dort, wo die Selbstreinigung an Stützzähnen durch Konstruktionselemente verhindert oder erschwert wurde, in kürzester Zeit Kariesschäden auftraten (*Tomlin* und *Osborne* 1961).

*Diese Beobachtungen unterstreichen die Vermutung, daß die orale Hygiene einen der hauptsächlichsten Faktoren für die Erfolgserwartung bei der Rehabilitation mit der abnehmbaren Teilprothese darstellt.*

In Weiterführung der oben genannten Vierjahresstudie haben *Carlsson, Hedegård* und *Koivumaa* (1976) die Untersuchungsresultate derselben Patientengruppe – 13 Jahre nach der ursprünglichen Inkorporation der Teilprothese – veröffentlicht. Die Resultate unterstreichen, daß das Tragen von Teilprothesen während langer Zeit keinesfalls Schäden an den Parodontien und/oder den Hartsubstanzen der Zähne des Restgebisses verursachen muß, vorausgesetzt, daß der Patient eine effektive Mundhygienetechnik beherrscht und diese regelmäßig anwendet. Die orale Hygiene wird durch zweckmäßige Konstruktion der Elemente der Teilprothese erleichtert. Als Faktor ist jedoch das Konstruktionselement sowohl der oralen Hygiene als auch der dem Patienten eigenen Resistenz gegen Parodontopathien und Karies im Stellenwert untergeordnet. Um diese Feststellung zu verdeutlichen, sollen zwei Fälle aus der 13-Jahres-Studie gezeigt werden. Die Abbildung 5 zeigt die Mundverhältnisse bei einem Patienten mit guter parodontaler Resistenz, aber mit ausgesprochen schlechter Mundhygiene – was aus den umfassenden Karieschäden abgelesen werden kann. Die Abbildung 6 gibt einen Überblick über die Mundverhältnisse bei einem anderen Patienten, mit von Haus aus guter oraler Hygiene – weder Karies noch Parodontitis haben das Restgebiß destruiert.

Beide Abbildungen zeigen die Situation 13 Jahre nach der Inkorporation der Teilprothesen.

In dieser Studie scheint der Einfluß der Resorption des Alveolarfortsatzes auf den Zustand des Restgebisses relativ unbedeutend zu sein. Unterfütterungen waren ab und zu angezeigt – durchschnittlich weniger als einmal pro Patient in der Beobachtungsperiode von 13 Jahren. Was bedeutet nun die Behandlung des teilbezahnten Gebisses bei vorliegender optimaler oder nichtoptimaler oraler Hygiene für die Prognose der Rehabilitationsbehandlung mit der Teilprothese?

## Neue Erkenntnisse über die Reaktion des Stützzahnes bei der Behandlung mit prothetischer Rekonstruktion

Der Zusammenhang zwischen dem Vorhandensein dentaler Plaque und dem Auftreten von Gingivitis bzw. Parodontitis kann als bewiesen angesehen werden (*Hamp* 1973). Das gleiche gilt für die Tatsache, daß parodontale Gesundheit auch bei vorliegender fortgeschrittener Parodontitis durch Plaquekontrolle beibehalten werden kann (*Lindhe* und *Nyman* 1975). Die Voraussetzung für parodontale Gesundheit ist die Beibehaltung der Plaquefreiheit, also die aktive Mundhygiene, die oft sogar der Unterstützung zahnärztlichen Pflegepersonals zu individuell zweckmäßigen Zeitpunkten bedarf (*Rosling* 1976). Die Belastung des Stützzahnes scheint nach neuesten Forschungsergebnissen kein ätiologischer Faktor bei der Resorption des knöchernen Halteapparates zu sein. Die Belastung scheint aber als aggravierender Faktor für das Fortschreiten eines nichtbehandelten entzündeten Prozesses – der Parodontitis – in Frage zu kommen (*Svanberg* und *Lindhe* 1973).

Diese klaren Resultate parodontologischer Forschung haben die Vorstellungen über die „Wertung" des Stützzahnes hinsichtlich der Belastbarkeit verändert. Eine äußerst bedeutungsvolle klinische Studie über die Behandlung mit Teilprothesen bei Beachtung der Richtlinien für parodontologische Vorbehandlung des Restgebisses sowie rigoroser Plaquekontrolle ist kürzlich von *Bergman*, *Hugosson* und *Olsson* (1977) vorgelegt worden. In einer sechs Jahre umfassenden Langzeitstudie sind 29 mit Teilprothesen rehabilitierte Patienten regelmäßig kontrolliert und ist ihr oraler Status registriert worden. Die Vorbehandlung wurde wie folgt durchgeführt:

1. Motivation des Patienten zur Mundhygiene (individuell und mit Hilfe des AV-Bandes).
2. Instruktion in der Technik der Mundhygiene (weiche Zahnbürste, Zahnstocher, Interspacebürste, Interdentalbürste – zweimal täglich).
3. Depuration (Entfernung weicher und harter Beläge).
4. Falls notwendig: Entfernung grober okklusaler Interferenzen durch selektives Einschleifen.
5. Chirurgische Reduktion von Zahnfleischtaschen, die tiefer als 3 mm waren.
6. Endodontische und konservierende Behandlung.
7. Rehabilitation mit der Teilprothese.
8. Erneute Hygieneinstruktion.

Nachträgliche Fürsorge: Kontrollbesuch nach drei Monaten und dann einmal jährlich. Bei den Kontrollbesuchen: Re-Motivation und Re-Instruktion.

Die Resultate werden in den Tabellen 3 und 4 anschaulich gemacht. Die Tabelle 3 zeigt die Beobachtungen an sämtlichen Zähnen des Restgebisses der 29 Patienten.

Die Tabelle 4 enthält die Daten der zu aktiver Retention angewendeten Zähne.

Es ist offenbar, daß keine Verschlechterungen des parodontalen Status bei den hier beobachteten Patienten während der Beobachtungszeit von sechs Jahren registriert wurden. Die Werte der Tabelle zeigen im Gegenteil, daß sich die Zahnmobilität v e r r i n g e r t e und gleichlaufend damit auch der Grad registrierter gingivaler Entzündung a b n a h m . Gute orale Hygiene, die auch als genaue Plaquekontrolle bezeichnet werden kann, schaffte durch Vermeidung parodontaler Schäden gute Voraussetzungen zur Erhaltung des Restgebisses nach der Rehabilitation mit der Teilprothese. Gleiche Beobachtungen wurden von *Derry* und *Bertram* (1970) veröffentlicht. Die Belastung von Stützzähnen durch aktive Retentionselemente oder durch stabilisierende und abstützende Konstruktionselemente der Teilprothese hatten keinen negativen Einfluß auf Stabilität und Gesundheit des Restgebisses. Diese bedeutungsvolle Beobachtung veranlaßt den Prothetiker zu völlig anderer Stellungnahme zu dem so oft diskutierten Begriff der „Belastungsvertei-

**Tabelle 3:** Parodontalstatus sämtlicher Zähne des Restgebisses der 29 Patienten. Beobachtungszeit 2 bzw. 6 Jahre. (*Bergmann, Hugosson* und *Olsson* 1977).

| Variable | Zeit | | |
|---|---|---|---|
| | 0 Jahre | 2 Jahre | 6 Jahre |
| | $\bar{x}$ | $\bar{x}$ | $\bar{x}$ |
| Plaque-Index (*Silness/Löe* 1964) | 0,27 | 0,29 | 0,27 |
| Gingival-Index (*Löe/Silness* 1963) | 0,53 | 0,42 | 0,26 |
| Taschentiefe | 1,77[1] | 1,82 | 2,08 |
| Zahnmobilität | 0,33[2] | 0,08 | 0,03 |

[1] In Millimetern.
[2] Die Zahnmobilität wurde nach folgenden Kriterien in Mobilitätsgraden ausgedrückt:

Grad 1 = Beweglichkeit von 0,2 bis 1 mm in horizontaler Ebene;
Grad 2 = Beweglichkeit von 1 bis 2 mm in horizontaler Ebene;
Grad 3 = Beweglichkeit mit größerer Amplitude als 2 mm in horizontaler und/oder vertikaler Ebene.

Mittelwerte ($\bar{x}$) mit Standard-Irrtum (SE) für **aktive Stützzähne**, der Restgebisse aller 29 Patienten, waren:

**Tabelle 4:** Parodontalstatus der mit aktiven Retentionselementen belasteten Stützzähnen der gleichen Patientengruppe. (*Bergmann, Hugosson* und *Olsson* 1977).

| Variable | Zeit | | | |
|---|---|---|---|---|
| | 0 Jahre | | 6 Jahre | |
| | $\bar{x}$ | SE | $\bar{x}$ | SE |
| Plaque-Index | 0,29 | 0,04 | 0,32 | 0,06 |
| Gingival-Index | 0,60 | 0,08 | 0,31 | 0,06 |
| Taschentiefe | 1,94 | 0,08 | 2,10 | 0,02 |
| Zahnmobilität | 0,35 | 0,09 | 0,03 | 0,02 |

lung auf das Restgebiß". Als Folge der klinischen Untersuchungsresultate der letzten Jahre muß es das Bestreben des Prothetikers sein, bei gleichzeitiger Erhaltung der parodontalen Gesundheit des Restgebisses, soviel Belastungskomponenten als möglich auf die Stützzähne des Restgebisses zu übertragen.
*Bergman* und Mitarbeiter (1977) haben außerdem während ihrer Gesamtbeobachtungszeit von sechs Jahren nur 21 Kariesläsionen registriert, d.h. weniger als einen Kariesangriff pro Patient. 11 dieser 21 Karieschäden wurden an Flächen gefunden, die direkte Berührung mit den Konstruktionselementen der Teilprothesen hatten.
Der Resorptionsgrad des zahnlosen Tegumentes ist in dieser Studie nicht registriert worden. Da jedoch zwei Unterfütterungen notwendig waren und die Teilprothesen bei drei

Patienten revidiert werden mußten, kann andauernde, wenn auch geringe Resorption des zahnlosen belasteten Alveolarfortsatzes vermutet werden.

Plaquekontrolle, so gründlich durchgeführt, daß die parodontale Gesundheit erhalten werden kann, scheint also von bedeutend größerer Bedeutung für die Erhaltung des Restgebisses zu sein als die auf das Restgebiß einwirkende Belastung.

Durch eine solche Stellungnahme wird die Indikation der Rehabilitation mit parodontal abgestützten Prothesen bedeutend erweitert. Es laufen eine Reihe klinischer Forschungsprojekte, die versuchen, die Grenzen der Indikation für die abnehmbare Teilprothese einerseits und für die feste Brückenprothese andererseits zu bestimmen. Es ist wahrscheinlich, daß der Kliniker mit nicht unerheblichen Veränderungen der Indikationen für diese beiden Rehabilitationsmittel der partiell bezahnten Mundhöhle rechnen kann.

## Zusammenfassende Stellungnahme

Klinische Forschung hat zeigen können, daß die Belastung des Restgebisses durch die bei der Funktion der Teilprothese ausgelösten Kräfte keinen Knochenschwund im Parodont der Stützzähne hervorruft – dieses jedoch unter der Voraussetzung gründlicher und wirksamer Plaquekontrolle, so daß Entzündungen der Gingiva und des Parodonts vermieden werden können. Auch Kariesläsionen werden dadurch nur selten vorkommen.

Im Vergleich zu nichtbelastetem Alveolarfortsatz wird, unabhängig vom Typ der abnehmbaren Teilprothese, unter Freiendsätteln beschleunigte alveoläre Resorption festgestellt. Diese Resorption ist während des ersten Jahres nach der Inkorporation der Teilprothese deutlich meßbar und von der Konstruktion der Teilprothese abhängig.

Der Höhenschwund des Alveolarfortsatzes ist ventral ausgeprägter als dorsal. Er ist im Unterkiefer deutlicher als im Oberkiefer. Der mittlere Abschnitt des harten Gaumens zeigt keinerlei Anzeichen von Resorptionsvorgängen bei Belastung durch eine Prothesenbasis. Das „Trigonum retromolare" scheint ebenfalls nur selten zu resorbieren – doch ist man sich seiner Sache in dieser Teilfrage nicht besonders sicher.

## Folgende Grundregeln können formuliert werden

Grundregel I:

Der parodontalen Gesundheit des Restgebisses ist allergrößte Aufmerksamkeit zu widmen. Bei der Vorbehandlung muß der Patient durch Motivation und Instruktion auf seinen persönlichen Einsatz bei der Rehabilitation mit der Teilprothese vorbereitet werden. Konservierende und/oder chirurgische Parodontalbehandlung des Restgebisses sind eine unbedingte Voraussetzung moderner rehabilitierender Behandlung mit der Teilprothese. Die nachträgliche Fürsorge besteht in der Zusammenarbeit mit dem Patienten zur Aufrechterhaltung minuziöser Plaquekontrolle des Restgebisses.

Grundregel II:

Die Belastung durch die Funktion soll, soweit immer möglich, vom Restgebiß aufgefangen werden. Stützelemente der Prothese müssen horizontal zu den Längsachsen der Stützzähne angebracht werden (oder greifen über die Inzisalkanten bei Frontzähnen).

Grundregel III:

Die Beweglichkeit der Teilprothese im Verhältnis zur Prothesenunterlage wird auf vertikale Bewegungsrichtungen beschränkt. Horizontale und kippende Bewegungen müssen durch stabilisierende Retentionselemente verhindert werden.

Grundregel IV:

Die Prothesenbasis muß dem Tegument breit aufliegen. Im Unterkiefer wird das Trigonum retromolare bedeckt, und im Oberkiefer liegt die Prothesenbasis dem nicht resorbierbaren mittleren und hinteren Gaumenabschnitt an.

Grundregel V:

Im hinteren Drittel von Freiendsätteln werden keine Prothesenzähne aufgestellt. Die bukkolinguale Dimension der Prothesenzähne wird reduziert.

Grundregel VI:

Die Prothese muß unnachgiebig (nicht deformierbar) und im Verhältnis zum Restgebiß hygienisch geformt sein.

# Literatur

*Bergmann, B., Hugosson, A.,* und *Olsson, C.-O.:* Periodontal and prosthetic conditions in patients treated with removable partial dentures and artificial crowns. A longitudinal two-years study. Acta Odont. Scand. 29 (1971), 621.

*Bergmann, B., Hugosson, A.,* und *Olsson, C.-O.:* Caries and periodontal status in patients fitted with removable partial dentures. J. Clin. Period. 4 (1977), 134.

*Carlsson, G. E., Hedegård, B.,* und *Koivumaa, K. K.:* Studies in partial dental prosthesis. Acta Odont. Scand. 23 (1965), 443.

*Carlsson, G. E., Hedegård, B.,* und *Koivumaa, K. K.:* Late results of treatment with partial dentures. An investigation by questionnaire and clinical examination 13 years after treatment. J. Oral Rehab. 3 (1976), 267.

*Carlsson, G. E., Ragnarsson, N.,* und *Åstrand, P.:* Changes in height of the alveolar process in edentulous segments. Odont. T. 75 (1967), 193.

*Carlsson, G. E., Ragnarsson, N.,* und *Åstrand, P.:* Changes in height of the alveolar process in edentulous segments II. Sv. Tandl. T. 62 (1969), 125.

*Derry, A.,* und *Bertram, U.:* A clinical survey of removable partial dentures after 2 years' usage. Acta Odont. Scand. 28 (1970), 581.

*Fröhlich, E.,* und *Körber, E.:* Die Planung der prothetischen Versorgung des Lückengebisses. Zahnärztliche Prothetik in Einzeldarstellungen 2. Carl Hanser Verlag, München 1970.

*Goodkind, R. J.:* The effect of removable partial dentures on abutment tooth mobility; A clinical study. J. prosth. Dent. 30 (1973), 139.

*Hamp, S. E.:* On the development and prevention of periodontal disease in the Beagle dog. Dissertation, Göteborg University, 1973.

*Hupfauf, L.,* und *Hupfauf, T.:* Ergebnisse der Nachuntersuchungen bei Patienten mit abgestützten Teilprothesen. Dtsch. zahnärztl. Z. 19 (1964), 369.

*Koivumaa, K. K.:* Changes in periodontal tissues and supporting structures connected with partial dentures. Suom. Hammaslääk. Toim. 52 (1956), Suppl. 1.

*Koivumaa, K. K., Hedegård, B.,* und *Carlsson, G. E.:* An investigation of dentogingivally supported partial dentures. Suom. Hammalääk. Toim. 56 (1960), 248.

*Körber, E.:* Untersuchungen über die Beziehung von Kaukraft zur Schleimhautresilienz unter Prothesen. Dtsch. zahnärztl. Z. 9 (1954), 348.

*Körber, E.:* Zur Klassifikation des Lückengebisses und der Prothese. Dtsch. zahnärztl. Z. 21 (1963), 874.

*Lindhe, J.,* und *Nyman, S.:* The effect of plaque control and surgical pocket elimination on the establishment and maintenance of periodontal health. A longitudinal study of periodontal therapy in cases of advanced disease. J. clin. Period. 2 (1975), 67.

*Löe, H.,* und *Silness, J.:* Periodontal disease in pregnancy I. Prevalence and severity. Acta Odont. Scand. 21 (1963), 533.

*Löfberg, P. G.:* Efterundersökning av patienter behandlade med alveolarbarkontruktion i underkäken. Sv. Tandl. T. 59 (1966), 81.

*Markén, K. E., Kampe, T.,* und *Hedegård, B.:* Intervju och efterundersökning av patienter med partiella proteser. Sveriges Tandl. Förb. T. 62 (1970), 306.

*Mäkilä, E., Koivumaa, K. K.,* und *Jansson, H.:* Clinical investigations of skeleton partial dentures with lingual splint (continuous clasp). Suom. Hammaslääk. Toim. 67 (1971), 312.

*Pendleton, E. C.:* Changes in the denture supporting tissues. J. Amer. dent. Ass. 42 (1951), 1.

*Rosling, B.:* Plaque control. A determining factor in the treatment of periodontal disease. Dissertation. Göteborg Universität, 1976.

*Silness, J.,* und *Löe, H.:* Periodontal disease in pregnancy II. Correlations between oral hygiene and periodontal conditions. Acta Odont. Scand. 22 (1964), 121.

*Smith, F. W.,* und *Applegate, O. C.:* Roentgenographic study of bone changes during exercise stimulation of edentulous areas. J. prosth. Dent. 11 (1961), 1086.

*Svanberg, G.,* und *Lindhe, J.:* Experimental tooth hypermobility in the dog. Odont. Revy 24 (1973), 269.

*Tallgren, A.:* Changes in adult face height due to ageing, wear and loss of teeth and prosthetic treatment. Acta Odont. Scand. 15 (1957), Suppl. 24.

*Tomlin, H. R.,* und *Osborne, J.:* Cobolt-chromium partial dentures. A clinical survey. Brit. dent. J. 110 (1961), 307.

*Wictorin, L.:* Bone resorption in cases with complete upper denture. A quantitative roentgenographic-photogrammetric study. Acta Radiol (Stockholm), Suppl. 228, 1964.

# Frontzahnersatz durch Brücken

von H. W. Herrmann, Bonn

**Problematik des Frontzahnersatzes**

Ein Ersatz fehlender Zähne im Frontzahnbereich hat nicht nur die Wünsche des Patienten nach verbesserter Ästhetik und Phonetik, sondern auch ihre Abstimmung mit den Gesetzen der Biomechanik und Biodynamik zu berücksichtigen. Dabei ist die mastikatorische Funktion zunächst von geringerer Bedeutung als der Zwang nach Widerherstellung der Kontinuität der Zahnbögen im kieferbezüglichen Bewegungsablauf. Die „prothetische Therapie" muß darauf ausgerichtet sein, die biologischen Verhältnisse des lokalen Fundamentes nicht zu irritieren, die hygienischen Voraussetzungen optimal zu gestalten, ohne dabei Ästhetik und funktionelle Rekonstruktion zu vernachlässigen.

Hierfür sind eine eingehende Planung des Zahnersatzes, eine sorgfältige Vorbereitung des Fundamentes, die Erstellung einwandfreier Arbeitsunterlagen und eine optimale technische Ausführung des Werkstückes selbstverständlich. Der Frontzahnersatz muß im Scheitel eines mehr oder weniger gekrümmten Zahnbogens eingefügt werden, wo die vertikalen Beziehungen der Kiefer zueinander (Normal-, Tief- oder Deckbiß) stärkeres Gewicht erhalten, und alle Kaukraftkomponenten (vertikal, transversal, sagittal) gleichzeitig wirksam werden. Unter Berücksichtigung der parodontalen Situation der Pfeiler, der Okklusions- und Artikulationsverhältnisse ist ein Ausgleich von Kraft- und Widerstandshebel zu suchen, und sind durch Verblockung von Pfeilern mit Hilfe zweckmäßiger Anker die vielfältigen, den Ersatz betreffenden Schubkräfte aufzufangen und zu verteilen. Dabei muß ein biologisch wenig wünschenswerter, aber notwendiger umfangreicher Eingriff in die Zahnhartsubstanz verkraftet und so eindeutig und zwingend motiviert werden, daß er auch vom Patienten verstanden wird. Eine Abwägung von Grenzen und Leistungen der therapeutischen Behelfe wird dabei unerläßlich sein, um Unstimmigkeiten im Zahnarzt-Patient-Verhältnis auszuschalten.

**Planung des Frontzahnersatzes durch Brücken**

Für die Planung eines solchen Ersatzes ist die Erhebung einer eingehenden Anamnese ebenso erforderlich wie die orale Inspektion einschließlich digitaler Austastung der Mundhöhle und eine Röntgenkontrolle der Kiefer. Soweit nicht schon für eine vorgesehene gnathologische Befunderhebung notwendig, sollten in jedem Falle Modelle der Kiefer angefertigt und analysiert werden.

Die Inspektion bezieht sich auf Bestand, Beschaffenheit, Farbe und Beweglichkeit der Zähne, wobei besonders Schliffacetten und Abrasionsmarken aufzuspüren sind. Aussehen und Tonus der Schleimhaut, vor allem im marginalen Bereich und im Interdentalraum, sind zu überprüfen. Der Mundhygiene ist Beachtung zu schenken.

Die Röntgenkontrolle sollte, soweit die Information nicht durch Panoramaaufnahme erfolgt, Nachbarbereich und Gegenkiefer einbeziehen. Das Abwägen des Verhältnisses von Kompakta zu Spongiosa, die Analyse der trabekulären Struktur als Zeichen besonderer Belastungsvorgänge, läßt ein Abschätzen des „biologischen Faktors" zu, durch den Aufschlüsse über die mögliche Reaktion der Gewebe auf zusätzliche Belastung gewonnen werden können.

Am Modell lassen sich Zahnbogenform, Umfang und Lage der zahnlosen Gebiete, Form und Größe der klinischen Krone des verfügbaren Pfeilers und Abweichung der Zahnstellung (Kippung, Drehung, Verlängerung) eindeutiger abklären, als es im Munde möglich ist.

**Indikation für Brückenzahnersatz**

Der Brückenzahnersatz sollte im Frontzahnbereich im allgemeinen die prothetische Versorgung der Wahl darstellen, wenn

1. Zähne, Parodont und Alveolarfortsatz einen festen Ersatz zulassen,
2. die allgemeine körperliche Verfassung gut ist, organische Leiden, Blutdyskrasien, Intoxikationen und fokalbedingte Krankheiten ausgeschlossen werden können,
3. eine ausreichende physische und psychische Belastbarkeit im Hinblick auf Dauer und Umfang der Prozedur vorhanden ist,
4. Alter und Beruf einen abnehmbaren Ersatz ungünstiger erscheinen lassen,
5. der Verfall des Kauorgans auf längere Zeit aufgehalten werden kann,
6. eine ausreichende Mundhygiene gewährleistet ist und
7. die optimale, hochwertige Lösung durch einen festen Ersatz gewünscht und auch finanziell verkraftet werden kann.

Ein fester Brückenzahnersatz wird unbeschadet versicherungstechnischer Richtlinien dann kaum in Betracht kommen, wenn

8. der Zahnbogen im Oberkiefer zu spitz verläuft,
9. die Okklusionsverhältnisse zu ungünstig sind (Deckbiß),
10. der Zahnverlust zu umfangreich ist und ausreichende Stützzonen nicht vorhanden sind,
11. größere Defekte des Alveolarfortsatzes abnehmbare Konstruktionen erfordern.

**Bewertung einzelner Brückenanker**

Hülsenkronen

Der kosmetisch, funktionell und statisch günstigste Anker ist die Blendkrone (Abb. 1 bis 6). Sie hat sich weitgehend durchgesetzt. Präparativ sollte für ausreichenden Platz auf der vestibulären Fläche gesorgt werden, wobei als kritische Bezirke zervikale Region und Spitze des Stumpfes anzusehen sind. Ein definierter zervikaler Abschluß als Kante (Ledge), Halbstufe (Chamfer) oder Stufe (Shoulder) ist selbstverständliche Voraussetzung für die saubere Adaptation des Ankers und die Gesunderhaltung des marginalen Parodonts. Als Gerüst sind Edelmetalle dann zu bevorzugen, wenn die Konstruktion mit Kunststoff verkleidet werden soll. Bei den härteren und indifferenteren Keramikblenden in Aufbrenntechnik kommen neben harten Gold-Platin-Legierungen auch Spargolde und Nichtedelmetalle als Gerüstmaterial zur Anwendung (Ticonium, Ultratec, Wiron S u.a.), mit denen kosmetisch durchaus vergleichbare Ergebnisse erzielt werden können.

Stiftkronen

Bei stark zerstörten, für den Brückenzahnersatz aber notwendigen Zahnkronen kann aus kosmetischen Gründen nur die Halbringstiftkrone (Abb. 7 und 8), bei der der approximal-palatinale bzw. linguale Wurzelabschnitt vom Ring umschlossen wird, empfohlen werden (Schröder-Waldsachs). Wenn eine Vitalexstirpation durchgeführt wurde, sollte die endodontische Versorgung der fraglichen Pfeiler im allgemeinen drei Wochen vor der definitiven Versorgung abgeschlossen sein (Ketterl). Auch nach einer Apiektomie soll nach den Erfahrungen von F. Jung erst vier bis sechs Wochen abgewartet werden, der Zahn dann weitere 16 Wochen geschont werden, bevor der Brückenersatz fest eingefügt wird. Daß man die Indikation eng zieht, erscheint bei dem Risiko aller endodontischen Maßnahmen selbstverständlich, obwohl im Scheitel des Frontzahnbogens ein Pfeiler häufig den konstruktiven Aufbau vereinfacht.

Teilkronen

Auf Teilkronen kann und soll wegen ihrer durch ein ungünstiges Verhältnis Rundschlußlinie – Berührungsfläche erhöhten Kariesanfälligkeit und schwacher Retention verzichtet werden (Abb. 9).

Implantate

Bei Fehlen ausreichender brauchbarer natürlicher Pfeiler für einen festen Ersatz sind Implantate möglich, um die statische Situation

Bewertung einzelner Brückenanker

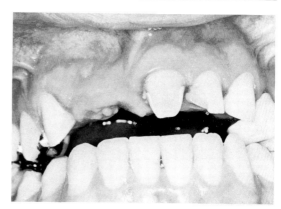

Abb. 1 Frontzahnbrücke 13–23 Stumpfpräparation.

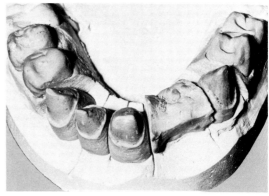

Abb. 2 Sägemodell.

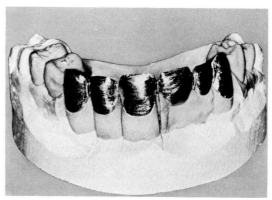

Abb. 3 Brückengerüst in Degudent (Aufbrennkeramik).

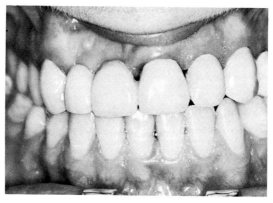

Abb. 4 Eingesetzte Brücke.

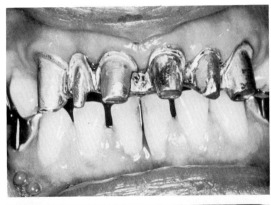

Abb. 5 Frontzahnbrücke 13–23 Gerüst im Fingerhutsystem für Plastik.

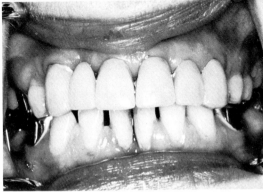

Abb. 6 Eingesetzte Brücke in Kunststoff.

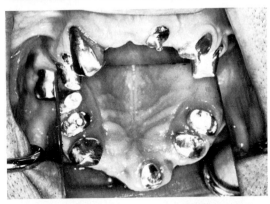

Abb. 7 Stiftkrone als Brückenanker: im Scheitelpunkt einer Brücke bei Kieferkompression (Spitzkiefer).

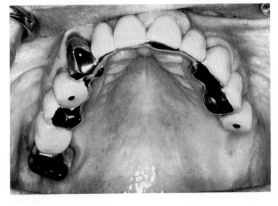

Abb. 8 Fertige Brücke in Kunststoff.

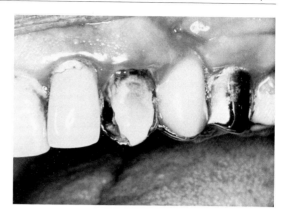

Abb. 9 Teilkrone: Sekundärkaries an langer Rundschlußlinie.

zu verbessern. Bei Vorliegen guter allgemeiner und lokaler Voraussetzungen werden vor allem intraossale Methoden bevorzugt.

Es sind dies die

offenen Implantate in Form von

Metallstiften (*Scialom, Ackermann, Pruin* u.a.),

Metallschrauben (*Formigini, Cherchève, Tramonte, Heinrich* u.a.),

Blattimplantaten (*Linkow, Häfner* u.a.),

keramischen Körpern (*CBS.-Sandthaus*),

Kunststoffkörpern (*Arnaudow*);

geschlossenen Implantate wie bei der transdentalen Fixation.

Die zahnärztlichen Implantate werden bislang hier den „nicht unbedingt notwendigen medizinischen Eingriffen" zugerechnet und gehören noch zu den von der Schulmedizin nicht voll „anerkannten Heilverfahren". Deshalb ist der Aufklärungspflicht, also der Beratung des Patienten über die Art der vorgesehenen Behandlung, ihre Vor- und Nachteile und die möglichen Komplikationen, gewissenhaft nachzukommen.

Die Verfahren erfordern eine exakt-chirurgische Technik, große Präzision bei der prothetischen Nachbehandlung zur Erzielung harmonischer, gnathologisch abgesicherter Verhältnisse in den Beziehungen der Zahnreihen und eine sorgfältige regelmäßige Nachsorge.

Die temporären und absoluten Kontraindikationen sind zu beachten, wobei die Grenzen eher enger als zu weit gezogen werden sollten, um forensische Komplikationen zu vermeiden. Die subjektiven Bekundungen der Patienten über ihren Gesundheitszustand sollen durch einfache Laboruntersuchungen abgesichert werden (BSG, Blutbild, Blutungs- und Blutgerinnungszeit, Blutdruck, Harnstatus). Bei Verdacht auf Allgemeinerkrankungen ist eine internistische Konsultation unerläßlich. Die prognostische Beurteilung sollte – bei offenen Implantaten – unter vorsichtiger Skepsis erfolgen, da der Erfolg sowohl von der Belastung durch die Suprastruktur als auch überwiegend von der nur schwer abzuschätzenden und veränderlichen biologischen Gewebereaktion abhängt. Die Verfahren werden zunächst noch auf Einzelfälle beschränkt bleiben, bei denen der ausdrückliche Wunsch des Patienten die Entscheidung wesentlich beeinflussen dürfte.

## Der Brückenkörper

Vom Brückenkörper ist zu fordern, daß er neben statischer Festigkeit hygienisch einwandfreie, ebene, gut bespülbare Flächen aufweist, die tote Winkel und Ecken vermeiden. Dieses Ziel begegnet im Bereich der Front aus kosmetischen Gründen häufig erheblichen Schwierigkeiten. Die Form des Alveolarfortsatzes gestattet nur in seltenen Fällen eine lineare bzw. punktförmige Berührung eines linsenförmigen Brückenkörpers. Meist wird die Auflage flächenhaft tangential oder sattelförmig gestaltet werden müssen, um Kosmetik und Phonetik nicht zu beeinträchtigen. Eine solche praktisch-gefällige Lösung ist vielfach biologisch nicht unbedenklich. Um so größere Bedeutung kommt dem Material

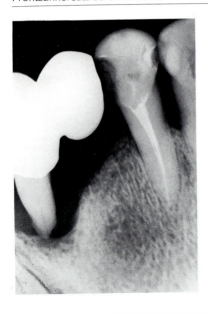

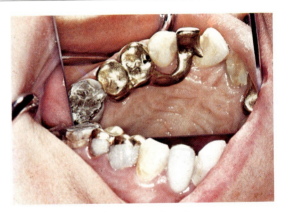

Abb. 11 Umgehungsbügelbrücke.

◀ Abb. 10 Schicksal einer Anhängerbrücke.

des Brückenkörpers zu, das biologisch indifferent, von hoher chemischer Resistenz und porenfrei sein soll. Dem auf Hochglanz gebrannten Porzellan gebührt hier gegenüber Gold und Kunststoff der Vorzug.

Obwohl mit Anhänger- und Umgehungsbügelbrücken kosmetisch zuweilen gute Ergebnisse zu erzielen sind und nur wenige Pfeiler für die Aufnahme von Ankern beschliffen werden müssen, ist ihre Indikation aus statischen Gründen sehr eng zu ziehen. Wenn nach den Untersuchungen von *Riedel* bei 80 Kronen mit Anhängern nur in 9% ein normaler Befund zu erheben ist, bei den übrigen sich Kipplockerungen 2. und 3. Grades und unerwünschte Drehbewegungen von 2 bis 3 mm fanden, ist ein Mißerfolg programmiert. Bei Umgehungsbügelbrücken ergeben sich durch den der Schleimhaut fest aufliegenden Bügel zusätzlich hygienische Unzulänglichkeiten, bei denen latente Entzündungen und resorptiv-degenerative Gewebsalterationen nicht ausbleiben (Abb. 10 und 11).

Solche Konstruktionen sollten auf Fälle eines fehlenden seitlichen Schneidezahnes im Ober- bzw. Unterkiefer beschränkt bleiben, wenn ein parodontologisch gesunder Eckzahn zur Verfügung steht. Bügel sind lediglich beim Diastema mediale zu diskutieren, wenn ein Ausgleich sonst nicht gefunden werden kann und kieferorthopädische Maßnahmen erfolglos waren oder sind (Alter der Patienten, Parodontalzustand).

**Abnehmbare Brücken**

Ist eine Deckung von Defekten des Alveolarfortsatzes oder der postoperative Aufbau von Gesichtskonturen erforderlich (Trauma, Lippen-Kiefer-Spalten, Zystotomien), so verbietet sich aus hygienischen Gründen ein fester Ersatz, weil seine Berührungsflächen mit der meist vorgeschädigten Schleimhaut zu umfangreich sind. Hier sind abnehmbare Brücken angezeigt. Sie haben darüber hinaus unbestreitbare Vorteile, die ihnen auch in anderen Fällen – hygienischen Forderungen, parodontalen Problemen – einen größeren Anwendungsbereich eröffnen, z.B.:

Erweiterungsmöglichkeiten,

erleichterte Reparaturen außerhalb des Mundes,

geringeres Substanzopfer, da mangelnde Parallelität durch Primäranker ausgeglichen wird,

erleichtertes Einsetzen des Gerüstes,

bessere Hygiene durch gute Reinigungsmöglichkeiten.

Als Primäranker haben sich Konusteleskope (Abb. 12) bewährt, die mit gefrästen Stegen kombiniert werden können. Auch Rillen-Schulter-Geschiebe oder Ringteleskope (Abb. 13 bis 15) ergeben ausreichende Retention und

# Der Ersatz einzelner Zähne

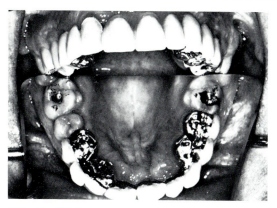

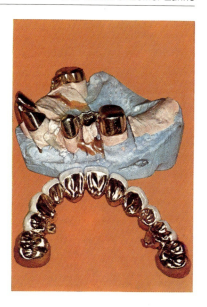

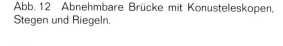

Abb. 13  RS-Geschiebe bei abnehmbarer Frontzahnbrücke 11–23.

Abb. 12  Abnehmbare Brücke mit Konusteleskopen, ▶
Stegen und Riegeln.

Stabilität. Zur Befestigung erscheinen uns die leicht zu bedienenden Schieberiegel (Abb. 12) am zweckmäßigsten. Darüber hinaus werden auch Drehriegel eingesetzt.

## Der Ersatz einzelner Zähne

Bei der Verstümmelung oder dem Verlust eines Zahnes im sichtbaren Zahnbereich stört den Betroffenen nicht so sehr die fehlende „Kaueinheit", als daß ihn das Gefühl bedrückt, die „Harmonie" seines Gesichtes verloren zu haben. Die sichtbare Lücke verändert unbestreitbar das Verkehrsgesicht" (Dolder), stört das Organgefühl des Mundes und beeinträchtigt die Sprache in einem Ausmaß, das in keinem Verhältnis zum Umfang des Defektes steht. Der Eindruck ungepflegter Nachlässigkeit mündet in eine negative Beurteilung der Persönlichkeit. Der Versuch, durch Beschränkung der Mimik und Dämpfung der Sprache die Verunstaltung zu verdecken, die Wertminderung zu bannen, kommt bald zum Erliegen.

Nur eine rasche Beseitigung des Defektes, bei der in erster Linie kosmetische Forderungen zu berücksichtigen sind, kann psychische Alterationen vermeiden. Damit ist eine der schwierigsten Therapien in der prothetischen Stomatologie einzuleiten.

Soweit es sich um jugendliche Patienten handelt, bei denen die Lücken durch Trauma, Nichtanlage oder Retention von Zähnen entstanden ist, ist oft die synchrone Einleitung kieferorthopädischer Maßnahmen erforderlich, deren Behelfe mit einer temporären prothetischen Versorgung kombiniert werden. Der bleibende Ersatz ist bei diesem Personenkreis so lange hinauszuschieben, bis der Zahndurchbruch abgeschlossen, die Einstellung der Zähne in die Kauebene erfolgt und die volle Wurzellänge erreicht ist, also etwa bis zum 14. Lebensjahr (Eckzahn). Ein festsitzender Ersatz soll nicht vor dem 18. Lebensjahr eingefügt werden, um eine Irritation des noch umfangreichen Zahnmarkes beim Beschleifen der Pfeiler zu vermeiden.

Auch beim Erwachsenen sollte nach Einzelzahnverlust durch Trauma erst ein abnehmbarer Interimsersatz eingefügt werden, um die Reaktion der Nachbarzähne beobachten zu können, die häufig ebenfalls geschädigt wurden. Aber auch als Dauerersatz ist die abnehmbare Platte für solche Patienten indiziert, die das Beschleifen von Zähnen aus mancherlei Gründen scheuen und die geringe Belastung durch eine eventuell skelettierte Gaumenplatte akzeptieren. Mit einem funktionell und kosmetisch voll befriedigenden Ergebnis verbindet sie den Vorteil einer einwandfreien Hygiene.

Der feste Brückenzahnersatz bleibt jedoch die Therapie der Wahl auch für die kleine Lücke im Frontzahnbereich unter Beachtung der allgemeinen Indikationsgrenzen. Hier haben

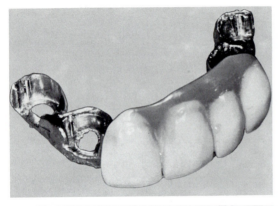

Abb. 14  Abnehmbarer Brückenkörper.

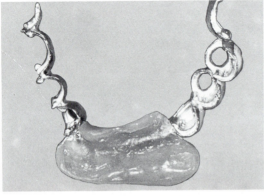

Abb. 15  RS-Geschiebe und Halbringteleskope für abnehmbare Brücke bei UK-Defekt des Alveolarfortsatzes.

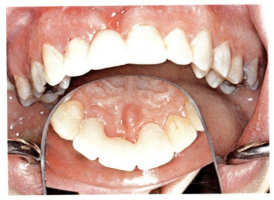

Abb. 16  Einstoffbrücke Kunststoff zum Ersatz von 11.

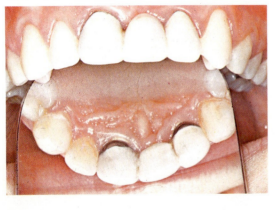

Abb. 17  Brücke Aufbrennkeramik für 21.

sich Stufenkronen als Anker in Form von Blend- oder Mantelkronen durchgesetzt. Während bei ersterer besonders beim Jugendlichen das Substanzopfer häufig die Vitalität der Pfeiler gefährdet, zeigen Mantelkronen aus Kunststoff in Verbindung mit nichtarmiertem Zwischenglied (Einstoffbrücke) (Abb. 16), gute Erfolge. Für die armierte Brücke (Abb. 17) beim Erwachsenen liefert die Metallkeramik die besten Ergebnisse. Anker mit schwächerer Retention (Teilkronen, Pinledges u.a.) bedeuten ein erhöhtes Risiko in bezug auf Retention und Kariesgefährdung.

In den Fällen isolierten Zahnverlustes bietet sich zudem die Möglichkeit, künstliche Pfeiler zu implantieren. Für den Ersatz der Zahnkronen erscheint als Material Kunststoff geeigneter als Keramik, da damit wegen der Abriebmöglichkeit die Gefahr der Traumatisierung der Pfeiler durch Frühkontakte vermieden werden kann. Alle Verfahren (Nadeln, Schrauben, Blades) werden geübt. Bei Mißerfolg kann der Eingriff wiederholt werden.

## Auswirkungen des Brückenzahnersatzes auf das Fundament

Zahnersatz soll „ohne Schädigung in einer Umgebung lebenden Gewebes und spezifischer Funktionen inkorporiert werden" (*Mühlemann*). Diese Forderung gilt für Pulpa, Parodont und Gingiva. Iatrogene Noxen der Zahn- und Kiefergewebe bei der Vorbereitung des Zahnes für die Aufnahme von Kronen und nach Einfügen des Ersatzes sind möglich. Sie können auftreten:

an der Pulpa durch

Hitze bei der Präparation,

Austrocknung bei Stumpftoilette,

toxische Bestandteile der Befestigungsmaterialien;

am marginalen Parodont durch

Traumatisierung beim Beschleifen,

mechanische Insulte durch den Kronenrand (abstehend, zu lang, zu kurz, gezackt),

Nahrungsimpaktierung aufgrund fehlerhafter Kronenkonturen,

chemisch-toxische Reize, ausgehend von Befestigungsmaterial oder Kronenwerkstoff;

an der Gingiva durch

unzweckmäßige Kontaktflächen,

materialbedingte Reize,

Anlagerung unter Druck (Radieren) und fehlende Durchspülbarkeit,

mangelhafte Hygiene.

Alle Schädigungen sind bei schonendem Vorgehen bei der Vorbereitung des Prothesenlagers und sorgfältiger Herstellung des Zahnersatzes zu vermeiden. Dazu haben vor allem verbesserte und rationalisierte Behandlungstechniken, wirksamere temporäre Stumpfversorgung, gründlichere Kenntnisse der funktionellen Zusammenhänge, biologisch günstigere Materialien und zweckmäßigere Methoden und Verfahren der dentalen Technologie beigetragen. Eine sorgfältige Mundhygiene (Munddusche, Aqua-Pik-Gerät) sichert die weitere Gesunderhaltung des lokalen Fundamentes als Voraussetzung für einen Dauererfolg.

Wenn die dynamischen Gesetzmäßigkeiten bei der Herstellung von Brückenzahnersatz beachtet werden, die biologische Reaktion des Organismus richtig eingeschätzt wird, und wenn die technische Aufführung die Erfahrungen der wissenschaftlichen Materialforschung berücksichtigt, ist die Prognose für den Frontzahnersatz günstig. Funktion und Ästhetik sind auch unter verstärkten biologischen Kriterien, die die moderne prothetische Zahnheilkunde fordert, voll befriedigend zu kombinieren.

# Das Nachregistrieren zur Okklusionskorrektur eingegliederter Totalprothesen

von R. Horn, Gießen

**Problemstellung**

Durch die unterschiedliche Resilienz des Prothesenlagers und der Kiefergelenke wird bei Totalprothesen häufig im Munde des Patienten eine gute Okklusion der Prothesen vorgetäuscht. In Wirklichkeit können okklusale Interferenzen vorhanden sein, die zu einer ungleichmäßigen Belastung des Prothesenlagers, zu Fehlhaltungen des Unterkiefers oder zu ständigen Verschiebungen der Prothesen auf ihren Unterlagen führen. Deshalb sollte bei Patienten mit rezidivierenden Druckstellen oder Myo-Arthropathie-Symptomen die Okklusion der Totalprothesen einer genauen Kontrolle unterzogen werden.

Bei der Herstellung von Totalprothesen kann es durch folgende Ursachen zu Okklusionsstörungen kommen:

1. Fehler bei der Kieferrelationsbestimmung am Patienten;
2. Fehler durch nicht achsengerechte Montage der Modelle im Artikulator;
3. Formänderungen der Prothesenbasis mit Lageänderung der Zähne während des Herstellungsvorganges.

Ad 1:

Die Unzulänglichkeiten der sogenannten Handbißnahme sind von *Clemencon, Gausch, Gerber, Hupfauf, Kühl* und anderen Autoren beschrieben worden. Bei der Verwendung von Bißschablonen mit Bißwällen kann durch falsches „Zubeißen" des Patienten der Unterkiefer in eine von der zentralen Relation abweichende Lage geführt werden. Die in dieser Position aufgestellten Prothesen werden dann den Unterkiefer immer wieder in diese Fehlhaltung zwingen, oder es kommt bei jedem Zahnreihenschluß zu einer Verschiebung der Prothesen auf ihrer Unterlage. Ein einseitig zu hoher Bißwall kann beim Kieferschluß die Schleimhaut einer Seite stärker komprimieren. Die Okklusion der fertigen Prothesen wird dann zu einer ungleichmäßigen Belastung des Prothesenlagers führen. Außerdem muß damit gerechnet werden, daß es insbesondere beim älteren Patienten mit erschlafften Gelenkbändern durch einseitig zu hohe Bißwälle auf der Seite der Erhöhung zu einer Distraktion im Kiefergelenk kommen kann.

Diese Fehlerquellen lassen sich vermeiden, wenn die Kieferrelationsbestimmung nach *McGrane* mit einer Stützstiftregistrierung vorgenommen wird. Mit der Aufzeichnung des Pfeilwinkels kann nach Untersuchungen von *El-Aramany* et al., *Grasso* und *Sharry* sowie *Hohlfeld* und *Hupfauf* die Unterkieferlage in horizontaler Dimension mit guter Annäherung reproduzierbar bestimmt werden. Durch den intraoral zentral angebrachten Stützstift wird eine gleichmäßige Belastung des Prothesenlagers und eine Unterkieferposition mit zentraler Lage der Gelenkköpfchen in den Gelenkpfannen erreicht. Nach *Gerber* kommt es zu einer Selbstzentrierung der Gelenke.

Es kann aber passieren, daß die intraorale Aufzeichnung des gotischen Bogens wegen der Verschieblichkeit der Registrierschablonen auf ihrer Unterlage bei zahnlosen Patienten nicht ganz zuverlässig ist. Deshalb sollten die eingesetzten, bereits einige Tage getragenen Totalprothesen nachregistriert werden. Denn mit der definitiven, gut sitzenden Prothesenbasis ist eine exakte intraorale Aufzeichnung des Pfeilwinkels möglich.

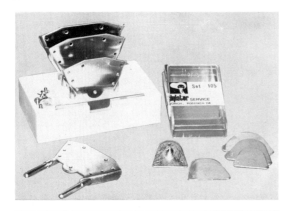

Abb. 1  Registrierinstrumente für die Totalprothetik, Set Nr. 105 und Set Nr. 106 vom Condylator-Service in Zürich.

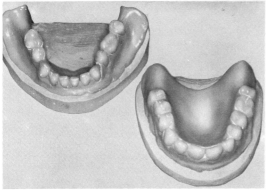

Abb. 2  Gipssockel für die Prothesen erleichtern später die Montage im Artikulator.

Ad 2:

Bei der Herstellung von totalem Zahnersatz werden am häufigsten Mittelwertartikulatoren benutzt, in denen die Ausrichtung der Modelle nach der Okklusionsebene und der Mittellinie erfolgt. Diesen Artikulatoren ist das *Bonwill*sche Dreieck und die Parallelität der Okklusionsebene mit der *Camper*schen Ebene zugrunde gelegt. Wie Untersuchungen von *Brotmann, Fox, Kühl, Rossbach, Weinberg* u. a. zeigen, führen Abweichungen der Artikulatordrehachse von der Interkondylarachse (Scharnierachse des Unterkiefers) zu okklusalen Fehlern unterschiedlicher Größe. *Rossbach* konnte an unbezahnten Patienten feststellen, daß die Abweichung der Achsen bis zu 20 mm betragen kann.

Es empfiehlt sich daher, die Modellmontage mit einer Gesichtsbogenübertragung gelenkbezüglich vorzunehmen. Nach Berechnungen von *Fox* und von *Kühl* ist dabei die Einstellung des Gesichtsbogens auf einen Mittelwert (d. h. arbiträr festgelegte statt kinematisch bestimmte Scharnierachse) gerechtfertigt, weil Ungenauigkeiten, die dabei auftreten können, innerhalb der Reproduktionsgenauigkeit von Bißregistrierungen liegen.

Ad 3:

Die bei der Materialverarbeitung durch Formänderungen der Prothesenbasis bedingten okklusalen Fehler lassen sich nach Untersuchungen von *Bawendi* nicht vermeiden. Bei allen Polymerisationsmethoden stellte er fest, daß infolge einer Formänderung der Prothesenbasis die Lage der Zähne in der fertigen Kunststoffprothese nicht mehr der Lage der Zähne bei der Wachsaufstellung entsprach. Es werden Okklusionskorrekturen notwendig, die durch Remontieren der Prothesen und Einschleifen im Artikulator vorgenommen werden können.

Aber nach Entfernen der Prothesen von den Modellen tritt eine weitere Formänderung der Prothesenbasis auf, weil sich die durch die Polymerisationsschrumpfung zustande kommenden Spannungen lösen. Auch die beim Ausarbeiten und Polieren der Prothesen ent-

## Praktisches Vorgehen

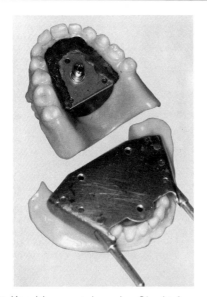

Abb. 3  Mit Kerr-Masse wird an der Oberkieferprothese die Registrierplatte mit dem intraoralen Stützstift aus dem Set Nr. 105 und an der Unterkieferprothese die Registrierplatte zur Aufnahme des Gesichtsbogens aus dem Set Nr. 106 befestigt. Es ist wichtig, daß sich der Stützstift im Zentrum der Prothese befindet.

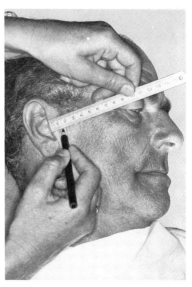

Abb. 4  Festlegung der arbiträren Scharnierachse etwa 12 mm vor dem Tragus auf der Verbindungslinie vom Tragus zum äußeren Augenwinkel.

stehende Wärme kann zu Verwerfungen der Prothesenbasis führen. Es entstehen erneut okklusale Differenzen, die nur durch ein Nachregistrieren der am Patienten eingegliederten Prothesen erkannt und beseitigt werden können.

Okklusionsstörungen an Totalprothesen direkt im Munde des Patienten auszugleichen ist wegen der eingangs erwähnten unterschiedlichen Resilienz des Prothesenlagers und der Kiefergelenke schwierig. Diese Faktoren führen bei der Verwendung von Artikulationspapier oder anderen Hilfsmitteln zum Prüfen der Okklusion meistens zu einer falschen Darstellung der Kontakte, und aus den Bemühungen resultieren Prothesen mit mehr oder weniger plan geschliffenen Kauflächen.

Es ist sicherer, mit den eingegliederten Prothesen im Munde des Patienten ohne okklusalen Kontakt mit einem zentralen Stützstift die richtige Lage der Prothesen zueinander zu registrieren, die Prothesen gelenkbezüglich in den Artikulator zu bringen und hier die Okklusion zu analysieren und zu korrigieren. Uns hat sich klinisch dafür eine Methode bewährt, die auf Angaben von *Gerber* zurückgeht.

### Praktisches Vorgehen

Das Verfahren beruht auf der intraoralen Stützstiftmethode nach *McGrane*. Verwendet werden Registrierplatten aus dem Set Nr. 105 und Nr. 106 vom Condylator-Service in Zürich (Abb. 1). Da das Aufzeichnen des Pfeilwinkels bei erhöhter Vertikaldimension (zur Beseitigung okklusaler Kontakte wird der Biß gesperrt) durchgeführt wird, sollte aus den eingangs genannten Gründen die Montage der Prothesen im Artikulator mit Hilfe eines Gesichtsbogens gelenkbezüglich vorgenommen werden.

Die einzelnen Arbeitsschritte sind folgende:

1. Die Montage der Prothesen in den Artikulator wird erleichtert, wenn für jede Prothese ein Gipssockel (Abb. 2) hergestellt wird. Wir blocken untersichgehende Par-

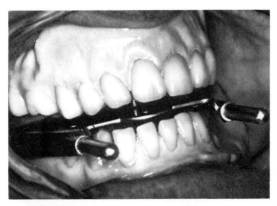

Abb. 5 Eingliederung der Prothesen mit den Registrierhilfen. Durch Drehen am Stützstift wird der Biß so weit gesperrt, daß alle Unterkieferbewegungen nur unter Kontakt mit dem Stützstift erfolgen können.

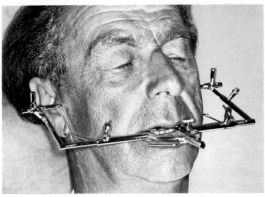

Abb. 6 Anlegen des Gesichtsbogens, Einstellen der Seitenarme auf die markierten Achsenpunkte. Es ist auf Parallelität des Querbalkens zur Bipupillarlinie und des seitlichen Drahtbügels zur Camperschen Ebene zu achten.

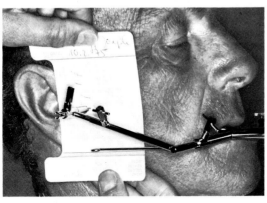

Abb. 7 Extraorale Aufzeichnung der Kondylenbahn durch Vorschubbewegungen. Die Registrierkarte muß parallel zur Camperschen Ebene ausgerichtet sein.

tien an der Prothesenbasis mit Silikonmasse aus, isolieren die Prothesenbasis mit Vaseline und gießen sie mit Abdruckgips aus. Infolge der kurzen Abbindezeit ist der Gips schnell hart, und die Prothesen können zum Weiterarbeiten abgehoben werden.

2. Mit Kerr-Masse wird an der Oberkieferprothese die Registrierplatte mit dem zentralen Stützstift aus dem Set Nr. 105 befestigt (Abb. 3). Es ist wichtig, daß sich der Stützstift im Zentrum der Prothesenbasis befindet, damit während des Registriervorganges das Prothesenlager und die Kiefergelenke gleichmäßig belastet werden. Ist die Platte mit dem Stützstift nicht richtig zentriert, könnte außerdem ein unerwünschtes Kippen der Prothesen auftreten.

Ebenfalls mit Kerr-Masse wird auf den Seitenzähnen der Unterkieferprothese eine Registrierplatte aus dem Set Nr. 106

# Praktisches Vorgehen

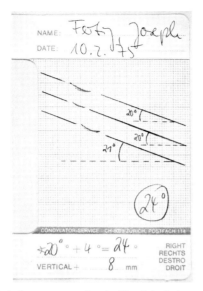

Abb. 8 Winkelausmessung für die Kondylenbahnneigung.

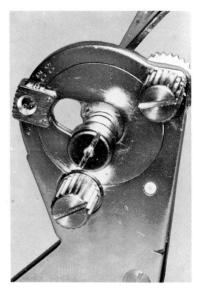

Abb. 9 Individuelle Einstellung der Kondylenbahnneigung im Artikulator (Condylator, Individual, Mod. 6).

befestigt (Abb. 3). An dieser Platte befinden sich zwei Haltestifte für das Anlegen des Gesichtsbogens. Die Registrierplatte muß parallel zur Okklusionsebene angebracht sein, d. h., am Patienten sollte kontrolliert werden, ob die Haltestifte parallel zur Camperschen Ebene (Verbindung Tragus – Subnasale) und zur Bipupillarlinie verlaufen.

3. Nach diesen Vorbereitungen wird am Patienten die arbiträre Scharnierachse markiert. Wir bestimmen sie wie Fischer auf einer Verbindungslinie vom Tragus zum äußeren Augenwinkel, etwa 12 mm vor dem Tragus (Abb. 4).
4. Die mit den Registrierhilfen versehenen Prothesen werden in den Mund gesetzt, und der Stützstift wird in seiner Höhe so einreguliert, daß kein Kontakt zwischen den Zähnen der Oberkieferprothese und der Registrierplatte auf der Unterkieferprothese besteht (Abb. 5). Dabei ist zu beachten, daß die Bißsperrung so gering wie möglich gehalten wird, daß aber bei allen Unterkieferbewegungen n u r Kontakt zwischen dem Stützstift und der unteren Registrierplatte vorkommt.
5. Während der Patient bei Retrallage des Unterkiefers den Mund geschlossen hält, wird der Gesichtsbogen auf die Haltestifte der Unterkieferregistrierplatte aufgeschoben (Abb. 6). Die unter Punkt 2 geforderte Parallelität der unteren Registrierplatte zur Okklusionsebene ist gegeben, wenn die vordere horizontale Querstange des Gesichtsbogens parallel zur Bipupillarlinie verläuft und eine seitliche, fest am Gesichtsbogen angebrachte Drahtmarkierung parallel zur Camperschen Ebene liegt. Nach dieser Kontrolle werden die verstellbaren Seitenarme des Gesichtsbogens mit ihren Schreibspitzen auf die markierten Achsenpunkte eingestellt (Abb. 6).
6. Unter die Schreibspitzen wird eine Karte zur Registrierung der Kondylenbahn geschoben. Die Aufzeichnung erfolgt, indem der Patient unter ständigem Kontakt mit dem Stützstift den Unterkiefer gerade nach vorne schiebt (Abb. 7). Später wird der Winkel zwischen der Tangente der Kondylenbahn und einer Parallelen auf der Registrierkarte gemessen und als Kondylenbahnneigung individuell im Artikulator (Condylator Individual Mod. 6) eingestellt (Abb. 8 und 9). Da der Condylator ein Artikulator ist, der auf die Campersche Ebene ausgerichtet ist, bezieht sich die Gelenkbahnneigung auf den Winkel zwischen Kondylenbahn und Camperscher Ebene.

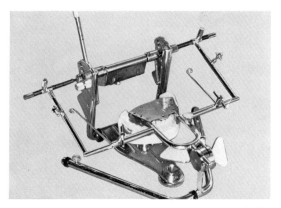

Abb. 10 Einjustieren des Gesichtsbogens auf die Artikulatorachse, Montage der Unterkieferprothese.

Abb. 11 An der Unterkieferprothese wird jetzt mit Kerr-Masse eine Registrierplatte aus dem Set Nr. 105 befestigt.

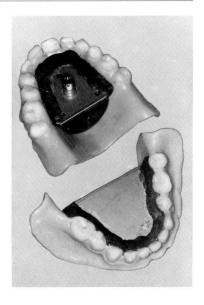

Beim Aufzeichnen der Kondylenbahn (Abb. 7) muß deshalb darauf geachtet werden, daß die Registrierkarte parallel zu der Drahtmarkierung gehalten wird, die die Parallelität zur *Camper*schen Ebene anzeigt.

Infolge der Bißsperrung beim Aufzeichnen der Kondylenbahn muß der gemessene Winkel noch geringfügig korrigiert werden, indem pro 1 mm Bißsperrung ½° hinzugerechnet wird (Abb. 8).

7. Jetzt können die Schreibspitzen des Gesichtsbogens gegen Visierstifte aus Metall ausgetauscht werden. Es wird noch einmal kontrolliert, ob diese auf die markierten Achsenpunkte zeigen und sich dabei der Unterkiefer des Patienten in Retrallage befindet. Dann wird der Gesichtsbogen abgezogen und auf ein Montierstativ gesetzt. Durch Verschiebungen des Gesichtsbogens auf dem Montierstativ werden die Visierstifte exakt auf die Drehachse des Artikulators justiert. Die Registrierplatte mit der Unterkieferprothese und dem Gipssockel (mit Klebewachs an der Prothese befestigt) wird in den Gesichtsbogen geschoben und so zunächst die Unterkieferprothese gelenkbezüglich im Artikulator (Condylator) montiert (Abbildung 10).

Schnell und rationell läßt sich weiterarbeiten, wenn für die nun folgende Aufzeichnung des Pfeilwinkels und die Verschlüsselung der Ober- und Unterkieferprothese im Unterkiefer die bisher verwendete Registrierplatte aus dem Set Nr. 106 beibehalten wird. Diese Platte bedingt jedoch eine relativ starke Bißsperrung, die nach unseren Erfahrungen zwischen 8 und 12 mm liegt. Um diesen Betrag muß später zum Erreichen der Okklusion die Oberkieferprothese abgesenkt werden. Nun besteht zwar der Vorteil der Gesichtsbogenübertragung darin, daß geringfügige Veränderungen in der Vertikaldimension vorgenommen werden können, ohne große Ungenauigkeiten entstehen zu lassen. Da wir aber die Gesichtsbogenübertragung nur nach einem Mittelwert (arbiträre Achse) vorgenommen haben, vermeiden wir lieber zu starke Bißsperrungen, indem wir bei den weiteren Arbeitsschritten für den Unterkiefer eine andere Registrierplatte verwenden.

8. Die bisher benutzte Registrierplatte an der Unterkieferprothese wird durch eine Registrierplatte aus dem Set Nr. 105 ausgetauscht, die mit Kerr-Masse nicht mehr auf, sondern in der Unterkieferprothese befestigt wird (Abb. 11).

9. Die beiden Prothesen werden mit den Registrierhilfen wieder in den Mund des Patienten zurückgesetzt, und der Stützstift wird wieder so einreguliert, daß alle Unterkieferbewegungen ohne Zahnkontakt nur unter Kontakt des zentralen Stützstiftes

Praktisches Vorgehen

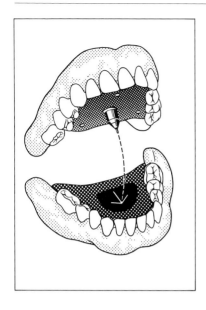

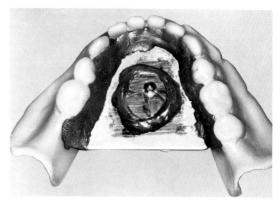

Abb. 12  Schematische Darstellung der Aufzeichnung des Pfeilwinkels (*Gerber*).

◄ Abb. 13  Zur Fixierung der Pfeilwinkelspitze wird ein gelochtes Plexiglasplättchen festgewachst.

möglich sind. Die Bißsperrung kann dabei geringer gehalten werden als vorher mit der Registrierplatte aus dem Set Nr. 106. Es folgt nun die intraorale Aufzeichnung des Pfeilwinkels (Abb. 12). Die untere Registrierplatte wird hierzu mit Farbe (mit einem Fettstift) beschickt. Bei aufrechter Kopfhaltung muß der Patient unter ständigem Kontakt mit dem Stützstift den Unterkiefer nach vorn und zurück, nach rechts und zurück, wieder nach vorn und zurück und nach links und zurück schieben. Wenn der Patient keinen Pfeilwinkel mit einer deutlich erkennbaren Spitze aufzeichnen konnte, muß die untere Platte erneut angefärbt und müssen die Bewegungen wiederholt werden.

10. Für die Festlegung der Unterkieferposition in horizontaler Relation wählen wir mit der Spitze des Pfeilwinkels die zentrale Relation. Wir markieren die Pfeilwinkelspitze, indem wir ein gelochtes Plexiglasplättchen mit Klebewachs so auf der Registrierplatte fixieren, daß das Loch direkt über der Pfeilwinkelspitze liegt (Abb. 13).

11. Die Prothesen werden wieder in den Mund gesetzt, und es wird geprüft, ob der Patient die Kiefer so schließen kann, daß dabei der Stützstift in das Loch der Plexiglasscheibe trifft. Wir halten eine Fixierung des Unterkiefers in der Pfeilwinkelspitze nur für sinnvoll, wenn der Patient (unter Umständen allerdings erst nach einigen Übungen) diese Position sicher trifft. Während der Stützstift in das Loch der Plexiglasscheibe eingerastet ist, werden die Prothesen im Mund mit Abdruckgips verschlüsselt. Wir geben zu diesem Zweck den angerührten Gips in eine Plastiktüte, schneiden eine Ecke der Tüte an und können dann den Gips gezielt zwischen die Seitenzahnreihen spritzen (Abb. 14).

12. Nach dem Abbinden des Gipses lassen sich die Prothesen meist in toto aus dem Mund entfernen. Wir verwenden aber zur Montage der Oberkieferprothese im Artikulator nur die Gipsschlüssel. Sie werden so getrimmt, daß sie keine unter sich gehenden Gebiete bedecken (Abb. 15). Damit wird ein genauer Sitz und eine exakte Montage der Oberkieferprothese in richtiger Relation zur Unterkieferprothese im Artikulator erreicht (Abb. 16). Das Einartikulieren erfolgt ebenfalls mit Abdruckgips.

13. Die Gipsschlüssel werden entfernt, und der Inzisalstift am Artikulator wird gelöst. Jetzt kann die Oberkieferprothese bis zum ersten Zahnkontakt abgesenkt werden.
Im vorliegenden Fall zeigt sich, daß bei korrekter Lagebeziehung der Prothesen zueinander nur Kontakt im Molarenbereich zustande kommt (Abb. 17). Diese

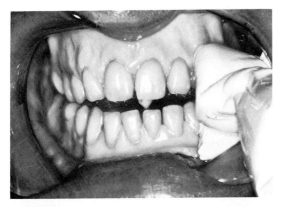

Abb. 14 Verschlüsselung der Prothesen in zentraler Relation mit Abdruckgips.

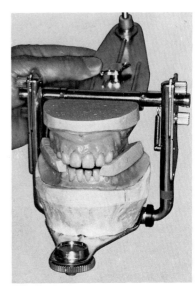

Abb. 16 Montage der Oberkieferprothese im Artikulator.

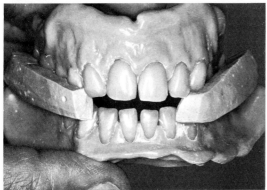

Abb. 15 Die Totalprothesen werden mit den getrimmten Gipsschlüsseln in ihrer Position zueinander fixiert.

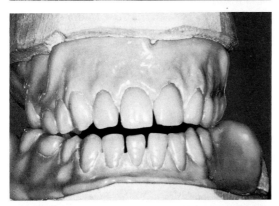

Abb. 17 Nach Entfernen der Gipsschlüssel und des Inzisalstiftes kann der Artikulator bis zum ersten Zahnkontakt geschlossen werden. Die nachregistrierten Prothesen zeigen Frühkontakte im Molarenbereich bei Nonokklusion der übrigen Zahnreihe.

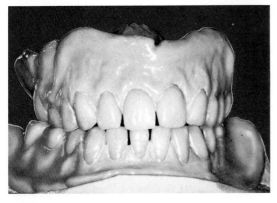

Abb. 18 Im Vergleich zur Abbildung 17 die Okklusion, in der die Prothesen eigentlich angefertigt wurden.

Praktisches Vorgehen

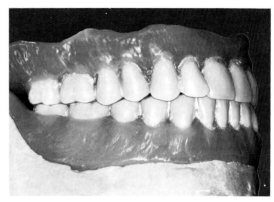

Abb. 19 Ein weiterer Patientenfall: Okklusion, in der die Prothesen hergestellt wurden.

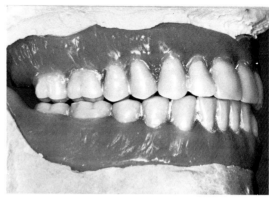

Abb. 20 Die okklusale Situation der Prothesen aus Abbildung 19 nach dem Nachregistrieren.

vorzeitigen Kontakte können außerdem durch farbiges Artikulationsleinen sichtbar gemacht werden. Im Vergleich zur Abbildung 17 zeigt die Abbildung 18 durch Aufeinandersetzen der Prothesen ohne Schluß des Artikulatoroberteiles die Okklusion, mit der die Prothesen ursprünglich angefertigt wurden. Diese Okklusion kann vom Patienten nur eingenommen werden, wenn sich entweder die Prothesen auf ihrer Unterlage verschieben oder der Unterkiefer (und damit die Kondylen) eine Fehlhaltung einnehmen.

Die Abbildungen 19 und 20 zeigen einen weiteren Patientenfall. Erst durch das Nachregistrieren der eingegliederten Prothesen kann im Artikultor bei richtiger Lage der Prothesen und korrekter Position der Kondylen die Okklusion der Prothesen beurteilt werden. Je nach dem Ausmaß der okklusalen Interferenzen kann jetzt die Okklusion durch selektives Einschleifen korrigiert werden oder bei großen Diskrepanzen eine Neuaufstellung von Zähnen erfolgen.

Beim Einschleifen von Totalprothesen gehen wir so vor, daß wir unter Beibehaltung eines ausgeprägten Höcker-Fissuren-Reliefs für die zentrale Relation einen Vielpunktkontakt für alle Seitenzähne anstreben. Das Ziel für die Kontaktsituation bei Unterkieferbewegungen ist eine vollbalancierte Okklusion.

Auch wenn Totalprothesen unter Anwendung einer Gesichtsbogenübertragung und Kieferrelationsbestimmung mit dem zentralen Stützstift hergestellt wurden, muß aufgrund der in der Einleitung genannten werkstoffkundlichen Gesichtspunkte ein Nachregistrieren der eingegliederten Prothesen gefordert werden. Der Arbeitsaufwand hierfür läßt sich auf ein Minimum reduzieren, wenn darauf geachtet wird, daß das Unterkiefermodell und der Montagesockel erhalten bleiben. Die Unterkieferprothese kann dann gelenkbezüglich in den gleichen Artikulator zurückgesetzt werden, und für das eigentliche Nachregistrieren sind nur das Anbringen der Registrierplatten aus dem Set Nr. 105, das Aufzeichnen des Pfeilwinkels, die Verschlüsselung im Munde des Patienten und danach das Eingipsen der Oberkieferprothese erforderlich.

## Literatur

*Bawendi, B.:* Die Lageänderung der Kauflächen in Abhängigkeit von der Herstellung der Prothesenbasis. Dtsch. zahnärztl. Z. 28 (1973), 798.

*Bawendi, B.:* Zur Frage des Remontierens bei Vollprothesen. Dtsch. zahnärztl. Z. 30 (1975), 716.

*Brotmann, D. N.:* Hinge axis. Part. II. Geometrie significance of the transverse axis. J. prosth. Dent. 10 (1960), 631.

*Clemencon, R.:* Die Zentrallage des Unterkiefers und das Funktionsmuster in der Totalprothetik. Schw. Mschr. Zahnheilk. 78 (1968), 611.

*El-Aramany, M., George, W.,* und *Scott, R.:* Evaluation of the needle point tracings as a method for determining centric relation. J. prosth. Dent. 15 (1965), 1043.

*Ferger, P.:* Funktionsverbessernde Maßnahmen an der fertigen Prothese. Zahnärztl. Welt 84 (1975), 566.

*Fischer, R.:* Die Artikulationslehre. In: Zahn-, Mund- und Kieferheilkunde, 4. Band, S. 114. Verlag Urban & Schwarzenberg, München/Berlin 1946.

*Fox, S.:* The Significance of Errors in Hinge Axis Location. J. Amer. dent. Ass. 74 (1968), 1268.

*Fröhlich, F.:* Das Bestimmen der horizontalen und vertikalen Kieferrelation. In: Praxis der Zahnheilkunde, 3. Band, C 17. Verlag Urban & Schwarzenberg, München/Berlin/Wien 1969, 1973.

*Gausch, K.:* Zentralstiftbißnahme für Totalprothetik in der frequentierten Praxis. Dtsch. zahnärztl. Z. 25 (1970), 225.

*Gerber, A.:* Statik, Artikulation und Gestaltung des Kauflächenkomplexes. Schweiz. Mschr. Zahnheilk. 65 (1955), 148.

*Gerber, A.:* Okklusionslehre, Okklusionsdiagnostik und Okklusionsbehandlung im Wandel unserer Aspekte. Schweiz. Mschr. Zahnheilk. 80 (1970), 447.

*Gerber, A.:* Registriertechnik für Prothetik, Okklusionsdiagnostik, Okklusionstherapie. Condylator-Service, Zürich 1970.

*Gerber, A.:* Kiefergelenk und Zahnokklusion. Dtsch. zahnärztl. Z. 26 (1971), 119.

*Gerber, A.:* Beiträge zur totalen Prothetik (VII). Quintess. zahnärztl. Lit., Heft 9 (1973), 67.

*Grasso, J. E.,* und *Sharry, J.:* The duplicability of arrowpoint tracings in dentulous subjects. J. prosth. Dent. 20 (1968), 106.

*Gysi, A.:* Modifikation des Artikulators und der Aufstellregeln für Vollprothesen. Verlag Hans Huber, Bern/Stuttgart 1968.

*Hohlfeld, E.,* und *Hupfauf, L.:* Untersuchungen über die Reproduzierbarkeit des Symphysenbahnwinkels. Dtsch. zahnärztl. Z. 25 (1970), 13.

*Hromatka, A.:* Die intraorale Methode der Bißregistrierung nach McGrane. Zahnärztl. Rdsch. 65 (1956), 173.

*Hupfauf, L.:* Zur Problematik der Bißregistrierung beim zahnlosen Patienten. Dtsch. zahnärztl. Z. 21 (1966), 761.

*Keel, P.:* Untersuchungen über die Konstruktion der totalen Prothese nach McGrane. Med. Diss., Zürich 1950.

*Kühl, W.,* und *Frank, H. G.:* Untersuchungen zur Bißnahme für totalen Zahnersatz. Dtsch. zahnärztl. Z. 21 (1966), 1384.

*Kühl, W.:* Ergebnisse der sogenannten „Handbißnahme" in der Totalprothetik. Schweiz. Mschr. Zahnheilk. 77 (1967), 1120.

*Kühl, W.:* Geometrie der scharniergelenkbezüglichen Modellorientierung.

*Kühl, W.:* Die bißwallbedingte Kiefergelenksdistraktion und ihre Konsequenzen für das Einschleifen totaler Prothesen. Dtsch. zahnärztl. Z. 23 (1968), 382.

*Kühl, W.:* Okklusion und Artikulation in der Totalprothetik. Dtsch. zahnärztl. Z. 25 (1970), 218.

*McGrane, H. P.:* Five Basic Principles of the McGrane Full Denture Procedure. J. Florida State Dental 20 (1949).

*Rossbach, A.:* Auswirkungen von Fehlregistrierungen der Interkondylarachse auf die Reproduktionsgenauigkeit von Artikulationsbewegungen. Dtsch. zahnärztl. Z. 25 (1970), 222.

*Rossbach, A.:* Zur Frage der Anwendung von Artikulatoren in der Totalprothetik. Zahnärztl. Welt 83 (1974), 55.

*Weinberg, D. N.:* An evaluation of the facebow mounting. J. prosth. Dent. 11 (1961), 32.

# Starre oder gelenkige Abstützung bei der partiellen Prothese?

von P. Kalliris, Athen

Die Frage, welcher Art die Abstützung der partiellen Prothese sein soll, wird immer wieder gestellt. Es spielen so viele verschiedene Faktoren dabei eine Rolle, daß eine Antwort aus nur theoretischen Gesichtspunkten nicht gegeben werden kann. Es müssen auch die Erfahrungen der täglichen Praxis mitberücksichtigt werden: Erfolge und Mißerfolge – besonders von den Mißerfolgen können wir am meisten lernen.

Im folgenden Beitrag soll versucht werden, eine Antwort über die Verankerung des abnehmbaren Teils zu geben, in den Fällen, wo eine „full mouth rehabilitation" geplant ist, d. h. eine Totalsanierung eines bzw. beider Kiefer. Wenn wir vor einer solchen Aufgabe stehen, gilt es als selbstverständlich, daß nach der konservierenden und evtl. parodontalen Behandlung der Restzähne ihre Überkronung und Schienung die Voraussetzung für eine sinnvolle Abstützung der partiellen Prothese ist. Auf keinen Fall dürfen bei Fällen, wo außer den Freiendlücken auch Schaltlücken im Frontzahnbereich vorliegen, die Schaltlücken durch den abnehmbaren Teil geschlossen werden. Sie müssen durch Brückenzwischenglieder ersetzt werden, und wo aus anatomischen Gesichtspunkten – z. B. große Alveolaratrophie – dies nicht möglich ist, sollen die Blöcke mit einem Steg zusammengelötet werden. Hierbei wollen wir auf die vorzüglichen Darlegungen von *Singer* und *Schön* hinweisen. Bei der starren Abstützung werden bekanntlich Teleskopkronen, individuell hergestellte Geschiebe (z. B. Rillen-Schulter-Stift-Geschiebe) und konfektionierte Geschiebe verwendet. Letztere teilen sich in intrakoronale und extrakoronale Geschiebe.

Bei der gelenkigen Abstützung werden zusätzlich zwischen Verbindungselement und Sattel Scharniere eingebaut mit der Absicht, eine Kippbewegung der Pfeiler zu vermeiden. Über alle anderen Verbindungselemente, die eine Einsenkung des Sattels am Übergang zu den Pfeilern erlauben (resilienz- oder Federgelenke), herrscht heute eine allgemeine ablehnende Meinung. Sie gehören, wie auch *Gaerny* richtig sagt, der Vergangenheit an.

Nach unserer langjährigen Erfahrung mit allen Methoden der Abstützung können wir vollkommen *Singer* und *Schön* zustimmen, die eine starre Abstützung fordern. *Gaerny* ist auch der gleichen Meinung, mit nur einer Ausnahme: Wo eine kleine Sattelauflage vorliegt und die Schleimhaut stark resilient ist, empfiehlt er, ein Scharnier als „stress braker" einzubauen. Wir möchten diese Ausnahme weiter einschränken, nämlich auf Fälle, wo aus finanziellen Gründen nicht eine totale Verblockung der Restzähne möglich ist, sondern je Seite nur zwei Zähne verblockt werden. In diesem Zusammenhang soll ausdrücklich abgeraten werden, starre Abstützung mittels Geschiebe auf nur einen überkronten Zahn vorzunehmen.

Mit Hilfe der *Kennedy*-Spezifikation sollen nun die Abstützungsprobleme näher erörtert werden (Abb. 1).

Bei der Klasse Ia wollen die Befürworter der gelenkigen Abstützung durch den Einbau je eines Scharniers links und rechts distal am 15, 25 eine Kippung vermeiden. Ihre Absicht, die Verschiedenheit der Resilienz zwischen Schleimhaut und Zähnen auszugleichen, ist in der Praxis nicht durchführbar. Wo wir gelenkig abgestützt hatten, mußten wir hinterher bei den Nachuntersuchungen immer wieder einen viel größeren Abbau des zahnlo-

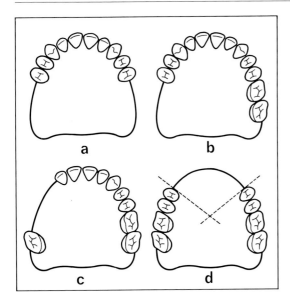

Abbildung 1

sen Alveolarknochens feststellen als bei den Prothesen, die starr abgestützt waren. Als Folge dieser Feststellung war der Verlust des Okklusionskontaktes mit den Antagonisten, worauf schon *Singer* und *Schön* hingewiesen haben. Das auszugleichen, mußten wir sehr häufig unterfüttern. Eine weitere Feststellung war bei den Fällen, wo wir gelenkig abgestützt hatten, daß die Ankerzähne nach einer verhältnismäßig kürzeren Zeit (zwei bis 3 Jahre) eine Entzündung des Zahnfleischsaumes mit pathologischer Taschenbildung aufwiesen, ein Zeichen also von ungünstiger Beanspruchung. Diese nach unserer Meinung sehr wichtige Feststellung können wir dadurch erklären, daß der Sattel durch den Kaudruck distal nach unten gedrückt wird, hingegen mesial im Bereich des Gelenkes nach oben gezogen wird. So entsteht eine Zugwirkung, die durch das Scharnier auf den Ankerzahn übertragen wird (Abb. 2).

Gleiche Überlegungen gelten auch für die Klasse II (Abb. 1b). Eine gelenkige Abstützung ist bei der Klasse III (Abb. 1c) nicht möglich, da es sich um eine Schaltlücke handelt.

Bei der Klasse IV ist der Einbau eines Gelenks auf keinen Fall zu empfehlen. Erstens ist das Einbringen der Achsen der beiden Gelenke auf eine Linie meistens praktisch nicht möglich, da die mesialen Seiten der 15, 25 sich überkreuzen (Abb. 1d). Zweitens hätte in absehbarer Zeit der Einbau eines Gelenkes sowohl im Oberkiefer als auch im Unterkiefer zu einer schnellen Atrophie des schmalen zahnlosen Alveolarknochens geführt, mit der Folge:

a) keine Abbeißmöglichkeit,

b) schlechte Beeinträchtigung der Ästhetik im Frontzahnbereich durch das Absinken des Sattels,

c) die spätere Versorgung mit einem totalen Ersatz wäre wesentlich erschwert.

Zusammenfassend möchten wir die wichtigsten Regeln hervorheben, die bei der starren Abstützung berücksichtigt werden müssen und die eine längere Erfolgsaussicht versprechen:

### Gestaltung des Sattels

a) Es muß immer versucht werden, daß die weitmöglichste Fläche des zahnlosen Kieferabschnittes durch den Sattel bedeckt wird. Bei der Klasse I müssen unbedingt, wie auch *H. J. Elbrecht* empfiehlt, im Oberkiefer die Tuberae, im Unterkiefer die Trigoni retromolare miterfaßt sein, weil sie sehr widerstandsfähig sind und kaum zur Atrophie neigen. Ferner wird durch die große Fläche des Sattels eine günstigere Verteilung des Kaudrucks erreicht.

Abbildung 2

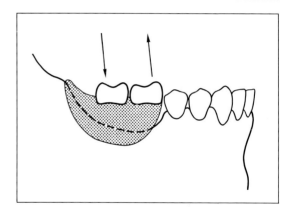

Abbildung 3

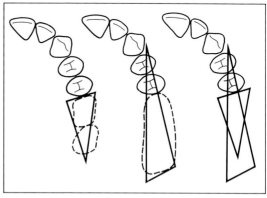

b) Die Kauflächen der Ersatzzähne sollen möglichst klein gehalten werden, um eine Verminderung des Kaudrucks zu erzielen. Hier soll auf den von *Conod* angegebenen Grundsatz hingewiesen werden: Kauflächenbereich und Schleimhautauflage eines mesial abgestützten freien Sattels sollen sich wie umgekehrt übereinanderliegende Dreiecke verhalten (Abb. 3).

## Art und Zahl der Anker

a) Wo die Ästhetik und die Stellung der Zähne es erlaubt, sollte man Teleskopkronen bzw. Rillen-Schulter-Stift-Geschiebe verwenden. Die Teleskopkrone ist, wie *Böttger* betont, die ideale Verbindungsart, da sie eine axiale und somit die günstigste Belastung des Pfeilerzahnes gewährt. Wir bevorzugen die parallelwandige Teleskopkrone, weil sie uns einerseits eine optimale Fiktion garantiert und andererseits eine gute hygienische Reinigung des Zahnfleischsaumes erlaubt.

b) Im Frontzahnbereich, wo oft die Verwendung von Teleskopkronen aus kosmetischen und technischen Gründen nicht möglich ist, soll man intrakoronale Präzisionsgeschiebe verwenden. Sie sind den extrakoronalen überlegen, da sie wie die Teleskopkronen eine axiale Belastung des Pfeilerzahnes erlauben. In diesem Punkt stimmen wir nicht mit den sonst interessanten Darstellungen von *Spang* überein. *Spang* ist der Meinung, daß es bei starren Konstruktionen gleichgültig ist, wo der Insertionspunkt bzw. die Verbindungsstelle zwischen abnehmbarem Teil und den Restzähnen liegt, d. h. intrakoronale und extrakoronale Geschiebe wirken auf die Restzähne gleich. Wir meinen hingegen, daß auch die präzisesten Geschiebe mit der Zeit eine Abnützung erleiden und so einen wenn auch nur minimalen Freiheitsgrad bekommen, der dann ungünstig auf den Ankerzahn wirkt. In den Fällen, wo auf die Verwendung von extrakoronalen Geschieben nicht verzichtet werden kann, sollte man unbedingt auf der palatinalen

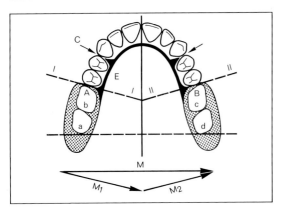

Abbildung 4

bzw. lingualen Seite des Ankerzahnes eine Stufe modellieren, auf der später der abnehmbare Teil durch einen „precisionsrest" abgestützt wird. So wird eine günstige Belastung des Pfeilerzahnes erreicht und gleichzeitig eine Entlastung der extrakoronalen Geschiebe.

c) Es sollen immer mehr als zwei Verbindungselemente verwendet werden. Nur so wird eine starre Verbindung zwischen festem und abnehmbarem Teil garantiert.

Anschließend sollen einige statische Betrachtungen zu c folgen (Abb. 4):
Statisch gesehen wäre der Sattel bei einer starren Verbindung ein nicht gerader, eingespannter Balken endlicher Länge auf nachgiebiger Unterlage. Jede Belastung der Zähne a, b, c, d wird über die Verbindung (Geschiebe A B und Bügel E) an die vorhandenen Zähne weitergeleitet und von diesen übernommen. Bei zwei Geschieben A B und beiderseitiger gleichsinniger Druckbelastung würde sich als Summe der eingeleiteten Momente $M_1$ und $M_2$ das resultierende Moment M ergeben. Das bedeutet aber eine Gesamtdrehung, sei sie noch so klein und abhängig von der Nachgiebigkeit des Zahnfleisches, um eine Achse, die parallel zu dem Momentenvektor M ist. Dieses Moment M hat neben einer zusätzlichen seitlichen Belastung der Geschiebe ein Herausheben des Bügels zur Folge. Durch eine symmetrische Verankerung des Bügels, in diesem Fall durch die Anbringung von zwei zusätzlichen Geschieben in C und D, würde man dieses Herausnehmen des Bügels vermeiden, die Kräfte und die Einspannmomente in den ursprünglichen Geschieben herabsetzen. Die Wahl der Punkte C und D kann die Größe der dort auftretenden Reaktionen günstig beeinflussen.

## Literatur

*Böttger, H.,* und *Gründler, H.:* Die Praxis des Teleskopsystems. Verlag Neuer Merkur, München 1970.

*Conod, H. B.:* Biomechanik der partiellen Prothese. Zahn-, Mund-, Kieferheilkunde in Vorträgen, Heft 3, S. 144. Carl Hanser, München 1951.

*Eichner, K.:* Messungen der Kräfte bei Kauvorgängen. Dtsch. Zahnärztl. Z. 18 (1963), 915.

*Elbrecht, A.:* Systematik der abnehmbaren partiellen Prothese. J. A. Barth, München 1937.

*Elbrecht, H. J.:* Grundsätzliches und Kritisches zur Anwendung der Geschiebe und Gelenke. Dtsch. Zahnärztekal. 1964. Carl Hanser, München.

*Elbrecht, H. J.:* Die Totalsanierung des Gebisses mit Präzisionsgeschieben und Gelenken. Schweiz. Mschr. Zahnheilk. 74 (1964), 886.

*Fröhlich, E.:* Das Verhalten des Kieferknochens unter dem Einfluß der schleimhautgetragenen Plattenprothese. Dtsch. zahnärztl. Z. 5 (1950).

*Fröhlich, E.:* Die Struktur des Desmodonts in Abhängigkeit von Richtung und Intensität seiner Beanspruchung. Dtsch. zahnärztl. Z. 6 (1967), 798.

*Fröhlich, E.:* Zahnfleischrand und künstliche Krone in pathologisch-anatomischer Sicht. Dtsch. zahnärztl. Z. 10 (1967), 1252.

*Gaerny, A.:* Der abnehmbare Interdentalraum-Verschluß. Verlag „Die Quintessenz", Berlin 1969.

*Häupl, K.:* Lehrbuch der Zahnheilkunde. Urban & Schwarzenberg, München 1953.

*Häupl/Meyer/Schuhard:* Zahn-, Mund- und Kieferheilkunde. Ein Handbuch für die zahnärztliche Praxis, Band IV. Urban & Schwarzenberg, München 1956.

*Kantorwicz, A.:* Zur Statik der partiellen Prothese. Dtsch. zahnärztl. Z. 4 (1969), 141.

*Kazis* und *Kazis:* Complete Mouth Rehabilitation. Lea & Febiger 1956.

*Körber, K. H.:* Konuskronen-Teleskope. Dr. A. Hüthig Verlag, Heidelberg 1969.

*Leppert, R. R.:* Die Verankerung der Freiendprothese. Dtsch. zahnärztl. Z. 13 (1958), 1438.

*Orban, B. J.:* Parodontologie. Verlag „Die Quintessenz", Berlin 1965.

*Preiskel, H. W.:* Precision attachments in Dentistry. Henry Kimpton, London 1968.

*Ramfjord, S. P.,* und *Ash, M., jr.:* Occlusion. Übersetzung von *W. Drum.* Verlag „Die Quintessenz", Berlin 1968.

*Schön, F.:* Die temporäre und die definitive Schienung von Zähnen (Fixation, Blockierung, Splintage). DDZ 9 (1961).

*Schön, F.:* Die Ästhetik des abnehmbaren Zahnersatzes. Zahnmed. i. Bild 4 (1961).

*Schön, F.:* Moderne Prinzipien des Freienderatzes. DZZ 6 (1962).

*Singer, F.:* Klammern, Gelenke, Geschiebe. Handlexikon der zahnärztlichen Praxis. Medica Verlag, Stuttgart/Zürich 1960.

*Singer, F.:* Das Präzisionsgeschiebe im Rahmen der vollkommenen oralen Rehabilitation. DZZ 17 (1960).

*Singer, F.:* Die vollkommene orale Rehabilitation und das Präzisionsgeschiebe. DZZ 31 (Februar 1961).

*Singer, F.:* Die Atrophie des Kieferknochens unter Prothesensätteln. Österr. Z. Stomatol. 11/12 (November 1961).

*Singer, F.:* Prinzipielle Gesichtspunkte bei Planung und Konstruktion von abnehmbarem Teilersatz. ZWR 13 (1962).

*Singer, F.,* und *Schön, F.:* Die partielle Prothese. Verlag „Die Quintessenz", Berlin 1965.

*Spang, H.:* Erfahrungen mit einigen neueren Methoden und Mitteln bei der Wiederherstellung des Lückengebisses. Quintessenz/Ref. 4218 (1971).

# Die Relationsbestimmung während der Rekonstruktion der Kieferhaltung beim teilbezahnten Patienten

von B. Koeck, Bonn

## Einleitung

Die Relationsbestimmung, Registrierung der Kieferrelation oder auch sogenannte Bißnahme stellt einen Arbeitsgang während der Rekonstruktion der Zahnreihen dar, der für den Erfolg der Behandlung von ausschlaggebender Bedeutung sein kann. Ziel dieser Maßnahme ist es, die Haltung des Unterkiefers zum Oberkiefer in räumlich korrekter Lage wiederherzustellen. Dabei sollen harmonische Verhältnisse zwischen den Okklusalflächen, der Muskulatur und den Kiefergelenken erhalten oder wiederhergestellt werden.

Fehler während der Relationsbestimmung können die vielfältigsten pathologischen Reaktionen an allen Geweben des stomatognathen Systems nach sich ziehen. Störungen in der Adaptation an den Zahnersatz sind häufig die ersten Zeichen einer mangelhaften Bißnahme. Veränderungen der Schleimhäute, Fehlbelastungen der Restzähne, verstärkte Resorptionen der zahnlosen Kieferabschnitte, aber auch Beschwerden und Veränderungen an Muskulatur und Kiefergelenken können resultieren.

Die Übergänge der Relationsbestimmung beim teilbezahnten Patienten zur „Bißnahme" beim zahnlosen Patienten sind fließend. Beiden gemeinsam ist das Bestreben, die horizontale und vertikale Beziehung zwischen Unterkiefer und Oberkiefer wiederherzustellen. Während beim zahnlosen Patienten die Okklusionsebene immer völlig neu aufgebaut werden muß, kann beim teilbezahnten Patienten häufig die gegebene Okklusionsbeziehung übernommen werden, sofern keine okkluso-artikulären Störungen vorhanden sind.

Bei eindeutiger Interkuspidation können die Arbeitsmodelle meist ohne aufwendige Registrierung exakt zusammengefügt werden, aber bereits bei dezimiertem Restzahnbestand ist dies nicht mehr ohne weiteres möglich. Destruktionen, z. B. Einbruch der Stützzonen, durch Karies oder starke Abrasionen bedingt, ein- oder doppelseitige Freiendlücken oder eine antagonistenlose Restbezahnung verlangen unsere besondere Aufmerksamkeit, um eine physiologische oder zumindest adaptierbare Kieferhaltung festlegen zu können. Es erscheint daher zweckmäßig, die Relationsbestimmung beim teilbezahnten Patienten unter dem Gesichtspunkt der Restbezahnung sowie dem Aspekt einer einwandfreien oder gestörten Okklusion zu sehen.

## Relationsbestimmung bei festsitzendem Zahnersatz mit harmonischer Okklusion

### Kleine Seitenzahnlücken einseitig/beidseitig

Unter einer harmonischen Okklusion möchten wir eine störungsfreie Okklusion in maximaler Interkuspidation sowie störungsfreie Kontakte während der Laterotrusion und Mediotrusion verstehen. Sind dabei keine vorzeitigen Kontakte festzustellen und können Veränderungen im Sinne einer Myoarthropathie ausgeschlossen werden[64], so ist die Relationsbestimmung relativ unproblematisch. Wenn sich die nach anatomischer Abformung gewonnenen Situationsmodelle einwandfrei zusammenfügen lassen, so erübrigt sich evtl. eine zusätzliche Bißnahme nach dem Beschleifen der Pfeilerzähne. In allen

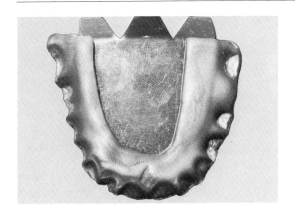

Abb. 1  Interokklusales Wachsregistrat mit Aluminiumplättchen versteift. Die Einbisse sind bis zur Längsfissur reduziert.

anderen Fällen ist es jedoch erforderlich, die Relation des Unterkiefers zum Oberkiefer nach dem Beschleifen direkt festzulegen. Hierzu wird am häufigsten ein Wachsregistrat genommen, wobei das gleichmäßig erwärmte und vorgeformte Wachs an den Oberkieferzähnen adaptiert wird und der Patient den Unterkiefer in die habituelle Interkuspidation führt. Es ist darauf zu achten, daß der Wachsbiß allseitig durchbissen wird und sich die Zähne in maximalem Vielpunktkontakt gleichmäßig berühren. Zur Kontrolle ist es erforderlich, die bukkalen Wachsüberhänge zu entfernen, das Registrat erneut einzufügen und die Relation zu kontrollieren. Nach behutsamer Abkühlung[49] kann dann das Registrat aus dem Munde entfernt und am besten in einem Schälchen mit kaltem Wasser deponiert werden.

Das Verziehen des Registrats als häufigster Fehler bei der Herstellung des Bißregistrates wird von verschiedenen Faktoren begünstigt. Weiches Plattenwachs verzieht sich entweder bei der Entnahme des Registrats aus dem Mund des Patienten oder aber beim Reponieren auf die Meistermodelle. Gazeeinlagen müssen zwangsläufig die Okklusion sperren und sind daher für die Registrierung nicht geeignet. Als Registratwachse haben sich zum Beispiel Moyco Beauty Pink Wax* und Alminax**, ein Aluminiumspäne enthaltendes Wachs, gut bewährt[11, 44]. Ein zusätzliches Hilfsmittel zur Versteifung der Wachs-

registrate stellen gestanzte Aluminiumplatten dar (Abb. 1). Genaue Ergebnisse sollen auch Registrate aus Autopolymerisat liefern[11, 71].

Das beschriebene Verfahren zur interokklusalen Registrierung eignet sich sowohl für einseitige als auch beidseitige kleine Seitenzahnlücken, solange die antagonistischen Beziehungen durch die Präparation nicht verändert werden.

Ein eindeutiger vertikaler Stop im anterioren wie auch posterioren Bereich sollte nach dem Beschleifen erhalten bleiben; sind z. B. die distal der Pfeilerzähne stehenden Zähne teilweise kariös zerstört, so sollten diese zuvor wieder aufgebaut werden.

Die Relationsbestimmung bei großer Seitenzahnlücke mit endständigem Pfeiler, einseitig/beidseitig

Diese Voraussetzungen sind bei Brücken mit endständigen Pfeilerzähnen nicht mehr gegeben; durch das Beschleifen des endständigen Pfeilerzahnes können die vertikalen Beziehungen im Molarenbereich verändert werden. Das Durchbeißen des Wachses kann mit einer Kippung des Unterkiefers um eine sagittale oder transversale Achse verbunden sein. Der aktive Einsatz der Adduktoren bewirkt eine ein- oder doppelseitige Kompression der Kiefergelenke, wobei die vertikale Beziehung zwischen Unter- und Oberkiefer in dieser Stellung fixiert wird. Dadurch bedingt, werden der „Biß" und auch die definitive Brücke zu niedrig[26, 31]: Okkluso-artikuläre Dysharmonien, orofaziale Dyskinesien sowie parodontale Schäden wären die Folge.

---

\* The I. Bird Moyer Company Inc., Philadelphia. Import-Firma: Ubert & Co., Berlin, Kassel.
\*\* Associated Dental Products Ltd., Purton, Swindon, Wilts.

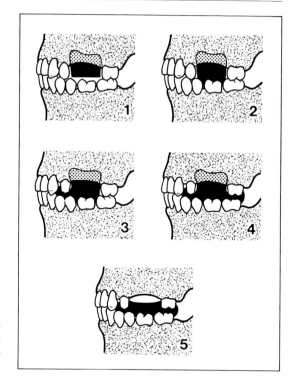

Abb. 2 Die prophylaktische Bißnahme[40] sichert die Unterkieferhaltung beim Beschleifen endständiger Pfeilerzähne. (Erläuterung siehe Text.)

Es ist also in diesen Fällen u. E. unbedingt erforderlich, die Ausgangssituation vor dem Beschleifen zu fixieren; nur hierdurch kann die okklusale Kürzung jederzeit kontrolliert und das Absinken des Unterkiefers vermieden werden. Für diese Maßnahmen eignen sich zwei Verfahren: die „prophylaktische Bißnahme"[40] und die „gezielte okklusale Reduktion"[30]. Für die prophylaktische Bißnahme wird im Labor auf dem Situationsmodell eine Bißschablone angefertigt, wobei die Wälle aus Autopolymerisat angefertigt werden sollten. Die Bißwälle sollten hierbei die Antagonisten nicht berühren. Vor dem Beschleifen wird die Schablone im Munde eingepaßt, zähplastisches Autopolymerisat aufgetragen, und durch Einbiß der Antagonisten im Bereich der Lücke wird die Okklusion zusätzlich stabilisiert. Zur einwandfreien Abstützung des Unterkiefers durch den schleimhautgelagerten Bißwall ist es erforderlich, daß die Schleimhaut während dieses Vorgehens belastet wird, die Resilienz ausgeglichen wird: Daher sollte das Autopolymerisat zähplastisch sein und dem Einbiß einen Widerstand entgegensetzen. Während der Präparation kann nun die Schablone zur Kontrolle der okklusalen Kürzung eingefügt werden. Eine Fehleinschätzung der okklusalen Kürzung wird dadurch vermieden.

Im praktischen Vorgehen empfiehlt es sich, zunächst den mesialen Pfeilerzahn zu beschleifen und den Kunststoffwall nach mesial zu verlängern; hierzu dient wiederum Autopolymerisat. Erst danach sollte man den distalen, endständigen Zahn kürzen. Durch Verlängerung des Walles nach distal wird nun auch der präparierte Endpfeilerstumpf abgestützt. Die gingivale Anlagerung des Walles wird freigeschliffen, damit die Schablone einwandfrei auf das Meistermodell reponiert werden kann (siehe Abb. 2). Zur späteren Schonung der Modellstümpfe sowie zur exakteren Reponierung sollte der Einbiß im Registrat mit einem leichtfließenden, nicht elastischen Material, wie z. B. Zinkoxid-Nelkenöl-Paste[51] (Iteco, WAS X o. ä.) oder Wachs[29, 48], korrigiert werden.

Die provisorische Versorgung der beschliffenen Stümpfe erfolgt mit Hilfe von Kunststoffkäppchen (Scutan)*, die die Situation

---

* Espe, Seefeld/Oberbayern.

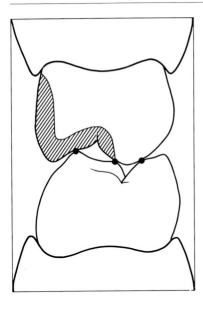

Abb. 3 Die gezielte okklusale Reduktion[30] sichert die Unterkieferhaltung durch Erhalten der antagonistischen Hauptkontakte.

vor dem Beschleifen der Zähne genau wiedergeben. Ein vor der Präparation genommener Abdruck gibt uns das Negativ für die Provisorien, so daß mit ihnen die Relation eindeutig erhalten werden kann. Die Haltedauer dieser Kunststoffprovisorien – und damit die eindeutige Abstützung des Unterkiefers – ist allerdings begrenzt. Bei doppelseitigen, endständigen Brücken ist das Vorgehen analog; zwei Aufbißwälle sichern den Biß während der Präparation und werden anschließend auf die beschliffenen Stümpfe entsprechend ausgedehnt.

Die gezielte okklusale Reduktion stellt eine einfache Möglichkeit dar, die vertikale okklusale Beziehung zwischen Unter- und Oberkieferzahnreihe während des Beschleifens zu erhalten[30]. Sie beruht auf der Kenntnis der okklusalen Strukturen, die zur Abstützung relevant sind; dies sind die sog. tragenden Höcker, also bei eugnather Bezahnung der untere bukkale und der obere palatinale Höcker.

Werden die okklusalen Hauptkontakte an den tragenden Höckern mit Okklusionspapier oder -seide markiert und bleiben sie während der Reduktion der Kaufläche erhalten, so ist die vertikale Relation gesichert (siehe Abb. 3). In dieser Phase des Beschleifens wird ein Wachsregistrat (Alminax und Aluminiumplatte oder Moyco Beauty-Pink Wax) genommen, das Registrat mit Zinkoxid-Nelkenöl-Paste scharf konturiert, damit

es die erforderliche Abstützung der Zähne nach dem Beschleifen der okklusalen Hauptkontakte übernehmen kann. Danach werden die Pfeilerzähne definitiv gekürzt, und ein nochmaliges Korrigieren des „Bisses" mit der gleichen Paste genügt, um ein einwandfreies Registrat zu erhalten.

Die Relationsbestimmung bei totalem, festsitzendem Zahnersatz

Bei der Versorgung mit totalem, festsitzendem Zahnersatz kann, sofern störungsfreie, antagonistische Kontakte vorhanden sind, in gleicher Weise verfahren werden. Es empfiehlt sich, möglichst zwei antagonistische Kontakte im Prämolarenbereich und zwei Kontakte im Molarenbereich zu erhalten, so daß der Unterkiefer noch quadrangulär abgestützt bleibt. Es eignet sich sowohl die prophylaktische Bißnahme als auch die gezielte okklusale Reduktion. Auf Möglichkeiten der extra- und intraoralen Registrierung nach gnathologischen Gesichtspunkten, die in diesem Fall ebenfalls angezeigt sind, wird später eingegangen.

**Die Relationsbestimmung bei gestörter Okklusion**

Die Korrektur einer gestörten Okklusion muß vor der definitiven Relationsbestimmung

Die Relationsbestimmung bei gestörter Okklusion

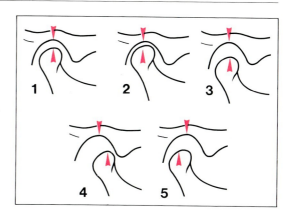

Abb. 4 Die Stellung des Kondylus in Beziehung zur Fossa articularis:
1 Normallage,
2 Kompression,
3 Distraktion,
4 ventrale Verlagerung,
5 dorsale Verlagerung (Umzeichnung nach *Gerber*).

erfolgen. Die Indikation zur Okklusionskorrektur ergibt sich aus dem genauen klinischen Befund. Okkluso-artikuläre Disharmonien werden heute als eine wesentliche Ursache für orofaziale Dyskinesien angesehen. Der funktionelle Zusammenhang zwischen Kiefergelenk, Muskulatur und okkludierenden Flächen ist hierbei von größter Bedeutung. So können Störungen in der Okklusion zu Veränderungen im Gelenk, in der Muskulatur, am Zahnhalteapparat und in regulatorischen Zentren führen[7, 8, 12, 16, 21, 27, 58, 59, 73]. Extraktionen, verbunden mit Drehungen, Kippungen der Nachbarzähne oder Elongationen von antagonistischen Zähnen, können zu Verlagerungen des Gelenkkopfes führen[60]. Mesiale und dorsale Kondylenverlagerungen sind in diesem Bereich ebenso zu beachten wie Kompression oder Distraktion[13] (siehe Abb. 4). Die röntgenologische Darstellung des Kiefergelenkes nach *Schüller* oder *Lindblom* kann hierüber Aufschluß geben[22]. Neben Lageveränderungen des Kondylus in der Sagittalen können auch transversale Kondylenverlagerungen mit Beschwerden im lateralen Funktionsbereich beobachtet werden. Fehlkontakte an Mediotrusions- oder Laterotrusionsfacetten sind häufig ursächlich; dabei kann dann eine Mittellinienabweichung in der intermediären Phase der Mundöffnung oder eine Druckdolenz am lateralen Kondylenpol diagnostiziert werden. Die Muskulatur reagiert ebenfalls auf okklusale Interferenzen, in Form von umschriebenen Myogelosen, Hypertrophien, Spasmen oder Insertionstendopathien[12, 22, 38, 64]. Die Palpation der Muskulatur gibt auch hier Aufschluß über den Zustand des mastikatorischen Systems[22, 58]. So ist z. B. bei einer Druckdolenz des Musculus masseter oft eine Störung in der habituellen Okklusion oder der Laterotrusion zu vermuten. Bei Störungen der Retropulsion können die horizontalen Fasern des Musculus temporalis sowie der hintere Anteil des Musculus biventer druckschmerzhaft reagieren.

Schließlich bemerkt man eine Störung der Artikulation auch an den Okklusalflächen und der Gingiva[36, 38]. Isolierte Schliffacetten, besonders im Latero- und Mediotrusionsbereich der Zähne, geben einen Hinweis auf eine verstärkte Belastung[38]. Oftmals sind an diesen Zähnen auch parodontale Reaktionen in Form von bukkal oder palatinal freiliegenden Zahnhälsen zu erkennen.

In allen Fällen ist eine Korrektur der Okklusion oder Artikulation zur Beseitigung der Triggerfaktoren vor der Relationsbestimmung erforderlich.

### Die Korrektur der Antagonisten

Eine häufige Form der Artikulationsstörungen stellt der elongierte Antagonist dar, der aufgrund seiner fehlenden vertikalen Abstützung in die Lücke des Gegenkiefers hineinragt (siehe Abb. 5). Zur genauen Analyse sind gute Studienmodelle vom Ober- und Unterkiefer unbedingte Voraussetzung[28, 57, 65, 75, 76]. In Verbindung mit Röntgenaufnahmen helfen sie klären, ob ein Einkürzen ohne Freilegen des Dentins oder Eröffnung des Zahnmarks möglich erscheint. Ist dies möglich, so ist diese Maßnahme sinnvoll und ausreichend. Wird hingegen mit Sicherheit beim Einkürzen Dentin angeschliffen, so muß auch der Antagonist überkront werden. In den Fällen, in denen eine Überkronung nicht

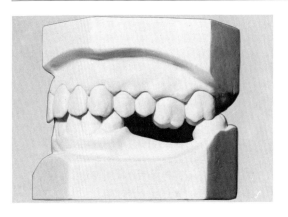

Abb. 5  Verlängerung eines antagonistenlosen Molaren: Eine Fixierung dieser Situation durch Brückenersatz im Unterkiefer wäre kontraindiziert.

mehr möglich erscheint, sollte die Extraktion dieses Zahnes vorgenommen werden.

### Die Okklusionskorrektur in der Sagittalen und Transversalen

Durch Veränderungen des okklusalen Reliefs, bedingt durch Elongationen, Drehungen, Kippungen der Zähne, aber auch Fehler bei der Restauration, wie überhöhte Füllungen, falsche Facettenneigung u. ä., kann die habituelle Okklusion von der artikulär und muskulär geführten Kontaktstellung so stark differieren, daß eine sagittale oder transversale oder auch kombinierte Korrektur der Unterkieferhaltung erforderlich wird[60]. Diese sollte immer dann erfolgen, wenn subjektiv funktionelle Störungen des Kauorganes angegeben werden und dieselben durch Befunde objektiviert werden können. Die Diagnose – „funktionell krank" – kann dabei durch isolierte Befunde an Muskulatur, Gelenk, Zähnen und Zahnhalteapparat oder aber auch kombinierte Zeichen erstellt werden. Hierzu zählen Druckdolenz am Kiefergelenk von lateral oder dorsal[8, 13, 22], Druckschmerzhaftigkeit der Muskulatur oder/und Sehnenansätze, Abrasionsfacetten, besonders im Latero- und Mediotrusionsbereich, keilförmige Defekte sowie parodontale Reaktionen als verstärkte Lockerung, Taschenbildung, freiliegende Zahnhälse, aber auch *McCall*sche Girlanden und *Stillman*sche Spalten[22, 36, 38, 64].

Sind die Störungen gering, z. B. in Form isolierter Fehlkontakte in der Artikulation, so können sie direkt vor der Relationsbestimmung eingeschliffen werden. Angestrebt wird hierbei – vorausgesetzt, daß keine natürliche Eckzahnführung vorhanden ist – die gruppengeführte Okklusion mit gleichzeitigem und gleichmäßigem Kontakt auf der Laterotrusionsseite, beidseitigem Kontakt während der Retropulsion und fehlendem Kontakt auf der Mediotrusionsseite. Häufig sind die Störungen aber komplexerer Natur und können nur okklusionsanalytisch erfaßt werden.

Die Methoden der Okklusionsanalyse sind vielfältig: Grundsätzlich können sie sowohl der Diagnostik und dem Erstellen der Einschleifliste vor der Relationsbestimmung als auch der direkten Relationsfestlegung zwischen Unter- und Oberkiefer dienen[14, 45, 79]. Wird Zahnersatz unilateral geplant, bei gleichzeitiger Fehlführung auf der Gegenseite, so sind nach dem diagnostischen Registrieren die Fehlkontakte dieser Seite zu beseitigen, erst danach wird die Relation nach einer der zuvor beschriebenen Methoden festgelegt. Bei beidseitiger Versorgung, insbesondere dann, wenn durch das Beschleifen jeglicher Antagonistenkontakt aufgehoben wird, können diese Verfahren direkt zur Relationsbestimmung herangezogen werden. Immer macht man sich zunutze, daß der Unterkiefer reproduzierbare Grenzbewegungen ausführen kann[9, 10, 17, 24, 34, 42, 47, 52, 53, 54, 70], die ohne Zahnkontakt – durch Gelenke, Muskulatur und Bänder geführt – aufgezeichnet werden können. Die okklusalen Fehlführungen werden damit ausgeschaltet, der Unterkiefer wird muskulär in eine gelenkzentrierte Lage geführt, vorausgesetzt, daß keine Muskelspasmen dies verhindern[39]. Eine Registrierung der Grenzbewegungen ist also nur dann zweckmäßig, wenn der Unterkiefer zwanglos diese Bewegung ausführen kann, ohne daß hierbei Schmerzen ausgelöst werden. Schmerzreflektorisch bedingte Fehlhaltungen bringen Fehler wäh-

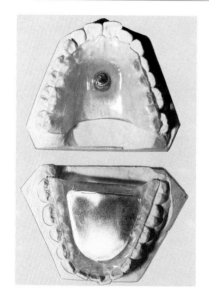

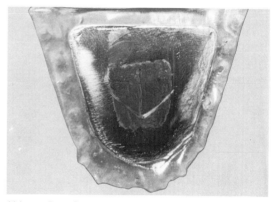

Abb. 7 Die Grenzbewegungen des Unterkiefers in der Horizontalebene; die Spitze des Symphysenbahnwinkels gibt die retrale Kontaktposition wieder.

Abb. 6 Registrierplatten aus dem Condylator-Set Nr. 110. Die Abstützung der Platten erfolgt jeweils bis in die Längsfissur.

rend der Registrierung und müssen durch geeignete Maßnahmen, z. B. Entspannungsübungen, Wärmebehandlung oder Bißführungsplatte, zuvor beseitigt werden[22,64].

Eine einfache und sichere okklusionsanalytische Methode stellt das Registrierverfahren nach *Gerber* dar[14]. Intraorale Registrierplatten werden mit dem Set 110 aus Autopolymerisat im Labor hergestellt. Dabei sollten die Registrierplatten auf der Okklusalfläche abgestützt werden, um eine eindeutige Lagerung derselben im Munde des Patienten zu gewährleisten und ein Ausweichen der Zähne nach bukkal zu vermeiden. Die Längsfissur sollte jedoch frei von Kunststoff bleiben; dies ergibt später einwandfrei reponierbare Gipsschlüssel (siehe Abb. 6).

Die Registrierplatten werden im Munde eingepaßt, sie sollen fest, aber ohne zu starke Klemmwirkung an den Zahnreihen anliegen. Druckstellen an der Gingiva oder Schleimhaut sind zu beseitigen. Durch Herausschrauben des Stützstiftes wird nun der Biß gerade so weit gesperrt, daß die Artikulationsbewegungen ohne antagonistischen Kontakt oder Plattenberührung ausgeführt werden können. Hierdurch wird gleichzeitig eine Zentrierung der Kondylen erreicht. Der Patient zeichnet nun das Bewegungsareal des Unterkiefers in der Horizontalebene auf, wobei die äußeren Begrenzungen des Registrates die Grenzbewegungen darstellen. Diese sollten als Pfeil mit geradlinigen Schenkeln und eindeutiger Spitze gezeichnet sein (siehe Abb. 7). Auf Fehler bei der Aufzeichnung des „Symphysenbahnwinkels" kann an dieser Stelle nicht eingegangen werden.

Zur gelenkbezüglichen Orientierung der Modelle ist es nun erforderlich, mit Hilfe eines Übertragungsbogens zunächst das Unterkiefermodell in den Artikulator einzugipsen.

Die Zuordnung der Unterkieferzahnreihe zur Kondylenposition ist eine Individualisierung des *Bonwill*schen Dreiecks und legt somit die Lage der Okklusion dreidimensional zur Interkondylarachse fest.

Die Interkondylarachse stellt eine gedachte Achse als Verbindung beider lateralen Kondylenpole dar. Die Projektion der lateralen Kondylenpole auf die Haut erfolgt entweder mittelwertmäßig 12 mm vor der Tragusmitte auf einer Verbindungslinie Mitte Tragus – äußerer Augenwinkel oder aber palpatorisch (siehe Abb. 8). Die Kondylenpunkte werden auf der Haut markiert, der Übertragungsbogen wird mit hartem Wachs auf der Unterkieferzahnreihe adaptiert und durch die Oberkieferregistrierplatte mit dem Stützstift stabilisiert, und die beweglichen Seitenarme des Bogens werden so eingestellt, daß die Schreibspitzen die Markierungspunkte an der Haut berühren (siehe Abb. 9).

In dieser Phase kann nun zusätzlich die sagittale Kondylenbahnneigung extraoral registriert werden, indem die dafür vorgesehe-

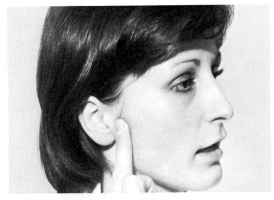

Abb. 8  Die Palpation des lateralen Kondylenpoles.

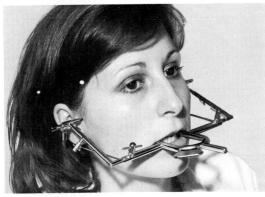

Abb. 9  Der Gerber-Gesichtsbogen, gelenkbezüglich orientiert.

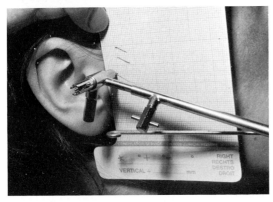

Abb. 10  Die extraorale Bestimmung der sagittalen Kondylenbahnneigung; die Bezugsebene ist durch den unteren Seitenarm gegeben.

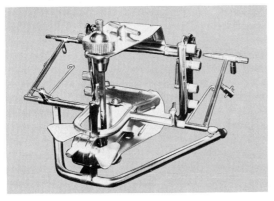

Abb. 11  Das Unterkiefermodell in gelenkbezogener Situation im Artikulator; hierdurch wird das Bonwill-Dreieck individualisiert.

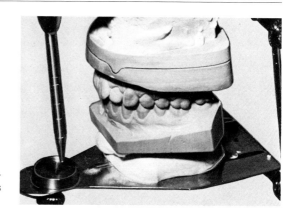

Abb. 12 Der Kontrollsockel am Oberkiefermodell zeigt durch unterschiedlich starkes Klaffen die Lage der okklusalen Störungen an.

nen Registrierkarten zwischen Schreibspitzen und Haut parallel zur Kauebene gehalten werden und der Patient aus einer rückwärtigen Lage heraus unter Führung des Stützstiftes Protrusionsbewegungen ausführt (siehe Abb. 10). Der Winkel zwischen der Okklusionsebene und der an das erste Drittel der Protrusionsbahn angelegten Tangente ist die sagittale Kondylenbahnneigung.

Die Schrauben des Übertragungsbogens werden nochmals auf festen Sitz kontrolliert, der Gesichtsbogen wird entnommen, das Unterkiefermodell in die flachen Wachsimpressionen schaukelfrei eingesetzt, mit Klebewachs fixiert und der Gesichtsbogen am Stativ montiert. Nach Justierung des Übertragungsbogens – die Schreibspitzen müssen dabei genau auf die Kondylenmitten des Kondylators eingestellt sein – wird das Unterkiefermodell eingegipst (siehe Abb. 11).

Zur Festlegung der Relation zwischen Ober- und Unterkiefer werden nun die Aufzeichnungen der Grenzbewegungen verwendet. Die Pfeilwinkelspitze stellt die reproduzierbare retrale Kontaktposition als sagittale Grenzposition dar[17]. Gleichzeitig wird aber auch durch die eindeutige Spitze die transversale Relation festgelegt. Ein perforiertes Kunststoffplättchen wird genau auf die Pfeilwinkelspitze mit Klebewachs fixiert, so daß der Patient mit dem Stützstift der Oberkieferplatte in das Loch des Plättchens einbeißen kann und damit die Lage des Unterkiefers zum Oberkiefer in retraler Kontaktposition fixiert. In dieser Stellung werden durch interokklusal eingebrachten Abdruckgips Gipsschlüssel hergestellt. Nach dem Erhärten dienen diese Gipsschlüssel zum Eingipsen des Oberkiefermodells in den Artikulator. Zur genaueren Kontrolle der Lage der Okklusionsstörung und des Probeeinschleifens ist die Verwendung eines Kontrollsockels am Oberkiefermodell zweckmäßig[43, 56] (siehe Abb. 12). Nach dem Absenken des Artikulatoroberteils sind die Frühkontakte in retraler Kontaktposition sichtbar und werden eingeschliffen. Die habituelle Interkuspidation liegt bei etwa 90% der Patienten ungefähr 0,7 bis 1,2 mm vor der retralen Kontaktposition[23, 41, 53, 55]. Sie kann unschwer durch Zurückführen des Artikulatoroberteiles gefunden werden. Hierbei sollte, falls registriert, die sagittale Kondylenbahnneigung eingestellt sein. Der an den Gelenkpfosten des Artikulators entstehende Spalt zwischen habitueller Interkuspidation und retraler Kontaktposition kann mit Zinnfolie entsprechender Stärke geschlossen werden (siehe Abb. 13). Hierdurch werden die Kondylen des Artikulators in habitueller Interkuspidation fixiert, und Frühkontakte der Okklusion können eingeschliffen werden.

Fehlkontakte während der Protrusion, der Latero- und Mediotrusion werden korrigiert, und jede Phase wird auf einer Schleifliste notiert.

Bei der Übertragung der Schleiffolge auf den Patienten sollte diese kontrolliert werden; hierzu dienen dünne Okklusionswachse, -seiden oder -folien.

Nach dem Einschleifen der Fehlkontakte erfolgt die Festlegung der Relation in einer der angegebenen Verfahren.

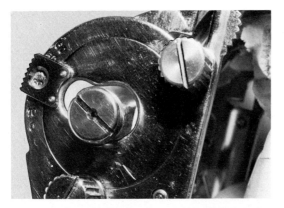

Abb. 13a Der Spalt zwischen Gelenk und Kondylenanschlag kennzeichnet den Weg zwischen retraler Kontaktposition und habitueller Interkuspidation.

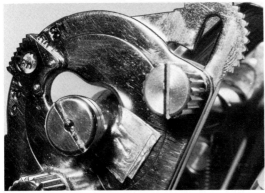

Abb. 13b Er kann mit Zinnfolie entsprechender Stärke geschlossen werden; die Kondylen sind in habitueller Interkuspidation fixiert.

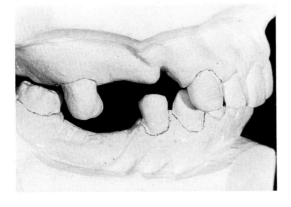

Abb. 14 Ein vollständiger Verlust der Stützzonen führt zu eingreifenden Veränderungen der Kieferrelation.

Korrektur der Vertikalrelation

Die funktionelle Harmonie des stomatognathen Systems erfordert einen wohldeterminierten vertikalen Endpunkt, der auf Kiefergelenke, Muskulatur, klinische Kronenlänge und Zahnhalteapparat abgestimmt ist. Eine Korrektur der vertikalen Relation wird immer dann erforderlich werden, wenn durch sekundäre Veränderungen dieser vertikale funktionelle Endpunkt gestört oder verlorengegangen ist.

Dies kann der Fall sein, wenn ein vollständiger Verlust der Stützzonen die vertikale Abstützung des Unterkiefers am Oberkiefer unmöglich macht oder aber Destruktionen die Vertikalrelation so weit verändern, daß funktionelle Störungen resultieren (siehe Abb. 14). Als Störung im Funktionsgleichgewicht sind hierbei insbesondere Verlagerungen des Kondylus, meist als Kompression oder Retrallage, zu nennen. Bei anteriorem Restgebiß kann es auch zu einer adaptiven

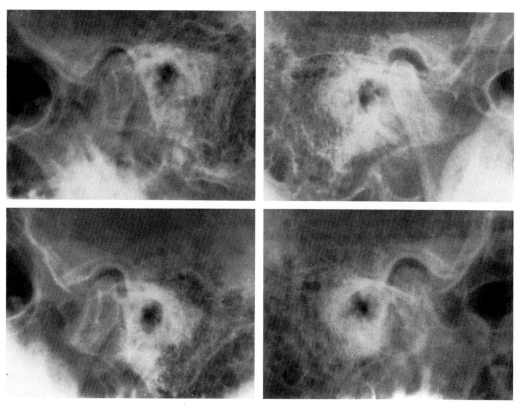

Abb. 15 Die Kondylen befinden sich in retraler Stellung zur Fossa articularis (obere Bildhälfte); durch eine Korrektur der Unterkieferstellung nach ventral erfolgt eine Zentrierung der Kondylen.

Ventralverlagerung mit progenem Habitus kommen. In allen Fällen wird es das Ziel der Therapie sein, die Vertikalrelation so einzustellen, daß die Gelenke ihren zentrierten funktionellen Endpunkt durch Vermittlung der Okklusalflächen zurückgewinnen.

Die Verfahrensweise richtet sich wiederum nach der Art der Restbezahnung. Bei fehlenden Stützzonen wird ein Einstellen der Kieferrelation nach den Gesichtspunkten der Versorgung unbezahnter Patienten erforderlich. Kunststoffschablonen mit Bißwällen ersetzen die verlorengegangenen Zähne, wobei bei stark dezimiertem Restzahnbestand die Okklusionsebene zu kontrollieren ist. Für die vertikale Dimension wird eine Differenz von 2 bis 3 mm zwischen der Ruhelage des Unterkiefers und der Okklusionsstellung für ausreichend erachtet[1, 2, 15, 50]. Der interokklusale Spalt sollte eher etwas zu groß als zu klein gewählt werden, da ansonsten die Adaptation an den Zahnersatz erschwert werden könnte[4] oder aber die Belastung des Prothesenlagers ein tolerierbares Maß übersteigt. Die Kontrolle des interokklusalen Spaltes kann bei einer anterioren Restbezahnung durch Markierung des vertikalen Überbisses oder nach einer von *Skinner*[74] beschriebenen Methode erfolgen. Sind diese Gegebenheiten nicht vorhanden, muß die Kontrolle nach den Verfahren der Versorgung zahnloser Patienten geschehen (siehe dort).

Die sagittale und transversale Einstellung des Unterkiefers kann als Handbißnahme, Schluckbißnahme, intraorale oder extraorale Grenzbewegungsaufzeichnung durchgeführt werden. Der Vorteil der Zentrierung der Gelenke durch die intraorale Stützstiftregistrierung sollte gerade bei Fällen mit vorhandener Kondylenverlagerung genutzt werden. Röntgenaufnahmen der Kiefergelenke nach *Lindblom* mit *Graf*schem Einstellbogen und eingefügten Bißschablonen ermöglichen eine Kontrolle der neuen Kondylenstellung, besonders bei primär retral verlagerten Gelen-

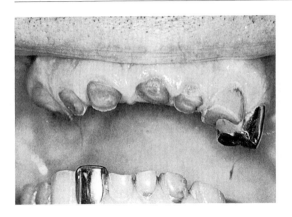

Abb. 16 Stark abradiertes Restgebiß und dadurch bedingte Haltungsänderung des Unterkiefers.

ken. Die Zentrierung der Gelenke mit Erweiterung des eingeengten Gelenkspaltes ist dabei die zentrale therapeutische Forderung, um ein individuelles Funktionsoptimum wiederherzustellen[13]. Ist dieses Ziel auf Anhieb nicht erreicht, so kann ohne Schwierigkeiten durch Veränderungen der Stützstiftfixierung eine erneute Korrektur der Unterkieferlage und damit der Kondylenstellung erfolgen (siehe Abb. 15).

Der Verlust an „Bißhöhe" kann auch durch Destruktionen wie Drehungen, Kippungen und Abrasion von antagonistischen Zähnen ein- oder beidseitig eingetreten sein. Orofaziale Dyskinesien sind häufig Begleiterscheinungen bei diesen Veränderungen, sofern die umliegenden Gewebe nicht in der Lage sind, sich an diesen Zustand zu adaptieren.

Häufig beobachtet man einen plötzlichen Zusammenbruch der Vertikalrelation durch Kippung und Auflockerung der Seitenzähne im parodontal anfälligen Gebiß. Die Resistenzschwäche des Zahnhalteapparates führt zu einem Ausweichen der Zähne, die anfallenden Kräfte treffen auf Schrägflächen, und es resultiert eine verstärkte, extraaxiale Belastung. Der Unterkiefer kann geschwenkt oder gedreht werden und eine durch die Zahnführung bedingte Zwangshaltung einnehmen, in deren Folge dann Beschwerden im Sinne des Costen-Syndroms auftreten können[6, 19].

Die Abrasion kann zu einem Verlust an Bißhöhe führen, besonders dann, wenn der Schmelzmantel durchbrochen ist und sich unterschiedlich harte Substanzen gegenüberstehen.

Normalerweise ist die Abrasion durchaus geeignet, die Faktoren gegeneinander abzuwägen: Sie ist eine Form der Adaptation an eine veränderte Funktion oder als Einschleifmaßnahme Therapie im funktionsgestörten Kauorgan.

Solange die Veränderung der Vertikalrelation gering und adaptiert ist, sollte man die akzeptierte Bißhöhe beibehalten und das Bewegungsmuster des Unterkiefers nicht verändern[1, 25, 37, 55, 66]. Aber immer dann, wenn die rasche Substanzabnahme der Zähne zu echtem Höhenverlust und Beschwerden geführt hat, sind wir gezwungen, therapeutisch einzugreifen (siehe Abb. 16). Die Restbezahnung gibt uns meist die Möglichkeit, eine Probebehandlung mit Hilfe von Aufbißschienen durchzuführen. Der Vorteil liegt in der einfachen Kontrollmöglichkeit, ob die neue Bißhöhe zur Beschwerdefreiheit führt[16, 63, 75, 78, 80]. Selbstverständlich muß auch bei diesem Vorgehen der interokklusale Spalt berücksichtigt werden, und man sollte vermeiden, diesen zu gering zu wählen[25, 82].

Die Schiene selbst sollte im Artikulator nach intraoraler Registrierung der Unterkieferlage aus Autopolymerisat oder tiefziehbarem Kunststoff mit anschließender Einbißkorrektur hergestellt werden. Nach mehrwöchigem, beschwerdefreiem Probetragen kann diese Schiene, sofern sie ausreichend verwindungssteif ist, zur Übertragung der neuen Kieferrelation weiterverwendet werden. Die Einbisse werden ähnlich wie bei der gezielten okklusalen Reduktion mit Zinkoxidpaste korrigiert und ergeben ein einwandfreies Registrat der funktionell tolerierten, neuen Kieferhaltung.

# Die Relationsbestimmung bei partiellem, herausnehmbarem Zahnersatz

Die Notwendigkeit einer einwandfreien Zuordnung der Meistermodelle für den partiellen Zahnersatz ist ebenso eindeutig wie beim festsitzenden Zahnersatz. Sind die Modelle nicht durch Zahnkontakt eindeutig reproduzierbar in die habituelle Okklusion zu bringen, und dies ist mit Sicherheit der Fall, wenn ein- oder doppelseitige Freiendlücken vorliegen, so wird eine Relationsbestimmung mit Aufbißwällen erforderlich. Dies gilt auch dann, wenn bei Schaltlücken mit einwandfreier Okklusion die antagonistischen Beziehungen durch Beschleifen der Klammerzähne zur Aufnahme von Kronen aufgehoben werden.

Die Art der Durchführung variiert wiederum; immer wird aber ein Bißwall, der die fehlenden Zähne ersetzt, erforderlich sein. Dieser Aufbißwall kann nun, sofern eine im Modellgußverfahren hergestellte partielle Prothese eingefügt werden soll, direkt am Modellgußgerüst angewachst werden, so daß durch den Halt des Gerüstes eine einwandfreie Lagerung der Bißwälle erzielt wird. Es ist jedoch unbedingt darauf zu achten, daß die Gerüstunterseite im Bereich der Sättel mit Wachs unterfüttert wird[62]. Das gilt besonders für die Versorgung von Freiendlücken, da andernfalls beim Einbeißen in das erwärmte Wachs eine Kippung oder Absenkung des Unterkiefers resultieren könnte. *Stuart* u. a.[5, 77] empfehlen die Verwendung eines besonders harten Wachses mit seitlicher Kunststoffunterstützung und die funktionelle Ausformung der Unterkieferhaltung über 24 Stunden.

Zur Vermeidung der Lageveränderung des Unterkiefers durch zu kräftiges Einbeißen in das evtl. unterschiedlich weiche Wachs sollte das Registrat durch weitgehendes Entfernen der Einbisse und anschließendes Korrigieren mit weichem Wachs[29, 48] oder einer Zinkoxid-Nelkenöl-Paste verbessert werden[51]. Bei ausgedehnteren Rekonstruktionen, wie doppelseitigen Freiendstücken, kombiniert festsitzend-herausnehmbaren Arbeiten, Teleskop- und Geschiebearbeiten, empfiehlt sich jedoch die Anwendung der Methode nach *Singer/Sosnowski*[72] oder der intraoralen Stützstiftregistrierung. Nach dem Beschleifen der Zähne zur Aufnahme von Innenteleskopen oder Kronen werden zunächst nach Modellherstellung Übertragungskäppchen möglichst aus Metall hergestellt[72, 81].

Auf einem Situationsmodell werden individuelle Löffel aus Basisplatten oder Autopolymerisat angefertigt. In der folgenden Sitzung können die Paßgenauigkeit der Übertragungskäppchen zur Präparations- und Stumpfkontrolle überprüft und das Prothesenlager mit eingefügten Übertragungskäppchen funktionell abgeformt werden. Ein Überabdruck mit Gips bringt die Übertragungskäppchen untereinander sowie zum Funktionsabdruck in die richtige Relation. Sind noch unbeschliffene Zähne anatomisch korrekt abzuformen, so sollte der Überabdruck mit Silikon durchgeführt werden. Auf dem so gewonnenen Arbeitsmodell werden Bißschablonen mit intraoralen Registrierplatten angefertigt, die im Mund des Patienten entsprechend der Kauebene parallelisiert werden. Zur Vermeidung von Zwangsführungen des Unterkiefers durch die Wachswälle ist das Zurückschneiden eines Wachswalles erforderlich; dies sollte im allgemeinen der Oberkieferwall sein, da andernfalls der reduzierte Unterkieferwachswall mit der Registrierplatte zu sehr den Zungenraum einengen würde und ein zwangloses Aufzeichnen der Grenzbewegungen unmöglich wird.

Mit Hilfe des Stützstiftes wird nun die Vertikalrelation eingestellt, der Patient zeichnet seinen den Grenzbewegungen entsprechenden Symphysenbahnwinkel, und die Schablonen werden miteinander verschlüsselt. Für die sagittale Relation ist die Einstellung auf die Pfeilspitze – diese stellt die retrale Kontaktposition dar – dann korrekt, wenn beim Patienten kein Gleiten von der habituellen Interkuspidation nach dorsal oder keine primäre retrale Verlagerung der Kondylen diagnostiziert wurde. In allen anderen Fällen sollte die Einstellung geradlinig etwa 0,8 mm hinter der Pfeilspitze erfolgen. Mit dem derart gewonnenen Registrat können die Modelle in Relation gebracht werden. In einem Artikulator, der eine Retropulsionsbewegung zuläßt (Condylator®), werden sowohl der festsitzende als auch der herausnehmbare Zahnersatz fertiggestellt. Dieses Vorgehen setzt voraus, daß zum Registrieren keine Bißerhöhung notwendig war, also alle Seitwärtsbewegungen des Unterkiefers ohne Zahnkontakt ausgeführt werden konnten. Sobald jedoch Zahnkontakte die Artikulationsbewegung stören, wird ein Sperren des „Bis-

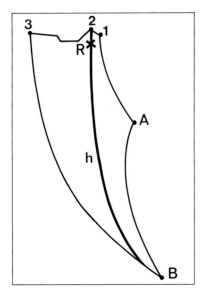

Abb. 17 Die Grenzbewegungen des Unterkiefers in der Sagittalebene nach *Posselt:* Die terminale Scharnierbewegung entspricht dem Weg von 1 nach A.
1 retrale Kontaktposition,
2 habituelle Interkuspidation,
3 maximale Protrusionsstellung,
B maximale Mundöffnung,
R Ruhelage,
h habituelle Mundöffnung und -schließung.

ses" erforderlich, welches nach der Registrierung im Artikulator wieder abgesenkt werden muß. Da das Absenken im Artikulator eine reine Scharnierbewegung darstellt, muß die Erhöhung ebenfalls als Rotation durchgeführt werden. Dies ist nur dann möglich, wenn der Unterkiefer eine reine Scharnierbewegung aus der retralen Kontaktposition heraus ausführt. In diesen Fällen muß also der Unterkiefer in der retralen Kontaktposition fixiert und das Registrat auf die Pfeilwinkelspitze eingestellt werden.

Ferner ist es erforderlich, die terminale Scharnierachse zu bestimmen und die Modelle dieser Achse zuzuordnen[46].

*Singer* und *Sosnowski*[72] kombinieren den Funktionsabdruck mit der „Bißnahme" und der Fixierung der Übertragungskäppchen. Die Bißwälle werden aus Autopolymerisat aufgebaut, die funktionelle Abformung erfolgt mit Zinkoxid-Nelkenöl-Paste unter Kompression durch Aufbeißen auf den Kunststoffwall, und anschließend werden Funktionsabformung, Bißwall und Übertragungskäppchen durch einen Überabdruck miteinander fixiert.

## Die Registrierung der Unterkieferhaltung und -bewegung nach individuellen Methoden

Die Registrierung individueller Bewegungsabläufe des Unterkiefers bietet sich immer dann an, wenn im Rahmen einer Gesamtkonstruktion alle okkludierenden Flächen wiederhergestellt werden[46, 79]. Dies gilt insbesondere bei auffallenden Gesichtsasymmetrien, aber auch bei Rekonstruktionen, die einen von der Norm abweichenden individuellen Bewegungsablauf des Unterkiefers erwarten lassen. Größerer oder kleinerer Interkondylarabstand gegenüber der Norm von etwa 10,5 cm, steilere oder flachere, vor allem asymmetrische Kondylenbahnneigungen gegenüber der Norm von 33 Grad, verstärkte oder nicht vorhandene Bennett-Bewegung sind hier zu berücksichtigen. Die Diagnostik dieser individuellen, vom Mittelwert abweichenden Faktoren ist klinisch schwierig, wenn nicht gar unmöglich, und erfordert zur Abklärung das Registrieren der Grenzbewegungen mit ihren einzelnen Bewegungskomponenten.

Die Verfahren hierzu sind vielfältig: Die gelenkbezügliche Orientierung mit extraoraler Registrierung der Kondylenbahnneigung und intraoraler Aufzeichnung der Grenzbewegungen ist ein erster Schritt, die Mittelwerte der Unterkieferbewegung zu individualisieren. Neben der Einorientierung des Unterkiefers in Relation zu seiner Interkondylarachse wird bei gröberer Abwegigkeit die sagittale Kondylenbahnneigung den gegebenen Verhältnissen angepaßt. Die Seitwärtsbewegungen des Unterkiefers bleiben jedoch bei diesem Verfahren mittelwertmäßig festgelegt, da we-

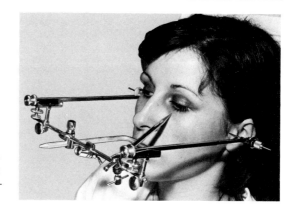

Abb. 18 Schädelbezüglich orientierter Gesichtsbogen: Die Hautpunkte der terminalen Scharnierachse und der Infraorbitalpunkt stellen die Bezugsebene dar.

der die Bennett-Bewegung noch der Bennett-Winkel den individuellen Gegebenheiten angepaßt werden. Die Kauebene wird hierbei parallel zur Tischebene fixiert, der Balkwill-Winkel wird nur ungenügend berücksichtigt.

Andere Verfahren gehen davon aus, daß die Bewegungen des Unterkiefers nur dann reproduziert werden können, wenn sich die Modelle im Artikulator in der gleichen Neigung und Stellung zu den Bewegungszentren befinden wie die okkludierenden Flächen am Patienten in Relation zum Schädel. Bei diesen Konzepten ist es erforderlich, die Stellung des Oberkiefers in Bezug zum Schädel zu erfassen und das Oberkiefermodell danach, entsprechend der registrierten Position, in den Artikulator einzugipsen.

Man geht dabei davon aus, daß die Bestimmung der terminalen Scharnierachse des Unterkiefers reproduzierbar ist [9, 10, 43, 47, 54, 61, 68]. Diese Bewegung entspricht im Posselt-Diagramm dem Weg von 1 nach A und ist bis zu einem Öffnungswinkel von 10 Grad bestimmbar (siehe Abb. 17). Da die Durchtrittsstellen dieser Unterkieferdrehachse, auf der Haut markiert, eindeutig reproduziert werden können und eine determinierte Stellung zwischen Kondylus und Fossa glenoidalis aufgezeichnet wurde, kann die Rotationsachsenbestimmung zur Orientierung des Oberkiefermodells verwendet werden. Der dritte Punkt zur Festlegung der Ebene ist durch die Incisura infraorbitalis gegeben, die mit Hilfe eines Infraorbitalanzeigers markiert wird [45]. Ein Übertragungsbogen wird mit Wachs an der Oberkieferzahnreihe adaptiert und durch Einbiß des Unterkiefers fixiert; danach werden die Seitenarme auf die Hautpunkte der Scharnierachse und der Infraorbitalanzeiger auf den dritten Punkt justiert (siehe Abb. 18). Der Gesichtsbogen mit dem Wachsregistrat dient nun zur Einorientierung des Oberkiefermodells in den Artikulator (siehe Abb. 19). Die Zuordnung des Unterkiefermodells erfolgt durch Wachsregistrate in determinierter, sagittaler Stellung, also der retralen Kontaktposition. Die Überhöhung der vertikalen Relation durch das Wachsregistrat kann nun im Artikulator abgesenkt werden, da sowohl die Erhöhung als auch das Absenken reine Rotationsbewegungen darstellten und die exakte Zuordnung der Modelle nicht durch translatorische Bewegungskomponenten verändert wurde. Intraorale Protrusions- und Seitbißregistrate sind geeignet, die sagittale Kondylenbahnneigung [18, 32, 69] und den Bennett-Winkel zu individualisieren [45].

Semiadjustable Artikulatoren (Hanau, Dentatus, SAM, Whip-Mix) finden mit ihren Übertragungsbögen für diese Verfahren Anwendung.

Eine Individualisierung der Bennett-Bewegung [3, 24, 33, 42, 52], des Interkondylarabstandes mit seinem Einfluß auf den Symphysenbahnwinkel und des Fischer-Winkels [34] kann jedoch auch mit diesen Geräten nicht erfolgen: Hierzu sind volljustierbare Artikulatoren (Stuart, Denar u. a.) mit ihren Gesichtsbögen erforderlich. Die Grenzbewegungen des Unterkiefers werden dabei extraoral registriert, eine exakte Zuordnung des Registriergerätes zur terminalen Scharnierachse ist dabei unbedingte Voraussetzung. Ausmaß und Richtung der Grenzbewegungen werden genau reproduzierbar erfaßt und dienen zur Justierung des Artikulators [35, 42, 52, 70] (siehe

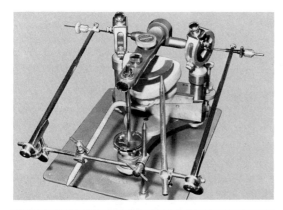

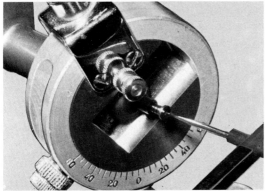

Abb. 19 Der Gesichtsbogen mit schädelbezüglich orientiertem Oberkiefermodell.

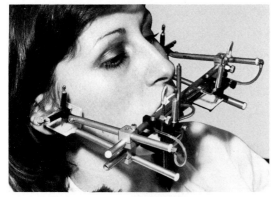

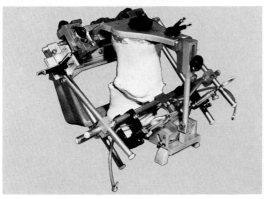

Abb. 20 Der Denar-Pantograph dient zur extraoralen Registrierung der Grenzbewegungen des Unterkiefers (oben) und zur individuellen Einstellung des Artikulators (unten).

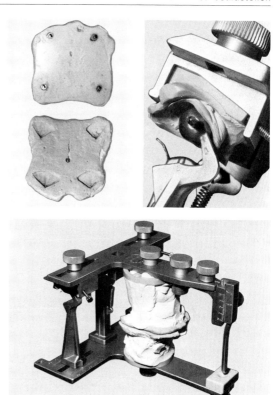

Abb. 21 Über intraoral registrierte Kunststoffengramme wird der TMJ-Artikulator individualisiert.

Abb. 20). Mit Hilfe eines Übertragungsbogens wird anschließend das Oberkiefermodell schädelbezüglich im Artikulator fixiert und das Unterkiefermodell durch ein Wachsregistrat in terminaler Scharnierachsenposition zugeordnet.

Das Einstellen der vertikalen Relation erfolgt im Artikulator unter Berücksichtigung der Restbezahnung oder über Meßpunkte an der Labial- oder Bukkalfläche eines Antagonistenpaares, bevor die Stützzonen durch Beschleifen aufgehoben werden.

Beim TMJ-Artikulator nach *Swanson-Wipf* werden die Bewegungsmöglichkeiten des Unterkiefers intraoral über einen Stützstift und vier Registrierstifte in Kunststoff eingegraben, und anschließend wird die „Fossa glenoidalis" des Artikulators nach dem intraoralen Registrat individuell dreidimensional ausgeformt (siehe Abb. 21).

**Zusammenfassend ist festzustellen:**
Die Relationsbestimmung beim teilbezahnten Patienten stellt sich als komplexer Arbeitsgang von ausschlaggebender Bedeutung für den Erfolg oder Mißerfolg der prothetischen Rekonstruktion dar. Die Übergänge vom einfachen interokklusalen Wachsregistrat bis zu den Verfahren der Relationsbestimmung beim zahnlosen Patienten sind fließend. Darüber hinaus haben okklusionsanalytische Methoden die Technik der Kieferhaltungsbestimmung noch erweitert und verfeinert. Der Erfolg der Maßnahmen ist nicht zuletzt von der Genauigkeit der Durchführung abhängig; nur die exakte Berücksichtigung der individuell gegebenen unterschiedlichen Ausgangssituation, verbunden mit systematischem Vorgehen, kann die Relationsbestimmung zu einem Teil sinnvoller prothetischer Therapie machen.

## Literatur

1. *Baraban, D. J.:* Establishing Centric Relation and Vertical Dimension in Occlusal Rehabilitation. J. prosth. Dent. 12 (1962), 1157.
2. *Bähr, U.,* und *Schwindling, R.:* Optische Untersuchungen zur Bestimmung der physiologischen Ruhelage. Dtsch. zahnärztl. Z. 29 (1974), 1002.
3. *Bennett, N. G.:* A Contribution to the Study of the Movements of the Mandible. Proc. R. Soc. Med. 1 (1908), 79, wieder abgedruckt in: J. prosth. Dent. 8 (1958), 41.
4. *Brecker, S. C.:* Clinical Procedures in Occlusal Rehabilitation. W. B. Saunders Comp. Ed. 1, Philadelphia 1958.
5. *Christensen, F. F.:* Mandibular Free End Denture. J. prosth. Dent. 12 (1962), 111.
6. *Costen, J. B.:* A Syndrome of Ear and Sinus symptoms dependent upon disturbed function of the temporomandibular Joint Ann. Otol. Rhin. Laryng. 43 (1934), 1.
7. *Drechsler, F., Kohno, S., Kühl, W.,* und *Neuhauser, B.:* Neurophysiologische Analyse der Wirkungen okklusaler Interferenzen auf Regulation und Koordination der Kaumuskulatur. Dtsch. zahnärztl. Z. 28 (1973), 695.
8. *Engelhardt, J. P.:* Funktionsstörungen des Kiefergelenkes. In: Praxis der Zahnheilkunde, Bd. II B 18. Urban & Schwarzenberg, München/Berlin/Wien 1968.
9. *Fischer, R.:* Die Öffnungsbewegung des Unterkiefers und ihre Wiedergabe am Artikulator. Schweiz. Mschr. Zahnheilk. 45 (1935), 867.
10. *Fischer, R.:* Die zentrale Öffnungsbewegung. Dtsch. zahnärztl. Wschr. 42 (1939), 154.
11. *Fuchs, P.:* Untersuchungen über die Genauigkeit von Okklusionsfixierungen. Dtsch. zahnärztl. Z. 22 (1967), 298.
12. *Fuchs, P.,* und *Weidlich, V.:* Experimentelle Untersuchungen über die Beeinflussung der nächtlichen Kaumuskulaturaktivität durch Okklusionsstörungen. Dtsch. zahnärztl. Z. 28 (1973), 1064.
13. *Gerber, A.:* Die funktionelle Gebißanalyse als Grundlage der okklusalen Rehabilitation. Dtsch. zahnärztl. Z. 21 (1966), 28.
14. *Gerber, A.:* Okklusionsdiagnostik, Okklusionstherapie. Condylator-Service, Zürich 1966.
15. *Gillis, R. R.:* Establishing vertical dimension in full denture construction. J. Amer. dent. Ass. 28 (1941), 430.
16. *Hedegård, B.,* und *Landt, H.:* Funktionelle Gebißanalyse aus skandinavischer Sicht, prothetische Gesichtspunkte. Dtsch. zahnärztl. Z. 26 (1971), 114.
17. *Hohlfeld, E.,* und *Hupfauf, L.:* Untersuchungen über die Reproduzierbarkeit des Symphysenbahnwinkels. Dtsch. zahnärztl. Z. 25 (1970), 13.
18. *Holzmann, W.:* Die interokklusale Gelenkbahnmessung nach der Methode von Christensen in Verbindung mit dem Artikulator von Hanau. Schweiz. Mschr. Zahnheilk. 37 (1927), 1.
19. *Hupfauf, L.:* Was der Zahnarzt vom Costen-Syndrom wissen muß. Dtsch. Zahnärztekal., S. 33. C. Hanser, München 1964.
20. *Hupfauf, L.:* Die Ätiologie motorischer Unarten bei Kiefergelenkbeschwerden. Fortschr. Kieferorth. 28 (1967), 53.
21. *Hupfauf, L.:* Untersuchung und Diagnostik bei funktionellen Erkrankungen des Gebisses und Bewegungsapparates. Dtsch. zahnärztl. Z. 21 (1966), 1285.
22. *Hupfauf, L.:* Okklusions- und Artikulationsdiagnostik. In: Praxis der Zahnheilkunde, Bd. III. C 3. Urban & Schwarzenberg, München/Berlin/Wien 1970.
23. *Ingervall, B.:* Retruded contact position of mandible. A Comparison between children and adults. Odont. Revy 15 (1964), 130.
24. *Isaacson, D.:* A Clinical Study of the Bennett Movement. J. prosth. Dent. 8 (1958), 641.
25. *Jung, F.:* Über den Tiefbiß. Zahnärztl. Reform 56 (1955), 47.
26. *Jung, F.,* und *Hupfauf, L.:* Reaktionsvermögen des Mundhöhlengewebes auf exogene Faktoren mit klinischen Hinweisen und therapeutischen Vorschlägen. Dtsch. zahnärztl. Z. 16 (1961), 615.
27. *Kawamura, Y.,* und *Majima, T.:* Temporomandibularjoint's Sensory Mechanisms Controlling Activities of the Jaw Muscles. J. dent. Res. 43 (1964), 150.
28. *Kazis, H.,* und *Kazis, A. J.:* Complete Mouth Rehabilitation Through Fixed Partial Denture Prosthodontics. J. prosth. Dent. 10 (1960), 296.
29. *Kennedy, E.:* Partial Denture Construction. Brooklyn, N. Y., 1942.
30. *Kobes, L. W. R.:* Vorschlag zur Rationalisierung der Relationsbestimmung bei der Herstellung von Kronen und Brücken. Dtsch. zahnärztl. Z. 28 (1973), 770.
31. *Kobes, L. W. R.:* Bestimmung und Fixierung der intermaxillären Distanz bei der Anfertigung festsitzenden Zahnersatzes im Seitenzahnbereich. Dtsch. zahnärztl. Z. 20 (1965), 634.
32. *Koeck, B.:* Über die Reproduzierbarkeit der Bestimmung der sagittalen Gelenkbahnneigung. Dtsch. zahnärztl. Z. 28 (1973), 781.
33. *Koeck, B.:* Die initiale Bennett-Bewegung – Eine Untersuchung mit dem Denar-Artikulator. Dtsch. zahnärztl. Z. 29 (1974), 997.
34. *Koeck, B.:* Der Fischer-Winkel – Eine klinisch-experimentelle Untersuchung. Dtsch. zahnärztl. Z. 30 (1975), 266.
35. *Kotowicz, W. E., Clayton, J. A.,* und *Smith, F. W.:* Analysis of pantographic recordings. J. prosth. Dent. 24 (1970), 268.
36. *Körber, E.:* Erkennen von Unregelmäßigkeiten im Zahnreihenschluß. Dtsch. zahnärztl. Z. 22 (1967), 785.
37. *Kraft, E.:* Die Bestimmung der Kieferhaltung bei totalen Prothesen. Dtsch. zahnärztl. Z. 21 (1966), 868.
38. *Krogh-Poulsen, W.:* Zusammenhänge zwischen Lokalisation von Abrasionsfacetten und Schmerzen in der Kaumuskulatur und deren Bedeutung für Diagnostik und Behandlung. Österr. Z. Stomatol. 64 (1967), 402.
39. *Kühl, W.:* Zur Indikation der okkluso-artikulären Befunderhebung nach Gerber. Dtsch. zahnärztl. Z. 26 (1971), 147.
40. *Kühl, W.:* Das Bestimmen der vertikalen und horizontalen Kieferrelation. In: Praxis der Zahnheilkunde, Bd. III C 6. Urban & Schwarzenberg, Müchen/Berlin/Wien 1969.

41. *Kydd, W. L.*, und *Sander, A.*: A study of posterior mandibular movements from intercuspal occlusal position. J. dent. Res. 40 (1961), 419.
42. *Landa, J. S.*: A critical Analysis of the Bennett Movement. Teil I: J. prosth. Dent. 8 (1958), 709. Teil II: J. prosth. Dent. 8 (1958), 865.
43. *Lauritzen, A. G.*, und *Wolford, L. W.*: Occlusal Relationship: The split-cast Method for Articulator Techniques. J. prosth. Dent. 14 (1964), 256.
44. *Lauritzen, A. G.*: Lauritzen-Kurs 1972, persönliche Mitteilung.
45. *Lauritzen, A. G.*: Arbeitsanleitung für die Lauritzen-Technik. 2. Aufl. Carstens und Homorc, Hamburg 1972.
46. *Lucia, M. C.*: Modern Gnathological Concepts. C. V. Mosby Comp., St. Louis 1961.
47. *McCollum, B. B.*: Fundamentals involved in prescribing restorative dental remedies. Dental Items Interest 61 (1939), 522, 641; 724; 852; 942.
48. *McCracken, W. L.*: Partial Denture Constructions. 2. Aufl. St. Louis 1964.
49. *Millstein, P. L., Clark, R. E.*, und *Kronman, J. H.*: Determination of the accuracy of wax interocclusal registrations. Teil I: J. prosth. Dent. 25 (1971), 189. Teil II: J. prosth. Dent. 29 (1973), 40.
50. *Niswonger, M. E.*: The rest position of the mandible and the centric relation. J. Amer. dent. Ass. 21 (1934), 1572.
51. *Nuttal, E. B.*: Establishing Posterior Functional Occlusion for Fixed Partial Dentures. J. Amer. dent. Ass. 66 (1963), 341.
52. *Page, H. L.*: Occlusal Movements and Obstructions, the Bennett Movement. Teil II: Dent. Dig. 61 (1971), 397.
53. *Posselt, U.*: Studies in the Mobility of the Human Mandible. Acta odont. Scand. 10 Suppl. 10 (1952).
54. *Posselt, U.*: Terminal Hinge Movement of the Mandible. J. prosth. Dent. 7 (1957), 787.
55. *Posselt, U.*: Physiology of Occlusion and Rehabilitation. Blackwell Scientific Publications, Oxford 1962.
56. *Posselt, U., Maunsbach, O.*, und *Olsson, A.*: Die Kontrollsockelmethode. Zahntechnik 23 (1965).
57. *Pruden, W. H.*: The Role of Study Casts in Diagnosis and Treatment Planning. J. prosth. Dent. 10 (1960), 707.
58. *Ramfjord, S. P.*: Dysfunctional Temporomandibular Joint and Muscle Pain. J. prosth. Dent. 11 (1961), 353.
59. *Ramfjord, S. P.*: Bruxism, a clinical and electromyographic study. J. Amer. dent. Ass. 62 (1961), 21.
60. *Reichenbach, E.*: Prothetik. In: *Hofer/Reichenbach/Spreter von Kreudenstein/Wannenmacher*. Band II, 4. Aufl. J. A. Barth, Leipzig 1969.
61. *Schallhorn, R. G.*: A Study of the Arbitrary Center and the Kinematic Center of Rotation for Face-Bow Mountings. J. prosth. Dent. 7 (1957), 162.
62. *Schlampp, H.*: Bestimmung und Bedeutung der Bißhöhe bei der Herstellung totalen Zahnersatzes. Zahnärztl. Prax. 13 (1962), 97.
63. *Schön, F.*: Die temporäre und definitive Bißhebung. Dtsch. zahnärztl. Z. 16 (1961), 239.
64. *Schulte, W.*: Die Muskelentspannung zur Therapie der Arthropathien des Kiefergelenks – zugleich Beitrag zur Steuerung des muskulo-mandibulären Bewegungssystems. Dtsch. zahnärztl. Z. 22 (1967), 858.
65. *Schuyler, C. H.*: Correction of Occlusal Disharmony of Natural Dentition. N. Y. St. dent. J. 17 (1947), 455.
66. *Schweitzer, J.*: Oral Rehabilitation. C. V. Mosby Co., St. Louis 1951.
67. *Schweitzer, J.*: Oral Rehabilitation, Problem Cases. C. V. Mosby Co., St. Louis 1964.
68. *Seiler, F.*, und *Hupfauf, L.*: Untersuchungen über die Reproduzierbarkeit der terminalen Scharnierachsenpunkte. Dtsch. zahnärztl. Z. 28 (1973), 775.
69. *Setz, D.*: Vergleichende Untersuchungen über die Messung der Gelenkbahnneigung. Dtsch. zahnärztl. Z. 26 (1971), 187.
70. *Shanahan, T. E. J.*, und *Left, A.*: Mandibular and Articular Movements. J. prosth. Dent. 9, 941; 12, 82; 12, 292; 12, 678; 13, 866; 14, 22; 14, 792 (1959 bis 1964).
71. *Shanahan, T. E. J.*, und *Left, A.*: Interocclusal Records. J. prosth. Dent. 10 (1960), 842.
72. *Singer, F.*, und *Schön, F.*: Die partielle Prothese. Verlag „Die Quintessenz", Berlin 1965.
73. *Sitzmann, F.*, und *Geiger, S.*: Neuralgiforme Schmerzen im Kiefer-Gesichts-Bereich als Folge okklusaler Störungen. Dtsch. zahnärztl. Z. 28 (1973), 984.
74. *Skinner, C. N.*: A Classification of Removable Partial Dentures Based Upon the Principles of Anatomy and Physiology. J. prosth. Dent. 9 (1959), 240.
75. *Skurnik, H. R.*: Treatment Planning for Occlusal Rehabilitation. J. prosth. Dent. 9 (1959), 988.
76. *Stone, E.*: Consultation and Treatment Planning in Occlusal Rehabilitation. J. prosth. Dent. 12 (1962), 326.
77. *Stuart, C. E.*, und *Stallard, H.*: Principles Involved in Restoring Occlusion to Natural Teeth. J. prosth. Dent. 10 (1960), 304.
78. *Swenson, M. G.*: Complete mouth reconstruction or destruction. J. Amer. dent. Ass. 65 (1962), 345.
79. *Tylmann, S. C.*: Fixed Prosthesis; Relationship of the Structural Design of Dental Bridges to their Supporting Tissues. Int. dent. J. 13 (1963), 303.
80. *Voß, R.*: Spezielle Probleme der Versorgung des Tiefbisses. Dtsch. zahnärztl. Z. 30 (1975), 170.
81. *Wallace, F. H.*: Resin Transfer Copings. J. prosth. Dent. 8 (1958), 289.
82. *Windecker, D.*: Methoden und Ergebnisse der prothetischen Behandlung des Tiefbisses. Dtsch. zahnärztl. Z. 27 (1972), 555.

# Die Relationsbestimmung der Kieferhaltung beim unbezahnten Patienten

von B. Koeck, Bonn

## Einleitung

Unter der Relationsbestimmung sind alle Maßnahmen zu verstehen, die der dreidimensionalen Festlegung der Unterkieferposition gegenüber dem Oberkiefer dienen. Sie ist als entscheidender Vorgang während der Behandlung zahnloser Patienten anzusehen, dient sie doch dazu, die wechselseitigen Beziehungen zwischen Kiefergelenk, Muskulatur und den Okklusalflächen der künstlichen Zähne wiederherzustellen. Eine Harmonie zwischen den einzelnen Komponenten wird nur dann erreicht werden, wenn der Zahnersatz das funktionelle Bewegungsmuster des Unterkiefers berücksichtigt und über eine adaptive Phase in das komplexe Funktionsgeschehen inkorporiert wird.

Fehler während der Relationsbestimmung sind häufig Ursache für eine mangelnde Adaptationsfähigkeit der Patienten an den Zahnersatz sowie Beschwerden wie Schleimhautbrennen, gehäuft auftretende Druckstellen, Zungenbrennen, „Klappern der Zähne", aber auch für orofaziale Dyskinesien mit all ihren Erscheinungsformen und Funktionsstörungen des Schluckens, Kauens und der Aussprache. Der Erfolg bei der Behandlung zahnloser Patienten wird also nicht unwesentlich von der Durchführung der Relationsbestimmung abhängen.

## Anatomische und funktionelle Veränderungen während der Gebrauchsperiode

Die Relation zwischen Oberkiefer und Unterkiefer ist im Laufe des Lebens einem stetigen Wechsel unterworfen; es ändern sich nicht nur die anatomischen Gegebenheiten, sondern auch damit eng verknüpft das funktionelle Bewegungsmuster.

Während sich der Säugling zur Nahrungsaufnahme seiner angeborenen Reflexe des Saugens und Schluckens bedient, muß das Kleinkind mit dem Durchbruch der Zähne ein neues Bewegungsmuster des Unterkiefers erlernen[4]. Das Kauen erfordert neben den okkludierenden Flächen und der Koordination der diesen Vorgang steuernden Muskulatur auch die langsame Ausbildung der Protuberantia articularis. Die Milchzähne abradieren sich während der Gebrauchsperiode, und mit dem Durchbruch der bleibenden Zähne mit steilerer Höckerneigung und Facettenführung muß das Bewegungsmuster erneut geändert werden. Die Bewegung im Gelenk ist dabei durch anatomische Veränderungen dieser Situation angepaßt.

Im Laufe der weiteren Gebrauchsperiode wird dann dieses ursprüngliche Bewegungsmuster wiederum gestört und verändert. Umstellungen werden erforderlich, wenn Abrasionen, Extraktionen, Drehungen, Kippungen, aber auch zahnärztlich konservative und prothetische Maßnahmen die okklusalen Beziehungen verändern. Solange diese Veränderungen das Bewegungsmuster nicht stark beeinträchtigen, werden sie adaptiert; jedoch kann die Summation einzelner, geringer Störfaktoren eine Funktionsstörung des gesamten stomatognathen Systems auslösen.

Am eingreifendsten wird die Änderung für das Bewegungsmuster des Unterkiefers dann werden, wenn die letzten Antagonisten verlorengegangen sind. Die fehlende Abstützung des Unterkiefers am Oberkiefer führt zu einem mehr protrusiven Kautyp, der Kieferwinkel streckt sich und flacht sich ab, häufig verbunden mit einer Dorsalneigung des

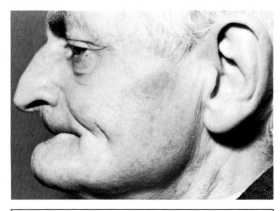

Abb. 1 Typisches Greisengesicht: Das Untergesicht ist verkürzt, es resultieren ausgeprägte Supramentalfalte und progener Habitus.

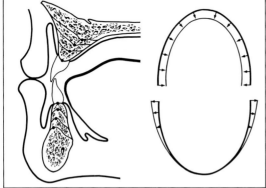

Abb. 2 Die Inaktivitätsatrophie der zahnlosen Alveolarkämme verläuft am Oberkiefer zentripetal, am Unterkiefer zentrifugal. Ein Ausgleich dieser Atrophie ist aus ästhetischen und funktionellen Gründen erforderlich.

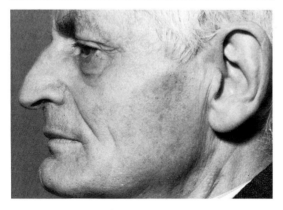

Abb. 3 Eine korrekt eingestellte Vertikalrelation harmonisiert das Gesichtsprofil.

Kiefergelenkköpfchens[16]. Der Patient bekommt den typischen Gesichtsausdruck des Mümmlers mit verkürztem Untergesicht, ausgeprägter Nasolabialfalte und progener Unterkieferhaltung (siehe Abb. 1). Ferner kommt es zwangsläufig nach dem Verlust der Zähne zu einer Inaktivitätsatrophie der Alveolarkämme aufgrund der fehlenden physiologischen Belastung.

Die Atrophie der Alveolarkämme führt zu einer veränderten Beziehung zwischen Ober- und Unterkieferkammitte, da die Abbauvorgänge unterschiedlich ablaufen. Während die Atrophie im Oberkiefer weitgehend zentripetal verläuft, erfolgt sie im Unterkiefer zentrifugal (siehe Abb. 2). Diese Vorgänge können wir durch unsere zahnärztlichen Maßnahmen nicht rückgängig machen; sie können allenfalls in ihrem Ablauf verlangsamt werden.

Es ergibt sich als Forderung für die Relationsbestimmung neben der Wiederherstellung des harmonischen Gesichtsprofils (siehe Abb. 3) das Erreichen eines funktionell adaptierbaren Bewegungsmusters für Gelenk, Muskulatur und künstliche Zähne. Dabei muß berücksichtigt werden, daß die Toleranzbreite der komplizierten Funktionseinheit gering ist.

## Die Bestimmung der vertikalen Kieferrelation

Im gesunden Kauorgan ist der vertikale, funktionelle Endpunkt bei Kieferschluß wohldeterminiert und steht in Harmonie mit der Gelenkposition, der Muskelkontraktion oder -entspannung sowie der parodontalen Belastung bzw. Entlastung. Ziel der Bestimmung der Vertikalrelation ist es, den Zahnersatz in dieses funktionelle Gleichgewicht einzuordnen, ohne daß der komplizierte Mechanismus des Bewegungs- und Halteapparates gestört wird.

Hierzu ist auch heute noch die Registrierung der sog. Ruhelage des Unterkiefers das geeignete Verfahren.

Definiert wird diese als Ruhelage bezeichnete Stellung des Unterkiefers von der Academy of denture prosthetics[1] als gewohnheitsgemäß eingenommene Haltung des Unterkiefers, die der Patient bei völlig entspannter und aufrechter Haltung einnimmt, bei der sich die Kondylen in einer neutralen, ungezwungenen Lage zu den Gelenkgruben befinden. Der Arbeitskreis für Okklusions- und Funktionsdiagnostik der Deutschen Gesellschaft für Zahn-, Mund- und Kieferheilkunde hingegen definiert die sogenannte Ruhelage des Unterkiefers folgendermaßen:

„Unbewußte Abstandhaltung des Unterkiefers vom Oberkiefer. Dabei besteht keine Okklusion." Die Divergenz zwischen beiden Definitionen ist offensichtlich. Während auf der einen Seite die Neutrallage der Kondylen zur Fossa articularis mit als Kriterium herangezogen wird, sieht die andere Seite das wesentliche Merkmal in der entspannten, ausgeglichenen Muskulatur bei unbewußt eingenommener Nonokklusion. Das eine sollte jedoch das andere nicht ausschließen, und sicherlich ist eine Synthese beider Definitionen der physiologischen Ruhelage adäquater, denn nur bei einer funktionellen Harmonie von Bändern, Muskulatur, Gelenken und okkludierenden Flächen kann ein Teil dieser Komponenten den Zustand „Ruhe" einnehmen. Befindet sich z. B. das Kiefergelenkköpfchen in einer Fehlhaltung, so wird bei Beschwerden zwangsläufig eine schmerzreflektorisch bedingte Kontraktion der Muskulatur eintreten, und die Lage des Unterkiefers in Ruhe ändert sich. Ebenso wird bei einer Verspannung einzelner Muskeln oder Muskelgruppen als Reaktion auf okklusale Interferenzen eine Beeinflussung der Ruhelage zu erwarten sein. Kontrolliert wird die Ruhelage durch die Kinästhesie, den Muskelsinn, durch Reflexmechanismen über die Muskelspindeln, afferente Fasern zu den motorischen Zentren und über efferente Fasern zur Muskulatur[52, 63]. Hier sind insbesondere der Tastsinn der Lippen, das Raumgefühl von Zunge und Wange sowie Propriorezeptoren im Kiefergelenk zu nennen[34].

Aber auch diese Faktoren erscheinen bei einer Änderung innerhalb der Okklusion variabel. Demgegenüber entwickelten *Niswonger*[49, 50], *Thompson* und *Brodie*[69], *Kazis*[35] u. a. die These von der Unveränderlichkeit der Ruheschwebe des Unterkiefers. Es hat nicht an Versuchen gefehlt, die Lage des Unterkiefers in Ruhe zu objektivieren; anhand klinischer Untersuchungen von *McGrane*[47] wurde die Fundusdistanz mit 40 mm, von *Hupfauf*[29], *Reinke*[56] mit 37 mm, *Keel*[36], *Kemény*[37] mit 36 mm und von *Setz*[61] mit 34 mm angegeben. Diese Normung der sog. Bißhöhe beinhaltet ebenfalls ein Standardisieren der Ruhelage des Unterkiefers. *Kraft*[39], *Garnick*[14] versuchten auf elektromyographischem Wege die Ruhelage des Unterkiefers zu bestimmen und reproduzierbar zu gestalten. Dabei ging man von dem Gedanken aus, daß in jeder Lage des Unterkiefers in vertikaler Richtung eine korrespondierende Muskelaktivität, ein bestimmtes Aktionspotential vorhanden sein muß. Die Ergebnisse zeigten jedoch, daß in Bereichen von 5 mm um die Ruhelage herum keine Änderung des Aktionspotentials der beteiligten Muskulatur festzustellen war[39]. Schon hieraus ergibt sich, daß die sog. Abstandshaltung[70] Schwankungen unterworfen sein kann und sicherlich auch im Laufe des Lebens variabel bleibt. Für die Variabilität der Vertikaldistanz sprechen auch Untersuchungen des interokklusalen Spaltes[26]; es ergaben sich tages- und tagesrhythmusabhängige Schwankungen zwischen 0,5 und 1,5 mm. So ist der interokklusale Spalt morgens am kleinsten, vergrößert sich mittags und erreicht am Abend seinen maximalen

Wert[29]. Die Erklärung könnte in einer Hyperaktivität der Muskulatur während der Nacht, besonders bei Patienten mit Funktionsstörungen, zu sehen sein; die evtl. durch okklusale Fehlkontakte bedingten Funktionsstörungen führen zu einer neuromuskulären Entladung während der Nacht, die Hyperaktivität läßt erst im Laufe des Tages nach und beeinflußt somit die Ruhelage und auch den interokklusalen Spalt.

Diese nachgewiesene Variabilität[3, 7, 28, 38, 51, 67] der Ruheschwebe läßt auch den Schluß zu, daß Änderungen der Okklusionshöhe innerhalb gewisser Grenzen toleriert und adaptiert werden.

Trotz der Varianz der vertikalen Distanz wird die sog. Bißhöhe beim zahnlosen Patienten als Differenz zwischen Ruhelageabstand der Kiefer und anzustrebender Okklusionshöhe bestimmt. Die Differenz oder der interokklusale Abstand wird dabei mit 2 bis 3 mm berücksichtigt.

Beim praktischen Vorgehen sollte immer daran gedacht werden, daß sich das Raumgefühl von Zunge und Wange mit eingefügten Bißschablonen ändert und somit auch die Ruheschwebe gegenüber dem Zustand ohne Prothesen oder Bißwälle verändert ist[38]. Es sollte also die Ruhelage erst dann gemessen werden, wenn zumindest der obere Wachswall als Präformativprothese ausgerichtet ist.


Praktisches Vorgehen

Beide Wachswälle werden zunächst vom Techniker so gestaltet, daß an den Funktionsmodellen eine Fundusdistanz von etwa 37 mm mit einer Verteilung von 20 mm für den Oberkiefer- und 17 mm für den Unterkieferwachswall entsteht[29, 45, 57]. Dabei sollten sie den Zahnbogenverlauf, der Alveolarkammitte folgend, entsprechend nachahmen und auch die Breite der natürlichen Zähne in etwa wiedergeben. Zur Vermeidung des *Christensen*schen Phänomens schrägt man die Wälle distal vom Bereich des Sechsjahrmolaren ab.

Die so vorbereiteten Schablonen werden im Mund eingepaßt und zunächst auf scharfe Kanten und Druckstellen kontrolliert, um eine durch die Bißschablonen bedingte schmerzreflektorische Fehlhaltung des Unterkiefers von vornherein auszuschließen. Beim Zurichten des oberen Wachswalles ist darauf zu achten, daß dieser zwei Aufgaben zu erfüllen hat. Neben dem Ausrichten der Okklusionsebene sollte auch das Lippenprofil, also der ästhetische Eindruck, wiederhergestellt werden[70, 71]. In den meisten Fällen ist es ratsam, zunächst durch An- oder Abtragen von Wachs in der Frontpartie das Lippenprofil ästhetisch befriedigend zu gestalten. Dabei sollte das Lippenrot wieder sichtbar werden, ohne daß die Oberlippe eine zu starke Spannung erhält und aufgeworfen erscheint. Durch die zentripetale Atrophie des Oberkieferalveolarkammes bedingt, wird es sehr häufig nötig sein, den Frontwall vor die Kieferkammitte zu stellen, um eine ausreichende Unterstützung der Oberlippe zu erreichen[57, 70]. Im Seitenzahnbereich wird ebenfalls der Kontakt zur Wangenschleimhaut wiederaufgebaut, ohne jedoch bei leicht geöffnetem Mund extendierend zu wirken. Der Zunge wird der nötige Raum zur störungsfreien Anlagerung durch Reduzieren der lingualen Fläche des Wachswalles geschaffen. Die Breite des Wachswalles entspricht nun sowohl im Front- als auch Seitenbereich wiederum in etwa der anatomischen Breite der natürlichen Zähne. Dies kann auch für den Seitenzahnbereich bedeuten, daß die Mitte des Walles nicht mehr über der Alveolarkammitte steht. Da die bukkalen Flächen des Wachswalles der Stellung der Bukkalfläche der künstlichen Zähne entsprechen sollen, sind in diesen Fällen besondere Regeln für die Aufstellung der Seitenzähne zu beachten.

Erst in dieser Phase wird die Okklusionsebene festgelegt, indem zunächst die Länge des Frontwalles der späteren Länge der Frontzahngarnitur angepaßt wird. Man geht dabei davon aus, daß bei gegebenem harmonischem Lippenprofil die Schneidekanten der natürlichen Zähne das Lippenrot etwa um 1 bis 2 mm überragen.

Die Okklusionsebene wird am bezahnten Patienten definiert als Verbindung des Kontaktpunktes der unteren, mittleren Inzisivi mit der distobukkalen Höckerspitze der zweiten Molaren. Zu dieser Ebene verläuft allerdings nur annähernd parallel[33, 55] die *Camper*sche Ebene, die durch die Verbindung beider Tragusmittenpunkte mit dem Subnasalpunkt gegeben ist. In der Sagittalen orientiert man sich nach der Linie Tragus – Subnasale, in der Transversalen nach der Bipupillarlinie[12], die wiederum in den meisten Fällen parallel zur *Camper*schen Ebene verläuft (siehe Abb. 4 und 5). Man bedient sich dabei zur besseren

Die Bestimmung der vertikalen Kieferrelation

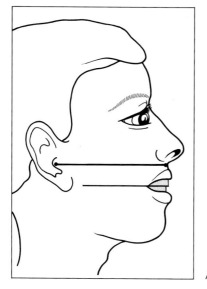

Abb. 4

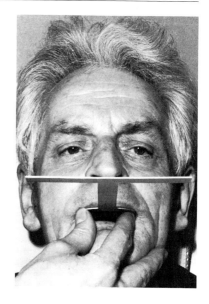

Abb. 5

Abb. 6

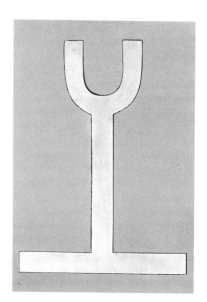

Abb. 4 Ausrichten der Okklusionsebene nach der *Camper*schen Ebene: in der Sagittalen nach der Linie Tragusmitte – Subnasale.

Abb. 5 Die Okklusionsebene ist parallel zur Bipupillarlinie ausgerichtet. Überprüfung mit dem Bißwallprüfer nach *Bakker*.

Abb. 6 Der Bißwallprüfer nach *Bakker* zur Bestimmung der Okklusionsebene.

Orientierung des Bißwallprüfers nach *Bakker* (siehe Abb. 6) oder eines einfachen Holzspatels. Bei einigen Patienten muß jedoch von dieser Regel abgegangen werden, insbesondere dann, wenn Gesichtsasymmetrien vorliegen und eine Zuordnung zu dieser Ebene zu unbefriedigenden Resultaten führt[33]. Kurze Oberlippen oder zur Bipupillarlinie schräg verlaufendes Lippenrot erfordern ein individuelles Ausrichten des Frontwalles, da ansonsten der kosmetische Effekt unbefriedigend ausfallen wird. Nachdem der Oberkieferwachswall ausgerichtet ist, muß der untere Wall so beschnitten werden, daß er sich mit dem oberen gleichzeitig und gleichmäßig bei Kieferschluß berührt. Ein vorzeitiges einseitiges Auftreffen der Schablonen wird häufig wegen der ungenügenden Lagestabilität der Bißwälle auf ihrer Unterlage übersehen. Kontrolliert wird der gleichmäßige Kontakt durch die sog. Spatelprobe (siehe Abb. 7).

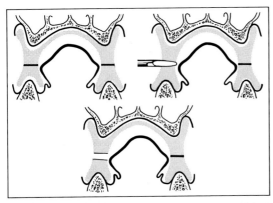

Abb. 7 Die Spatelprobe läßt ein ungleichmäßiges Auftreffen der Wachswälle erkennen: Eine einseitige Nonokklusion der Prothese wird vermieden.

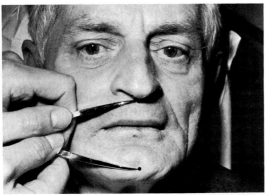

Abb. 8 Abgreifen der Ruhelagedistanz zwischen Subnasalpunkt und Kinnspitze zur Bestimmung der Vertikalrelation.

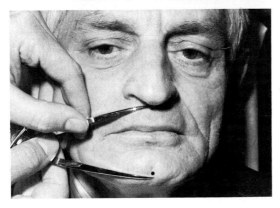

Abb. 9 Die vertikale Distanz in Okklusionsstellung: Der interokklusale Spalt sollte 2 bis 4 mm betragen. Der Zirkel bleibt zur Kontrolle auf Ruhelagedistanz eingestellt.

Mit eingefügter Oberkieferschablone wird nun die Ruhelage des Unterkiefers bestimmt. Die hierzu benötigten Meßpunkte werden auf der Haut des Patienten mit einem Farbstift an möglichst unbeweglicher Stelle markiert. Geeignete Meßpunkte sind die Kinnspitze und der Subnasalpunkt[19]. Bei aufrechter Körper- und Kopfhaltung des Patienten wird die Ruhelage eingenommen, wenn sich die Lippen leicht berühren, ohne daß der Musculus mentalis sichtbar aktiviert wird. Schwierigkeiten sind immer dann zu erwarten, wenn der Patient bei bezahntem Zustand keinen spontanen Lippenschluß in der Okklusionsstellung aufwies, was z. B. bei kurzer Oberlippe möglich sein kann. Es ist also darauf zu achten, daß der Lippenschluß nicht durch Aktivierung der Muskeln orbicularis oris und mentalis erzwungen wird. Man läßt den Patienten die Lippen befeuchten und den Buchstaben „m" aussprechen oder summen, greift die Distanz der beiden Punkte ab und läßt

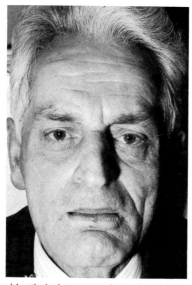
Abb. 10 Die Vertikalrelation wurde zu hoch eingestellt: Der Patient macht den Eindruck, als habe er eine Kartoffel im Mund.

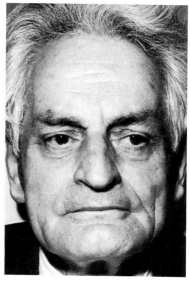
Abb. 11 Die Vertikalrelation wurde zu niedrig eingestellt: Die Mundwinkel sind eingefallen, das Lippenrot bleibt schmal, der Gesichtsausdruck wirkt verkniffen.

den Vorgang einige Male wiederholen[71] (siehe Abb. 8).
Sollte eine eindeutige Bestimmung nach diesem Verfahren nicht möglich sein, so kann man sich zunutze machen, daß die Ruheschwebe im allgemeinen auch nach dem Schluckvorgang eingenommen wird, und die Distanz der Meßpunkte auch im Anschluß an das Schlucken bestimmen[23, 24]. Der untere Wachswall wird nun so lange verändert, bis der Abstand Subnasale – Kinnspitze in der Okklusionsstellung um etwa 2 bis 4 mm gegenüber der Ruhelage kleiner ist[18, 20, 66] (siehe Abb. 9).
Die Größe des interokklusalen Spaltes kann durch Sprechproben überprüft werden[64, 65]. Man läßt den Patienten „Mississippi" sagen oder von 1 bis 10 zählen. Der Minimalabstand bei S-Lauten sollte 1 bis 2 mm nicht unterschreiten, da ansonsten die Vertikaldimension zu hoch gewählt wurde und ohne Korrektur ein Sprechen mit dem vom Patienten so gefürchteten Klappern der Zähne resultieren würde.
Auch sollte in dieser Phase nochmals der ästhetische Eindruck überprüft werden[32]. Beim Sprechen sollte der obere Frontwall das Lippenrot etwa 1 bis 2 mm überragen, in der Okklusionsstellung darf der Lippenschluß weder erschwert sein, noch sollte ein verkniffener Gesichtsausdruck entstehen. Im ersten Fall wäre die Vertikaldimension zu hoch eingestellt, der Patient macht den Eindruck, als habe er „eine Kartoffel" im Mund, das Untergesicht ist verlängert (siehe Abb. 10). Die Adaptation an den Zahnersatz würde erheblich erschwert, und sehr häufig ist die überhöhte Vertikalrelation Ursache für Beschwerden wie Zungenbrennen, Schleimhautbrennen, Druckstellen, Klappern der Zähne, aber auch für verstärkte Resorptionen des Alveolarkammes.
Die zu niedrig eingestellte Bißhöhe läßt das Gesicht des Patienten älter erscheinen, das Untergesicht ist verkürzt, ein schmales Lippenrot mit eingefallenen Mundwinkeln ist ebenso charakteristisch wie eine ausgeprägte Supramentalfalte und ein progener Habitus (siehe Abb. 11). Häufig auftretende Mundwinkelrhagaden, aber auch Gelenkbeschwerden können die Folge sein. Schließlich muß die Lage der Okklusionsebene auf ihre muskelbezügliche Stabilität hin kontrolliert werden[12]; sie sollte am oder besser leicht unterhalb des Zungenäquators verlaufen (siehe Abb. 12). Hierdurch wird die untere Prothese muskelstabil gelagert, und die Zunge kann zur Sicherung der Prothese beitragen[41]. Ist die Höhenverteilung ungünstig gewählt – die Okklusionsebene liegt ober-

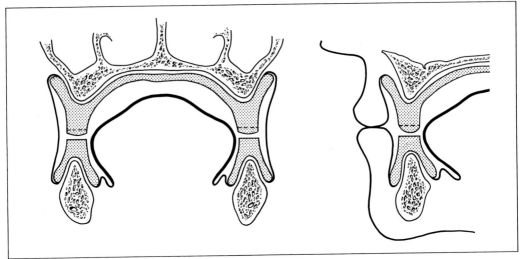

Abb. 12 Ungünstige Lage der Okklusionsebene (gestrichelte Linie) oberhalb des Zungenäquators; günstige Lage (durchgezogene Linie) unterhalb oder am Zungenäquator: Die Zunge stabilisiert die untere Prothese. (Umzeichnung nach *Hupfauf*[30a].)

halb des Äquators der Zunge –, so genügt es, diesen in den unteren Wall einzuritzen; selbstverständlich muß die Korrektur beim Einsockeln der Funktionsmodelle in den Artikulator berücksichtigt werden.

## Die Bestimmung der horizontalen Kieferrelation

Die horizontale Bestimmung der Unterkieferhaltung muß sowohl die sagittale wie auch die transversale Einstellung berücksichtigen. Die Kenntnis der Bewegungsmöglichkeiten des Unterkiefers in dieser Ebene ist Voraussetzung für eine korrekte, gelenk- und muskeltolerierte Einstellung des Unterkiefers zum Oberkiefer.

### Grenzbewegung des Unterkiefers in der sagittalen Ebene

Die sagittalen Unterkieferbewegungen werden neben den vertikalen durch Registrierung an einer in der Medianebene fixierten Registrierplatte aufgezeichnet und zeigen das nach *Posselt*[53] benannte Diagramm der Grenzbewegungen (siehe Abb. 13).
Da die Endpunkte dieser Bewegungen reproduzierbar dargestellt werden können, kann man aus ihrer Bestimmung Hinweise für die Relation zwischen Unter- und Oberkiefer in der Horizontalebene erhalten. Von Bedeutung sind dabei die Positionen 1 und 2, die retrale Kontaktposition und die habituelle Interkuspidation. Verschiedene Termini und Definitionen sind im Schrifttum enthalten und führen teilweise zu einer erheblichen Verwirrung der Begriffe.
Termini für die Stellung 1: retrale Kontaktposition, retrudierte Kontaktposition, terminale Scharnierachsenposition, zentrische Relation, zentrale Relation, zentrische Okklusion, terminale Okklusion, occlusion in centric relation, ligament position, terminal hinge intercuspal occlusal position.
Termini für die Stellung 2: habituelle Interkuspidation, habituelle Okklusion, zentrale Okklusion, intercuspal position, centric occlusion, occlusion of convenience, mesial intercuspal occlusal position.

Definition der Stellung 1:

1. Terminale Scharnierachsenposition:
Hierbei befindet sich die Scharnierachse in der retralen und kranialen Lage, die Kondylen in nicht seitenverschobener Position. Als Referenzpunkte dienen die scheinbaren Durchtrittsstellen der Achse durch die Haut.

2. Retrale Kontaktposition:
Die Okklusion in terminaler Scharnierachsenposition.

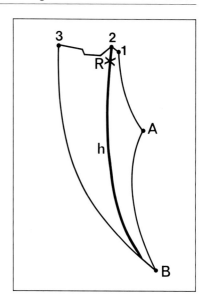

Abb. 13 Posselt-Diagramm der Unterkiefer-Grenzbewegungen in der Vertikalebene. (Erläuterungen siehe Text.)

Definition der Stellung 2:

Habituelle Interkuspidation:
Zusammenschluß der Oberkiefer- mit den Unterkieferzähnen im maximalen Vielpunktkontakt.

Die gekennzeichneten Termini sind von der Arbeitsgemeinschaft für Okklusionsdiagnostik der Deutschen Gesellschaft für Zahn-, Mund- und Kieferheilkunde und der Nomenklaturkommission der Deutschen Gesellschaft für zahnärztliche Prothetik und Werkstoffkunde akzeptiert und definiert.

1–A: Unterkieferöffnungs- und -schließbewegung um die terminale Scharnierachse. Diese Bewegung ist eine reine Rotationsbewegung mit einem möglichen Öffnungswinkel von etwa 10 Grad, korrespondierend zur Öffnungsdistanz von etwa 2 cm. Der Unterkiefer befindet sich dabei in der terminalen Scharnierachsenposition.
A–B: Der Weg bis zur maximalen Mundöffnung wird von einer zusätzlichen Translationsbewegung der Kondylen begleitet.
B: maximale Mundöffnung,
h: habituelle Öffnungs- und Schließbewegung des Unterkiefers,
R: Ruhelage des Unterkiefers,
3: Stellung bei maximal protrudiertem Unterkiefer.

Fordert man einen Patienten auf, aus seiner habituellen Interkuspidation heraus den Unterkiefer zu öffnen, so wird diese Bewegung der Bahn h folgen. Da diese Bewegung durch die Kieferöffner geführt wird und keine Muskelbewegung identisch wiederholbar ist, wird die Bewegungsbahn variieren. Bei Kieferschluß wird wiederum innerhalb muskelführungsbedingter Toleranzen der Weg h gewählt; der Zahnkontakt entsteht in habitueller Interkuspidation, die maximal sein kann, sofern keine okklusalen Interferenzen vorliegen. Muskelverspannungen, besonders einseitige, können den Kontakt in maximaler Interkuspidation erschweren und eine verschobene, schmerzreflektorisch bedingte Schonhaltung des Unterkiefers zur Folge haben. Hierbei ist die gegenseitige Einflußnahme und Abhängigkeit von okkludierenden Flächen, Muskulatur und Kiefergelenken zu beachten. Okklusale Interferenzen werden über Propriorezeptoren im Parodont, über Muskelspindeln und sensorische Elemente in den Gelenken sehr häufig mit reflexgesteuerten, muskelgeführten Fehlhaltungen des Unterkiefers beantwortet[34, 52]. Diese muskuläre Kontaktposition weicht dann von der maximalen Interkuspidation ab, und es resultiert eine habituelle Interkuspidation, die per definitionem als pathologisch zu bezeichnen ist. Im gesunden Kauorgan stellt die Position 2 eine vertikale und horizontale Beziehung der Zahnreihen dar, bei der die Höcker der unteren und oberen Zähne maximal ineinandergreifen, ihre antagonistischen Beziehungen ergeben sich zwischen den Kontakten der tragenden Höcker mit den Randleisten und Gruben. Wird aus dieser Stellung heraus der Unterkiefer entweder muskulär oder manuell in eine dorsale Stellung unter Zahnkontakt geführt, so gleiten die Zähne auf ihren Retropulsionsfacetten schräg nach hinten abwärts bis zu der Endposition der retralen Kontaktposition. Begrenzt wird diese Bewegung am Gelenk durch das Ligamentum laterale[2]; geführt wird sie durch die horizontalen Fasern des Musculus temporalis und den hinteren Anteil des Musculus digastricus. Eine starke Dorsalflexion der Zunge kann diese Bewegung unterstützen. Voraussetzung für die muskuläre Führung ist die Fixierung des Zungenbeins durch den vorderen Bauch des Musculus digastricus und die Unterzungenbeinmuskulatur sowie die Fixierung des Schädels durch die Hinterhauptmuskulatur. Das Ausmaß dieser Bewegung ist unterschiedlich und wird von *Posselt* mit 1,25 ± 1 mm angegeben[53, 55].

Andere Autoren geben einen Wert von 0,5 bis 1 mm an[8, 9, 62]. *Ingervall*[31] fand bei Kindern 0,85 ±0,6 mm. *Kydd* und *Sander*[40] zeigten, daß die retrale Bewegung des Unterkiefers während des Schluckaktes mit Werten von 0,71 ±0,70 mm nur unwesentlich von den anderen Werten differiert, so daß der Schluckakt zur sagittalen Lagebestimmung des Unterkiefers unterstützend herangezogen werden kann. In etwa 10% der Fälle ist ein Weg zwischen habitueller Interkuspidation und retraler Kontaktposition nicht nachzuweisen[55], beide Unterkieferstellungen fallen zusammen. Im anglo-amerikanischen Schrifttum wird dies als „centric occlusion in centric relation" bezeichnet und von manchen Autoren als anzustrebende „Norm-Okklusion" angesehen[13, 46, 48, 67].

Es ist nun seit Anfang dieses Jahrhunderts bekannt, daß der Unterkiefer aus dieser determinierenden retralen Stellung heraus eine Scharnierbewegung ausführen kann[10, 11], die bis zu einem Öffnungswinkel von 10 Grad eine reine Rotationsbewegung ohne translatorische Komponente im Gelenk ist, wobei die Drehachse als terminale Scharnierachse bezeichnet wird[6, 46]. Diese Achse ist nicht als Verbindung der Kondylenmitten zu sehen, sondern stellt eine gedachte Achse dar, in der sich während der Rotation die Massenpunkte des Unterkiefers vereinigen. Sie ist bestimmbar und liegt sehr häufig leicht dorsokranial von den Kondylenmittelpunkten. Bei einer Öffnungsbewegung über einen Wert von etwa 20 mm hinaus wird eine Kombinationsbewegung zwischen Rotation und Translation ausgeführt. Dabei wandert mit den nach vorwärts, abwärts gleitenden Kondylen auch die Scharnierachse aus ihrer terminalen Stellung heraus nach ventral, kaudal. Die wandernden Scharnierachsenpunkte können, da sie nicht reproduzierbar sind, nicht zur Lagebestimmung des Unterkiefers herangezogen werden. Es ergibt sich, daß die terminale Scharnierachsenposition aufgrund ihrer genauen Bestimmbarkeit und Reproduzierbarkeit zur sagittalen Einstellung des Unterkiefers verwendet werden kann.

Grenzbewegung des Unterkiefers in der horizontalen Ebene:

Wird das Bewegungsareal des Unterkiefers auf einer horizontal ausgerichteten Registrierplatte aufgezeichnet, so entsteht für den Schneidezahnpunkt der sog. Symphysenbahnwinkel, „gotischer Bogen", Schneidezahnseitbißwinkel oder Pfeilwinkel (siehe Abb. 14). Man kann ihn extraoral mit oder ohne Zahnkontakt oder aber auch intraoral bei verschiedenen Öffnungswinkeln aufzeichnen[47].

Immer dann, wenn der Öffnungswinkel von 10 Grad nicht überschritten ist, wird die Spitze des Symphysenbahnwinkels der terminalen Scharnierachsenposition oder bei Zahnkontakt der retralen Kontaktposition entsprechen (a). Wird nun aus dieser terminalen Stellung heraus eine Seitwärtsbewegung ausgeführt, so werden die Schenkel des Winkels aufgezeichnet (d). Dabei bewegt sich der schwingende Kondylus auf der Mediotrusionsseite\* nach vorwärts, abwärts und einwärts. Wäre die Seitbißachse des sog. ruhenden Kondylus stationär, d. h., der ruhende Kondylus würde um diese Achse rotieren, so müßten die Seitwärtsbewegungen als Kreisbogenausschnitte registriert werden. In den meisten Fällen wird jedoch ein geradlinig begrenzter Winkel aufgezeichnet, was für eine Verschiebung der Seitbißachse

---

\* (Nichtarbeitsseite, Leerlaufseite.) Ist die Seite des Unterkiefers, die sich bei einer Lateralbewegung zur Medianebene hinbewegt.

Die Bestimmung der horizontalen Kieferrelation

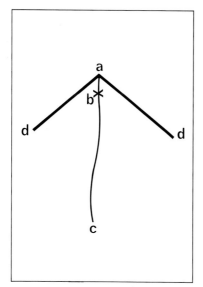

Abb. 14 Grenzbewegungen des Unterkiefers in der Horizontalebene. (Erläuterungen siehe Text.)

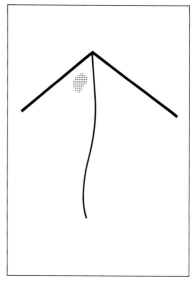

Abb. 15 Das durch Adduktionspunkte registrierte Okklusionsfeld weicht von der Medianen ab: Muskuläre Fehlführungen des Unterkiefers können ursächlich sein.

nach lateral spricht. Diese Lateralbewegung des sog. ruhenden Kondylus wird als Bennett-Bewegung bezeichnet und tritt im allgemeinen während der Mediotrusionsbewegung auf. Wird diese Bewegung unter Zahnführung registriert, so bleiben die Zähne auf der Laterotrusionsseite* in Kontakt mit den sog. Laterotrusionsfacetten; dies sind die nach bukkal gerichteten Schrägflächen der bukkalen und lingualen Höcker im Unterkiefer und die nach lingual gerichteten Schrägflächen der bukkalen und lingualen Höcker im Oberkiefer.

Auf der Mediotrusionsseite besteht beim Bezahnten entweder kein Kontakt oder, falls vorhanden, zwischen den sog. Mediotrusionsfacetten; dies sind die nach bukkal gerichteten Facetten der lingualen Höcker im Oberkiefer und die nach lingual gerichteten Schrägflächen der bukkalen Höcker im Unterkiefer.

Die Protrusionsfacetten, die nach mesial geneigten Schrägflächen der Unterkieferhöcker und die nach distal gerichteten Facetten der Oberkieferhöcker, begleiten die Bewegung des Unterkiefers während der Protrusion**, bis die Palatinalflächen der oberen Frontzähne die Seitenzähne außer Kontakt bringen. Diese Bewegung wird beim Symphysenbahnwinkel von a nach c aufgezeichnet. Sie stellt eine muskelgeführte Bewegung dar und ist daher nicht exakt reproduzierbar.

Die Position b gibt die Stellung des Unterkiefers wieder, bei der er aus der Öffnung heraus über die habituelle Schließungsbewegung im Posselt-Diagramm in die habituelle Interkuspidation treffen würde. Der Weg zwischen a und b entspricht dem Weg zwischen habitueller Interkuspidation und retraler Kontaktposition. Es hat sich jedoch gezeigt, daß sich diese Stellung nicht punktförmig abzeichnet, insbesondere dann, wenn die Zahnführung ausgeschaltet ist. Bei der Aufzeichnung der muskelgeführten Kontaktposition des Unterkiefers in die habituelle Interkuspidation entsteht ein Okklusionsfeld und nicht ein eng begrenzter, gut reproduzierbarer Punkt[30]. Dieses Okklusionsfeld kann bei muskulärer Inkoordination von der Winkelhalbierenden abweichen als Zeichen einer terminalen Mittellinienabweichung des Unterkiefers während der Schließbewegung[27] (siehe Abb. 15).

---

\* (Arbeitsseite.) Ist die Seite des Unterkiefers, die sich bei einer Lateralbewegung von der Medianebene wegbewegt.

\** Ist eine Bewegung des Unterkiefers, bei der sich beide Kondylen gleichmäßig nach ventral bewegen.

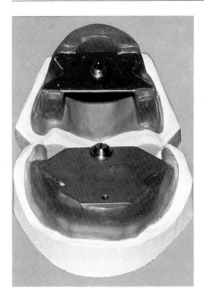

Abb. 16 Registrierplatten aus dem Condylator-Set Nr. 100. Die untere Platte ist auf die Okklusionsebene eingestellt, die obere etwa 5 mm in den Wachswall eingelassen.

Daraus ergibt sich, daß in der horizontalen Ebene nur die Grenzposition – die Spitze des Symphysenbahnwinkels, also die retrale Kontaktposition – als determinierte, reproduzierbare Stellung[22] und Ausgangsposition für die horizontale Kieferrelationsbestimmung verwertet werden kann. Dabei wird durch die Pfeilwinkelspitze gleichzeitig die sagittale und transversale Lage des Unterkiefers zum Oberkiefer festgelegt.

*Praktisches Vorgehen:*

Man geht so vor, daß man in die korrekt eingestellten Wachswälle der Bißschablonen die Registrierplatten einläßt, wobei die Registrierplatte am Unterkieferwachswall entsprechend der Okklusionsebene ausgerichtet wird und der Stützstift möglichst im Schwerpunkt der oberen Platte montiert wird[25].
Nach *Gerber*[15] geschieht dies folgendermaßen:
1. Aus dem Set Nr. 100 wird die untere Registrierplatte gleichmäßig erwärmt und entsprechend der Metallstärke in den Wachswall eingedrückt. Dies setzt voraus, daß die Schablone nicht mehr genau auf ihrer Unterlage zu fixieren ist.
2. Nach dem Abheben der unteren Bißschablone vom Gipsmodell wird die Registrierplatte zusätzlich mit Klebewachs von der Unterseite her stabilisiert.
3. Der obere Stützstift wird etwa 5 mm tief in den Wachswall eingelassen, wobei die Schreibspitze im Zentrum der Basisplatte in Höhe des Kauzentrums stehen sollte. Ihre Länge wird so eingestellt, daß sie auf der Höhe der Okklusionsebene erscheint (siehe Abb. 16).
4. Die Vertikalrelation wird kontrolliert; hierbei sollte der Stützstift – gleichzeitig mit den Wachswällen – Kontakt mit der unteren Registrierplatte erhalten.
5. Der obere Wachswall wird im Seitenzahnbereich gekürzt, um ungehinderte Lateralbewegungen zuzulassen; evtl. muß auch am frontalen Wall korrigiert werden. Das Kürzen des Frontwalls muß nach dem Registrieren durch gleiches Antragen von Wachs rückgängig gemacht werden, um die Stellung der Schneidekanten der oberen Frontzähne zu kennzeichnen.
6. Die untere Registrierplatte wird mit einem Fettstift farbig markiert, und die Schablonen werden eingefügt.
7. Der aufrecht sitzende Patient führt nun Unterkieferbewegungen aus, der Stützstift bleibt dabei immer mit der Registrierplatte in Berührung; es werden die Grenzbewegungen in der horizontalen Ebene registriert. Dabei sollte der Patient neben Vor- und Rückschubbewegungen auch seitliche Unterkieferexkursionen ausführen. Der Zahnarzt

## Das räumliche Einorientieren der Modelle in den Artikulator

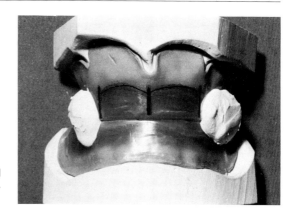

Abb. 17 Mit Gips verschlüsselte Ober- und Unterkieferschablonen und Hilfslinien für Auswahl und Stellung der Frontzahngarnitur.

sollte diese Bewegung nicht manuell unterstützen, um nicht reflektorisch einsetzenden Widerstand gegen die Bewegung hervorzurufen oder die Aufzeichnung durch zu starken Druck zu forcieren.

8. Die Pfeilspitze wird mit einem Fadenkreuz markiert; sie entspricht der retralen Kontaktposition, und das Plexiglasplättchen wird mit dem Bohrungsmittelpunkt etwa 0,8 mm hinter die Spitze des Symphysenbahnwinkels eingestellt; dies entspricht der habituellen Interkuspidation. Klebewachs fixiert dabei die Lage des Plättchens.

9. Nach dem Wiedereinfügen der Schablonen wird der Patient aufgefordert zu schließen; hierbei soll der Stützstift in die Bohrung des Plättchens einrasten. Nachdem dies visuell kontrolliert wurde, werden die Schablonen mit Abdruckgips miteinander verschlüsselt.

10. Während der Gips abbindet, können in den oberen Wachswall die Hilfslinien für Auswahl und Stellung der Frontzahngarnitur eingeritzt werden. Neben der Mittellinie sollten die Lachlinie sowie die Eckzahnlinie berücksichtigt werden. Nach dem Erhärten des Gipses werden die Schablonen entnommen und die korrekte Fixierung derselben sowie die exakte Position des Stützstiftes überprüft (siehe Abb. 17).

### Das räumliche Einorientieren der Modelle in den Artikulator:

*Bonwill* wies nach, daß der Abstand zwischen den Kondylen sowie den Kondylen und dem Kontaktpunkt der unteren Inzisivi im Mittelwert 10,5 cm beträgt; nach diesem Prinzip sind auch heute noch die meisten Artikulatoren konstruiert. Durch Ausrichten der Schablonen – Okklusionsebene parallel zur Tischebene und zu der Mitte des unteren Frontwalles an den Frontzahnanzeiger – erfolgt die mittelwertmäßige Zuordnung der Modelle zum *Bonwill*schen Dreieck. Individuelle Unterschiede in der Länge des horizontalen Unterkieferastes und des aufsteigenden Unterkieferabschnittes werden ebensowenig berücksichtigt wie unterschiedliche vertikale, anterior-posteriore oder transversale Positionen der Kondylen zur Fossa articularis[40] (siehe Abb. 18).

Fehlerhafte Artikulationsbewegungen des Mittelwertartikulators gegenüber der individuellen Situation werden besonders bei Patienten mit auffallenden Gesichtsasymmetrien resultieren. Neben einer lateralen Verschiebung des Gnathions gegenüber der Gesichtsmitte kann die Palpation der lateralen Kondylenpole einen Hinweis auf eine Asymmetrie ergeben. Ein einfaches Verfahren, das *Bonwill*sche Dreieck zu individualisieren, stellt das gelenkbezügliche Einorientieren der Modelle dar. Dabei wird die Okklusionsebene dreidimensional der Position der Kondylen zugeordnet, wobei auch Stellungsunterschiede der Kondylen berücksichtigt werden. Das Condylator-System bietet hierfür bewährte Hilfsmittel, wie Registrierplatten, Registrierkarten, Gesichtsbogen und Gesichtsbogenstativ[17].

*Praktisches Vorgehen:*

1. Anstelle der unteren Registrierplatte aus dem Set Nr. 100 wird eine Übertragungsplatte aus dem Set Nr. 106 auf den unteren

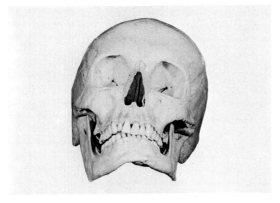

Abb. 18 Gesichtsschädel mit Rechts-links-Asymmetrie des Unterkiefers.

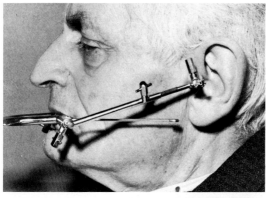

Abb. 19 a

Abb. 19 b

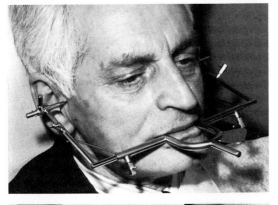

Abb. 19a und b Der Gesichtsbogen ist gelenkbezüglich orientiert: Die Lage der Okklusionsebene ist zur Stellung der Kondylen individualisiert.

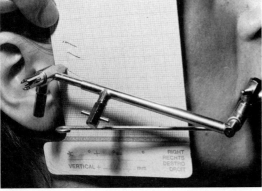

Abb. 20 Extraorale Bestimmungen der sagittalen Kondylenbahnneigung.

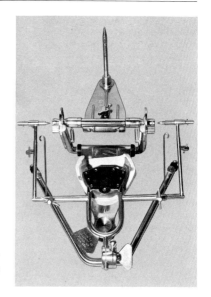

Abb. 21 Das Unterkiefermodell in räumlich korrekter Lage zur Interkondylarachse: Die Schreibspitzen des Gesichtsbogens zeigen auf die Gelenkmitten.

Wachswall nach dem Ausrichten der Okklusionsebene aufgewachst (siehe Abb. 19). Der obere zentrale Stützstift stabilisiert wiederum die Schablonen und zentriert die Kiefergelenke.

2. Durch Vor- und Zurückschieben des Unterkiefers kann nun der laterale Kondylenpol palpiert werden. In seiner dorsokranialen Stellung wird die Palpationsstelle auf der Haut mit einem Farbstift markiert, und anschließend werden die Grenzbewegungen des Unterkiefers intraoral aufgezeichnet.

3. In dieser Phase kann der Gesichtsbogen aufgeschoben werden, wobei die beweglichen Seitenarme zunächst senkrecht zu den unbeweglichen Teilen des Gesichtsbogens eingestellt werden. Hierdurch können sie beim Aufschieben des Bogens nicht stören und werden beim Absenken gleich auf die richtige Gesichtsbreite eingestellt. Die Schreibspitzen der Seitenarme werden auf die markierten Hautpunkte des lateralen Kondylenpoles eingestellt, wobei sich die Kondylen in ihrer rückwärtigsten Position befinden sollten, da in dieser Position die Hautpunkte markiert wurden. Die Schreibspitzen berühren dabei gerade die Haut, wodurch die Stellung der Unterkieferschablone zum Abstand der Kondylen in transversaler Richtung individualisiert wird (siehe Abb. 20).

4. Die extraorale Bestimmung der sagittalen Kondylenbahnneigung kann in dieser Phase erfolgen und weitere Hinweise für eine Rechts-links-Asymmetrie ergeben. Eine Registrierkarte wird präaurikulär parallel zur Okklusionsebene, die durch den unteren, starren Seitenarm gekennzeichnet ist, gehalten. Durch Vorgleiten des Unterkiefers kann nun die Bahn des Gelenkköpfchens während der Protrusionsbewegung aufgezeichnet und anschließend der Winkel zwischen dieser Bahn und der Okklusionsebene vermessen werden (siehe Abb. 21). Deutliche Abweichungen vom Mittelwert der sagittalen Kondylenbahnneigung wie auch Rechts-links-Unterschiede können einen Einfluß auf die Neigung der Protrusions- und Mediotrusionsfacetten haben und sollten durch Einstellung am Artikulator berücksichtigt werden. Dies ist z. B. möglich beim Condylator® Typ „Individual" und „Vario".

5. Der Gesichtsbogen kann nun von der Übertragungsplatte abgenommen werden, und die Schablonen werden in der zuvor beschriebenen Weise miteinander verschlüsselt.

6. Die verschlüsselten Schablonen werden aus dem Mund des Patienten entnommen, das Unterkiefermodell wird mit Klebewachs fixiert, die Übertragungsplatte mit ihren Führungen am Gesichtsbogen reponiert und dieser am Stativ montiert. Durch Veränderungen der Stativhalterung wird die Stellung des Gesichtsbogens so lange verändert, bis die Schreibspitzen desselben genau auf die Mitten der „Artikulator-Kondylen" zeigen. Dabei

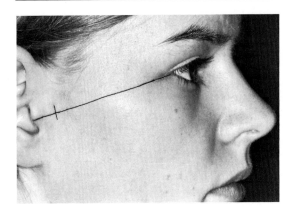

Abb. 22 Der vermutete Scharnierachsenpunkt liegt etwa 12 mm vor dem Tragus auf einer Verbindungslinie Mitte des Tragus–äußerer Augenwinkel.

muß ebenfalls auf gleichmäßigen transversalen Abstand von den Artikulatordrehachsen geachtet werden, um in transversaler Richtung eine analoge Zuordnung der Schablonen zur Gesichtsbreite bzw. zum Interkondylarabstand zu erreichen (siehe Abb. 22).
Nach dem Montieren des unteren Modells kann der Gesichtsbogen entfernt und das Oberkiefermodell eingegipst werden. Hierbei ist zu beachten, daß das bewegliche Artikulatoroberteil durch die Sperriegel fixiert ist und der Frontzahnführungsstift in Nullstellung zentriert im Frontzahnführungsteller steht.
In einigen Fällen reicht die räumliche Einorientierung der Modelle nach der Position des lateralen Kondylenpoles nicht aus, insbesondere dann, wenn im Artikulator Bißerhöhungen oder -erniedrigungen nötig werden. Da bei diesem Vorgehen der Artikulator eine reine Rotationsbewegung ausführt, muß auch der Unterkiefer in seiner Stellung zur Rotationsachse zugeordnet werden. Die Rotationsachse stellt dabei eine gedachte Achse dar, um die sich der Unterkiefer während seiner Öffnungs- und Schließbewegung dreht. Sie ist nicht identisch mit der Verbindungslinie der lateralen Kondylenpole und liegt meist dorsokranial von dieser. Reproduzierbar ist wiederum nur die dorsokranialste Scharnierachse, bekannt als terminale Scharnierachse[46]. Sie kann mittelwertmäßig auf der Verbindungslinie Mitte des Tragus–äußerer Augenwinkel etwa 12 mm vor der Tragusmitte gefunden werden[55] (siehe Abb. 22), aber auch individuell bestimmt werden[42]. Voraussetzung ist ihre Bestimmung immer dann, wenn die Modelle schädelbezüglich einorientiert werden sollen. Ich verweise auf den Abschnitt über die Rekonstruktion der Kieferhaltung beim teilbezahnten Patienten.
Ein anderes Verfahren, die Verhältnisse am Patienten in räumlich möglichst korrekter Lage in den Artikulator zu übertragen, stellt das All-Oral-Verfahren nach Hofmann[21] dar. Hierbei wird nicht das Modell nach der Funktionsabformung in den Artikulator eingebracht, sondern der Erstabdruck mit speziell entwickeltem Löffel, Konnektor und Gesichtsbogen gelenkbezüglich fixiert und im Artikulator nach Justierung auf die Kondylenmitten direkt ausgegossen. Da der Oberkieferabdruck zur Camperschen Ebene eingestellt wird und diese wiederum parallel zur Tischebene im Artikulator eingerichtet ist, erhält der Techniker einen guten Hinweis für die Gestaltung der Bißschablonen. Die Zuordnung des Unterkiefermodells erfolgt dabei über eine orientierende Relationsbestimmung, die anschließend durch eine intraorale Registrierung des Symphysenbahnwinkels individualisiert wird. Die endgültige Funktionsabformung erfolgt nach der Seitenzahneinprobe unter Ausformung der funktionellen Randbezirke und Prothesenaußenflächen.
Zusammenfassend ist festzuhalten, daß das dreidimensionale Zuordnen des zahnlosen Unterkieferbogens zum Oberkiefer als zentraler Behandlungsvorgang während der Herstellung des totalen Zahnersatzes anzusehen ist – Erfolg oder Mißerfolg wird hierdurch weitgehend bestimmt – und nicht mit dem früher üblichen Begriff „Bißnahme" ausreichend charakterisiert wird. Neben der Bestimmung der „Bißhöhe" und der „Bißlage" sind funktionelle und ästhetische Gesichtspunkte zu berücksichtigen. Erst wenn alle Faktoren patientenbezogen akzeptabel be-

rücksichtigt sind, kann man hoffen, daß die Weichen durch die Relationsbestimmung auf Erfolg gestellt wurden.

## Literatur

1. Academy of denture prosthetics: Glossary of prosthodontics terms. J. prosth. Dent. 10, Suppl.: 1960.
2. *Årstad, T.:* The capsular ligaments of the temporomandibular joint and retrusion facets of the dentition in relationship to mandibular movements. University Press, Oslo 1954.
3. *Atwood, D. A.:* A cephalometric study of the clinical rest position of the mandible. Teil I: The variabiltiy of the clinical rest position following the removal of occlusal contacts. J. prosth. Dent. 6 (1956), 504. – Teil II: The variability of the rate of bone loss following the removal of occlusal contacts. J. prosth. Dent. 7 (1957), 544. – Teil III: Clinical factors related to variability of the clinical rest position following the removal of occlusal contacts. J. prosth. Dent. 8 (1958) 698.
4. *Ballard, C. F.:* The clinical significance of innate and adaptive postures and motor behavior. Dent. Pract. 12 (1962), 219.
5. *Baraban, D. J.:* Establishment Centric Relation and Vertical Dimension in Occlusal Rehabilitation. J. prosth. Dent. 12 (1962), 1157.
6. *Beyron, H.:* Orienteringsproblem vid protetiska rekonstruktioner och bettstudier. Svensk tandläk.-T. 35 (1942), 1, zit. aus: *Posselt, U.* (siehe Nr. 53).
7. *Coccaro, P. J.,* und *Lloyd, R. S.:* Cephalometric analysis of morphologic face height. J. prosth. Dent. 15 (1965), 35.
8. *Denen, H. E.:* Movements and Postional Relations of the Mandible. J. Amer. dent. Ass. 25 (1938), 548.
9. *Edmand, P. A.:* Restoring lost vertical dimension. J. Amer. dent. Ass. 25 (1938), 849.
10. *Fischer, R.:* Die Öffnungsbewegung des Unterkiefers und ihre Wiedergabe am Artikulator. Schweiz. Mschr. Zahnheilk. 45 (1935), 867.
11. *Fischer, R.:* Die zentrale Öffnungsbewegung. Dtsch. zahnärztl. Wschr. 42 (1939), 154.
12. *Fröhlich, F.:* Das Bestimmen der horizontalen und vertikalen Kieferrelation. Praxis der Zahnheilkunde, C 17. Urban & Schwarzenberg, München/Berlin/Wien 1969.
13. *Furnus, I. L.:* Problem of Establishing Centric Relation: Its Importance and Solution. J. Amer. dent. Ass. 22 (1935), 89.
14. *Garnick. J.,* und *Ramfjord, S. P.:* Restposition. An Electromyographic and Clinical Investigation. J. prosth. Dent. 12 (1962), 895.
15. *Gerber, A.:* Die Micro-Denture-Methode nach McGrane. Schweiz. Mschr. Zahnheilk. 65 (1955), 129.
16. *Gerber, A.:* The role of occlusion and articulation in periodontal disease. Parodontologie 1 (1957), 12.
17. *Gerber, A.:* Okklusionsdiagnostik, Okklusionstherapie. Condylator-Service, Zürich 1966.
18. *Gillis, R. R.:* Establishing vertical dimension in full denture construction. J. Amer. dent. Ass. 28 (1941), 430.
19. *Harris, H. L.:* Effect of vertical dimension on anatomic structures of the head and neck. J. Amer. dent. Ass. and Dent. Cosmos 25 (1938), 175.
20. *Hedges, P. G.:* Occlusion as it relates to fixed Restorations. J. prosth. Dent. 13 (1963), 499.
21. *Hofmann, M.:* Die Herstellung totaler Prothesen nach dem All-Oral-Verfahren. Dtsch. zahnärztl. Z. 28 (1973), 877.
22. *Hohlfeld, E.,* und *Hupfauf, L.:* Untersuchungen über die Reproduzierbarkeit des Symphysenbahnwinkels. Dtsch. zahnärztl. Z. 25 (1970), 13.
23. *Hromatka, A.:* Die Schlußbißnahme. Zahnärztl. Welt 60 (1959), 134.
24. *Hromatka, A.:* Die Bißnahme und ihre Sicherung durch das Reflexgeschehen. Dtsch. Zahnärztekal. 23 (1964), 73.
25. *Hupfauf, L.:* Ein brauchbares Hilfsmittel zur Bißregistrierung. Zahnärztl. Welt/Ref. 58 (1957), 45.
26. *Hupfauf, L.:* Über die physiologische Ruhelage des Unterkiefers. Dtsch. zahnärztl. Z. 14 (1959), 1014.
27. *Hupfauf, L.:* Untersuchungen über die sog. Zentralokklusion. Dtsch. zahnärztl. Z. 18 (1963), 983.
28. *Hupfauf, L.:* Die Abhängigkeit der Ruheschwebe von der Tonuslage. Fortschr. Kieferorthop. 26 (1965), 13.
29. *Hupfauf, L.:* Zur Problematik der Bißregistrierung beim zahnlosen Patienten. Dtsch. zahnärztl. Z. 21 (1966), 761.
30. *Hupfauf, L.:* Vergleichende Untersuchungen verschiedener Registrierverfahren. Dtsch. zahnärztl. Z. 26 (1971), 158.
30a. *Hupfauf, L.:* Die Aufstellung der künstlichen Zahnreihe. In: Praxis der Zahnheilkunde. Bd. III, C 18. Urban & Schwarzenberg, München/Berlin/Wien 1969.
31. *Ingervall, B.:* Retruded contact position of mandible. A comparison between children and adults. Odont. Revy 15 (1964), 130.
32. *Jung, F.:* Zur prothetischen Versorgung des zahnlosen Mundes. Österr. Z. Stomatol. 15 (1968), 322.
33. *Kaan, M.:* Untersuchung und Bewertung der Lage der Kauebene und okklusalen Zahnoberflächen zur Ohr-Nasen-Ebene vom prothetischen Gesichtspunkt. Dtsch. zahnärztl. Z. 23 (1968), 449.
34. *Kawamura, Y.,* und *Majima, T.:* Temporomandibularjoint's Sensory Mechanism Controlling Activities of the Jaw Muscles. J. dent. Res. 43 (1964), 150.
35. *Kazis, H.:* Complete mouth rehabilitation through restoration of lost vertical dimension. J. Amer. dent. Ass. 37 (1948), 19.
36. *Keel, P.:* Untersuchungen über die Konstruktion der kompletten Prothese nach McGrane. Med. Diss., Zürich 1950.
37. *Kemény, J.:* Die klinischen Grundlagen der totalen Prothese, S. 126, Leipzig 1965.
38. *Khatibi, M.:* Abstandshaltung des Unterkiefers unter verschiedenen Bedingungen. Med. Diss., Bonn 1965.
39. *Kraft, E.:* Die Bestimmung der Kieferhaltung bei totalen Prothesen. Dtsch. zahnärztl. Z. 21 (1966), 868.
40. *Kydd, W. L.,* und *Sander, A.:* A study of posterior

mandibular movements from intercuspal occlusal position. J. dent. Res. 40 (1961), 419.

41. *Langer, H.:* Die habituelle Zungenlage und ihre Bedeutung für den Zahnersatz. Dtsch. zahnärztl. Z. 16 (1961), 985.
42. *Lauritzen, A. G.,* und *Bodner, G. H.:* Variations in Location of Arbitrary and True Hinge Axis Points. J. prosth. Dent. 11 (1961), 224.
43. *Lauritzen, A. G.,* und *Wolford, L. W.:* Hinge Axis Location on an Experimental Basis. J. prosth. Dent. 11 (1961), 1059.
44. *Liegnitz, H.,* und *Liegnitz, A.:* Über die Lagebeziehung von Porion und Kiefergelenk. Fortschr. Kieferorthop. 18 (1957), 158.
45. *Marxkors, R.:* Die Bißregistrierung für die totalen Prothesen im Ober- und Unterkiefer. Zahnärztl. Mitt. 57 (1967), 877.
46. *McCollum, B. B.:* Fundamentals involved in prescribing restorative dental remedies. Dental Items Interest 61 (1939), 522, 641, 724, 852, 942.
47. *McGrane, H. F.:* Five Basic Principles of the McGrane Full Denture Procedure. J. Florida State Dent. 20 (1949), 5.
48. *McLean, D. W.:* Diagnosis and Correction of Pathologic Occlusion. J. Amer. dent. Ass. 29 (1942), 1202.
49. *Niswonger, M. E.:* The Rest position of the mandible and the centric relation. J. Amer. dent. Ass. 21 (1934), 1572.
50. *Niswonger, M. E.:* Obtaining the vertical relation in edentulous cases that existed prior to extraction. J. Amer. dent. Ass. 25 (1938), 1842.
51. *Olsen, E. S.:* A radiographic study of variations in the physiologic rest position of the mandible in seventy edentulous individuals. Thesis, Univers. of Minnesota (1951).
52. *Perry, H. T.,* und *Harris, S. C.:* Role of the neuromuscular system in functional activity of the mandible. J. Amer. dent. Ass. 48 (1954), 665.
53. *Posselt, U.:* Studies in the Mobility of the Human Mandible. Acta. odont. Scand. 10: Suppl. (1952).
54. *Posselt, U.:* Terminal Hinge Movement of the Mandible. J. prosth. Dent. 7 (1957), 787.
55. *Posselt, U.,* und *Yahr, R. G.:* A Comparison of the Gnathothesiometer with lateral Cephalometric and Temporomandibular Joint Radiographs in Measuring Certain Anteroposterior Positions of the Mandible. Odont. Revy 8 (1957), 458.
56. *Reinke, H.:* Kritik der Bißhöhenbestimmung nach McGrane. Med. Diss., Mainz 1967.
57. *Ritter, R.:* Die Abkehr der Praxis von der klassischen Artikulationslehre. Zahn-, Mund- und Kieferheilkunde in Vorträgen, Heft 14. Carl Hanser, München 1954.
58. *Ritze, H.:* Ein Beitrag zum Artikulationsproblem. Zahnärztl. Welt 65 (1964), 559.
59. *Schönherr, E.:* Natürliche Kopfhaltung, individuelle Kauebene und ihr Wert für die kieferorthopädische Profil- und Modellanalyse. Fortschr. Kieferorthop. 28 (1967), 297.
60. *Seiler, F.,* und *Hupfauf, L.:* Untersuchungen über die Reproduzierbarkeit der terminalen Scharnierachsenpunkte. Dtsch. zahnärztl. Z. 28 (1973), 775.
61. *Setz, D.:* Ein Beitrag zum Problem der richtigen Bißhöhe bei Totalprothesen. Stoma 19 (1966), 202.
62. *Sicher, H.:* Positions and Movements of the Mandible. J. Amer. dent. Ass. 48 (1954), 620.
63. *Sicher, H.,* und *Tandler, J.:* Anatomie für Zahnärzte. Wien/Berlin 1928.
64. *Silverman, M. M.:* Accurate measurement of vertical dimension by phonetics and speaking centric space. Dental Digest 7 (1951), 305.
65. *Silverman, M. M.:* Okklusion in der Prothetik und im natürlichen Gebiß. Verlag „Die Quintessenz", Berlin 1964.
66. *Southwood, St.:* Return to Normal. Brit. dent. J. 110 (1961), 170.
67. *Stuart, G. E.:* Articulation Human Teeth. D. Items of Interest 61 (1939), 1029, 1147; 62 (1940), 8, 106.
68. *Tallgren, A.:* Changes in adult face height due to aging wear and loss of teeth and prosthetic treatment. Acta odont. scand. 15: Suppl. 24 (1957).
69. *Thompson, J. R.,* und *Brodie, A. G.:* Factors in the position of the mandible. J. Amer. dent. Ass. 29 (1942), 925.
70. *Uhlig, H.:* Zahnersatz für Zahnlose. Verlag „Die Quintessenz", Berlin 1970.
71. *Wild, W.:* Funktionelle Prothetik. Basel 1950.

# Die orale Funktion beim alternden Menschen
Die Bedeutung veränderter Funktion für therapeutische Wege bei der Rehabilitation mit der Vollprothese

von H. Landt und B. Hedegård, Göteborg

## Einleitung

Es ist allgemein bekannt, daß sich die Lebenserwartung in den letzten Jahrzehnten erhöht hat und daß die Zusammensetzung des Patientengutes in steigendem Maße durch den alternden Menschen und seine besondere gesundheitliche Problematik bestimmt wird.
Eine gute Übersicht gibt *Eichner* (1976) für die Bundesrepublik im Vergleich zu der besonders strukturierten Altersverteilung der Stadt Berlin (Diagramm 1).
Die Verschiebung des prozentuellen Anteiles der 65jährigen und älteren Personen an der Gesamtbevölkerung der drei Industrieländer USA, England und Schweden von 1901 bis 1961 kann die Situation weiter verdeutlichen. In der Zeitspanne von nur 60 Jahren stieg in den USA dieser Bevölkerungsanteil von 4 auf 10%, in England (und Wales) von 5 auf 12% und in Schweden von 8 auf 15% (*Franks* und *Hedegård* 1973). Solche Verschiebungen müssen mit aller Wahrscheinlichkeit zu besonderen Problemen in der Gesundheits- und Krankenpflege Anlaß geben. Weiterhin kann vermutet werden, daß das immer deutlicher werdende Interesse von Zahnarzt und Patient an vorbeugend orientierter Therapie sowie das

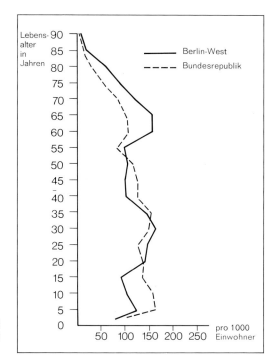

Diagramm 1 Altersstruktur der Bevölkerung der Bundesrepublik Deutschland und West-Berlins (nach *Eichner* 1976).

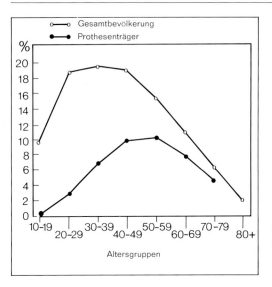

Diagramm 2   Der prozentuale Anteil der Prothesenträger an der Gesamtbevölkerung in den verschiendenen Altersgruppen in Skandinavien (*Osborne* und Mitarbeiter 1966).

Wissen über die zentrale Rolle der oralen Hygiene zu immer besser erhaltenen Kauorganen in immer höherem Alter führt. Es ist so gut wie sicher, daß die sich immer mehr profilierende Gerodontie (die Lehre von den zahnärztlichen Diagnosen und Therapieformen beim alternden Menschen – synonym: Gerodontologie, Gerostomatologie) sowohl an Umfang und Variation als auch an Bedeutung innerhalb der Gesamtzahnheilkunde beträchtlich zunehmen wird (*Linderson* und *Nordenram* 1976, *Nordenram* 1977).

Geroprothetik, also die Lehre von oral prothetischen Therapieformen beim alternden und alten Menschen, ist durch diese hier angedeutete wahrscheinliche Entwicklung gezwungen, zweckmäßige neue oder Modifikationen bekannter Wege zu suchen, um sich einem veränderten oralen Invaliditätspanorama beim alten oder alternden Menschen anzupassen.

**Biologischer Hintergrund**

Ganz allgemein kann der Prozeß des Alterns aus biologischer oder pathologischer Sicht betrachtet werden (*Franks* und *Hedegård* 1973). Biologisch gesehen, ist er der genetisch bestimmte Ausklang einer Normalentwicklung, der zum allmählichen Abbau der Funktionen führt, und als solcher ein fundamentaler und irreversibler Vorgang. Aus pathologischer Sicht hat man zwei Erklärungen.

Man spricht von einem Autoimmunitätsprozeß – der Organismus reagiert auf seine eigenen Gewebe so, als ob sie aus artfremdem Eiweiß bestünden. Die andere Erklärung versteht das Altern als ein Resultat der Akkumulation traumatisierender Einwirkungen auf den Organismus, die während krankhafter, aber auch gesunder Lebensabschnitte einmal stattgefunden haben. Nach *Eichner* (1976) ist *Francke* (1974) der Ansicht, daß allgemeine Alterstheorien noch ausstehen, obwohl „für die meisten Gewebe und Organe morphologische und funktionelle Veränderungen bekannt sind, die mit Regelmäßigkeit im Alter angetroffen werden und als Altersveränderungen angesprochen werden können".

Die alternde Mundhöhle ist selbstverständlich als Teil des alternden Organismus aufzufassen. Ihr wird oft ein schnelleres Altern als dem übrigen Organismus zugeschrieben. Dieses scheinbar akzentuierte Altern kann jedoch damit erklärt werden, daß die Akkumulation der Folgen jahrzehntelanger infektiöser Traumata an Zahnhartsubstanzen und Parodontien vor allem beim Eintritt in die Altersperiode ihren sichtbaren Ausdruck im Zahnverlust und in oralfunktioneller Invalidität findet (Diagramm 2).

Die präventive Einrichtung moderner Zahnheilkunde wird dieses Bild wahrscheinlich bald dahingehend modifizieren, daß das vollbezahnte oder funktionell optimal bezahnte Kauorgan in immer höheren Altersgruppen

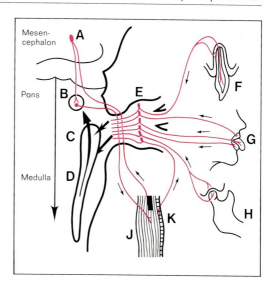

Abb. 1 Sensorisches Feed-back-System von den stomatognathen Strukturen zum Kaumuskelsystem.
Die peripheren Rezeptoren in den Parodontien (F), der Zunge, den Lippen, der oralen Mukosa (G) und den Kiefergelenken (H) – die Muskelspindeln (I) und die Rezeptoren in den Fazien (K) schicken ihre afferenten Impulse zum Nucleus mesencephalicus N. trigemini (A) direkt oder zu dem hauptsächlich sensorischen langgestreckten Trigeminuskern in der Nähe des Pons (C–D). Die afferenten Impulse resultieren in teilweise reflektorischen efferenten Impulsen, die vom motorischen Kern des Trigeminus ausgehen (B) (*Kawamura* 1963).

anzutreffen ist. Aus alledem, was über Ätiologie und Entwicklung der Zahnkrankheiten Karies und Parodontopathie bekannt ist, muß gefolgert werden, daß Zahnverlust in allen Altersabschnitten eine Folge pathologischer Prozesse ist, denen weitgehendst (jedoch selbstverständlich nicht völlig) vorgebeugt werden kann (u.a. *Axelsson* 1976). Es kann vermutet werden, daß zuerst einmal der Zeitpunkt der Totalextraktion in höhere Lebensalter verschoben wird, also die Zahl der Patienten ansteigt, die sich erst in relativ hohem Alter den Mühen der Adaptation an Vollprothesen unterziehen müssen. Der Praktiker muß sich also mit Adaptationsproblemen bei funktionsrehabilitierender Behandlung der alternden Mundhöhle auseinandersetzen.

## Zahnlose Patienten mit Adaptationsproblemen

Unter Adaptation wird Anpassung der Mundhöhle an eine orale Prothese und ihre Funktion verstanden. Prothese sowie Mundhöhle müssen gewisse Voraussetzungen erfüllen, wenn es zu einer Adaptation beider aneinander kommen soll.
Was die Prothese betrifft, so sind die Grundregeln z.B. der Abformung, der maxillomandibulären Lagebeziehung („zone of comfort" nach *Tryde* und Mitarbeitern 1974), der korrekt abgewogenen Okklusion und Artikulation zur Schaffung spezifischer und nahezu identischer Druck- und Berührungsstimuli an der Mukosa des Tegumentes (*Greenwood* und *Lewis* 1959, *Glaser* 1966) bekannt, die der Prothese die bestmögliche Ausgangslage zu ungestörter Funktion verleihen.
Was die Gewebe der Mundhöhle betrifft, so müssen periphere und zentrale Adaptationsmechanismen an die von einer Prothese während der Funktion ausgelösten Druck- und Berührungsstimuli intakt sein, so daß sensorische Informationsvermittlung und motorische Antwort so bald als möglich reflektorisch, also ohne Einschaltung des Bewußtseins, vor sich gehen können. Man spricht hier von einem „feed back", also einem sich selbst steuernden System (*Kawamura* 1963, 1967) (Abb. 1).
Nicht nur allein die Geschicklichkeit des Zahnarztes, sondern auch die vorhandene oder nicht vorhandene Möglichkeit des Patienten, die rehabilitierende Behandlung entgegenzunehmen, also eine Prothese funktionell inkorporieren, entscheidet die Prognose.
Über den interessanten und oft entscheidenden psychischen Hintergrund bei der Adaptation von Prothesen haben sich u.a. *Langen* (1969) und kürzlich *Müller-Fahlbusch* (1976) eingehend geäußert.

### Welche Risikogruppen kennt man?

*Langen* (1969) nennt als Kriterien der Adaptationsprognose das biologische Alter des Patienten, den vegetativ labilen Patienten, den

**Tabelle 1:** Adaptationsschwierigkeiten nach einjähriger Tragezeit von Prothesen (*Mäkilä* 1974)

| Anzahl der Adaptationsfaktoren | < 65 Anzahl Probanden | (%) | ≥ 65 Anzahl Probanden | (%) | Totalanzahl Probanden | (%) |
|---|---|---|---|---|---|---|
| 10 | 0 | (0) | 0 | (0) | 0 | (0) |
| 9 | 0 | (0) | 0 | (0) | 0 | (0) |
| 8 | 0 | (0) | 0 | (0) | 0 | (0) |
| 7 | 0 | (0) | 1 | (3) | 1 | (1) |
| 6 | 0 | (0) | 0 | (0) | 0 | (0) |
| 5 | 1 | (1) | 4 | (11) | 5 | (3) |
| 4 | 7 | (6) | 3 | (8) | 10 | (6) |
| 3 | 12 | (10) | 3 | (8) | 15 | (9) |
| 2 | 26 | (21) | 6 | (16) | 32 | (20) |
| 1 | 32 | (25) | 16 | (43) | 48 | (30) |
| 0 | 47 | (38) | 4 | (11) | 51 | (31) |
| Zusammen | 125 | (100) | 37 | (100) | 162 | (100) |

psychisch Auffälligen und zwanghaft Gearteten und den psychisch Kranken. Andere Verfasser (*Berry* und *Mahood* 1966, *Litvak* und Mitarbeiter 1971, *Chauvin* und *Besette* 1974) geben als Risikogruppen Patienten mit hochgradiger Empfindlichkeit für Formenveränderungen in der Mundhöhle, aber auch alte Patienten an.

Hier interessiert jedoch allein der alternde und alte Patient und seine Adaptationsproblematik.

Je biologisch älter ein Mensch ist, desto schwerer fällt es ihm, seine muskulär-motorischen Funktionsabläufe umzustellen, also neue Kaufunktionsmuster zu erlernen. Allgemeingerontologische Hinweise auf Schwierigkeiten bei muskulär-funktioneller Umstellung geben *Franks* und *Hedegård* (1973). *Landt* (1974) stellt im Vergleich zu anderen Altersgruppen bei bezahnten älteren Probanden Schwierigkeiten beim Neulernen muskulärmotorischer Koordinationsaufgaben fest. Gleichzeitig weist er auf die – gegenüber anderen Altersgruppen offenbaren –, interindividuellen Resultatunterschiede hin. Außerdem ist die Suggestibilität beim älteren Menschen oft problematisch (*Langen* 1969), so daß es schwierig ist, den Patienten für die ersten, oft unangenehmen Schritte auf dem Wege zur Adaptation zu motivieren.

Während die Adaptation begrifflich aus neurophysiologischer (*Ottoson* 1970) und psychologischer Sicht beschrieben ist, ist es schwer gewesen, klinische Parameter zur Adaptationsbeurteilung bei unterschiedlichen Probandengruppen systematisch aufzustellen.

*Mäkilä* hat 1974 an einem Material von 162 Patienten die Adaptation an Vollprothesen in Abhängigkeit vom Lebensalter studiert. 37 Patienten waren älter als 65 Jahre und 125 jünger als 65 Jahre. Die Patienten wurden von ein und demselben Zahnarzt prothetisch behandelt, da es festzustehen scheint, daß die Persönlichkeit des behandelnden Zahnarztes bei der subjektiven Beurteilung des Resultates einer prothetischen Behandlung eine nicht unbeträchtliche Rolle spielt (*Seifert* und Mitarbeiter 1962, *Bolender* und Mitarbeiter 1969, *Nairn* und *Brunello* 1972). Ein Jahr nach der Inkorporation der Prothesen wurden die Patienten u. a. auch zum Zwecke der Beurteilung (subjektive Beurteilung durch den Patienten) gewisser „Adaptationsfaktoren" zur Nachuntersuchung bestellt. Diese Faktoren waren: Retention der Prothesen beim (1) Essen und (2) Sprechen; die Möglichkeit, (3) harte, (4) zähe und (5) weiche Speisen zu kauen; die Möglichkeit des (6) Abbeißens; Veränderungen in der (7) Geschmacksempfindung; (8) phonetische Schwierigkeiten; (9) Würgereize; (10) ästhetisches Resultat.

Beim Vergleich zwischen der Gruppe der jüngeren und der Gruppe der älteren Patienten (Tabelle 1) wurde festgestellt, daß es in keiner der beiden Gruppen Patienten gab, die nach einem Jahr Tragezeit Schwierigkeiten bei allen zehn Faktoren angaben – dasselbe gilt für neun, acht und auch für sieben Faktoren. Lediglich ein Patient (3%) in der Gruppe der älteren Patienten gab Adaptationsschwierigkeiten für sieben Faktoren an. Ausgebliebene Adaptation an fünf Faktoren (die Hälfte aller beurteilten Adaptationsfaktoren) wurde von vier älteren (11%) und einem jüngeren (1%) Patienten gemeldet ($p < 0{,}01$). Keine Adaptation an einen einzigen Faktor kam öfter bei den älteren (43%) als bei den jüngeren (25%) Probanden vor ($p < 0{,}05$). Patienten, die von erfolgreicher Adaptation an alle zehn Faktoren berichten, werden häufiger in der jüngeren (38%) als in der älteren (11%) Gruppe gefunden ($p < 0{,}01$).

Im allgemeinen pflegen Prothesenträger – auch ältere – bei Nachuntersuchungen auf Befragen anzugeben, daß sie mit ihren Prothesen zufrieden sind (*Langer* et al. 1961, *Yoshizumi* 1964, *Carlsson* et al. 1966, *Bergman* und *Carlsson* 1972).

Es scheint jedoch, daß diese „Zufriedenheit" eine Reihe von subjektiv-negativen Komponenten enthält. Werden solche „Zufriedenheits"- oder besser "Adaptations"-Faktoren analysiert, kommt eine totale, alle Faktoren umfassende Adaptation relativ selten vor (in 31% des Gesamtmateriales bei *Mäkilä* 1974). Weiterhin ist die deutliche herabgesetzte Adaptationsfähigkeit an neue Prothesen bei älteren Patienten offenbar – was die Ansicht u.a. von *Berry* und *Mahood* (1966), *Fish* (1969), *Franks* und *Hedegård* (1973) und *Landt* (1977) bestätigt.

Für manche Patienten bedeutet die Eröffnung, daß Totalausräumung und die Anfertigung einer totalen Prothese die einzige therapeutische Lösung darstellen, geradezu einen Schock, schreibt *Marxkors* (1975) und konstatiert, daß dies besonders dann gilt, wenn es sich um ältere Patienten handelt. Wie *Langen* (1969) und *Breustedt* (1975 a), so stellt auch *Marxkors* fest, daß für Patienten, die schon partiellen Zahnersatz getragen haben, der Schritt zur totalen Prothese nicht so schwer ist. Er schlägt aus diesem Grunde die schrittweise Hinführung zur Zahnlosigkeit mit Hilfe einer „Aufbauprothese" vor. Er versteht darunter eine Sofortprothese für den Ersatz akut zu extrahierender schmerzhafter (oder die Funktion störender) Zähne, um dann schließlich durch allmähliche weitere Extraktionen und entsprechende Prothesenerweiterung schrittweise zur Totalprothese zu gelangen.

## Der Einfluß des „Lernvermögens" auf die Adaptation an Prothesen

Wie *Hedegård* und Mitarbeiter (1967) sowie *Wictorin* und Mitarbeiter (1971) gezeigt haben, bedeutet das Kauen eines Bolus mit Prothesen eine unvermeidliche Beweglichkeit der Prothese während der Funktion. Die rheologischen Eigenschaften des Bolus bestimmen weitgehend das Muster dieser Beweglichkeit und damit auch ihre Kompensation durch Zunge, Lippen, Kau- und Wangenmuskulatur. Eine langsame, schrittweise Gewöhnung an eine Totalprothese, etwa so, wie es u.a. von *Marxkors* (1975) vorgeschlagen wird, bedeutet langsames und schonendes Training zum Zwecke der Anpassung an eine veränderte Situation in der Mundhöhle. Neue, bisher unbekannte Berührungs- und Druckreize auf die Mukosa des Tegumentes sowie auf die entsprechenden Rezeptoren der Zunge, Wange, Lippen und des Kiefergelenkes müssen neue, bisher nicht erprobte koordinierte muskuläre Funktionen zur Folge haben (Diagramm 3).

Diagramm 3: Adaptation an Prothesen

*Schema 1*

Adaptation bedeutet das Vermögen

1. zu lokalisieren = Lernen zu lokalisieren
2. zu steuern = Lernen zu steuern

Die Prothese muß – mit anderen Worten – „gesteuert" werden, und diese „Steuerung" sollte möglichst bald aus der Kontrolle des Bewußtseins in den „reflektorischen Automatismus" übergehen. Damit ist die völlige Adaptation erreicht – die Prothese ist vergessen, so wie auch früher die Existenz der eigenen, natürlichen Zähne (*Langen* 1969).

Wie können nun solche für die Adaptation an Prothesen scheinbar entscheidenden „funktionellen Lernvorgänge" definiert werden? Bei tierexperimentellen Versuchen wird unter „Lernen" die Kapazität des Nervensystems verstanden, auf eine neue Erfahrung verändert zu reagieren. Es kommt zu einer „Neuregistrierung", die eine bestehende „Erinnerung" bedeuten kann. Das Gehirn hat, anders ausgedrückt, die Möglichkeit, Erfahrungen zum Zwecke späterer Anwendung zu lagern (*Hydén* 1975).

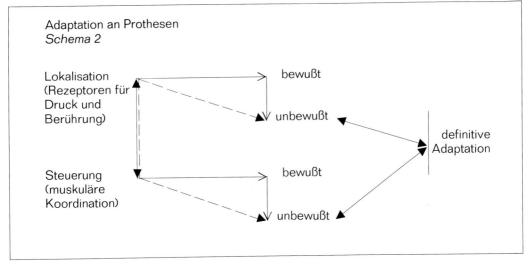

Diagramm 4

Was nun das Vermögen zum Lernen neuer oraler Funktionsmuster angeht, so liegen hierbei bedeutende interindividuelle Verschiedenheiten vor. Betrachtet man jedoch Versuchsresultate für solche Parameter bei Probanden-Gruppen, so scheint das Alter der Probanden hierbei die entscheidende Rolle zu spielen. Sowohl bei der Möglichkeit, Formenvariationen im Munde zu erkennen, als auch dabei, solche Formenwiedererkennung zu erlernen, zeigen Gruppen älterer Probanden bedeutend ungünstigere Resultate als junge Probandengruppen. Dasselbe gilt für Testformen, bei denen das Vermögen zu oral-muskulärer Koordination sowie zum Erlernen solcher Testaufgaben geprüft wurde (Landt 1974). Weiterhin zeigte es sich, daß in den älteren Gruppen die interindividuellen Resultatunterschiede besonders ausgeprägt waren (siehe Seite 267). Vielleicht können solche augenscheinlichen Verschiedenheiten bei älteren Probandengruppen gleichen chronologischen Alters als ein Hinweis auf unterschiedliches biologisches Altern aufgefaßt werden.

Im folgenden soll der Versuch unternommen werden, das Zusammenwirken von Voraussetzungen für die Adaptation an eine neue Prothese schematisch darzustellen (Diagramm 4):

### Klinische Konsequenzen

Welche therapeutischen Konsequenzen bieten sich bei Beachtung bisher vorliegender Forschungsresultate an?

### Die konventionelle Rehabilitation mit der Vollprothese bei alten Patienten - einige Hinweise

Es kann hier nicht die Aufgabe sein, auf alle Phasen der Behandlung mit Vollprothesen einzugehen, da es kaum prinzipielle Unterschiede bei der konventionellen Rehabilitation mit der Vollprothese zwischen den verschiedenen Altersgruppen gibt. Es sollen jedoch gewisse Behandlungsmodifikationen, die sich bei geroprothetischer Behandlung als praktisch erwiesen haben, genannt werden.

So weist z.B. *Haase* (1976) darauf hin, daß die Wahl der Abformmethode sowohl auf die geistige Elastizität als auch auf vorliegende motorische Unruhe des Patienten Rücksicht nehmen sollte. Die Tatsache, daß der Patient den Aufforderungen des Zahnarztes bezüglich aktiver Funktionsbewegungen bei der Abformung nicht mehr nachkommen kann, schließt bei manchen alten Patienten die mundgeschlossene Abformmethode aus. Das gleiche gilt nach *Haase* für Patienten mit motorischer Unruhe. Ein spezieller Löffelsatz nach *Schreinemaker* half, in solchen Fällen einen anwendbaren Erstabdruck zu erreichen. Auch andere Hilfsmittel, wie das SR-Ivotray-Mundabform-

## Klinische Konsequenzen

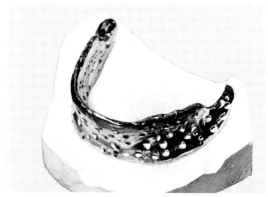

Abb. 2 Der Abformlöffel bei der myodynamischen Abformmethode für die Unterkieferprothese nach *Björkman* (1967). Bukkal und lingual Vertiefungen (Retention für das Abformmaterial bei der Abformung der „sekundären Stützflächen").

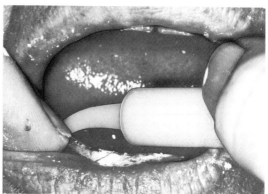

Abb. 3 Abformung der sekundären Stützflächen. Das niedrigviskose Abformmaterial wird mit der Wegwerfspitze an den lingualen und vestibulären Flächen des Löffels angebracht.

gerät, werden vom selben Verfasser für die mundgeschlossene Abformung der alten, gewebserschlafften Mundhöhle in anderen Situationen empfohlen. Mit Recht mißt er der Zunge und dem Platz, den sie bei der Funktion in Anspruch nimmt, große Bedeutung bei.
In der skandinavischen Prothetik hat *Björkman* (1967) durch seine myodynamische Abformmethode viel zur Lösung von Rehabilitationsschwierigkeiten bei stark resorbierten Unterkiefern beigetragen.
Diese Methode erlaubt es, den Kauschlauch (*Hupfauf* 1969) abzuformen, also den maximal möglichen Raum festzulegen, den die Unterkieferprothese während der Funktion in Anspruch nehmen kann, ohne durch die umgebende Muskulatur disloziert zu werden. Diese Muskeln können bei richtiger Ausfüllung des „Prothesenraumes" zur Retention der Prothese beitragen, und es kann weiterhin vermutet werden, daß das Potential des Rezeptorsystems für Druck und Berührung in dieser Region hierbei maximal ausgenutzt wird (*Landt* und *Hedegård* 1969). Nach anatomischer Abformung des Tegumentes im Unterkiefer wird die vertikale Dimension (Bißhöhe) mit Wachsschablonen vorläufig registriert. Die Extension der Unterkieferschablone wird genau kontrolliert und berichtigt, da sie die Vorlage für einen individuellen Löffel aus Melottemetall bildet. Dieses „Melotteabformgerät" liegt aufgrund seiner Randgestaltung, seiner Formgebung und seines Eigengewichtes bei funktionellen Mundbewegungen still (Abb. 2).
Als erstes wird die Prothesenunterlage entweder mit Abformpaste oder mit Silikonmasse abgeformt. Danach werden die Anlageflächen der Zunge, Wange, Lippen (sekundäre Stützflächen) mit einer niedrigviskosen Masse, wie z.B. Coe-soft, Coe-comfort (Coe-Laboratories, Chicago, Illinois, USA) oder Bio-Soft (B L Dental Company, Richmond Hill, N.Y., USA), in der Funktion abgeformt (Abb. 3).
Die definitive Bißregistrierung, bei der der Abformlöffel mit anhaftenden fertig geformten Abformmassen die Funktion der Bißschablone übernimmt, beendet den Arbeitsgang.
Im Laboratorium werden das Modell der Prothesenauflage sowie linguale und labiale Vor-

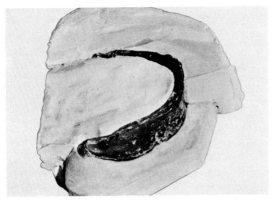

Abb. 4 Wachsform und Vorgüsse – auseinandergenommen.

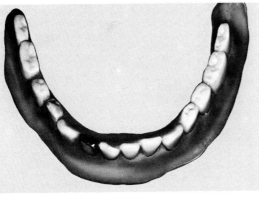

Abb. 5 Fertige „myodynamische" Unterkieferprothese ad modum *Björkman* (1967). Bitte beachten Sie die Breite der Prothesenzähne im Seitenzahngebiet.

güsse hergestellt, die zusammen eine Form bilden, die dann mit Wachs ausgefüllt wird (Abb. 4). Dadurch wird nicht nur allein die Konfiguration der Prothesenbasis und der sekundären Stützflächen festgelegt, sondern auch die funktionell richtige bukko-linguale Zahnbreite (Abb. 5). Der myodynamischen Abformmethodik liegt die Auffassung zugrunde, daß ein jedes Individuum sein eigenes reproduzierbares Funktionsmuster besitzt. *Karlsson* (1976) konnte zeigen, daß die Abformung des Prothesenraumes (Kauschlauches) für Unterkieferprothesen mit der von *Björkman* angegebenen Methode reproduzierbar war. Bei paarweisen Abformungen traten bei gleicher Methode und gleichem Abformmaterial nur unbedeutende Veränderungen auf. Diese Untersuchungen bestätigen die Auffassung, daß sich das Volumen und die Form des Kauschlauches in dem für die Unterkieferprothese aktuellen Abschnitt während eines überschaubaren Zeitabschnittes nicht meßbar ändert.

Die Frage, ob Höckerzähne oder höckerlose Kaueinheiten für Prothesen bei betagten, aber auch bei Patienten anderer Altersgruppen vorzuziehen seien, kann heute nicht eindeutig beantwortet werden. Das Für und Wider in der Literatur ist nach *Berg* (1975) wissenschaftlich keinesfalls zufriedenstellend dokumentiert.

Auch die Wahl des Zahnmaterials ist umstritten. Hier folgert *Berg* (1975), nach intensivem Durchgang des Schrifttums, daß bisher kein beweiskräftiges Argument dafür vorliegt, daß einem bestimmten Zahnmaterial der Vorrang gebührt.

Die Entscheidung, welche Zahnform und welches Zahnmaterial für den individuellen Fall – vor allem bei alternden Patienten – die optimale Lösung darstellt, wird der persönlichen Erfahrung des Praktikers überlassen bleiben müssen. Subjektiv wird oft die sogenannte „weiche Okklusion" der Kunststoffzähne von älteren Patienten als angenehm empfunden.

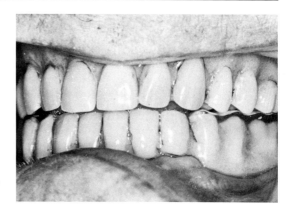

Abb. 6 Bißhebung durch Auflage von selbsthärtendem Kunststoff im Seitenzahngebiet der Ursprungsprothese.

Die Erneuerung der Prothese in der Geroprothetik

Wenn es sich darum handelt, eine alte Prothese zu erneuern, kann davon ausgegangen werden, daß ein vor langer Zeit erlerntes und vielleicht jahrzehntelang praktiziertes oralmuskuläres Funktionsmuster plötzlich nicht mehr anwendbar ist (Fish 1969) und auch psychische Probleme einen Übergang zur neuen Vollprothese schwierig machen (Breustedt 1975 b). Wie bereits erwähnt, haben alternde Patienten oft schlechtere Voraussetzungen als jüngere, sich an veränderte Situationen in der Mundhöhle anzupassen. Im Vergleich mit der Adaptation an eine Brücke oder partiell abnehmbare Prothese bedeutet die Rehabilitation mit der Vollprothese die einschneidendste Veränderung der morphologischen Situation in der Mundhöhle und damit auch der Voraussetzungen für ungestörte orale Funktion. Eine solche Therapie setzt natürlich eine bedeutende Kapazität zur Bearbeitung und Lagerung neuer, bisher unbekannter Sinnesinformationen voraus. Ist diese Kapazität – dieses Vermögen – durch Altersveränderungen herabgesetzt, ist es nicht erstaunlich, daß bei älteren Patienten Schwierigkeiten vorliegen können, sich an neue Prothesen zu gewöhnen.
Bei der Behandlung von Patienten, bei denen erwartet werden muß oder es sich bereits gezeigt hat, daß das Vermögen zur Adaptation an neue Prothesen erheblich herabgesetzt ist, ist es darum bedeutungsvoll, bereits gelagerte Sinnesinformation auszunutzen. Das bedeutet, daß man die äußere Form einer Prothese, an die sich der Patient früher einmal gewöhnt hatte, ausnutzt. Es handelt sich primär nur darum, eine solche alte Prothese zu verbessern. Das bedeutet ein Anpassen der Prothesenbasis an das Tegument (Unterfütterung) und in vielen Fällen die Änderung der vertikalen Dimension (Bißhöhe). Die alte – vielleicht seit langem abgelegte – Prothese wird „enttraumatisiert".
Die Rekonstruktion einer alten Vollprothese soll nun im einzelnen beschrieben werden. Die hier angegebene Methode wird an der Abteilung für Prothetik der Universität in Göteborg bei der Behandlung von älteren Patienten mit Adaptationsschwierigkeiten seit einer Reihe von Jahren angewendet (Landt und Hedegård 1976 a).

Durch Unterfütterung werden die Prothesenbasen dem Tegument angepaßt.
Nach Registrierung mit dem Wachsindex und der Überführung der Prothesen in den Artikulator werden die Prothesen entweder selektiv eingeschliffen (kommt seltener vor), oder die vertikale Dimension wird um etwa 2 mm durch Auflage von selbstpolymerisierendem Akrylat auf die Okklusalflächen der Prämolaren und Molaren erhöht (Abb. 6).

Die Adaptationsbeobachtungszeit beträgt drei bis sieben Tage. Liegen keine Schwierigkeiten vor und beträgt der Haltungsabstand mehr als 2 mm, kann eine weitere Bißerhöhung vorgenommen werden, falls das aus funktionellen oder kosmetischen Gründen wünschenswert erscheint. Diese andere Bißerhöhung wird im allgemeinen durch Akrylatauflage an der Oberkieferprothese vorgenommen.

Beobachtungszeit wieder etwa drei bis sieben Tage. Liegt Unsicherheit vor, inwieweit weitere Erhöhung der vertikalen Dimension indi-

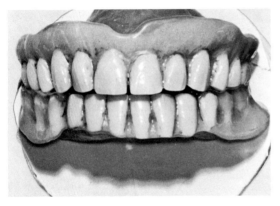

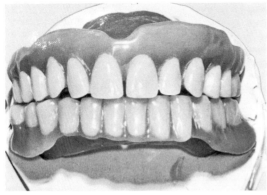

Abb. 7   Die „rekonstruierte" alte Vollprothese (oben) und die „Doppelprothese" (unten).

ziert ist, kann eine solche zur Probe mit einem harten Wachslager versucht werden. Im allgemeinen kann der Patient bereits nach einigen Minuten mitteilen, ob die Bißerhöhung ihm unbehaglich ist oder nicht. Die eventuelle weitere Bißerhöhung wird dann im Artikulator vorgenommen.

Liegt der Eindruck vor, daß eine Bißhöhe erreicht ist und toleriert wird, die *Tryde* und Mitarbeiter (1974) als „zone of comfort" bezeichnet haben, können die Frontzähne der Prothese der neuen Bißhöhe angepaßt werden.

Nach weiterer Adaptationskontrolle während einiger Tage kann die aufs neue inkorporierte und der Unterlage angepaßte Prothese durch ein technisch einfaches Verfahren verdoppelt werden (Abb. 7).

Folgende Indikationen für diese Behandlungsform scheinen vorzuliegen:

1. Offenbare Schwierigkeiten der Adaptation an eine neue Vollprothese bei einem alten oder alternden Patienten (ein Patient in den mittleren Jahren kann biologisch alt oder alternd sein).

2. Zu erwartende Adaptationsschwierigkeiten an eine neue Prothese für einen alten Patienten bei vorliegender Indikation zur Revision der zur Zeit getragenen Prothese.

Der schrittweise Aufbau einer neuen Vollprothese

Voraussetzung für die angegebene Behandlungsform der Enttraumatisierung, des Aufbaus der vertikalen Dimension und der dann folgenden Verdoppelung ist jedoch, daß eine alte, bereits früher irgendeinmal inkorporierte Prothese vorhanden ist.
Sollte das nicht der Fall sein oder handelt es sich bei dem alten Patienten um einen „Prothesenneuling", muß dem reduzierten funktionellen Lernvermögen Rechnung getragen werden – vor allem dann, wenn der konventionelle Weg der Rehabilitierung mit der Vollprothese versucht wurde und nicht zur Adaptation geführt hat. Ein Neulernen oder besser „Umlernen" muskulärer Koordinations-

Klinische Konsequenzen

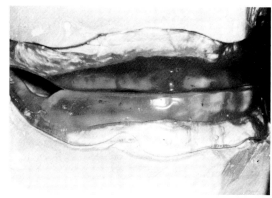

Abb. 8 Trainingsbasisplatten im Artikulator. Es wird auf die vorerst tiefe Bißhöhe aufmerksam gemacht.

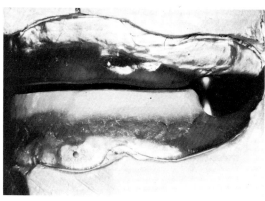

Abb. 9 Erste Bißhebung durch Auflage von selbsthärtendem Kunststoff auf die Trainingsplatte im Unterkiefer.

muster muß also nun langsam Schritt für Schritt erfolgen (Landt und Hedegård 1976 b).

Die langsame Inkorporation durch „schrittweisen Aufbau" kann auch dann indiziert sein, wenn es sich um Patienten handelt, bei denen es wahrscheinlich ist, daß die Nichtadaptation auf übertriebener Empfindlichkeit gegenüber Veränderungen von Formen in der Mundhöhle beruht.

Versuch einer Indikationsstellung für den „schrittweisen" Aufbau einer neuen Vollprothese:

Alternde Patienten, bei denen (erfolglos) eine Rehabilitation mit der Vollprothese versucht wurde (meist Patienten, die erst in höherem Alter totalextrahiert wurden).

Alternde Patienten, die seit langem zahnlos waren und noch nie Prothesen getragen haben.

Patienten (jüngere und auch ältere), bei denen trotz wiederholter Versuche die Adaptation an Vollprothesen nie erreicht wurde.

Das praktische Vorgehen

Nach individueller Abformung des Tegumentes (individuelle Löffel und funktionelle Randabformung) wird die Okklusionslage mit Bißschablonen registriert. Im Artikulator werden Basisplatten (selbsthärtender Kunststoff) mit sehr niedrigen Aufbißwällen hergestellt. Diese sogenannten Trainingsplatten müssen so geformt sein, daß die Höhe der Bißwälle gerade noch laterales Gleiten ohne Behinderung zuläßt (Abb. 8).

Der Patient trägt diese „Trainingsplatten" vorerst nur kurze Zeit täglich, dehnt aber dann die Tragezeit immer mehr aus, bis er die Platten ohne Schwierigkeiten zumindest drei bis vier Stunden täglich im Munde behalten kann. Danach wird eine Bißhebung durch Akrylatauflage auf dem Bißwall der Unterkieferplatte vorgenommen (Abb. 9). (Alle Bißhebungen werden nach Registrierung im Artikulator durchgeführt.)

Nach nur kurzer Adaptationsbeobachtungszeit (zwei bis drei Tage im allgemeinen) kann der Biß erneut angehoben werden. Dieses Mal durch Akrylatauflage auf den Aufbißwall

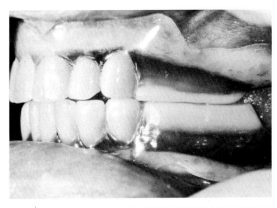

Abb. 10 Die „Trainingsplatten" mit eingefügten Frontzähnen (Motivationsfaktor, Belohnung für positive Kooperation und Adaptationsleistung).

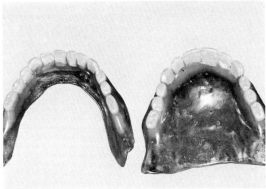

Abb. 11 Fertige Trainingsprothese nach Einfügen von Prothesenzähnen im Seitenzahngebiet. Es wird auf die relativ schmalen Zahnbreiten im Prämolaren- und Molarengebiet aufmerksam gemacht. Die Zahnbreite darf nie größer sein als die Breite der Bißwälle, an die sich der Patient gewöhnt hat.

der Oberkieferplatte. Danach können die Trainingsplatten mit Frontzähnen versehen werden (Abb. 10). Aus Trainingsplatten werden somit Trainingsprothesen. Diese mit Frontzähnen versehenen Trainingsprothesen sind der sichtbare Ausdruck der Belohnung für gute Kooperation (Landt 1977), ein unentbehrlicher Motivationsfaktor für die vom Patienten aufzubringende „positive Leistung" auf dem Wege zur Adaptation an Vollprothesen (Langen 1969).

Weitere Bißhebungen bis zum Erreichen der endgültigen vertikalen Dimension können durch Auflegen von Akrylat auf die Aufbißwälle der Oberkiefer bzw. der Unterkieferprothese vorgenommen werden. Die Stellung der Frontzähne wird ab- und zu den Bißhebungen angepaßt. Die Trainingsprothese ist dann nach Aufstellung von Prämolaren und Molaren fertiggestellt (Abb. 11). Nach einigen Wochen abschließender Adaptationskontrolle werden die Trainingsprothesen unterfüttert und verdoppelt. Der Grund sowohl für Unterfütterung als auch Verdoppelung der Trainingsprothesen liegt darin, daß die vielen Veränderungen während der Behandlungsperiode den Werkstoff der Trainingsprothesen nachteilig beeinflußt haben. Außerdem kann der Patient durch Anwendung verdoppelter Zweitprothesen ganz allgemein seine orale Hygiene auf hohem Niveau halten, da ja bakterielle Korrosion alter Prothesen nicht ausgeschlossen werden kann (Engelhardt 1970). Das gilt vor allem für Patienten, die ihre Prothesen auch nachts tragen wollen (oder müssen).

Die Prothesenverdoppelung

Im vorhergehenden sind zwei Behandlungswege für den zahnlosen Patienten mit Adaptationsschwierigkeiten an Vollprothesen beschrieben worden. Ist nun die Adaptation entweder an die „rekonstruierte alte Prothese" (siehe Seite 261) oder an die „schrittweise aufgebaute neue Vollprothese" erreicht, so ist es angebracht, die äußere Form dieser langsam erarbeiteten Prothesen in neues Material umzusetzen.

Technisch einfache Methoden für eine solche Verdoppelung sind in einer Anzahl von Veröf-

# Klinische Konsequenzen

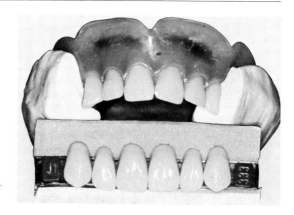

Abb. 12  Wahl der Frontzähne. Abformung der Seitenzahngebiete mit Optosil.

fentlichungen beschrieben worden (*Landt* und *Jansson* 1976). Die Anzahl der Veröffentlichungen deutet das Interesse an der Prothesenverdoppelung an sowie das Bestreben, materialtechnische Verbesserungen und vereinfachte Methodik zu finden (*Landt* 1977).
Die Verdoppelung kann in einer Folge von sechs Arbeitsphasen beschrieben werden.
In der ersten Phase werden Frontzähne ausgesucht, die den Frontzähnen der Originalprothese so ähnlich wie möglich sind. Danach wird die Prämolaren-/Molarenregion der Originalprothese mit (z.B.) Optosil abgeformt, um dann individuelle Prämolaren-/Molarenregionen (Seitenzahnblocks) herstellen zu können (Abb. 12).
In der zweiten Phase wird die Prothesenbasis mit Gips ausgegossen. Bei deutlich untersichgehenden Stellen der Prothesenbasis wird die Abformung dieser Fläche mit Silikonmasse vorgenommen (vgl. Phase III). Danach wird das fertige „Modell" mit der Prothese so eingebettet, daß später bei der Teilung der Küvettenhälften das „Gipsmodell" unter der Originalprothese nicht frakturiert.
Die dritte Arbeitsphase sieht die Abformung der Zungen-, Wangen- und Lippenseite der Originalprothese vor. Bei der hier beschriebenen Verdoppelungsmethode deckt ein Lager Silikonabformmasse (Xantopren blau, z.B.) Zungenseite, Zähne und vestibuläre Prothesenflächen. Die Abformmasse wird durch zugeschnittene Streifen eines Drahtnetzes verstärkt. Die zugeschnittenen Streifen des Verstärkungsnetzes (Mückennetz) werden in die noch weiche Masse eingedrückt, und die Aushärtung des Silikons wird abgewartet (Abb. 13). Nach Abschneiden des Materialüberschusses mit dem Skalpell wird

Hartgips in den Oberteil der Küvette einvibriert.
Analog wird auch bei der Abformung der Prothesenbasis dann verfahren (Phase II), wenn ausgeprägte untersichgehende Stellen ein Ausfüllen dieser Fläche mit Gips unmöglich machen. In einem solchen Falle sind also sowohl die Schleimhautseite als auch die Zungen-, Wangen- und Lippenseite mit Abformmasse bedeckt. Untersichgehende Stellen sind jedoch selten in den Fällen, bei denen Duplizierung indiziert ist.
In der vierten Arbeitsphase werden die Küvettenhälften separiert, und die Originalprothese wird vorsichtig zuerst an der Tuber- bzw. Retromolarregion abgehoben. Hierbei kommen kaum Schwierigkeiten vor. Danach werden die Prothesenzähne in die Silikonabformung eingefügt.
Ein Frontzahnersatz wurde bereits ausgewählt (Phase I). Um die Frontzähne besser mit einer Pinzette dirigieren zu können, werden retinierende Vertiefungsrillen von lingual her an den Frontzähnen angebracht. Eventuell notwendige Korrektur der Frontzahnform wird durch Beschleifen vorgenommen. Im allgemeinen müssen die lingualen Zahnflächen hart beschliffen werden, da die Frontzähne der Originalprothese oft in labiolingualer Richtung schmaler sind als die Akrylatzähne, die hier eingepaßt werden sollen. Bei der Prothesenverdoppelung werden zur Zeit aus technischen Gründen ausschließlich Akrylatzähne verwendet. Eine individuelle Anfertigung von Frontzähnen nach Optosilabformung des Frontzahngebietes der Originalprothese ist möglich, jedoch nur äußerst selten notwendig. Die beschliffenen Frontzähne werden in die Silikonabformung eingefügt (Abb. 14).

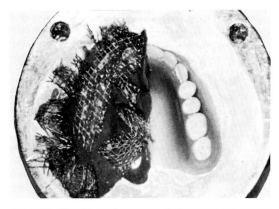

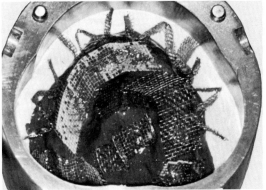

Abb. 13 Prothese in der Küvette nach Abformung der vestibulären Flächen sowie der Zungen- und Zahnseite mit der Silikonmasse Xantopren blau. Die Abformmasse ist mit ausgeschnittenen Streifen eines Drahtnetzes (Mückennetz) verstärkt. Diese Netzarmierung wurde durch teilweises Einfärben anschaulich gemacht.
Im oberen Bildteil wurde etwa die Hälfte der Silikonmasse entfernt, um die Abformung der Zungenseite anschaulich zu machen.

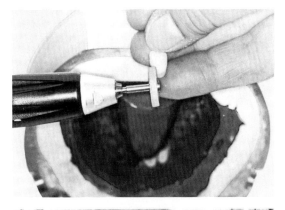

Abb. 14 Die Frontzähne werden in die Xantoprenabformung eingepaßt. Zwei Zähne sind bereits eingesetzt, und ein Zahn wird beschliffen.

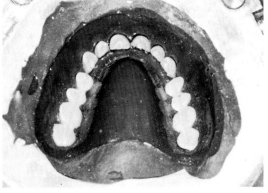

Abb. 15 Die Küvettenhälften von oben gesehen. Alle neuen Prothesenzähne sind nun eingepaßt.

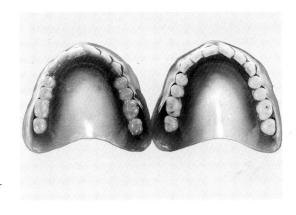

Abb. 16  Originalprothese (rechts) und Doppelprothese (links). Zungenseite in Aufsicht.

Die einzufügenden Prämolaren und Molaren werden als „Seitenzahnblock" in Optosilformen aus selbsthärtendem Akrylat in Zahnfarbe hergestellt. Die Akrylatpolymerisation wird bei 1 atü Druck im Druckpolymerisationsapparat vorgenommen. Nach Umformung des „Seitenzahnblocks" in ästhetisch ansprechende Zahnformen werden diese dann in ihre Impressionen eingepaßt (Abb. 15).

Das Pressen und Polymerisieren der Doppelprothese ist die fünfte Arbeitsphase. Die Küvettenhälften werden feucht gehalten, und der Gips der Küvettenteile wird mit (z. B.) Alginatlack isoliert.
Dann wird die Doppelprothese in selbstpolymerisierendem Akrylat gepreßt (sogenanntes „Bankpressen" über eine Nacht). Am nächsten Tage wird die Doppelprothese aus der Küvette entfernt und poliert. Kleine punktförmige Erhebungen entstehen gern an den Prothesenflächen, die mit Silikonmasse abgeformt worden sind – also an der Zungen- und Wangenseite. Sie können ohne Schwierigkeit lokalisiert und entfernt werden (sechste Arbeitsphase).
Es hat sich gezeigt, daß verdoppelte Prothesen aufgrund unvermeidlichen Materialverlustes beim Polieren dünner werden als das Original. In so gut wie allen Fällen sind jedoch die Originalprothesen unterfüttert worden und haben dadurch recht kräftige Akrylatdimensionen an der Gaumenplatte und an den übrigen unterfütterten Akrylatflächen, so daß dieser geringfügige Materialverlust klinisch kaum eine Rolle spielt (Abb. 16).
Die hier beschriebenen Methoden sollen nun weder die konventionelle Rehabilitation älterer Patienten mit der Vollprothese ersetzen noch ohne weiteres für Patienten von einem gewissen Alter an als die allein mögliche Methode der Wahl empfohlen werden. Alle Untersuchungsresultate über Parameter, die für Adaptationsprädiktion bei Probandengruppen etwas auszusagen haben – also die Fähigkeit, Formen im Munde wiederzuerkennen und sich an wechselnde muskuläre Koordinationsaufgaben anzupassen –, weisen auf große interindividuelle Kapazitäts- und Lernunterschiede gerade bei alternden Probanden hin (siehe Seite 258). Die hier angegebenen therapeutischen Wege werden im allgemeinen nur dann angewendet werden, wenn die konventionelle Behandlung nicht zur Adaptation an die Vollprothese geführt hat. Der Geübte wird sicher bereits aufgrund eigener bitterer Erfahrung solche Fälle, bei denen Adaptationsschwierigkeiten wahrscheinlich sind, erkennen und einer der angegebenen Methoden entsprechend behandeln.

## Prothesenstomatitis und Prothesenhygiene

Bei älteren Menschen beeinflussen oft die unvermeidlichen physischen und psychischen Involutionserscheinungen die körperliche Hygiene. Es erscheint sinnvoll, altersbedingte Hygieneschwäche hinsichtlich möglicher Folgen auf die Gesundheit der Mundhöhle bei alten Prothesenträgern zu besprechen.
Ältere Prothesenträger, vor allem in Kranken- und Pflegeheimen, leiden oft an Prothesenstomatiden. Zahlreiche Verfasser konstatieren darüber hinaus, daß die Mundhygiene bei alten Patienten aus vielen Gründen schlecht ist. In einer Reihe von wissenschaftlichen Veröffentlichungen ist eine Vielfalt von Ansichten

über Aufkommen und Behandlung der Prothesenstomatitis vorgelegt worden. Während *Nyquist* (1953) die Bedeutung der Prothesenhygiene für die Gesundheit der Schleimhäute des Tegumentes in Frage stellt, halten z. B. *Budtz-Jørgensen* und *Bertram* (1970 a und b) die Prothesenhygiene für eine wesentliche Voraussetzung für ein gesundes Tegument.

Auch die geringsten Verbesserungen der Prothesenhygiene durch nur kurzes tägliches Spülen von Prothesen in Salicylat- oder Chlorhexidinlösung ohne andere zusätzliche Behandlung zeigten bereits deutlich meßbare klinische Verbesserungen entzündeter prothesentragender Schleimhäute (*Landt* und Mitarbeiter 1975). Nach Einstellen dieses kaum Mühe und Zeit kostenden Aufwandes war bald der entzündliche Status quo ante wieder erreicht. *Lindquist* und Mitarbeiter (1975) konnten zeigen, daß eine tägliche minuziöse Reinigung von Prothesen den wesentlichen Faktor bei Ausheilung von Prothesenstomatitis darstellt. War die Schleimhautseite der Prothesen glatt (poliert), so wurde die Reinigung erleichtert und die Heilung beschleunigt. Diese Gedankengänge wurden dann von *Andrup* und Mitarbeitern (1977) weiterverfolgt. Bei 38 Insassen eines Pflegeheimes wurde untersucht, ob bei Trägern von Oberkieferprothesen mit Prothesenstomatitis der Schleimhaut des Tegumentes (von nichtpapillomatösem Typ) eine überwachte Prothesenreinigung („Prothesen-Plaquekontrolle" in Analogie mit der Terminologie der Parodontologie) den Status der Schleimhäute beeinflussen kann. Keine anderen Maßnahmen als das Polieren der Schleimhautseiten und die tägliche Reinigung der Prothesen mit einer weichen Bürste und einem antimikrobiellen vernetzenden Reinigungsmittel waren zugelassen. Die Prothesenbehandlung wurde von einer Hygieneschwester durchgeführt. Unterfütterungen und/oder Einschleifen der Prothesen wurde nicht vorgenommen.

Durch Abbrechen und Wiederaufnahme des Versuches konnten die Verfasser zeigen, daß die Ansammlung von Plaque an der Prothese und das Vorkommen von Prothesenstomatitis Hand in Hand gehen. Die mechanische Reinigung der Prothese, eventuell zusammen mit einem vernetzenden bakteriostatisch wirkenden Mittel, muß heute als die realistische und wirkungsvollste Methode angesehen werden, um Prothesenplaque zu entfernen und damit Prothesenstomatitis in der Mehrzahl der Fälle auszuheilen.

## Praktische Schlußfolgerungen

Die Möglichkeit des alternden Menschen, Prothesen zu inkorporieren, sind aufgrund der Variabilität morphologischer und funktioneller Voraussetzungen sehr verschieden. Vom gesunden, vitalen, betagten Patienten, dessen prothetische Behandlung sich kaum von der des Erwachsenen anderer Altersgruppen unterscheidet, reicht die Skala bis zu dem nicht mehr behandelbaren senil Dementen. Die hier angegebenen Behandlungsrichtlinien für die Rehabilitation der zahnlosen Mundhöhle des alternden oder alten Menschen können bei adaptationsschwachen Patienten dieser Gruppe eine Bereicherung des Therapiearsenals bedeuten. Die Methoden und vor allem das Material bei diesen „Adaptationsbehandlungen" können sicher noch verfeinert werden.

Es gibt noch keine sichere Möglichkeit, die Adaptationsfähigkeit an Prothesen vorauszusagen. Der Praktiker ist also allein auf eigene Erfahrung und vor allem auf die Kenntnis der Altersvorgänge aus odontologischer Sicht angewiesen, wie sie kürzlich für das deutsche Sprachgebiet vor allem von *Breustedt* (1975 a und b) vermittelt worden ist.

Schließlich sollte der Praktiker aus der Stärke der Motivation des Patienten die Indikation für eine Rehabilitationsbehandlung der zahnlosen Mundhöhle erkennen. Wie *Nordqvist* (1966) feststellt, kann der „Korkenzieherösophagus" des alten Patienten Anlaß zu Bolusbildung im unteren Ösophagusabschnitt geben. Es ist unklar, ob defekte Innervation oder altersbedingte anatomische Veränderungen hierbei im Vordergrund stehen. Die Unmöglichkeit der Nahrungszerkleinerung kann eine der Ursachen für diese äußerst unangenehme und oft schmerzhafte Situation sein. Das Wissen um die Möglichkeit der Verbesserung einer als unangenehm und vielleicht sogar unerträglich empfundenen Situation kann dann als wirkungsvoller Motivationsfaktor angesehen werden, wenn ästhetische Erwartungen nicht mehr im Vordergrund stehen. Die Frage der Motivation des alten Patienten ist also als ausschlaggebend zu betrachten.

Die Feststellung, daß die (für die Patienten) „optimale" Behandlung nicht immer den „idealen" Therapievorstellungen des Zahnarztes entspricht (*Hedegård* 1976), gilt vor allem in der Geroprothetik. Es gibt Fälle, in denen die beste Prothese die ist, die nie angefertigt worden ist. Es ist die Aufgabe des Praktikers, zu entscheiden, wo die Grenze des „Optimalen" bei der Rehabilitierung der Mundhöhle des alten Patienten zu ziehen ist.

## Literatur

*Andrup, B., Andersson, B.,* und *Hedegård, B.:* Proteshygien III. Räcker det med rengörig av helprotesen för stomatitiutläkning? Tandläk. Tidn. 69 (1977) 394–398.

*Axelsson, P.:* Effekten av mekanisk plackkontroll på utvecklingen av karies, gingivit och parodontit. Tandläk. Tidn. 68 (1976), 1080–1085.

*Berg, E.:* Kusptenner/kuspløse tenner for helprosteskasus. En litteraturöversikt. School of Dentistry, University of Bergen, Norway, 1975.

*Bergman, B.,* und *Carlsson, G. E.:* Review of 54 complete denture wearers. Patients' opinions 1 year after treatment. Acta Odont. Scand. 30 (1972), 399–414.

*Berry, D. C.,* und *Mahood, M.:* Oral stereognosis and oral ability in relation to prosthetic treatment. Brit. dent. J. 120 (1966), 170–185.

*Björkman, E.:* Protesanpassning och funktionsavtrycket. S Tandl Förb Tidn. 17 (1967), 704.

*Bolender, C. L., Swoope, C. C.,* und *Smith, D. E.:* The Cornell Medical Index as a prognostic aid for complete denture patients. J. prosth. Dent. 22 (1969), 20–29.

*Breustedt, A.:* Gerodontologische und geriatrische Probleme in der Stomatologie. Teil I: Auswirkungen altersbedingter physischer und psychischer Veränderungen auf die prothetische Therapie. Dtsch. zahnärztl. Z. 30 (1975 a) 497–501.

*Breustedt, A.:* Gerodontologische und geriatrische Probleme in der Stomatologie. Teil II: Auswirkungen altersbedingter psychischer und sozialer Einflüsse auf die prothetische Therapie. Dtsch. zahnärztl. Z. 30 (1975 b), 565–569.

*Budtz-Jørgensen, E.,* und *Bertram, U.:* Denture stomatitis. 1. The etiology in relation to trauma and infection Acta Odont. Scand 28 (1970 a), 71.

*Budtz-Jørgensen, E.,* und *Bertram, U.:* Denture stomatitis 2. The effect of antifungal and prosthetic treatment Acta Odont. Scand 28 (1970 b), 283.

*Carlsson, G. E., Otterland, A.,* und *Wennström, A.:* Socialodontologisk undersökning av 182 helprotesbärare. Svensk Tandläk. T. 59 (1966), 419–431.

*Chauvin, J. O.,* und *Besette, R. W.:* Oral stereognosis as a clinical index. N. Y. St. dent. J. 40 (1974), 543–546.

*Eichner, K.:* Zur prothetischen Versorgung alter Menschen. Vortrag, gehalten anläßlich der 25. Jahrestagung der Deutschen Gesellschaft für zahnärztliche Prothetik und Werkstoffkunde. Berlin, im April 1976. In: Die zahnärztlich-prothetische Versorgung des alternden Menschen. Geriatrische Ratschläge für den Zahnarzt. Carl Hanser Verlag, München 1977.

*Engelhardt, J. P.:* Zahnärztliche Kunststoffe – Untersuchungen zur Frage ihrer Beständigkeit gegenüber Mikroorganismen. Med. Habil.-Schrift, Düsseldorf 1970.

*Fish, S. F.:* Adaptation and habituation to full dentures. Brit. dent. J. 127 (1969), 19–26.

*Franke, J.:* Morphologische Untersuchungen an Parodontien alter Menschen. Dtsch. zahnärztl. Z. 29 (1974), 671–678.

*Franks, A. S. T.,* und *Hedegård, B.:* Geriatric Dentistry. Blackwell Scientific Publications. Oxford/London/Edinburgh/Melbourne 1973.

*Glaser, E. M.:* The Physiological Basis of Habitation. Oxford University Press, London 1966.

*Greenwood, R. M.,* und *Lewis, P. D.:* J. Physiol. (London) 146 (1959), 10 P.: zit. Fish, S. F., 1969: Adaptation and habituation to full dentures.

*Haase, G.:* Indikation und Grenzen totalprothetischer Versorgung im Senium. Vortrag, gehalten anläßlich der 25. Jahrestagung der Deutschen Gesellschaft für zahnärztliche Prothetik und Werkstoffkunde. Berlin, im April 1976. In: Die zahnärztlich-prothetische Versorgung des alternden Menschen. Geriatrische Ratschläge für den Zahnarzt. Carl Hanser Verlag, München 1977.

*Hedegård, B.:* Vortrag, gehalten anläßlich des X. Symposions der Gesellschaft für prothetische Stomatologie der DDR in Reinhardsbrunn (DDR), 1976.

*Hedegård, B., Lundberg, M.,* und *Wictorin, L.:* Masticatory function – a cineradiographic investigation I. Position of the bolus in full upper and partial lower denture cases. Acta Odont. Scand. 25 (1967), 331.

*Hupfauf, L.:* Die Aufstellung der künstlichen Zahnreihe. In: Die Praxis der Zahnheilkunde, Band III, Kap. 18, S. 2, 3. Verlag Urban & Schwarzenberg, München/Berlin/Wien 1969.

*Hydén, H.:* Minnet, Forskning och Framsteg – Forskningsrådets nämnd för forskningsinformation 6 (1975), 26–36.

*Kawamura, Y.:* Recent concepts of the physiology of mastication. Advances in oral biology, Band I. Academic press, New York 1963.

*Kawamura, Y.:* Neurophysiologic background of occlusion. Am. J. Soc. Periodont 5 (1967), 175–183.

*Karlsson, S.,* und *Hedegård, B.:* Den myodynamiska avtrycksmetodiken. Studie över reproducerbarheten II. Tandläk. Tidn. 68 (1976), 846–849.

*Landt, H.:* Oral recognition of forms and oral muscular coordination ability in dentulous subjects of various ages. Swed. Dent. J. 67 (1974), No. 5.

*Landt, H.:* Adapationsprobleme bei der oralen prothetischen Rehabilitation des alternden Menschen. Vortrag, gehalten anläßlich der 25. Jahrestagung der Deutschen Gesellschaft für zahnärztliche Prothetik und Werkstoffkunde. Berlin, im April 1976. In: Die zahnärztlich-prothetische Versorgung des alternden Menschen. Geriatrische Ratschläge für den Zahnarzt. Carl Hanser Verlag, München 1977.

*Landt, H.,* und *Hedegård, B.:* Funktionelle Gesichtspunkte beim Einfügen von Prothesen. In: Die Praxis der Zahnheilkunde, Band III, Kap. 2. Verlag Urban & Schwarzenberg, München/Berlin/Wien 1969.

*Landt, H., Hedegård, B.,* und *Brunell, G.:* Proteshygien I. Klinisk värdering av enkel oral hygienåtgärd för protesbärare vid sjukvårdsinstitution. Tandläk. Tidn. 67 (1975), 864–871. Ref. Landt, H.: Klinische Beurteilung einfacher hygienischer Maßnahmen bei Prothesenträgern eines Pflegeheimes. Dtsch. zahnärztl. Z. 31 (1975), 153–155.

*Landt, H.,* und *Hedegård, B.:* Behandling av tandlösa patienter med adaptationsproblem. I. Rekonstruktion av gammal helprotes. Tandläk. Tidn. 68 (1976 a), 919–922.

## Literatur

Landt, H., und Hedegård, B.: Behandling av tandlösa patienter med adaptationsproblem II. Steg för-steg-framställning av helprotes. Tandläk. Tidn 68 (1976 b), 922–926.

Landt, H., und Jansson, A.: Behandling av tandlösa patienter med adaptationsproblem III. Duplicering av hela proteser. Tandläk. Tidn. 68 (1976), 927–930.

Langen, D.: Psychosomatische Aspekte beim Einfügen des Zahnersatzes. In: Praxis der Zahnheilkunde, Band III, Kap. 22, S. 1–10. Verlag Urban & Schwarzenberg, München/Berlin/Wien 1969.

Langer, A., Michman, J., und Seifert, I.: Factors influencing satisfaction with complete dentures in a group of geriatric patients. J. prosth. Dent. 11 (1961) 1019–1031.

Linderson, G., und Nordenram, A.: Oral kirurgi på äldre patienter. Tandläk. Tidn. 68 (1976), 770–773.

Lindquist, L., Andrup, B., und Hedegård, B.: Proteshygien II. Klinisk värdering av ett hygienprogram för patienter med protesstomatit. Tandläk. Tidn. 67 (1975), 872–879. Ref. Hedegård, B.: Klinische Wertung eines Hygieneprogramms für Patienten mit Prothesenstomatitis. Dtsch. zahnärztl. Z. 31 (1976), 156–158.

Litvak, H., Silverman, S. I., und Garfinkel, L.: Oral stereognosis in dentulous and edentulous subjects. J. prosth. Dent. 25 (1971), 139–151.

Mäkilä, E.: Primary oral status and adaptation to complete dentures. A clinical follow-up study in groups over and under 65 years. Annales Academiae Scientiarum Fennicae. Series A V. Medica 164, 1974.

Marxkors, R.: Psychische Konditionierung. Vortrag, gehalten anläßlich der 21. Frühjahrstagung der Zahnärztekammer Westfalen-Lippe in Bad Salzuflen. ZWR 84, Jahrgang Nr. 10, 11, 12, 13 (1975), 5–6.

Müller-Fahlbusch, H.: Nervenärztliche Aspekte der Prothesenunverträglichkeit. Dtsch. zahnärztl. Z. 31 (1976), 13–17.

Nairn, R. J., und Brunello, D. L.: The relationship of denture complaints and level of neuroticism. In: The Proceedings of the British Society for the Study of Prosthetic Dentistry for the years 1970/71. John Wright & Sons, Ltd., Bristol 1972, S. 12–14.

Nordenram, Å.: Gerodonti, Tandl. Tidn. 69 (1977), 390–393.

Nordqvist, P.: Geriatriska synpunkter på matsmälningsapparatens funktion. In: Vanliga tarmsjukdomar, klinik och terapi, S. 56–57. Red. Lars Nyqúist und Björn Uddenberg. Tryckeri AB I Lundbladh, Malmö 1966.

Nyquist, G.: The influence of denture hygiene and the bacterial flora on the condition of the oral mucosa in full denture cases. Acta Odont. Scand. 11 (1953), 24.

Osborne, J., Brill, N., und Hedegård, B.: The nature of prosthetic dentistry. International Dental Journal 16 (1966), 509.

Ottoson, D.: Nervsystemets fysiologi. Natur och Kultur. Stockholm 1970.

Seifert, I., Langer, A., und Michmann, J. L.: Evaluation of psychologic factors in geriatric patients. J. prosth. Dent. 12 (1962), 516–523.

Tryde, G., McMillan, D. R., Stoltze, K., Marimoto, T., Spanner, O., und Brill, N.: Factors influencing the determination of the occlusal vertical dimension by means of the screw jack. J. oral Rehab. 1 (1974), 233–244.

Wictorin, L., Hedegård, B., und Lundberg, M.: Cineradiographic studies of bolus postion during chewing. J. prosth. Dent. 26 (1971), 235.

Yoshizumi, D. T.: An evaluation of factors pertinent to the success of complete denture service. J. prosth. Dent. 14 (1964), 866–878.

# Die vernunftgemäße Wahl einer Legierung für das Gerüst der abnehmbaren Teilprothese

von J.-M. Meyer, Genf

Die Aufgabe des Gerüstes einer abnehmbaren Teilprothese besteht darin, die verschiedenen Elemente der Prothese zu verbinden, aber vor allem auch darin, die Festigkeit der Konstruktion sicherzustellen und zu gewährleisten, daß die Konstruktion sich während der Funktion neutral verhält und daß die Prothese nicht wie ein kieferorthopädischer Apparat reagiert. Zusätzlich zu dieser Hauptaufgabe trägt das Gerüst dazu bei, den Tragekomfort zu verbessern und den ästhetischen Forderungen besser zu entsprechen, welche Forderungen an jeden vollkommenen Zahnersatz gestellt werden.

Wie kann dieser Aufgabe am besten entsprochen werden? Die klassischen Lösungen bestehen darin, ein steifes und widerstandsfähiges Skelett anzufertigen, welches mit biegsamen Klammern versehen ist, die über die vorgesehenen Zahnwölbungen gleiten, um die Retention der Prothese zu sichern, und mit starren Stützelementen, welche sich jeder Verlagerung oder Rotation der Prothese widersetzen. Die Materialien, die sich für einen solchen Gebrauch eignen, sind nicht sehr zahlreich. Tatsächlich verfügen bis zum heutigen Tag allein die Metalle über eine Widerstandsfähigkeit und eine ausreichende Elastizität, um diesen Aufgaben zu entsprechen. Das Problem ist im übrigen durch die Tatsache erschwert, daß die im allgemeinen komplizierte Form des Gerüstes die Verwendung eines Metallgusses erfordert, da es unmöglich ist (oder jedenfalls unwirtschaftlich), dieses Gerüst durch spanabhebende Verformung oder andere mechanische Arbeitstechniken anzufertigen.

Welches Metall kann man zu diesem Ziel verwenden? Kein reines Metall entspricht den gestellten Forderungen, und so muß man auf eine Legierung ausweichen, die die folgenden Eigenschaften aufweist:

- hohe Festigkeit,
- hohe Elastizität,
- ausreichende Dehnung,
- gute Gußeigenschaften,
- hohe Korrosionsbeständigkeit im Mundmilieu,
- Ungiftigkeit,
- leicht zu beschaffen und,
- schließlich, mit den üblichen Laboratoriumstechniken leicht zu verarbeiten.

Bis in diese letzten Jahre wurden zwei Gruppen von Legierungen für die Herstellung der Gerüste von Teilprothesen vorgeschlagen und verwendet. Es handelt sich vor allem um vergütbare Goldlegierungen vom härtesten Typ, entsprechend dem Typ IV der Spezifikation der Féderation Dentaire Internationale oder der American Dental Association, welche durch einen Goldanteil oder einen Anteil von Metallen der Platingruppe von mindestens 75% gekennzeichnet sind, weiter einen Schmelzpunkt von mindestens 870° C, eine Zugfestigkeit von wenigstens 63,5 kg/mm$^2$, eine Vickers-Härte von wenigstens 220 und eine Dehnung von wenigstens 2% aufweisen, diese letzten drei Werte im vergüteten Zustand gemessen. Seit den dreißiger Jahren werden auch Chrom-Kobalt-Legierungen verwendet, welche direkt von einem Typ der Industrielegierungen abstammen, die 1907 von dem Amerikaner *Elwood Haynes* entwickelt wurden und im Handel als Stellite bekannt sind, weil sie die Eigenschaft haben, einen strahlenden Metallglanz zu bilden und zu bewahren.

Die bemerkenswerten Vorzüge der mechanischen Eigenschaften der Stellite und ihre hohe

**Tabelle 1:** Vergleich der mechanischen Eigenschaften der für die Anfertigung des Teilprothesengerüstes verwandten Legierungen

| Eigenschaften | Chrom-Kobalt-Legierung | Goldlegierung vom Typ IV, gehärtet |
|---|---|---|
| Zerreißfestigkeit | | 70–85 kg/mm² |
| Fließgrenze | | 50–56 kg/mm² |
| Dehnung | 1–2% | gehärtet 1– 2%<br>geglüht 10–15% |
| Härte | 300 HB | gehärtet 225 HB<br>geglüht 140 HB |
| Elastizitätsmodul | 20–23 x 10³ kg/mm²* | 9–11 x 10³ kg/mm² |
| Dichte | 8–9 g/cm³* | 15–16 g/cm³* |
| Schmelztemperatur | 1550° C | 875° C* |
| Kontraktion | 2,25% | 1,65%* |
| Legierung vergütbar | nein | ja* |
| Preis | $ 4–5,00/Unze* | $ 200,00/Unze |
| Bearbeitung und Politur | länger und schwieriger als bei den Goldlegierungen | |
| Einbettung | hohe Temperatur (Silikat, Phosphat-Einbettmassen) | normale Temperatur* (Gipseinbettmassen) |

\* Besonders günstige Eigenschaft.

Korrosionsbeständigkeit haben sie bald für die Verwendung im dentalen Bereich geeignet erscheinen lassen. Ihre Einführung in die tägliche zahnärztliche Praxis vollzog sich jedoch langsam, besonders aufgrund der Schwierigkeiten, die darin bestanden, daß ihre Schmelztemperatur beträchtlich über der der Goldlegierungen lag. Nachdem diese ersten Schwierigkeiten überwunden waren, stieg ihr Verbrauch bis zu dem Punkt an, daß etwa um 1970 in den USA 90% aller Teilprothesengerüste mit Chrom-Kobalt-Legierungen gefertigt wurden.
Es ist wahrscheinlich, daß man sich inzwischen den 100% nähert wegen der beinahe prohibitiven Kosten solcher Arbeiten mit Goldlegierungen. Chrom-Kobalt-Legierungen finden heute auch eine häufige Anwendung sowohl im Bereich der Kieferchirurgie für die Vereinigung und die Ruhigstellung größerer Frakturen wie auch in der allgemeinen Chirurgie, wo ihre ausgezeichnete biologische Verträglichkeit, verbunden mit ihrer hohen Festigkeit, sie ganz natürlich als Material der Wahl für die Herstellung von Implantaten empfiehlt (Osteosynthese, Hüftgelenkchirurgie usw.).
Trotz dieser zahlreichen Anwendungsmöglichkeiten in der Zahnmedizin und der Chirurgie sind die Chrom-Kobalt-Legierungen noch nicht universal als biomedizinisches Standardmaterial anerkannt und zwar wegen ihrer Neigung zu Biegebrüchen. In der täglichen zahnärztlichen Praxis wird die Endkorrektur der Klammern im allgemeinen an der fertiggestellten Prothese vorgenommen, wie auch im Bereich der Chirurgie die Implantate während des Eingriffs angepaßt werden. Der Mangel an Verformbarkeit der Chrom-Kobalt-Legierungen ist der Grund für die Brüche, die manchmal während dieser Korrekturen der Paßgenauigkeit vorkommen.
Die charakteristischen Werte dieser beiden klassischen Legierungstypen sind in der Tabelle 1 wiedergegeben.
Während die allgemeinen mechanischen Eigenschaften (Bruchfestigkeit, Elastizitätsgrenze, Dehnung, Härte) vergüteter Goldlegierungen denen der Chrom-Kobalt-Legierungen entsprechen, weichen alle anderen Charakteristika in bedeutendem Maße ab, indem sie einen mehr oder weniger bedeutenden Vorzug des einen oder des anderen Legierungstyps nach sich ziehen. So stellt man

fest, daß der Elastizitätsmodul, das spezifische Gewicht und der Preis Vorteile der Chrom-Kobalt-Legierungen sind, während die Hauptvorzüge der Goldlegierungen vom Typ IV in der niedrigen Schmelztemperatur, in der geringen Kontraktion während der Erstarrung und Abkühlung, der möglichen thermischen Härtung und dem möglichen Gebrauch normaler Einbettmassen zu sehen sind.

Die Mikrostrukturen der beiden Legierungstypen weichen beträchtlich voneinander ab, wie man es den Abbildungen 1 und 2 entnehmen kann. Die Abbildung 1 zeigt Schliffbilder einer klassischen Chrom-Kobalt-Legierung, des Vitalliums, einer kürzlich entwickelten Chrom-Kobalt-Nickel-Legierung, des Duralliums LG und einer Chrom-Nickel-Legierung, des Ticoniums 100 (vergleiche die Einteilung der Tabelle 2). Für Vitallium und Durallium LG beobachtet man ein großkristallines Gußgefüge, welches aus zwei leicht zu unterscheidenden Phasen besteht: einer hellgrauen Matrix, welche kleine dunkle Teilchen einschließt: Karbidniederschläge, die der Legierung ihre besondere Härte geben, aber andererseits auch ihre Verformbarkeit stark herabsetzen. Die Stellite werden als Ausformung einer festen Lösung der Grundlegierung betrachtet, zum Beispiel aus Chrom und Kobalt, welche die Matrix bildet, zu welcher Elemente begrenzter Löslichkeit zugegeben werden, die inkongruente Elemente genannt werden. Diese sättigen und verstärken die feste Lösung und bilden neue Phasen. Sie bestehen im allgemeinen aus Nickel, wie beim Durallium LG, welches die Löslichkeit der inkongruenten Elemente erhöht und eine verformbarere Phase als die Chrom-Kobalt-Phase bildet. Die Anwesenheit von Chrom ist, obwohl sie zur Bruchanfälligkeit der Legierung beiträgt, unentbehrlich, um Oxydation und die Korrosionsneigung zu verhindern. Inkongruente Elemente mit hohem Schmelzpunkt wie Tantal, Titan, Molybdän und Zirkonium sind in verschiedenen Konzentrationen anzutreffen und wirken auf zweierlei Weise, um die Festigkeit der Legierung zu steigern: indem sie mit dem vorhandenen Kohlenstoff von 0,1 bis 0,8% Karbide bilden und indem sie die feste Lösung selbst verstärken.

Eine dritte Art der Härtesteigerung tritt in den an Nickel angereicherten Legierungen, welche gleichzeitig Titan oder Aluminium enthalten, auf. Hier werden intermetallische Verbindungen vom Typ $Ni_3Al$ oder $Ni_3Ti$ gebildet, welche eine Härtesteigerung der Legierung durch Präzipitatbildung herbeiführen, wie das beim Ticonium 100 der Fall ist (Abb. 1e und 1f).

Der Hauptunterschied in der Mikrostruktur der drei erwähnten Legierungen liegt in der Natur und der Verteilung der Karbide: eine erhöhte Anzahl der sowohl im Korninnern als auch an den Korngrenzen verteilten Partikel für das Vitallium (Abb. 1a und 1b); eine beschränkte Anzahl der Partikel im Korninnern, aber das Vorkommen von Karbiden eines anderen Typs mit perlitischer Anhäufung an den Korngrenzen für das Durallium LG (Abb. 1c und 1d); schließlich Niederschläge mit rein perlitischem Charakter (Lamellen) an den Korngrenzen, umgeben von einem Hof, welcher etwas dunkler als die Matrix ist und einem nadelförmigen Niederschlag, wahrscheinlich von $Ni_3Al$, entspricht, im Fall vom Ticonium 100 (Abb. 1e und 1f).

Als Hauptcharakteristika der Stellite seien hier festgehalten:

1. daß sie große Kristalle bilden,
2. daß sie hauptsächlich aus einer die Matrix bildenden festen Lösung bestehen,
3. daß diese Matrix durch drei mögliche und manchmal gleichzeitige Vorgänge verstärkt werden kann:
   – die Bildung von Karbiden;
   – die Härtung der festen Lösung durch inkongruente Elemente;
   – durch den Niederschlag intermetallischer Verbindungen.

Die Abbildung 2 zeigt das charakteristische Schliffbild einer Goldlegierung vom Typ IV: Protor 3*. Der Hauptunterschied besteht in der Ausbildung kleinerer Kristalle und der Anwesenheit einer einheitlichen Phase.

Während die Zahl und die Verteilung der Karbide bei den Chrom-Kobalt-Legierungen, Chrom-Kobalt-Nickel- oder Chrom-Nickel-Legierungen empfindlich mit den Schmelz- und Gußbedingungen und mit dem Legierungstyp variieren und sich auf diese Weise in der Folge die Dehnungseigenschaften der Legierung deutlich ändern, wird die Härtesteigerung der Goldlegierungen durch den Übergang einer ungeordneten in eine geordnete Struktur der festen Lösung Gold–Kupfer erreicht, welcher Vorgang weniger empfindlich auf die Schmelz- und Gußbedingungen reagiert.

* Cendres et Métaux, Biel, Schweiz.

# Die vernunftgemäße Wahl einer Legierung für das Gerüst der abnehmbaren Teilprothese

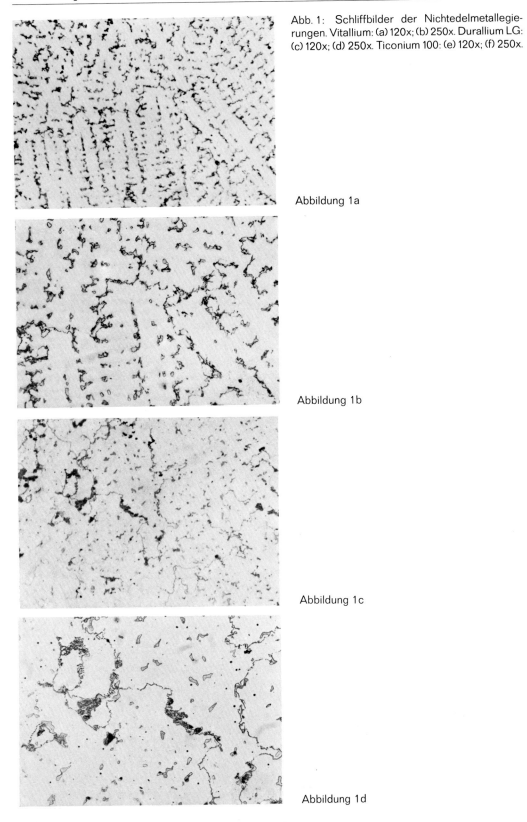

Abb. 1: Schliffbilder der Nichtedelmetallegierungen. Vitallium: (a) 120x; (b) 250x. Durallium LG: (c) 120x; (d) 250x. Ticonium 100: (e) 120x; (f) 250x.

Abbildung 1a

Abbildung 1b

Abbildung 1c

Abbildung 1d

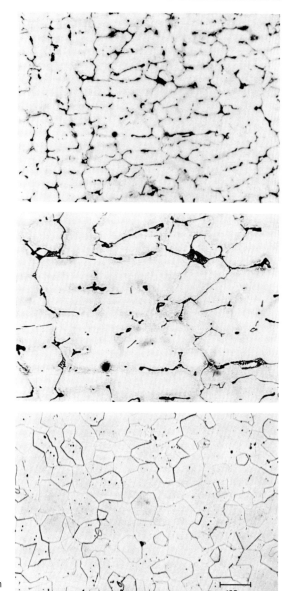

Abbildung 1e

Abbildung 1f

Abb. 2: Schliffbild einer Goldlegierung vom Typ IV im vergüteten Zustand (Protor 3, 120x).

Während die für die Gerüste der abnehmbaren Teilprothese verwandten Goldlegierungen vom Typ IV keine bedeutenden Änderungen ihrer Zusammensetzung erfahren haben, kann dies für die unedlen Legierungen nicht gesagt werden. In weniger als zehn Jahren wurden die klassischen Chrom-Kobalt-Legierungen auf verschiedene Weise modifiziert, besonders aber aufgrund der Arbeiten von *Kamal Asgar* und *Floyd A. Peyton*[1 bis 3] von der Universität Michigan in den USA. Das Hauptziel dieser Arbeiten wurde darin gesehen, einige der den Stelliten eigenen Mängel zu überwinden, besonders aber ihre geringe Dehnung. Trotz aller Anstrengungen, die Einbettung und das Gußverfahren zu vervollkommnen, konnte keine wesentliche Verbesserung der mechanischen Eigenschaften erreicht werden. Dies war auch der Ansatz für *Asgar*[3], hieraus die Forderung abzuleiten, neue Nichtedelmetallegierungen zu entwickeln, welche den Ansprüchen der Zahnmedizin besser entsprechen würden. Sein Wunsch erfüllte sich, und die Tabelle 2 versucht, eine Einteilung der Nichtedelmetallegierungen, welche heute erhältlich sind oder in naher Zukunft auf den Markt kommen werden, in bezug auf ihre Zusammensetzung zu geben:

**Tabelle 2:** Einteilung der Nichtedelmetall-legierungen für die Teilprothetik

**Grundzusammensetzung**

| | |
|---|---|
| Vitallium | Co 62–66% |
| Haynes Stellite 21 | Cr 27–30% |
| Wisil | Mo 5% |

**Modifikationen der Grundzusammensetzung**

| | |
|---|---|
| Ticonium 50 | Cr – Co – Ni Zusatz von Cu und Be |
| Ticonium 100 | Cr – Ni Zusatz von Al |
| Nobilium | Cr – Co Zusatz von Ga |

**Kürzlich entwickelte Legierungen**

| | |
|---|---|
| Durallium LG (*Asgar*) | Cr – Co – Ni reduzierter Gehalt an C und Mo |
| Crutanium (*Krupp*) | Cr – Co – Ni reduzierter Gehalt an Mo Zusatz von Ti |
| $A_{11}B_{11}$ (experimentell, *H. Mohammed*) | Cr – Co – Ni Zusatz von Ta |

In dieser Tabelle erscheint der klassische Typ, vertreten durch zwei Dentallegierungen, das Vitallium[1] und das Wisil[2], und eine Industrielegierung als Modell, das Stellite 21 von *Haynes*[3]. Die Grundzusammensetzung dieser drei Legierungen besteht aus 62–66% Kobalt, 27–30% Chrom, 5% Molybdän und mehreren geringeren Zuschlägen, darunter der Kohlenstoff.

Dann findet man (in dieser Tabelle) drei Beispiele von Modifikationen dieser ursprünglichen Zusammensetzung: das Ticonium 50[4] mit dem Zusatz von Nickel und kleineren Anteilen von Kupfer und Beryllium. Die Anwesenheit dieses letzten, übrigens sehr toxischen Elementes ermöglicht eine deutliche Herabsetzung der Schmelztemperatur. Das Ticonium 100[4] enthält kein Kobalt, welches durch Nickel ersetzt ist. Ticonium 100 gehört damit einer neuen Legierungsfamilie an, den Chrom-Nickel-Legierungen, welche auch in der Brückenprothetik Anwendung finden, besonders für die Herstellung von metallkeramischen Arbeiten, wie im Fall der deutschen Legierung Wiron S[5], und für Kronen und Brücken, wie im Fall der französischen Legierung Ducinox[6] beispielsweise. Der Zusatz des Elements Aluminium im Ticonium 100 ermöglicht eine Härtesteigerung der Legierung durch den Niederschlag einer intermetallischen Verbindung vom Typ $Ni_3Al$, wie wir es bereits oben beschrieben haben. Die Schmelztemperatur ist ebenfalls durch den Zusatz von Beryllium erniedrigt. Die Grundzusammensetzung des Nobiliums[7] entspricht der der Stellite, jedoch mit dem Zusatz von Gallium, welches hauptsächlich eine Verbesserung der Zugfestigkeit bewirkt. Aber keine dieser drei Legierungsvarianten konnte indessen die Werte für die Dehnung verbessern, welche nur im Bereich von 1 bis 2% liegen.

Kürzlich entwickelte *Asgar*[4] eine neue Chrom-Kobalt-Nickel-Legierung, welche eine deutlich höhere Dehnung aufweist und somit den größten Nachteil dieser Legierungen aufhebt. Dies wurde hauptsächlich dadurch erreicht, daß der Gehalt an Molybdän und Kohlenstoff vermindert wurde. Diese Legierung ist jetzt im Handel unter dem Namen Durallium LG[8] erhältlich. Einen anderen Fortschritt erzielte das Haus Krupp in Deutschland mit der Entwicklung des Crutaniums[9]. Auch hier handelt es sich um eine Legierung auf Chrom-Kobalt-Nickel-Basis, aber mit dem Zusatz von Titan. Neben der bereits beim Durallium LG zu beobachtenden Verbesserung der Dehnung verbessert der Zusatz von Titan deutlich die Werte für die Zugfestigkeit, indem es einen Mechanismus der Härtesteigerung durch den Niederschlag eines Reaktionsproduktes des Titans mit dem Nickel einleitet[5].

Die letzte genannte Legierung, welche als $A_{11}B_{11}$ bezeichnet ist, wurde an der Universität Michigan durch *Hamdi Mohammed*[6,7] ent-

---

[1] Austenal Co., Division of Howe Sound Co., Chicago, USA.
[2] Friedr. Krupp GmbH, Widia-Fabrik, Essen.
[3] Haynes Stellite Division, Union Carbide Corp., Kokomo, Ind., USA.
[4] Ticonium Division, CMP Industries, Albany, N.Y., USA.
[5] Bremer Goldschlägerei Wilh. Herbst, Bremen.
[6] Ugine Carbone, Grenoble, Frankreich.
[7] Nobilium Products, Inc., Chicago, USA.
[8] J. F. Jelenko & Co., LG Division, Chicago, USA.
[9] Friedr. Krupp GmbH, Widia Fabrik, Essen.

Abb. 3: Mechanische Eigenschaften. (a) Spannungs-Dehnungs-Diagramm. (b) Zähigkeit.

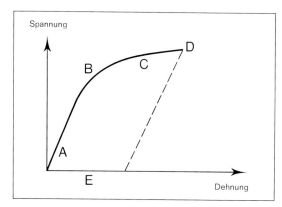

Abbildung 3a

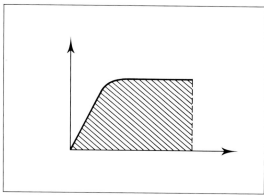

Abbildung 3b

wickelt und ist ein Produkt einer größeren Serie von Legierungen auf Chrom-Kobalt-Nickel-Basis mit dem Zusatz verschiedener Mengen Tantal. Durch die sorgfältige Wahl des Gehaltes an Tantal erreicht man ein breites Spektrum verbesserter mechanischer Eigenschaften, verbesserte Zugfestigkeit, erhöhte Werte für die Dehnung und die Härte, welche diese Legierung sowohl für die Anforderungen der abnehmbaren Teilprothese als auch als Kronen- und Brückenmaterial geeignet erscheinen lassen. Die hier erwähnte Legierung entspricht besonders den Forderungen der abnehmbaren Teilprothese.

## Die praktische Bedeutung der mechanischen Eigenschaften

Die kürzlich für die abnehmbare Teilprothese entwickelten Nichtedelmetallegierungen unterscheiden sich von ihren Vorläufern durch verbesserte mechanische Eigenschaften. Es ist daher notwendig, nunmehr auf die Bedeutung dieser mechanischen Eigenschaften und auf ihre Auswirkung auf die Verarbeitung dieser Materialien einzugehen.

Die Abbildung 3a zeigt die bekannte Spannungs-Dehnungs-Kurve mit ihren verschiedenen Charakteristika. Die Spannung ist definiert durch die angelegte Belastung, bezogen auf die Flächeneinheit, während die Deformation gegeben ist durch die Dehnung, bezogen auf die Ausgangslänge des Versuchskörpers.

Die Kurve wird in einem elastischen Teil, A, welcher einer Strecke entspricht, bis zu der die Deformationen reversibel sind, und einen plastischen Teil, C, unterteilt. Im plastischen Teil sind die durch die Belastung hervorgerufenen Formveränderungen bleibend. Die Proportionalitätsgrenze, B, oder Elastizitätsgrenze bezeichnet den Übergang der elastischen Zone in die plastische Zone, während die Zerreißgrenze, D, dem Zerreißen des Versuchskörpers entspricht. Die Verlängerung, welche der Prüfkörper bis zum Augenblick des Bruchs erlitten hat, dividiert durch dessen ursprüngliche Länge, wird als Dehnung der Legierung, E, bezeichnet.

Die angelegte Spannung, bezogen auf die

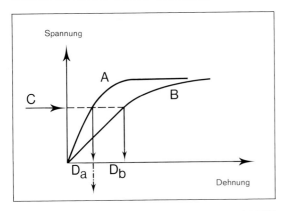

Abb. 4: Praktische Bedeutung des Elastizitätsmoduls. (a) Bei gleichmäßiger Dehnung ist die Verformung um so schwächer, je größer der Elastizitätsmodul ist. (b) Bei gleichmäßiger Deformierung wächst der von der Legierung entgegengesetzte Widerstand gegen die Verformung proportional mit dem Elastizitätsmodul.

Abbildung 4a

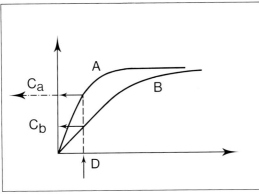

Abbildung 4b

Formveränderung im elastischen Teil der Kurve, bestimmt den **Elastizitätsmodul** oder Young-Modul der Legierung. Dieser gibt einen brauchbaren Anhalt für die Steifheit eines Metallteiles, zum Beispiel ein Gerüst: Je größer der Elastizitätsmodul der Legierung, je größer ist die Steifheit des Gerüstes.
Ein anderer interessanter Wert ist die **Zähigkeit**; diese ist proportional der Energie, welche nötig ist, den Prüfkörper reißen zu lassen. Diese Energie wird durch die schraffierte Fläche der Abbildung 3b unterhalb der Kurve dargestellt. Von zwei Legierungen mit derselben Zerreißgrenze weist daher diejenige die höhere Zähigkeit auf, welche die größere Dehnung besitzt.
Das Spannungs-Dehnungs-Diagramm gibt aufgrund seiner vielfachen Information Aufschluß über die Güte eines Werkstoffes. In einer Zerreißmaschine erhält man auf einfache Weise die entsprechende Kurve für den zu untersuchenden Prüfkörper.
Unter den wichtigen Werten, die hier beschrieben wurden, wird der Elastizitätsmodul häufig vernachlässigt, obwohl er oft entscheidende Aussagen für die Wahl einer Legierung ermöglicht.
Die Abbildung 4 erklärt die wichtige praktische Bedeutung des Elastizitätsmoduls. Es werden zwei Spannungs-Dehnungs-Kurven eines Stellites, A, mit einem Elastizitätsmodul von etwa 22 000 kg/mm² und einer Goldlegierung, B, mit einem Elastizitätsmodul von etwa 10 000 kg/mm² miteinander verglichen. Im Fall der Einwirkung der gleichen Spannung, C, (Abb. 4a), wie sie für das Beispiel der Kaukraft gilt, wird die Legierung mit dem höheren Elastizitätsmodul weniger verformt werden (Deformation $D_a$) als die mit dem kleineren Elastizitätsmodul, wie die Goldlegierung (Deformation $D_b$). Man sieht, daß die höhere Steifheit eines Metallteiles dem höheren Elastizitätsmodul der Legierung zugeordnet ist. Und wenn man jetzt eine Verformung, D, betrachtet (Abb. 4b), wie sie beispielsweise bei der Öffnung des Retentionsarmes einer Klammer auftritt, in dem Moment, in dem sie über die Wölbung eines Zahnes gleitet, so bemerkt man, daß man an die Legierung mit dem höheren Elastizitätsmodul eine größere Spannung $C_a$ anlegen

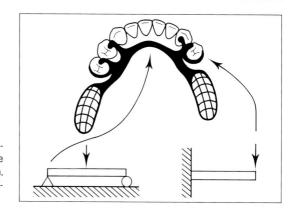

Abb. 5: Mechanische Eigenschaften eines Prothesengerüsts. Der Lingualbügel verhält sich wie ein einfach auf zwei Lager aufgelegter Balken, die Klammer wie ein einseitig fixierter Freiendbalken.

muß, um die Verformung des Armes zu erhalten. Entsprechend ist die von der Zahnwölbung ausgeübte Retentionskraft größer.

## Mechanisches Verhalten eines Prothesengerüstes

Nach diesem kurzen Überblick über die für die Wahl einer Legierung wichtigen mechanischen Eigenschaften ist es angebracht, das mechanische Verhalten des Gerüstes einer Teilprothese etwas näher zu betrachten.

Die Abbildung 5 zeigt ein klassisches Gerüst für die bilaterale Freiendprothese, an dem man zwei unterschiedliche Teile erkennt: den Lingualbügel und die Retentionsarme der Klammern, welche unterschiedliche Funktionen zu bewältigen haben. Der Lingualbügel sollte so starr wie möglich sein, um dem Gerüst die genügende Steifheit zu sichern, während der Retentionsarm genügend flexibel sein sollte, um im Moment des Einsetzens der Prothese über die Zahnwölbung zu gleiten. Bekanntlich wird für ein klassisches Prothesengerüst aus einer Chrom-Kobalt-Legierung die unterschiedliche Starrheit von Lingualbügel und Retentionsarmen der Klammern durch Variationen der Dimensionen der einzelnen Teile erreicht. Aus der Abbildung 5 kann man weiter ersehen, daß beide Teile in ihrer speziellen Funktion für das Prothesengerüst mit zwei einfachen mechanischen Modellen verglichen werden können: der Lingualbügel mit einem an beiden Enden unterstützten Balken und der Retentionsarm der Klammer mit einem an einem Ende festgemauerten Freiendbalken.

Um die Analyse zu vereinfachen, nehmen wir an:

1. daß die Kräfte in der Mitte zwischen den beiden Auflagepunkten für den einfach auf zwei Lager gelegten Balken und am freien Ende des Freiendbalkens angreifen;
2. daß es sich um geradlinige, nicht gebogene Balken handelt.

Mit Hilfe solcher Modelle ist es möglich, die Grenzwerte für die Kräfte zu bestimmen, die gerade noch keine bleibende Formveränderung des Balkens beziehungsweise des entsprechenden Prothesenteils hervorrufen und somit die maximale Durchbiegung für diese Höchstkräfte ist.

Das rechnerische Vorgehen hierzu ist im einzelnen im Anhang beschrieben, ebenso wie die gebrauchten mathematischen Formeln, welche den klassischen Theorien für die mechanische Prüfung von Werkstoffen entsprechen[8, 9].

Die Gleichungen (9), (10) und (11), welche es erlauben, die höchstzulässige Belastung zu bestimmen, und (12) bis (17), welche es ermöglichen, die maximale Durchbiegung des Balkens zu berechnen, werden alle durch zwei Gruppen von Faktoren beeinflußt: denen, welche durch die mechanischen Eigenschaften des Werkstoffs gegeben sind, wie die Elastizitätsgrenze und der Elastizitätsmodul, und jenen, welche aus der Form des Balkens resultieren, wie das Trägheitsmoment, der Abstand der Unterstützungspunkte des Balkens und die Länge des Balkens.

Indem man beiden Typen des Balkens eine genau definierte Form und Größe gibt, die den entsprechenden Prothesenelementen soweit wie möglich entspricht, ist es möglich, das Verhalten verschiedener Legierungen zu studieren und so objektive Kriterien für eine

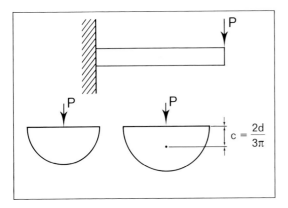

Abb. 6: Mechanisches Modell einer Klammer: Freiendbalken mit halbkreisförmigem Querschnitt und Einwirken der Kraft auf die ebene Fläche.

Abb. 7: Mechanische Modelle eines Lingualbügels: a) einfach auf Lager aufgelegter Balken; an beiden Enden fixierter Balken (Modell von Gerüsten auf festen Präparationen, z. B. mit Hilfe von Geschiebeklammern vom Typ Équipoise). b) Halbrunder Querschnitt mit Einwirken der Kraft auf die konvexe Fläche.

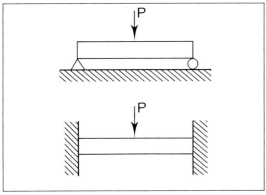

Abbildung 7a

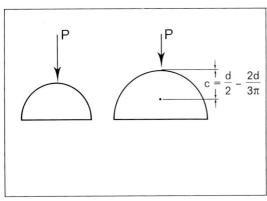

Abbildung 7b

materialgerechte Wahl einer Legierung für das Gerüst der abnehmbaren Teilprothese zu erhalten.

### Prüfung des Verhaltens einiger Legierungen

Um diese Prüfung durchzuführen, haben wir das Modell einer Klammer und eines Lingualbogens festgelegt.
Die Abbildung 6 zeigt das Modell und die Dimensionen, welche der Prothesenklammer entsprechen. Es besteht aus einem Freiendbalken von 15 mm Länge und halbrundem Querschnitt, an den punktförmig eine Kraft P am freien Ende des Balkens und in der Mitte der planen Fläche angelegt wird. Diese Fläche entspricht dem Teil der Klammer, welcher mit der lingualen, distalen und vestibulären Zahnoberfläche in Kontakt steht. So wie die Klammer aus einem relativ starren Stützarm mit größerem Querschnitt und einem biegsamen Retentionsarm mit geringerem Querschnitt

**Tabelle 3:** Die wichtigsten mechanischen Eigenschaften der untersuchten Legierungen

| Legierung | Bezeichnung | Elastizitätsgrenze (kg/mm²) | Zerreißgrenze (kg/mm²) | Dehnung (%) | Elastizitätsmodul (kg/mm²) | Literaturangabe |
|---|---|---|---|---|---|---|
| Vitallium | A | 50 | 65 | 1,5 | 20 000 | 4 |
| Ticonium 100 | B | 71 | 82 | 1,7 | 19 000 | 4 |
| Durallium LG | C | 52 | 70 | 7–10 | 22 000 | 4 |
| $A_{11}B_{11}$ | D | 63 | 87 | 10 | 21 500 | 6 |
| Typ IV: Gold, gehärtet | E | 60–70 | 80–87 | 12 | 10 000 | 10 |
| Golddraht | F | 90 | 100–120 | 7–12 | 11 000 | 10 |
| PGP-Draht | G | 56 | 88 | 15 | 12 000 | 11 |

besteht, hat man dem Querschnitt des Balkens, d, zwei verschiedene Stärken, die etwa den Extremwerten entsprechen, gegeben.

Die Abbildung 7 zeigt das Modell und die Größenordnung des dem Lingualbügel entsprechenden Prüfkörpers. Der einfach auf zwei Lager gelegte Balken der Abbildung 7a stellt den Lingualbügel eines klassischen Gerüstes dar, vergleichbar dem der Abbildung 5, während der an beiden Enden fixierte Balken mehr einem Gerüst mit Geschiebeklammern vom Typ Équipoise, welche in festen Präparationen fixiert sind, entspricht. Die punktförmig angreifende Kraft P wird an der halbkreisförmigen Oberfläche des Balkens angelegt (Abb. 7b).

Die untersuchten Legierungen sind aus der Tabelle 3 ersichtlich.

Die gezogenen Klammerdrähte aus Gold waren durch Lötstellen mit dem Gerüst verbunden, während der PGP-Draht (Platin – Gold – Palladium) ein vorgefertigter Draht ist, welcher sich direkt durch Anguß mit der Nichtedelmetallegierung des Gerüstes verbindet.

Die Resultate der theoretischen Berechnungen mit Hilfe der im Anhang beschriebenen Formeln sind aus den drei folgenden Abbildungen ersichtlich.

Die Abbildung 8 zeigt die maximal mögliche Kraft, welche den Balken gerade noch nicht bleibend verformt, für ein Klammermodell (links) und das Modell eines Lingualbügels (rechts). Es ist klar ersichtlich, daß die Verdoppelung des Durchmessers des halbrunden Drahtes die Klammer eine achtfach höhere Kraft ertragen läßt, während für den Lingualbügel eine Vergrößerung des Durchmessers um 1 mm (von 3 auf 4 mm) diesem erlaubt, einer etwa zweieinhalbfachen größeren Kraft zu widerstehen. Man bemerkt weiter, daß die Kräfte für die Klammer 2 kg nicht übersteigen, während sie sich für den Lingualbügel zwischen 5 und 17 kg bewegen. Da die Berechnungen dieser Kräfte besonders von der Elastizitätsgrenze der untersuchten Werkstoffe abhängen, ist es nicht überraschend, wenn sich die Legierungen B und F deutlich von den anderen abheben.

Die Abbildung 9 zeigt die maximale elastische Durchbiegung, welche beim Anlegen der maximalen Kraft, wie in der vorigen Abbildung gezeigt, auftritt. In diesem Fall spielt der Elastizitätsmodul eine für die Berechnung der Formveränderungen entscheidende Rolle: Je höher die Steifheit eines Metallteiles aus einer Legierung mit erhöhtem Modul, je weniger ausgeprägt ist die Formveränderung. Da die Goldlegierungen E, F und G relativ flexibel sind, erscheint ihre Formveränderung größer als die der Nichtedelmetallegierungen. Die Elastizität der Goldlegierungen kann ein Vorteil für die Verarbeitung von Klammern sein, nicht jedoch für den Lingualbügel, für den andere Kriterien entscheidend sind. Andererseits erklärt sich der Einfluß der Formgebung der Klammern auf einfachste Weise aus den Werten für die maximalen Kräfte innerhalb der Elastizitätsgrenze. Indem man den Durchmesser des halbrunden Drahtes verdoppelt, vermindert man die Durchbiegung der Klam-

# Die vernunftgemäße Wahl einer Legierung für das Gerüst der abnehmbaren Teilprothese

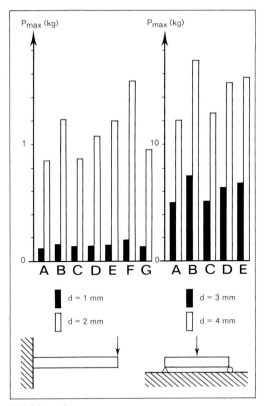

Abbildung 8

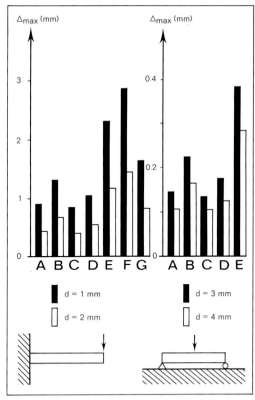

Abbildung 9

mer um die Hälfte, während die Vergrößerung des Durchmessers für den Lingualbügel von 3 auf 4 mm in einer Verminderung der Durchbiegung auf ¾ derjenigen Werte für den schwächeren Querschnitt resultiert. Dieser geringe Einfluß der Formgebung der Klammern erklärt sich teilweise aus der Tatsache, daß die Formvariationen der gewählten Prüfkörper gleichzeitig eine deutliche Vergrößerung der maximal zulässigen Kraft zur Folge hatten.

Die Abbildung 10 schließlich gibt den Vergleich der erhaltenen Werte für den einfach auf zwei Lager gelegten Balken und einen Balken, dessen beide Enden fixiert sind (entsprechend einem Lingualbügel eines Gerüstes mit Geschiebeklammern vom Typ Équipoise) wieder. Sind die Abmessungen der Balken gleich, so kann der fixierte Balken eine zweifach höhere Kraft ertragen als der einfach auf zwei Lager gelegte Balken, während seine maximale Deformation nur die Hälfte der Werte für den nicht fixierten Balken beträgt.

Aus dem Studium der drei Abbildungen ergibt sich:

1. daß die Vergrößerung des Durchmessers des Balkens eine sehr starke Vergrößerung der zulässigen maximalen Kraft erlaubt, aber die damit einhergehende Deformation weniger stark verringert;

2. daß sich der Unterschied der Nichtedelmetallegierungen und der Goldlegierungen für das Prothesengerüst mehr in der zu beobachtenden Deformation als in der maximal zulässigen Belastung ausdrückt;

3. daß sich die fixierten Balken günstiger als die einfach auf Lager gelegten Balken verhalten, da sie eine Erhöhung der Maximalbelastung und eine Verminderung der Deformation gewährleisten.

Diese Ergebnisse liefern die notwendigen Werte für die vernunftgemäße Wahl der Legierung, welche am besten zur Verarbeitung

Prüfung des Verhaltens einiger Legierungen

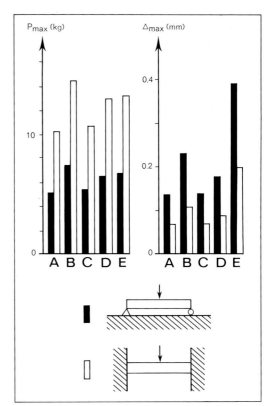

Abb. 8: Maximal zulässige Kräfte, welche gerade noch keine bleibende Deformation hervorrufen: links Werte für Klammern, rechts für Lingualbügel (einfach aufliegender Balken).

Abb. 9: Eingetretene Formveränderungen durch Anlegen der Kräfte bis zum Erreichen der Elastizitätsgrenze: links Klammern; rechts Lingualbügel.

Abb. 10: Vergleich einfach aufruhender und fixierter Balken. Links maximal zulässige Kräfte; rechts maximale Formveränderungen.

Abbildung 10

für das Gerüst der Teilprothese geeignet ist. Man bemerkt sofort, daß die Goldlegierungen aufgrund ihres geringeren Elastizitätsmoduls, der eine größere Deformierung zuläßt, weniger als die Nichtedelmetallegierungen für die Herstellung eines Lingualbügels geeignet sind.

Für eine Klammer dagegen ist die Wahl nicht so eindeutig. Natürlich soll man eine Legierung wählen, die eine große Belastung erträgt, doch kann die Wahl zwischen zwei Lösungen in bezug auf die Elastizität getroffen werden. Das Ausmaß der Durchbiegung innerhalb der Elastizitätsgrenze sollte ausreichend groß gewählt werden, um das Gleiten des Retentionsarmes über eine ausgeprägte Zahnwölbung zu ermöglichen. Die erste Lösung besteht darin, eine relativ starre Klammer zu wählen, wie es der Fall wäre mit der Legierung A (Vitallium), und die andere entspricht einer sehr flexiblen, aus einem Golddraht gefertigten gebogenen und an das Gerüst gelöteten Klammer (Legierung F). Die richtige Ent-

scheidung wird in diesem Fall mehr aus klinischen als aus mechanischen Erwägungen heraus getroffen werden und wird wahrscheinlich von der Widerstandskraft der Pfeilerzähne bestimmt werden.

Wie dem auch sei, es muß noch ein anderer Faktor in diese Berechnungen einbezogen werden: Es handelt sich um die Zähigkeit des Materials. Die Zähigkeit ist definiert als das Verhältnis zwischen Dehnung und Zerreißfestigkeit. In den untersuchten Beispielen scheinen zwei Legierungen, A und C, die gleichen Leistungen aufzuweisen, was die maximale Belastung und den Wert für die Elastizitätsgrenze betrifft. Dagegen unterscheiden sie sich vollkommen, wenn man ihre Zähigkeit betrachtet. Durch die etwa siebenmal erhöhte Dehnung zeigt die Legierung C eine viel höhere Zähigkeit als die Legierung A.

So muß man, wenn die klinische Situation die Wahl einer relativ starren Klammer empfiehlt, eine Nichtedelmetallegierung mit genügend großer Zähigkeit wählen, d. h. eine Legierung mit einer großen Dehnung. Dies ist besonders wichtig bei Klammern, welche eine relativ niedrige maximale Dehnbarkeit aufweisen, da man sonst eines Tages riskiert, daß diese Klammern über ihre Elastizitätsgrenze hinaus belastet werden, beispielsweise während eines ungeschickten Einsetzens der Prothese. Die Legierung A mit ihrer schwachen Dehnung bietet da nur eine geringe Sicherheitsreserve zwischen der Fließgrenze und der Zerreißgrenze, während die Legierungen B oder C eine annehmbare Reserve bleibender Deformation vor dem Bruch bieten: Die Klammer wird verbogen, aber bricht nicht.

So hat der praktische Zahnarzt jetzt genau das zur Hand, was er benötigt: ein zähes und sehr festes Material, um einen steifen Lingualbügel zu erhalten, wie die neuen Nichtedelmetallegierungen mit hohen Werten für die Dehnung, und zwei Materialien für die Klammern: ein flexibles Material, den gezogenen Golddraht, und ein Material großer Festigkeit und Zähigkeit: die neuen Nichtedelmetalllegierungen.

Abschließend kann gezeigt werden, wie möglichst haltbare Prothesengerüste angefertigt werden können. Drei Elemente spielen hierbei eine Rolle:

1. die Wahl des bestgeeigneten Werkstoffs,

2. funktions- und werkstoffgerechte Planung des Gerüsts,

3. eine strenge Kontrolle der Schmelz- und Gußbedingungen.

Der erste Punkt erlaubt seinerseits die Wahl zwischen drei Möglichkeiten:

a) den Gebrauch einer einzigen Legierung für die verschiedenen Gerüstelemente und die Retentionsarme der Klammern, welches die Wahl einer Legierung mit gleichzeitig erhöhter Zerreißgrenze, erhöhter Dehnung, erhöhter Fließgrenze und erhöhtem Elastizitätsmodul voraussetzt – diese vier Eigenschaften geben dem Gerüst eine hohe Zähigkeit, hohe zulässige Belastungen für die Retentionsarme der Klammern und eine ausreichende Festigkeit für das gesamte Gerüst;

b) den Anguß einer Nichtedelmetallegierung mit relativ niedriger Schmelztemperatur (wie Legierung B) an eine gebogene Drahtklammer (wie Legierung G), eine einfache Methode und verhältnismäßig sicherer als die Lötung.

c) Gebogene Golddrahtklammern werden an ein Gerüst aus einer Nichtedelmatellegierung angelötet, was erlaubt, große Elastizität der Retentionsarme der Klammern mit einer hohen Steifheit des Gerüstes zu kombinieren; immerhin muß aber daran erinnert werden, daß die Lötung manchmal schwierig ist und zu enttäuschenden Ergebnissen führt, wenn der Draht überhitzt wurde.

Die optimale Planung eines Prothesengerüstes sollte funktionelle Forderungen, korrekte Wahl der Materialstärken und ästhetische Belange berücksichtigen.

Zuletzt kann nur durch eine peinlich genaue Kontrolle der Schmelz- und Gußbedingungen durch einen erfahrenen Techniker das Optimum der Eigenschaften einer Legierung erreicht und erhalten werden.

Die für die Herstellung des Gerüstes der Teilprothese verwandten Werkstoffe haben in letzter Zeit viel Verbesserungen erfahren, besonders als Ergebnis systematischer wissenschaftlicher Untersuchungen.

Die Kenntnis dieser Verbesserungen und ihrer Bedeutung für das Verhalten des Prothesengerüsts erlaubt dem praktischen Zahnarzt dessen Herstellung besser zu überwachen. Möge diese Arbeit dazu beitragen!

## Anhang

### 1. Mathematische Formeln, um die Verformung der Balken zu berechnen

Ein Balken, der einer punktförmigen Belastung unterworfen wird, biegt sich bogenförmig durch. Im Fall eines einfach aufruhenden Balkens, auf den eine Kraft in der Mitte zwischen beiden Lagern einwirkt, wird die der einwirkenden Kraft zugewandte Fläche des Balkens konkav und die abgewandte Fläche konvex verformt werden. Die Kristalle (Fasern) des Werkstoffes werden an der Oberfläche der konkaven Fläche in Richtung der Längsachse des Balkens komprimiert, während die außen an der konvexen Fläche gelegenen Kristalle gestreckt und auseinandergezogen werden. Im Innern des Balkens befindet sich eine Übergangszone zwischen den Zug- und Druckkräften, und die Linie, wo sich beide

Kräfte aufheben, wird neutrale Achse genannt. Diese Achse läuft notwendigerweise durch die Zentroide, welche im allgemeinen mit dem geometrischen Zentrum des Balkenquerschnitts zusammenfällt.

Die Spannungen, denen die Balken unter Einwirkung einer punktförmigen Belastung ausgesetzt ist, sind an den konkav und konvex durchgebogenen Oberflächen am größten. Die maximale Spannung wird durch die Gleichung ausgedrückt:

(1) $S_{max} = \dfrac{M c}{I}$,

wobei
M das Biegemoment,
c der Abstand der äußeren Faserschicht von der neutralen Achse,
I das Trägheitsmoment, bezogen auf den Balkenquerschnitt, ist.

Im Fall halbrunder Balken ist das Trägheitsmoment:

(2) $I = \dfrac{d^4 (9\pi^2 - 64)}{1152 \pi}$,

wobei d der Durchmesser des Halbkreises ist.

Der Abstand C der neutralen Achse von der planen Fläche eines halbrunden Balkens ist:

(3) $C = \dfrac{2d}{3\pi}$,

während der Abstand der neutralen Achse von der konvexen Fläche mit

(4) $C = \dfrac{d}{2} - \dfrac{2d}{3\pi}$,

berechnet wird.

Das Biegemoment M variiert mit der Art des betrachteten Balkens und mit dem Punkt des Balkens, für den man es berechnet: Es ist Null am Angriffspunkt der Belastung und erreicht seinen Höchstwert an den Abstützungs- oder Lagerpunkten des Balkens.

Für einen Freiendbalken gilt:

(5) $M = PL$,

wobei P die angelegte Kraft,
L die Länge des Balkens ist.

Für einen einfach aufruhenden Balken gilt:

(6) $M = \dfrac{PL}{4}$

Für einen an seinen beiden Enden fixierten Balken gilt:

(7) $M = \dfrac{PL}{8}$

Man sieht, nach den Gleichungen (5), (6), (7) und (1), daß das Biegemoment M direkt proportional der angelegten Kraft P ist und daß die maximale Spannung auf die äußeren Fasern $S_{max}$ direkt proportional dem Biegemoment M ist.

Man kann hieraus auch ableiten, daß:

1. die maximale Spannung eines einer angelegten Kraft unterworfenen Balkens sich einmal im Bereich der äußeren Faserschicht und zweitens im Bereich der Stützpunkte oder Auflagen befindet, da dort das Biegemoment am größten ist;

2. diese Spannung nicht die Elastizitätsgrenze des benutzten Werkstoffes überschreiten darf, wenn man vermeiden will, daß sich der Prüfkörper bleibend verformt;

3. Es gibt eine maximale oder zulässige Grenzbelastung, für die die maximale dem Balken auferlegte Spannung gleich der Elastizitätsgrenze des Materials ist.

Die maximale Belastung kann berechnet werden, beispielsweise für einen Freiendbalken, indem man in die Gleichung (1) den sich aus der Gleichung (5) ergebenden Wert für M einsetzt:

(8) $S_{max} = \dfrac{P L c}{I}$,

oder nach P auflöst:

(9) $P = \dfrac{S_{max} I}{L c}$

Entsprechend erhält man für den einfach aufruhenden Balken bei Benutzung der Gleichung (6):

(10) $P = \dfrac{4 S_{max} I}{L c}$,

und für den an beiden Enden fixierten Balken:

(11) $P = \dfrac{8 S_{max} I}{L c}$

Gibt man nur für $S_{max}$ den Wert der Elastizitätsgrenze für den benutzten Werkstoff ein und definiert den Balken durch seine Parameter I, L und c, so erhält man die maximale zulässige Kraft, die gerade eben noch keine bleibende Verformung hervorruft.

Die maximale Durchbiegung bei Einwirkung einer solchen Kraft wird im Fall eines an seinem freien Ende belasteten Freiendbalkens mit der Gleichung berechnet:

(12) $\Delta_{max} = - \dfrac{P\ L^3}{3\ E\ I}$

Im Fall des einfach aufruhenden Balkens, welcher genau in der Mitte zwischen seinen beiden Lagern belastet wird:

(13) $\Delta_{max} = - \dfrac{P\ L^3}{48\ E\ I}$,

und für den beidseitig fixierten Balken:

(14) $\Delta_{max} = - \dfrac{P\ L^3}{192\ E\ I}$

In den drei Gleichungen (12), (13) und (14) bezeichnet E das Elastizitätsmodul des verwandten Materials, P die angewandte Kraft und I das Trägheitsmoment des betreffenden Abschnitts des Balkens.

Dieselben Resultate können mit Hilfe der drei folgenden Gleichungen erhalten werden, welche den Vorteil bieten, nicht die maximal zulässige Kraft einsetzen zu müssen, sondern nur die Parameter des Materials, $S_{max}$ und E.

Für den Freiendbalken:

(15) $\Delta_{max} = - \dfrac{S_{max}\ L^2}{3\ E\ c}$,

für den einfach aufruhenden Balken:

(16) $\Delta_{max} = - \dfrac{S_{max}\ L^2}{12\ E\ c}$,

und für den beidseitig fixierten Balken:

(17) $\Delta_{max} = - \dfrac{S_{max}\ L^2}{24\ E\ c}$

## 2. Errechnete Werte für verschiedene Legierungen

Die zwei folgenden Tabellen geben die numerischen Werte für die Abbildungen 8, 9 und 10 wieder.

**Tabelle A:** Errechnete Werte der maximal zulässigen Kraft $P_{max}$ und der maximalen Deformation $\Delta_{max}$ für Balken verschiedener Abmessungen

| Legierung | Bez. | $S_{max}$ kg/mm² | E x 10³ kg/mm² | Freiendbalken L = 15 mm | | | | einfach aufruhender Balken L = 25 mm | | | |
|---|---|---|---|---|---|---|---|---|---|---|---|
| | | | | d = 1 mm | | d = 2 mm | | d = 3 mm | | d = 4 mm | |
| | | | | $P_{max}$ | $\Delta_{max}$ | $P_{max}$ | $\Delta_{max}$ | $P_{max}$ | $\Delta_{max}$ | $P_{max}$ | $\Delta_{max}$ |
| Vitallium | A | 50 | 20 | 0,108 | 0,88 | 0,862 | 0,44 | 5,148 | 0,15 | 12,204 | 0,11 |
| Ticonium 100 | B | 71 | 19 | 0,153 | 1,32 | 1,224 | 0,66 | 7,311 | 0,23 | 17,330 | 0,17 |
| Durallium LG | C | 52 | 22 | 0,112 | 0,84 | 0,896 | 0,42 | 5,354 | 0,14 | 12,692 | 0,11 |
| $A_{11}B_{11}$ | D | 63 | 21,5 | 0,136 | 1,04 | 1,086 | 0,52 | 8,487 | 0,18 | 15,377 | 0,13 |
| Goldlegierung Typ IV, gehärtet | E | 65 | 10 | 0,140 | 2,30 | 1,211 | 1,15 | 6,693 | 0,39 | 15,865 | 0,29 |
| Golddraht | F | 90 | 11 | 0,194 | 2,89 | 1,552 | 1,45 | – | – | – | – |
| PGP-Draht | G | 56 | 12 | 0,121 | 1,65 | 0,965 | 0,82 | – | – | – | – |

**Tabelle B:** Errechnete Werte der maximal zulässigen Kraft $P_{max}$ und der maximalen Deformation $\Delta_{max}$ für einen Balken gleicher Größe, einfach aufruhend und beidseitig fixiert

| Legierung | Bezeichnung | L = 25 mm $P_{max}$ (kg) | | d = 3 mm $\Delta_{max}$ (mm) | |
|---|---|---|---|---|---|
| | | I | II | I | II |
| Vitallium | A | 5,1 | 10,3 | 0,15 | 0,07 |
| Ticonium 100 | B | 7,3 | 14,6 | 0,23 | 0,11 |
| Durallium LG | C | 5,4 | 10,7 | 0,14 | 0,07 |
| $A_{11}B_{11}$ | D | 6,5 | 13,0 | 0,18 | 0,09 |
| Goldlegierung Typ IV, gehärtet | E | 6,7 | 13,4 | 0,39 | 0,20 |

I = einfach aufgelegter Balken.   II = beidseitig fixierter Balken.

## Literatur

1. *Asgar, Kamal:* The relationship between the physical properties and microstructure of chromium cobalt-base alloys used in dentistry. Dissertation University of Michigan, 1959.
2. *Asgar, K.* und *Floyd A. Peyton:* Effect of casting conditions on some mechanical properties of cobalt-base alloys. J. dent. Res. 40 (1961), 73.
3. *Asgar, K.* und *F. A. Peyton:* An overall study of partial denture alloys. Interim reports January 1, 1964 to September 1, 1968. USPHS Research Grant DE-02017, National Institute of Dental Research, National Institute of Health, Bethesda, Maryland.
4. *Asgar, K., Techow, B. O.* und *Jacobson, J. M.:* A new alloy for partial dentures. J. prosth. Dent. 23 (1970), 36–43.
5. *Reisbick, M. H.* und *Caputo, A. A.:* Crutanium: A partial denture alloy containing titanium, J. dent. Res. 52 (1973), 1162.
6. *Mohammed, Hamdi:* A new dental cobalt alloy system strengthened by intermetallic compounds of tantalum. Dissertation University of Michigan, 1971.
7. *Mohammed, H.*, et al: A new dental superalloy system. I. Theory and alloy design. J. dent. Res. 52 (1973), 136. II. Mechanical properties. J. dent. Res. 52 (1973), 145. III. Microstructure and phase transformations. J. dent. Res. 52 (1973), 151. IV. X-Ray diffraction analysis. J. dent. Res. 52 (1973), 744–749. V. Embrittling phase transformations. J. dent. Res. 53 (1974), 7–14. VI. Heat treatment. J. dent. Res. 53 (1974), 379–384.
8. *Nash, William A.:* Strength of materials. Schaum Publishing Co., New York, 1957.
9. *Byars, Edward F.* und *Snyder, Robert D.:* Engineering mechanics of deformable bodies. International Textbook Co., Scranton, Pa. USA, 1963.
10. Adapté de: *Peyton, F. A.* und *Craig, R. G.:* Restorative dental materials, 4th edition, Mosby Co., Saint Louis, 1971; und Tabellen der physikalischen Eigenschaften verschiedener Zahnärztlicher Edelmetallegierungen.
11. Manufacturer's physical property chart, J. M. Ney Co., Bloomfield, Conn., USA, 1970.

# „Form und Funktion" – Aufwachstechnik

von A. Motsch, Göttingen

## Morphologie und Funktion der Seitenzahnkauflächen

### Profil und Wirkungsgrad einer Kaufläche

Die „anatomische Kaufläche" umfaßt den Bereich von den bukkalen bis zu den lingualen Höckerspitzen. Die „physiologische Kaufläche" umfaßt darüber hinaus an den unteren Seitenzähnen einen Teil der bukkalen Fläche und an den oberen Seitenzähnen einen Teil der lingualen Fläche (Abb. 1).
Alle Höckerabhänge und Leisten sind konvex gewölbt, so daß bei Zahnreihenschluß nur punktförmige okklusale Kontakte zustande kommen. Flächenförmige Höckerabhänge sind unphysiologisch, und breit abradierte Kauflächen sind Zeichen einer pathologischen Abnutzung durch parafunktionelle Reibebewegungen.

Direkte okklusale Berührungen der Zähne sind im Prinzip nur neuromuskulär gesteuerte Tast- und Orientierungskontakte. Mit großen Kräften verbundene Preß- und Reibekontakte sind pathologisch. Nur während der Kautätigkeit werden die Zähne normalerweise großen Belastungen ausgesetzt. Die Speise zwischen den Zahnreihen verteilt die Kräfte jedoch gleichmäßig auf mehrere Zähne. Nur am Ende der Kauzyklen oder beim Schlucken berühren sich die Zähne kurz, wobei die Belastung auf Null abfällt und reflektorisch die nächste Öffnungsbewegung einsetzt.
Von der Entwicklung her sind die Kauflächen so gestaltet, daß sie mit einem optimalen Wirkungsgrad arbeiten können: Mit einem Minimum an Kraftaufwand ist ein Maximum an Kaueffekt gewährleistet. Mit planen Kauflächen können zähe Speisen nur mit extrem großem Kraftaufwand zerkleinert werden.

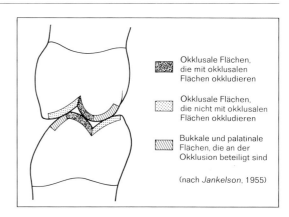

Abb. 1 Das Ausmaß der physiologischen Kaufläche.

"Form und Funktion" – Aufwachstechnik

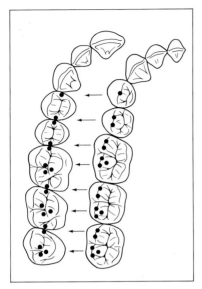

Abb. 2a Höcker-Fossa- und Höcker-Randleistenkontakte der unteren bukkalen zentrischen Höcker.

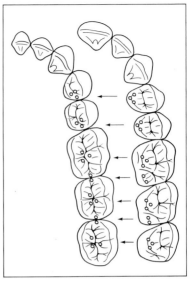

Abb. 2b Höcker-Fossa- und Höcker-Randleistenkontakte der oberen lingualen zentrischen Höcker.

Die einzelnen Elemente einer Kaufläche

Höcker: Ihre Höhe bestimmt die Neigung der Höckerabhänge und ihre Position den Verlauf der Fissuren.
Dreieckswülste: von den Höckerspitzen zum Zentrum der Kaufläche konvex abfallende Höckerabhänge. Sie besitzen die wichtigsten zentrischen Kontakte.
Mesiale und distale Höckerabhänge: mehr kantig gewölbte bukkale und linguale Begrenzungen der Kauflächen.
Randleisten: Begrenzungen der Kauflächen nach approximal.
Akzessorische Höckerleisten erhöhen den Schneideeffekt einer Kaufläche.
Zwischen den einzelnen Höckerabhängen verlaufen Fissuren, die in Gruben oder in Grübchen enden.
Die oberen lingualen und die unteren bukkalen Höcker sind zentrische, tragende Höcker. Sie sind kugelförmig gestaltet und treffen in der Interkuspidation in zentrale Gruben, in mesiale und distale Grübchen und auf Randleisten. In der Interkuspidation orientieren und stabilisieren sie die Okklusion durch Dreipunkt- und Zweipunktkontakte, und ihre Position und Form ist entscheidend für eine optimale und eindeutige Zentrik (Abb. 2).

Die oberen bukkalen und die unteren lingualen Höcker sind nichttragende, nichtzentrische Arbeits- und Scherhöcker. Sie üben nur eine Schneide- und Scherfunktion aus und sind im Gegensatz zu den zentrischen Höckern kantiger geformt. Sowohl in der Form als auch in der Funktion sind sie gewissermaßen die Fortsetzung der Schneidezahnkanten. Nur in einer balancierten Okklusion können auch diese Höcker auf der Laterotrusionsseite okklusale Kontakte aufweisen.
Für den funktionellen Aufbau der Kauflächen der Seitenzähne ist die Anordnung der zentrisch orientierten kugelförmigen tragenden und der exzentrisch orientierten kantenförmigen Arbeitshöcker, der Dreieckswülste und der Randleisten charakteristisch. Aus dieser Sicht erscheint ein Molar morphologisch und funktionell aus zwei Prämolaren zusammengesetzt.

Funktionelle Harmonie der Kauflächenelemente

Bei der Öffnungsbewegung des Unterkiefers verlassen die tragenden Höcker ihre zentrischen Positionen in den Gruben, Grübchen und an den Randleisten direkt. Der Unterkiefer schließt wieder direkt (Schlucken; Hack-

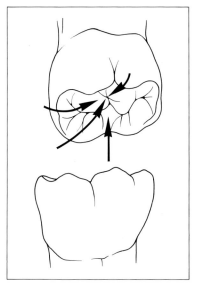

Abb. 3 Grenzbewegungsbahnen des mittleren bukkalen Höckers eines unteren Molaren in die zentrale Grube des oberen Molaren.

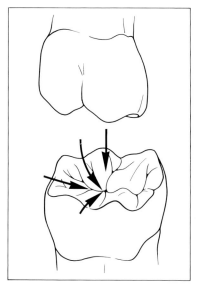

Abb. 4 Grenzbewegungsbahnen des mesiolingualen Höckers eines oberen Molaren in die zentrale Grube des unteren Molaren.

biß) oder meistens exzentrisch (Kauzyklus), wobei die tragenden Höcker mit geringem Abstand entlang den Hauptfissuren in die Gruben und Grübchen bzw. entlang den Interdentalnischen an die Randleisten gleiten. Diese Gleitbahnen sind genau entsprechend diesen Höckerbewegungen angelegt, so daß die zerkleinerten Speisepartikel ungehindert entweichen können.

Gegenüberliegende Höcker, Höckerabhänge und Leisten sind so aufeinander abgestimmt, daß die Speisen leicht zerrieben und zerquetscht werden können. Deshalb müssen wir bei der Rekonstruktion natürlicher Zähne alle Kauflächenelemente entsprechend dem individuellen Kaubewegungsmuster funktionell harmonisch aufeinander abstimmen. Eine optimale Verzahnung in der Zentrik und ein funktionell harmonisches Profil antagonistischer Kauflächenelemente verhindert unnötige und schädliche okklusale Interferenzen. Die Höckerspitzen sind stets außer Kontakt: Okklusale zentrische Kontaktbeziehungen kommen nur an Höckerabhängen und an Randleisten zustande.

Der Verlauf der Fissuren, die Höhe der Höcker und die Neigung der Höckerabhänge werden von verschiedenen Parametern bestimmt: Frontzahnführung, Gelenkführung (*Bennett*-Winkel, *Bennett*-Bewegung und Interkondylarabstand) und Lage und Verwindung der Kauebene (*Spee*sche und *Wilson*sche Kurve).

Die Bewegungsbahnen der tragenden Höcker in der Laterotrusion und in der Mediotrusion sind Grenzbewegungen in die Zentrik (Abb. 3 und 4). Als Zentrik bezeichnen wir die retrudierte Kontaktposition (RKP): Die Kondylen stehen für die Gelenkgewebe physiologisch maximal weit oben und nicht seitverschoben in ihren Gelenkgruben. Aus dieser Position oder in diese Position kann der Unterkiefer zwanglos Exkursionsbewegungen ausführen.

Die Protrusion ist eine sagittale Grenzbewegung: Die Kondylen gleiten entlang den physiologischen Gelenkbahnen in die RKP.

Zwischen der RKP und der Protrusionsstellung, der Latero- und der Mediotrusionsstellung sind viele Bewegungsbahnen und Positionen des Unterkiefers möglich. Kaufunktion, Sprechen, Singen usw. sind Bewegungen, die zwar nach einem individuellen Muster, jedoch nicht eindeutig reproduzierbar ablaufen. Die Grenzbewegungen und die Grenzpositionen bestimmen lediglich die höchsten und die tiefsten Bahnen (Fissuren) und Punkte (Gruben) der Kauflächen. Alle Bewegungsmöglichkeiten dazwischen unter Kontakt der Seitenzähne (balancierte Okklusion) oder nur unter Kontakt der Frontzähne (Eckzahnführung) liegen auf räumlich gekrümmten Grenzflächen. Dementsprechend müssen in einer harmonischen Okklusion alle Kauflächenelemente orientiert sein. Auf diese Weise ist für alle Phasen des individuellen Kaubewegungsmusters stets ein optimaler Kaueffekt mit einem Minimum an Kraftaufwand gewährleistet. Die Zahnhartsubstanz selbst wird dabei weitgehend geschont: Direkte okklusale Kontakte kommen nur in der RKP zustande, und Reibeflächen oder okklusale Interferenzen können nicht auftreten.

**Konzepte einer idealen Okklusion**

Die bilateral-balancierte Okklusion

In jeder Exkursionsstellung des Unterkiefers bestehen sowohl im Frontzahnbereich als auch auf der Laterotrusions- und Mediotrusionsseite okklusale Kontakte.

Die unilateral-balancierte Okklusion

Nur im Frontzahnbereich und auf der Seite der Laterotrusion bestehen okklusale Kontakte, die Seite der Mediotrusion ist frei.

Die eckzahngeführte Okklusion

Bei maximaler Interkuspidation befindet sich der Unterkiefer in der retrudierten Kontaktposition. Die Protrusionsführung der Frontzähne bewirkt eine Disklusion sämtlicher Seitenzähne. Die Eckzähne sind so angelegt, daß bei jeder Lateralbewegung die Seitenzähne sofort entkuppelt werden, zu Beginn der lateralen Grenzbewegung auch die Frontzähne. Bei Laterotrusionsbewegungen bewirken Front- und Eckzahnführung gemeinsam eine Disklusion im Seitenzahnbereich.
Für eine Rekonstruktion des natürlichen Gebisses wird heute von den meisten Gnathologen die eckzahngeschützte Okklusion angestrebt.

Die Eckzahnführung hat folgende Aufgaben:

a) Sie verhindert eine Abnutzung der oberen bukkalen und der unteren lingualen Arbeits- und Scherhöcker und der Frontzähne.

b) Sie steuert die tragenden zentrischen Höcker direkt in die zentrische Kontaktbeziehung, so daß die Seitenzähne hauptsächlich vertikal belastet werden.

Die extraaxiale Disklusion soll aber nur ½ bis 1 mm betragen: Damit ist ein optimaler Kaueffekt gewährleistet.
Bei maximaler Interkuspidation in der retrudierten Kontaktposition stehen die Frontzähne minimal außer Kontakt und werden horizontal nicht belastet.
Die Disklusion der Seitenzähne in der Protrusion verhindert horizontale Belastungen im Seitenzahnbereich.
Diese Okklusionskonzept verhindert außerdem die Abnutzung des Kauflächenprofils und garantiert eine dauerhafte Stabilität der okklusalen Beziehungen. Horizontale Kippbelastungen der Seitenzähne sind weitgehend ausgeschaltet, da in allen exzentrischen Bewegungen und Positionen die Seitenzähne diskludieren und mit den funktionell fein differenziert profilierten Kauflächen die Speisen mit geringen Kräften zerkleinert werden können. Bei einer unilateral oder bilateral balancierten Okklusion mit flachen oder planen Kauflächenprofilen sind die horizontalen Kippbelastungen der Seitenzähne sehr groß.

**Höcker-Fossa- und Höcker-Randleisten-Kontakte** (Abb. 2)

Für die Gestaltung der Kauflächen mit Hilfe der Aufwachstechnik kennen wir folgende zentrischen okklusalen Beziehungen:

a) Die Höcker-Fossa- und die Höcker-Randleistenbeziehung: Dreipunktkontakte der lingualen Höcker der oberen Prämolaren in den distalen Gruben der unteren Prämolaren, der mesiolingualen Höcker der oberen Molaren in den zentralen Gruben der unteren Molaren und der mittleren bukkalen Höcker der unteren Molaren in den zentralen Gruben der oberen Molaren.
Zweipunktkontakte der distolingualen Höcker der oberen Molaren an den Randleisten der unteren Molaren, der bukkalen Höcker der unteren Prämolaren und der

mesiobukkalen Höcker der unteren Molaren an den Randleisten der oberen Prämolaren und Molaren. Jedem Zahn stehen im allgemeinen also zwei Antagonisten gegenüber.

b) Eine reine Höcker-Fossa-Beziehung, wobei jedem Zahn nur ein Antagonist gegenübersteht: Die distolingualen Höcker der oberen Molaren sind so orientiert, daß sie mit Dreipunktkontakten in die distalen Gruben der unteren Molaren treffen. Die bukkalen Höcker der unteren Prämolaren und die mesiobukkalen Höcker der unteren Molaren treffen mit Dreipunktkontakten in die mesialen Gruben ihrer Antagonisten. Außerdem können die distobukkalen Höcker der unteren Molaren zusätzlich mit Dreipunktkontakten in die distalen Gruben der oberen Molaren treffen.

Das Konzept der Höcker-Fossa- und Höcker-Randleistenkontakte finden wir im natürlichen Gebiß. Es wird von einigen Gnathologen (*Payne* u. a.) empfohlen. Nur bei einer gewissen Distalbißstellung kann bei Erwachsenen eine Zahn-zu-Zahn-Okklusion beobachtet werden.

*P. K. Thomas* entwickelte das aufwachstechnische Konzept der reinen Höcker-Fossa-Beziehung mit folgender Begründung: Höcker, die auf Zahnzwischenräume treffen, können benachbarte Zähne separieren und Speisen zwischen die Zähne pressen. Dreipunkt-Fossa-Kontakte sind stabiler und garantieren stets eine axiale Belastung. Die Spitzen der tragenden Höcker werden nicht abgenutzt, denn die Kontakte liegen mit Sicherheit an Höckerabhängen.

Gegenargumente: Richtig gestaltete approximale Flächen mit sphärischen Approximalkontakten verhindern jede Speiseimpaktierung trotz zentrischer Randleistenkontakte. Höcker-Randleisten-Beziehungen zeigen außerdem nie Bennett-Interferenzen. Eine erzwungene Fossabeziehung muß andererseits oft mit extraaxialen Verschiebungen der betreffenden tragenden Höcker erkauft werden.

Wir meinen deshalb: Für die Rekonstruktion natürlicher Zähne sollte die individuelle Situation die Anlage der okklusalen Beziehungen entscheiden, und Randleistenkontakte sollten gegebenenfalls auch wieder rekonstruiert werden. Bietet sich jedoch die Möglichkeit, ohne extraaxiale Verschiebung tragender Höcker die Randleistenbeziehungen in Fossabeziehungen abzuändern, so sollte man Randleistenkontakte vermeiden.

## Die Gestaltung funktionell-harmonischer Kauflächen mit Hilfe der Aufwachstechnik

### Das Prinzip

An dieser Stelle soll das elementare Programm der Aufwachstechnik und das Schema der funktionellen Zusammenhänge dargestellt werden. Das vollständige Programm im Zusammenhang mit den entsprechenden theoretischen und praktischen Grundlagen der Gnathologie kann nur in speziellen Kursen erlernt werden.

Die konventionelle Modelliertechnik ist im Prinzip planlos und unrationell: Auf den Modellstumpf wird Wachs im Überschuß aufgetragen und durch wiederholtes Abschaben und Wiederauftragen von Wachs die Kaufläche dem Antagonisten angepaßt. Es ist kaum möglich, ein stark zerstörtes Gebiß in einem Arbeitsgang zu rehabilitieren: Die erforderlichen Rekonstruktionen müssen einzeln oder in kleinen Gruppen fertiggestellt werden, so daß in vielen Fällen die gegebenen ungünstigen okklusalen Beziehungen nur reproduziert und nicht verbessert werden können. Heute sind wir bestrebt, in solchen Fällen das gesamte Gebiß nach den Gesetzen einer harmonischen Okklusion und unter Berücksichtigung aller funktionellen Faktoren als Ganzes zu rehabilitieren.

Die Aufwachstechnik, auch additive Modelliertechnik genannt, wurde von *E. Payne* entwickelt und ist die geeignetste Methode, für die Rekonstruktion des natürlichen Gebisses die funktionellen Beziehungen des Kausystems zur Okklusion richtig und sinnvoll zu verwirklichen. Nach einem bestimmten Programm werden die einzelnen Kauflächenelemente Schritt für Schritt systematisch unter Berücksichtigung aller funktionellen Parameter aufgebaut.

*P. K. Thomas* vereinfachte und modifizierte diese Technik: Einige Phasen werden zusammengefaßt und ausschließlich Höcker-Fossa-Kontakte angestrebt.

*H. C. Lundeen* entwickelte ein didaktisch ausgewogenes Lehrprogramm, nach dem die Aufwachstechnik am besten erlernt und trai-

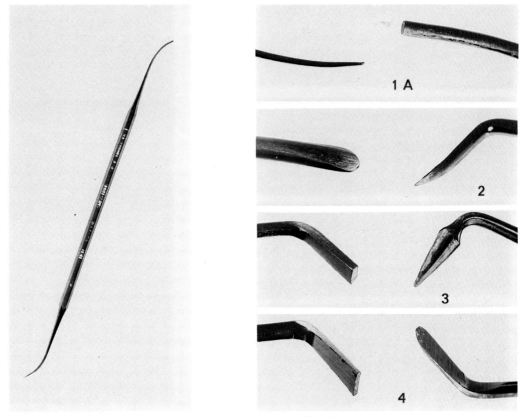

Abb. 5   Modellierinstrumente für die Aufwachstechnik nach P. K. Thomas.

niert werden kann. In der Routine wird meist nach dem Programm von P. K. Thomas gearbeitet.

T. G. Snihurowycz erweiterte diese Modelliermethode auch für die Gestaltung der seitlichen Kronenkonturen.

Die Gestaltung einer funktionell harmonischen Okklusion mit Hilfe der Aufwachstechnik setzt voraus, daß die Modelle kiefergelenkbezüglich in einen individuell justierbaren Artikulator eingebaut sind. Nur Artikulatoren mit stabiler und eindeutiger Zentrik sind hierzu geeignet. Halbjustierbare Artikulatoren sind nicht immer ausreichend. In vielen Fällen ist die genaue Lokalisation der Scharnierachse und die Registrierung der Gelenkbewegungen mit Hilfe der Pantographie erforderlich. Die rekonstruierten Kauflächen sind dann der exakte anatomische Ausdruck des individuellen Bewegungsmusters.

### Die Technik

Die Präparationen müssen so angelegt sein, daß für die Rekonstruktion der Kauflächen vertikal ausreichend Abstand gegeben ist. Die Modellstümpfe werden isoliert und die präparierten Flächen mit einer dünnen Wachsschicht überzogen. Diese Basiselemente werden approximal mit Wachs untereinander verbunden. Anschließend werden die Okklusalflächen der Modellstümpfe parallel der Okklusionsebene mit Wachs nivelliert und die bukkolingualen Kronendurchmesser korrigiert. Auf diesen Okklusalflächen wird dann das Kauflächenprofil aufgebaut.

P. K. Thomas entwickelte ein spezielles Modellierinstrumentarium, das sich wesentlich von den konventionellen Instrumenten unterscheidet (Abb. 5). Mit diesen Instrumenten gelingt es, kleinste Kauflächenelemente ohne Überschuß durch Auftropfen kleiner Wachsmengen gezielt aufzubauen. Das Arbeitsende des Instrumentes Nr. 1 wird in einer Alkoholflamme erhitzt und nur so viel Wachs aufgenommen, wie für das betreffende Element erforderlich ist. Das Instrument wird dann nochmals kurz an der Krümmung des Schaftes erhitzt: Das Wachs fließt dann beim Senken des Instrumentes an die Spitze. Wird das Instrument an der Spitze erhitzt, so fließt das Wachs am Schaft entlang in die falsche Richtung. Das Wachs wird dann auf die gewünschte Stelle der Okklusalfläche aufgetropft und während des Abkühlens in die gewünschte konvexe Form gezogen. Die geschmolzenen Oberflächen sind absolut glatt. Größere Wachsmengen können auch mit einer Pinzette aufgetropft werden: Die Pinzette wird in der Flamme erhitzt und die entsprechende Wachsmenge zwischen den Branchen aufgesogen.

Die verschiedenen Kauflächenelemente werden einzeln nacheinander aufgebaut. Vor dem nächsten Schritt wird ihre Form morphologisch und funktionell sofort kontrolliert, gegebenenfalls korrigiert und mit einem flachen Pinsel sofort wieder geglättet. Auf diese Weise ist mit dem letzten Element die gesamte Kaufläche bereits fertig poliert.

Vor jeder Kontrolle der funktionellen Beziehungen im Artikulator werden die entsprechenden Wachspartien mit Zinkstearatpuder bestäubt: Gegenüberstehende Wachsteile kleben dann nicht aneinander, und okklusale Kontakte sind durch blanke Punkte und unerwünschte Interferenzen durch blanke Schleifspuren oder Facetten markiert.

## Das Programm der Aufwachstechnik
(nach *Payne*)

Didaktisch besonders anschaulich ist die optische Differenzierung der einzelnen Kauflächenelemente entsprechend einem Farbcode, wie ihn *Lundeen* angibt: Höckerkegel – gelbes Wachs; Dreieckswülste, bukkale und linguale Höckerabhänge – rotes Wachs; mesiale und distale Höckerabhänge – grünes Wachs; Randleisten – blaues Wachs (Abb. 20).

Dieser Farbcode ist vor allem für das Studium der Kauflächen außerordentlich wertvoll: Man erkennt die gemeinsamen morphologischen und funktionellen Merkmale der Seitenzähne, die Lage und Gestalt der einzelnen Kauflächenelemente und ihre Anordnung.

*Untere bukkale Höckerkegel* (gelb):

Die Lage und die Höhe der Höckerkegel werden allgemein von bestimmten Regeln und den funktionellen Parametern der Unterkieferbewegungen diktiert. Die Spitzen der Höckerkegel definieren die mesiodistale und die bukkolinguale Dimension der anatomischen Kaufläche und sind für alle nachfolgenden Kauflächenelemente absolute Bezugspunkte. Sie müssen deshalb peinlich genau geformt und orientiert werden. Diese Elemente werden mit dem dickeren Arbeitsende des Instrumentes Nr. 1 aufgewachst.

Die unteren bukkalen Höcker sind zentrische Höcker. Die Spitzen der Höckerkegel müssen deshalb in der Interkuspidation auf die entsprechenden zentrischen Beziehungen zum Gegenkiefer in mesiodistaler und bukkolingualer Richtung orientiert werden. Die Basis dieser Kegel darf nicht bis an die bukkale Fläche ausgedehnt werden. Es muß hier ein etwa 1 mm breiter Sims für die bukkalen Höckerabhänge frei bleiben (Abb. 6).

*Obere bukkale Höckerkegel* (gelb):

Die oberen bukkalen Höcker sind Arbeits- oder Scherhöcker und zeigen keine zentrischen Kontaktbeziehungen. Die Kegel stehen sehr dicht an der Bukkalfläche und werden hauptsächlich nach morphologischen Gesichtspunkten gestaltet (Abb. 7).

Nach Fertigstellung der oberen und unteren bukkalen Höckerkegel werden nochmals alle funktionellen Bewegungen im Artikulator durchgespielt: Die Höckerkegel dürfen sich in keiner Position gegenseitig stören (Abb. 19).

*Bukkale Höckerabhänge der unteren bukkalen Höcker* (rot):

Auf die bukkale Fläche der Höckerkegel wird Wachs aufgeschichtet, so daß bereits die Kugelform dieser zentrischen Höcker angedeutet wird. Diese Höckerabhänge werden sofort mit der Bürste geglättet und mit der Fingerkuppe poliert (Abb. 8).

"Form und Funktion" – Aufwachstechnik

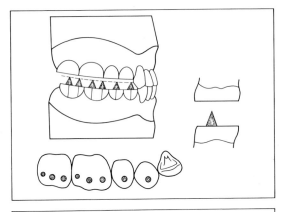

Abb. 6 Höckerkegel der unteren bukkalen zentrischen Höcker.

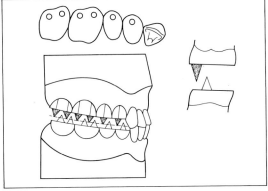

Abb. 7 Höckerkegel der oberen bukkalen nichtzentrischen Höcker.

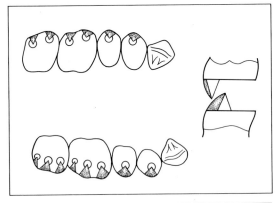

Abb. 8 Bukkale Abhänge der oberen und unteren bukkalen Höcker.

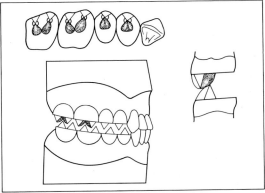

Abb. 9 Dreieckswülste der oberen bukkalen Höcker.

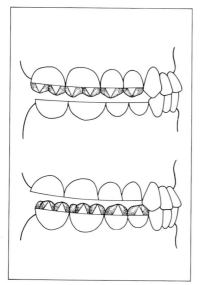

Abb. 10  Mesiale und distale Abhänge der oberen und unteren bukkalen Höcker.

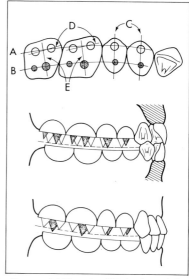

Abb. 11  Position und Höhe der Höckerkegel der oberen lingualen zentrischen Höcker.

*Bukkale Höckerabhänge der oberen bukkalen Höcker (rot):*

Diese Höckerabhänge sind im Vergleich zu den unteren bukkalen Höckerabhängen flacher und zierlicher (Abb. 8).

*Dreieckswülste der bukkalen Höcker im Oberkiefer (rot):*

Diese Höckerabhänge werden so geformt, daß sie von der Kegelspitze parabolisch zum Zentrum der Kaufläche hin abfallen. Die Form dieser Dreieckswülste kann gegebenenfalls mit dem gekehlten Schnitzmeißel (Instrument Nr. 4) korrigiert werden. Beim Aufwachsen dieser Höckerabhänge müssen wir uns überlegen, ob der betreffende Abhang einen zentrischen Kontakt besitzt und bei exzentrischen Bewegungen eine Rolle spielt. Ist dies nicht der Fall, so kann dieser Abhang willkürlich gestaltet werden (Abb. 9).

*Mesiale und distale Höckerabhänge der bukkalen Höcker im Unter- und Oberkiefer (grün):*

Wir beginnen am ersten unteren Prämolaren und gestalten mesial von der Höckerspitze bis zum distalen Kontakt des Eckzahnes einen Abhang, der die Kugelform dieses Höckers weiter vervollständigt. Für die mesiale Randleiste muß ausreichend Platz bleiben. Der distobukkale Höckerabhang wird in ähnlicher Weise aufgewachst. Als nächstes folgt der mesiobukkale Abhang des oberen ersten Prämolaren. Dieser Höckerabhang vervollständigt die mehr schildförmige Gestalt des oberen bukkalen Höckers. Das Bewegungsspiel des Artikulators ermöglicht die funktionelle Korrektur der antagonistischen Höckerabhänge. Die Gestaltung aller mesio- und distobukkalen Höckerabhänge wird einzeln abwechselnd durchgeführt (Abb. 10).
Wird eine balancierte Okklusion rekonstruiert, so zeigen diese Höckerabhänge in der Laterotrusionsstellung gleichmäßige und gleichzeitige Kontakte. In einer eckzahngeführten Okklusion zeigen sie in der Laterotrusionsstellung überall gleichmäßig eine Disklusion von ½ bis 1 mm.

*Linguale Höckerkegel im Oberkiefer (gelb):*

Es handelt sich hier wieder um zentrische Höcker. Die Spitzen der Kegel zeigen demnach auf die bukkolinguale Zentrumslinie der gegenüberliegenden Zahnreihe. Die lingualen Höckerspitzen der oberen Prämolaren sind im Vergleich zu den bukkalen Höckerspitzen etwas nach mesial verlagert und zeigen in die distalen Gruben der unteren Prämolaren.

"Form und Funktion" – Aufwachstechnik

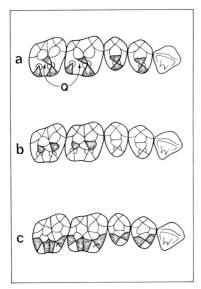

Abb. 12 Abhänge der oberen lingualen zentrischen Höcker.

Abb. 12a Linguale Höckerabhänge und Querwülste (Q) der mesiolingualen Höcker der Molaren; Dreieckswülste der Prämolaren.

Abb. 12b Dreieckswülste der Molaren.

Abb. 12c Mesiale und distale Höckerabhänge.

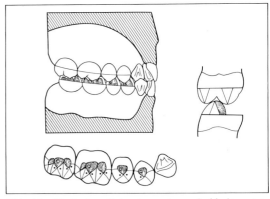

Abb. 13 Dreieckswülste der unteren bukkalen zentrischen Höcker.

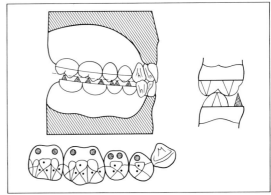

Abb. 14 Höckerkegel der unteren lingualen nichtzentrischen Höcker.

Die linguale Höckerspitze des ersten oberen Prämolaren ist etwa 1 mm kürzer als die bukkale. Die linguale Höckerspitze des zweiten Prämolaren ist gleich hoch wie die bukkale. Die mesiolinguale Höckerspitze der Molaren ist 1 mm länger als die bukkalen Höcker, und die distolinguale Höckerspitze ist so hoch wie die bukkalen Höcker. Die Spitzen der mesiolingualen Kegel der Molaren zeigen in die zentralen Gruben ihrer Antagonisten, die distolingualen Kegel zeigen zwischen die gegenüberliegenden Randleisten. Vergleichen wir den Verlauf der bukkalen mit dem der lingualen Höckerspitzen, so erkennen wir, daß die bukkolinguale Distanz bei den Molaren nur unbedeutend größer ist als bei den Prämolaren.
In der Mediotrusion dürfen diese oberen lingualen Höckerkegel keinerlei Kontakte aufweisen (Abb. 11).

*Höckerabhänge der lingualen Höcker im Oberkiefer:*

Mesiolinguale und distolinguale Höckerabhänge: grün; linguale Höckerabhänge und linguale Dreieckswülste: rot. Jedem Höckerkegel sind im Prinzip vier Höckerabhänge zugeordnet. Beim Aufwachsen dieser Abhänge achtet man auf die richtige Kugelform dieser zentrischen Höcker. Von der Spitze des mesiolingualen Kegels der Molaren bis zur Grenze des distobukkalen Dreieckswulstes gestalten wir für diesen Höcker einen fünften, queren Abhang aus grünem Wachs (Abb. 12).

*Randleisten der oberen Seitenzähne* (blau):

Die zentrischen Kontaktfelder für die bukkalen Höcker der unteren Prämolaren liegen an

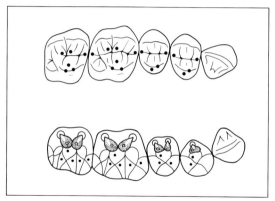

Abb. 15 Dreieckswülste der unteren lingualen Höcker.

Abb. 16 Mesiale und distale Abhänge der unteren lingualen Höcker. ▶

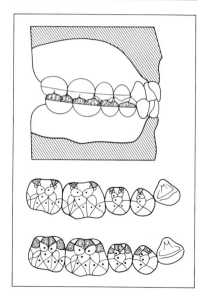

diesen Randleisten. Die Höhe dieser Randleisten wird in der zentrischen Position von den unteren zentrischen Höckern diktiert (Abb. 2a).

*Dreieckswülste der bukkalen Höcker im Unterkiefer* (rot):

Die Dreieckswülste der unteren Molaren konvergieren zum Zentrum der Kaufläche. Die Dreieckswülste der mesiobukkalen Höcker der unteren Molaren besitzen keine zentrischen Kontakte und werden morphologisch willkürlich geformt. Die Dreieckswülste der mittleren bukkalen Höcker der unteren Molaren besitzen wie die Dreieckswülste der bukkalen Höcker der Prämolaren zentrische Kontakte (Abb. 13).

*Linguale Höckerkegel im Unterkiefer* (gelb):

Die lingualen Höcker sind im Vergleich zu den bukkalen Höckern etwas niedriger (Abb. 14).

*Höckerabhänge der lingualen Höcker im Unterkiefer:*

Die Dreieckswülste (rot) der Prämolaren besitzen einen zentrischen Kontakt. Die Dreieckswülste der lingualen Höcker der Molaren konvergieren zum Zentrum der Kaufläche und besitzen jeweils einen zentrischen Kontakt. Die mesialen und distalen Höckerabhänge werden aus grünem Wachs relativ kantig, die lingualen äußeren Abhänge rot aufgebaut (Abb. 15 und 16).

*Randleisten der unteren Seitenzähne* (blau):

Die mesialen Randleisten der Prämolaren besitzen keine zentrischen Kontakte und werden deshalb morphologisch willkürlich modelliert. Die distalen Randleisten der Prämolaren und Molaren zeigen zentrische Kontakte (Abb. 2b).

*Fertigstellung der Kauflächen:*

Die jetzt noch offenen und freien Stellen zwischen den einzelnen Höckerelementen werden sorgfältig mit Wachs aufgefüllt und hinsichtlich ihrer funktionellen Beziehungen kontrolliert. Mit dem Instrument Nr. 3 werden die scharfen Hauptfissuren und die flacheren Nebenfissuren nachgeformt. Akzessorische Höckerleisten werden zwischen die großen Höckerabhänge eingefügt und kontrolliert. Die Kauflächen müssen jetzt fertig poliert sein, so daß sofort zum Gießen eingebettet werden kann.

Aufwachstechnik (nach *P. K. Thomas*)

*Thomas* modifizierte das Aufwachsprogramm nach *Payne*, indem er verschiedene Schritte zusammenfaßte und so das gesamte Programm rationalisierte. Ein wesentlicher

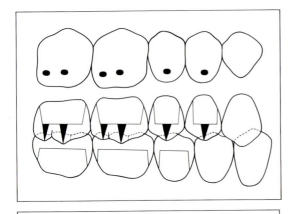

Abb. 17a  Höcker-Fossa-Beziehung der oberen lingualen zentrischen Höcker nach *P. K. Thomas*.

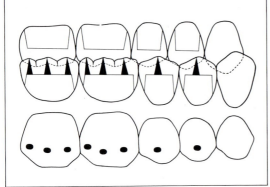

Abb. 17b  Höcker-Fossa-Beziehung der unteren bukkalen zentrischen Höcker nach *P. K. Thomas*.

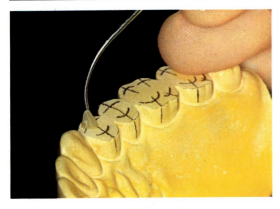

Abb. 18  Technik der Gestaltung eines Höckerkegels mit dem Instrument Nr. 1.

Unterschied besteht aber auch darin, daß zentrische Randleistenkontakte konsequent vermieden werden. Diejenigen Höcker, die im natürlichen Gebiß und nach dem Programm von *Payne* mit Zweipunktkontakten auf Randleisten auftreffen, werden so verschoben, daß sie mit Dreipunktkontakten ebenfalls in Gruben eingreifen: Die distolingualen Höcker der oberen Molaren fassen in die distalen Gruben der unteren Molaren; die bukkalen Höcker der unteren Prämolaren fassen in die mesialen Gruben der oberen Prämolaren; die mesiobukkalen Höcker der unteren Molaren fassen in die mesialen Gruben der oberen Molaren (Abb. 17a und 17b).

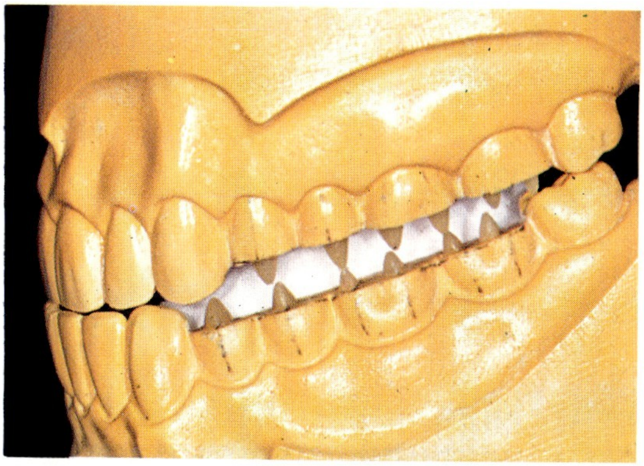

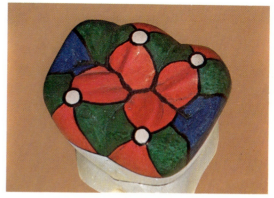

Abb. 19 Funktionskontrolle der unteren und oberen bukkalen Höckerkegel im Artikulator.

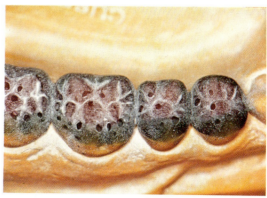

Abb. 20 Die Kauflächenelemente eines unteren Molaren im Farbcode nach *Lundeen*.

Abb. 21 a und b Höcker-Fossa-Kontakte nach *P. K. Thomas*.

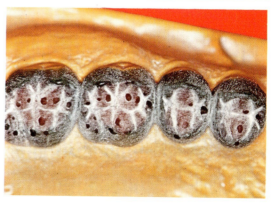

Abb. 21a Kontrolle der zentrischen Kontakte der unteren Seitenzähne mit Zinkstearatpuder.

Abb. 21b Kontrolle der zentrischen Kontakte der oberen Seitenzähne.

"Form und Funktion" – Aufwachstechnik

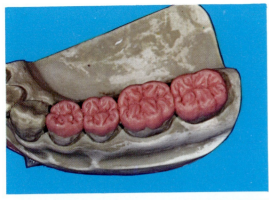

Abb. 22a  Fertig aufgewachste untere Seitenzahnkauflächen.

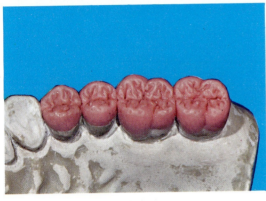

Abb. 22b  Fertig aufgewachste obere Seitenzahnkauflächen.

## Literatur

*Payne, E.:* Reproduction of tooth form. Ney Technical Bull., Vol. 1 (1961), Nr. 9, 30–40.

*Thomas, P. K.:* Syllabus on full mouth waxing technique for rehabilitation tooth-to-tooth cusp-fossa concept of organic occlusion. Prod. and distrib. by *Ch. E. Stuart*, Ventura, Calif., 3. Aufl., 1967.

*Lundeen, H. C.:* Introduction to occlusal anatomy. Manual by *H. C. Lundeen* 1969.

*Snihurowycz, T. G.:* Dental anatomy, Lab. manual wax-added method. Scriptum 1970.

# Die Behandlung der verkürzten Zahnreihe

von J.-N. Nally, Genf

## Einführung

Die vornehmste Aufgabe bei der Behandlung eines teilbezahnten Patienten sollte stets in der Erhaltung der restlichen Zähne gesehen werden. Diese Forderung gilt für alle Arten von Zahnersatz, fest oder herausnehmbar, starr, halbstarr oder mit Gelenken konstruiert.

In extremen Fällen könnte es sogar angezeigt sein, auf jede prothetische Behandlung zu verzichten. Jeder Dogmatismus ist hier fehl am Platz. Der Zahnarzt hat sich einerseits den biologischen Forderungen der Physiologie und der Pathophysiologie zu beugen und andererseits die Regeln der Mechanik zu beachten; das setzt eine genaue Kenntnis der Unterkieferbewegungen und der zu benutzenden Materialien voraus. Die Forschung sollte den praktischen Zahnarzt in allen diesen Disziplinen unterrichten und weiterbilden.

Diese Sicht prothetischer Probleme ist verhältnismäßig neu. In früheren Jahrhunderten war das Hauptziel der Behandlung, verlorengegangene Zähne mit Hilfe begrenzter und empirischer Techniken, welche erst im 19. Jahrhundert eine gewisse Perfektion erreichten, zu ersetzen. Erst in der ersten Hälfte des 20. Jahrhunderts begann aus der klinischen Beobachtung das Verständnis dafür zu wachsen, welche Gefahren ein nur auf den Ersatz fehlender Zähne gerichtetes prothetisches Konzept für die Restzähne mit sich bringt. Seither wird die Hauptaufgabe der prothetischen Zahnheilkunde im Erhalt der natürlichen noch vorhandenen Zähne gesehen. Gleichwohl sind die Untersuchungen auf diesem Gebiet noch neu, und einige Schlüsse, die man aus der klinischen Beobachtung zu ziehen glaubte, haben revidiert werden müssen. Die Gesetze der Biologie haben allen allzu eilig übernommenen rein mechanistisch verstandenen Denkweisen hohngesprochen.

Es wird daran erinnert, daß unterschiedliche prothetische Behandlungsmaßnahmen recht verschiedene Schwierigkeitsgrade aufweisen können. Abgesehen von der besonderen Problematik der Totalprothese stellen uns die Freiendprothesen die am schwersten zu lösenden Aufgaben. 1964 wies *McCracken*[2] darauf hin, daß Patienten mit verkürzten Zahnreihen den Behandler mit speziellen Schwierigkeitsgraden der abnehmbaren Teilprothese konfrontierten. Im gleichen Sinne äußerten 1971 *Cecconi* et al[3], daß „die Planung der abnehmbaren Freiendprothese als das noch nicht gelöste Rätsel der prothetischen Zahnheilkunde betrachtet werden kann". Es ist das Ziel dieser Arbeit, einige Lösungen zu diesem Problem beizutragen, Lösungen, welche soweit wie möglich auf eigenen objektiven Untersuchungen des Autors und Angaben aus der Literatur basieren.

## Notwendigkeit und Wahl einer Klassifizierung

Der Gebrauch einer Klassifizierung der verschiedenen Typen der Lückengebisse ist hilfreich, um die Probleme, die sich bei der Behandlung von Patienten mit unterschiedlichem Zahnbestand stellen, zu verdeutlichen. Dies ist der Grund, weshalb zahlreiche

Autoren bereits vor einigen Jahrzehnten mehrere Einteilungen vorschlugen, welche sowohl in ihrem Prinzip als auch in ihrem Umfang erheblich voneinander abwichen. Verständlicherweise konnte keine dieser Einteilungen alle möglichen Kombinationen des Zahnverlustes in einem oder in beiden antagonistischen Zahnbögen erfassen. Bereits 1942 hat *Cummer*[4] auf rechnerischem Wege gezeigt, daß sich die Zahl der möglichen Variationen in Zahl und Stellung der Restzähne in einem einzigen Kiefer auf 65 536 beläuft. Um sie zu erfassen, schlug er vier Hauptklassen mit 72 Varianten vor. Diese lobenswerte Anstrengung einer Vereinfachung lief jedoch auf eine schwierig zu handhabende Einteilung hinaus, um so mehr, als sie sich mehr auf die Art der Rekonstruktion als auf den Befund der fehlenden Zähne stützte. *Wild*[5] schlug im Gegensatz dazu 1943 vor, sich auf nur drei Klassen der Lückengebisse zu beschränken. Hiermit wurden die Probleme übertrieben vereinfacht.

Unter den heute noch gebräuchlichen Einteilungen des Lückengebisses seien jene von *Austin* und *Lidge*, von *Beckett*, von *Friedman* und schließlich die von *Swenson*[6] genannt.

Kürzlich hat *Costa*[7] eine deskriptive, auf sogenannten Schlüsselwörtern und entsprechenden Abkürzungen basierende Klassifizierung vorgeschlagen, welche auf kurzgefaßte Weise die Stellung der fehlenden Zähne im Zahnbogen angeben soll. Allerdings benötigt er nicht weniger als 23 Beispiele, um sein System, welches vom therapeutischen Standpunkt ohne Wert ist, zu beschreiben. Hier läuft das Bemühen um eine Einteilung in eine Sackgasse. Ohne sich auf diesem Gebiet zu verlieren, muß man notwendigerweise eine einfache Klasseneinteilung vornehmen, welche die Lückengebisse einstuft und zusammenfaßt, deren prothetische Behandlung auf vergleichbaren biomechanischen Voraussetzungen beruht. Die von *Applegate*[8] modifizierte Einteilung nach *Kennedy* scheint in dieser Hinsicht vom therapeutischen Standpunkt die vernünftigste und für den Hochschullehrer didaktisch von Vorteil zu sein. Sie umfaßt sechs Hauptklassen.

Die Klasse I
umfaßt alle Fälle der beidseitig verkürzten Zahnreihe (Abb. 1).

Die Klasse II
umfaßt alle Fälle der einseitig verkürzten Zahnreihe (Abb. 1).

Die Klasse III
umfaßt alle Fälle der beidseitig unterbrochenen Zahnreihe ohne Verlust der Eckzähne (Abb. 2).

Die Klasse IV
umfaßt die Fälle der im Frontzahngebiet unterbrochenen Zahnreihe (Abb. 2).

Die Klasse V
umfaßt alle Fälle der beidseitig unterbrochenen Zahnreihe, bei denen wenigstens ein Eckzahn verlorengegangen ist (Abb. 3).

Die Klasse VI
schließlich umfaßt die Fälle der einseitig unterbrochenen Zahnreihe (Abb. 3).

Es ist klar, daß nicht alle Variationen der Lückengebisse von diesen sechs Hauptklassen erfaßt werden. Trotzdem erlauben sie die Probleme einzureihen, die Schwierigkeiten besser zu sehen und die Konstruktion mit dem besten therapeutischen Wert leichter zu finden.

Um diese Probleme weiter zu differenzieren, nahm *Kennedy* Zuflucht zur Einteilung in Unterklassen. Es hat sich als nützlich erwiesen, davon zwei zu übernehmen, nämlich die Klasse I, Unterklasse 1, welche die Fälle der beidseitig verkürzten Zahnreihe umfaßt, bei denen der restliche Zahnbogen zusätzlich eine Unterbrechung aufweist, und die Klasse II, Unterklasse 1, welche die Fälle der einseitig verkürzten Zahnreihe, verbunden mit einer unterbrochenen Zahnreihe auf der Gegenseite, umfaßt (Abb. 4).

In dieser Arbeit werden nur die bei der Behandlung der Klasse I und II, der Klasse I, Unterklasse 1 und der Klasse II, Unterklasse 1 auftretenden Probleme besprochen, keine einfachen Probleme übrigens. Eine Auswahl therapeutischer Maßnahmen wird vorgeschlagen.

## Parodontale und/oder gingivale Abstützung

Der Erfolg jeder prothetischen Behandlung hängt vor allem von der Beachtung physiologischer Gesetze ab. Jede Totalprothese ist rein schleimhautgetragen, wie andererseits jede Schaltprothese, fest oder herausnehm-

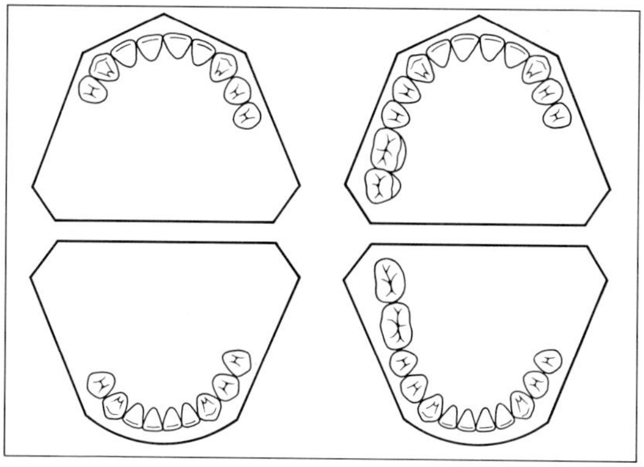

Parodontale und/oder gingivale Abstützung

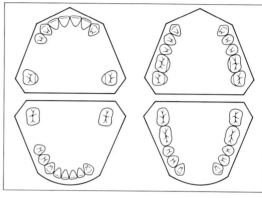

Abb. 1 Beispiel einer Klasse I und einer Klasse II nach *Kennedy/Applegate* am Oberkiefer und am Unterkiefer.

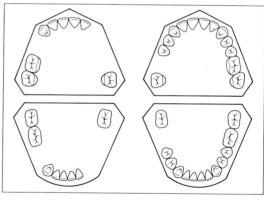

Abb. 2 Beispiel einer Klasse III und einer Klasse IV nach *Kennedy/Applegate* am Oberkiefer und am Unterkiefer.

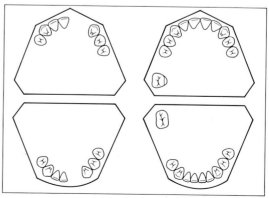

Abb. 3 Beispiel einer Klasse V und einer Klasse VI nach *Kennedy/Applegate* am Oberkiefer und am Unterkiefer.

Abb. 4 Beispiel einer Klasse I, Unterklasse 1 und einer Klasse II, Unterklasse 1 nach *Kennedy/Applegate* am Oberkiefer und am Unterkiefer.

bar, parodontal abgestützt ist. Bekanntlich ist die Biodynamik dieser verschiedenen Lagergewebe unterschiedlich. Im Falle der verkürzten Zahnreihe (Klasse I und II) wird der Zahnersatz einesteils parodontal und gleichzeitig gingival abgestützt. So besteht nicht die Gefahr des Abkippens oder der Überbelastung des einen oder des anderen Stützgewebes. Wie soll man bei diesen Gegebenheiten die Konstruktion mit Rücksicht auf diese so unterschiedlichen, wenn nicht sogar gegensätzlichen physiologischen und biomechanischen Voraussetzungen abstimmen? Hierin liegt die Hauptschwierigkeit bei der Behandlung der verkürzten Zahnreihe. Auf diesem Gebiet haben lange Zeit rein vernünftige Überlegungen aufgrund theoretischer mechanistischer Modelle weit entfernt von der biologischen Realität zu falschen Schlüssen geführt. Zum Beispiel entsprechen die Prinzipien, auf denen die Geschiebekonstruktionen von Steiger und Boitel[9] beruhen, leider nicht der funktionellen Wirklichkeit.

Diese Autoren behaupten tatsächlich in ihrem Buch am Beginn des Kapitels, das den „Resilienzprothesen" gewidmet ist: „Resilience, as referred to in prosthetics, is the property of the mucous tissue to yield in a smaller or larger measure, to the pressure received from the base of a denture in function and to ‚bounce' back after the pressure is relieved. Responsible for that property is the *elasticity* [von mir hervorgehoben] of the tissue covering the alveolar bone, and its vascularisation."

Diese beiden großen Praktiker haben so glänzende Erfolge zu verzeichnen, aber man muß zugeben, daß sie ihre Resultate trotz mangelhafter Kenntnisse der Forschungsergebnisse der Pathophysiologie erreicht haben. Erkenntnisse, welche in Europa während mehrerer Jahrzehnte allgemein anerkannt waren. Alle diese Systeme wie Druckbrecher oder Kraftverteiler basieren auf der Annahme einer Elastizität des Teguments, und tatsächlich wurde lange Zeit die „Resilienz" des Teguments als eine Art Elastizität verstanden. Was aber ist wirklich unter dem Begriff Resilienz zu verstehen?

Der histologische Beweis der Elastizität eines Gewebes ist an dem Nachweis elastischer Fasern gebunden. Im histologischen Präparat einer Arterie z. B. kann man mit Hilfe einer speziellen Färbung das Vorhandensein zahlreicher elastischer Fasern nachweisen (Abb. 5a und b). So bestätigt *Turck*[10] in einer histologischen Arbeit aus dem Jahre 1965: „Durch die Van-Gieson-Färbung kann man elastische Fasern in der Lamina propria mucosae und in der Submucosa im Bereich der beweglichen Schleimhaut nachweisen. Im Gegensatz dazu findet man keine elastischen Fasern im Bindegewebe der Gingiva propria oder des zahnlosen Teguments." Untersuchungen von *Pilloud, Cimasoni* und *Nally* aus dem Jahre 1970 haben diese Annahme bestätigt. So konnte *Pilloud*[11] schreiben: „Die Abwesenheit elastischer Fasern, wie sie durch eine exakte Nachweismethode, nämlich die spezifische Orceinfärbung mit oder ohne Vorbehandlung mit dem Enzym Elastase, nachgewiesen werden kann, beweist, daß das Kiefertegument nicht elastisch ist" (Abb. 6a und b, 7a und b). Das Kiefertegument mit einer Schaumgummimatratze zu vergleichen ist also total falsch und weit von der physiologischen Wirklichkeit entfernt. Heißt das, daß das Tegument und der Knochen vollkommen unbewegliche Gewebe sind, auf denen die Prothesensättel einen soliden Halt finden? Diese Annahme ist ebensowenig richtig, und man kann auf den gleichen histologischen Präparaten mit Hilfe morphometrischer Methoden feststellen, daß als Folge der Aufnahme auch einer korrekt eingegliederten Prothese das Kiefertegument dazu neigt, in toto komprimiert zu werden.

Der Knochen seinerseits zeigt Umbauerscheinungen. Das Stratum corneum des Epithels wird dünner und läßt Veränderungen im Sinne einer Parakeratose erkennen, und die vor der Belastung durch die Prothese vorhandenen Anzeichen einer Entzündung werden undeutlicher und verschwinden (Abb. 8a und b). Diese Beobachtungen stimmen mit denen von *Nedelman* et al[12] und denen eines Forscherteams der Washington-Universität in Seattle überein, das gezeigt hat, daß das Verhalten der Kieferkammschleimhaut von Natur visco-elastisch ist, d. h., ihre Deformation ist funktionsbedingt und ändert sich mit Dauer und Stärke der Belastung[13,14]. Zweifellos ist also das Prothesenlagergewebe für die Sättel einer Freiendprothese unstabil: Es ist zwar nicht elastisch, aber es verändert seine Dimension (*Nally*[15]). Die Auseinandersetzung mit diesen genaueren Kenntnissen in Zusammenhang mit den neueren Erkenntnissen über okkluso-artikuläre Funktionszusammenhänge hat gezeigt, daß das Fehlen elastischer Elemente der Mukosa Systeme

Abb. 5 Serienschnitte einer Rattenaorta, a): Orcein-Färbung ohne Vorbehandlung; b): Orcein-Färbung nach Vorbehandlung mit Elastase. Die Zerstörung der elastischen Fasern durch das Enzym Elastase manifestiert sich durch eine blassere Färbung als in a).

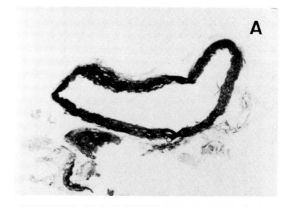

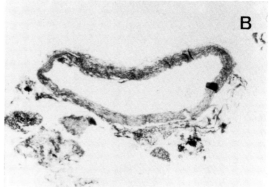

Abb. 6a und b Biopsie der Kammschleimhaut eines zahnlosen Kieferabschnittes eines Patienten, der niemals eine Prothese getragen hat.

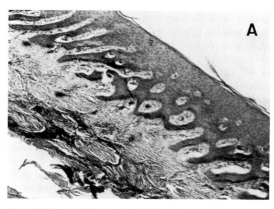

Abb. 6a Orcein-Färbung ohne Vorbehandlung mit dem Enzym Elastase.

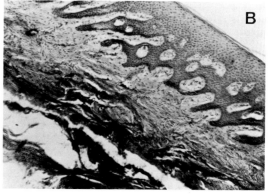

Abb. 6b Orcein-Färbung nach Vorbehandlung mit dem Enzym Elastase. Man kann keinen Unterschied feststellen.

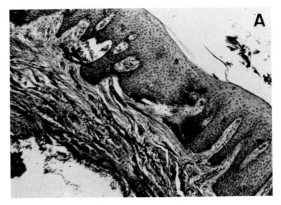

Abb. 7a Orcein-Färbung **ohne** Vorbehandlung mit dem Enzym Elastase.

Abb. 7a und b Biopsie der Kammschleimhaut eines zahnlosen Kieferabschnittes eines Patienten, acht Monate nach Eingliederung einer Prothese.

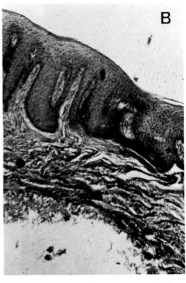

Abb. 7b Orcein-Färbung **nach** Vorbehandlung mit dem Enzym Elastase. Kein Unterschied der Farbintensität. Das Tragen der Prothese hat nicht zur Bildung elastischer Fasern angeregt.

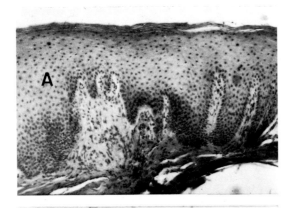

Abb. 8a und b Biopsie der Kammschleimhaut eines zahnlosen Kieferabschnittes (mit Hämatoxylin-Eosin gefärbt).

Abb. 8a Vor dem Tragen einer Prothese;

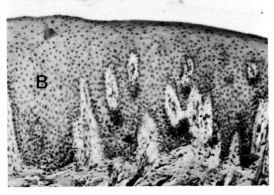

Abb. 8b 250 Tage nach Eingliederung einer Prothese. Die oberflächliche Epithelschicht verändert sich im Sinne einer Parakeratose, während die Lymphozyteninfiltration der Basalschicht abnimmt.

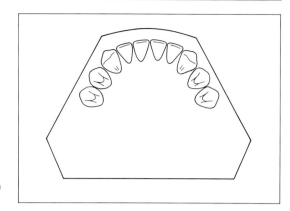

Abb. 9 Schema des ausgewählten verkürzten Gebisses.

die Resilienzgelenke oder Druckbrecher verbietet. Der Gebrauch des Begriffs „Resilienz" in diesem Zusammenhang ist falsch. Man sollte ihn nicht mehr benutzen, um nicht die Vorstellung eines reversiblen Einsinkens der Prothesensättel zu erwecken, dieser Bewegung des Ausweichens und der Rückstellung der Lagergewebe in die Ausgangslage während der Funktion, welche eine Elastizität der Mukosa voraussetzt, welche gar nicht vorhanden ist. Trotz des Fehlens einer eigentlichen Elastizität der Kieferkammschleimhaut bleibt als Ergebnis der oben erwähnten Arbeiten, daß das biomechanische Verhalten des Desmodonts und des Teguments verschieden ist. Wie kann unter diesen Bedingungen das erstrebte Gleichgewicht von Belastung und Belastbarkeit erreicht werden? Soll man der parodontalen Abstützung den Vorzug geben und Präzisionsgeschiebe und Teleskopkronen in einem vollkommen starren System benutzen, oder soll man ein System wählen, das man als halbstarr bezeichnen könnte und welches die parodontale Abstützung etwas einschränkt und eine gingivale Abstützung so wirksam wie möglich einschließt?. Das Studium der Literatur auf diesem Gebiet ist verwirrend. Trotz gewisser Punkte allgemeiner Übereinstimmung stößt man auf Publikationen, welche von klinischen Erfolgen mit diametral gegensätzlichen Methoden berichten. Die Anpassungsfähigkeit des menschlichen Organismus scheint so groß zu sein, daß sogar gegensätzliche Behandlungsmaßnahmen toleriert werden. So gesehen führt der experimentelle Weg am ehesten zum Erfolg. Zusammen mit *Martinet*[16] führt der Autor seit acht Jahren Untersuchungen auf diesem Gebiet durch.

**Untersuchungen, um ein besseres funktionelles Ergebnis von Freiendprothesen zu erreichen**

Versuchsanordnung

Eine Prüfapparatur, welche in der Lage ist, die physiologische Zahnbeweglichkeit unter der Einwirkung bekannter Kräfte zu simulieren, wurde konstruiert. Die von *Mühlemann*[17] wissenschaftlich ermittelten Meßwerte der Zahnauslenkung wurden für die Einstellung dieses Simulators übernommen. So antworten die beiden Pfeilerzähne des Testmodells auf die Belastung mit einer Kraft von 2 kp mit einer axialen Intrusionsbewegung von $4/100$ mm. Auch wurde die horizontale Zahnauslenkung, entsprechend der des zweiten unteren Prämolaren von $8/100$ mm unter der Einwirkung einer horizontal gerichteten Kraft von 500 kp nachgeahmt. Ebenso ist eine axiale Rotation der Pfeilerzähne möglich. Der desmodontale Widerstand gegenüber Rotationskräften wurde dem Widerstand einer axialen Intrusionsbewegung gegenüber angeglichen, da in beiden Fällen die gleiche Anzahl von Wurzelhautfasern in Aktion tritt.

Es wird ein Unterkiefermodell gewählt, um die experimentellen Schwierigkeiten, die ein transversaler Gaumenbügel zusätzlich aufwerfen würde, zu vermeiden. Um die auftretenden mathematischen Probleme zu vereinfachen, wurde eine bilateral symmetrisch

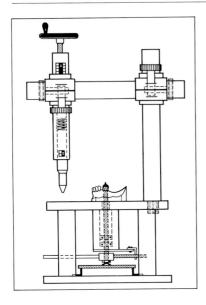

Abb. 10 Profilzeichnung der Versuchsanordnung. Man erkennt das Modell mit einem Pfeilerzahn, welcher an einer Stützstange befestigt ist, die dessen Bewegung auf Meßuhren, die nicht gezeichnet sind, überträgt. Ein über ein Steuerrad regelbarer Kraftgeber erlaubt auf die Prothese kontrollierte Kräfte von 2, 4, 8 und 16 kp auszuüben.

verkürzte Zahnreihe nachgestaltet: Verlust der Molaren auf beiden Seiten (Abb. 9). Zwei zahnlose Kieferkammabschnitte wurden modelliert. Anstelle der Pfeilerzähne (des zweiten Prämolaren jeder Seite) durchquert eine Stahlstange das Modell in vertikaler Richtung, welche gleichzeitig als unabhängige „Wurzel" für die Zahnkrone dient (Abb. 10). Die zwei Pfeilerzähne wurden in Gold gegossen und mit Resinzement auf jeder Pfeilerstange befestigt. Die Zahnkronen weisen zwei Führungsnasen für die Taster der Meßuhren auf (Abb. 11). Die Auflageflächen, die Führungsflächen und die retentiven Wölbungen der Zähne wurden mit Rücksicht auf die Klammerkonstruktionen der verschiedenen Modellgußbasen speziell entworfen und modelliert.

Für jedes Modellgußgerüst wurde eine Abformung mit Kerr Permlastic Regular vom gesamten Testmodell genommen und mit Superhartgips (Kerr Vel-Mix Stone) für das Arbeitsmodell ausgegossen, auf dem die zu testende Basis angefertigt wurde. Das Arbeitsmodell wurde auf einem Parallelometer vermessen und die Gerüstplanung angezeichnet. Alle Modellgußgerüste wurden mit großer Sorgfalt von drei verschiedenen Laboratorien entsprechend den Versuchsreihen angefertigt, um eventuelle Unterschiede, bedingt durch verschiedene Herstellungsverfahren und Legierungen, auszuschalten. Im Bereich der Prothesensättel wurde ein spezieller 3 mm unterfütterter Raum frei gelassen. Danach wurden die Prothesensättel mit Autopolymerisat in der Weise gestaltet, daß man mit Hilfe von 2 mm dicken Wachsplatten wiederum einen freien Raum zwischen den Prothesensätteln und den zahnlosen Kieferabschnitten des Modells bewahrte, um dort ein Material einzubringen, welches die Eigenschaften des Teguments simulieren sollte. Das gewählte Material war Kerr Permlastic heavy bodied in der von D. Henderson und Th. E. Seward[18] angegebenen Technik. Okklusal trugen beide Prothesensättel einen flachen Kunststoffwall, der die Kauflächen der Ersatzzähne darstellte (Abb. 11). Um kontrollierte Kräfte auf die Prothesensättel ausüben zu können, wurde in der Versuchsanordnung ein über ein Steuerrad regelbarer, mit der gesamten Apparatur fest verbundener Kraftgeber benutzt (Abb. 10). Die angelegten Kräfte hatten die Werte von 2, 4, 8 und 16 kp. Sie entsprachen den natürlichen, während des Kauaktes gemessenen Krafteinwirkungen. Ihre Richtung war zunächst rein vertikal und wurde nacheinander im mesialen, mittleren und distalen Sattelabschnitt aufgelegt, später wurden die Kräfte 30 Grad nach innen und außen sowie nach mesial und distal gegen die Kauebene geneigt angelegt. 13 Meßuhren mit einer Meßgenauigkeit von zwei Mikron wurden an 13 Meßpunkten angelegt (Abb. 12). Sie verteilten sich rund um die Prothese und erlaubten die vertikale

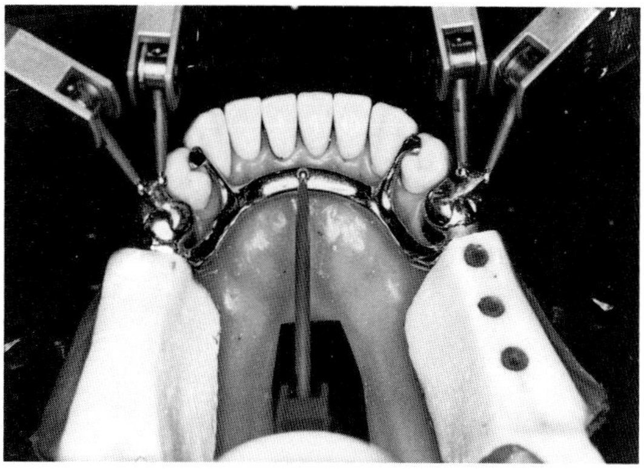

Abb. 11 Ansicht eines Testgerüstes auf dem Versuchsmodell; man erkennt zwei Meßfühler an jedem Pfeilerzahn, welche die proximalen und die vestibulo-lingualen Auslenkungen registrieren.

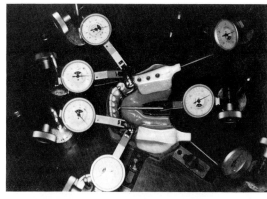

Abb. 12 Teilansicht des oberen Teils der Versuchsanordnung mit sieben auf diesem Niveau angebrachten Meßuhren.

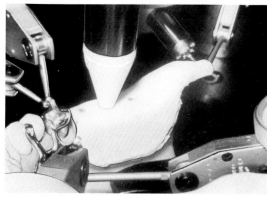

Abb. 13 Ein Modellgußgerüst während der Untersuchung.

Translation, die Rotation, die horizontale Translation in mesiodistaler, vestibulo-lingualer und linguo-vestibulärer Richtung des rechten und des linken Pfeilerzahnes zu messen; ebenso wurden die vertikale Translation und die horizontale Translation in vestibulo-lingualer Richtung der Prothesensättel rechts und links und die vertikale Translation des Lingualbügels gemessen.

Die Kräfte werden stets an den rechten Prothesensattel angelegt. Die rechte Seite kann dabei als Arbeitsseite, die linke als Balanceseite betrachtet werden (Abb. 13).

Jede Messung wird für jedes Testgerüst fünfmal wiederholt.

Die Versuche zeigen eindeutig naheliegende Ergebnisse.

Ergebnisse

Im Verlauf der ersten Versuchsserie, welche an acht verschiedenen Modellgußgerüsten

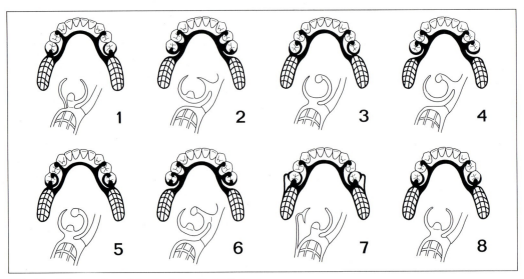

Abb. 14  Schema der acht getesteten Gerüstformen.

mit Lingualbügel und indirekten Auflagen (Abb. 14) durchgeführt wurde, wurden die besten Ergebnisse, d. h. die geringsten Auslenkungen der Pfeilerzähne und der Prothese bei den Gerüsten Nr. 2 und 4 erreicht. Das Gerüst Nr. 2 ist durch zwei Back-action-Klammern nach Ney (Abb. 15) und das Gerüst Nr. 4 durch zwei Klammern mit mesialem Verbinder und einer mesialen sattelfernen direkten Auflage charakterisiert (Abb. 16a und b). Dies sind die beiden Gerüsttypen, welche in unserer Klinik weitaus am häufigsten angewandt werden.

In einer zweiten Versuchsserie wollten wir die Vorteile der zusätzlichen indirekten Abstützung (Kippmeider) unter Beweis stellen. Bei vier von acht geprüften Modellgußbasen haben wir die indirekten Auflagen entfernt (Abb. 17) und danach die Versuche wiederholt. Für jede dieser Konstruktionen konnte gezeigt werden, daß sich die Beweglichkeit von Pfeilerzähnen und Prothese nach dem Entfernen der indirekten Abstützungen vergrößerte. **Die stabilisierende Funktion indirekter Abstützungen konnte somit bewiesen werden** (Abb. 18). Diese Resultate gleichen denen von Sebbah[19], der mit einer völlig anderen Versuchsanordnung zu gleichen Ergebnissen gelangte, und sie werden von den neuen und bedeutenden spannungsoptischen Untersuchungen von Buch[20] bestätigt.

Nachdem die Vorteile der indirekten Auflagen bewiesen waren, sollte auch das Ergebnis des Entfernens aller okklusalen Abstützungen untersucht werden. Eine neue Versuchsserie mit den zwei Grundgerüsten Nr. 8 und Nr. 4 wurde gestartet.

Die gemessenen Auslenkungen wurden notiert. In der Wiederholung bestätigen sich die Vorteile der Basis Nr. 4 im Vergleich zur Basis Nr. 8. Danach wurden alle okklusalen Auflagen von diesen beiden Gerüsten entfernt, die direkten wie auch die indirekten (Abb. 19), und die Versuche wiederholt. Die Entfernung der okklusalen Auflagen hat in erster Linie eine Vergrößerung der Versetzungen der Prothese zur Folge, verbessert aber nicht die periodontometrischen Resultate der Pfeilerzähne. Die schlechtesten Ergebnisse lieferten die Klammerkonstruktionen mit distalem (sattelnahem) Verbinder. Buch[20] schreibt hierzu: „Wir betonen die Bedeutung der parodontalen Abstützung, d. h. im Unterkiefer des abgestützten **Transversalbügels mit Auflagen an den Klammerzähnen und zusätzlichen indirekten Auflagen (Kippmeidern).**"

Die vierte Versuchsreihe bestand darin, das Verhalten von Modellgußgerüsten zu untersuchen, die ihren Halt an den Restzähnen mit Hilfe solcher Verbindungselemente finden, die auch Kraftbrecher genannt werden: das Kugelgeschiebe von Roach und das Gelenk

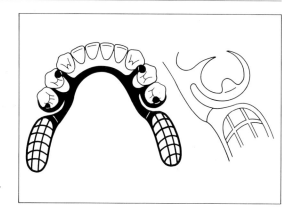

Abb. 15 Gerüst Nr. 2 mit zwei Back-action-Klammern.

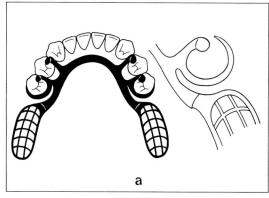

Abb. 16a Gerüst Nr. 4 mit zwei Klammern nach *Nally/Martinet.*

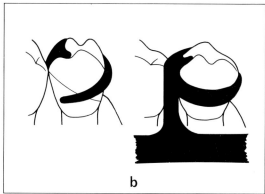

Abb. 16b Die Klammer nach *Nally/Martinet,* Teilansicht, Blick von vestibulär und lingual.

nach *Dalbo* und die Scharniere von Wironit, Vitallium und das von *Gaerny* angegebene. Die Ergebnisse, besonders mit den Scharnieren, waren enttäuschend, und alle diese Konstruktionen hatten große Auslenkungen, nicht nur der Prothese, sondern auch der Pfeilerzähne unter Belastung zur Folge.

Den Abschluß bildete eine Versuchsreihe, bei der das Modellgußgerüst an je einer Teleskopkrone auf den beiden Pfeilerzähnen befestigt war, und eine weitere Versuchsreihe, bei der ein Präzisionsgeschiebe nach *Brown* als Verbindungselement gewählt wurde. Die Ergebnisse dieser Versuchsserie entsprachen etwa denen der bei den schlechteren Klammerkonstruktionen beobachteten.

Die wichtigsten Erkenntnisse aus diesen Untersuchungen sind:

Bei der Konstruktion eines Unterkiefermodellgußgerüstes für eine bilaterale Freiend-

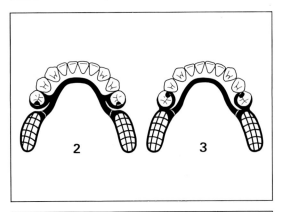

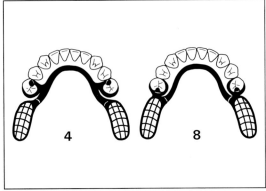

Abb. 17 Schema der Gerüste Nr. 2, Nr. 3, Nr. 4 und Nr. 8, auf denen die indirekten Auflagen weggelassen wurden.

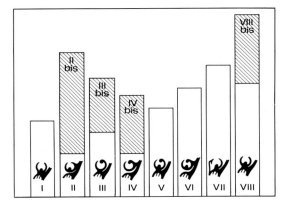

Abb. 18 Graphische Darstellung der Gesamtauslenkung der zwei Pfeilerzähne der Prothese. Die weißen Säulen stellen die Summe der Auslenkungen während der Tests der Gerüste Nr. 1 bis Nr. 8 dar. Die darüber gelegenen gestrichelten Säulen stellen die Vergrößerung dieser Auslenkungen nach Entfernung der indirekten Auflagen der Gerüste Nr. 2, 3, 4 und 8 dar.

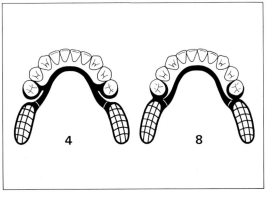

Abb. 19 Schema der Gerüste Nr. 4 und Nr. 8, auf denen sowohl die direkten wie auch die indirekten Auflagen weggelassen wurden.

**Tabelle 1:** Summe der beobachteten Auslenkungen für ein Gerüst Nr. 4 (Nally-Martinet-Klammer), Nr. 9 (langstielige Klammer, crochet longue potence) und Nr. 10 (Geschiebeklammer, crochet équipoise). In der Kolonne „Total" erkennt man, daß die Geschiebeklammer die geringsten Auslenkungen sowohl der Prothese als auch der Pfeilerzähne verursacht.

| No | I Més. | I Méd. | I Dist. | II Més. | II Dist. | III Més. | III Dist. | Élément testé | Total |
|---|---|---|---|---|---|---|---|---|---|
| 4ter | 50,8 | 30,35 | 22,55 | 47,15 | 28,18 | 63,61 | 10,6 | Pilier Droit | 253,24 |
|  | 19,74 | 14 | 13,09 | 21 | 7,74 | 22,95 | 4,81 | Pilier Gauche | 103,33 |
|  | 38,54 | 51,16 | 76,65 | 42,9 | 84,25 | 34,28 | 92,17 | Prothèse | 419,95 |
| 9 | 106,39 | 62,7 | 32,74 | 120,33 | 28,05 | 133,22 | 12,73 | Pilier Droit | 496,16 |
|  | 19,6 | 8,43 | 19,31 | 15,77 | 15,56 | 25,14 | 25,95 | Pilier Gauche | 129,76 |
|  | 11,5 | 48,21 | 88,2 | 37,09 | 143,32 | 40,41 | 144,7 | Prothèse | 513,43 |
| 10 | 42,12 | 31,43 | 12,37 | 41,46 | 17,9 | 48,96 | 13,76 | Pilier Droit | 208,00 |
|  | 6,17 | 4,62 | 21,36 | 10,22 | 19,08 | 23,86 | 10,26 | Pilier Gauche | 95,57 |
|  | 11,34 | 24,29 | 82,2 | 15,83 | 63,68 | 15,48 | 79,3 | Prothèse | 292,12 |

prothese, Klasse I nach Kennedy/Applegate,

1. sollten Klammern mit einem mesialen Verbinder zum Transversalbügel und sattelfernen okklusalen Auflagen benutzt werden. *Rigolet, Sebbah* und *Tobelem*[21] schrieben 1972 hierüber: „Es ist heute eine wissenschaftliche und klinisch anerkannte Tatsache, daß die mesiale Aufhängung der Klammern die Belastung am besten auf Ankerzähne und Tegument verteilt", während *Kratochvil*[22] schon 1963 wie auch *Nairn*[23] 1966 neben anderen Autoren die sattelferne Auflage empfahl. *Augsburger*[24] gelangte 1969 über eine mathematische Analyse zum gleichen Ergebnis.
2. Wenn es aufgrund der Morphologie des Pfeilerzahnes oder mit Rücksicht auf die Okklusion nicht möglich ist, die okklusale Auflage in die mesiale Grube zu legen, so soll sie in Form einer Back-action-Klammer nach *Ney* in die distale Grube gelegt werden.
3. Der Stützarm der Klammer sollte beidseitig lingual oder bukkal angelegt werden. *Rudd* und *O'Leary*[25] haben den klinischen Beweis der Zweckmäßigkeit dieser Stütze 1966 erbracht.
4. Wenn möglich, sollten zusätzliche indirekte Abstützungen (Kippmeider) angebracht werden.
5. Es sollten keine starren Verbindungselemente ohne eine Verblockung mehrerer Pfeilerzähne miteinander zu einem Widerstandsblock benutzt werden. Diese Ansicht wird von den Arbeiten von *Henderson* et al[26] bestätigt.
6. Es sollten keine Gelenke nach *Dalbo* benutzt werden, wenn die Morphologie der Kiefer eine adäquate Verbindung der Sättel durch Transversalbügel zuläßt.
7. Man sollte keine Scharniere als Verbindungselemente benutzen.

Die Analyse dieser Resultate weist die Vorteile zweier Klammertypen mit mesialem Verbinder auf, der eine mit mesialer sattelferner Auflage (Abb. 16) und der andere mit distaler Auflage, die sogenannte Back-action-Klammer (Abb. 15), läßt aber die ästhetischen Probleme unberücksichtigt. Um hierauf eine Antwort zu geben, wurde noch eine zusätzliche Serie von Modellgußgerüsten getestet.

Im Verlauf dieser Versuche stellten sich die biomechanischen Vorzüge der Geschiebeklammer (crochet équipoise) heraus (Tabelle 1). Dieses Ergebnis findet sich zum Teil auch durch die jüngsten Untersuchungen von *Cecconi*[27] bestätigt. Die Geschiebeklammer ist kaum sichtbar, und die Lösung des ästhetischen Problems scheint gefunden (Abb. 20). Aber seine Verwirklichung, welche die Präparation einer Gußkrone einschließt,

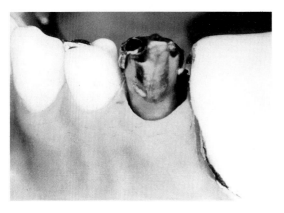

Abb. 20 Das Gerüst mit Geschiebeklammern (crochets équipoise) auf dem Versuchstisch.

erfordert Genauigkeit. Alle Schritte der Herstellung der Geschiebeklammer werden im folgenden genau beschrieben.

### Die Geschiebeklammer (crochet équipoise)

Die Geschiebeklammer beruht auf folgendem Grundprinzip: Der Pfeilerzahn wird an seiner mesialen Fläche mit einem Stabilisationselement und an seiner distalen Fläche mit einem diesem entgegengesetzt wirkenden Halteelement auf der gleichen Höhe der klinischen Krone versehen. Zwischen dem Stabilisierungselement und dem Halteelement sichert ein starrer lingualer Klammerarm die Stütze des Zahnes. Das Stabilisierungselement besteht aus einer individuell gefrästen Geschiebematrize im mesialen Approximalbereich einer auf dem Pfeilerzahn zementierten Teilkrone oder, besser, Vollkrone (Abb. 21). Der Boden dieser Fräsung sollte so weit nach zervikal wie möglich versenkt werden, bis auf die gleiche Höhe, auf der der retentive Klammerarm auf der distalen Approximalfläche des Pfeilerzahnes diesen umfaßt. Der okklusale Teil der Fräsung erweitert sich schwalbenschwanzförmig. Dieser Teil wird in der Mitte der mesialen Approximalfläche der Krone angelegt, dort, wo das Gußobjekt am dicksten ist. Die Lingualfläche weist eine einfache Parallelfräsung auf oder eine Parallelfräsung mit zusätzlicher Schulter, auf der der Verbindungsarm ruht (Abb. 22A und B). An der distalen Fläche der Krone, bis an die distovestibuläre Rundung reichend, befindet sich das Ende des retentiven Klammerarmes, nachdem er die Krone auf der Lingualfläche über einen Kreisbogen

von etwas mehr als 180 Grad Zentriwinkel umfaßt hat. Da dieser Arm seiner Funktion nach ziemlich starr sein muß, darf der unter den Zahnäquator greifende retentive Teil der Klammer nur bis in einen maximal 0,20 mm untersichgehenden Bereich greifen (Abb. 21 und 23). Natürlich kann diese Geschiebeklammer auch an zwei miteinander verlöteten Kronen angebracht werden. In diesem Fall wird die mesiale Geschiebefräsung im Approximalbereich zwischen den beiden Kronen angelegt (Abb. 24), der Schwalbenschwanz ist in diesem Fall mesiodistal gerichtet (Abb. 25 bis 33). Schließlich kann die Geschiebeklammer auch an einer Eckzahnkrone angebracht werden, und vom ästhetischen Gesichtspunkt bietet sie gerade an diesem Zahn große Vorteile gegenüber einer konventionellen Klammerkonstruktion. Voraussetzung für die korrekte Funktion der Geschiebeklammer ist jedoch die exakte Anlage der Geschiebefräsung, die eine ausreichende Präparation des Pfeilerzahnes voraussetzt, damit dem Zahntechniker genügend Platz zur Verfügung steht (Abb. 34 bis 50).

Diese Bilder klinischer Fälle zeigen die Vorteile der Geschiebeklammer, die man wie folgt zusammenfassen kann: ausgezeichnete funktionelle Verteilung der Kräfte, verhältnismäßig einfache Herstellung, angemessene Herstellungskosten und ein sehr gutes ästhetisches Resultat.

Die Geschiebeklammer

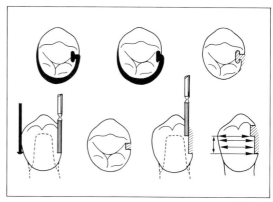

Abb. 21 Oben: Schema der Geschiebeklammer (crochet équipoise) über einer Gußkrone, korrekt und falsch, und die Krone ohne die Klammer.
Unten: Fräsung des Kastens auf der Mesialfläche der Gußkrone und Berechnung des untersichgehenden Raumes (0,15 bis 0,20 mm) auf der Distalfläche für den Retentionsarm. Verschiedene Stadien der Fräsung des Kastens.

Abb. 22a und b  Schema einer unteren Prämolarenkrone von lingual.

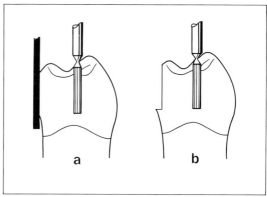

Abb. 22a Die Haltung der Fräse für das Schneiden des mesialen Kastens im Wachs. Auf der lingualen Seite wird parallel zum Kasten eine flache Fläche präpariert.

Abb. 22b Die Lingualfläche kann auch in Form einer Schulter gestaltet werden.

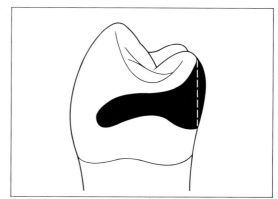

Abb. 23 Die Lage des Retentionsarmes der Geschiebeklammer auf der Distalfläche.

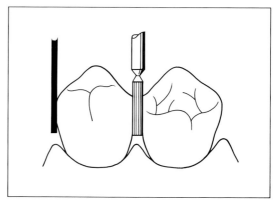

Abb. 24 Beginn der Präparation eines Kastens zwischen zwei miteinander verbundenen Gußkronen.

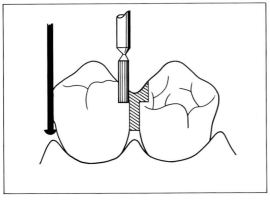

Abb. 25 Präparation des Schwalbenschwanzes in mesiodistaler Richtung.

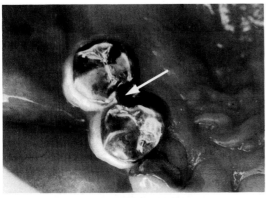

Abb. 26 Ansicht zweier verlöteter Kronen auf 14 und 15 im Mund mit dem Kasten der Geschiebeklammer in einem Fall der Klasse II im Oberkiefer.

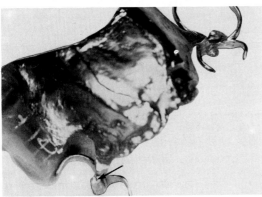

Abb. 27 Die zum vorherigen Fall gehörende Teilprothese mit einer Geschiebeklammer auf 15 und einem Stützarm auf 14. Bei 25 und 26 eine Bonwill-Klammer.

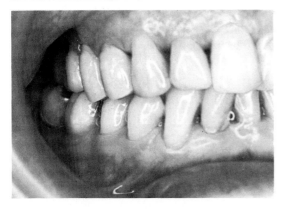

Abb. 28 Die fertige Rekonstruktion. Die Geschiebeklammer ist von vestibulär nicht sichtbar.

# Die Geschiebeklammer

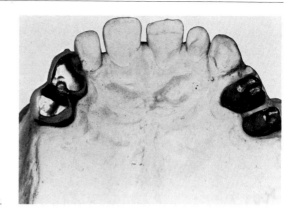

Abb. 29 Ein Fall einer Klasse I im Oberkiefer.

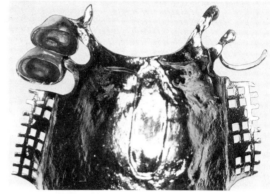

Abb. 30 Die Schleimhautseite der Teilprothese.

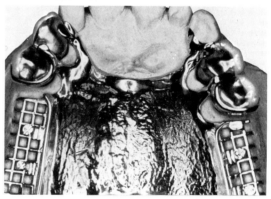

Abb. 31 Die metallischen Elemente der prothetischen Wiederherstellung auf dem Modell. Man erkennt die zwei Geschiebeklammern und zwei indirekte Auflagen.

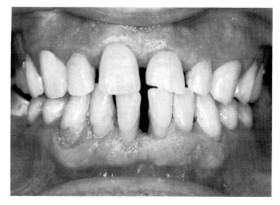

Abb. 32 Frontalansicht der wiederhergestellten Zahnreihe. Die Geschiebeklammern sind nicht sichtbar.

# Die Behandlung der verkürzten Zahnreihe

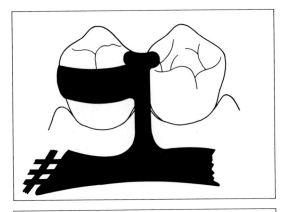

Abb. 33 Schema der Geschiebeklammer im Fall zwei verbundener Pfeilerzähne im Unterkiefer. Ansicht von lingual.

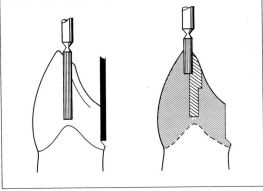

Abb. 34 Präparation des Kastens an einer Krone auf einem oberen Eckzahn (2 3).

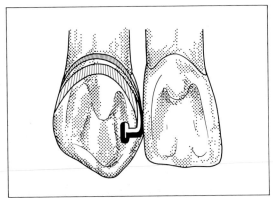

Abb. 35 Ansicht einer Gußkrone auf 2 3 von palatinal zur Aufnahme einer Geschiebeklammer präpariert.

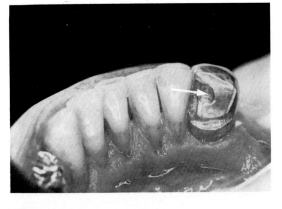

Abb. 36 Behandlung einer Klasse II, Unterklasse 1.
Krone auf 3 3 präpariert für die Aufnahme einer Geschiebeklammer.

Die Geschiebeklammer

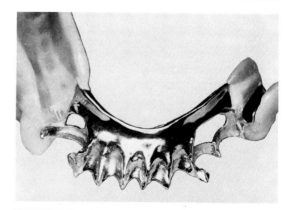

Abb. 37  Die Schleimhautseite der Prothese. Rechts ein Dolder-Steg in der Schaltlücke.

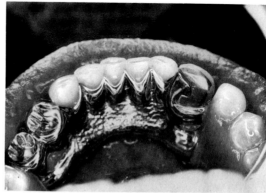

Abb. 38  Lingualansicht der Prothese in situ.

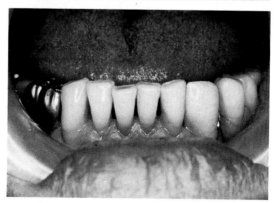

Abb. 39  Die wiederhergestellte Unterkieferzahnreihe: Geschiebeklammer auf 33.

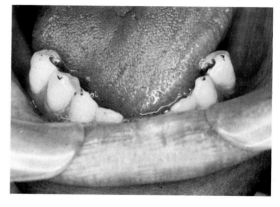

Abb. 40  Fall einer Klasse I. Auf 34 und 45 wurden Metallkeramikkronen zementiert. Der zur Aufnahme der Geschiebeklammer bestimmte Kasten wurde nur in das Metall eingefräst. Ebenso liegt auf der Lingualseite der Stützarm nur auf dem nicht überbrannten Metall.

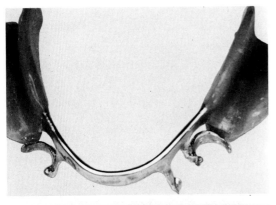

Abb. 41 Die Schleimhautseite der Prothese mit einer indirekten Auflage (Kralle) zwischen 43 und 44.

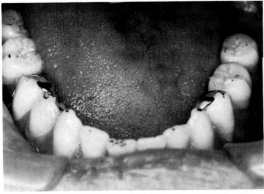

Abb. 42 Die Prothese im Mund. Man beachte den ausgezeichneten kosmetischen Effekt.

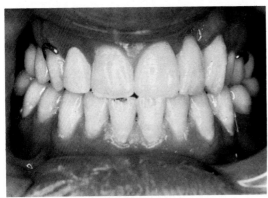

Abb. 43 Das ausgezeichnete ästhetische Resultat im Unterkiefer kann gut verglichen werden mit dem Anblick des Oberkiefers, der mit Hilfe einer Interimsprothese mit klassischen Klammern versorgt wurde.

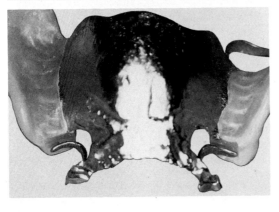

Abb. 44 Schleimhautseite einer Oberkieferprothese der Klasse II, Unterklasse 1 mit zwei Geschiebeklammern.

Die Geschiebeklammer

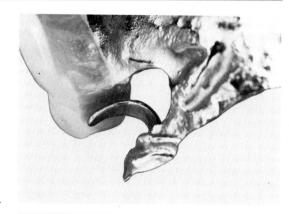

Abb. 45  Teilansicht der vorherigen Abbildung.

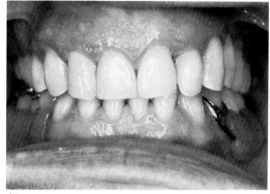

Abb. 46  Die wiederhergestellte Zahnreihe. Im Unterkiefer eine Prothese mit klassischen Klammern.

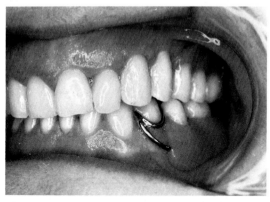

Abb. 47  Detail der linken Seite.

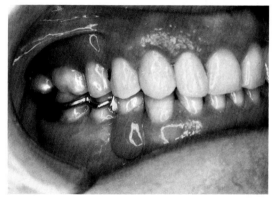

Abb. 48  Detail der rechten Seite.

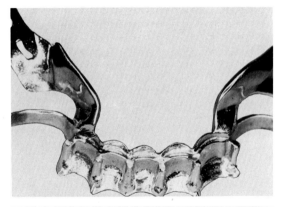

Abb. 49 Schleimhautseite eines Gerüstes einer Klasse I mit verstärkter fortlaufender Klammer. Ein hoher Mundboden verbietet hier die Anwendung eines Lingualbügels.

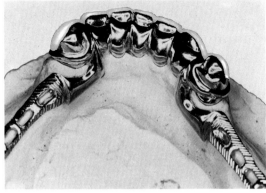

Abb. 50 Ansicht des Prothesengerüstes von okklusal.

## Der Behandlungsplan

Es erscheint wichtig, darauf hinzuweisen, daß der Erfolg der prothetischen Behandlung nicht allein von der korrekten Planung des Prothesengerüstes abhängt, welches sicher ein wichtiger Schritt ist, sondern daneben muß man auch gewisse medizinische Grundsätze und technische Regeln berücksichtigen. Eine gründliche klinische Untersuchung und Befundaufnahme (Tabelle 2) steht am Anfang der Behandlung. Man soll sich ein Bild von der Mundhygiene des Patienten machen, man untersucht, ob eine Kariesdisposition besteht, welches der Zustand der restlichen natürlichen Zähne ist und ob sie Zeichen einer Lockerung zeigen. Man soll dem Zustand der parodontalen Gewebe Beachtung schenken, eine eventuelle Atrophie vermerken und die Taschentiefe notieren. Dann soll man prüfen, ob okklusale Probleme vorliegen. Bereits durch die klinische Untersuchung (Abb. 51) kann man Parafunktionen, Muskelspasmen und die traumatischen Folgen eines vermuteten Bruxismus erkennen. Die Kaumuskulatur soll untersucht werden. Während der klinischen Untersuchung soll auch nach dem Grund für den Verlust der fehlenden Zähne gefragt werden. Weiter soll erfragt werden, wie lange die Zahnlücken bestehen, warum sie bisher nicht geschlossen wurden oder, wenn bereits ein prothetischer Ersatz getragen wird, wie dieser vom Patienten toleriert wird. Die Kompressibilität des Teguments der zahnlosen Kieferabschnitte soll durch Palpation geprüft werden. Man soll den Patienten nach seinem Allgemeinzustand fragen und abklären, ob der Patient an einer Diathese leidet. Ebenso sollte man sich im Verlauf dieser Untersuchung bemühen, die Psyche des Patienten und eventuelle Schwächen zu erfassen. Man sollte auch den Beruf des Patienten erfragen und sich nach seinen wirtschaftlichen Verhältnissen erkundigen, um ihm einen seinen Möglichkeiten entsprechenden Behandlungsplan vorschlagen zu können.

Aber weder die Anamnese noch die klini-

**Tabelle 2:** Prothetischer Behandlungsplan (Befundaufnahme)

Datum der letzten zahnärztlichen Behandlung

### I. Klinische Untersuchung

1. Oraler Befund:

   a) Kariesdisposition (notiere die Zahl der kariösen Läsionen – die Zahl der Füllungen – Kariesrezidive).
   b) Avitale Zähne (Fistelbildung – Perkussionsschmerz – Schmerz bei Palpation der apikalen Region – Behandlung oder Extraktion).
   c) Fehlende Zähne (Ursache des Verlustes).
   d) Zustand der Parodontalgewebe (Gingiva – Taschentiefe – Taschensekretion – Zahnbeweglichkeit).
   e) Okklusion, Okklusionsstörungen, Bruxismus.
   f) Zahnappell (Klasseneinteilung entsprechend der fehlenden Zähne nach *Kennedy/Applegate*).
   g) Mundhygiene des Patienten.

2. Allgemeinbefund:

   a) Allgemeinzustand des Patienten.
   b) Seelische Haltung des Patienten.
   c) Ästhetische Forderungen des Patienten.
   d) Wirtschaftliche Verhältnisse des Patienten.
   e) Beruf und Lebensgewohnheiten des Patienten.

### II. Röntgenbefund

   a) Vollständiger Zahnstatus (Zähne und zahnlose Kieferabschnitte).
   b) Zwei Bite-Wing-Aufnahmen (rechts und links).

### III. Studienmodelle (Hartgipsmodelle nach Alginatabformung).

---

sche Untersuchung können uns alle für die Wahl des besten Behandlungsplanes notwendigen Auskünfte geben: Dazu benötigt man ergänzend den Röntgenbefund und Situationsmodelle. Der Röntgenbefund sollte auf einem kompletten Zahnstatus und nicht nur auf Einzelbildern der restlichen Zähne, sondern auch der zahnlosen Kieferabschnitte basieren. Im Bereich zahnloser Kieferabschnitte können häufig pathologische Befunde erhoben werden: retinierte Zähne, Zysten, Wurzelreste. Alle diese Befunde erfordern eine vorherige chirurgische Behandlung (Abb. 52 bis 55). Allein das Röntgenbild kann uns über den Grad des Knochenabbaues im Bereich der restlichen Zähne, über Richtung und Ausmaß des Schwundes und der Umbauvorgänge Auskunft geben (Abb. 56).
Es folgt die Herstellung und Analyse von Studienmodellen. Gute Alginatabformungen des Oberkiefers und des Unterkiefers werden mit Hartgips ausgegossen. Wenn man aufgrund der klinischen Untersuchung eine Okklusionsstörung vermutet, sollte man bereits jetzt die notwendige Registrierung und Übertragung der Kieferrelation vornehmen, um die Modelle in einem halbjustierbaren Artikulator einzustellen und eine funktionelle Gebißanalyse durchführen zu können. Die notwendigen Korrekturen der Okklusion können sich auf das Ausschalten von vorzeitigen Kontakten, die eine maximale Interkuspidation in der retralen Kontaktposition verhindern, beschränken. In anderen Fällen müssen auch Störungen der Lateralbewegungen korrigiert werden, oder – besonders häufig – bei der Behandlung des Lückengebisses müssen Veränderungen der Okklusionsebene beseitigt werden, wie sie als Folge einer Elongation von Zähnen mit fehlenden Antagonisten auftreten (Abb. 57 und 58).
Alle diese Störungen können in leichten Fällen durch einfache Schleifkorrekturen beseitigt werden. In schwierigeren Fällen wird man allerdings die gewünschte Okklusion mit Hilfe von Onlays und Kronen aufbauen müs-

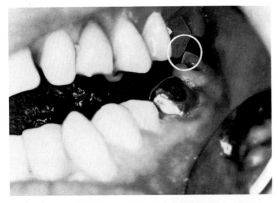

Abb. 51 In der retralen Kontaktposition kann zwischen dem mesiopalatinalen Höcker des 27 und dem distobukkalen Höcker des 37 ein vorzeitiger und einziger Kontakt beobachtet werden. In diesem Fall ist es leicht, die Okklusionsstörung zu erkennen und durch Schleifkorrekturen zu beseitigen.

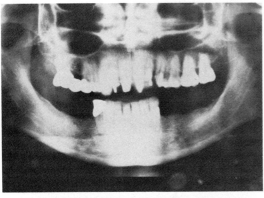

Abb. 52 Panoramaaufnahme, welche auf einem einzigen Bild eine Übersicht beider Kiefer ermöglicht. Um die klinische Wertigkeit der Pfeilerzähne abzuschätzen, sind noch Einzelzahnaufnahmen notwendig.

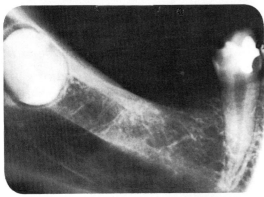

Abb. 53 Retinierter Weisheitszahn, welcher vor der prothetischen Behandlung entfernt werden muß.

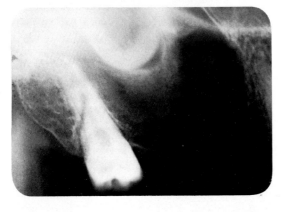

Abb. 54 Ausgedehnter ostitischer Herd oder zystische Veränderung, welche vor Beginn der prothetischen Maßnahmen behandelt werden muß.

Der Behandlungsplan

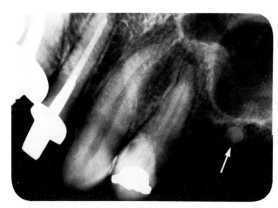

Abb. 55 Zu entfernender Wurzelrest und schlecht verheilte Alveole.

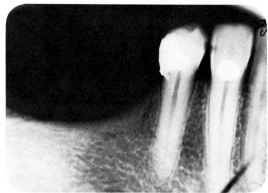

Abb. 56 Dichte Knochenstruktur, dicke und gut abgegrenzte Kortikalis, prognostisch günstig für die Beurteilung der parodontalen Abstützung. Die starke Absenkung des Knochenprofils distal des endständigen Zahnes ist, im Gegensatz dazu, ein ungünstig zu beurteilender Faktor.

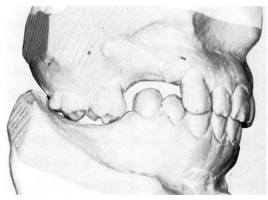

Abb. 57 Im halbjustierbaren Artikulator montierte Studienmodelle, rechte Seite. Massive Störung der Okklusionsebene.

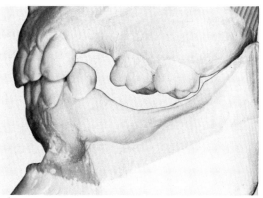

Abb. 58 Linke Seite.

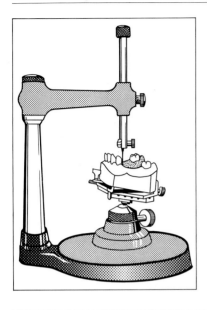

Abb. 59 Schema des Parallelometers nach *Ney* mit dem Meßstab.

sen. In seltenen Fällen wird man sich auch entschließen müssen, einen Zahn zu opfern, um eine stabile Okklusion zu erreichen. Nie kann ein abnehmbarer partieller Zahnersatz allein eine bestehende Kieferrelation verändern. Sollten wirklich einmal wichtige Gründe für eine Änderung der Kieferrelation vorliegen, so muß man das bereits bei der Behandlungsplanung berücksichtigen, und dann muß man das angestrebte Ziel und die Mittel, es zu erreichen, während aller Phasen der Behandlung stets vor Augen halten*. Aus diesem Grunde empfehlen wir die funktionelle Gebißanalyse zu Beginn der Behandlung. Das Erkennen okklusaler Störungen ist die erste Information, welche uns das Studium von Situationsmodellen vermittelt. Die Studienmodelle geben uns zweitens Hinweise für das Beschleifen der Zähne für die geplante prothetische Konstruktion.

Zu diesem Zweck wird das Modell des zu behandelnden Kiefers mit Hilfe eines Parallelometers vermessen (Abb. 59). Das Prinzip dieses Instruments ist bekannt: eine präzis arbeitende Vorrichtung, die das Lageverhältnis zwischen Modell und vertikalem Zeichner zu verändern und zu kontrollieren erlaubt, um die spätere Einschubrichtung des Zahnersatzes wählen zu können; eine stabile senkrechte Säule, an der ein fester Kreuzarm mit einer beweglichen vertikalen Spindel befestigt ist, welche einen Meßstab trägt, der die Wölbungen der Zähne zu untersuchen erlaubt, und eine auswechselbare Graphitmine, um die Führungslinie an den Pfeilerzähnen in bezug auf die gewählte Einschubrichtung markieren zu können. Diese Einschubrichtung wird für jeden Fall empirisch festgelegt, indem man mit dem Maßstab des Parallelometers für jeden Pfeilerzahn die abstützenden und die retentiven Partien der Oberfläche ermittelt. Die günstigste Einschubrichtung erfordert die geringste Schleifarbeit und erlaubt der Prothese ihren Halt an den Pfeilerzähnen mittels leichter Friktion zu finden, ohne irgendwelche pathologischen Veränderungen der Gingiva auszulösen. Nachdem die Einschubrichtung der Prothese festgelegt ist, wird mit der Graphitmine des Parallelometers an den Pfeilerzähnen die Linie der größten Wölbung angezeichnet. Dann wird am Gipsmodell die Probepräparation der Pfeilerzähne mit einem Skalpell oder einem anderen schabenden Instrument durchgeführt, bis der Oberarm (abstützender Teil) der Klammer am Zahn einen Halt findet, noch ehe der Unterarm (retentiver Teil) der Klammer den untersichgehenden Bereich erreicht (Abb. 60). Auf diese Weise wird erreicht, daß der Druck des Retentionsarmes auf die größte Wölbung des Pfeilerzahnes beim späteren Eingliedern der Prothese

---

* Zwischen den verschiedenen Etappen kann in gewissen Fällen eine provisorische Prothese nötig sein.

Der Behandlungsplan

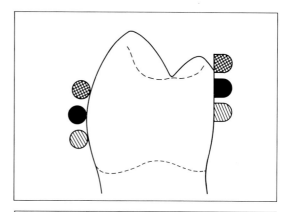

Abb. 60 Schema, welches zeigt, wie der Stützarm der Klammer (Halbrund) den Zahn abstützt, während der Retentionsarm (runder karierter Draht) die bukkale Wölbung des Zahnes erreicht. Um den Zahnäquator zu passieren, muß sich der Retentionsarm öffnen (runder schwarzer Draht), danach schließt er sich wieder im untersichgehenden Bereich, um die Prothese zu halten (runder schraffierter Draht). Im Retentionsbereich soll die Klammer dem Zahn entspannt anliegen. Während des Einsetzens ist der Zahn ständig durch den Stützarm abgestützt.

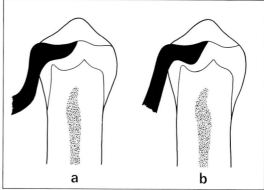

Abb. 61 Bei A ruht die okklusale Abstützung auf einer schiefen Ebene und neigt dazu, den Zahn zu kippen. Bei B ist die okklusale Abstützung korrekt angelegt; sie wirkt in Richtung der Zahnachse.

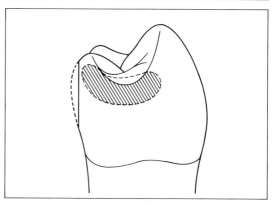

Abb. 62 Schema der Oberflächenabschnitte eines unteren Prämolaren, welche am häufigsten durch Beschleifen korrigiert werden müssen.

durch die Elastizität des Metalls und nicht durch die Desmodontalfasern des Zahnes abgefangen wird, welche auf die Dauer durch solches wiederholtes Mikrotrauma irreversible Schädigungen erleiden würden. Gleichzeitig präpariert man löffelförmig die Gruben, in denen später die okklusalen Auflagen ruhen sollen. Diese sollen ihre Kraft nur in der Längsachse des Zahnes und nicht etwa schräg zu dieser Achse auf das Desmodont übertragen (Abb. 61). Ist eine Abstützung an einem Eckzahn geplant, so präpariert man eine kleine Schulter in der Nähe des Cingulums. Im Bedarfsfall muß man hierbei auch etwas am Eckzahn des Gegenkiefers schleifen, damit die geplante Klammerabstützung in ausreichender Materialstärke angelegt werden kann. Um die spätere Übertragung dieser Präparationen auf die Zähne des Patienten zu erleichtern, werden alle beschliffenen Zahnoberflächen auf dem Studienmodell sorgfältig markiert, am besten mit

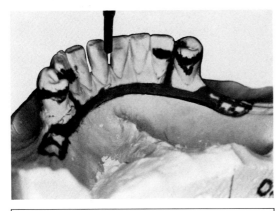

Abb. 63 Konstruktionszeichnung des geplanten Modellgußgerüstes einer Klasse I im Unterkiefer auf dem Studienmodell.

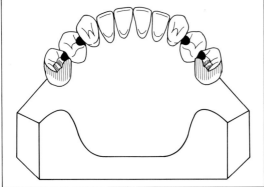

Abb. 64 Schema, welches den Gebrauch der reziproken Abstützung zeigt. Die Stützarme sind rechts wie links lingual angeordnet. Es gibt Fälle, in denen sie rechts und links bukkal angelegt werden müssen. In keinem Fall dürfen sie auf der einen Seite lingual und auf der anderen Seite bukkal angelegt werden.

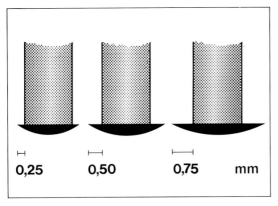

Abb. 65 Die drei Tellerstifte, um die Lage des Klammerarmes unter dem Äquator zu bestimmen.

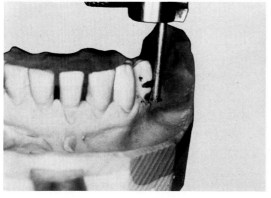

Abb. 66 Die Vermessung eines Zahnes mit dem Tellerstift des Parallelometers.

# Die Präparation der Pfeilerzähne im Mund

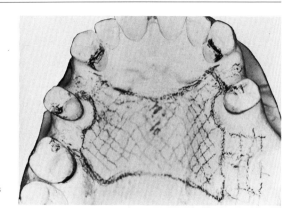

Abb. 67 Das Studienmodell eines Falles Klasse II, Unterklasse 3 im Oberkiefer.

einem Farbstift. Schleifkorrekturen an den Zahnoberflächen müssen auf den Zahnschmelz beschränkt bleiben (Abb. 62). Sobald man bei Schleifkorrekturen das Dentin erreicht, muß die Krone des Pfeilerzahnes durch eine Einlagefüllung, eine Vollguß- oder eine Verblendkrone geschützt werden. Halte- und Stützzonen für die geplante Klammer werden dann im Metall angelegt.

Die Untersuchung der Studienmodelle im Parallelometer soll ja dem Praktiker vor allem Gelegenheit geben zu entscheiden, ob die Teilprothese mit oder ohne Überkronung einzelner Zähne des Restgebisses realisiert werden kann.

Nachdem die Präparation der Pfeilerzähne auf dem Studienmodell beendet ist, zeichnet man auf diesem noch das Gerüst der geplanten Modellgußkonstruktion ein: Klammern, direkte und indirekte Abstützungen, Haupt- und Nebenverbinder und Retentionen für die Sättel, deren Ausdehnung man abschätzt. Kurz, man macht eine detaillierte Zeichnung der gesamten geplanten prothetischen Arbeit (Abb. 63), welche das Prinzip der reziproken Abstützung berücksichtigen sollte (Abb. 64). Um die Lage des Klammerfingers des Retentionsarmes exakt festzulegen, benutzt man drei spezielle Parallelometereinsätze, welche den gewünschten Überhang der größten Zahnwölbung genau festzulegen gestatten (Abb. 65 und 66). Für Gußklammern sollte der Überhang 0,3 mm nicht übersteigen. Für den Retentionsarm der Geschiebeklammer sollte der Überhang 0,2 mm nicht übersteigen. Nun ist der Behandlungsplan in exakter Würdigung der speziellen Forderungen des Behandlungsfalles ausgearbeitet, und der geplante Zahnersatz ist bis ins Detail überlegt.

Jetzt können wir die technische Realisation unserer Behandlung in Angriff nehmen.

## Die Präparation der Pfeilerzähne im Mund

Wenn der Fall nur leichte Veränderungen der Zahnkonfiguration erfordert, kann man nun im Mund die entsprechenden Zahnoberflächen präparieren. Dabei soll man die geplante Einschubrichtung der Prothese und das Ziel der Schleifkorrekturen beachten. Während des Schleifens sollte man sich stets das Studienmodell vor Augen halten, um die mit dem Parallelometer gewonnenen Erkenntnisse exakt übertragen zu können (Abb. 67 und 68). Die notwendigen Korrekturen werden mit diamantierten Schleifkörpern im Hand- oder Winkelstück bei mittlerer Umdrehungszahl vorgenommen. Der Gebrauch der Turbine ist kontraindiziert. Nach Beendigung der Präparation werden die beschliffenen Zahnoberflächen poliert und mit einem Fluorpräparat, z. B. Elmex Fluid, behandelt. Sind Überkronungen einzelner Zähne geplant, so werden diese Zähne ebenfalls mit Rücksicht auf die oben diskutierten Forderungen der Teilprothese präpariert. Die in Wachs modellierten Kronen werden vor dem Guß im Parallelometer überprüft, um sicherzugehen, daß alle für die Abstützung der Teilprothese vorgesehenen Oberflächen unter sich parallel sind und daß die Überhänge das geforderte Maß nicht übersteigen, aber dennoch genügend Retention bieten (Abb. 69). Nachdem die Kronen fertiggestellt sind, ist es empfehlenswert, sie zu zementieren. Danach erfolgt eine letzte Kontrolle, ob die Lagebeziehungen der Kronen zum abnehm-

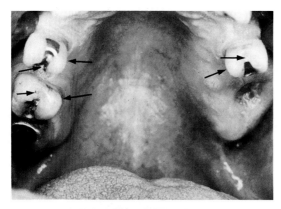

Abb. 68 Einige im Munde entsprechend den Probepräparationen auf dem Studienmodell präparierte Zähne (17, 15 und 25).

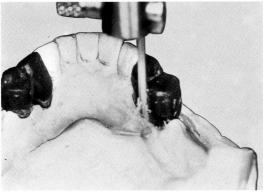

Abb. 69 Auf den in Wachs modellierten Kronen werden die zu parallelisierenden Flächen entsprechend der Einschubrichtung mit einem im Parallelometer montierten Messer geschabt. Rechts die Arbeit mit dem Messer.

baren Teil des Zahnersatzes noch korrekt sind, da es während des Zementierens zu leichten Lageveränderungen der Kronen kommen kann.

## Die Erstabformung

Sind die Zähne nach funktionellen Gesichtspunkten und entsprechend den Erfordernissen des Falles präpariert, so ist der nächste Schritt die Abformung des Kiefers, welcher später den Zahnersatz aufnehmen soll. Diese Abformung ist die Arbeitsunterlage für das Labor zur Herstellung der gegossenen Metallbasis der Teilprothese. Die Exaktheit dieser Abformung bestimmt daher zum großen Teil den prothetischen Behandlungserfolg. *McCracken*[2] und zahlreiche andere Autoren vor und nach ihm glaubten, daß eine gute Alginatabformung genügen würde, die gewünschte Genauigkeit zu erreichen. Nachdem *Bachmann*[28] experimentell erhebliche Dimensionsveränderungen nach Abformungen mit Alginaten verschiedener Hersteller festgestellt hat und nach mehreren Mißerfolgen mit diesem Abformmaterial benutzen wir in den letzten Jahren in unserer Abteilung keine Alginate mehr für die Erstabformung. Wir bedauern dies, da die Alginate einfach zu verarbeiten sind, vom Patienten nicht als unangenehm empfunden werden und nicht zu kostspielig sind. Heute bevorzugen wir in der Mehrzahl der Fälle ein zu den Elastomeren gehörendes Polyäthermaterial, welches unter dem Namen „Impregum" im Handel ist. Dieses Material, welches nur in einer einzigen Konsistenz erhältlich ist, zu dem aber seit kurzem die Firma einen Verdünner liefert, um eine dünner fließende Qualität zu erhalten, wird nach der Doppelmischtechnik verarbeitet. Zuerst werden alle Oberflächen der Pfeilerzähne und alle Vertiefungen, in denen es zu Lufteinschlüssen und Blasenbildung kommen kann, mit Material aus der Spritze beschickt, worauf der ebenfalls mit Abformmasse beschickte Abformlöffel zügig aufgesetzt wird. Für diese Abformung wird ein starrer, individuell geformter Abformlöffel aus Autopolymerisat benutzt. Dieser

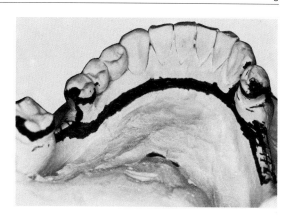

Abb. 70 Konstruktionszeichnung eines Gerüstes einer Klasse II, Unterklasse 1 auf dem Arbeitsmodell.

wird im Labor auf dem Studienmodell angefertigt, nachdem die Oberfläche des Modells mit drei Schichten Wachs oder Asbest als Platzhalter bedeckt wurde, um für die Abformmasse einen freien Raum von 3 bis 4 mm über den Zähnen und zahnlosen Kieferabschnitten zu lassen. Dadurch vermeidet man, daß das elastische Verhalten des Materials an Stellen ungenügender Schichtdicke zu Verzerrungen führt. Der Abformlöffel sollte nicht perforiert sein, aber man bestreicht seine Innenseite mit einem speziellen flüssigen Adhäsiv, ehe man ihn mit Impregum beschickt. Bei der Verarbeitung dieses Abformmaterials muß man zwei Schwierigkeiten beachten: Impregum wird in Form zweier Pasten geliefert, und die Grundmasse muß sorgfältig mit der Katalysatormasse durchgemischt werden, um eine homogene Polymerisation zu erreichen, da sonst die Abformgenauigkeit leidet. Der Übergang von der plastischen in die elastische Phase ist kurz und läßt wenig Zeit für die einzelnen Maßnahmen während der Abformung. Nach der Abbindung ist die Härte des Materials zu beachten. Daher ist der Gebrauch dieses Abformmaterials bei gelockerten Zähnen oder bei Patienten mit Knochenabbau als Folge einer Parodontitis kontraindiziert. Um die Abformung aus dem Mund zu entfernen, werden große Kräfte benötigt, und man riskiert eine traumatische Schädigung des Desmodonts der restlichen Zähne. In solchen Fällen können mit Hydrokolloidabformmassen ausgezeichnete Resultate erzielt werden. Dieses Material auf der Basis von Agar-Agar benötigt für seine Verarbeitung eine spezielle Apparatur: thermostatisch kontrollierte Wasserbäder und wassergekühlte Abformlöffel. Ebenso muß man beim Ausgießen der Hydrokolloidabformungen eine besondere Vorsicht walten lassen. Wenn die spezielle Hydrokolloidausrüstung fehlt, kann man auch auf Silikone ausweichen, ein anderer Typ elastomerer Abformmassen, welche in den letzten Jahren wesentlich verbessert wurden. Die Abformung mit Silikonmassen wird mit einem individuellen Abformlöffel vorgenommen, wie oben beschrieben.

Die Abformung wird mit Superhartgips ausgegossen, z. B. Kerr Vel-Mix-Stone.

Nach 24 Stunden, nachdem der Gips seine größte Härte erreicht hat, kann man dieses neue Modell im Parallelometer vermessen. Man bestimmt – entsprechend den mit Hilfe der Studienmodelle gewonnenen Erkenntnissen – die Einschubrichtung der Prothese und zeichnet, nachdem man die Führungslinien an allen Pfeilerzähnen festgelegt hat, das geplante Modellgußgerüst in allen Einzelheiten auf das Modell und notiert auf einem Begleitzettel die zusätzlichen Anweisungen für den Zahntechniker, wie z. B. die Ausdehnung der Entlastungszonen, den Abstand des Transversalbügels von der Schleimhaut, sein Profil und seine Dicke (Abb. 70). Ebenso sollte man wissen, welche Legierung das Labor verwendet, dem man die Ausführung des Modellgußgerüstes überträgt. In einem weiteren Kapitel behandelt J.-M. Meyer[29], einer meiner Mitarbeiter, die richtige Wahl der Legierung, besonders, ob das Gerüst in Gold oder einer Chrom-Kobalt-Legierung ausgeführt werden soll. Auch unter den bekannten Chrom-Kobalt-Legierungen weisen nicht alle die gleichen Qualitäten auf, und manche haben mechanische Eigenschaften, welche sie für die Realisation dieses oder jenes Klam-

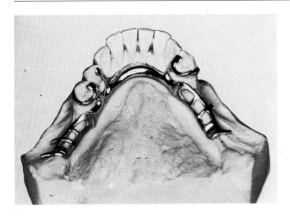

Abb. 71 Ein Gerüst der Klasse I auf dem Arbeitsmodell, bereit zur Einprobe im Mund. Man erkennt noch die Konstruktionszeichnung.

mertyps ungeeignet erscheinen lassen, da sonst die Bruchgefahr zu hoch eingeschätzt werden müßte. Hier handelt es sich um ein Gebiet, auf dem nur wenige Arbeiten vorliegen und das noch ein dankbares Feld für zahlreiche Untersuchungen bietet. Bis zum Vorliegen exakter wissenschaftlicher Erkenntnisse wird die harmonische Zusammenarbeit mit einem guten Labor wohl am besten die Wahl der Form und der Stärke der einzelnen Elemente einer Modellgußbasis auf die mechanischen Eigenschaften der gewählten Legierung abstimmen.

## Anprobe der Modellgußbasis, die Zweitabformung und die Technik des zusammengesetzten, korrigierten Arbeitsmodells

Nach Fertigstellung der Modellgußbasis im Labor (Abb. 71) wird diese im Mund einprobiert (Abb. 72). Dieser Schritt ist sehr wichtig und muß mit größter Sorgfalt durchgeführt werden, besonders da ihn viele Praktiker für die erfolgreiche Eingliederung einer Teilprothese lange Zeit als überflüssig angesehen haben. Die okklusalen Auflagen, sowohl die direkten als auch die indirekten, sollten einen perfekten Kontakt mit den Pfeilerzähnen aufweisen, und bei Druck auf die Auflagen sollte die Basis, ohne zu schaukeln, ruhig am Platz bleiben. Die Basis sollte sich nach Überwindung eines leichten Friktionswiderstandes spannungsfrei in situ bringen lassen. Die Modellgußbasis sollte sich – mechanisch gesprochen – neutral verhalten: Sie darf auf die Restzähne weder Zug noch Druck ausüben. Schließlich darf die Modellgußbasis nie Ursache für eine Okklusionsstörung, ausgelöst durch Früh- oder Fehlkontakte, sein. Man sollte daher nach Eingliederung der Modellgußbasis die Okklusion in der retralen Kontaktposition und während der Exkursionsbewegungen minuziös prüfen und jede durch die Modellgußbasis verursachte Störung der Okklusion sorgfältig beseitigen.

Sind alle Kontrollen zufriedenstellend ausgefallen, kann man die Behandlung fortsetzen, anderenfalls muß man die Präparation der Pfeilerzähne korrigieren und eine neue Abformung vornehmen, um eine neue Basis gießen zu lassen. Eine instabile Basis ist einem fehlerhaften Inlay vergleichbar, eine Korrektur ist nicht möglich, nur die Neuanfertigung führt zum Ziel (Abb. 73 a bis c).

Während dieser Prüfungen darf man die Sattelretentionen der Modellgußbasis nicht berühren. Diese Sattelretentionen liegen ja nicht dem Tegument auf, und erst wenn die Prothesensättel in Kunststoff fertiggestellt sind, ist ein Kontakt mit der Schleimhaut erreicht. Um das bestmögliche Gleichgewicht zwischen parodontaler und gingivaler Abstützung und Lagerung zu erreichen, wird in diesem Stadium von *Applegate*[30] eine zweite Abformung empfohlen und von *McCracken*[2] systematisch durchgeführt, die Zweitabformung mit Korrekturwachs. Es folgt die Beschreibung dieser Technik.

Auf dem ersten Arbeitsmodell zeichnet man sehr exakt die endgültige maximal extendierte Sattelkontur an, deren Ränder die Muskelansätze und die Regionen mit beweglicher Schleimhaut frei lassen. Innerhalb dieser angezeichneten Grenzen adaptiert dann der Techniker im Laboratorium, nachdem er die Modellgußbasis vom Arbeitsmodell ent-

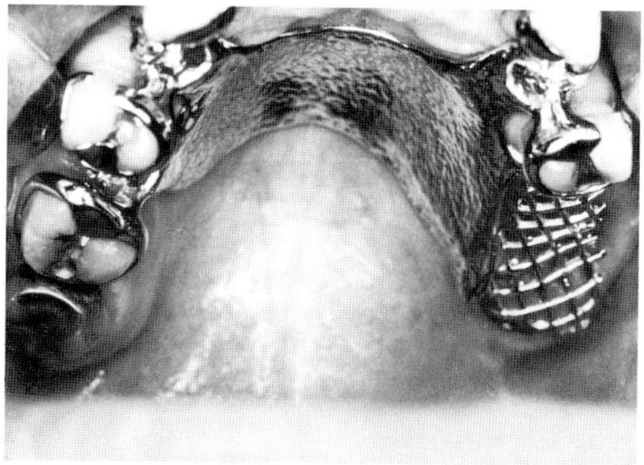

# Anprobe der Modellgußbasis

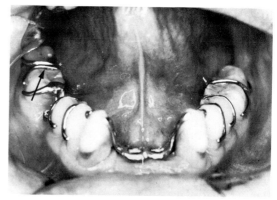

Abb. 72  Einprobe im Mund des in den Abbildungen 67 und 68 gezeigten Modellgußgerüstes.

Abb. 73a bis c  Einprobe im Mund eines Gerüsts der Klasse IV.

Abb. 73a  Schlechter Sitz zwischen 47 und 48.

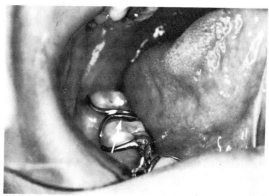

Abb. 73b  Detail, welches den Fehler besser zeigt.

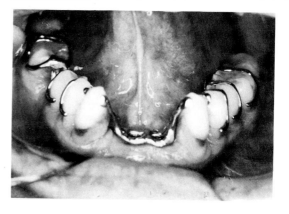

Abb. 73c  Ein zweites Gerüst, welches nach einer Abformung mit einem anderen Material hergestellt wurde, weist eine gute Paßform auf.

fernt hat, auf diesem eine 4/10 mm starke Wachsplatte als Platzhalter für das Korrekturwachs. Danach bringt er die Modellgußbasis sorgfältig auf das Arbeitsmodell zurück, wobei er die Sattelretentionen der Basis leicht erwärmt, damit die Basis genau an ihren Platz zurückgebracht werden kann, ohne von der Wachsplatte daran gehindert zu werden. Über der Wachsplatte, welche Platzhalterdienste für das Abformmaterial leistet, werden nun in entsprechender Ausdehnung und in Verbindung mit der Modellgußbasis Sättel aus Autopolymerisat geformt, welche als Träger für das Korrekturwachs dienen (Abb. 74). Jetzt wird die Modellgußbasis mit den Autopolymerisatsätteln erneut in den Mund gebracht. Die Ausdehnung der Sättel wird exakt kontrolliert. Diese dürfen weder überextendiert noch unterdimensioniert sein. Im ersten Fall kann man den Überschuß leicht mit einer Fräse entfernen, im anderen Fall muß man die zu kurzen Ränder mit Autopolymerisat aufbauen. Je genauer die Erstabformung, desto geringer werden daher die erforderlichen Korrekturen an den Grenzen dieser Autopolymerisatsättel sein. Hierbei kann vielleicht erwähnt werden, daß der einzige Nachteil einer Erstabformung mit Hydrokolloid der ist, daß die Abformung mit einem wassergekühlten Serienlöffel vorgenommen werden muß, welches Vorgehen die Grenzen zwischen beweglicher und unbeweglicher Schleimhaut im Bereich der zahnlosen Kieferabschnitte weniger berücksichtigt als die Abformung mit einem Elastomer und einem individuellen Abformlöffel.

Für die Zweitabformung, die Registrierung der Form der zahnlosen Kieferabschnitte zu Beginn der Gewebsverlagerung unter der Einwirkung der sie bedeckenden Prothesensättel, gebraucht man vorteilhafterweise ein Spezialwachs, das Kerr Korrekta-Wachs Nr. 4. Hierbei handelt es sich um ein weiches Wachs, welches sich bereits bei 37° C verformen läßt. Man verflüssigt dieses Wachs in einem thermostatisch kontrollierten Wasserbad bei 60° C. Dieses Bad ermöglicht, die Wassertemperatur konstant zu halten und damit jede Überhitzung des Wachses zu vermeiden (Abb. 75). Die als Abformmassenträger dienenden Autopolymerisatsättel werden getrocknet, danach wird das flüssige Wachs mit einem kleinen Pinsel auf der Schleimhautseite dieser Sättel in gleichmäßiger Schichtdicke aufgetragen. Die Abformung der Prothesenränder interessiert zu diesem Zeitpunkt noch nicht. Die Prothese wird nun in den Mund des Patienten eingeführt und vorsichtig in Position gebracht, ohne sie fest ihre Basis berühren zu lassen. Man bittet den Patienten, den Mund für drei bis vier Minuten zu schließen, ohne zuzubeißen. Das Wachs erweicht bei Mundtemperatur und nimmt ein für die Abformung günstiges Fließverhalten an. Dann bringt man die Prothese ganz in ihre Lage, indem man auf die okklusalen Abstützungen einen Druck ausübt, bis diese den vorgesehenen innigen Kontakt mit den Pfeilerzähnen eingenommen haben. In keinem Fall darf ein Druck auf die Prothesensättel ausgeübt werden. Da das Wachs leicht fließt, würde hier sofort eine Verfälschung der Beziehungen der Prothesenbasis zu den zahnlosen Kieferabschnitten resultieren. Die Prothese wird zwei Minuten lang in ihrer Lage gehalten, damit der Wachsüberschuß zu den Prothesenrändern fließen kann. Danach entfernt man die Prothesenbasis aus dem Mund, kühlt sie unter kaltem Wasser ab und trocknet sie mit kalter Luft aus dem Luftbläser, um die ausgeformte Wachsoberfläche besser kontrollieren zu können. Die Stellen der Wachsabformung mit einem optimalen Schleimhautkontakt werden dann ein glänzendes Aussehen haben, während die Stellen, an denen die Abformung unvollkommen ist, glanzlos, oft sogar rauh erscheinen (Abb. 76). An diesen Stellen muß erneut flüssiges Wachs aufgetragen werden, ebenso wie an den inneren Sattelrändern. Dann bringt man die Prothesen in gleicher Weise wie eben beschrieben wieder in den Mund, bis man sicher ist, daß die Basis korrekt in ihre Position gebracht ist. Dann hält man sie in dieser Lage, indem man mit den Fingern Druck auf die okklusalen Auflagen und den Transversalbügel ausübt. Danach bittet man den Patienten, funktionelle Bewegungen auszuüben, wie sie von *Herbst* angegeben wurden. Diese Bewegungen sollten vier bis fünf Minuten lang durchgeführt werden, bis Sattelbasis und Sattelränder korrekt ausgeformt sind. Diese Bewegungen umfassen im einzelnen: die maximale Öffnung des Mundes, Bewegungen der Zunge, wobei die Zungenspitze abwechselnd die rechte und die linke Wange berührt, das maximale Herausstrecken der Zunge gegen den Nasenansatz, eine Saugbewegung und das Spiel der mimischen Muskulatur. Einige dieser Bewegungen können auch mit den Fingern des Behandlers unterstützt werden.

Anprobe der Modellgußbasis

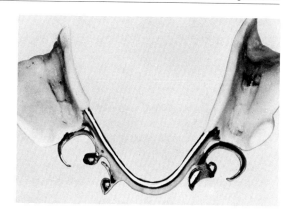

Abb. 74 Die als Abformmassenträger hergerichteten Sättel eines Gerüsts der Klasse I vor der Zweitabformung.

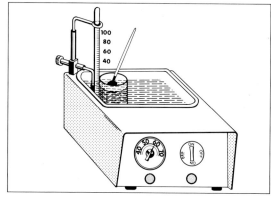

Abb. 75 Thermostatisch kontrolliertes Wasserbad zur Verflüssigung des Korrekta-Wachses Nr. 4 bei 60° C.

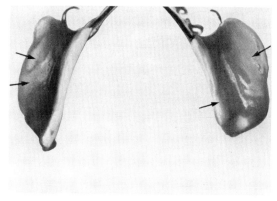

Abb. 76 Beispiel eines unvollkommenen Abdrucks. Man kann glänzende Stellen, an denen das Wachs die Schleimhaut korrekt wiedergibt, und rauhe Stellen, an denen die Abformung unvollkommen ist, unterscheiden.

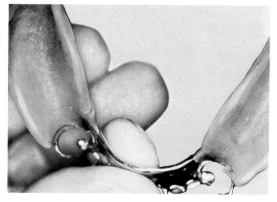

Abb. 77 Fertiggestellter Zweitabdruck mit Kerr Korrekta-Wachs Nr. 4 für einen Fall der Klasse I.

Danach wird die Abformung aus dem Mund entfernt und wie eben unter kaltem Wasser abgekühlt und getrocknet. Die Abformung wird untersucht, ob sie in allen Bereichen perfekt ist. Ist dies nicht der Fall, wird an fehlerhaften Stellen erneut Wachs aufgetragen und das Vorgehen wiederholt. Ist die Abformung fehlerfrei, entfernt man den Wachsüberschuß, den man häufig an den äußeren Rändern der Basis beobachtet. Man schneidet mit einem Skalpell die Hälfte des die Löffelränder überragenden Wachswalles weg. Danach bringt man mit einem feinen Spatel auf den äußeren Sattelrand einen Wulst von Korrekta-Wachs Nr. 1 an und ergänzt die abgeschnittene Hälfte des Wachswalles mit Korrekta-Wachs Nr. 4. Das härtere Korrekta-Wachs Nr. 1 soll im peripheren Bereich das Korrekta-Wachs Nr. 4 am Entweichen hindern. Man sollte es aber nie am lingualen Rand der Prothese im Bereich der Linea mylohyoidea auftragen, wo der Prothesenrand dünn auslaufen sollte. Danach trägt man eine letzte Schicht Korrekta-Wachs Nr. 4 auf die inneren und äußeren Prothesenränder auf, bringt die Prothese in den Mund zurück und läßt, nachdem sich das Wachs erweicht hat, den Patienten alle funktionellen Bewegungen wiederholen. Diese letzte Phase der Abformung sollte acht Minuten lang dauern, damit das Wachs ausreichend Zeit hat, sich entsprechend den Muskelbewegungen auszuformen. Ehe man die nun fertiggestellte Abformung aus dem Mund des Patienten entfernt, kühlt man sie längere Zeit mit reichlich Eiswasser, indem man die Basis in ihrer korrekten Position zu den Pfeilerzähnen festhält. Die Entfernung der Abformung aus dem Mund muß sehr sorgfältig geschehen, ohne ihre Ränder oder ihre Oberfläche mit den Fingern zu berühren oder beim Entfernen mit den Restzähnen in Berührung kommen zu lassen. Nachdem die Abformung ein letztes Mal mit kaltem Wasser gekühlt und mit kalter Luft getrocknet wurde, kontrolliert man das Ergebnis auf Fehlerfreiheit (Abb. 77). Nun ist man bereit, das zusammengesetzte, korrigierte Arbeitsmodell zu erstellen.

Dazu benötigt man das Arbeitsmodell, auf dem die Modellgußbasis angefertigt wurde. Man entfernt von diesem Modell die zahnlosen Kieferabschnitte und reponiert die Modellgußbasis mit der Korrekturwachsabformung auf dem verbliebenen Teil des Modells (Abb. 78). Man muß sorgfältig darauf achten, daß die Wachsabformung nicht mit dem Gips des Modells in Berührung kommt, besonders im Zervikalbereich der endständigen Zähne. Hat man das Modellgußgerüst exakt in seine ursprüngliche Lage zurückgebracht, so fixiert man es sorgfältig mit Klebewachs am Restmodell (Abb. 79) und dichtet mit einer Wachsplatte den freien Raum zwischen den Prothesensätteln und dem Gips des Modells ab, ohne dabei den Rand der Wachsabformung zu verletzen. Danach werden Restmodell und Prothesenbasis mit Wachsabformung mit einer Wachsmanschette umgeben (Abb. 80), der Gips wird mit kaltem Wasser befeuchtet, um ihn zu rehydrieren und seine Vereinigung mit dem Sekundärabguß zu verbessern. Danach gießt man die Abformung der Prothesensättel mit Superhartgips aus. Dabei rüttelt man das Modell vorsichtig, gerade nur so viel, um Lufteinschlüsse im Gips zu vermeiden.

Das so wiederhergestellte zusammengesetzte Modell gibt die zahnlosen Kieferkammabschnitte exakt wieder (Abb. 81). Auf diesem Modell kann die Grenze der beweglichen zur unbeweglichen Schleimhaut leichter als auf dem anatomischen Modell nach Elastomer- oder Hydrokolloidabformung bestimmt werden. Darüber hinaus sind auf diesem Modell alle Beziehungen der zahnlosen Kieferabschnitte zur Prothesenbasis exakt dargestellt, da diese funktionelle Zweitabformung mit der Basis als Abformträger durchgeführt wurde. Diese einfache Technik erfordert jedoch, um alle ihre Vorzüge, wie sie von *Leupold* und *Kratochvil*[31 und 32] beschrieben wurden, zum Tragen zu bringen, eine große Sorgfalt. Diese beiden Autoren fassen die Vorteile der Technik des zusammengesetzten Modells am Ende ihrer Untersuchung zusammen:

„1. remarkable stability in the denture base region of distal extension removable partial dentures,
2. a positive occlusion which will be maintained for long periods of time,
3. reduced stress on abutment teeth from unfavorable forces,
4. reduced numbers of post-insertion adjustments."

Mit *Holmes*[33] können wir bestätigen, daß mit der Sekundärabformung die Bewegungen des Sattels auf ein Minimum reduziert werden und dadurch das bestmögliche funktionelle Gleichgewicht der parodontal und der gingival getragenen Prothesenelemente er-

Anprobe der Modellgußbasis

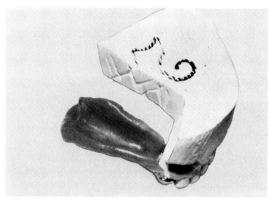

Abb. 78 Das geteilte Primärmodell eines Falles der Klasse II. Das Gerüst mit der Wachsabformung ist auf den zahntragenden Teil des Restmodells, der erhalten bleibt, reponiert und festgeklebt worden.

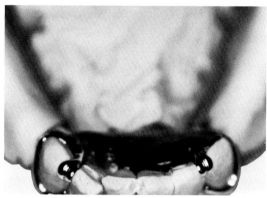

Abb. 79 Ein Gerüst der Klasse I, reponiert und fesgeklebt auf dem verbliebenen Teil des Primärmodells.

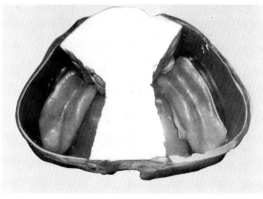

Abb. 80 Zur Wiederherstellung des Primärabdrucks und um die Zweitabformung auszugießen, wird die Abformung mit dem Restmodell mit einer Wachsmanschette umgeben.

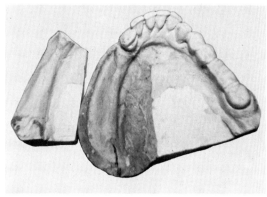

Abb. 81 Das wiederhergestellte Modell eines Falles der Klasse II. Vergleiche den Abguß des zahnlosen Kieferabschnittes mit dem der Erstabformung.

reicht werden kann. Klinische Beobachtungen unterstreichen durch die regelmäßig erreichten guten Behandlungsergebnisse die Vorteile dieser Methode.

### Die Okklusion: Behandlungsziel, Hilfsmittel, klinische Schwierigkeiten

Der „Mechanismus der Kiefer", entsprechend dem von Ackermann[34] gewählten ausgezeichneten Buchtitel, ist gefährdet, sobald die Zahnreihen nicht mehr vollständig sind (Abb. 82). Das okkluso-artikuläre Gleichgewicht ist in der Folge gestört. Dies Geschehen ist besonders folgenschwer, weil es in seinem Verlauf häufig zu sekundären Veränderungen kommt, die im Extremfall zum Verlust aller Zähne führen können.

Festsitzende oder herausnehmbare prothetische Wiederherstellungen müssen sich daher harmonisch in das okkluso-artikuläre Geschehen einordnen, um das funktionelle Gleichgewicht zu erhalten oder wiederherzustellen. In diesem Zusammenhang konnte Lauritzen[35] schreiben, daß das Ziel der idealen Okklusion ist, alle physiologischen Funktionen zu ermöglichen und dabei alle ihre einzelnen Elemente (alle Teile des gesamten „stomatognathen Systems") vollkommen gesund zu erhalten.

Im Verlauf der Anfertigung einer Teilprothese muß sich der Behandler bei vier verschiedenen Behandlungsphasen mit diesem wichtigen Problem beschäftigen:

1. Im Verlauf der klinischen Untersuchung, wo eventuelle Störungen des okkluso-artikulären Gleichgewichtes aufgespürt und durch geeignete Techniken nachgewiesen werden sollen. Das Vorgehen wurde im Abschnitt 6 über die Behandlungsplanung beschrieben. Die Korrektur dieser okklusalen Störungen muß am Anfang der Behandlung stehen.
2. Während der Einprobe des Modellgußgerüstes im Munde muß kontrolliert werden, daß weder in der retralen Kontaktposition noch bei den Exkursionsbewegungen ein Teil des Modellgußgerüstes das okklusale Geschehen stört.
3. Nach der Zweitabformung folgt bei der Behandlung der verkürzten Zahnreihe die Phase des Wiederaufbaus der Okklusion. Dieser Schritt wird im einzelnen beschrieben.
4. Nach Eingliederung der fertiggestellten Prothese muß kontrolliert werden, ob die Okklusion einwandfrei wieder aufgebaut werden konnte; wenn nicht, müssen entsprechende Korrekturen erfolgen.

Eine ideale Okklusion beim Vollbezahnten sollte folgende vier Forderungen erfüllen:

1. Es sollten stabile und harmonische okklusale Verhältnisse in der retralen Kontaktposition herrschen, aber auch in dem Bereich zwischen der retralen Kontaktposition und der habituellen Interkuspidation, da diese zwei Positionen meist nicht zusammenfallen.
2. Es soll eine Eckzahnführung bestehen oder eine einseitig balancierte Okklusion vorliegen.
3. Auf der Mediotrusionsseite sollte kein Zahnkontakt bestehen.
4. Die Resultante der Höcker-Furchen-Beziehungen der Seitenzähne in der retralen Kontaktposition sollte axial gerichtet sein.

Wie kann dies nun bei der Behandlung der verkürzten Zahnreihe erreicht werden? Das Erstmodell wurde inzwischen nach der Korrekturwachsabformung zusammengesetzt und wiederhergestellt. Für die Registrierung der Kieferrelationen werden an der Modellgußbasis entsprechend dem zusammengesetzten zweiten Arbeitsmodell neue Sättel aus Autopolymerisat angebracht, nachdem der Gips im Sattelbereich des Zweitmodells mit einer Isolierlösung bestrichen wurde oder nachdem zur Isolierung eine Zinnfolie adaptiert wurde. Diese Sättel liegen den zahnlosen Kieferabschnitten des Zweitmodells direkt auf, und ihre Ausdehnung entspricht der definitiven Extension der Prothesensättel. Auf diesen Prothesensätteln werden Wachswälle aus einem Hartwachs angebracht (empfohlen wird Moyco Beauty Pink Wax von Bird Moyer Co.). Dieser Wachswall wird auf die Höhe der Okklusionsebene zurechtgeschnitten. Er erlaubt die Registrierung der Kieferrelationen so durchzuführen, als ob die Vollständigkeit der Zahnreihen nie verlorengegangen wäre (Abb. 83). Die Basis des zugehörigen Oberkiefermodells benötigt noch eine spezielle Ausformung: In den Modellsockel werden fünf oder sechs V-förmige Einkerbungen geschnitten, danach wird die Sockelbasis mit Kerr Super-Sep isoliert, danach wird nach der „Split-Cast-Methode" ein Sekundärsockel aus Superhartgips gegos-

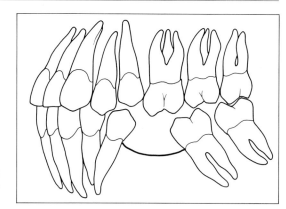

Abb. 82 Schema, welches die Schäden, die aus dem Verlust eines einzigen Zahnes resultieren können, in Erinnerung ruft.

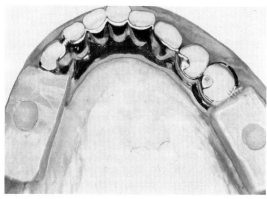

Abb. 83 Ein Gerüst der Klasse I im Unterkiefer. Die Hartwachswälle zur Bestimmung der Kieferrelationen sind auf die Sättel aus Autopolymerisat geklebt. Zur Registrierung wurde eine halbkugelförmige Marke in jeden Wachswall gekratzt.

sen[36]. Nachdem dieser Sekundärsockel ausgehärtet ist, wird er ein erstes Mal vom Primärsockel entfernt, danach sofort von neuem aufgesetzt und mit einem Isolierbandstreifen am Primärsockel befestigt (Scotch-Vinyl Plastic Electrical Tape Nr. 33 von 3M). Darauf registriert man am Patienten mit dem Gesichtsbogen die Relation der Oberkieferzahnreihe zu den Scharnierachsenpunkten und dem infraorbitalen Referenzpunkt, um die identische Position des Oberkiefermodells im Artikulator entsprechend übertragen zu können. Der Autor hat als halbjustierbaren Artikulator den „Hanau H₂ – XPR"- sowie den zugehörigen „Hanau 40 D"-Gesichtsbogen gewählt. (Weitgehend identisch mit dem in Deutschland gebräuchlichen Dentatus-Artikulator und dem Dentatus-Mittelwertgesichtsbogen AEB, Anmerkung des Übersetzers.) Dieses Instrument ist relativ einfach zu handhaben und liefert gute Ergebnisse. Routinemäßig werden bei uns die Scharnierachsenpunkte arbiträr festgelegt. Diese Punkte werden 13 mm vor dem hinteren Ende des Tragus auf der Linie Tragusmitte – Augenwinkel bestimmt. Diese Punkte werden auf der Haut mit einem Filzstift markiert (Abb. 84). Ebenso wird der infraorbitale Referenzpunkt auf der rechten Seite des Patienten markiert (Abb. 85). (Um keine Spuren dieser Markierungen auf dem Gesicht des Patienten zu hinterlassen, kann man auf die Haut ein kleines transparentes Pflaster kleben, auf welchem dann der jeweilige Referenzpunkt markiert wird.) Nachdem auf diese Weise die Lage der drei Referenzpunkte festgelegt wurde, wird nun die Bißgabel mit erweichtem Wachs beschickt, welches leicht gegen die obere Zahnreihe des Patienten gedrückt wird. Darauf läßt man den Patienten in der retralen Position leicht zubeißen. Der Gesichtsbogen wird an der Bißgabel befestigt, und seine Spitzen werden auf die Referenzpunkte ausgerichtet. In dieser Position wird der Gesichtsbogen durch Anziehen der Stopschrauben fixiert (Abb. 86 und 87). Nun werden die am Patienten festgelegten Werte mit dem Gesichtsbogen auf den

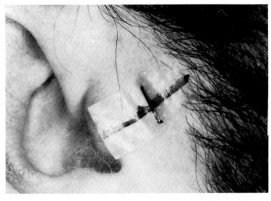

Abb. 84 Lokalisation der arbiträren Scharnierachsenpunkte auf der Haut nach *Swenson* (rechte Seite).

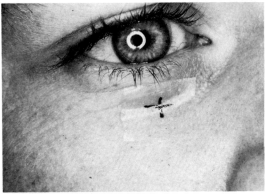

Abb. 85 Lokalisation des Orbitalpunktes.

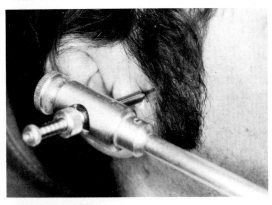

Abb. 86 Detail des Ausrichtens des Gesichtsbogens auf die dorsalen Referenzpunkte.

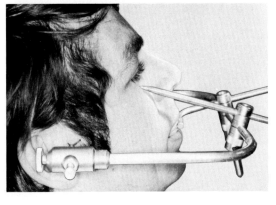

Abb. 87 Der angelegte Gesichtsbogen.

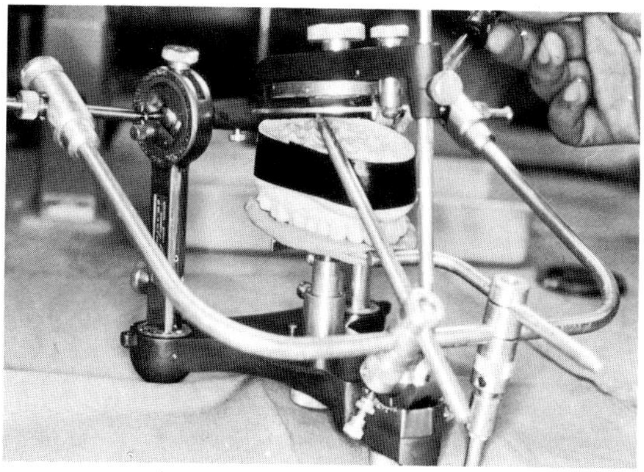

Abb. 88 Das Oberkiefermodell bereit zur Montage im Artikulator entsprechend den festgelegten Referenzpunkten mit Hilfe des Gesichtsbogens.

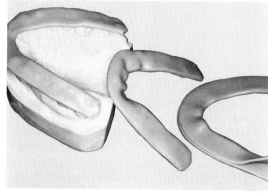

Abb. 89 Die Vorbereitung der Wachsregistrate zur Festlegung der retralen Scharnierachsenposition des Unterkiefers.

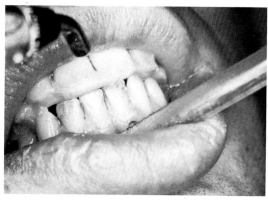

Abb. 90 Nachdem man mit einem Spatel den die Zahnreihen überragenden Wachsüberschuß entfernt hat (to trim off), härtet man die Registrate mit kaltem Wasser. Registrierung der retralen Scharnierachsenposition.

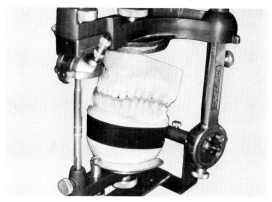

Abb. 91 Das Unterkiefermodell in retrale Scharnierachsenposition gebracht und bereit zur Montage im umgedrehten Artikulator.

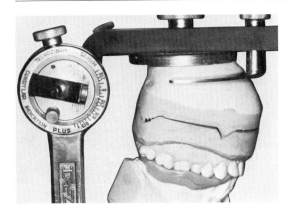

Abb. 92 Der „Split-Cast" öffnet sich im anterioren Bereich: Die gewählte Kondylenbahnneigung ist zu flach. Wenn die Kondylenbahnneigung zu steil gewählt wurde, öffnet er sich im posterioren Bereich. Wenn der „Split-Cast" gleichmäßig geschlossen bleibt, ist die Kondylenbahn korrekt eingestellt.

Artikulator übertragen, dieser wird entsprechend ausgerichtet, und nun kann das Oberkiefermodell achsenbezüglich im Artikulator montiert werden (Abb. 88). Selbstverständlich soll sich das Modellgerüst mit den Wachswällen für die Gesichtsbogenübertragung im Mund des Patienten befinden. Nachdem das Oberkiefermodell im Artikulator montiert ist, wird das Unterkiefermodell in der retralen Kontaktposition fixiert. Hierzu wird ein Wachsindex angefertigt (Abb. 89). Dieser Wachsindex wird zwischen die antagonistischen Zahnreihen und zwischen die Zähne und die am Prothesengerüst befindlichen Wachswälle eingelegt, und der Unterkiefer des Patienten wird geführt, um leicht in der retralen Scharnierachsenposition zu schließen (Abb. 90). Der Wachsindex soll nur leichte Eindrücke aufweisen. Dieser Wachsindex erlaubt dann das Unterkiefermodell in retraler Kontaktposition im Artikulator zu montieren (Abb. 91).

Danach wird ein zweiter Wachsindex in retraler Kontaktposition angefertigt. Dieser erlaubt mit Hilfe des „Split-Cast-Sockels" die Genauigkeit der Montage zu überprüfen.

Um die Kondylenbahnneigung zu bestimmen, wird ein Wachsindex in einer Protrusionsstellung (4–5 mm Protrusion) genommen. Zur individuellen Einstellung wird der Wachsindex auf das Unterkiefermodell gesetzt, danach wird das Oberkiefermodell in den Index gedrückt. Mit Hilfe des „Split-Cast" kann man nun am Artikulator auf leichte Weise die Kondylenbahnneigung beider Seiten bestimmen (Abb. 92). Die gefundene Kondylenbahnneigung entspricht der Stellung, in der der „Split-Cast" gleichmäßig ohne Spannung geschlossen bleibt. Der Bennett-Winkel kann auf die gleiche Weise mit Rechtslateral- und Linkslateralwachsregistraten (check bite) individuell bestimmt werden. Jedoch ist in den meisten Fällen eine nach der *Hanau*schen Formel rechnerisch ermittelte Festlegung des Bennett-Winkels für das praktische Vorgehen ausreichend (Gradzahl der Kondylenbahnneigung (H) geteilt durch 8, plus 12). Nun kann der „Mechanismus der Kiefer" im Artikulator simuliert werden, und man kann fortfahren mit der Aufstellung der Zähne auf dem Prothesengerüst.

Wenn die habituelle Interkuspidation und die retrale Kontaktposition eines Patienten zusammenfallen oder wenn die maximale Interkuspidationsposition für einen Patienten eine habituelle Interkuspidation in dem Sinne geworden ist, daß er sich nicht mehr an eine okklusale Wiederherstellung in retraler Scharnierachsenposition gewöhnen kann, dann kann die Bestimmung der Kieferrelationen in folgender Weise modifiziert werden. Man formt die auf dem Prothesengerüst angebrachten Wachswälle in der Weise aus, daß sie von den antagonistischen Zähnen gerade eben berührt werden können. Dann erwärmt man diese Wachswälle, bringt das Prothesengerüst in den Mund des Patienten und läßt den Patienten schließen, bis er die maximale Interkuspidationsposition der restlichen Zähne erreicht hat. Das Unterkiefermodell wird dann anhand dieses Registrats im Artikulator montiert. Die Bestimmung der Kondylenbahnneigung schließt sich dann in der oben beschriebenen Weise an.

Häufig können Fälle beobachtet werden, bei denen verkürzte Zahnreihen im Unterkiefer mit einem zahnlosen Oberkiefer angetroffen werden. In einem solchen Fall muß man da-

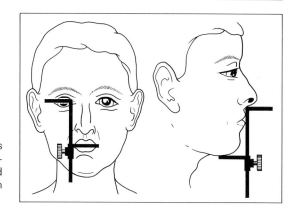

Abb. 93 Schema, welches den Gebrauch des Zirkels nach *Willis* zeigt: Der Abstand Gnathion – Subnasale sollte gleich dem Abstand Bipupillarebene – Mitte der geschlossenen Lippen sein.

mit beginnen, die korrekte Vertikaldimension zu bestimmen. Hierzu wird für den Oberkiefer eine Registrierschablone angefertigt, und auf der unteren Modellgußbasis werden Wachswälle angebracht. Die Wachswälle werden in der Weise beschnitten, daß ihre Okklusalfläche parallel zur *Camper*schen Ebene ausgerichtet ist, danach wird die Vertikaldimension mit dem Zirkel nach *Willis* bestimmt (Abb. 93). Diese vorläufige Schätzung sollte durch eine Sprechprobe bestätigt werden. Beim Sprechen gewisser Wörter wie „Mississippi" sollten die unteren Zähne niemals die obere Registrierschablone berühren. Schließlich sollte, wenn der Patient den Mund schließt und die oberen und unteren Wachswälle sich berühren, das Tegument weder Zeichen einer Kompression noch einer Dehnung aufweisen, und die Lippen sollten sich zwanglos ohne Druck und spannungsfrei berühren (ästhetische Kontrolle).

Danach fährt man mit dem Bestimmen der horizontalen Kieferrelation mittels Wachsregistraten wie oben beschrieben fort.

Wenn dagegen der Gegenkiefer vollbezahnt ist oder wenn eventuell vorhandene Zahnlücken mit festsitzendem Zahnersatz geschlossen worden sind, kann man die Kieferrelationen nicht nur mit den oben beschriebenen Registriermethoden bestimmen (statische Methode), sondern man kann auch die antagonistischen Zähne ein funktionelles Kauflächenrelief in die an der Modellgußbasis befestigten Wachswälle formen lassen (F.G.P. – functionally generated pattern). Hierbei handelt es sich um eine dynamische Methode, welche alle Exkursionsbewegungen des Unterkiefers wiedergibt. Bei dieser Methode wird wie folgt vorgegangen: Die an der Modellgußbasis fixierten Hartwachswälle werden derart gekürzt, daß ihre Okklusalflächen 1,5 mm niedriger als die Okklusionsebene zu liegen kommen. Dann befestigt man auf diesen Wachswällen mittels Klebewachs eine Lage eines Spezialwachses, das Hi-Fi-Wachs von *J. F. Jelenko*, welches nun die Okklusionsebene gerade überragt. Man bringt das Modellgußgerüst in den Mund und fordert den Patienten auf, leicht zu schließen. Hierbei ist ein leichter Überschuß an Wachs erwünscht, welcher aber nicht die Exkursionsbewegungen des Unterkiefers behindern darf. Alle Zähne des Gegenkiefers sollten das Hi-Fi-Wachs berühren, aber keinen Kontakt mit dem darunter gelegenen Hartwachs der Bißwälle bekommen.

Wenn die Kontrollen zufriedenstellend ausfallen, läßt man den Patienten nochmals leicht schließen, entfernt die letzten Wachsüberschüsse und beläßt die Prothese für 48 Stunden im Mund des Patienten. Der Patient läßt die Prothese Tag und Nacht im Mund und entfernt sie nur zu den Mahlzeiten. Nach dieser Zeitspanne kann man im Wachs die Bewegungsbahnen sehen, welche die antagonistischen Höcker während der willkürlichen und unwillkürlichen Unterkieferbewegungen geformt haben. Nun kontrolliert man, ob die restlichen Zähne den Kontakt ihrer Antagonisten vollkommen wiedergefunden haben und ob die Bewegungsbahnen der Höcker in dem Wachs sauber ausgeformt sind, was sich durch eine glänzende Oberfläche des Wachses ausdrückt (Abb. 94 und 95). Wenn das nicht der Fall ist, muß man an den mangelhaften Stellen Wachs hinzufügen und die Prothese für weitere 24 Stunden tragen lassen.

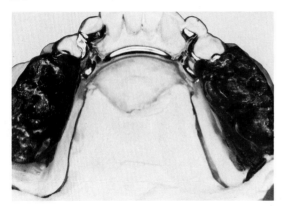

Abb. 94 F.G.P. auf dem Hi-Fi-Wachs von *Jelenko* in einem Fall der Klasse I.

Abb. 95a und b Zwei Details der Registrierung der Bewegungsbahnen der Oberkieferhöcker.

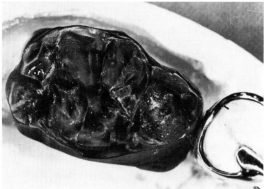

Abbildung 95a

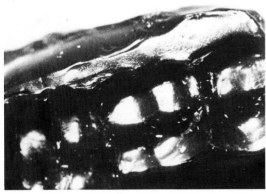

Abbildung 95b

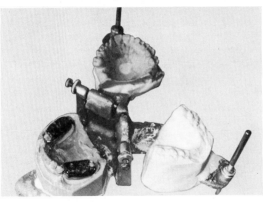

Abb. 96 Der Doppelokkludator nach *Hanau*: links das Unterkiefermodell mit der Registrierung der Bewegungsbahnen der Höcker, oben das anatomische Oberkiefermodell, rechts der Gipsabguß der registrierten Höckerbewegungsbahnen.

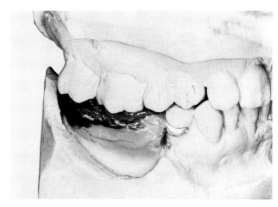

Abb. 97 Die Montage des anatomischen Oberkiefermodells.

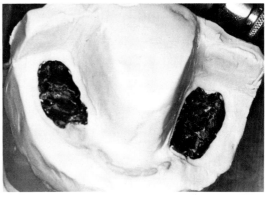

Abb. 98 Die Vorbereitung des Unterkiefermodells zur Anfertigung des Gipsschlüssels der Höckerbewegungsbahnen. Alle nicht interessierenden Teile werden mit einer Knetmasse abgedeckt.

Wenn die Bewegungsbahnen korrekt registriert sind, spült man die Prothese mit kaltem Wasser ab und bringt sie auf das Gipsmodell zurück. Dieses Modell montiert man dann im Hanau-Doppelokkludator (Abb. 96). Das anatomische Modell der Zahnreihe des Gegenkiefers wird an einem Arm dieses Okkludators montiert, während man am anderen Arm einen Gipsabguß der im Wachs ausgeformten Bewegungsbahnen montiert (Abb. 97 bis 100). Die Prothesenzähne werden zuerst entsprechend dem anatomischen Modell aufgestellt und beschliffen, danach erhalten sie nach dem die Bewegungsbahnen wiedergebenden Gipsschlüssel ihre endgültige Form. Die Prothese wird im Laboratorium ohne Zwischenanprobe fertiggestellt (Abb. 101). Wenn man nun die fertiggestellte Prothese in den Mund des Patienten eingliedert, beobachtet man häufig eine leichte Bißerhöhung (Abb. 102), und die okklusalen Auflagen der Modellgußbasis liegen nicht spaltfrei den Pfeilerzähnen auf. Dies ist normal und dadurch zu erklären, daß man die Kieferrelationen unter einem gewissen funktionellen Druck registriert hat, wobei die die Kieferkämme bedeckende Schleimhaut leicht komprimiert wurde. Während der Zeit, in der die Prothesen fertiggestellt wurden, haben die Gewebe ihren normalen Zustand zurückgewonnen; die beobachtete Differenz der „Lage" des Zahnersatzes im Moment seiner Eingliederung kann so erklärt werden. Man verzichtet daher auf sofortige Korrekturen, aber man kontrolliert den Patienten zwei oder drei Tage später, wenn sich die funktionellen Beziehungen zwischen Prothesensätteln, darunterliegender Schleimhaut, den antagonistischen Zähnen und den Pfeilerzähnen normalisiert haben. Wenn noch Korrekturen der Okklusion nötig sind, so sind sie von geringem Ausmaß, vorausgesetzt, die hier beschriebene Methode ist korrekt durchgeführt worden (Abb. 103). Die verschiedenen hier beschriebenen Techniken erlauben es, die Kauflächen des Zahnersatzes mit großer Präzision und einem Minimum an Korrekturen zu gestalten. Um dieses Ziel zu erreichen, muß man natürlich ganz besonders darauf achten, daß die künstlichen

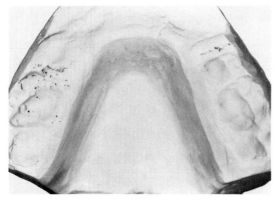

Abb. 99 Der Gipsschlüssel.

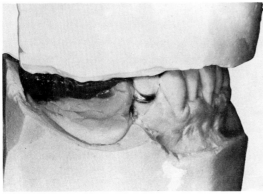

Abb. 100 Die Montage des Gipsschlüssels am anderen Arm des Doppelokkludators nach *Hanau*.

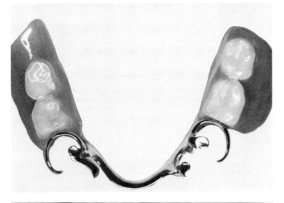

Abb. 101 Eine nach dieser Technik fertiggestellte Unterkieferprothese der Klasse I.

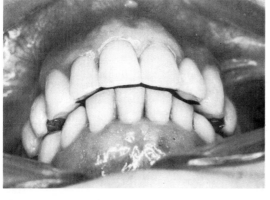

Abb. 102 Im Moment der Eingliederung dieser Prothese bemerkt man eine leichte Bißerhöhung.

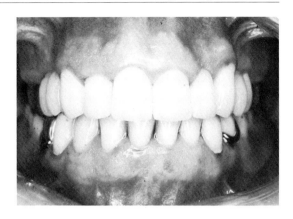

Abb. 103 Drei Tage später wird die Okklusion überprüft, und nach einer oder zwei kleineren Korrekturen erweist sie sich als perfekt.

Zähne keine Lageveränderung in der Küvette während des Preßvorganges und während der Polymerisation des Kunststoffs erfahren.
Alle diese Behandlungsschritte tragen wesentlich dazu bei, das schwierige Gleichgewicht zwischen parodontaler und gingivaler Abstützung bei der Behandlung der verkürzten Zahnreihe zu erreichen. Die klinische Erfahrung liefert uns den Beweis, daß man dieses Ziel erfolgreich erreichen kann, wenn man die Regeln beachtet. Auf diesem Gebiet ist die Beachtung der ausgezeichneten Ratschläge von *Henderson*[37] von Nutzen.

## Zahnauswahl, Fertigstellung der Prothese

In der Mehrzahl der Fälle bietet die Aufstellung der künstlichen Zähne einer abnehmbaren Teilprothese keine besonderen Schwierigkeiten. Die restlichen natürlichen Zähne geben dem Behandler Auskunft über die zu wählende Zahnfarbe, und ihre Form gibt dem Techniker entsprechende Hinweise über die auszuwählende Form und Größe der Ersatzzähne. Die einzige wichtige Frage, welche noch offen bleibt und welche von Fall zu Fall entschieden werden muß, ist die, ob Porzellanzähne oder Kunststoffzähne verwendet werden sollen. Die Wahl wird von den mechanischen Eigenschaften des jeweiligen Zahnmaterials bestimmt.
Porzellan ist ein hartes Material, welches sich schwer im Mund verarbeiten läßt. Es hat einen hohen Elastizitätsmodul. Seine Druckfestigkeit ist gut, aber es ist wenig widerstandsfähig gegen Zugkräfte und Scherkräfte; hierbei ist die Bruchgefahr zu beachten, welche bei der Verwendung von Porzellan immer gegeben ist.
Wenn Porzellan gut poliert oder – besser – glasiert ist, können keine Speisereste an seiner Oberfläche haften. Sein spezifisches Gewicht ist etwa 2,4. Seine Farbe bleibt stabil und ändert sich auch nach längerer Zeit nicht.
Die Härte von Kunststoff ist gering; dieses Material nutzt sich verhältnismäßig leicht während der Kautätigkeit ab, besonders unter dem Einfluß trockener und abrasiver Speisen.
Sein Elastizitätsmodul ist klein. Kunststoff hat eine gute Druckfestigkeit, aber auch die Zugfestigkeit und Scherfestigkeit sind gut. Die Bruchgefahr ist gering. Selbst wenn seine Oberfläche gut poliert ist, können gewisse Nahrungsreste an ihr haften bleiben. Das spezifische Gewicht ist gering, etwa 1,2. Kunststoff ändert nach einiger Zeit leicht seinen Farbton.
Vergleicht man Vorzüge und Nachteile dieser beiden Zahnmaterialien, so kann man feststellen, daß die beiden größten Mängel der Kunststoffzähne ihr mangelhafter Widerstand gegen abrasive Kräfte, besonders bei den Mahlzähnen, und ihre mangelhafte Farbkonstanz, besonders im sichtbaren Zahnbereich, sind. Im Gegensatz dazu erleichtert ihre geringere Härte ihre Verarbeitung im Hinblick auf Schleifkorrekturen zur okklusalen Anpassung. Ihre geringe Bruchgefahr erlaubt ihre Verwendung in Fällen mit geringem Vertikalabstand, und ihr geringes spezifisches Gewicht wird gelegentlich bei oberen Freiendprothesen geschätzt.
Als Vorzug der Porzellanzähne muß an erster Stelle das Fehlen einer Abnutzung er-

wähnt werden, welcher Umstand uns garantiert, daß die einmal gewählte Vertikaldimension erhalten bleibt. Sind die Antagonisten ebenfalls Porzellanzähne, ist dieser Zustand ideal. Doch ist die große Härte des Porzellans ein Nachteil, sobald es sich bei den Antagonisten um Kronen oder Brückenglieder mit Goldkauflächen handelt, welche sich dann schnell abnutzen.

Wie man sieht, ist es schwierig, für diese Wahl eine stets gültige Regel zu geben, da weder Porzellan- noch Kunststoffzähne alle gewünschten Vorzüge in sich vereinigen. Dies ist auch der Grund, weshalb einige Autoren empfehlen, Kunststoffzähne mit in sie eingelassenen gegossenen Goldkauflächen zu verwenden[38] oder wenigstens Goldstops in den Kunststoffzähnen anzubringen, welche die Abnutzung herabsetzen und die Okklusionsmuster über längere Zeit erhalten sollen[39,40]. Diese Lösung scheint die vernünftigste, selbst wenn sie den Zahnersatz etwas verteuert. Man kann aber auch hoffen, daß die Dentalindustrie, welche bereits die Abrasionsfestigkeit der heutigen Kunststoffzähne durch die Kreuzgittervernetzung der Molekülketten während der Polymerisation erheblich gesteigert hat, eines Tages in der Lage sein wird, diesen Nachteil zu beheben.

Schließlich muß auf einige Regeln für die Ausarbeitung der Prothese eingegangen werden, wenn man dem Patienten ein Maximum an Tragekomfort geben will. Die Schleimhautseite des Metallgerüstes sollte matt poliert werden, wobei alle Einzelheiten der Elemente, die in Kontakt mit Zähnen oder Schleimhaut stehen, gewahrt werden müssen. Das gleiche gilt für die Prothesensättel aus Kunststoff, deren Polymerisation vollkommen sein sollte. Während der Eingliederung der Prothese in den Mund sollte man mit dem Finger prüfen, ob die Form der Prothesenränder es diesen erlaubt, vom Prothesensattel auf die Schleimhaut und zurück zu gleiten, so als ob der Zahnersatz eine Fortsetzung der Mukosa wäre.

Ebenfalls muß man daran denken, daß jeder Teil eines Prothesensattels, der nicht in innigem Kontakt mit der Schleimhaut steht, zu nichts anderem dient, als Nahrungsmittelreste zu retenieren, und daß man dies vermeiden sollte. Schließlich wird der Patient dem Behandler dankbar sein, der die lingualen Sattelränder so dünn wie möglich gestaltet, damit dem Patienten genügend Platz für eine bequeme Lage der Zunge bleibt. Nach den Untersuchungen von Lowe[41] wird dadurch die Lagestabilität der Prothese verbessert.

Nur wenn man alle diese Details[42] beachtet, wird es gelingen, einen Zahnersatz einzugliedern, den der Patient nicht als Fremdkörper empfindet.

## Schlußbetrachtung

Die Gesamtheit der beschriebenen Methode erlaubt ohne Zweifel, die verkürzte Zahnreihe erfolgreich zu behandeln. Muß man deswegen jede andere Methode verlassen? Dies zu behaupten wäre dünkelhaft. Immerhin hat man schon weitgehend auf den Gebrauch von Resilienzgelenken (trennbaren kraftverteilenden Verbindungselementen) verzichtet, weil sie die Konstruktion zu sehr komplizieren und nicht geeignet sind, das Okklusionsniveau zu erhalten. Ebenso werden Verbindungselemente vom Scharniertyp aufgrund ihrer funktionellen Mängel kaum noch verarbeitet. Was die teleskopierenden Verbindungselemente anbelangt, selbst wenn man ihre Indikation auf Zahnersatz im Oberkiefer bei entsprechender Beschaffenheit der Kieferkämme beschränkt, so kann gesagt werden, daß sie immer weniger gebraucht werden, seit die Geschiebeklammer es uns ermöglicht, den ästhetischen Forderungen zu entsprechen. Auf der anderen Seite kann man sagen, daß die Sekundärabformung, die so viel dazu beiträgt, die Kräfte gleichmäßig auf das parodontale und das gingivale Lager zu verteilen, auch vorteilhafterweise von den Verteidigern der Präzisionsgeschiebe oder der Teleskopkronen, also vollkommen starrer Systeme, deren überlegte Anwendung in bestimmten Fällen gerechtfertigt ist[43], angewendet werden kann. Aber die wichtigste Schlußfolgerung aus dieser Arbeit ist, daß die Behandlung mit einem herausnehmbaren Zahnersatz die gleiche Sorgfalt und das gleiche Streben nach Genauigkeit erfordert wie für einen festsitzenden Zahnersatz. Unter dieser Voraussetzung können sogar einfache prothetische Lösungen (Abb. 104 bis 131) den Patienten zufriedenstellen und dazu beihelfen, das in unserer Einführung erwähnte Hauptziel bei der Behandlung der verkürzten Zahnreihe, die Erhaltung der Restzähne, zu erreichen. Unter

Schlußbetrachtung

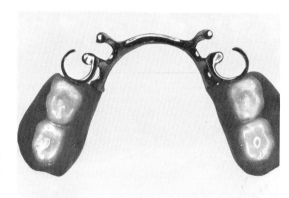

Abb. 104 Klasse I im Unterkiefer. Prothese mit Sublingualbügel, zwei Klammern mit sattelferner Auflage und mesialem Verbinder und zwei indirekten Auflagen.

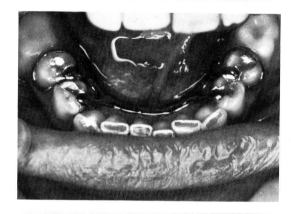

Abb. 105 Die Prothese in situ, die Paßgenauigkeit ist ausgezeichnet.

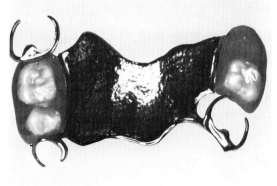

Abb. 106 Am selben Patienten im Oberkiefer, Prothese Klasse II, Unterklasse 1. Gebrauch eines möglichst breit gestalteten palatinalen Transversalbügels, um die gingivale Abstützung zu vergrößern. Die vordere Gaumenpartie hinter den Frontzähnen wurde ausgespart, um Sprachstörungen zu vermeiden und die Blutzirkulation in der Nachbarschaft der parodontalen Gewebe nicht zu beeinträchtigen.

dieser Voraussetzung kann die schon ein wenig abgegriffene Behauptung *Steffels*[44]: „Removable partial denture service is the most neglected and most abused of all disciplines of dentistry", glücklicherweise als überwunden gelten.

## Die Behandlung der verkürzten Zahnreihe

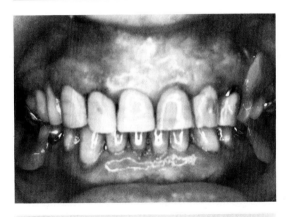

Abb. 107 Die wiederhergestellten Zahnreihen in maximaler Interkuspidation.

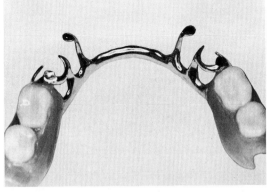

Abb. 108 Klasse I im Unterkiefer. Prothese mit Lingualbügel, zwei Back-action-Klammern (mesialer Verbinder und direkte distale Auflage) und zwei indirekten Auflagen.

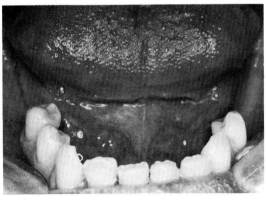

Abb. 109 Klasse I im Unterkiefer. Der 34 und der 45 sind lingual gekippt; diese beiden Zähne weisen bukkal keine retentiven Zonen auf.

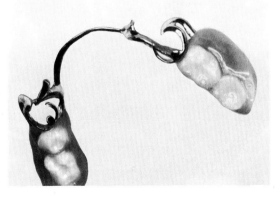

Abb. 110 Prothese mit Lingualbügel, zwei in bukko-lingualer Richtung umgekehrten Back-action-Klammern und zwei indirekten Auflagen.

## Schlußbetrachtung

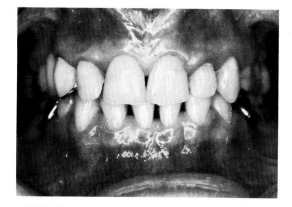

Abb. 111 Die Arbeit im Mund in Okklusion. Die Wahl dieser Lösung wurde erst möglich, da die Patientin beim Sprechen die Unterkieferzahnreihe nicht entblößt.

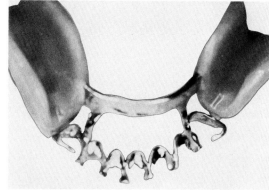

Abb. 112 Prothese mit Lingualbügel, zwei Klammern mit mesialem Verbinder und fortlaufender Klammer nach *Elbrecht*.

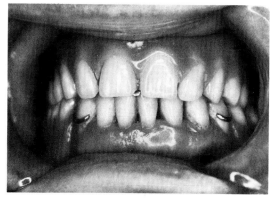

Abb. 113 Die Prothese der vorigen Abbildung im Mund, die Patientin in der Interkuspidationsstellung.

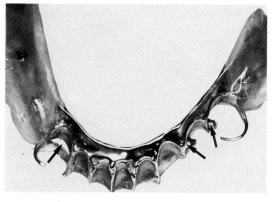

Abb. 114 Klasse I im Unterkiefer. Der Mundboden setzt zu hoch an, so daß ein Lingualbügel nicht Verwendung finden konnte. Es wurde eine Kragenplatte angefertigt. Diese Lösung konnte hier Verwendung finden, da die okklusalen Auflagen das Absinken der Platte und dadurch eine Verletzung der Parodontalschleimhaut verhindern. Außerdem wurden die mit der Gingiva in Kontakt stehenden Zonen entlastet. Die Pfeile zeigen auf die okklusalen Auflagen.

## Die Behandlung der verkürzten Zahnreihe

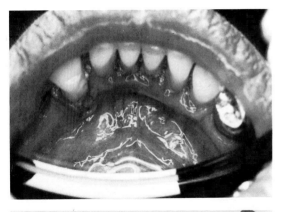

Abb. 115 Zustand der Schleimhaut einer schlecht entlasteten Kragenplatte.

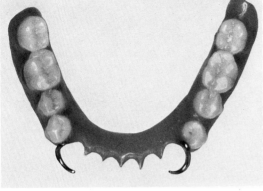

Abb. 116 Kunststoffprothese ohne okklusale Auflagen.

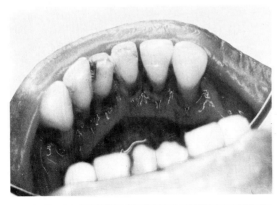

Abb. 117 Die durch diese Prothese verursachte Zerstörung der Parodontalgewebe.

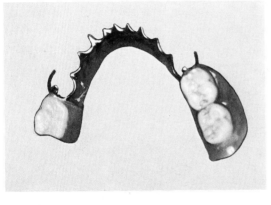

Abb. 118a Fehlerhafter Zahnersatz; die Indikation zu einer Kragenplatte war nicht gegeben, fehlende okklusale Auflagen.

Schlußbetrachtung

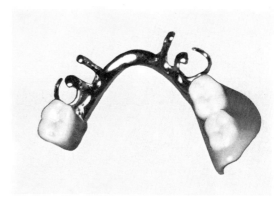

Abb. 118b Die korrekte Ersatzprothese; der Zahn 37 ist noch vorhanden, aber da sein Zustand geschwächt ist, wurde er in die Prothesenkonstruktion nicht einbezogen. Wenn er notwendigerweise entfernt werden muß, ist es sehr einfach, den linken Prothesensattel zu verlängern, um ihn zu ersetzen.

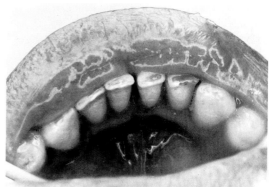

Abb. 119 Klasse II, Unterklasse 1 im Unterkiefer. Der Mundboden setzt hoch an und läßt keinen Platz für einen Lingualbügel.

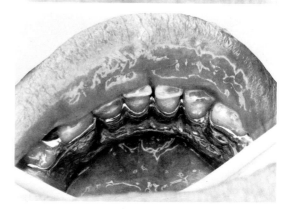

Abb. 120 Die für diesen Fall angefertigte Platte.

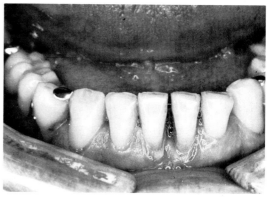

Abb. 121 Man erkennt rechts und links die okklusalen Auflagen, welche eine Zerstörung der parodontalen Gewebe durch die Kragenplatte verhindern.

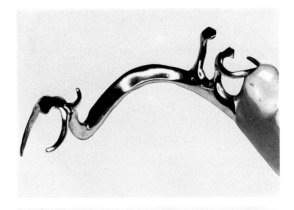

Abb. 122 Typ einer Prothese zur Versorgung einer verkürzten Zahnreihe der Klasse II im Unterkiefer.

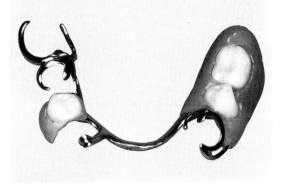

Abb. 123 Ein Beispiel einer Prothese zur Behandlung einer verkürzten Zahnreihe der Klasse II, Unterklasse 1 im Unterkiefer.

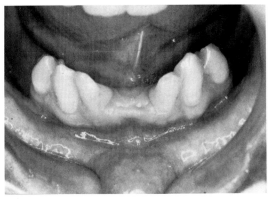

Abb. 124 Klasse I, Unterklasse 1 im Unterkiefer, welche aus wirtschaftlichen Gründen allein mit herausnehmbarem Zahnersatz behandelt wurde.

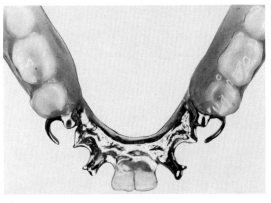

Abb. 125 Die fertige Prothese: Kragenplatte, zwei Akers-Klammern und zwei Krallen als indirekte Auflagen.

Schlußbetrachtung

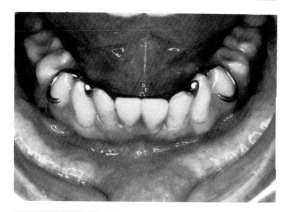

Abb. 126 Die Prothese in situ.

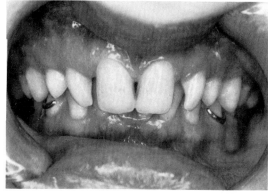

Abb. 127 Tiefer Überbiß, welcher diesen Fall außergewöhnlich erschwerte. Vollkommene Stabilität des Zahnersatzes und der restlichen Zähne nach zwei Jahren.

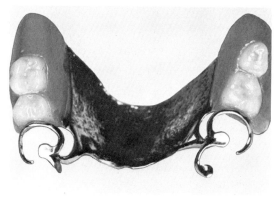

Abb. 128 Klasse I im Oberkiefer. Breites palatinales Band, welches die vordere Region des Gaumens frei läßt, zwei Klammern mit mesialen Verbindern und mesialen Auflagen und zwei indirekte Auflagen. Im Oberkiefer ist es nicht unbedingt notwendig, indirekte Auflagen anzubringen, da das Gaumengewölbe eine ausreichende Abstützung bietet.

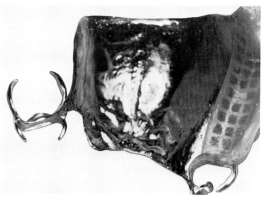

Abb. 129 Klasse II im Oberkiefer. Ausgedehnte Gaumenplatte, eine Klammer mit mesialem Verbinder und mesialer okklusaler Auflage und Doppelklammer nach *Bonwill*, um die Prothese auf der dem Sattel gegenüberliegenden Seite zu stabilisieren.

# Literaturverzeichnis

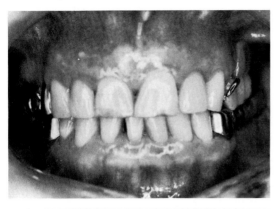

Abb. 130  Die Prothese in situ.

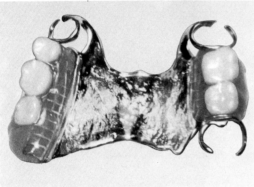

Abb. 131  Klasse II, Unterklasse 1 im Oberkiefer. Breites palatinales Band, zwei Klammern mit mesialem Verbinder und mesialer okklusaler Auflage, eine Klammer nach *Akers* am letzten Molaren der Schaltseite. Im Falle des Verlustes dieses Zahnes ist es leicht, diese Prothese in eine Prothese der Klasse I umzuwandeln. Vom funktionellen Gesichtspunkt betrachtet, berücksichtigt die Prothesenkonstruktion zukünftige Anforderungen – ein Beispiel für vorausschauende Prothesenplanung.

## Literatur

1. *Batarec, E.:* Lexique des termes de prothèse dentaire. Julien Prélat, Paris 1972.
2. *McCracken, W. L.:* Partial denture construction. 2nd édit. Mosby Co., Saint Louis 1964.
3. *Cecconi, B. T., Asgar, K.,* und *Dootz, E.:* The effect of partial denture clasp design on abutment tooth movement. J. prosth. Dent. 25 (1971), 44–56.
4. *Cummer, W. E.:* Partial denture service dans The American Textbook of Prosthetic Dentistry. Lea and Febiger, Philadelphia 1942.
5. *Wild, W.:* Einteilung des Lückengebisses und Behandlungsplan. Schweiz. Mschr. Zahnheilk. 53 (1943), 985–988.
6. *Miller, E. L.:* Systems for classifying partially dentulous arches. J. prosth. Dent. 24 (1970), 25–40.
7. *Costa, E.:* A simplified system for identifying partially edentulous dental arches. J. prosth. Dent. 32 (1974), 639–645.
8. *Applegate, O. C.:* The rationale of partial denture choice. J. prosth. Dent. 10 (1960), 891–907.
9. *Steiger, A.,* und *Boitel, R.:* Precision work for partial dentures. Stebo, Zürich 1959.
10. *Turck, D.:* A histologic comparison of the edentulous denture and nondenture bearing tissues. J prosth. Dent. 15 (1965), 419–434.
11. *Pilloud, J. L.:* Les modifications tissulaires sous les selles des prothèses en prolongement. Thèse n° 284, Faculté de Médecine, Section de Médecine dentaire – Genève 1971.
12. *Nedelman, Ch., Gamer, S.,* und *Bernick, S.:* The alveolar ridge mucosa in denture and non-denture wearers. J. prosth. Dent. 23 (1970), 265–273.
13. *Kydd, W. L., Stroud, W., Moffet, B. C.,* und *Tamarin, A. und Jr.:* The effect of mechanical stress on oral mucoperiosteum of dogs. Arch. oral Biol. 14 (1969), 921–933.
14. *Daly, C. H.,* und *Kydd, W. L.:* The effect of pressure loading on the oral mucosa. I. A. D. R. Abstr. of Papers, März 1972.
15. *Nally, J.-N.:* Supports dentaires et supports osseux en prothèse partielle adjointe. P. O. S. feuillet n° 1525, Cheverny 1972.
16. *Martinet, C.,* und *Nally, J.-N.:* Recherche expérimentale sur la valeur des systèmes rigides, semi-rigides ou rupteurs de forces dans le traitement de l'édentation partielle de la classe I de Kennedy-Applegate. Schweiz. Mschr. Zahnheilk. 80 (1970), 1061–1084.
17. *Mühlemann, H. R.:* Die physiologische und pathologische Zahnbeweglichkeit. Schweiz. Mschr. Zahnheilk. 61 (1951), 1–71.

18. *Henderson, D.,* und *Seward, Th. E.:* Design and force distribution with removable partial dentures: A progress report. J. prosth. Dent. 17 (1967), 350–364.

19. *Sebbah, F.:* Etude clinique et expérimentale de l'enfoncement des tissus muqueux de la mandibule sous les prothèses partielles adjointes à prolongements. Rôle des appuis occlusaux. Thèse de 3ème cycle. Université de Paris, 1970.

20. *Buch, D.:* Etude de la répartition des contraintes relevées au niveau de l'os alvéolaire dans le cas d'une classe I mandibulaire, à partir d'un modèle photo-élastique tridimensionnel composite. Thèse de 3ème cycle. Université René Descartes. Paris 1974.

21. *Rigolet, R. R., Sebbah, F.,* und *Tobelem, A.:* Prothèse partielle adjointe. Principes fondamentaux et empreintes. Actualités Odonto-Stomatol. No. 97 (März 1972), 13–132.

22. *Kratochvil, F. J.:* Influence of occlusal rest position and clasp design on movement of abutment teeth. J. prosth. Dent. 13 (1963), 114–124.

23. *Nairn, R. I.:* The problem of free-end denture base. J. prosth. Dent. 18 (1966), 522–532.

24. *Augsburger, R. H.:* Evaluating removable partial denture by mathematical equations. J. prosth. Dent. 22 (1969), 528–543.

25. *Rudd, K. D.,* und *O'Leary, T.:* Stabilizing periodontally weakened teeth by using guide plane removable partial dentures: a preliminary report. J. prosth. Dent. 16 (1966), 721–727.

26. *Henderson, D., Blevins, W. R., Wesley, R. C.,* und *Seward, Th.:* The cantilever type of posterior fixed partial dentures: a laboratory study. J. prosth. Dent. 24 (1970), 47–67.

27. *Cecconi, B. T.:* Effect of rest design on transmission of forces to abutment teeth. J. prosth. Dent. 32 (1974), 141–151.

28. *Bachmann, J.:* Etude expérimentale comparative de la stabilité dimensionnelle dans quatre groupes de matériaux à empreinte. Thèse no. 229. Faculté de Médecine, Section de Médecine Dentaire – Genève 1965.

29. *Meyer, J.-M.:* Die vernunftgemäße Wahl einer Legierung für das Gerüst der abnehmbaren Teilprothese (siehe Seite 273).

30. *Applegate, O. C.:* Essentials of removable partial denture prosthesis. W. B. Saunders Co., Philadelphia, 3ème édit. 1965.

31. *Leupold, R. J.:* A comparative study of impression procedures for distal extension removable partial dentures. J. prosth. Dent. 16 (1966), 708–720.

32. *Leupold, R. J.,* und *Kratochvil, F. J.:* An altered-cast procedure to improve tissue suport for removable partial dentures. J. prosth. Dent. 15 (1965), 672–678.

33. *Holmes, J. B.:* Influence of impression procedures and occlusal loading on partial denture movement. J. prosth. Dent. 15 (1965), 474–481.

34. *Ackermann, F.:* Le mécanisme des mâchoires naturelles et artificielles. Masson et Cie., Paris 1953.

35. *Lauritzen, A. G.:* Atlas of occlusal analysis. HAH Publications, Colorado Springs 1974.

36. *Lauritzen, A. G.,* und *Wolford, L. W.:* Occlusal relationships: the split-cast method for articulator techniques. J. prosth. Dent. 14 (1964), 256–265.

37. *Henderson, D.:* Occlusion in removable partial prosthodontics. J. prosth. Dent. 27 (1972), 151–159.

38. *Elkins, W. E.:* Gold occlusal surfaces and organic occlusion in denture construction. J. prosth. Dent. 30 (1973), 94–98.

39. *von Krammer, R. K.:* Artificial occlusal surfaces. J. prosth. Dent. 30 (1973), 391–393.

40. *von Krammer, R. K.:* Modified artificial occlusal surfaces. J. prosth. Dent. 30 (1973), 394–402.

41. *Lowe, R. D., Kydd, W. L.,* und *Smith, D. E.:* Swallowing and resting forces related to lingual flange thickness in removable partial dentures. J. prosth. Dent. 23 (1970), 279–288.

42. *Kratochvil, F. J.,* und *Caputo, A. A.:* Photoelastic analysis of pressure on teeth and bone supporting removable partial dentures. J. prosth. Dent. 32 (1974), 52–61.

43. *Singer, F.,* und *Schön, F.:* Die partielle Prothese. Verlag »Die Quintessenz«, Berlin 1964.

44. *Steffel, V. L.:* Current concepts in removable partial denture service. J. prosth. Dent. 20 (1968), 387–395.

# Chirurgische Hilfe für den Prothesenhalt

von H. Obwegeser, Zürich

## Einleitung

Die Atrophie der Kiefer ist zum Teil die Folge eines Resorptions- und zum Teil eines involutiven Prozesses. Vorwiegend durch parodontal entzündliche Prozesse, gleichgültig welcher Ätiologie, kann es zu einem Einschmelzen des die Zähne umgebenden Alveolarfortsatzknochens kommen. Andererseits bildet sich aber der Alveolarfortsatz auch ohne solche entzündlichen Prozesse schon bei noch vorhandenen Zähnen allmählich zurück. Dieser Prozeß findet seine Fortsetzung erst recht, wenn die Zähne aus irgendeinem Grunde verlorengegangen sind. Das Ausmaß dieser Rückbildung ist von Patient zu Patient sehr verschieden.

Die Folge der Kieferatrophie führt letztlich dazu, daß die eingesetzte Prothese keinen genügenden Halt am Kiefer findet und sich daher beim Sprechen und beim Kauakt bewegt. Ein weiterer Knochenabbau ist das Resultat. Die derzeitigen Behandlungsmöglichkeiten sollen im folgenden kurz dargestellt werden.

## Behandlungsmöglichkeiten

Da es sich bei der Kieferatrophie vorwiegend um einen Involutionsprozeß handelt, gibt es kaum eine Prophylaxe. Eine solche ist nur dort möglich, wo der Knochenabbau vor allem durch ungünstige Belastungsverhältnisse eines Zahnersatzes zustande kommt. Solche muß der Zahnarzt bei der Kauflächengestaltung des Zahnersatzes vermeiden, und außerdem sollte der Patient in Abständen von ein bis zwei Jahren seinen Zahnersatz kontrollieren lassen.

Die durch Resorptions- und weitgehend Involutionsprozesse entstandene Atrophie der Kiefer findet ihr Analogon in Zustandsbildern nach Trauma, Tumorresektion, Kriegsverletzungen und Kieferdefekten anderer Ursachen. Es ist daher nicht verwunderlich, daß es vor allem die schweren Zustandsbilder nach Kriegsverletzungen und nach Tumorsektion waren, welche Methoden finden ließen, die es ermöglichen, dem Patienten wiederum einen funktionstüchtigen Zahnersatz einzugliedern. Sie bestehen entweder in der Wiederherstellung einer normalen anatomischen Situation oder in der mechanischen Befestigung des Zahnersatzes.

## Die mechanische Befestigung des Zahnersatzes

Es liegt in der Natur der Zahnheilkunde, bislang einer weitgehend mechanistisch denkenden, nahezu handwerklichen Disziplin der Medizin, daß sie schon von jeher versucht hat, den Ersatz für einzelne Zähne oder eine ganze Prothese mechanisch am Kiefer zu verankern. Das Anbinden des Zahnersatzes durch um den Kiefer oder durch den Alveolarfortsatz gehende Drähte wurde bereits vor über 200 Jahren praktiziert, und es hat sich damals sowenig bewährt wie heute. Ebenso versagt haben Schleimhautbrücken, unter welchen Fortsätze der Prothese sich ausdehnen können. Operativ geschaffene Alveolen zur Verankerung von Prothesenfortsätzen konnten nicht gehalten werden. Gleiche negative Erfahrungen hat man mit Magneten gemacht, wobei man einen Magneten in den Kiefer und den anderen in die Pro-

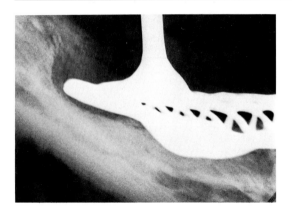

Abb. 1 Starke Knochenresorption unter subperiostalem Implantat nach zweijähriger Liegedauer. Obliteration des Mandibularkanals durch entzündliche Knochenneubildung mit Anästhesie im Versorgungsbereich des Nervus mentalis.

these einlagert. Auch die Verwendung von sogenannten Haftpulvern ist keine Lösung des Problems: Durch den Kauakt kann die Prothese hin und her verschoben werden, wodurch der Knochen weiter abgebaut wird. Die Verwendung von Gebißfedern und ebenso die Gewichtsbeschwerung der unteren Prothese führen zu exzessivem Knochenabbau.

## Implantate

Natürlich war es naheliegend, zu versuchen, in irgendeiner Form die verlorenen Zähne durch Einsetzen eines Fremdkörpers in den Kieferknochen zu ersetzen. Es wurden Wurzelimplantate, aus verschiedensten Materialien und in verschiedenster Formgebung, in den Kiefer eingetrieben. Keine dieser Möglichkeiten hat einen solchen Prozentsatz an Erfolgen erreicht, daß sie populär geworden wäre.

Vor etwa 30 Jahren kam dann die große Hoffnung mit den subperiostalen Implantaten. Es handelt sich dabei um Gerüste verschiedenster Formgebung, die nach Freilegung und Abdrucknahme vom Kieferkörper entsprechend der Kieferoberfläche gegossen oder geprägt worden sind. In einer zweiten Operationssitzung werden diese Metallgerüste subperiostal auf den Knochen aufgesetzt. Zum Teil werden sie mit Schrauben am Kiefer fixiert. Von diesen Metallgerüsten ragen Pfeiler frei durch die deckende Kieferschleimhaut in die Mundhöhle.

Zum großen Erstaunen aller Skeptiker sind diese Gerüste fast ausnahmslos reaktionslos eingeheilt. Auf den in die Mundhöhle ragenden Pfeilern wird der Zahnersatz in Brücken- oder verkleinerter Prothesenform fixiert. Damit hätte der Patient endlich die lang ersehnten dritten eigenen Zähne. Trotz großer Propaganda von seiten der Befürworter und großer Begeisterung von seiten der Patienten hat die Erfahrung gelehrt, daß bis zu 80% dieser Fälle schon nach wenigen Jahren chronische Infekte und weitreichende Resorption des Kieferknochens im Auflagerungsbereich des Implantates (Abb. 1) aufwiesen. Deswegen oder wegen herdtoxischer Symptome mußten diese Implantate frühzeitig entfernt werden. Der verbleibende Zustand für den Halt einer konventionellen Prothese war nun viel ungünstiger als vor dem Einsetzen des sehr kostspieligen subperiostalen Implantates. Immerhin hat man aus den Erfahrungen gelernt, daß diese subperiostalen Implantate eine bessere Prognose zu haben scheinen, je älter der Patient ist und je fortgeschrittener seine Kieferatrophie ist.

## Enossale Blattimplantate

*Linkow* (1970) hat dann die Idee der perforierten enossalen Blattimplantate propagiert. Spezielle Formen, je nach Region des Kiefers und seiner in ihm oder seiner Nachbarschaft gelegenen anatomischen Strukturen, wurden entwickelt. Diese Blattimplantate, auf welchen je nach Länge ein oder zwei Pfeiler vorhanden sind, werden in den Kieferknochen eingesetzt und werden deshalb als enossale Blattimplantate bezeichnet. Der operative Vorgang ist einfacher als beim subperiostalen Implantat: Von einem kleinen

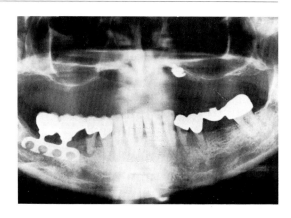

Abb. 2 Entzündliche Osteolyse in der Umgebung eines enossalen perforierten Blattimplantates mit zwei Pfeilern in der Molarenregion rechts. Der Zahn unmittelbar vor dem Blattimplantat ist beherdet. Die Brückenversorgung schließt zuwenig Zähne des Restgebisses ein. Im Oberkiefer extreme Knochenatrophie nach dreimalig mißglücktem Einsetzen von enossalen Blattimplantaten. Ein Rest eines Blattimplantates noch im Kiefer.

Schleimhautschnitt auf der Höhe des Kieferkammes wird mit einer dünnen Fräse oder oszillierenden Säge das Bett für das Blattimplantat geschaffen. Es läßt sich nötigenfalls etwas biegen. Dann wird es völlig in den Kieferknochen eingehämmert. Nur der Pfeiler ragt heraus. Ein oder mehrere solcher enossalen Blattimplantate ermöglichen dann dem behandelnden Zahnarzt, daß unter Umständen dort noch eine Brücke und damit ein festsitzender Zahnersatz gemacht werden kann, wo es sonst infolge fehlender Zähne nicht möglich ist.

Diese enossalen Blattimplantate differieren im Prinzip also deutlich von den subperiostalen Implantaten. Ihre Gemeinsamkeiten bestehen darin, daß beim Pfeilerdurchtritt durch die Schleimhaut das Einwandern von Keimen und damit, von dort ausgehend, ein fortschreitender entzündlicher Prozeß möglich ist. Sie haben ferner gemeinsam, daß sie sich am Oberkiefer, wohl aufgrund der verschiedenen Knochenqualität, noch weniger gut bewährt haben als am Unterkiefer. Aber man hat auch dabei Erfahrungen gesammelt und gesehen, daß dann die Prognose günstiger zu sein scheint, wenn nicht ein totaler Zahnersatz auf diesen enossalen Pfeilern zu befestigen ist. Immer aber muß der Zahnersatz, der auf dem Pfeiler ruht, möglichst weit mit eigenen Zähnen verbunden sein (Abb. 2). Es ist nicht verwunderlich, daß die Patienten mit einer solchen Möglichkeit der Befestigung eines Zahnersatzes so lange sehr glücklich sind, solange sie keine Beschwerden haben, auch wenn es nur ein bis zwei Jahre dauert. Er drängt daher oft genug nach dem Verlust darauf, daß ihm wiederum Implantate eingesetzt werden. Mit jedem Verlust ist aber ein Abbau des Kieferknochens verbunden.

## Verbesserung der anatomischen Verhältnisse

Weniger riskant, finanziell weniger aufwendig und verläßlicher im Dauerresultat, bei richtiger Indikation und richtiger Technik, ist die chirurgische Verbesserung der anatomischen Verhältnisse für den Prothesenhalt. Das Ziel ist die Herstellung von einem Knochenrelief, das annähernd U-förmig ist und welchem die Epitheldecke von prothesengünstiger Resilienz möglichst weit unbeweglich aufliegt. Der Unter- und der Oberkiefer sollen in sagittaler und transversaler Ebene annähernd vertikal übereinanderstehen (Abb. 3).

Die chirurgische Verbesserung besteht entweder darin, daß der verlorengegangene Kieferknochen aufgebaut wird oder daß die den Kiefer umgebenden beweglichen Weichteile operativ an diesen auf eine größere Strecke unbeweglich fixiert werden. Im letzteren Falle besteht die Notwendigkeit, daß die Atrophie des Kiefers noch nicht zu extrem fortgeschritten ist. Da es sich dann um die Ausdehnung der die Kiefer umgebenden anatomischen Sulci handelt, nennt man die Operationsmethoden Sulcusplastiken und bezeichnet sie je nach anatomischer Region und der angewandten Technik mit einem entsprechenden Terminus.

Die wesentlichen Methoden, die sich uns sehr bewährt haben, sollen im folgenden kurz beschrieben werden.

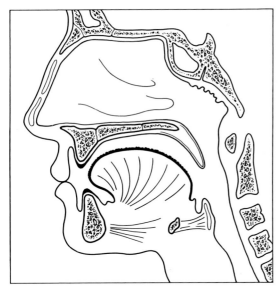

Abb. 3 Schematische Darstellung des Idealverhältnisses zur prothetischen Versorgung: ideale intermaxilläre Beziehung, gute Kammverhältnisse und unbewegliche Schleimhaut auf dem Kieferkamm.

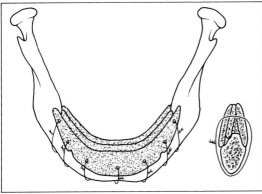

Abb. 4 Autors Methodik des direkten Kammaufbaues am Unterkiefer mit gespaltenen Rippen.

## Der Kammaufbau

Es ist naheliegend, daß der durch den Involutions- und Resorptionsprozeß verlorengegangene, früher zahntragende Anteil des Kiefers wiederum aufgebaut wird (*Obwegeser* 1967a). Die Verwendung von Fremdmaterial hat sich nicht bewährt. Knochen oder Knorpel als Aufbaumaterial haben sich durchgesetzt. Auch der vital konservierte homoplastische Knorpel verhält sich gleich wie körpereigener Knorpel. Beide haben außer dem Vorteil der geringen Sekundärresorption den Nachteil, daß durch den Knorpel hindurch keine Vaskularisierung möglich ist. Dies bedeutet, daß jede Verletzung der deckenden Schleimhaut zum Freiliegen und Infekt des darunter liegenden Knorpels und damit zu seinem Verlust führen kann.

Wegen dieser Nachteile verwenden wir heute vorwiegend autoplastischen Knochen, meistens Rippe. Die erzielten Langzeitergebnisse damit sind sehr befriedigend, auch wenn postoperativ ein gewisser Prozentsatz des aufgelagerten Knochens durch Resorption wieder verlorengeht. Der Eingriff im Bereich des Kiefers belastet den Patienten nicht sonderlich, dagegen eher die Entnahme des Knochens.

Dieser direkte Kieferaufbau mit Knochen (Abb. 4) ist immer dann indiziert, wenn bei extremer Atrophie entweder die Schaffung eines Knochenreliefs erforderlich ist, welches der Prothese wieder eine Haltemöglichkeit gibt, oder er ist zusätzlich eine prophylaktische Knochenverstärkung bei Gefahr einer Spontanfraktur des stark atrophischen Unterkiefers (Abb. 5). Sowohl aus Fraktur-

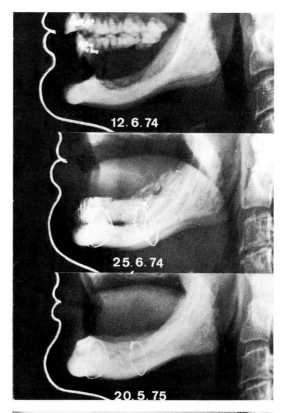

Abb. 5 Röntgenologische Darstellung eines Falles mit direktem Kammaufbau am stark atrophischen Unterkiefer.

Abb. 6a und b Klinisches Bild des Falles von Abbildung 5.

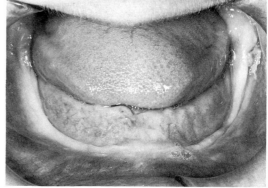

Abb. 6a Zustand vor dem Kammaufbau.

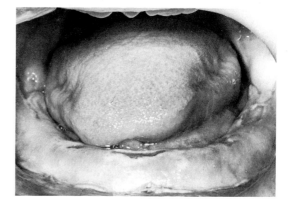

Abb. 6b Zustand nach Kammaufbau und Vestibulumplastik mit Hauttransplantation und Tieferlagerung des Mundbodens.

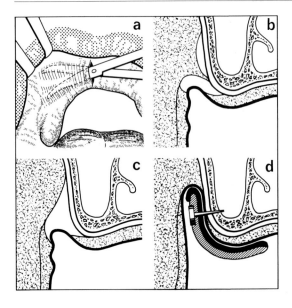

Abb. 7a–d Schematische Darstellung der Operationstechnik der submukösen Vestibulumplastik des Autors.

schienungsgründen wie aus Gründen des Kammaufbaues für prothetische Zwecke behandeln wir daher heute die Frakturen des zahnlosen atrophischen Unterkiefers mit langen Rippentransplantatauflagerungen.

In fast allen Fällen von direktem Kieferaufbau ist später eine Verbesserung der vestibulären Verhältnisse erforderlich, damit die Prothese nicht von ihrer Unterlage abgehebelt wird. Es sollten mindestens sechs bis neun Monate zwischen dem ersten und dem zweiten Eingriff abgewartet werden (Abb. 6a und 6b). Während dieser Zeit erhält der Patient einen Zahnersatz, den er allerdings bis zur Vestibulumverbesserung als Provisorium mit ungenügendem Halt trägt. Er sichert gleichzeitig die funktionelle Eingliederung des transplantierten Knochens und vermeidet damit weitgehend die Resorption des transplantierten Knochens als Folge von Inaktivität.

## Vestibulumplastiken

Unter dem Begriff Vestibulumplastik versteht man die Ausdehnung des Sulcus vestibularis im Kieferbereich. Sie besteht im allgemeinen darin, daß durch Verbesserung der Beziehung zwischen Schleimhaut und Knochen im Vestibulumbereich die Strecke der unbeweglichen Epitheldecke ausgedehnt wird.

Von den vielen in der Literatur angegebenen Methoden zur Vestibulumverbesserung kann man mit wenigen ausgewählten sehr gute Resultate erzielen. Das Ergebnis hängt sowohl von der richtigen Indikationsstellung, also von der richtigen Auswahl der Operationsmethode, als auch von der exakten Durchführung derselben ab. Es ist selbstverständlich, daß daneben die Verbesserungsmöglichkeit weitgehend von der Höhe des noch vorhandenen Knochenreliefs abhängt.

Das Prinzip jeder Methode der Sulcusverbesserung besteht im sorgfältigen Freipräparieren des vorhandenen Kieferabschnittes, unter peinlichster Schonung des Periostes, und in der anschließenden Deckung des freipräparierten Kieferabschnittes mit einer unbeweglichen Epitheldecke. Die Methoden unterscheiden sich daher weitgehend in der Art der Gewinnung der unbeweglichen Epitheldecke. Diese wiederum hängt vom präoperativen Zustand einerseits und andererseits vom Bedürfnis der Prothese des individuellen Falles ab.

## Die submuköse Vestibulumplastik

Sie ist für den Oberkiefer die Idealmethode und vermag auch bei atrophischem Kiefer günstigere Ergebnisse zu bringen als andere Methoden, wenn die vorhandene vestibuläre Schleimhaut dazu qualitativ und quantitativ geeignet ist. Sie besteht in der operativen

## Vestibulumplastik mit freier Haut- oder Schleimhautverpflanzung

Abb. 8a und b  Fall von submuköser Vestibulumplastik am Oberkiefer.

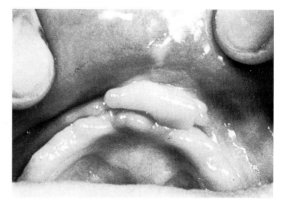

Abb. 8a  Ausgeprägte Schlotterkammbildung und Prothesenfibrom.

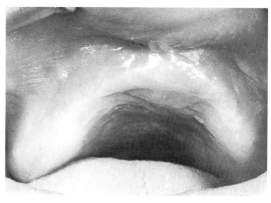

Abb. 8b  Vestibulumverhältnisse nach Schlotterkammexzision, Prothesenfibrom-Exzision und submuköser Vestibulumplastik.

Eliminierung des Gewebes zwischen Schleimhaut und Periost von einem Schnitt im Frenulum aus, mit anschließender Fixation der mobilisierten Schleimhaut auf das befreite Periost mit Hilfe einer präoperativ vorbereiteten Platte (*Obwegeser* 1959, Abb. 7a bis 7d). Sie erlaubt gleichzeitig die Exzision eines Schlotterkammes und auch die Abtragung der Spina nasalis zur Raumgewinnung nach oben (Abb. 8a und 8b). Sie hat sich am Unterkiefer nicht bewährt.

### Die Vestibulumplastik mit sekundärer Epithelisierung

Diese Methode ist am leichtesten verständlich und scheint daher die Methode der Wahl für den Zahnarzt in der freien Praxis zu sein (Abb. 9a bis 9b). Aber auch sie hat ihr strenges Indikationsgebiet (*Obwegeser* 1965a). Das Knochenrelief muß genügend hoch sein. Die Schleimhaut muß elastisch und von erforderlicher Länge sein. Nach Abpräparieren der Weichteile, unter Sicht, vom Periost wird der freie Schleimhautrand im Fornix des neugeschaffenen Vestibulums mit Nähten fixiert. Die verbleibende Periostwunde wird der sekundären Epithelisierung überlassen, was im allgemeinen vier bis sechs Wochen beansprucht (Abb. 10a und 10b).

Diese Methode hat eine relativ hohe Rezidivneigung, insbesondere am Unterkiefer. Bei genügender Erfahrung und richtiger Indikation bringt sie ausgezeichnete Ergebnisse am Oberkiefer. Am Unterkiefer findet man selten solche Verhältnisse, daß ihre Anwendung indiziert ist.

### Vestibulumplastik mit freier Haut- oder Schleimhautverpflanzung

Bei extrem atrophischem Kiefer ist meist nicht nur die Quantität am Knochen durch den Involutionsprozeß geringer geworden, sondern auch jene der vestibulären Schleimhaut. Bei zu kurzer Schleimhautstrecke kann man weder mit der submukösen noch mit der Vestibulumplastik mit sekundärer Epithelisie-

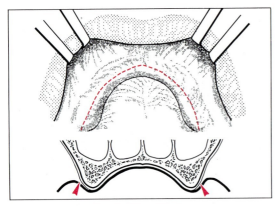

Abb. 9a

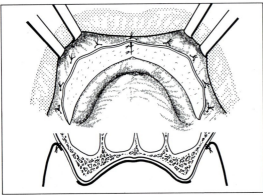

Abb. 9b

Abb. 9a und b  Schematische Darstellung der Vestibulumplastik mit sekundärer Epithelisierung am Oberkiefer und gleichzeitig Entfernung der Spina nasalis.

Abb. 10a und b  Fall von Vestibulumplastik mit sekundärer Epithelisierung am Oberkiefer.

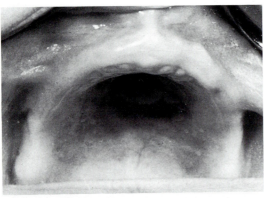

Abb. 10a  Vestibuläre Verhältnisse vor der Behandlung.

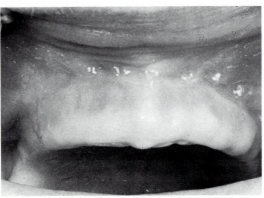

Abb. 10b  Operationsresultat.

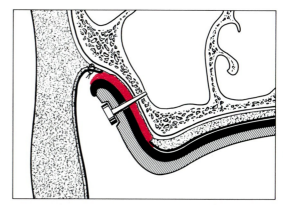

Abb. 11  Schematische Darstellung der Vestibulumplastik mit Haut- oder Schleimhauttransplantation am Oberkiefer. Der rote Streifen entspricht dem Spalthauttransplantat.

Abb. 12a und b  Fall von Vestibulumplastik mit Hauttransplantation am Oberkiefer.

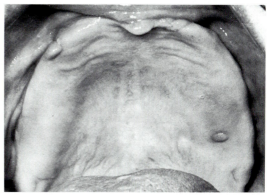

Abb. 12a  Ausgeprägte Atrophie des Oberkiefers.

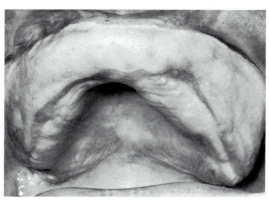

Abb. 12b  Status nach Oberkieferaufbau mit Rippen und späterer Vestibulumplastik mit Hauttransplantation und Tuberplastik.

rung ein befriedigendes Resultat erzielen. Man muß dann Epithel zur Vermeidung eines Rezidivs frei verpflanzen. Für den Unterkiefer ist die freie Hautverpflanzung wegen der erforderlichen Widerstandsfähigkeit der Haut gegenüber dem Prothesendruck ideal. Am Oberkiefer ist die kaudruckauffangende Epitheldecke im Bereich des harten Gaumens immer vorhanden. Für die Ausdehnung des Vestibulums kann dort sowohl Schleimhaut wie Haut verwendet werden. In ausreichendem Maße steht nur letztere zur Verfügung. Sie wird fast immer vom Gesäß entnommen.

Wiederum nach Freipräparieren des Kiefers unter Schonung des Periostes wird der freie Schleimhautrand in den Fornix des neuen Vestibulums mit Nähten fixiert. Die Periostwunde wird aber nicht der sekundären Epithelisierung überlassen, sondern mit der freiverpflanzten Haut gedeckt (Abb. 11). Dazu wird während der Operation ein exakter Ab-

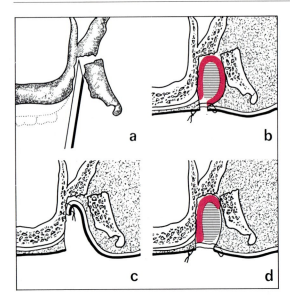

Abb. 13 Schematische Darstellung verschiedener Möglichkeiten der Tuberplastik.

Abb. 13a Das Abmeißeln oder Entfernen des unteren Anteiles des Processus pterygoideus ist bei jeder dieser Methoden erforderlich.

Abb. 13b Die Buccal-Inlay-Technik zur Tuberplastik nach *Celesnik* (1954).

Abb. 13c *Obwegesers* (1965b) Technik der Tuberplastik mit sekundärer Epithelisierung.

Abb. 13d *Obwegesers* (1965b) Technik der Tuberplastik mit Hauttransplantation. Die frei bleibende Wunde zum weichen Gaumen schrumpft durch narbige Fixation nach oben.

druck vom Operationsgebiet mit Hilfe einer präoperativ vorbereiteten Platte gewonnen, auf diesem die Haut aufgeklebt und dann an den Kiefer fixiert (*Schuchardt* 1952). Nach einer Woche ist die Haut angewachsen, und die Hautträgerplatte kann wieder entfernt werden (Abb. 12a und 12b). Der Patient erhält ein Prothesenprovisorium, bevor er die Klinik verläßt.

Die Hauttaschenbildung, also das „buccal inlay", soll nur für jene Extremfälle reserviert werden, für welche eine der bereits beschriebenen Methoden nicht ausreichend ist. Dies gilt vor allem für Fälle mit gestaffelten Prothesenfibronen und Zustandsbildern nach großem Schleimhautverlust. Diese Methode ist für den Patienten in der Nachbehandlung wegen der starken Schrumpfungsneigung der an die Weichteilwunde transplantierten Haut relativ schwierig.

### Die Tuberplastik

Auch das Tuber maxillae, ein sehr spongiöser Knochenbezirk, wird im Verlauf des Involutionsprozesses weitgehend abgebaut. Damit fehlt dann dem Zahnersatz ein Widerlager gegen den Vorschub der oberen Prothese. Es wird dadurch geschaffen, daß der untere Anteil des Processus pterygoideus abgetragen und die entstehende Wunde hinter dem Tuber maxillae mit unbeweglichem Epithel versorgt wird. Auch bei der Tuberplastik unterscheiden sich die Methoden nach Art der Epithelgewinnung (Abb. 13). Sie ist nur gelegentlich als einzelner Eingriff indiziert. Bei zirkulärer Atrophie des Oberkiefers wird sie aber immer gleichzeitig mit einer der verschiedenen Methoden der Vestibulumplastik kombiniert (Abb. 14).

### Die Mundbodenplastik

Das Hauptproblem der sehr häufigen Atrophie des Unterkiefers liegt in der Tatsache, daß diese das Niveau des Ansatzes des Musculus mylohyoideus nahezu oder ganz erreicht hat. Es werden dann bei jeder Bewegung der Zunge, beim Sprechen oder Schlucken, die Weichteile des Mundbodens angehoben und mit diesen die Zahnprothese von der Unterlage abgehebelt. Die konsequente Eliminierung dieses Zustandes besteht in der Abtrennung und Tieferlagerung der Mundbodenweichteile, insbesondere des Musculus mylohyoideus (*Trauner* 1952) und der oberen Anteile des Musculus genioglossus (*Obwegeser* 1963).

Während am Unterkiefer die operativ extendierte vestibuläre Seite bei Überlassung zur sekundären Epithelisierung fast immer durch ein Rezidiv zunichte gemacht wird, kann die linguale Extension mit der sekundären Epithelisierung sehr gute Resultate bringen. Da beim atrophischen Unterkiefer aber sowohl

Abb. 14a und b   Fall von Tuberplastik nach der Methode der Abbidlung 13.

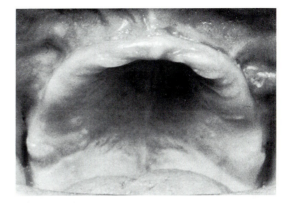

Abb. 14a   Oberkiefer- und Tuberregion vor der Operation.

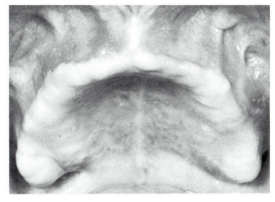

Abb. 14b   Operationsresultat.

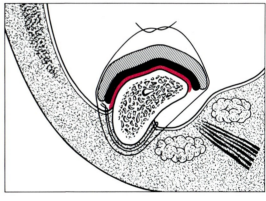

Abb. 15   Schematische Darstellung der Tieferlagerung des Mundbodens und gleichzeitige Vestibulumplastik mit Hauttransplantation. Der rote Streifen entspricht dem Spalthauttransplantat. Der schwarze Streifen ist Abdruckmaterial unter der präoperativ vorbereiteten Acrylic-Platte.

die lingualen wie die vestibulären Weichteile bis nahe an die Alveolarnarbe beweglich sind, besteht die operative Verbesserung meistens in der gleichzeitigen Extension des vestibulären und des Mundboden-Sulcus (Rehrmann 1953). Zur Vermeidung des Rezidivs auf der vestibulären Seite decken wir diese immer mit einem freien Hauttransplantat (Abb. 15). Damit erzielt man bei richtiger Operationstechnik ausgezeichnete Resultate (Abb. 16a und 16b).

Natürlich muß die prothetische Versorgung dann das operativ gewonnene Resultat ausnützen. Damit werden die Prothesenränder nach allen Seiten bei einer Prothese nach einer solchen Operation viel länger sein als bei einer Prothese vor der Operation (Abb. 17). Der Prothesenhalt kann dabei so ausgezeichnet werden, wenn die Kieferatrophie nicht zu exzessiv ist, daß der Patient damit alles kauen kann, fast wie früher mit seinen eigenen Zähnen.

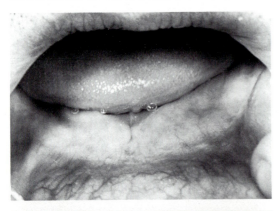

Abb. 16a und b  Fall von Tieferlagerung des Mundbodens und Vestibulumplastik mit Hauttransplantation.

Abb. 16a  Status vor der Operation.

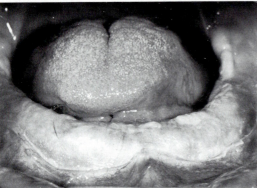

Abb. 16b  Operationsresultat.

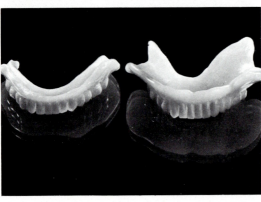

Abb. 17  Prothesen eines Falles vor und nach Mundbodenplastik und Vestibulumplastik mit Hauttransplantation.

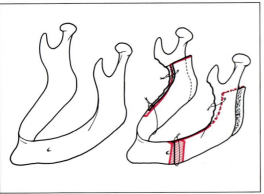

Abb. 18  Schematische Darstellung der langflächigen sagittalen Spaltung nach *Obwegeser* (1968) zur Korrektur der Progenie beim Zahnlosen ohne intermaxilläre Fixation.

Besondere Zustandsbilder

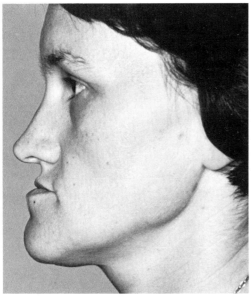

Abb. 19a  Status vor der Operation.
Abb. 19b  Operationsresultat. 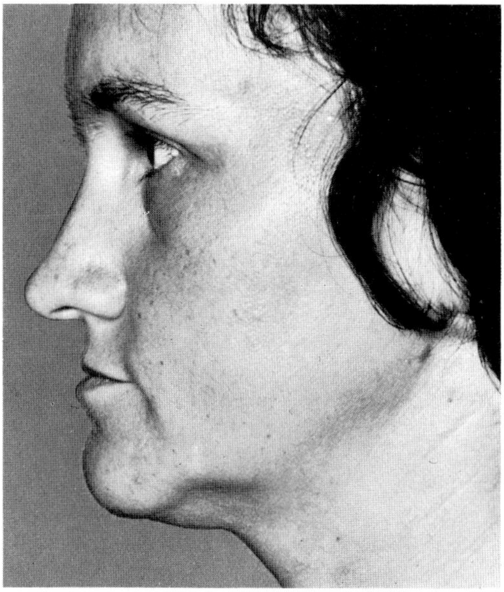
Abb. 19a und b  Fall einer Progenie beim Zahnlosen, korrigiert nach der Operationsmethode von Abbildung 18.

## Besondere Zustandsbilder

Nicht ausschließlich durch die Kieferatrophie hervorgerufene Zustandsbilder können eine chirurgische Intervention für den besseren Prothesenhalt erfordern. Von den vielen ursächlichen Möglichkeiten sollen im folgenden nur drei wesentliche Beispiele gezeigt werden.

### Die Progenie beim Zahnlosen

Im Verlauf der Entstehung der Atrophie des Unterkiefers kommt es häufig zu einer Streckung des Kieferwinkels, wodurch der Unterkiefer nach vorne länger wird. Am Oberkiefer hat die Atrophie eine Verringerung der Zirkumferenz und nicht nur der Höhe zur Folge. Dadurch entsteht eine enorme Diskrepanz in der Beziehung beider Kiefer zueinander. Sie muß nur zu oft operativ korrigiert werden. Man wird also dann zuerst den Unterkiefer zurückverlagern, bevor man seine vestibulären und Mundbodenverhältnisse für den Prothesenhalt verbessert (Abb. 18 sowie 19a und 19b). Oder man wird den Oberkiefer nach vorne bringen müssen, sei es, daß man ihn operativ abtrennt und nach vorne bewegt und in der neuen Lage fixiert, sei es daß man seine Zirkumferenz gleichzeitig vergrößert, wenn man seine Höhe durch einen direkten Kammaufbau mit Rippentransplantaten verbessert.

### Die Kompression des Oberkiefers beim Spaltpatienten

Nicht nur in sagittaler Beziehung können der Ober- und der Unterkiefer so ungünstig stehen, daß eine prothetische Versorgung kaum möglich ist. Auch eine wesentliche Diskrepanz der beiden Kiefer in der transversalen Ebene kann es unter Umständen verunmöglichen, daß ein befriedigender Zahnersatz gemacht werden kann. Das klassische Beispiel dafür ist der bei Spaltpatienten oft gefundene komprimierte Oberkiefer.
In solchen Fällen wird die Zirkumferenz des Oberkiefers dadurch erweitert, daß die Oberkiefersegmente von ihrer Basis abgetrennt und nach außen rotiert und, wenn nötig, gleichzeitig nach vorne verlagert werden (Obwegeser 1971). In einer zweiten Operation wird der durch die Erstoperation entstandene Spalt im Bereich des Oberkiefers verschlossen, wobei selbstverständlich der Defekt auch knöchern überbrückt werden muß. Das Resultat wird eine normale inter-

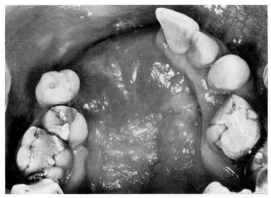

Abb. 20a und b  Fall von chirurgischer Oberkiefererweiterung aus prothetischen Gründen.

Abb. 20a  Extreme Oberkieferkompression bei in Kindheit operierter einseitiger Lippen-Kiefer-Gaumen-Spalte.

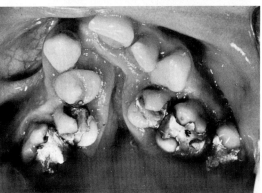

Abb. 20b  Normaler Oberkieferbogen nach Schwenkung beider Oberkiefersegmente nach lateral mit Wiedereröffnung der Spalte und Verschluß derselben in einer zweiten Operationssitzung.

Abb. 21a und b  Fall von Oberkieferrekonstruktion 13 Jahre nach halbseitiger Resektion wegen eines Tumors:

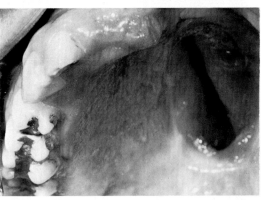

Abb. 21a  Oberkieferdefekt vor der Rekonstruktion.

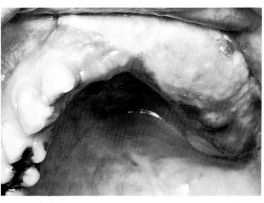

Abb. 21 b  Status nach Defektverschluß und Rekonstruktion und späterer Vestibulumplastik mit Hauttransplantation.

maxilläre Beziehung der beiden Kiefer und damit die Möglichkeit einer konventionellen prothetischen Versorgung sein (Abb. 20a und 20b). Gelegentlich ist zusätzlich noch eine Vestibulumplastik erforderlich.

Rekonstruktion von Oberkieferdefekten

Oberkieferdefekte verschiedenster Genese können so lange prothetisch versorgt werden, solange der Zahnersatz am Restgebiß fixiert werden kann. Durch diese Belastung gehen aber die restlichen Zähne frühzeitig verloren. Dadurch wird der Patient dann völlig prothesenunfähig. Es ist daher notwendig, Oberkieferdefekte frühzeitig zu rekonstruieren. Diese Möglichkeit besteht im allgemeinen innerhalb von zwei Operationssitzungen (Obwegeser 1967b). In der ersten Operation wird der Oberkieferdefekt dreischichtig, also mit einem nasalen Weichteilblatt und einer oralen Schleimhautdecke und dazwischen eingelagertem Knochen, rekonstruiert. In der zweiten Operationssitzung wird im Bereich des rekonstruierten Bezirkes durch eine zusätzliche Vestibulumplastik ein Zustand geschaffen, als ob der Patient nur seine Zähne, aber nicht einen Oberkieferanteil samt denselben verloren hätte (Abb. 21a und 21b).

## Die postoperative prothetische Versorgung

Letzten Endes ist für den Patienten das Resultat einer präprothetischen Chirurgie nicht davon abhängig, ob das Kieferrelief nun wieder besser ist oder nicht, sondern davon, ob die danach angefertigte Zahnprothese ihm funktionell die erwartete Verbesserung bringt. Somit ist einerseits das Operationsresultat wie andererseits die danach durchzuführende prothetische Versorgung für den Erfolg ausschlaggebend. Wenn sie kauinstabil ausgeführt wird, nützt auch das beste Operationsresultat nichts. Auch andere Faktoren spielen eine Rolle, wie die psychische Bereitwilligkeit des Patienten, den Zahnersatz zu akzeptieren, und für den Halt der oberen Prothese natürlich auch die Qualität des Speichels.

## Schlußfolgerung und Zusammenfassung

Die Kieferchirurgie hat heute die Möglichkeiten, die Folgen der Atrophie des Kiefers chirurgisch zu beheben. Wenn es sich nur um Teilabschnitte der Kiefer handelt, dann scheinen enossale Blattimplantate eine Ideallösung für die Verankerung des Zahnersatzes zu sein, so keine allgemeinen oder lokalen Kontraindikationen bestehen. Für den total zahnlosen Kiefer sind die enossalen Blattimplantate nur sehr selten den Versuch damit wert. Beim älteren Patienten können subperiostale Implantate am Unterkiefer gelegentlich die Methode der Wahl sein. Alle diese Fremdkörperimplantate haben aber die große Gefahr in sich, daß dort der Infekt seine Eintrittspforten findet und entlang dem Fremdkörper sich weiterleitet, wo der Pfeiler durch die Schleimhaut tritt. Bisher ist es nicht gelungen, dort einen vitalen Schleimhautansatz zu schaffen, wie ihn das Zahnfleisch am Zahnhals hat.

Abgesehen von diesen Implantaten hat die Kieferchirurgie die Möglichkeit, durch Verlagerung der den Kiefer umgebenden Weichteile, evtl. mit zusätzlicher Hauttransplantation, wiederum ein Kieferrelief zu schaffen, das diesen Kiefer prothesenfähig und damit den Patienten wieder arbeitsfähig macht. In Fällen von extremer Atrophie ist dazu vorgängig die Erhöhung des Kieferreliefs mit Knochentransplantaten vom Patienten erforderlich.

In jedem Fall muß aber der Operateur selbst imstande sein, die für den Einzelfall beste Methode zu wählen, aufgrund der Kenntnisse der prothetischen Versorgung bei diesem Patienten, und in jedem Fall ist die operative Verbesserung nur eine Teilvoraussetzung des Erfolges. Die richtige postoperative Prothesenkonstruktion ist ebenso wichtig. Ob die prothetische Versorgung richtig konstruiert ist oder nicht, muß der Operateur selbst beurteilen können.

## Literatur

*Celesnik, F.:* Die Tuberplastik. Österr. Z. Stomatol. 51 (1954), 584.

*Linkow, L.:* Theories and Techniques of Oral Implantology. Mosby Company, St. Louis 1970.

*Obwegeser, H. L.:* Die submuköse Vestibulumplastik. Dtsch. zahnärztl. Z. 14 (1959), Heft 9, 10 und 11.

*Obwegeser, H. L.:* Die totale Mundbodenplastik. Schweiz. Mschr. Zahnheilk. 73 (1963), 565.

*Obwegeser, H. L.:* Zur Indikation für die einzelnen Methoden der Vestibulumplastik und Mundbodenplastik. In: *Schuchardt, K.*: Fortschritte der Kiefer- und Gesichtschirurgie, Bd. X. Georg Thieme Verlag, Stuttgart 1965a.

*Obwegeser, H. L.*: Tuberplastik mit und ohne Hauttransplantation. In: *Schuchardt, K.*: Fortschritte der Kiefer- und Gesichtschirurgie, Bd. X. Georg Thieme Verlag, Stuttgart 1965b.

*Obwegeser, H. L.*: Weitere Erfahrungen mit der aufbauenden Kammplastik. Schweiz. Mschr. Zahnheilk. 77 (1967a) 1002.

*Obwegeser, H. L.*: Die Rekonstruktion von Defekten nach Oberkieferresektion. Dtsch. zahnärztl. Z. 22 (1967b), 1508.

*Obwegeser, H. L.*: Operative Behandlung der zahnlosen Progenie ohne intermaxilläre Fixation. Schweiz. Mschr. Zahnheilk. 78 (1968), 416.

*Obwegeser, H. L.*: Surgical Correction of Maxillary Deformities. In: *Grabb, W. C., Rosenstein, S. W.,* und *Bzoch, K. R.*: Cleft Lip and Palate. Little Brown and Company, Boston 1971.

*Rehrmann, A.*: Beitrag zur Alveolarkammplastik am Unterkiefer. Zahnärztl. Rdsch. 62 (1953), 505.

*Schuchardt, K.*: Die Epidermistransplantation bei der Mundvorhofplastik. Dtsch. zahnärztl. Z. 7 (1952), 364.

*Trauner, R.*: Die Alveolarkammplastik im Unterkiefer auf der lingualen Seite zur Lösung des Problems der unteren Prothese. Dtsch. zahnärztl. Z. 7 (1952), 256.

**Anmerkung:**

Dem Verlag Urban & Schwarzenberg sei an dieser Stelle für die Einwilligung zur Wiederverwendung folgender Abbildungen gedankt: 1, 8a und b, 9a bis d, 10a und b, 13a bis d, 16a und b, 17, 21a und b. Diese Abbildungen wurden publiziert in: *Haunfelder, D., Hupfauf, L., Ketterl, W.,* und *Schmuth, G.*: Praxis der Zahnheilkunde, Bd. III, Urban & Schwarzenberg, München/Berlin/Wien 1968; *H. Obwegeser*: Die chirurgische Vorbereitung der Kiefer für die Prothese.

# Klinische Aspekte okklusaler Rekonstruktion

von J. H. N. Pameijer, Amsterdam

## Einleitung

Fast jede zahnärztliche Tätigkeit befaßt sich mit okklusaler Funktion und okklusaler Therapie. Jedesmal, wenn während der Präparation eines Zahnes die Okklusalfläche abgetragen wird, muß diese Okklusalfläche mit Höckern und Fossae wiederaufgebaut werden. Zähne brauchen zur okklusalen Stabilisierung während der maximalen Interkuspidation des oberen und unteren Zahnbogens Höcker und Fossae.

Es kommt nicht selten vor, daß die Rekonstruktion okklusaler Flächen zu okklusalen Interferenzen der Zähne führt und so Irritationen in der Okklusion und im neuromuskulären Reflexmechanismus schafft.

Diese Irritationen können im Bereich der Adaptationsfähigkeit des Kausystems liegen, aber sie können genauso Erkrankungen des Kiefergelenks und der Muskeln verursachen.

*Ramfjord* hat dargelegt, daß die Adaptationsfähigkeit des neuromuskulären Systems von der Reizschwelle des Zentralnervensystems abhängt, die von emotionalen und psychischen Spannungen beeinflußt wird.

Daher führen okklusale Interferenzen nicht immer zwangsläufig zu Störungen innerhalb des Kausystems.

Das Ausmaß, in dem Interferenzen in der restaurativen Zahnheilkunde vermieden und eliminiert werden können, hängt von der Methode ab, mit der man die Determinanten der Okklusion aufzeichnet, von der Einstellbarkeit des Artikulators auf diese Registrate und der Geschicklichkeit und dem Wissen des Behandlers.

Unser Ziel in der okklusalen Therapie sollte die Rekonstruktion der Okklusion in Harmonie mit der Funktion sein.

Die Absicht dieser Veröffentlichung liegt in der Diskussion einiger Überlegungen zur Rekonstruktion der Okklusion.

## Terminale Scharnierachsenposition kontra habituelle Interkuspidation*

Der Terminus Okklusion bezieht sich auf das Verhältnis der Kauflächen bei Kontakt der gegenüberliegenden Zahnreihen in allen funktionellen und nichtfunktionellen Positionen des Unterkiefers.

Unterkieferbewegungen während des Kauens, Schluckens und Sprechens werden als funktionell betrachtet, während mit Bruxismus und Pressen der Zähne einhergehende Bewegungen als nicht funktionell oder parafunktionell angesehen werden sollten.

Um die klinische Signifikanz maximaler Interkuspidation in der terminalen Scharnierachsenposition oder habituellen Interkuspidation des Unterkiefers richtig einschätzen zu können, muß man die Unterschiede zwischen den während funktioneller und nichtfunktioneller Unterkieferbewegung geschaffenen okklusalen Kräften erkennen. Der Kauakt ist das Ergebnis einer hochkomplexen neuromuskulären und digestiven Aktivität (*Kawamura*). Das propriozeptive neuromuskuläre Reflexsystem reguliert die Muskelaktivität und beeinflußt das Aufsuchen der maximalen Interkuspidation so, daß schmerzhafte ge-

---

* Anmerkung des Übersetzers: Nomenklatur nach den gemeinsamen Nomenklaturvorschlägen des Arbeitskreises Funktionelle Gebißanalyse der Dt. Gesellschaft für Zahn-, Mund- und Kieferheilkunde und der Nomenklaturkommission der Dt. Gesellschaft für zahnärztliche Prothetik und Werkstoffkunde.

sundheitliche Reize vermieden werden. Solche die oralen Gewebe vor äußeren Reizen schützenden Reflexe werden nozizeptive Reflexe genannt.

Die äußeren Reize können in dem plötzlichen Auftreffen auf ein unerwartet hartes Objekt beim Kauen bestehen, aber auch in einem vorzeitigen Zahnkontakt während des Schließens des Unterkiefers in zentrischer Relation. Mit anderen Worten: Die Unterkieferbewegungen werden während des Kauens durch neuromuskuläre Reflexe nicht nur geführt sondern auch geschützt. Derselbe Schutz erfolgt während wiederholter habitueller Schließbewegungen, deren letzte Phase als eine Folge des früheren und momentanen „Muskelgedächtnisses" bemerkenswert stabil ist.

Es ist hinlänglich bewiesen, daß Zähne während des Kauens und Schluckens in Kontakt kommen (*Brewer, Graf* und *Pameijer*). Okklusale Telemetrie hat darüber hinaus gezeigt, daß bei Personen mit einer Diskrepanz zwischen terminaler Scharnierachsenposition und habitueller Interkuspidation das Kauen und Schlucken meist mit Zahnkontakt in der habituellen Interkuspidation erfolgt (*Pameijer*). Von einem neuromuskulären Standpunkt ausgehend, ist dies wegen des früher erwähnten Mechanismus, der den Unterkiefer in die maximale Interkuspidation führt und auf diese Weise vorzeitige Kontakte während des Schließens in terminaler Scharnierachsenposition vermeidet, nicht überraschend. Somit dient Zahnkontakt während des Kauens nur als Berührungssignal, das dem Unterkiefer anzeigt, in der Bewegung innezuhalten und mit der Öffnungsbewegung des nächsten Kauzyklus zu beginnen.

Die tägliche tatsächliche Dauer der Mastikation ist kurz (*Graf*), und die vertikal einwirkenden Kräfte sind relativ gering. Unter Berücksichtigung des eben Gesagten fällt es schwer, an Kauen und Schlucken als eine potentiell gesundheitsschädigende okklusale Aktivität zu denken, die für pathologische Erscheinungen am Kiefergelenk, den Muskeln und den Stützstrukturen des mastikatorischen Systems eine Rolle spielen können.

Die Physiologie der Mastikation ist eine sehr interessante Kombination von Unterkieferbewegungen und von großem akademischem Interesse; klinisch ist sie jedoch ein harmloser Vorgang, der für die Gestaltung der Okklusalflächen bei der Rekonstruktion der Okklusion eine untergeordnete Rolle spielt.

Es erscheint daher unrealistisch, der habituellen Interkuspidation als Bezugsposition für die okklusale Therapie große klinische Signifikanz beizumessen.

Bruxismus, Pressen und andere Parafunktionen bieten ein völlig anderes Bild. Bruxismus besteht aus absichtlichen stimulierten Knirschbewegungen, die gewöhnlich längerdauernd ausgeführt werden (*Reding*). Es handelt sich dabei um starke Kräfte, hauptsächlich in horizontaler Richtung einwirkend, ohne einen neuromuskulären Schutzmechanismus. Äußerst wichtig ist jedoch die Beobachtung, daß nichtsynchrone unbalancierte Muskelkontraktionen häufig in Gegenwart vorzeitiger Kontakte im retrudierten Bereich vorkommen (*Ramfjord*). Die Beseitigung der Interferenz eliminiert oder setzt wenigstens die parafunktionelle Aktivität herab.

Vorzeitige Kontakte in der terminalen Scharnierachsenposition können eine Störung der Muskelaktivität hervorrufen, Störungen im Kiefergelenk und einen Zusammenbruch der Parodontalgewebe. Unser Hauptziel in der okklusalen Therapie besteht darin, solche unerwünschten Folgeerscheinungen zu vermeiden und eine harmonische Okklusion anzustreben, bei der die terminale Scharnierachsenposition mit der habituellen Interkuspidation zusammenfällt und somit vorzeitige Kontakte während des Schließens in terminaler Scharnierachsenposition vermieden werden.

Dies bedeutet nicht unbedingt, daß sich alle Leute mit einer Diskrepanz zwischen terminaler Scharnierachsenposition und habitueller Interkuspidation einer prophylaktischen okklusalen Anpassung unterziehen sollten. Nur beim Vorliegen von Symptomen okklusaler Traumen sollte eine okklusale Anpassung als Teil der okklusalen Therapie in Betracht gezogen werden.

Die okklusale Anpassung des natürlichen Gebisses ist schwierig. Eine Anpassung sollte nie vor Durchführung einer Okklusionsanalyse mit in einem wenigstens halb individuell einstellbaren Artikulator, wie z.B. Dentatus oder Whip-Mix, montierten Modellen versucht werden. Ein eingehendes Studium und ein Nachvollziehen des Knirschens mit den montierten Modellen stellt die einzige Methode dar, einen Einblick in die Wirkung und das Ergebnis nach der Elimination vorzeitiger Zahnkontakte zu gewinnen.

Bei der Rekonstruktion der Okklusion, die viele, wenn nicht alle Okklusalflächen umfaßt, wird die terminale Scharnierachsenposition äußerst wichtig als die einzige genau reproduzierbare Bezugsposition, die trotz der vorausgegangenen Geschichte von Kauen und Schlucken in habitueller Interkuspidation aufgezeichnet und in einen Artikulator übertragen werden kann.

## Scharnierachse kontra arbiträre Achse

Zur Herstellung gegossener Goldrekonstruktionen nach der indirekten Methode und zur Okklusionsanalyse wird es nötig, Modelle des oberen und unteren Zahnbogens in einen Artikulator zu übertragen.
Wie in der Einleitung ausgeführt, ist die Präzision der Modellmontage in einem Artikulator von der angewandten Aufzeichnungsmethode der Determinanten der Okklusion, der Anpassungsfähigkeit des Artikulators an diese Registrate und der Geschicklichkeit und dem Wissen des Behandlers abhängig. Bei der Montage des Oberkiefermodells hat der Behandler die Möglichkeit, eine Gesichtsbogenregistrierung mit einer arbiträren Achse oder eine Scharnierachsenübertragung, die die kinematisch determinierte Scharnierachse benutzt, zu wählen.
Es wurde bewiesen, daß Fehler bei der Achsenlokalisation zu horizontalen Fehlern in der Größenordnung von 0,2 mm (200 Mikron) auf Höhe des zweiten Molaren führen können (*Arstad*).
*Lauritzen* legt dar, daß die Öffnungs- und Schließbewegung in der terminalen Scharnierachsenposition die einzige Kieferbewegung ist, die ein Artikulator mit absoluter Präzision nachvollziehen kann, und daß wir bei exakter Bestimmung und Übertragung der Scharnierachse mit einer Genauigkeit von annähernd 12 Mikron arbeiten können. Untersuchungen über die „sensorische Schwelle" für Fremdkörper zwischen den Zähnen ergaben niedrige Werte wie 10 Mikron (*Tryde*).
Es ist offensichtlich und klinisch zu beobachten, daß die parodontalen Rezeptoren in der Lage sind, extrem geringfügige Veränderungen der Okklusion wahrzunehmen. Man sollte sich wieder vor Augen halten, daß kleine Änderungen in der Okklusion als okklusaler Reiz wirken und pathologische Erscheinungen hervorrufen können. Daher scheint in der Tat das Arbeiten mit einer kinematisch determinierten Scharnierachse zur Übertragung des Oberkiefermodells in einen Artikulator darin klinische Signifikanz zu haben, daß die Möglichkeit, okklusale Fehler einer klinisch faßbaren Größenordnung einzuführen, herabgesetzt wird.
Es erhebt sich oft die Frage, wie genau die Scharnierachse bestimmt werden kann. In einer jüngeren Untersuchung hat *Bosman* gezeigt, daß sich die Streuung von Scharnierachsenregistrierungen für 30 Probanden auf annähernd 1,7 x 1,7 mm beläuft. Das Streuungsfeld der arbiträren Methode und der Palpationsmethode zur Achsenbestimmung lag entsprechend bei 11 x 18 mm und 15 x 19 mm.
Aufgrund des oben Gesagten scheint es, daß die exakte Lokalisation der transversalen Scharnierachse und die Übertragung dieser Achse in einen Artikulator eine zuverlässige und vertretbare klinische Prozedur ist, die eine größere Genauigkeit der Okklusion mit sich bringt.

## Checkbisse kontra pantographische Aufzeichnungen

Die individuell einstellbaren Artikulatoren können in den halbindividuellen Typ wie Dentatus und Whip-Mix und den vollindividuellen Typ wie Stuart oder Denar unterschieden werden.
Die halbindividuellen Artikulatoren können mit Hilfe von Aufzeichnungen (Checkbisse) von Positionen des Unterkiefers bei Protrusion und Rechts- und Linkslateralbewegung eingestellt werden. Mit anderen Worten: Die Kondylenbahnneigung und der Bennett-Winkel sind so eingestellt, daß sie sich in Einklang mit einer Position der Bewegungskurve der Kondylen befinden.
Die vollindividuell einstellbaren Artikulatoren können mit Hilfe einer pantographischen Vermessung, die die individuellen anatomischen Charakteristika der Kiefergelenke widerspiegelt, eingestellt werden. Der Pantograph ist die umfassendste Methode, den ganzen Bewegungsablauf von Grenzpositionen in drei verschiedenen Ebenen aufzuzeichnen. Der Artikulator kann voll angepaßt werden, den Aufzeichnungen zu folgen und so die mandibulären Grenzpositionen zu duplizieren und Informationen über die okklusale Anatomie, wie Lage und Höhe der Höcker und Richtung

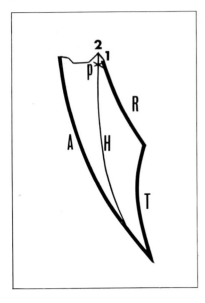

Abb. 1 Sagittale Ansicht der mandibulären Grenzbewegungen (*Posselt*).
1   Retrudierte Kontaktposition mit dem Unterkiefer in zentrischer Relation.
2   Habituelle Interkuspidation.
R   Terminale Scharnierbewegung.
H   Habituelle Öffnungs- und Schließbewegung.

der Fissuren und Wülste, zu geben. In halbindividuellen Artikulatoren hergestellte Rekonstruktionen können beim Einsetzen in den Mund wegen der beschränkten Information über die Determinanten der Okklusion Interferenzen zeigen. Eine Korrektur der Okklusion im Munde wird zur Entfernung der Interferenz notwendig. Dies mag für einige auf einen Quadranten begrenzte Rekonstruktionen akzeptabel sein, wo nach genügend andere Führungseinflüsse von den anderen Zähnen des Mundes ausgehen. Ist jedoch wegen einer verstümmelten Okklusion eine ausgedehnte okklusale Rekonstruktion indiziert, dann bietet die Registrierung und Übertragung aller Determinanten der Okklusion in einen vollindividuellen Artikulator einen deutlichen Vorteil. Eine gewisse Anpassung wird jedoch immer notwendig werden, entweder direkt im Mund oder nach der Remontage, um alle möglichen Fehler, die Materialien und Methoden innewohnen, zu kompensieren. Viele Kronen und Brücken können zufriedenstellend in halbindividuellen Artikulatoren hergestellt werden, wenn Unzulänglichkeiten der Registrierung der Positionen durch ein Verständnis für die Determinanten der Okklusion und ihre Wirkung auf die okklusale Anatomie kompensiert werden.

Der Wiederaufbau einer vollständig zusammengebrochenen Okklusion ist eine sehr schwierige Aufgabe, und die augenscheinlichen Unzulänglichkeiten des halbindividuellen Artikulators können zu Rekonstruktionen führen, die nach Einsetzen in den Mund so viele Korrekturen erfordern, daß wenig von dem ursprünglich sorgfältig gestalteten Okklusalrelief übrigbleibt. Hier kann das Benutzen eines vollindividuellen Artikulators, der nach einer pantographischen Registrierung eingestellt ist, die Möglichkeit der Einführung grober okklusaler Interferenzen eliminieren und die notwendigen okklusalen Korrekturen im Mund auf einem akzeptablen Minimum halten.

### Registrierung der terminalen Scharnierachsenposition

Die terminale Scharnierachsenposition bezieht sich auf die Position des Unterkiefers. Es ist die hinterste, mittlerste und höchste von Muskulatur und Bändern begrenzte Position der Kondylen in der Gelenkgrube.

Es ist wichtig, zu erkennen, daß die terminale Scharnierachsenposition nur genau registriert werden kann, wenn die Okklusalflächen daran gehindert werden, die Schließbewegung des Unterkiefers zu führen. Mit anderen Worten: Die terminale Scharnierachsenposition sollte ohne Kontakt zwischen den gegenüberliegenden Okklusalflächen registriert werden. In dem Moment eines Zahnkontaktes wird die Relation des Unterkiefers im Hinblick auf den Oberkiefer nicht länger durch die anatomischen Gegebenheiten des Kiefergelenkes bestimmt, sondern durch die vorhandenen Okklusalflächen, die den Unterkiefer während des weiteren Schließens in die maximale Interkuspidation (habituelle Interkuspidation) führen werden.

Da im allgemeinen neun von zehn Personen eine Diskrepanz zwischen terminaler Scharnierachsenposition und habitueller Interkuspidation zeigen (*Posselt*), sollte die terminale Scharnierachsenposition nur ohne Zahnkontakt registriert werden.

Es gibt viele Methoden, die terminale Scharnierachsenposition zu registrieren. Wichtiger als die Methode ist jedoch das Wissen und das Verständnis des Behandlers im Hinblick auf diese besondere Unterkieferposition. Man sollte erkennen, daß nicht jeder Patient in der Lage sein wird, seinen Unterkiefer frei in der Scharnierachsenbewegung zu bewegen (Abb. 1). Erkrankungen des Kiefergelenkes und Muskelspasmen können eine solche frei schwingende Bewegung unmöglich machen.

Ein erfahrener Behandler kann sofort diese eingeschränkten Bewegungsmuster fühlen. Es gibt einige Patienten, die auf die manuelle Führung in die terminale Scharnierachsenposition mit einem Vorschieben des Unterkiefers reagieren, was ebenso leicht vom Behandler festgestellt werden kann.

Eine von *Lucia* beschriebene Frontzahnschablone kann in diesen Fällen eine beträchtliche Hilfe sein. Natürlich sollte man bei auf pathologische Veränderungen im Kiefergelenk hindeutenden Anzeichen und Symptomen keinen Versuch einer genauen Registrierung der terminalen Scharnierachsenposition unternehmen.

Die Frontzahnschablone verhindert Zahnkontakt während des Schließens, und die Unterkieferposition wird nun durch beide Kondylen in der Gelenkgrube und den Kontakt zwischen den mesio-inzisalen Winkeln beider unterer mittlerer Schneidezähne und der Palatinalfläche der Schablone determiniert (Abb. 2).

Das Anbringen der Schablone im Mund unterstützt das Auslöschen des „Engramms" der Schließbewegung, so daß die Muskulatur reprogrammiert werden kann, indem die Kondylen dort die Stellung der terminalen Scharnierachsenposition aufsuchen. Das Problem bei der Registrierung der terminalen Scharnierachsenposition ist nicht nur die Einführung eines Registriermediums in den Mund und die Führung des Unterkiefers, in dieses Material zu schließen, sondern die wahre Schwierigkeit liegt darin, den Unterkiefer so zu manipulieren, daß die Muskeln vorübergehend reprogrammiert werden und somit dem Unterkiefer erlauben, sich frei und leicht in der Scharnierachsenbewegung zu bewegen.

Eine ausgezeichnete Methode zur Bestimmung der terminalen Scharnierachsenposition wird von *Wirth* beschrieben. In einer Untersuchung über die Wirkung der Muskulatur des Patienten auf die Registrierung der terminalen Scharnierachsenposition hat *Lundeen* gezeigt, daß schwere aktiv vom Probanden ausgeführte Muskelrelation die Kondylen in ihre höchste Position brachte, während leichte Muskelaktion zu einer durchschnittlich tieferen Kondylenposition führte.

In der restaurativen Zahnheilkunde ist es allgemein Praxis, die Randgenauigkeit mit einer Sonde zu prüfen, die Wurzelkanalbehandlung mit Röntgenaufnahmen zu prüfen und die Prüfung von Okklusion und Artikulation mit Spezialfarbband und sehr dünnen Folienstreifen vorzunehmen. Die Prüfung der Genauigkeit einer Registrierung der terminalen Scharnierachsenposition ist jedoch nicht allzu weit verbreitet. Dies überrascht, da eine unkorrekte Registrierung nur zu ausgiebigen Korrekturen im Munde führen kann, zu Frustrationen und Neuanfertigungen.

Da die terminale Scharnierachsenposition eine Grenzposition und daher reproduzierbar ist, wird es nur logisch sein, die Genauigkeit der im Artikulator montierten Modelle mit verschiedenen Registrierungen in der terminalen Scharnierachsenposition zu verifizieren.

Hierfür gibt es zwei Methoden, die Split-Cast-Methode (*Lauritzen*, Abb. 3) und die Buhnergraph-Methode (*Long*, Abb. 4). Durch die Verwendung eines Split-Cast kann man feststellen, ob verschiedene Registrate identisch sind oder nicht. Differenzen der kondylaren Positionen bei nichtidentischen Registraten können mit diesem System nicht gemessen werden.

Der Buhnergraph kann nur bei einem Arcon-Artikulator wie dem Whip-Mix benutzt werden. Diese Methode ermöglicht es nicht nur, die Genauigkeit verschiedener Registrierungen zu prüfen, sondern erlaubt es auch, Distanzen zwischen kondylaren Positionen von

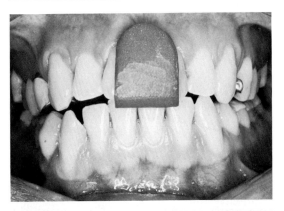

Abb. 2a und b  Registrierung der terminalen Scharnierachsenposition mit Frontzahnschablone.

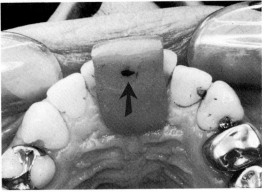

Abb. 2a  Kunststoffschablone in situ verhindert Zahnkontakt der beiden Zahnreihen.

Abb. 2b  Palatinale Ansicht der Schablone. Pfeil zeigt auf die Markierungen mit Artikulationspapier der Mesioinzisalkanten beider unteren mittleren Schneidezähne.

Abb. 3a–c  Die Split-Cast-Methode zur Prüfung der Genauigkeit von Registraten in terminaler Scharnierachsenposition.

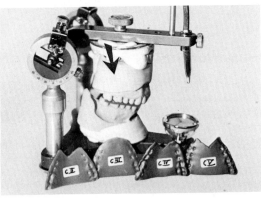

Abb. 3a  Pfeil zeigt auf einen geschlossenen Split-Cast mit Registrat Nr. 1, der eine korrekte Montage im Artikulator bestätigt.

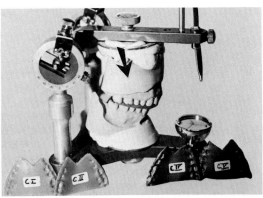

Abb. 3b  Registrat Nr. 3 wird vom Split-Cast akzeptiert. Dies zeigt, daß die Registrate Nr. 1 und 3 identisch sind.

Registrierung der terminalen Scharnierachsenposition

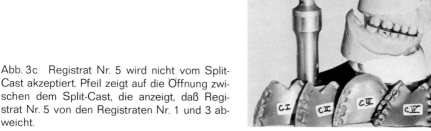

Abb. 3c Registrat Nr. 5 wird nicht vom Split-Cast akzeptiert. Pfeil zeigt auf die Öffnung zwischen dem Split-Cast, die anzeigt, daß Registrat Nr. 5 von den Registraten Nr. 1 und 3 abweicht.

Abb. 4a–c Buhnergraph-Methode zur Prüfung der Genauigkeit von Registraten in terminaler Scharnierachsenposition.

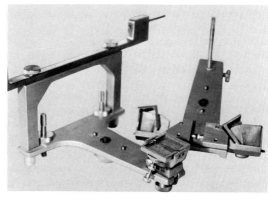

Abb. 4a Buhnergraph am unteren Teil des Whip-Mix-Artikulators angebracht.

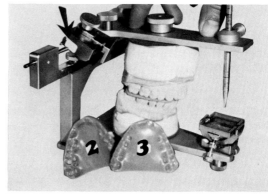

Abb. 4b Registrat Nr. 1 zwischen oberem und unterem montierten Modell eingelegt und durch Fingerdruck stabilisiert.
Pfeil zeigt auf zur Markierung der Registrate Nr. 1, 2 und 3 mit Aufkleber versehenes Kondylengehäuse.

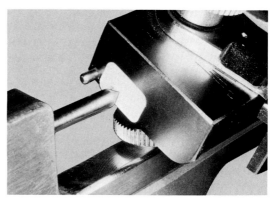

Abb. 4c Aufsicht auf Kondylengehäuse mit drei verschiedenen Markierungen. Unterschiedliche Positionen können als posterior, anterior, superior und inferior zueinander aufgezeichnet und ausgedrückt werden.

# Klinische Aspekte okklusaler Rekonstruktion

Abb. 5a–d Okklusale Ansicht von Zähnen des Ober- und Unterkiefers.

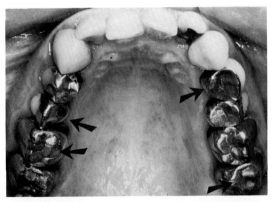

Abbildung 5 a

Abbildung 5 b

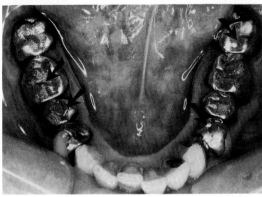

Abb. 5a und b Vor der Behandlung. Beachte die nicht vorhandene okklusale Anatomie, die zu instabiler Okklusion führt. Pfeil zeigt auf unzulängliche Höcker und Fossae.

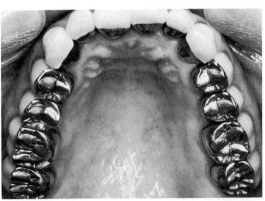

Abbildung 5 c

Abbidlung 5 d

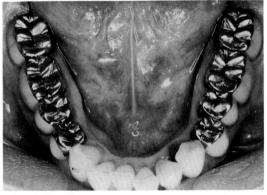

Abb. 5c und d Nach der Behandlung. Definierte Höcker und Fossa tragen zur okklusalen Stabilisierung in zentrischer Relation bei.

# Gestaltung in Wachs

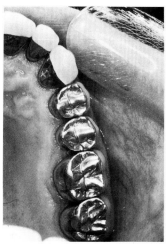 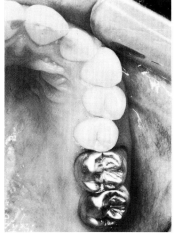 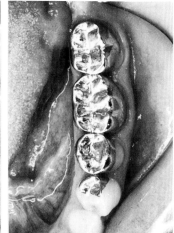

Abbildung 6 a                Abbildung 6 b                Abbildung 6 c

Abb. 6a–c   Okklusale Ansicht von nach der Aufwachsmethode hergestellten gegossenen Goldrekonstruktionen.

Abb. 6a   Rekonstruktionen mit ausgeprägten Höckern, Dreiecks-, bukkalen, lingualen Wülsten und Randleisten.

Abb. 6b   Zwei Teilkronen zeigen die vielfältigen funktionellen anatomischen Charakteristika.

Abb. 6c   Teilkronen in harmonischer Stellung und Höckerhöhe.

verschiedenen nichtidentischen Registraten sowohl rechts als auch links zu messen.

## Gestaltung in Wachs

In den meisten zahnärztlichen Schulen und zahnärztlichen Labors beginnt das Schnitzen einer Okklusion mit dem überschüssigen Auftragen von Wachs auf die Stumpfmodelle des Arbeitsmodells. Der Artikulator wird dann in das weiche Wachs geschlossen. Die gegenüberliegenden Kauflächen hinterlassen im Wachs Einkerbungen, die als Führung für die anschließende Abtragung des Wachses dienen. Die anatomische Gestaltung erfolgt anhand von Illustrationen zahnärztlicher Lehrbücher, extrahierter Zähne oder anhand von Modellen als Beispiel für die verschiedenen anatomischen Merkmale. Das Endergebnis spiegelt gewöhnlich eine persönliche Interpretation, wie Okklusalflächen aussehen sollten, wider.

Diese Methode bietet keine Möglichkeit zur Kontrolle der Position und Höhe der Höcker, Tiefe der Fossae und Richtung der Wülste und Fissuren und kann leicht zu Rekonstruktionen führen, die nach Einsetzen in den Mund okklusale Irritationen in das neuromuskuläre System einführen und sehr wenig zur okklusalen Stabilisierung beitragen (Abb. 5).

Es sollte *Payne* als Verdienst angerechnet werden, ein organisiertes funktionelles Wachsen entwickelt zu haben, das auf einer schrittweisen „Auftrage"-Wachstechnik basiert. Die ganze Technik besteht aus 16 Schritten (*Wilson* und *Lang*), basiert auf einem Höcker/Umfassung-Verhältnis (Höcker/Fossa-Verhältnis) und ist höchst geeignet für einen Okklusionstyp mit „Gruppenfunktion".

Die „Aufwachs"technik wird mit dem Anlegen einer flachen okklusalen Ebene in Wachs auf den Stumpfmodellen begonnen. Dabei bleibt ein Zwischenraum von 3 mm zwischen Wachsebene und dem Antagonisten. Höcker, bukkale Wülste, Dreieckswülste, linguale Wülste usw. werden durch Auftragen kleiner Wachsmengen geformt. Nun ist durch das Prüfen jeden Schrittes nach dem Auftragen des Wachses in hervorragender Weise die Möglichkeit zur Kontrolle von Position und Höhe der Höcker, Fossatiefe und Richtung der Wülste und Fissuren gegeben (Abb. 6).

Für das funktionelle Wachsen sollte ein spezieller von *Thomas* entwickelter Instrumentensatz benutzt werden.
*Lundeen* hat *Paynes* Technik farbkodiert, was den Studenten die Differenzierung zwischen den okklusalen anatomischen Merkpunkten und ihrer Wirkung und Rolle bei Okklusion und Artikulation erleichtern kann.
*Thomas* hat eine funktionelle Aufwachstechnik entwickelt, die auf einer Höcker-Fossa-Beziehung beruht. Dies ist zum Wachsen praktischer Fälle das Mittel der Wahl, um eine Okklusion zu schaffen, bei der jeder Höcker in eine gegenüberliegende Fossa paßt und so die bei der Schließbewegung wirksam werdenden Kräfte in Richtung der Längsachse der Zähne führt.
Es ist nicht der Sinn dieser Veröffentlichung, eine detaillierte Beschreibung der verschiedenen Schritte der *Thomas*schen Aufwachstechnik oder irgendeiner anderen Aufwachstechnik zu geben.
Es besteht jedoch seitens des Autors kein Zweifel, daß die Aufwachstechnik heute die einzige zur Verfügung stehende Methode ist, die Okklusion im Artikulator zu entwickeln, und daß solche Arbeitsgänge des Aufwachsens im zahnärztlichen Lehrplan enthalten sein sollten. Sie hilft, den Studenten zu lehren, daß das Abtragen von Zahnsubstanz meistens viel einfacher ist als der Wiederaufbau der Okklusalfläche, und einen Zahnarzt heranzubilden, der „okklusionsorientiert" anstelle von „präparationsorientiert" ist.

## Okklusalflächen aus Gold kontra Okklusalflächen aus Porzellan

Die Verwendung von Gold als Material der Wahl zur Rekonstruktion der Okklusion hat eine lange und stolze Geschichte. In jüngerer Zeit wurde Porzellan als ein anderes Material zum Wiederaufbau der Okklusalfläche in der Zahnheilkunde akzeptiert. Zweifellos kann die Krone aus Aufbrennkeramik eine dauerhafte und widerstandsfähige Rekonstruktion sein, die hohen ästhetischen Anforderungen entgegenkommt. Wenn das Metallgerüst eine vollständige Bedeckung der Okklusalfläche mit Porzellan erlaubt, wird fast jeder Patient wegen des ästhetischen Effektes erfreut sein.
Die routinemäßige Verwendung von Porzellan auf der Okklusalfläche zum Wiederaufbau der Okklusion muß jedoch noch in Frage gestellt werden. Die Kombination von Wachsen, Einbetten und Gießen in Gold bietet weit mehr Kontrolle über die funktionelle Anatomie der Okklusalfläche als die Kombination von Auftragen überschüssigen Porzellans auf ein Metallgerüst, Brennen im Schmelzofen mit unvermeidbarer Schrumpfung, Abschleifen und möglicherweise erneutem Auftragen von Porzellan mit anschließendem Brennen, Schrumpfung usw. Bei der Herstellung multipler Rekonstruktionen mit Porzellan auf der Okklusalfläche ist es unrealistisch, anzunehmen, daß man optimale Kontrolle über die Okklusion hat. Rein technisch ist es gegenwärtig einfach unmöglich, mit Porzellan eine gleichwertige Okklusion zu entwickeln wie mit Gold.
Die Verwendung von Porzellan auf der Okklusionsfläche mag bei Einzelkronen, bei denen die Ästhetik eine dominierende Rolle spielt, akzeptabel sein, aber wenn multiple Rekonstruktionen zum Wiederaufbau der Okklusion indiziert sind, ist Gold das Mittel der Wahl. Es bietet die besten Möglichkeiten zur Entwicklung einer optimalen Okklusion, bei der alle zentrischen tragenden Höcker mit einer Vielzahl kleiner Punkte eher als mit großen Flächen gleichmäßigen Kontakt mit ihren Pendants haben.

## Diskussion

Es war Absicht dieser Veröffentlichung, einige Überlegungen zur Rekonstruktion der Okklusion zu diskutieren, ohne jeden Versuch, alle Aspekte zu beleuchten.
Dinge wie Funktionsanalyse, diagnostisches Aufwachsen, okklusale Anpassung, Eckzahnführung kontra Gruppenfunktion, Long Centric und viele andere werden nicht diskutiert.
Es sollte jedoch erwähnt werden, daß eine funktionelle Gebißanalyse und ein diagnostisches Aufwachsen eine absolute Notwendigkeit bei der Planung der Rekonstruktion einer zusammengebrochenen Okklusion darstellen. Beide Vorgänge sind äußerst wichtig, da sie den Behandler mit unerläßlicher Information versehen, die bei der Vorwegnahme zukünftiger Probleme beim letztendlichen Aufwachsen im zahnärztlichen Labor Hilfe leistet. Das wirkliche Problem der okklusalen Rekonstruktion liegt nicht so sehr in den Phasen der Präparation, der Abdrucknahme, der temporären Versorgung oder richtigen Behandlung der Gewebe, sondern unsere

Diskussion

Abb. 7a–f  Okklusale Rekonstruktion.

Abb. 7a bis 7c Vor der Behandlung. Inadäquate Kontrolle der Okklusion durch Kronen und Brücken hat zu ungleichmäßiger Abnutzung, vorzeitigen Kontakten in der terminalen Scharnierachsenposition und Wanderung der Frontzähne geführt.

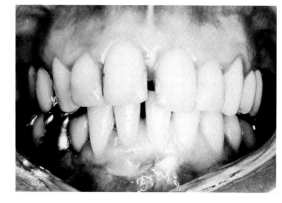

Abbildung 7 a

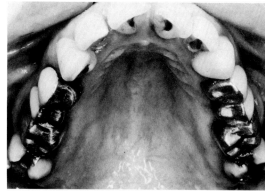

Abbildung 7 b

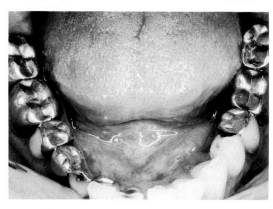

Abbildung 7 c

Abb. 7d–f Nach der okklusalen Rekonstruktion mit Kronen in Aufbrennkeramik auf allen Zähnen des Oberkiefers mit Ausnahme der beiden zweiten Molaren, die partielle Goldkronen erhielten. Untere Molaren und Prämolaren mit Kronen in Aufbrennkeramik rekonstruiert mit Ausnahme des Inlays auf dem linken ersten Prämolaren. Beachte das okklusale Detail, das allen zentrischen tragenden Höckern gestattet, gleichmäßig ihre Antagonisten während des Schließens in zentrischer Relation zu belasten.

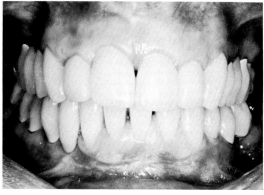

Abb. 7 d

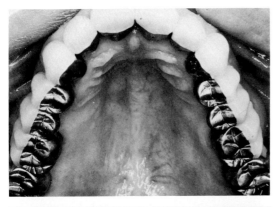

Abbildung 7 e

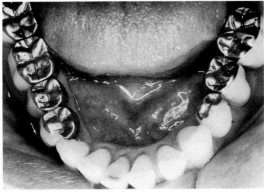

Abbildung 7 f

ganze Geschicklichkeit und unser Wissen müssen zum Wiederaufbau des Mundes nach der Präparation, Abdrucknahme und Montage der Modelle in einen Artikulator eingesetzt werden.

Jeder Zahnarzt, der jemals versucht, einen Quadranten präparierter Zähne im Labor aufzuwachsen, wird sich schnell der vielen Probleme bewußt werden, die bei der Entwicklung einer für die Stützgewebe günstigen optimalen Okklusion und der Festlegung der Zahnkontur auftreten. Er wird dann erkennen, daß das hochtourige Abtragen von Zahnsubstanz mit Diamanten oft viel leichter ist als der Aufbau der präparierten Zähne mit Wachs im Labor.

Die meisten Okklusalflächen gegossener Goldrekonstruktionen werden im zahnärztlichen Labor von Zahntechnikern gestaltet, die keine Ausbildung für das Wachsen einer optimalen Okklusion erhalten haben und für die Einführung okklusaler Reizfaktoren in den Mund nicht verantwortlich gemacht werden können.

In einer Zeit, in der sich ein großer Teil der Aufmerksamkeit auf Teamwork und die Fortbildung des Hilfspersonals konzentriert, Four Handed Dentistry usw., scheint der Überwachung und Fortbildung von Zahntechnikern relativ wenig Aufmerksamkeit gewidmet zu werden.

Während sowohl in Europa als auch in den USA viele zahnärztliche Ausbildungsstätten Ausbildungsprogramme für Dental Hygienists, Zahnarzthelferinnen und -schwestern haben, ist dem Autor nur eine zahnärztliche Ausbildungsstätte bekannt, die Zahntechniker ausbildet und fortbildet.

Es ist die Verantwortung des zahnärztlichen Standes, ein derartiges Programm sogleich bereitzustellen, so daß unsere Kenntnisse über die Rekonstruktion der Okklusion nicht nur in der Behandlungsplanung und in restaurativen Maßnahmen entwickelt, sondern auch in der überaus wichtigen Laborphase, in der Okklusion und Zahnkontur widergespiegelt werden (Abb. 7).

## Zusammenfassung

Beim Wiederaufbau der Okklusion mit gegossenen Goldrekonstruktionen ist es von großer Wichtigkeit, die Einführung okklusaler Irritationen in den Mund zu vermeiden.

Obwohl die habituelle Interkuspidation die „Arbeitsokklusion" während des Kauens und Schluckens zu sein scheint, bleibt die terminale Scharnierachsenposition als eine Bezugsposition zur Rekonstruktion einer zusammengebrochenen Okklusion von äußerster Wichtigkeit. Das Benutzen einer kinematisch determinierten Scharnierachse und die Übertragung dieser Achse in einen Artikulator sind fundierte Vorgänge und haben größere Genauigkeit zur Folge.

Bei der Registrierung der terminalen Scharnierachsenposition kann eine Frontzahnschablone eine beträchtliche Hilfe darstellen. Der Split-Cast und Buhnergraph können zur Verifizierung der Genauigkeit der Registrate in terminaler Scharnierachsenposition verwendet werden.

Die Aufwachsmethode ist die beste heute zur Verfügung stehende Methode, im zahntechnischen Labor eine optimale Okklusion zu entwickeln, und als solche verdient sie die Überlegung, in den zahnärztlichen Lehrplan jeder zahnärztlichen Ausbildungsstätte aufgenommen zu werden.

## Literatur

*Ramfjord, S. P.,* und *Ash, M. M.:* Occlusion. W. B. Saunders Co., Philadelphia 1971.

*Kawamura, Y.,* und *Fujimoto, J.:* Study on the jaw opening reflex. Med. J. Osaka Univ. 9 (1958), 377.

*Brewer, A. A.,* und *Hudson, D. C.:* Application of miniaturized electronic devices to the study of tooth contact in complete dentures. J. prosth. Dent. 11 (1961), 62.

*Graf, H.,* und *Zander, H. A.:* Tooth contact patterns in mastication. J. prosth. Dent. 13 (1963), 1055.

*Pameijer, J. H. N., Glickman, L.,* und *Roeber, F. W.:* Intraoral occlusal telemetry. Part II. Registration of tooth contacts in chewing and swallowing. J. prosth. Dent. 19 (1968), 151.

*Pameijer, J. H. N., Glickman, I.,* und *Roeber, F. W.:* Intraoral occlusal telemetry. Part III. Toothcontacts in chewing, swallowing and bruxism. J. Periodont. 40 (1969), 253.

*Graf, H.:* Bruxism. Dental Clinics of North America 13 (1969), 3, 659.

*Reding, G. R., Zepelin, H., Robinson, Jr., J. E., Zimmerman, S. O.,* und *Smith, V. H.:* Nocturnal Teeth-grinding: All-night psychophysiologic studies. J. Dent. Res. 47 (1968), 5, 756.

*Ramfjord, S. P.:* Dysfunctional temporomandibular joint and muscle pain. J. prosth. Dent. 11 (1961), 353.

*Arstad, T.:* The capsular ligaments of the temporomandibular joint and retrusion facets of the dentition in relationship to mandibular movements. Academisk Forlag, Oslo 1954.

*Lauritzen, A. G.:* Atlas of occlusal analysis. Johnson Publishing Co., Boulder 1974.

*Tryde, G., Frydenberg, O.,* und *Brill, N.:* An assessments of the tactile sensibility in human teeth. Acta Odont. Scan. 20 (1962), 233.

*Bosman, A. E.:* Hinge axis determination of the mandible. Thesis, Utrecht University, 1974.

*Posselt, U.:* Studies in the mobility of the human mandible. Acta Odont. Scan. 10, Supp. 10, 1952.

*Lucia, V. O.:* A technique for recording centric relation. J. prosth. Dent. 14 (1964), 492.

*Wirth, C. G.,* und *Alpin, A. W.:* An improved interocclusal record of centric relation. J. prosth. Dent. 25 (1971), 279.

*Lundeen, H. C.:* Centric relation records: The effect of muscle action. J. prosth. Dent. 31 (1974), 244.

*Lauritzen, A. G.,* und *Wolford, L. W.:* Occlusal relationships: The splitcast method for articulator techniques. J. prosth. Dent. 14 (1964), 256.

*Long, J. H.:* Location of the terminal hinge axis by intraoral means. J. prosth. Dent. 23 (1970), 11.

*Wilson, W. H.,* und *Lang, R. L.:* Practical Crown and Bridge Prosthodontics. McGraw-Hill Book Co., Toronto, New York, London 1962.

*Thomas, P. K.:* Syllabus on full mouth waxing technique for rehabilitation tooth-to-tooth cusp-fossa concept of organic occlusion.
Produced and distributed by Charles E. Stuart, P.O. Box 891, Ventura, Calif.

# Die künstlichen Pfeiler zur Verankerung von Zahnersatz

von E.-H. Pruin, Bremen

Im Laufe der letzten zehn Jahre ist dem Teilgebiet Implantologie der chirurgischen Zahnheilkunde eine immer größere Bedeutung beigemessen worden. Wenn nicht nur vorübergehende Operationserfolge erzielt wurden, die ihren Ausdruck in einem komplikationslosen sofortigen Einheilen des Implantatkörpers fanden, sondern sich die implantierten Fremdkörper als inkorporiert und belastungsfähig auf Dauer erwiesen, dann war dies nur dadurch zu erreichen, daß eine sinnvolle, implantatbezogene, statisch ausgeglichene prothetische Nachbehandlung erfolgte. Das Zusammenspiel der prothetischen Behandlungsgänge mit den chirurgischen war anfänglich nur schwer optimal zu erreichen, weil noch zu viele Prothetiker den Schwerpunkt der Versorgung mit Implantaten im chirurgischen Bereich angesiedelt sahen. Erst nach und nach griff die Erkenntnis durch, daß die prothetische Versorgung der mit Implantaten ausgestatteten Kiefer zumindest den gleichen Stellenwert hat in der Sicherung der Erfolge wie der chirurgische Eingriff. Die Verfahren zur Einbringung von Implantaten sind daher auch immer mehr von Prothetikern erlernt worden, weil sie einerseits, vom chirurgischen Vorgehen her gesehen, keine bzw. alsbald beherrschbare Probleme beinhalten, es andererseits aber als großer Vorteil empfunden wurde, die Gesamtbehandlung in einer Hand vereinigt zu wissen.

Da statische Gesichtspunkte für die Erhaltung der Implantate eine übergeordnete Rolle spielen, muß sich, soll das Ergebnis optimal sein, bei der Implantation von vornherein die chirurgische Disziplin, soweit es nur eben vertretbar erscheint, den Notwendigkeiten unterordnen, die sich aus der prothetischen Planung ergeben.

In allen Fällen gilt es, für Zahnersatz, sei er nun festsitzend oder herausnehmbar geplant, mehr an Halt zu schaffen. Dieses wird erreicht, entweder durch Stabilisierung der eigenen, im Verankerungswert nicht mehr ausreichenden Zähne oder durch Inkorporation künstlicher Pfeiler, die dann wieder in Verbindung mit Zähnen des eigenen Restgebisses oder auch für sich allein die Aufgabe als Zahnersatzträger übernehmen.

Demjenigen, der sich mit Implantationsmöglichkeiten beschäftigen will, werden die Verfahren zur endodontischen Stabilisierung von Zähnen als Einstieg in diesen Bereich der zahnärztlichen Therapie anempfohlen, weil mit diesen viel Segen zu stiften und bei Beherrschung der Arbeitsgänge der Erfolg so ermutigend ist, daß dann wie von selbst der weiterführende Weg zum eigenständigen Implantat hin beschritten wird.

## Endodontische Stabilisierungen

Sind Zähne im Kiefer in ihrer Stabilität geschwächt, ihre Halteapparate jedoch in einer solchen Ausdehnung unversehrt, daß ihre Erhaltung gerechtfertigt erscheint, dann können sie durch eine endodontische Stabilisierung wieder befestigt werden. Ergibt eine Voruntersuchung, daß sich mundhygienisch befriedigende Verhältnisse schaffen lassen, daß eine gewissenhaft durchgeführte Parodontaltherapie und eine Entlastungsbehandlung die Erwartungen rechtfertigen, daß der von der Zahnfleischtasche absteigende Epitheltiefenwachstumsprozeß gestoppt werden konnte, dann ist die dringlichste Aufgabe darin zu sehen, die befallenen Zähne ruhigzustellen. Eine Schädigung wurde maßgeblich durch falsche

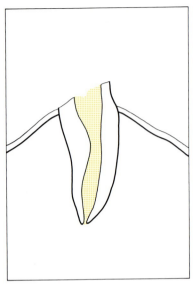

Abb. 1  Zu transfixierender Zahn, Darstellung des Pulpenraumes.

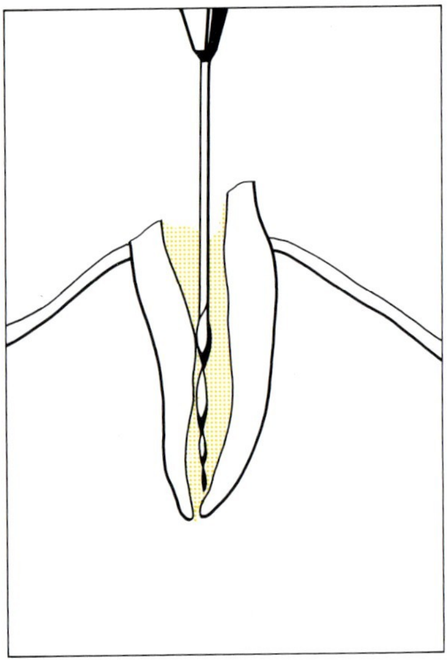

Abb. 2  Aufarbeitung zur Begradigung der Nervkanalwände als Voraussetzung für die Durchführung der Implantation in richtiger Achsenrichtung.

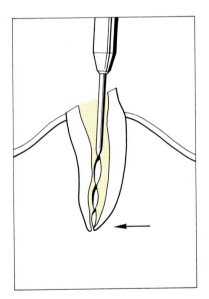
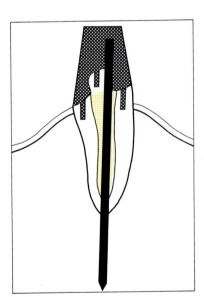

Abb. 3  Aufbohrung des apikalen Drittels des Kanals mit einem Bohrer, dessen Durchmesser kleiner ist als der des Implantates.

Abb. 4  Eingebrachtes Implantat, mit der Spitze im kortikalen Knochen verankert. Durchdringung des Zahnes so, daß das Implantatmetall ganz eng durch die Aufbohrung im apikalen Teil getrieben wurde, wodurch hier die Friktion Zahn/Implantat große Stabilität gewährt. Der gegossene Aufbau muß mit Fortsätzen in der Wurzel und dem restlichen Kronenanteil verankert sein, um die Stabilität der Verbindung Zahn/Implantat zu verstärken.

Belastung und übergroße Mobilität hervorgerufen. Beidem gilt es, durch das Implantat, durch den Stabilisierungskern entgegenzuwirken.

## Transfixation von Zähnen

Das Verfahren der Transfixation, die Verlängerung eines Zahnes durch Einbringen eines stabilisierenden Metalls über die Wurzelspitze des Zahnes hinaus, ist ein von alters her empfohlenes Verfahren, welches jedoch nur bedingt erfolgssicher ist, weil zu leicht infektiöses Material aus dem Zahn heraus bei der Durchbohrung mit in den Halt geben sollenden Kieferknochen hineingetragen wird und weil nicht immer mit Sicherheit (auch nicht durch röntgenologische Kontrolle) festgestellt werden kann, ob nicht doch eine Verbindung zwischen Apikalregion und Zahnfleischtasche irgendwo am Zahn entlang besteht.

Für die erfolgreiche Anwendung ist es wichtig, daß ein exakter Abschluß des Wurzelkanals und eine feste Fixierung des Implantatmetalls mit dem Zahn gelingt. Es darf sich nicht um einen kompletten Abbau des Zahnhalteapparates handeln; eine Restfixierung des Zahnes – vom Wurzelspitzenbereich aus nach gingivalwärts gerichtet – von etwa 10 mm ist unbedingt Voraussetzung für eine erfolgversprechende Anwendung der Methode. Es kommt nicht zu einer dauerhaften Einheilung des Implantates, wenn eine Verbindung zwischen Apikalregion und marginaler Zahnfleischtasche vorliegt. Auch muß mit aller Deutlichkeit darauf hingewiesen werden, daß diese Methode keinen Erfolg verspricht, wenn nicht für eine sichere Stabilisierung des Zahnes gesorgt werden kann. Dies bedeutet, daß der Zahn nach Durchführung der transradikulären Fixation so fest im Kiefer verankert sein muß, daß er als dadurch ruhiggestellt bezeichnet werden kann. Wird das Stabilisierungsmetall nur für einige Millimeter über den Apex hinaus in weichen spongiösen Knochen hinein versenkt, dann führt dies, selbst wenn der Festigkeitsgrad des behandelten Zahnes anfänglich erhöht zu sein scheint, zu einem um so schnelleren Verlust des Gesamtzahnes, weil das nicht ruhig im Knochen liegende Implantatmetall den Knochen zu entzündlicher Reaktion anreizt. Der Stabilisator muß die Funktion der Verlängerung der Wurzel übernehmen und dem Periodontium den Abbaureiz der Überzerrung fernhalten. Im Laufe der Zeit wird auch das Implantat von Bindegewebe umkleidet, welches nur geringfügig zielgerichtete Belastungen verträgt. Die auf den Zahn auftreffenden Druckeinwirkungen können nur dadurch resorptionsunschädlich gestaltet werden, daß die Spitze des Implantates druckaufnehmend in kortikalem Knochen eingelagert wird. Wenn eine ausreichende Fixierung möglich ist, kommt es zu einer Festigung des Einzelzahnes, der Behandlungserfolg wird gesichert durch Verblockung mehrerer Zähne im Kronenteil (Abb. 1–4).

## Transdentale Fixation

Ein modifiziertes Verfahren der endodontischen Stabilisierung mit Schleimhaut- und Knocheneröffnung, bekannt unter dem Namen „transdentale Fixation nach *Pruin*", wird immer dann notwendig, wenn der Stabilisierungskern abweichend von der Achsenrichtung des Zahnes durch den Zahn hindurchgeführt werden muß (Abb. 7). Soll die Behandlung erfolgreich sein, ist die Abtragung des Zahnteiles zwingend erforderlich, welcher sich apikalwärts jenseits der Austrittsstelle des Implantates aus dem Querschnitt der Zahnwurzel heraus befindet. Der Restzahn bleibt mit seinem intakten Periodontium als biologischer Kragen um das Implantat herum erhalten. Das durch den Zahn hindurchgeführte stabilisierende Metall findet seine Verankerung – zumindest teilweise – im harten Kortikalknochen, die Verlängerung der klinischen Wurzel führt zu einer erheblichen Vergrößerung der Stabilität, so daß der Zahn auch übergroßer Belastung standhält. Die Stützung hat eine Straffung und Gesundung des Zahnhalteapparates zur Folge. Bei dem Verfahren wird die Wurzelspitze unter allen Umständen freigelegt, das hat den Vorteil einer exakten Kontrollmöglichkeit der Richtung des eingeführten Implantates und auch der Überprüfung seiner stabilen Einlagerung in den Knochen (Abb. 8). Da es sich hierbei um ein geschlossenes Implantat handelt, ist das Problem der Verletzung der Integrität der Epithelbedeckung nicht gegeben, wodurch selbstverständlich auch ein erhöhter Sicherheitsfaktor unverkennbar ist. Die angegebene Methode macht sich zur Aufgabe, das marginale Periodontium völlig unversehrt zu erhalten, indem das Implantat nach entsprechender Aufarbeitung des Zah-

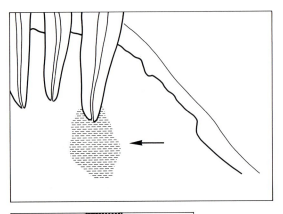

Abb. 5  Zahn mit Herd, Stabilität geschwächt.

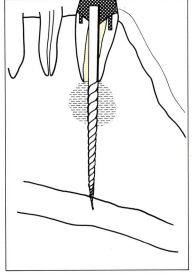

Abb. 6

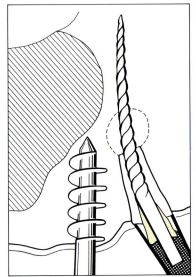

Abb. 7

Abb. 6  Apektomie, Durchführung der Implantatspindel, Verankerung der Spitze im kortikalen Knochen. Veränderung der Achsenrichtung der Metalldurchführung gegenüber dem Nervkanalverlauf. Austritt des Implantates im angeschnittenen Wurzelteil. Verbindung von Implantat und Zahn im Kanal durch Zement, im koronalen Teil verstärkt durch einen mit Haltezapfen versehenen Aufbau.

Abb. 7  Transdental fixierter Zahn neben Schraubenimplantat. Abgebogene Transfixationsspindel wegen der Notwendigkeit der Umgehung der Kieferhöhle.

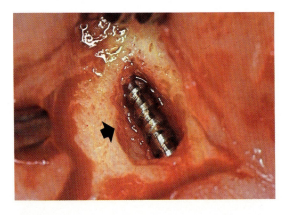

Abb. 8  Transfixationsspindel durchläuft Apektomiehöhle.

nes durch diesen in den Knochen eingeführt wird.
Abgeschlossen wird die Operation durch das Einbringen von Phosphatzement zur Verkittung von Zahnrest und Implantat im Sinne einer Wurzelfüllung intra operationem. Somit weist die transdentale Fixation als Implantationsmethode folgende Vorzüge auf:

1. Belassung des mittleren Zahnteiles als biologischer Kragen bei unversehrter Erhaltung des marginalen Periodontiums.
2. Wurzelspitzenresektion und damit exakte Einbringung des Implantates über die Resektionshöhle hinaus – so tief wie vertretbar – in den Knochen hinein. Wurzelfüllung intra operationem zur Verkittung von Implantat und Zahnkragen, beides unter Sichtkontrolle.
3. Bei exakter Ausführung keine andere Verbindung des Implantates zwischen Mundhöhle und Kieferinnerem als durch den Zahn hindurch.

Die nach den Verfahren „Transfixation" und „Transdentale Fixation" eingebrachten Implantate sind „Vollimplantate".
Es bestehen Erhaltungsmöglichkeiten für Zähne, die keine apikalen Veränderungen aufweisen, die aber die an ihre Stabilität zu stellenden Anforderungen – z. B. im Rahmen größerer Sanierungsbehandlungen – nicht mehr erfüllen.
Die Indikation der transdentalen Fixation ergibt sich aus ihrer Technik. Sie befähigt den Operateur Zähne zu erhalten, die sonst wegen eines ausgedehnten apikalen Prozesses auch den Erfolg einer Wurzelspitzenresektion fraglich oder unmöglich erscheinen lassen (Abb. 5–8).

## Offene Implantate – Halbimplantate

Wenden wir uns unter dem Gesichtspunkt der Problematik der Durchtrittsstelle des Implantates durch die Schleimhaut nun den „offenen", den „Halbimplantaten" zu. Es muß mit Nachdruck darauf hingewiesen werden, daß diejenigen Implantate die längste Lebensdauer aufweisen,

1. die tief in den Knochen eingebracht wurden, der sie voll umschließt, und die zumindest teilweise in kortikalem Knochen verankert sind,
2. bei denen die Durchtrittsstelle durch die Schleimhaut möglichst klein und gut übersehbar ist,
3. deren stabile Verankerung im Knochen sofort eine Belastung zuläßt und von denen
4. sie allein treffende Tangentialdrücke und Überbelastungen ferngehalten werden können.

Obwohl von diesen vier Voraussetzungen drei vom chirurgischen Behandlungsanteil zu erbringen sind, müssen sie als in einem Operationsgang zu schaffende Beiträge gesehen werden, die darauf ausgerichtet sind, Erschwerungen und Komplikationen für die technische Weiterbehandlung möglichst zu vermeiden.
Diese sieht sich nämlich bei der technisch-prothetischen Versorgung eines implantatbeschickten Kiefers einer ganzen Reihe von Schwierigkeiten gegenüber, die schon mit der Feststellung beginnen, daß ein Implantat nicht für sich allein stehen, sondern immer mit einem oder mehreren anderen oder mit eigenen Zähnen zusammengefaßt belastet werden soll.
Das bedingt von vornherein, daß möglichst beim chirurgischen Eingriff, bzw. im Zusammenhang mit diesem, dafür Sorge zu tragen ist, daß die Achsenrichtung der Implantatpfeiler tunlichst parallel gestaltet und an derjenigen der noch vorhandenen Zähne ausgerichtet sein muß. Daher wird auch, gleichgültig nach welchem Verfahren man vorgeht, zweckmäßigerweise die Präparation aller in die Versorgung mit einzubeziehenden Zähne – einschließlich der Fertigstellung der labortechnischen Arbeit für diese – vor dem chirurgischen Eingriff vorgenommen. Für die Köpfe der Implantate werden ebenfalls Goldkappen vorgefertigt, die diesen nach dem Einbringen aufgesetzt werden, damit unmittelbar nach der Operation für die Zusammenfügung des gesamten vorgesehenen Ersatzes Abdruck genommen werden kann. Bei der weiteren Fertigstellung von zusammenfassenden Schienungen und Brücken, die Zwischeneinproben erforderlich machen, sollte der Metallkörper nicht im Einstückguß, sondern in Einzelteilen hergestellt werden, damit der Ausgleich von Ungenauigkeiten oder Spannungen möglich ist, ohne daß beim Abdruck und bei den Einproben auf die Implantate – die zu diesem Zeitpunkt noch nicht eingeheilt sind – ein größerer Druck oder Zug ausgeübt wird (Abb. 36–42). Bei der Abdrucknahme und beim Be-

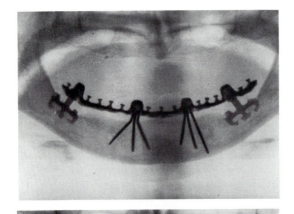

Abb. 9  Nadel- und Blattimplantate verblockt.

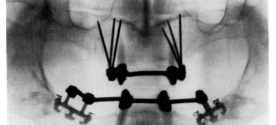

Abb. 10  Eigene Zähne zusammen mit Nadelimplantaten im Oberkiefer und mit Blattimplantaten im Unterkiefer. Die auf die Zähne und Implantatköpfe zementierten Kappen sind durch Stege miteinander verbunden. Diese dienen dem Zahnersatz als Halt.

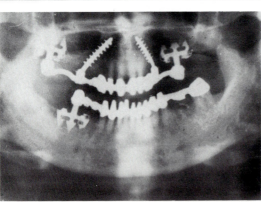

Abb. 11  Implantate können auch durch weitgreifenden Brückenersatz miteinander verbunden werden, der Implantate und eigene Zähne überspannt.

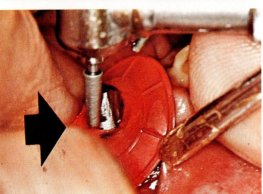

Abb. 12  Bearbeiten eines Implantatkopfes unter Schutz durch Gummisaugerplättchen.

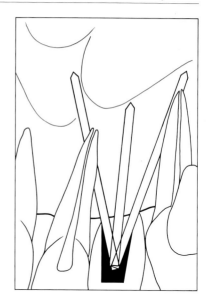

Abb. 13   Tantalnadeln in Dreibeinordnung

schleifen empfiehlt es sich, Gummisauger um die Implantathälse zu legen, damit keine Abdruckmasse in die noch offene Epitheldurchbrechung eindringen kann (Abb. 12).

## Metallimplantate

Wenn die Berücksichtigung statischer Momente aber von ausschlaggebender Bedeutung ist und die Parallelität der Brückenpfeiler eine besondere Rolle spielt, dann ist zu überlegen, mit welchen Implantaten diese Voraussetzungen am besten erfüllt werden können. Nachdem durch neuere histologische Arbeiten (Pruin, Kellner, Heinrich, Pambucian) der Nachweis erbracht wurde, daß sich die Knochenzelle an körperverträgliches Metall (Tantal, Titan) genauso direkt anlagern kann wie an Porzellan, Keramik oder Glaskohlenstoff, besteht gegenwärtig für die Praxis kein Grund, sich anderen als Reinstmetallimplantaten zuzuwenden, deren Achsenrichtungsveränderung im Halsteil wesentlich leichter zu bewerkstelligen ist, als wenn porzellanumbrannte Edelmetall-, Keramik- oder spröde Glaskohlenstoffimplantate verwendet werden.

## Nadelimplantate

Bei den Nadelimplantaten ist es leicht, die Umbiegung der Nadeln zu bewerkstelligen und ihre Zusammenfassung so vorzunehmen, daß diese achsenrichtungsgerecht verläuft.
Die Nadelimplantate eignen sich besonders überall dort, wo andere Implantatformen ihrer Größe wegen nicht untergebracht werden können. Bei dem Ersetzen von Einzelzähnen erfolgt die Einbringung in Dreibeinanordnung, wobei die Implantat-Spitzen so tief wie anatomisch möglich in hartem Knochen verankert sein und die Nadeln soweit wie möglich durch solchen hindurchgeführt werden müssen.
Wird die Anordnung der Nadeln in einer Reihe gewählt (Nadelreihe nach Pruin), in der zu implantieren selbst bei extrem schmalen Kiefern noch möglich ist, so muß beim operativen Vorgehen unbedingt darauf geachtet werden, daß die Implantatnadeln in unterschiedlicher Achsenrichtung einzutreiben sind (Abb. 13–19).

## Schraubenimplantate

Bei den Schraubenimplantaten besteht die Möglichkeit für den Erfahrenen, durch Anwendung einer besonderen Technik, die Verlaufsrichtung des Schraubenhalses wunschgerecht zu verändern. Auch lassen sich not-

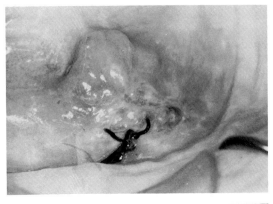

Abb. 14  Schmalkiefer, nur Nadelreihenimplantat möglich.

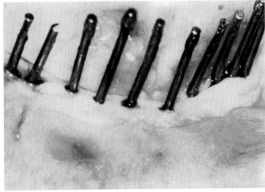

Abb. 15  Eine Reihe von 10 in unterschiedlicher Achsenrichtung eingetriebenen Tantalnadeln, deren außerhalb des Knochens verbliebenen Anteile durch Biegung parallel gestellt wurden.

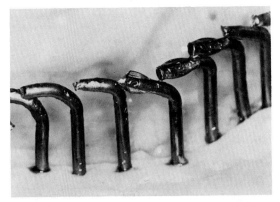

Abb. 16  Im Kopfende abgebogene Nadeln (Retention).

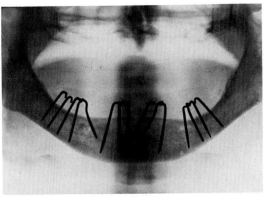

Abb. 17  Tantalnadeln in Reihenanordnung.

# Schraubenimplantate

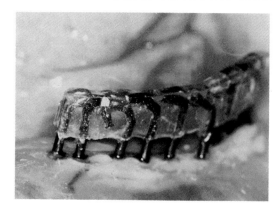

Abb. 18 Kunststoffblock zum Zusammenhalten der Nadeln.

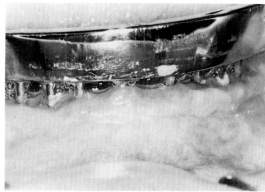

Abb. 19 Barren für Klammerhalt.

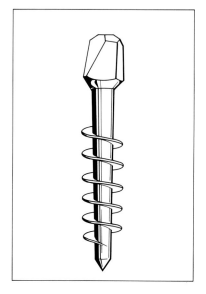

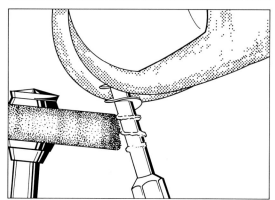

Abb. 21 Abtragen der Schraubenwindungen vom Halsteil her, Politur, –

◀ Abb. 20 Schraube aus Tantal, sechs Gewindegänge mit angeschliffenem Kopfteil.

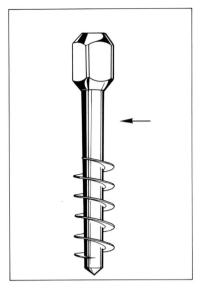

Abb. 22 – dadurch Verlängerung des Halsteiles. Biegemöglichkeit in diesem Bereich gut.

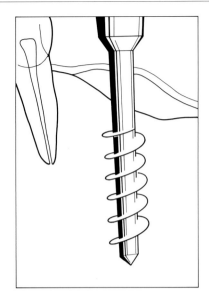

Abb. 23 Eingebrachte Schraube mit langem Hals bei übermäßig dicker Schleimhaut bzw. fehlender Knochenlamelle.

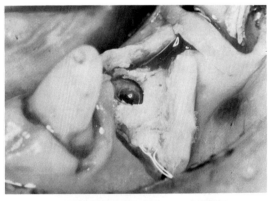

Abb. 24 Bohrloch für Schraubenimplantat.

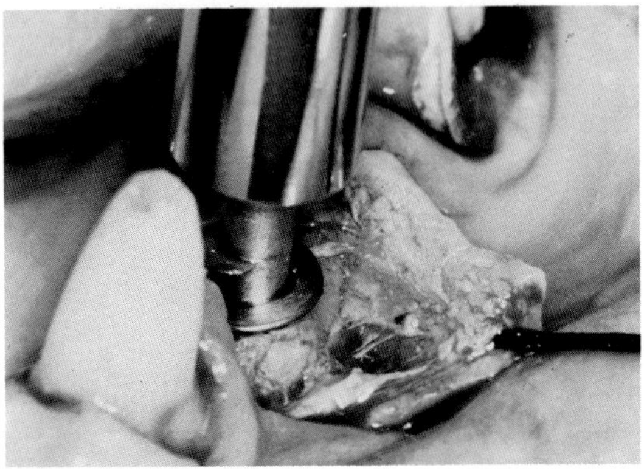

Abb. 25 Eingedrehte Schraube, ein Gewindegang befindet sich noch außerhalb des Knochens.

# Blattimplantate

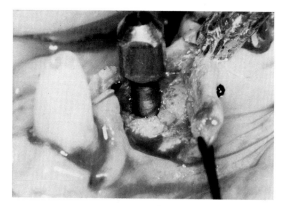

Abb. 26 Schraubenhals. Letzter Gewindegang wurde um eine Ganghöhe unter die Oberfläche des Knochens versenkt.

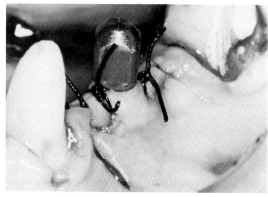

Abb. 27 Schleimhaut exakt an Schraubenhals angelegt. Naht.

wendige kleinere Korrekturen ganz besonders leicht dann durchführen, wenn der Schraubenkopf auf die Kante gestellt und diese dann zur Achsenrichtungskorrektur abgetragen wird.

Auch ist es leicht, durch Abtragen der Windungen vom Hals aus diesen entsprechend den Erfordernissen des Einzelfalles zu verlängern, z. B. bei allein in der Tiefe des Knochens möglicher Verankerung der Gewindegänge. Dieses Vorgehen kann dann erforderlich werden, wenn die labiale/bukkale Lamelle des Kiefers, in den hinein implantiert werden soll, nicht mehr vorhanden ist (Abb. 20–27).

## Blattimplantate

Die Typen der Blattimplantate, bei denen der Kopf so nahe der Schulter aufsitzt, daß kein extraoraler Halsteil mehr verbleibt (Blade vents), sind als starre Implantatformen zu bezeichnen. Diese haben den Nachteil der praktisch unveränderlichen Achsenrichtung. Da auch die Blattimplantate primär unter Berücksichtigung der anatomischen Gegebenheiten eingebracht werden müssen, bereitet die sich möglicherweise daraus ergebende falsche Achsenrichtung des in die Mundhöhle hineinragenden Implantatkopfes bei der späteren Versorgung mit Zahnersatz große Schwierigkeiten. Bei Verwendung von Implantaten mit längerem zwischen Schulter und Kopf befindlichem Halsteil, läßt sich dieser in seiner Achsenrichtung nach der Implantation zumeist auch nicht mehr leicht verändern. Aber vor dem Einbringen erkennt man schon, in welcher Weise dieser abgewinkelt werden muß, damit er nach der endgültigen Verfestigung des Implantatkörpers in der gewünschten Richtung steht (Abb. 28–42).

## Implantologisch-prothetische Probleme

Die Erhaltung aller Implantate ist nur dann gesichert, wenn ein befriedigendes Artikulationsgleichgewicht herzustellen ist, was manche Zahnärzte perfekt aus Gefühl und Einsicht, andere unter Zuhilfenahme gnathologischer

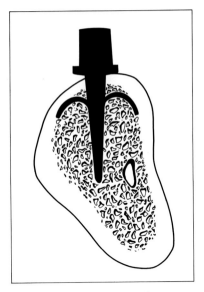

Abb. 28 Die Stabilisationsfortsätze stellen, wenn notwendig, die Abstützung auf kortikalem Knochen sicher, da bei Verankerung allein in spongiösem Knochen zu wenig Halt vorhanden ist.

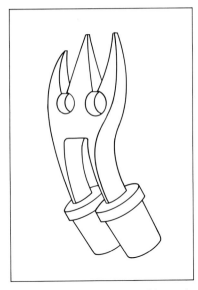

Abb. 30 Doppelpfostiges Blattimplantat mit gebogenem Halsteil.

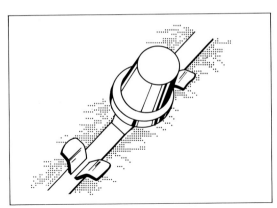

Abb. 29 Mit der Schulter versenktes Blattimplantat. Oftmals befindet sich zur Verankerung und Abstützung geeigneter harter Knochen schon in unmittelbarer Nähe der Schulter, dann brauchen die Stabilisatoren an diesen Stellen nur entsprechend kurz belassen zu werden. An den Stellen, an denen die Schulter direkt Kontakt mit kortikalem Knochen hat, können sie ganz fehlen.

**Fallbeschreibung zu den Abbildungen 31-42**
Als Restgebiß sind noch vorhanden die Zähne 45, 44, 43, 33, 34. Es soll durch zwei Blattimplantate, rechts einpfostig, links zweipfostig, die Möglichkeit zur Einfügung eines festen Brückenersatzes geschaffen werden.

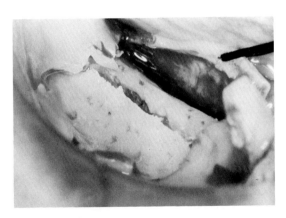

Abb. 31 Freilegung des Kieferknochens und Anlegen eines Kanals, dessen Ränder glatt sein müssen, in einer Breite, die geringfügig schmaler ist als die Breite der Implantatschulter.

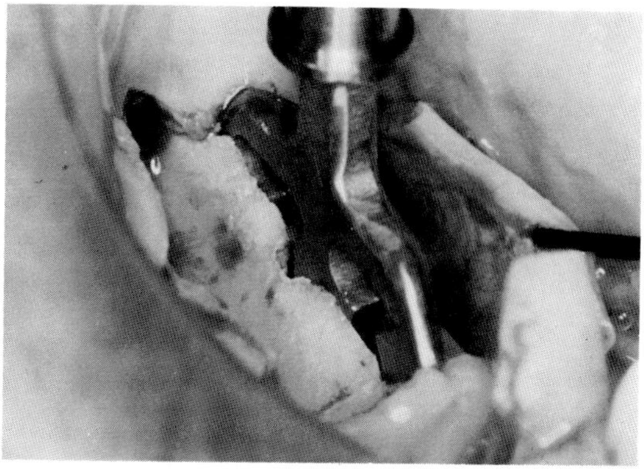

# Blattimplantate

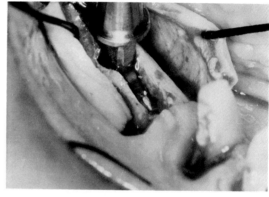

Abb. 32   Behutsames Vertiefen des Kanals mit Rücksicht auf den Nervverlauf, Anpassen des vorgesehenen Implantates zur Überprüfung ob Länge und Breite richtig gewählt sind.

Abb. 33   Annähernd tief genug versenktes Blattimplantat. Ganz eng liegen die Seitenflächen des Implantathalses dem hier dicken kortikalen Knochen an. Stabilisatoren sind deshalb nicht nötig.

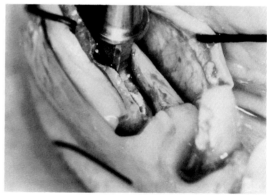

Abb. 34   In endgültiger Position befindliches Blatt. Die Schulter liegt ca. 2 mm unter der Knochenoberfläche. Die Länge des Halses ermöglicht eine druck- und zugfreie Adaption der Schleimhaut.

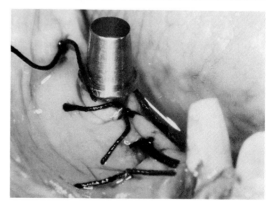

Abb. 35   Weichgewebliche Überdeckung des Knochens und der Implantatschulter, Naht.

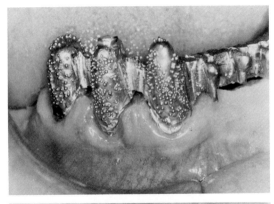

Abb. 36 Vor der Implantation angefertigtes Brückengerüst über die eigenen Zähne. 45, 44, 43. Brückenglieder 42, 41.

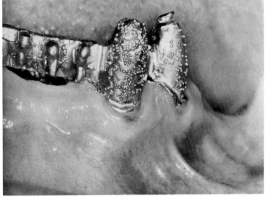

Abb. 37 Brückenglieder 31, 32. Eigene Zähne 33, 34.

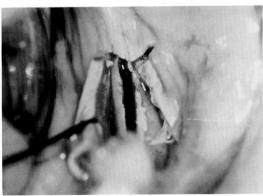

Abb. 38 Der exakt randscharf ausgeschnittene Knochenkanal in der linken Unterkieferhälte.

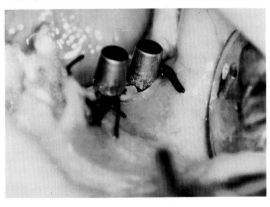

Abb. 39 Doppelpfostiges Implantat nach Heinrich im Bereich 36, 37.

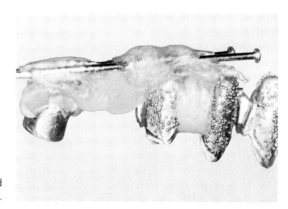

Abb. 40  Verbindung von Brückengerüst und Metallkäppchen über Implantatkopf, rechte Seite.

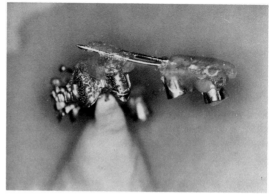

Abb. 41  Gesamtes Brückengerüst mit Implantathülsen, linke Ansicht.

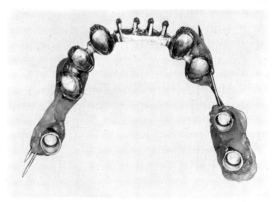

Abb. 42  Prüfung der Parallelität der Achsenrichtung der Implantatköpfe und der eigenen Zähne. Diese ist gegeben, wenn bei mit Metallnadeln armierter harter Kunststoffverbindung aller Einzelteile ein Abheben von den Pfeilern möglich ist.

Erkenntnisse schaffen, was am perfektesten aber wohl im Zusammenwirken beider Faktoren zu erreichen ist. Ferner ist der Ersatz, aufgebaut auf Implantaten, so zu gestalten, daß die Bereiche um deren Eintrittsstellen in die Mundhöhle herum gut gereinigt werden können; dies nicht deswegen, weil von diesen Stellen eine besondere Anfälligkeit ausgehe, sondern weil den Implantaten keine schlechteren Mundhygienebedingungen zugemutet werden sollten als den eigenen Zähnen (Abb. 43).

Um die Pflege zu erleichtern, ist in den nicht sichtbaren Bereichen die Schwebebrücke wieder sehr modern geworden, bei der sich die Kronenränder ganz besonders gut so gestalten lassen, daß sie nicht über den Durchmesser der Implantatköpfe im zahnfleischnahen Teil hinausragen (Abb. 44).

Die Beschäftigung mit der schwierigen Aufgabe, für eingetretenen Verlust von Zähnen wieder neuen Halt zu schaffen, führt zu der betonten Hinwendung zum eigenen Zahn und zu dem Wissen um seinen Wert. Eigene Zähne,

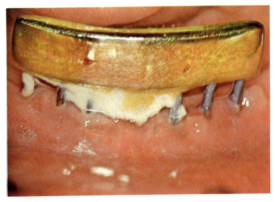

Abb. 43 Die Stellen der Perforation der Implantate durch die Mundschleimhaut müssen allesamt auf die Dauer kontrollierbar, d. h. sichtbar und mit Instrumenten leicht erreichbar sein. Die Zahnsteinanlagerung an Implantaten sollte regelmäßig entfernt werden.

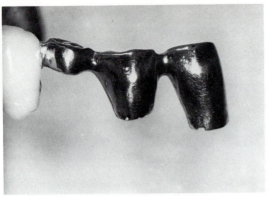

Abb. 44 Die Kronenränder umschließen gingivalwärts genau die Implantatköpfe. Die Bereiche der Brückenglieder, die Interdentalräume und die Bezirke zwischen den Implantatköpfen müssen der ständigen Selbstreinigung unterliegen können, sie dürfen auch für die vom Patienten laienhaft durchgeführte mechanische Reinigung durch Zahnbürste und Wasserstrahl keine Schwierigkeiten bereiten.

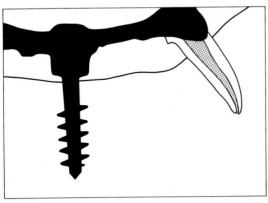

Abb. 45 Schraubenimplantat im Brückenverband mit erhaltener distaler Wurzel eines zweiten Molaren im Unterkiefer.

die zusammen mit Implantaten in einem technischen Verbund sind, haben eine große Aufgabe als physiologische Kaudruckbremse zu erfüllen. Daher der Versuch, wo immer vertretbar, Erhaltung noch stabil verankerter Wurzeln, u.a. auch Prämolarisierung von Molaren. (Abb. 45)

Die notwendige Anzahl, die Verteilung und die Art der Implantate richtet sich nach dem prothetischen Plan, der die Feststellung zu berücksichtigen hat, wo unter Beachtung der anatomischen Gegebenheiten überhaupt Implantate einzubringen sind. Zu fordern ist die Fähigkeit des Operateurs, unterschiedliche Implantationsverfahren einsetzen zu können. Dieses ist zur optimalen Versorgung des Patienten deshalb unerläßlich, da zumeist in verschiedenen Kieferbereichen unterschiedliche Knochenverhältnisse vorliegen, auf die Rücksicht zu nehmen der einen Methode mehr, der anderen weniger möglich ist. Der Operateur sollte so ausgebildet und so ausgerüstet sein, daß er noch während der Durchführung der Operation die günstigste Methode an-

**Fallbeschreibung Abb. 46-49.**

Eigene Zähne 44, 43 sollen zusammen mit einem Nadelimplantat in der Unterkieferfront und einem Blattimplantat im Bereich der ehemaligen Zähne 34, 35 Pfeiler für eine festsitzende Brücke werden, an der Zahnersatz für 47, 46, 36, 37 angekoppelt wird.

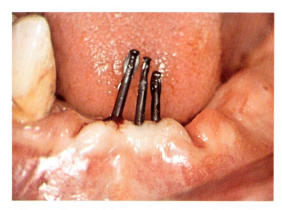

Abb. 46   Eigene Zähne 44, 43, Frontnadelung (Dreibein).

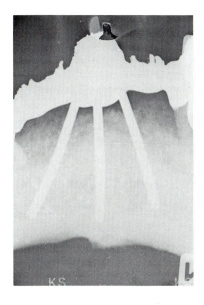

◄ Abb. 47   Röntgenaufnahme Nedelimplantat in Dreibeinanordnung.

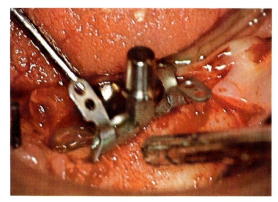

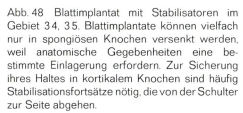

Abb. 48   Blattimplantat mit Stabilisatoren im Gebiet 34, 35. Blattimplantate können vielfach nur in spongiösen Knochen versenkt werden, weil anatomische Gegebenheiten eine bestimmte Einlagerung erfordern. Zur Sicherung ihres Haltes in kortikalem Knochen sind häufig Stabilisationsfortsätze nötig, die von der Schulter zur Seite abgehen.

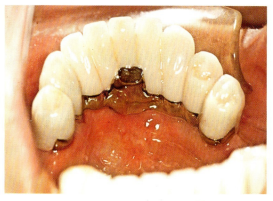

Abb. 49   Alle Teile verbunden zur Brücke. Sicht von lingual.

wenden kann. Hierbei haben sich alle Überlegungen und Bemühungen darauf zu konzentrieren, daß es im Zuge der Nachbehandlung möglich sein muß, einen statisch ausgewogenen, leicht zu handhabenden und problemlos zu pflegenden Zahnersatz anfertigen zu können.

Die Versorgung mit Implantaten kann als um so erfolgssicherer beurteilt werden:
1. je besser die angewandten Implantationsverfahren auf die bei dem Patienten angetroffenen anatomischen Gegebenheiten abgestimmt sind,
2. je exakter der operative Eingriff durchgeführt wird, wobei es wichtig ist, möglichst nur so viel Knochen zu entfernen, wie durch den Implantatkörper wieder ausgefüllt werden kann,
3. wenn es gelingt, das Implantat absolut stabil zu verankern, und
4. wenn zu diesen drei operationsbezogenen Punkten ein vierter prothetikbezogener hinzukommt, ohne den alles in Frage gestellt wäre, daß nämlich keine Halbheiten der Behandlung zugelassen und Implantatinkorporationen nur im Rahmen von Sanierungsbehandlungen durchgeführt werden. Implantatversorgungen führen somit meistens zur Anwendung aufwendiger Zahnersatzkonstruktionen (Abb. 50-51).

Da erst durch das Zusammenspiel aller operativen und prothetischen Möglichkeiten die Voraussetzungen für eine Erfolgsbehandlung geschaffen werden können, verringert sich deren Chance um so deutlicher, je mehr Kompromisse eingegangen werden müssen.

Hierbei ist eindringlich auf die Forderung hinzuweisen, daß mit implantatgehaltenen Grundgerüsten verbundene Prothesen nie starr an diese gekoppelt sein dürfen. Es handelt sich darum, eine möglichst ausgewogene Verteilung der Belastungen zwischen Restgebiß und den den Zahnersatz tragenden schleimhautbedeckten Kieferpartien herbeizuführen.

Bei retrospektiver Betrachtung der empfohlenen Prothesenkonstruktionen ist in den letzten Jahrzehnten ein mehrfaches Ausschwingen des Pendels der Lehrmeinungen über die Möglichkeiten der Verbindung von Restgebiß und Zahnersatz, von „starr" zu „beweglich" hin und her zu beobachten. Dazwischen gibt es viele Variationen.

Im Zusammenhang damit ist für Implantate ganz eindeutig festzustellen, daß diese nicht in gleicher Weise wie eigene Zähne geeignet sind Kräfte aufzunehmen. Sie sind besonders ungeeignet Zugkräften standzuhalten, die beim häufigen Säubern der Prothesen dann auftreten, wenn diese stark klemmend mit dem Halteteil verbundenen Zahnersatzstücke nur unter Anwendung stärkerer Gewalt gelöst bzw. losgehebelt werden können.

Implantate halten in achsialer Richtung auftreffende Druckkräfte ähnlich gut aus wie eigene Zähne, weil sie von Bindegewebsbündeln gehalten werden, die den Desmodontalfasern grob nachgebildet sind. Alle Seitendruckkräfte belasten ein Implantat mehr als den natürlichen Zahn, der aber durch diese auch schnell an die Belastbarkeitsgrenze kommt.

Der künstliche Zahnhalteapparat um ein Implantat herum bildet sich erst im Laufe von Monaten aus, erst dann verschwindet das Gefühl des „Eingenageltseins" der Implantate. Der Verankerungsteil ist, ganz oder teilweise von Implantaten gehalten, wesentlich starrer, steifer, unnachgiebiger, unelastischer im Knochen verankert als ein Komplex auch verblockter Naturzähne. Daher wirkt sich bei starrem Anschluß des Prothesensattels dessen Absinkmöglichkeit bei Auflage auf nachgiebiger Unterlage wesentlich direkter belastend auf eine haltende implantatgetragene Verankerung aus, als wenn der Halteteil ganz von Zähnen gestellt wird, die mit natürlich reagierenden Periodontalfasern am Knochen befestigt sind.

Bei Ablehnung der elastischen Ankoppelung wird von den Verfechtern der starren Verankerung vielfach der Gedanke an weiche, nachgiebige Schleimhautpartien mehr gefühlsmäßig als wissenschaftlich untermauert verwendet.

Die Idee eines tief in weiche Schleimhaut eindrückbaren Prothesensattels ist vorherrschend. Dazu ist festzustellen, daß die Resilienzwerte der Schleimhaut nur ganz selten 0,5 mm überschreiten. Der Schwund des submucösen Fettgewebes ist bei den meist älteren Implantatpatienten in der Regel schon früher eingetreten. Viel bedeutungsvoller ist in diesem Gedankenkomplex die Veränderung der Kieferform infolge Resorption des Kieferknochens, der die Prothesenbasis z. B. durch Unterfütterung angeglichen werden muß. Im Gegensatz zum normalen Prothesenträger steht der Implantatpatient zur Beobachtung seiner Situation immer Gewehr bei Fuß.

Der Einsinkbarkeit des gingivagetragenen Sattels wird auch durch größtmögliche Extension entgegenwirkt. Somit kommt in der Praxis eine der starren Verankerung nahestehende

# Blattimplantate

**Fallbeschreibung Abb. 50-51**

Drei eigene restliche Zähne 48, 46, 45 sollen in Verbindung mit einer Nadelreihe in der Unterkieferfront und einem Blattimplantat im Gebiet des ehemaligen Zahnes 36 Pfeiler werden für eine abnehmbare riegelverankerte Brücke. Die Verblockung aller Pfeilerelemente durch ein Grundgerüst ist bei abnehmbaren Brücken unbedingt Voraussetzung für den Dauerhalt der Implantate.

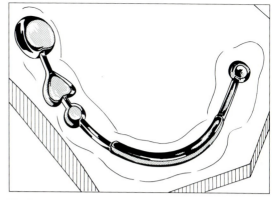

Abb. 50 Kappen über die Zähne – Barren über die kunststoffverbundenen Nadelimplantate – Kappe über den Kopf des Blattimplantates, diese verbunden durch gefräste Stege mit den Aussparungen für die Riegelverankerungen.

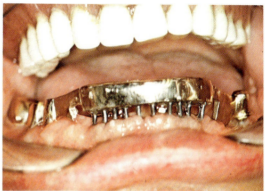

Abb. 51 Das Gerüst zur Aufnahme einer herausnehmbaren Brücke mit Riegeltechnik. Hinter dem Barren über die Nadelimplantate sind beidseitig die Einkerbungen in den verbindenden Stegen sichtbar, in die die am Brückenkörper befindlichen Riegel eingreifen.

Verhaltensweise der aneinander gekoppelten Einheiten

a) Grundgerüst als Halteteil und
b) Basisteil mit den Ersatzzähnen

zustande, die letzterem eine Eigenbeweglichkeit geringen Ausmaßes gestatten, ohne ersteres auf Kippung hin zu belasten. Einen Druckbrecher bei der Konstruktion partieller Prothesen einzubauen, halten die meisten Prothetiker nach der gegenwärtig vertretenen Ansicht beim Normalpatienten nicht für notwendig. Wer sich mit Implantat-Prothetik beschäftigt, sollte nicht erst nach einer Anzahl lockergehebelter Implantate umdenken, sondern sich von vornherein fragen, ob er die „nachteiligen Einwirkungen begrenzt beweglicher Basisteile" in Form von Resorption, Atrophie und Schleimhautentzündung nur vom Hörensagen her oder aus eigener Erfahrung kennt.

Zusammenfassend ist zu sagen:
Prothesenkonstruktionen mit starrer Verbindung von festsitzendem und herausnehmbarem Anteil sind darauf angewiesen, daß die Resilienz der Schleimhaut sich in vertretbaren Grenzen hält und daß die Basisplatte des Ersatzes der Schleimhaut immer eng passend anliegt. Diese Bedingungen können nicht allzeit als gegeben angenommen werden, ihr Fehlen bringt nicht unbedingt eigene Zähne mit einem intakten Halteapparat sofort in Gefahr, wohl aber Implantate. Bei Prothesen in Verbindung mit Implantaten darf der Druck auf den frei endenden Sattel keine Kippbelastungen auf die Halte-Konstruktion zur Auswirkung kommen lassen. Daher muß der nicht direkt in den Verankerungsblock mit einbezogene frei endende Teil einer Prothese eigenbeweglich an diesen gekoppelt werden (Abb. 52-56).

## Schlußbetrachtung

Die moderne Implantatologie hat es nach den Rückschlägen bei der Anwendung der subperiostalen Implantationstechnik schwer gehabt, sich das Vertrauen zu erwerben, welches einem anerkannten Behandlungsverfahren

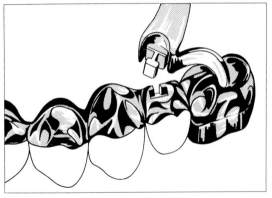

Abb. 52 Als Verbindungselemente dienen z. B. nicht starre Geschiebe, die in den Führungsteilen abgerundet sind.

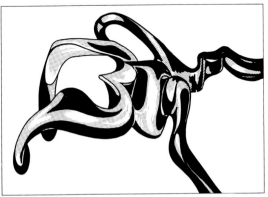

Abb. 53 und 54 Für die gelenkige Verbindung von Schienungsverklammerung mit Bügel- oder Plattenteil der Prothese bewährte sich seiner Stabilität wegen die Einarbeitung eines modifizierten Roach-Kugel-Zylinder-Geschiebes auf der sattelfernen Seite.

Abb. 53 Gelenkverbindung. Sicht von lingual

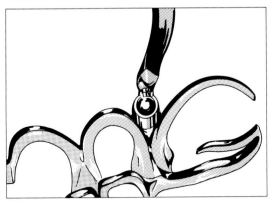

Abb. 54 Das palatinale Ende des Zylinders ist abgedeckt oder verengt, dadurch hat die Kugel begrenzbaren Bewegungsspielraum. Sicht von palatinal.

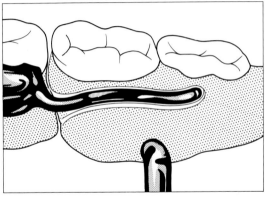

Abb. 55 Der Sattelteil sollte bei Freiendprothesen unter Zwischenschaltung von Federstiel/Kanüle-Verbindungselementen mit der haltenden Schienungsverklammerung verbunden sein. Der Federstiel wird in einer Rille in der Mitte des Sattels geführt, das Ausmaß seiner Aktivität ist durch die Breite der Rille im angrenzenden Kunststoff zu variieren.

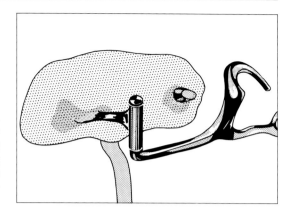

Abb. 56 Der Federstiel weist keine starre Verlötung mit dem Plattenteil auf, er endet drehbar in einer Kanüle, die achsenrichtungsgerecht im Hinblick auf die zu erwartende Beanspruchung durch den auftreffenden Kaudruck in der Mitte des Sattels mit der Basiskonstruktion fest verbunden ist.

entgegengebracht werden muß, wollen sich Patient und Zahnarzt nicht auf unsicherem Boden stehend fühlen.

Die Verfahren der enossalen Implantologie sind jetzt aber schon bei einer sehr großen Anzahl von Patienten erfolgreich zum Einsatz gekommen, die nun von sich aus zum Fürsprecher für diese Methode werden. Ihnen wurde nämlich durch diese Behandlung erst wieder ein neues, für den Lebenserfolg und die Daseinsbewältigung so notwendiges Sicherheitsgefühl zurückgegeben.

Mangelhaft ausgebildet ist – selbst in den Staaten mit hohem Lebensstandard und guten hygienischen Allgemeinbedingungen – das Verständnis für die Notwendigkeit einer besonderen Sorge für das Kauorgan von Kindesbeinen an. So ist es verständlich, daß bei dem Wunsch, Versäumtes nachzuholen, Verlorenes wieder zu ersetzen, „festsitzende" Zähne auch dann noch begehrt werden, wenn die Methoden der konventionellen Zahnheilkunde sie nicht mehr schaffen können.

Werden wir nicht müde, darauf hinzuweisen, daß nichts die eigenen Zähne zu ersetzen in der Lage ist, daß diese umsorgt und gepflegt werden müssen, systematisch ein Leben lang. Bedenken wir, daß auch Implantate nicht in allen hoffnungslos erscheinenden Fällen eine Möglichkeit zur Hilfestellung bieten. Machen wir uns aber klar, daß es zum Rüstzeug eines gut ausgebildeten Prothetikers gehören sollte, in geeigneten Fällen für einen Patienten die Möglichkeit künstlich zu setzender Stützen in seinen – wie auch immer gearteten – Konstruktionsplan zur Wiederherstellung eines funktionstüchtigen Kauorgans mit einbeziehen zu können.

# Kritische Bemerkungen eines Prothetikers zur Frage der Implantation

von H.-O. Ritze, Hamburg

In den letzten Jahrzehnten erschienen immer wieder Veröffentlichungen über Implantologieerfolge, die in keinem Verhältnis zu den wissenschaftlichen Grundlagenuntersuchungen über Implantate stehen. Viele grundsätzliche Probleme wurden weder im Laboratoriumstest noch im Tierexperiment untersucht bzw. überhaupt beantwortet. Seit dem Jahre 1949 beschäftigen wir uns in Hamburg mit subperiostalen Gerüsten, seit etwa acht Jahren mit enossalen Implantaten, d. h. Nägel, Schrauben und Blätter. Auch haben wir Untersuchungen durchgeführt über das Einbringen von Kunststoffen im Knochen. Die klinischen Ergebnisse wurden erfaßt. Ihre Feststellungen divergieren sehr stark, in der Literatur meist in Abhängigkeit vom jeweiligen Autor und von dessen Einstellung für oder gegen eine Implantationsmethode.

Für die subperiostalen Gerüste entwickelten wir eine eigene Methode, um diese Metallgerüste aus einer Chrom-Kobalt-Legierung auf der Basis des Unterkieferknochens aufzubringen. Diese Methoden für den Ober- und Unterkiefer brachten keine Erfolge. Die Gerüste im Oberkiefer mußten nach verhältnismäßig kurzer Zeit, nach etwa zwei bis drei Monaten, schon wieder entfernt werden. Im Unterkiefer haben wir von ungefähr 30 Implantaten nach vier bis fünf Jahren etwa 20 Implantate wieder herausnehmen müssen. Ein Teil der subperiostalen Implantate aus den Jahren 1949 bis 1952 befinden sich heute noch im Munde der Patienten. Interessant war dabei folgende Feststellung, daß die Teleskopprothesen bzw. Teleskopbrücken nach verhältnismäßig wenigen Jahren erneuert werden mußten. Wir konnten uns am Anfang diese Situation nicht erklären, bis wir feststellten, daß unter den subperiostalen Gerüsten ein Knochenabbau erfolgte. Damit sank das ganze Metallgerüst mit nach unten, und an den Prothesenrändern von diesen Teleskopprothesen kam es zu Druckstellen. Man konnte diesem begegnen entweder durch Unterfütterung bzw. durch Neuanfertigung. Im Grunde genommen haben wir bei allen unseren Patienten nach vier bis fünf Jahren auf die subperiostalen Gerüste neue Prothesen aufgesetzt und in den Mund eingefügt. Es ist selbstverständlich, daß die Konstruktion eines Implantates sehr genaue Kenntnisse in Anatomie, Histologie, Morphologie, Materialienkunde, Physik und Statik voraussetzt. Die in den letzten Jahren beschriebenen Implantatmethoden benutzen sehr unterschiedliche Materialien und auch Formen. Das Material soll biologisch indifferent sein, letztlich soll es sich auch noch bewährt haben. Ich würde eher davon ausgehen, zu sagen, daß die Materialien sich gewebsneutral verhalten sollten. Bei weiteren Untersuchungen stellten wir Anfang der fünfziger Jahre Kunststoffschrauben her und schraubten diese in Zahnlücken hinein, um dann auf dem Stumpf bzw. dem Kronenteil der Schraube eine Krone aufzusetzen. *Flohr* (Saarbrücken) hat diese Methode auch in der Literatur beschrieben. Aber auch diese Methode war zum Mißerfolg verurteilt, und nach verhältnismäßig kurzer Zeit mußten diese Schrauben aus Kunststoff wieder entfernt werden. Daß man sich immer wieder mit der Methode des Implantierens von Porzellan befaßt hat, sei am Rande erwähnt. Auch heute noch gibt es eine kleinere Gruppe in Deutschland, die immer wieder versucht, Implantate enossaler Art aus Porzellan herzustellen und in den Kiefer einzupflanzen. Die vielen verschiedenen Formen der Implantate haben ebenso viele Vertreter dafür wie dagegen aufgerufen. Ein grundlegender Beweis für oder gegen ein Implantat ist wissenschaftlich noch nicht erbracht worden. Nach allen Veröffentlichungen sieht es so aus, als wäre z. Z. noch der Mund des lang leidenden Patienten das einzige Prüflabor oder auch Experimentierfeld, was wir für die Weiterentwicklung der Implantate benutzen. *Ackermann* geht in seinem Buch über die Nadelimplantate auch darauf ein, daß es sich hier um eine verhältnismäßig junge Wissenschaft handelt und daß eine gewisse Vorsicht bei der Ausübung geboten erscheint. Wir bewegen uns auf einem Gebiet, das wir noch nicht in allen Einzelheiten kennen. Man muß vor allen Dingen auch bei den vielen Erfolgen die Mißerfolge mit berücksichtigen und auch deren Ursachen diskutieren. Leider fehlt auf dem gesamten Gebiet noch die nötige Sachlichkeit und Objektivität. Auch sollte man eine übermäßige Begeisterung für dieses Gebiet auf das normale Maß zurückschrauben. Die Euphorie, aber auch die negative Einstellung ist falsch und gefährlich. Die Gruppe *Grafelmann* vertritt die „blade vents", wie sie *Linkow* angibt, ausschließlich. Die Gruppe *Heinrich/Pruin* vertritt drei Methoden: einmal die Nägel, dann die Schrauben und die Blätter. Sicher ist dabei, daß diese Implantate nur für eine kleine Gruppe von Patienten vorgesehen sind und auch benötigt werden. Im allgemeinen werden wir speziell in der zahnärztlichen Prothetik mit den Methoden, die die prothetische Wissenschaft in den letzten Jahrzehnten erarbeitet hat, zurechtkommen. Das heißt also, daß wir das Restgebiß dafür verwenden können, um entweder partielle Prothesen daran zu befestigen, sei es im abgestützten oder nur teilabgestützten System, oder aber Zahnersatz in Form von Kronen, Brücken und Stiftzähnen einzufügen, u. U. in der Kombination von beidem, d. h. partielle Prothese und Brücke im Sinne der herausnehmbaren Teleskopbrücke. Hier sind die Erfolge in den letzten Jahren in allen Ländern gleich gut, in vielen Fällen natürlich durch Material bzw. wirtschaftliche Probleme nicht immer zu lösen. Bei bestimmten Patientengruppen – ich denke dabei speziell an sehr starke Brechreflexe – bleibt für uns Zahnärzte keine andere Wahl, wenn nun schon ein Zahnersatz aus den verschiedensten Gründen in den Mund eingefügt werden muß, als auf die enossale Implantologie zurückzugreifen. Hierbei müssen wir von Anfang an daran denken, daß wir unsere Patienten nach dem Herstellen einer Röntgenaufnahme vom ganzen Kiefer internistisch untersuchen lassen. Das heißt, es dürfen keine besonders abweichenden Werte vorliegen, was das Blutbild anbelangt. Es darf keine Tuberkulose, keine Lues, kein Diabetes mellitus vorhanden sein. Es darf keine Blutungsbereitschaft vorliegen, wobei wir auch heute daran denken müssen, daß die Blutungsneigung verhältnismäßig häufig auch bei weiblichen Patienten in Erscheinung treten kann. Wenn alle diese Probleme abgeklärt sind, kann man sich dann entscheiden, ob man Nägel, Schrauben oder Blätter in den Kiefer hineinpflanzen will. Eine für den Zahnarzt verhältnismäßig einfache Methode ist das Einbringen von Nägeln speziell in den Unterkiefer. Hier kann man im Frontzahnbereich die Schleimhaut zurückklappen, evtl. den Knochen etwas glätten, um mit Hilfe eines Spezialwinkelstückes unter langsamer Umdrehung diese Nägel in den Knochen hineinzuapplizieren, d. h., man muß zusehen können, mit dem Auge verfolgen, wie dieser Nagel in den Knochen hineingedreht wird. Dies ist wichtig, damit keine Nekrosen durch Reibung oder Hitze entstehen.

Eine weitere Methode besteht darin, daß wir Schrauben im Unterkiefer versenken. Hierbei besteht auch die Möglichkeit, im Bereich der Backenzähne, d. h. der fehlenden Backenzähne, Schrauben zu verankern und evtl. einen Brückenersatz einzufügen. Auch diese Methoden der Schrauben haben sich in den letzten Jahren bewährt, wenn auch hier und da die eine oder andere Schraube wieder entfernt werden mußte. Die ursprünglich von uns vorgesehene Methode, in eine frische Alveole eine Schraube einzubringen, haben wir wieder verlassen, da die Gefahr der Infektion durch den dort vorhandenen Zahn zu groß ist. Wir warten erst lieber einige Wochen, um dann in der Gegend dieser Alveolen, d. h. links oder rechts bzw. mesial oder distal eine Schraube zu verankern. Auch hier wird man ähnlich vorgehen wie bei den Nägeln. Es besteht allerdings die Möglichkeit, entsprechend einem Doldersteg eine Prothese zu verankern. Eine weitere Möglichkeit haben wir mit Hilfe der Blätter, und hier die Kombiblätter, wie sie *Heinrich* entwickelt hat. Dabei handelt es sich um ein

Blatt, das enossal und subperiostal in den Kiefer bzw. auf den Kiefer eingebracht wird. Die Türme dienen dazu, kronenähnlich den Brückenersatz bzw. den Prothesenersatz festzuhalten bzw. den Ersatz an diesen Türmen zu befestigen. Mißerfolge traten in Erscheinung, wenn wir nicht genügend die Spongiosa und die Corticalis berücksichtigten, d. h., Nägel, Schrauben, Blätter müssen durch die Spongiosa hindurchgetrieben werden und müssen auf der Corticalis wieder auftreffen. Ist dies nicht der Fall, werden diese in verhältnismäßig kurzer Zeit verlorengehen. Im übrigen kann man sagen, daß, wenn ein solches Implantat – ein Gerüst, diese vielen Nägel – nach drei bis vier Tagen nicht verlorengegangen oder locker geworden ist, dann die Chance besteht, dies Gerüst über Monate oder Jahre zu halten. Unsere Erfahrungen bei mehreren hundert Implantaten liegen bei etwa 50 bis 60% Erfolgen und ca. 40% Mißerfolgen, wobei natürlich zu bedenken ist, daß bestimmte statische Probleme eine Rolle spielen können. Betreffs der Stabilität von Implantaten werden chemische und funktionelle Wirkungen auf die Funktionstüchtigkeit Einfluß haben. *Mühlemann* nennt dies funktionelle Biokompatibilität. Dies hängt von vielerlei Faktoren ab, u. a. von der werkstoffkundlichen statischen Materialeigenschaft, auch von den mathematisch-physikalischen Gesetzmäßigkeiten im Sinne einer Implantatgeometrie. Entscheidend ist die Stabilisation eines Implantats im Kiefer. Bei dem Einbringen von Nägeln, Schrauben oder Blättern werden die Knochenteile auseinandergespreizt. Dadurch kommt es zu geringen Knochenresorptionen und evtl. aufgrund dieser Tatsache zur Lokkerung des Implantats, da eine Nachgiebigkeit des Ersatzgewebes eintritt. Dies kann aber genauso entstehen durch verkehrten Druck auf Unebenheiten im Knochen oder in ausgefrästen Rillen oder in den Löchern für die Nägel bzw. Schrauben. Frühzeitige funktionelle Immobilisation kann mit porösem Implantatmaterial erreicht werden, wenn das Bindegewebe es fest umgibt und damit die Haftung sehr groß ist. Auch kann eine Infektion durch ungünstige funktionelle Verhältnisse von marginal nach apikal entstehen, da wir es nicht mit echten, sondern mit sogenannten Halbimplantaten zu tun haben. Obwohl wir speziell die Statik auch im Sinne der Gnathologie durchführen und genaue Messungen mit der Auflage oder Aufstellung der Zähne vornehmen, kommt es immer wieder zu unerklärlichen Mißerfolgen. Dies ist noch eines der Geheimnisse, wenn Implantate abgestoßen werden.

Seit vielen Jahren haben wir versucht, verschiedene Metalle für die Implantologie zu verwenden. Für die subperiostalen Gerüste haben wir die Chrom-Kobalt-Legierungen bevorzugt. Stahllegierungen sind keine Chrom-Kobalt-Legierungen.

Leider haben sich diese Metalle für enossale Implantate nicht geeignet. Auch Untersuchungen, die wir mit Kunststoffen, z. B. Schrauben, bzw. auch Porzellanen vorgenommen haben, führten zu keinem Erfolg, oder es wurde der Mißerfolg in sehr kurzer Zeit deutlich. Nach vielen Untersuchungen der verschiedenen Metalle, u. a. von Gold und Silber, blieben letztlich Tantal und Titan bzw. Titanlegierungen übrig. Titan gehört zu den Übergangselementen, es ist polymorph und hat unterhalb von 882° C ein hexagonales und oberhalb dieser Temperatur ein kubisch-raumzentrisches Gitter. Mit einem Schmelzpunkt von 1727° C gehört Titan zu den hochschmelzenden Metallen. Die Bedeutung dieses verhältnismäßig jungen Werkstoffes ist in den letzten Jahren sehr angewachsen, denn Titan eignet sich wegen seiner hohen Korrosionsbeständigkeit, seiner guten Festigkeitseigenschaften und seines geringen Gewichtes vorzüglich als Werkstoff für den chemischen Apparatebau und zahlreiche andere Anwendungsgebiete, bei denen ein geringes Gewicht und eine vorzügliche Korrosionsbeständigkeit erwünscht sind. Dies trifft insbesondere für Einlagerungen im Kieferknochenbereich zu. Die mechanischen Eigenschaften des Titans richten sich in erster Linie nach dem Gehalt an den Verunreinigungen durch Stickstoff, Sauerstoff und Eisen. Die technischen Titansorten enthalten weniger als 0,4% Sauerstoff und weniger als 0,25% Stickstoff bzw. weniger als insgesamt 0,5% der beiden Elemente. Das Rein-Titan unter der Bezeichnung Ti 99,5 läßt sich je nach der Verformungsart bis zu 60–85% kalt verformen. Bei den härteren Sorten kann die Kaltverformung nicht so weit getrieben werden. Die Warmverformung von Titan wird zweckmäßig bei Temperaturen zwischen 600 und 900° C vorgenommen. Zur Abschätzung der Härtezunahme in der Oberflächenschicht infolge der Aufnahme von Stickstoff und Sauerstoff beim Glühen wird in bestimmten Versuchen durch die Vickers-

Härte die Abhängigkeit von der Entfernung von der Oberfläche ausgesagt. Das Anwärmen zur Warmverformung soll nach Möglichkeit in einem Elektroofen erfolgen. Gasöfen sind wegen der Gefahr einer Wasserstoffaufnahme aus einer reduzierenden Atmosphäre zu vermeiden. Zu starker Sauerstoffüberschuß würde andererseits eine längere Beizbehandlung erforderlich machen, die ebenfalls zur Wasserstoffaufnahme führen kann. Gebeizt wird zweckmäßig bei Raumtemperaturen in einer Lösung von 20 bis 30% Salpetersäure, 2% Flußsäure; der Rest ist Wasser. Bei dicken Zunderschichten empfiehlt es sich, den Zunder vor dem Beizen mechanisch zu brechen. Wasserstoffgehalte über 0,015% können die Werkstoffeigenschaften durch Ausscheidung des spröden Titanhydrits beeinträchtigen. Wasserstoff wird durch eine Vakuumglühung bei 800 bis 1000° C aus Titan entfernt. Soviel zum Titan, was für unsere Untersuchungen für die Heranziehung für enossale Implantate von Interesse war. Titan ist mehr und mehr in den Hintergrund getreten, und Tantal wurde als das bessere Metall für Implantate von uns angesehen.

Tantal ist ein grauweißes duktiles Metall von hoher chemischer Beständigkeit bei Raumtemperatur. Diese Eigenschaft ist auf sein geringes Reaktionsvermögen, aber nicht auf eine geringe chemische Affinität zurückzuführen. Bei Zimmertemperatur ist Tantal gegen alle Gase, ausgenommen Halogene, beständig. Bei höheren Temperaturen überzieht es sich mit einer Oxydschicht, außerdem tritt Sauerstoff unter Härtesteigerung in das Tantal ein. Erhitztes Tantal lagert unter Ausweitung und Versprödung auch Wasserstoff ein; bei 1200° C kann $H_2$ abgepumpt werden. Tantal reagiert in der Hitze mit $N_2$ und $C_0$.

Herstellung:

Elektrolytisch gewonnenes Tantalpulver wird wie bei Wolfram gepreßt und gesintert, dann kaltgewalzt oder gezogen. Tantal kann unter He im Lichtbogen geschweißt werden.

Anwendung:

Tantal wird als korrosionsfester Werkstoff gern für chemische Apparature, für Kunstseidespinndüsen, als Elektroden speziell für anodische Prozesse sowie für medizinische Instrumente ähnlich dem Titan verwendet. Tantal kann in den menschlichen Organismus eingepflanzt werden, es heilt reaktionslos ein, z. B. Knochennägel mit Tantaldraht, Tantalplatten als Schädelknochenersatz. In wäßrigen Elektrolyten bilden Tantalanoden eine Oxydschicht aus, die gleichrichtend wirkt und als Dielektrikum in Kondensatoren verwendet wird. Elektrische Kontakte aus Tantal sind heute überholt, ebenso Tantaldrahtwendel in Glühlampen. Dagegen werden Tantal und Tantal-W-Legierungen als metallische Baustoffe, z. B. in Elektronenröhren, viel verwendet, weil sie neben hohem Schmelzpunkt und guter warmer Festigkeit ein bemerkenswertes Gittervermögen für Gasreste besitzen. Als Heißleiterwerkstoff kommt Tantal für Hochtemperaturvakuumöfen mit Arbeitstemperaturen bis 2200° C in Frage. Größere Mengen finden auch in Form von Tantalkarbid in Hartmetallen und als Legierungszusatz in Edelstählen und Sonderlegierungen Verwendung. Ich glaube, daß Tantal für alle Implantate das geeignete Material darstellt, wenn auch gewisse Bearbeitungsschwierigkeiten bei der Herstellung der verschiedenen Implantatsorten bestehen. Dies trifft zu für Implantatnadeln, Implantatschrauben und Implantatblätter. Sicher werden in der Zukunft weitere Untersuchungen angestellt werden müssen, um wirklich das gewebsneutralste Metall für das Einpflanzen der Implantate zu finden. Es soll ausdrücklich gewebsneutral und nicht biologisch sein, weil es wahrscheinlich im Sinne der Biologie keine Gewebsneutralität geben kann.

Es gibt in jüngerer Zeit einen Werkstoff, welcher auf Aluminiumoxyd aufgebaut wurde. Das keramische Oxyd soll ein chemischer Stoff sein, der ohne Lebenskraft in seiner biologischen und physikalischen Eigenschaft ist. Deshalb wäre er ein sehr gut in seiner biologischen und physiologischen Mitte zu ertragendes Material. Er soll auch keine Elektrizität leiten. Der keramische Werkstoff, der für diese Implantate bearbeitet wird, wird also aus Aluminiumoxyd gebildet mit einer Reinheit von höher als 99,5%. Die Unreinheiten sind hauptsächlicherweise Spuren aus metalligen Oxyden. Das nur zur Orientierung, daß hier auch weiter Entwicklungen und Untersuchungen in der Kombination von Porzellan und Aluminium vorgenommen werden.

## Werkstoffkundliche Untersuchungen von Implantatnägeln

Problemstellung:

*René Ackermann* stellt in seinem Buch „Die Nadelimplantate" fest, daß sich „die Implantologie noch in ihrer experimentellen Phase befindet und daß noch viele unbekannte Probleme ihrer Lösung harren".

Nach Meinung *Ackermanns* lassen sich die Mißerfolge eher durch die Herstellung der Implantate als durch „die biomechanischen Kräfte oder die Artikulationsüberlastung" erklären.

Aus diesem Grunde haben wir mechanische Untersuchungen vorgenommen, um festzustellen, wo die Ursachen liegen, die zu Mißerfolgen beim Nadeleinbohren führen können.

In der Anleitung wird von *Ackermann* betont, daß die Nadeln unter senkrechter Druckeinwirkung langsam in den Knochen eingedreht werden. Lang übergreifende Nadelträger sollen das „Implantat fast senkrecht fixieren, um eine Peitschenwirkung des Implantates bei dessen Einführung zu vermeiden". Weiterhin: „Ein Implantat, welches sich dreht, ohne einzudringen, auch ein Schlingern des Implantats, stellt eine erhebliche Belastung für den Knochen dar, weil die Überbeanspruchung durch die zur Anwendung kommende Kraft Voraussetzungen für das Entstehen einer Knochennekrose schafft, die je nach dem aufgetretenen Erwärmungsgrad mehr oder weniger ausgedehnt sein kann."

Zweck dieser Untersuchungen sollte es sein, das durch die Materialeigenschaften bedingte Verhalten der Scialom-Nadeln bei der Einbohrtechnik, speziell der möglichen Peitschenwirkung, abzuklären.

Literatur

Unter Implantaten verstehen wir alloplastische Fremdkörper, die entweder enossal oder subperiostal, seltener submukös verankert sind. Die Form des Implantats kann z. B. wurzelartig, schraubenartig, spiralenförmig oder nur ein Stift sein. Ein Teil des zahnärztlichen Implantates wird im Mund sichtbar, bildet einen künstlichen Stützpfeiler für Zahnersatz und schafft eine Verbindung von der Mundhöhle in den Knochen. Die fach- und materialgerechte Fixierung des einzelnen Implantates soll eine Abstoßung verhindern.

*Tetsch* und *Peppmeier* berichten über klinische und röntgenologische Untersuchungen verschiedener enossaler Implantationsverfahren nach unterschiedlicher Tragedauer. Die durchschnittliche Tragezeit bei den als Erfolg gewerteten Implantaten betrug 11,9 Monate, bei den Mißerfolgen 2,5 Monate. Ihre Auswertung ergab eine frühe Mißerfolgsquote von 15% bei geschlossenen und 24% bei offenen Implantaten. Unter offenen Implantaten sind Nadel-, Schrauben- und Extensionsimplantate zusammengefaßt, bei denen zusätzlich noch 15% partielle Mißerfolge auftraten. Im Unterkiefer wurden weniger Mißerfolge als im Oberkiefer festgestellt.

Die Autoren betonen die Bedeutung der primären Stabilität, der Belastung und der möglichen Temperaturschädigungen des Implantatbettes bei dem Beschleifen des Implantatkopfes besonders.

Eine eindeutige Klärung der Mißerfolge gelingt den Autoren nicht, sie weisen auf mangelnde Erfahrung, fehlerhafte Implantationstechnik hin und speziell auf die primäre Stabilität, da eine geringfügige Beweglichkeit zu Knochenabbau und zu größerer Mobilität führt. Weiter sei eine Schädigung des Implantatbettes durch Hitzeeinwirkung möglich, die beim Beschleifen des Implantatkopfes nach Verankerung im Knochen entsteht; die Autoren konnten trotz Spraymatik beim Beschleifen mit der Turbine Temperaturen bis etwa 70° C nachweisen.

Material

Unsere Untersuchungen wurden mit den Scialom-Nadeln und Chrom-Kobalt-Klammerdraht Wiptam durchgeführt.

Scialom-Nadeln:

Die sehr feinen und dünnen Scialom-Nadeln sind aus Tantal, einem hochschmelzenden Metall von stahlgrauer Farbe und hoher Korrosionsfestigkeit gegenüber organischen und anorganischen Säuren. Tantal ist durch seine Duktilität bei Raumtemperatur zu verarbeiten, es zeigt bei der Verarbeitung nur eine geringe Verfestigung. Der Schmelzpunkt von Tantal liegt bei 2997° C (nach *Git*) oder ca. 3000° C (nach *Dubbel*). Tantal besitzt eine hohe Festigkeit und gute Wärmeleitfähigkeit, sein spezifisches Gewicht (g/cm³) ist 16,6, seine Härte nach *Brinell* kann 50 bis 200 kp/mm² erreichen, abhängig vom Gehalt

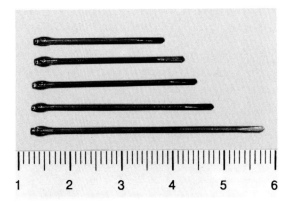

Abbildung 1

an C, N und O sowie vom Verformungsgrad. Der Elastizitätsmodul beträgt 21 600 kp/mm² nach *Git* oder 18 820 kp/mm² nach *Dubbel*. Tantal wird für chirurgische Instrumente, Platten, Schrauben und Implantatnadeln benutzt, ebenso verwendet man Tantal als Legierungsbestandteil in manchen Chrom-Nickel-Stählen neben Niob und Titan zur Stabilisierung dieser Stähle und als Legierungsbestandteil zur Herstellung zahnärztlicher Instrumente, wie z. B. Bohrer.

Die Scialom-Nadel (Abb. 1) haben folgende Abmessungen:

| Durchmesser | Länge |
|---|---|
| 1,2 mm | 27 mm |
| 1,2 mm | 29 mm |
| 1,2 mm | 32 mm |
| 1,2 mm | 40 mm |
| 1,2 mm | 45 mm |

Die Form der Nadeln ist zylindrisch, ein Ende ist geschliffen wie ein Spitzbohrer, während das andere Ende zwei Flügel trägt, die senkrecht aufeinanderstehen, um die Nadel im Bohrfutter zu führen und die Drehbewegung auf die Nadel zu übertragen.
Als Arbeitsanweisung schreibt *Ackermann*: „Um die Nadeln in den Knochen einzuführen, müssen diese unter senkrechter Druckeinwirkung langsam eingedreht werden."
„Die Nadel wird in den Nadelträger tief eingeführt, damit das Implantat fast senkrecht fixiert wird, um eine Peitschenwirkung des Implantates beim Bohren zu vermeiden."

Methode

Die Verbiegung eines Spießes, worunter *Ackermann* eine einzelne Nadel versteht, ist unter Einwirkung des starken Daumendruckes möglich, besonders wenn der Knochen sehr hart ist. Tritt solche Verbiegung auf, dann empfiehlt *Ackermann*, den Spieß wieder aus dem Knochen zu entfernen. Für solche Anweisung ist das Erkennen der Verbiegung wesentlich.
Um aus der empirischen Phase der Nadelimplantate herauszukommen, haben wir drei Laboruntersuchungen vorgenommen, um abzuklären, wann eine Beschädigung der Nadel auftritt, die für den Behandelnden beim Implantieren nicht gleich erkennbar ist.

*1. Hin- und Herbiegeversuch*

Zweck:
In Anlehnung an die DIN 51 211 „Hin- und Herbiegeversuch an Drähten" wollten wir die Verformbarkeit der Tantalnadeln bei mehrfachem Hin- und Herbiegen in einer Ebene bestimmen.
Praktisch kann dies mit dem Umbiegen der Nadelköpfe oder der Nadelschäfte, die außerhalb der Schleimhaut liegen, eintreten. Die Nadelköpfe sollen aneinandergebracht und parallelisiert werden.
Anwendbar ist dieser Versuch bei Drähten mit einem Durchmesser von 0,3 bis einschließlich 8 mm.

Begriff:
Als eine Hin- und Herbewegung gilt das Umlegen in die Waagerechte (um 90 Grad) und das Zurückbiegen in die Senkrechte. Die Biegezahl $N_b$ gibt die Anzahl der Hin- und Herbiegungen bis zum Bruch an.

Probenform:
Die aus einem Drahtstück bestehende Probe soll vor dem Versuch möglichst gerade sein.

Falls die Probe gerichtet werden muß, ist anzugeben, mit welchen Verfahren die Probe gerichtet worden ist.

Anzahl der Proben:
Es wurden mindestens drei Proben geprüft.

Prüfgerät:
Die Proben wurden einseitig eingespannt und um einen Biegezylinder mit dem vorgeschriebenen Radius r = 3,75 ± 0,1 mm bei einem Nenndurchmesser des Drahtes von 1,0 bis 1,5 mm gebogen. Biegezylinder, Spannbacken und Biegehebel entsprechen den Vorschriften der DIN 51211.

Versuchsdurchführung:
Die Proben wurden senkrecht zur Mantellinie des Biegezylinders eingespannt und bis zum Bruch abwechselnd nach rechts und links in derselben Ebene hin und her gebogen. Jede Sekunde erfolgte eine Hin- und Herbiegung. Die Probe gilt als gebrochen, wenn ein vollständiger Bruch eingetreten ist. Die Biegungen wurden folgendermaßen gezählt: erste Biegung nach einer Seite um 90 Grad; weitere Zählungen erfolgten bei Biegung um 180 Grad. Die Anzahl, die sich als letzte vor dem Bruch ergibt, ist dann die Biegezahl $N_b$.

## 2. Umlaufbiegeversuch nach DIN 50113

Der Umlaufbiegeversuch ist ein Dauerschwingversuch entsprechend DIN 50100.

Zweck:
Der Umlaufbiegeversuch dient der Klärung des mechanischen Verhaltens von Werkstoffen bei dauernd oder häufig um den mittleren Wert Null zwischen zwei gleich großen positiven und negativen Werten wechselnden Beanspruchungen. Sein Hauptziel ist die Ermittlung der Biegewechselfestigkeit.
Beim Umlaufbiegeversuch wird die umlaufende Rundprobe durch ein im Raum festes Biegemoment belastet, wodurch eine im Rhythmus des Umlaufs sinusförmig wechselnde Spannung erzeugt wird.

Begriffe:
Die angeführten Begriffe entsprechen den Definitionen aus DIN 50100.

Diskussion aller Ergebnisse:

Die Ergebnisse des Hin- und Herbiegeversuchs zeigen, daß der vorher unbelastete Tantalspieß wenig verformbar ist. Die Hin- und Herbiegung erfolgte ca. 10 bis 15 mm vor dem Schaftende des Spießes. In der Implantattechnik werden die Spießenden, die durch das Einbohren in den Knochen schon belastet wurden, parallel zueinander ausgerichtet.
Folglich dürfen Verbiegungen am Schaftende zur Herstellung eines künstlichen Stützpfeilers nur einmal und unter Benutzung einer nicht kerbenden Zunge vorgenommen werden, um einen Anbruch zu vermeiden.
Die Ergebnisse der Vickers-Härteprüfung lassen erkennen, daß die Härte vom Schaftende zur Spießspitze zunimmt. Dies wird durch die spanabhebende Formänderung (Schleifen) bei der Bohrspitzenherstellung erfolgt sein.
Der Umlaufbiegeversuch gibt Auskunft über das mechanische Verhalten von Tantalnadeln bei wechselnder Beanspruchung, die immer beim Einbohren der Spieße in den Knochen eintritt. Solange diese Beanspruchung im elastischen Bereich erfolgt, ist nicht mit Materialschäden zu rechnen. Aus den Kurven ist zu sehen, daß bei einer Länge des Spießes von 15 mm und einer Biegung von 5 Grad eine Lastspielzahl von über 10 000 erreicht werden kann, bis der Bruch erfolgt.
Sobald der elastische Bereich überschritten wird, ist mit irreparablen Materialschäden zu rechnen.
Die Abbildungen 2 bis 6 zeigen einen Implantatspieß (Scialom-Nadel) mit 20facher Vergrößerung während des Umlaufbiegeversuchs. Die Meßlänge betrug 15 mm und die Winkelauslenkung 12,5 Grad. Die erste Aufnahme erfolgte nach 100 Lastspielen. Auf der Aufnahme nach 480 Lastspielen ist die beginnende Gefügetrennung deutlich zu erkennen. Der Anriß geht in einen Durchbruch über, d. h., die Werkstofftrennung erfaßt den ganzen Querschnitt des Körpers.
Abb. 6 dokumentiert, daß der Durchbruch bereits nach weiteren neun Lastspielen erfolgte.
Für die praktische Spießeinbohrung bedeutet dieser Versuch, daß eine 20 mm lange Scialom-Nadel, die einseitig mit 200 g belastet wird, dadurch um ca. 15 Grad aus der Senkrechten abgezogen wird. Mit ihrem Durch-

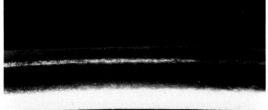

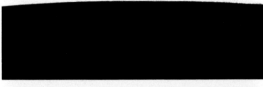

Abb. 2  Implantatspieß während des Umlaufbiegeversuchs.
Meßlänge = 15 mm;
Winkelauslenkung = 12,5 Grad.
(Vergrößerung 20fach), Aufnahme erfolgte nach 100 Lastspielen.

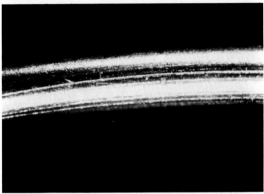

Abb. 3  Gleiche Bedingungen wie Abb. 2. Aufnahme erfolgte nach 200 Lastspielen.

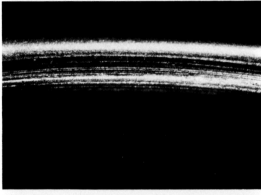

Abb. 4  Gleiche Bedingungen wie Abb. 2. Aufnahme erfolgte nach 300 Lastspielen.

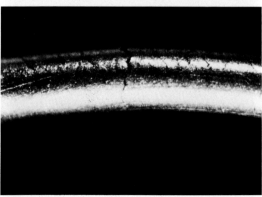

Abb. 5  Gleiche Bedingungen wie Abb. 2. Aufnahme erfolgte bei 480 Lastspielen.

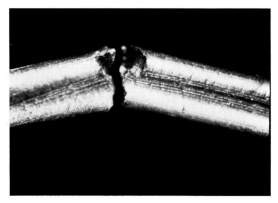

Abb. 6 Gleiche Bedingungen wie Abb. 2. Bruch des Spießes bei 489 Lastspielen.

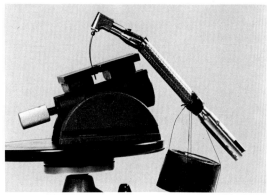

Abb. 7 Einseitige Belastung des Spießes.

bruch ist nach unserer logarithmischen Aufzeichnung der Verformung und der Bruchlastspielzahlen bereits nach 50 Umdrehungen zu rechnen.

Wenn man alle Ergebnisse der drei durchgeführten Werkstoffprüfungen berücksichtigt, dann muß man für die Arbeitstechnik der Spießeinbohrung folgende Forderungen aufstellen:

1. Der Spieß muß im Bohrfutter eine schlag- und spielfreie Führung und Einspannung haben.
2. Das Aufbringen der Kraft muß senkrecht auf die Nadel erfolgen.
3. Jede Abwinkelung der Nadel muß unterbleiben.
4. Die Geschwindigkeit der Umdrehung sowie die Kraft des Daumens muß sich nach dem Bohrvorschub richten.
5. Der Spieß muß in einem Arbeitsgang in eine Richtung gebohrt werden.
6. Jedes Umspannen muß vermieden werden, da ein Winkelstück keine Führung für die Anfangsrichtung erkennen läßt.
7. Der Handgriff des Winkelstückes darf nur der Unterstützung dienen, er darf nicht einseitig belastet und damit abgewinkelt werden.

Da der Bohrvorschub abhängig ist von dem Spießmaterial, der Bohrschneide und der Knochenhärte, sollte jeder Spieß vor der Einbohrung auf Verletzungen der Oberfläche begutachtet werden.

Nach unseren Untersuchungen müssen wir die Ansicht Ackermanns teilen, daß sich Mißerfolge bei der Herstellung der Nadelstraße auf falsche Arbeitsbedingungen zurückführen lassen, wenn sich keine biologischen Gründe zur Erklärung ergeben.

## Klinische Beobachtungen

Die bei uns durchgeführten Untersuchungen können durch mehrjährige eigene praktische Erfahrungen in vollem Umfang bestätigt werden. Es kommt darauf an, die Nägel bei langsamer Tourenzahl in den Kiefer einzutreiben. Sollte dies mit erheblichen Schwierigkeiten verbunden sein, ist es zweckmäßig, den Vorgang abzubrechen und an einer anderen Stelle, 2 oder 3 mm links oder rechts davon, erneut zu beginnen. Das Erstaunliche ist, daß wir bei einer großen Anzahl unserer Patienten gute Erfolge verzeichnen konnten, wir aber bei anderen die Nägel schon nach verhältnismäßig kurzer Zeit (d. h. nach etwa sechs bis acht Monaten) wieder herausnehmen mußten, obwohl wir der Meinung waren, alle Bedingungen erfüllt zu haben. Selbstverständlich fanden die funktionellen Gegebenheiten besondere Berücksichtigung. Nach unserer Meinung ist es bis heute nicht zu erklären, auch in der Diskussion mit anderen Kollegen nicht, die sich mit ähnlichen Problemen beschäftigt haben, warum die Nägel bei einer Gruppe unserer Patienten frühzeitig wieder entfernt werden mußten, während sie bei einer anderen Gruppe auch heute noch ohne Mängel im Kiefer verankert sind. Ob die Nägel für die Zukunft gesehen das ideale Mittel der enossalen Implantologie sind, möchten wir bezweifeln, jedoch erscheint uns für bestimmte Fälle die Nagelung bzw. die Nagelstraße indiziert zu sein, insbesondere wenn man bedenkt, daß keinerlei Schäden – nicht mal Veränderungen im Sinne von Resorptionen – am Kiefer eintreten.

## Kritik

Nach praxisnahen Voruntersuchungen haben wir uns entschlossen, genormte Werkstoffprüfungen durchzuführen, um zunächst Materialkonstanten kennenzulernen und vorhersagen zu können, welche Beanspruchungen das Material unter welchen Bedingungen aushält.

Der Hin- und Herbiegeversuch wurde der DIN 51211 entsprechend durchgeführt. Die Prüfungsdurchführung ist einfach und wird häufig als Fertigungskontrolle eingesetzt.

Für den Umlaufbiegeversuch nach DIN 50113 mußten wir primär eine Prüfmaschine konstruieren, die dem Sonderfall 50113 für Drahtumlaufbiegeversuch angeglichen war. Da außerhalb des Elastizitätsbereichs geprüft wurde, mußte statt des federnden Kraftmessers ein zweites Spannfutter angebracht werden, das synchron mit dem ersten Spannfutter läuft. Der Winkel stellte sich durch die Längsverschiebung und nicht durch Krafterhöhung des Lagerblocks ein. Die Funktion und die Methodenfehler der Maschine wurden mit Wiptam-Draht bestimmt. Wird die Probenlänge kleiner als 10 mm, nimmt der Einfluß der Spannfuttertoleranzen zu.

Die Härteprüfung nach *Vickers* (Prüfkraftbereich 0,2 bis 5 kp Kleinlastbereich) ist auch an Drähten zulässig und genormt.

## Zusammenfassung

Obwohl heute die enossale Implantologie ein fester Bestandteil insbesondere der prothetischen Zahnheilkunde sein und bleiben wird, müssen wir auch weiterhin mit Mißerfolgen rechnen. Dies wird für alle enossalen Implantate zutreffen, also für die Nadeln, für die Schrauben und für die Blätter, die sogenannten „bled vants". Jedoch sollten wir daran denken, von vornherein nur solche Fälle zu implantieren, wo alle prothetischen Möglichkeiten erschöpft sind, d. h., wo normaler prothetischer Zahnersatz nicht mehr angefertigt und eingefügt werden kann. Erst dann wäre die Indikation für ein enossales Implantat gegeben. Dabei sollten wir Grundsätze, wie sie *Ackermann* u. a., *Heinrich* und *Pruin* aufgezeichnet haben, beachten. Auch müssen die genauen Anweisungen von *Linkow* unbedingt befolgt werden. Man sollte daran denken, daß die Länge des in den Kiefer hineingesetzten Metallteiles mindestens so lang sein soll wie die natürlichen Zähne. Spieße, Schrauben und Blätter müssen eine gewisse Konstante darstellen, indem sie sich gegenseitig abstützen können. Die Spieße müssen insbesondere auseinanderlaufen und fest miteinander verbunden werden. Wenn man dann dazu die statischen Probleme der Aufstellung, heute ja zusammengefaßt unter dem Begriff der Gnathologie, berücksichtigt, könnte durch funktionellen Ausgleich die Belastung von Nägeln, Schrauben und Blättern auf ein Minimum herabgesenkt werden. Daß beim Einsetzen von Nägeln, Schrauben und Blättern die Temperatur eine entscheidende Rolle spielt, muß erwähnt werden. Entscheidend ist also, diese enossalen Implantate so zu verankern, daß nach Möglichkeit wenig Reibewärme oder Reibehitze entsteht. Das heißt, die Temperatur sollte möglichst niedrig gehalten werden. Zweifellos befinden wir uns ganz am Anfang einer neuen Epoche im Sinne der Implantologie.

Mißerfolge der verschiedenen Implantate:

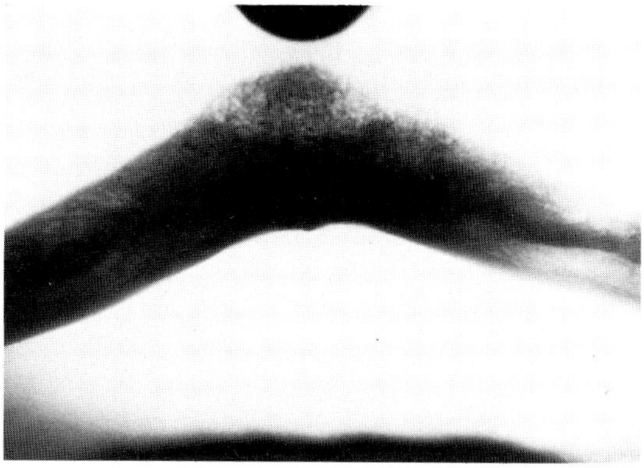

Abb. 8  Röntgenbild eines Unterkiefers, in dem Nägel zur Befestigung einer Prothese implantiert werden sollen.

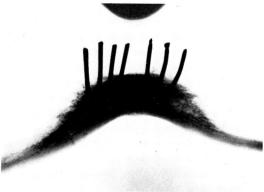

Abb. 9  Implantatnägel in den Kiefer eingebracht, jedoch nicht bis zur Corticalis vorgetrieben. Damit ist der Mißerfolg von vornherein gegeben. Das Gerüst wird locker und muß nach verhältnismäßig kurzer Zeit (drei bis sechs Monate) entfernt werden.

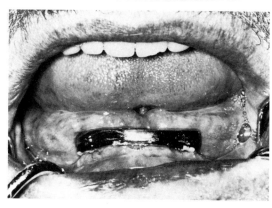

Abb. 10  Der Abstand der Schiene von der Schleimhaut ist zu gering. Es kommt zu entzündlichen Erscheinungen, damit zu Resorptionsvorgängen und Verlust der gesamten Nadelstraße.

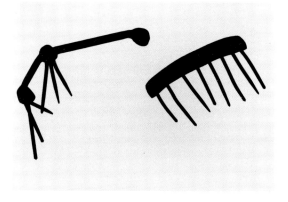

Abb. 11  Röntgenaufnahme einer entfernten Nadelstraße, rechts und links, Verankerung eines Dolder-Steges mit Klammern, die statisch sehr ungünstig belastet waren durch das einseitige freie Ende und dadurch nach neun Monaten wieder entfernt werden mußte.

Abb. 12-15  Schrauben in frische Alveolen eingebracht. Diese Schrauben mußten nach vier Monaten entfernt werden, da die Alveole noch durch den vorher darin befindlichen Zahn infiziert war. Es ist zweckmäßig, einige Wochen zu warten und dann erst die Schrauben in den Kiefer einzufügen.

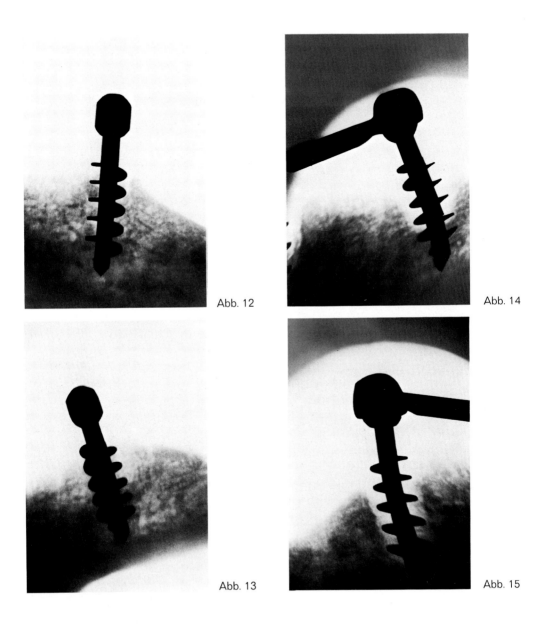

Abb. 12

Abb. 14

Abb. 13

Abb. 15

Abb. 16 und 17 Bild 16 wurde 1972 hergestellt, Bild 17 Ende 1974. Auf die zweiten Röntgenaufnahme sind deutlich Veränderungen im Knochen festzustellen. Das gesamte Gerüst ist locker aufgrund einer unzureichenden prothetischen Versorgung. Die Prothese war aufgrund von Brechreflexen sehr weit ausgeschnitten, damit die Belastung auf das Gerüst sehr groß und die Lockerung ausschließlich auf die verkehrte Konstruktion der Prothese zurückzuführen.

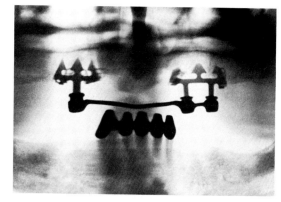

Abbildung 16

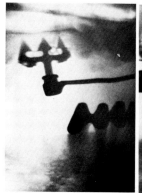 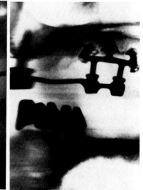

Abbildung 17

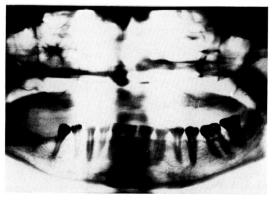

Abb. 18 Oberkiefer für die Aufnahme von Implantaten.

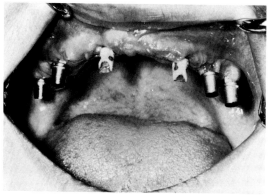

Abb. 19 Nägel und Kombiimplantate in den Kiefer fest fixiert.

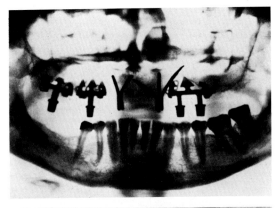

Abb. 20  Die dazugehörige Röntgenaufnahme aus dem Jahre 1971.

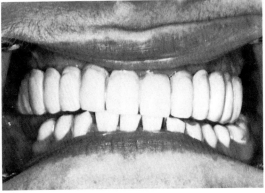

Abb. 21  Die eingesetzte Brücke.

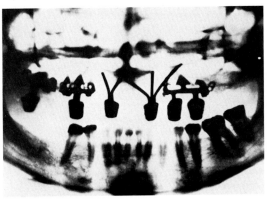

Abb. 22  Röntgenkontrolle nach etwa drei Jahren, aufgrund einer Lockerung der Brückenkonstruktion. Das Röntgenbild zeigt keinerlei Veränderungen. Es wurde festgestellt, daß nicht die Implantate gelockert waren, sondern sich die darauf befindliche Brücke einseitig vom Zement gelöst hatte. Dadurch war das Bild einer Lockerung des Implantates entstanden. Es muß also erst geprüft werden, ob nicht das festzementierte Implantat sich an einer Stelle gelockert hat.

# Okklusale Probleme bei kleineren kronen- und brückenprothetischen Arbeiten

von P. Schärer, Zürich

## Einleitung

Der Begriff „Okklusion" umfaßt die Zähne in ihren gegenseitigen Kontaktverhältnissen und funktionellen Beziehungen zu den übrigen Teilen des Kausystems, also Parodontium, Kiefergelenk, Kaumuskulatur und dem alles koordinierenden Nervensystem. Alle diese Strukturen, die die Bewegungen des Unterkiefers bestimmen und begrenzen, sind deshalb von größter klinischer Bedeutung, da die zahnärztliche und zahntechnische Aufgabe bei jeder Rekonstruktion darin besteht, die Zähne und die Gestaltung der Okklusalflächen, die dem Patienten neu inkorporiert werden, so zu formen, daß sie sich in diese bereits gegebenen Faktoren des gesamten Kausystems einordnen. So wird z.B. die Okklusion der Seitenzähne durch drei anatomische Determinanten bestimmt: zwei posteriore in

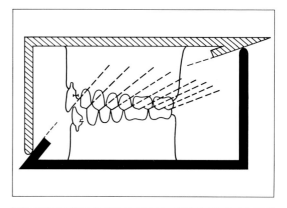

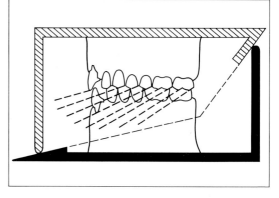

Abb. 1 Beziehung zwischen posteriorer und anteriorer Determinante in bezug auf die okklusale Gestaltung der Seitenzähne nach Gysi[4].
Bereits Gysi hat im Zusammenhang mit totalprothetischen Problemen darauf hingewiesen, daß die Okklusion im Seitenzahnbereich nicht allein durch das Kiefergelenk, sondern auch durch die Gestaltung der Frontzähne beeinflußt wird und daß nur durch die exakte Definierung aller drei anatomischen Determinanten eine Okklusion eindeutig definiert ist.

Form des linken und rechten Kiefergelenkes, deren anatomische Struktur und Kapselapparat die Bewegungen des Unterkiefers begrenzen, und eine dritte, anteriore Determinante in Form der Frontzähne. Für den Praktiker ergibt sich daraus, daß eine Wiederherstellung der okklusalen Form einer Seitenzahnkrone dann definitiv vorgeschrieben und bestimmt ist, wenn diese drei anatomischen Determinanten in irgendwelcher Weise, z.B. mittels eines Instrumentes, festgelegt worden sind, wodurch sich die Aufgabe des Technikers darauf beschränkt, die Rekonstruktionsarbeit so zu gestalten, daß sich diese vorkontaktfrei und ohne funktionelle Störungen in diese drei bereits fixierten Determinanten einordnet. Diese grundlegende Ansicht über bestimmende Faktoren der Okklusion und Artikulation wurden schon von Gysi beschrieben (Abb. 1).

## Die Bewegungen des Unterkiefers

Die Strukturen des stomatognathischen Systems erlauben zwei Arten von Bewegungen des Unterkiefers, die unterschieden werden müssen:

1. funktionelle Bewegungen, wie Kauen, Schlucken, Sprechen oder auch Bewegungen während der Parafunktionen (Knirsch- und Preßbewegung),
2. die sogenannten Grenzbewegungen: Diese sind durch die Kiefergelenke bestimmt und umfassen deren gesamten Bewegungsbereich, weshalb auch sämtliche funktionellen Bewegungen des Unterkiefers innerhalb dieses Grenzbereichs liegen (Abb. 2).

Da funktionelle Zahnkontakte von nur sehr geringer zeitlicher Dauer sind und eine maximale Zahnbelastung von etwa 20 Minuten innerhalb von 24 Stunden ergeben[2], lassen sich Schädigungen im stomatognathischen System nicht auf diese kurzdauernden Belastungen der Zähne während der normalen Funktion zurückführen. Nur während der Parafunktionen, also während meistens unbewußt durchgeführter Knirsch- und Preßbewegungen, werden die Zähne mit einer solchen Intensität belastet, daß man annehmen kann, daß okklusal bedingte Schädigungen, wie Kiefergelenkbeschwerden, muskuläre Verkrampfungen, Spasmen und Schmerzen in der Kaumuskulatur, okklusales Trauma oder exzessive Abrasionen und Zerstörung der Zahnhartsubstanz, überhaupt entstehen können. Da Parafunktionen überall, wo die Zähne in Kontakt kommen, auftreten können, kommt den Grenzbewegungen des Unterkiefers eine große diagnostische und therapeutische Bedeutung zu. Jegliches Okklusionskonzept, dessen Ziel darin besteht, okklusal bedingte Schädigungen zu verhüten, sollte bestrebt sein, innerhalb des gesamten Bewegungsbereichs des Unterkiefers, also überall, wo parafunktionelle Zahnkontakte auftreten könnten, eine harmonische Relation zwischen den durch die Kiefergelenke einerseits bestimmten Bewegungen des Unterkiefers und der Zahnokklusion andererseits zu schaffen. Nur wenn die Okklusion bis in die Grenzbereiche des Unterkiefers hinaus funktionell störungsfrei gestaltet wird, gelingt es, Schädigungen durch okklusale Faktoren zu vermeiden, indem Parafunktionen dadurch verhindert werden können, resp. selbst in denjenigen Fällen, wo Parafunktionen infolge psychischer Faktoren trotzdem weiterbestehen, die bei dieser exzessiven Tätigkeit entstandenen Kräfte wenigstens möglichst gleichmäßig auf die Zähne zu verteilen. Um dieses Ziel zu erreichen, bestehen bei kleineren brückenprothetischen Arbeiten folgende drei praktische Möglichkeiten:

1. Analyse der okklusalen Verhältnisse direkt im Munde des Patienten sowie Einschleifen und Korrektur der rekonstruktiven Arbeiten intraoral.

2. Montage der Arbeitsmodelle in einem auf die Grenzbewegungsrelationen des Patienten eingestellten Artikulator. Korrekturen der okklusalen Verhältnisse im Instrument.

3. Verwendung der FGP-Methode (Functionally Generated Path Technic), einer modifizierten „Einkau-(chew-in-)Methode" nach vorheriger intraoraler Korrektur der Okklusion.

## Intraorale Okklusionsanalyse und Einschleifen im Munde des Patienten

Bei dieser Methode werden die okklusalen Verhältnisse, insbesondere die Grenzbewegungsrelationen direkt im Munde des Patienten untersucht, geprüft und eventuelle Vorkontakte eingeschliffen. Kleinere rekonstruktive Arbeiten, die ohne Artikulatorübertragung, z.B. durch eine Quetschbißnahme in der habituellen maximalen Interkuspidationsstellung,

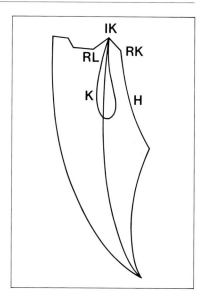

Abb. 2  Die Grenzbewegungen des Unterkiefers nach *Posselt*[8].
IK = maximale Interkuspidationsstellung = Schlußbißstellung des Unterkiefers.
RK = Retrusionskontaktstellung des Unterkiefers, Okklusion in zentrischer Relation.
H = Hinge-Bewegung = rotatorische Grenzbewegung des Unterkiefers in seiner retralsten Relation.
K = Kaubewegung, die innerhalb des Grenzbewegungsbereichs stattfindet.
RL = Ruhelage, gleichfalls innerhalb des Grenzbereichs.

Die funktionellen Bewegungen, wie die Kaubewegungen, unterscheiden sich von den Grenzbewegungen durch ihre große adaptive Variabilität. Die Grenzbewegungen sind, infolge ihrer Repetierbarkeit, von größerer diagnostischer Bedeutung, um so mehr, als der gesamte funktionelle Bewegungsablauf des Unterkiefers innerhalb der Grenzbewegungen stattfindet.

angefertigt wurden, können so auch nachträglich noch im Munde überprüft und korrigiert werden. Praktiker mit dem entsprechenden Verständnis für okklusale Probleme sind ohne weiteres in der Lage, eine solche direkte Okklusionsanalyse im Munde des Patienten vorzunehmen, um damit bei kleineren Arbeiten das Auftreten weiterer zusätzlicher Vorkontakte in einer bereits bestehenden Okklusion zu vermeiden.

Der Unterkiefer wird dazu durch Manipulation am entspannten Patienten in seine Retralrelation geführt, wobei die sogenannte „Hinge"-Bewegung durchgeführt wird. Diese reine Rotationsbewegung des Unterkiefers in seiner retralsten Grenzstellung hat folgendes klinisch bedeutsame Charakteristikum: Sie ist repetierbar, kann also vom Praktiker über eine längere Behandlungszeit wiederholt und immer wieder erneut als Referenzstellung zwischen Ober- und Unterkiefer verwendet werden. Durch einfache Manipulation erlaubt die Hinge-Bewegung zudem den Unterkiefer in diejenige Zahnkontaktbeziehung zum Oberkiefer zu bringen, bei der sich die Kondylen normalerweise in ihrer Beziehung zur Fossa in einer korrekten, zentrierten Relation befinden. Diese Retrusionskontaktstellung läßt sich deshalb als eine von der Zahnokklusion unabhängige diagnostische Referenzzahnkontaktstellung verwenden, um festzustellen, ob die Beziehung zwischen zentriertem Kiefergelenk einerseits und Zahnokklusion andererseits korrekt ist. Bei den meisten Patienten (über 90%) findet man, daß in der Retralrelation des Unterkiefers, wenn die Zähne in Kontakt kommen, trotz zentrierter Kondylen die Zähne nicht aufeinanderpassen. Der Unterkiefer muß – um die maximale Interkuspidation zu erreichen – nach anterior, meistens zudem zusätzlich nach lateral verschoben werden. Diese Diskrepanz zwischen gelenkbezüglich korrekter Zahnkontaktstellung und maximaler Interkuspidationsstellung ist bei Fällen, bei denen bereits okklusal bedingte Schädigungen im Kausystem festgestellt worden sind, also bei Kiefergelenkbeschwerden, Parafunktionen sowie bei zahnärztlichen Eingriffen, bei denen die Okklusion stark verändert wird, zu korrigieren. Dies kann in vielen Fällen durch einfaches Einschleifen geschehen, indem die Vorkontakte in der Retrusionskontaktstellung mit „Kerr Occlusal Indicator"*-Okklusionswachs markiert werden. Vorkontakte sollen so lange entfernt werden, bis der Unterkiefer bilateral auf zwei bis drei Zähnen im Seitenzahngebiet abgestützt ist und die Abgleitbewegung beim Schließen aus der retralen Grenzstellung in die maximale Interkuspidationsstellung nur noch als sehr kurze (max. 1 mm) und als gerade nach vorne verlaufende Bewegung auftritt. Idealerweise können die Zähne auch so lange eingeschliffen

\* Kerr Occlusal Indicator Wax: Kerr, Romulus, Michigan, USA.

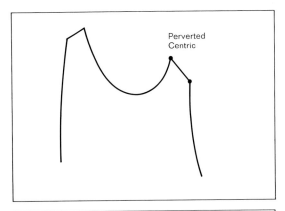

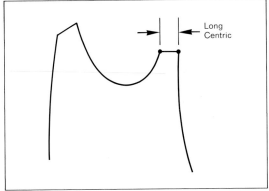

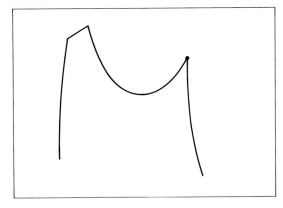

Abb. 3 Beziehung zwischen zentrischer Relation und maximaler Interkuspidation nach Hobo[5].
Klinisch akzeptabel sind sowohl eine Long Centric wie eine Point Centric, währenddem die im angelsächsischen Sprachbereich so genannte „Perverted Centric" als pathologisch bezeichnet werden kann. Die Long Centric ist als Behandlungsresultat beim okklusalen Einschleifen sowie bei kleineren rekonstruktiven Arbeiten als Behandlungsziel erwünscht, währenddem bei großen rekonstruktiven Arbeiten das Erreichen einer Point Centric einfacher ist.

werden, bis die maximale Interkuspidationsstellung mit der gelenkbezüglich korrekten retralen Zahnkontaktstellung übereinstimmt. Diese Beziehung (auf englisch „Point Centric"), also eine Übereinstimmung zwischen retraler Zahnkontaktstellung und maximaler Interkuspidationsstellung, ist in Fällen, bei denen die gesamte Okklusion neu rekonstruiert wird, also im Gebiet der totalen Rekonstruktion, die Methode der Wahl. Bei kleineren restaurativen Arbeiten, wie Einzelkronen oder Brücken, ist es jedoch infolge des großen Zeitaufwandes des okklusalen Einschleifens oft nicht möglich, eine Point Centric zu erreichen. Eine Long Centric (Abb. 3), als Resultat des direkten Einschleifens, ist jedoch bei solchen Arbeiten klinisch absolut akzeptabel, wenn dabei folgende Okklusionsverhältnisse erreicht werden:

1. Bilaterale Abstützung des Unterkiefers in seiner retralen Grenzrelation (Retrusions-

kontaktstellung) auf mindestens zwei bis drei Seitenzähnen. Die Gleitbewegung zwischen RK und IK sollte ohne laterale Abgleitbewegung weniger als 1 mm nach anterior betragen.

2. Auch bei kleineren Rekonstruktionsarbeiten dürfen keine Balancekontakte in die Okklusion eingebaut werden. Balancekontakte haben sich als besonders schädigend für das Kiefergelenk erwiesen und sind häufig die Ursache von Kiefergelenkbeschwerden. Da sich bereits leichte Balancekontakte innerhalb kurzer Zeit zu massiven Balancevorkontakten verändern können, sollte jegliche balancierte Okklusion bei den rekonstruktiven Arbeiten vermieden werden.

3. Auf der Arbeitsseite sollten die vom Patienten bereits gegebenen Verhältnisse, also bestehende Eckzahnführung oder Gruppenführungskontakte, jedoch ohne Arbeitsseitenvorkontakt, wieder übernommen werden.

Klinisch können diese einfachen okklusalen Forderungen, wie Long Centric ohne laterale Abweichung, Abwesenheit von Balance- und Arbeitsseitenvorkontakten, durch folgende direkt im Munde durchgeführte Schritte erreicht werden:

a) Vor dem eigentlichen Behandlungsbeginn sollte die Okklusion intraoral mit minimalstem Zeitaufwand diagnostiziert werden. Massive Störkontakte werden direkt eingeschliffen.

b) Bei der Einprobe rekonstruktiver Arbeiten müssen alle neu aufgetretenen okklusalen Störfaktoren eliminiert werden. Dies ist deshalb von besonderer Bedeutung, weil durch das Einsetzen neuer okklusaler Vorkontakte die bestehende Adaptationsfähigkeit des stomatognathischen Systems zur vorhandenen Okklusion überschritten werden kann und diese für nun plötzlich auftretende Probleme verantwortlich gemacht werden können.

## Montage der Arbeitsmodelle im Artikulator

Eine weitere Möglichkeit zur Lösung der okklusalen Probleme in der Kronen- und Brückenprothetik besteht darin, daß man die Grenzrelationen des Unterkiefers, also retrale Zahnkontaktstellung, Hinge-Bewegung des Patienten und laterale Grenzbewegungen, auf einen Artikulator überträgt. Bei kleineren rekonstruktiven Arbeiten besteht das Hauptproblem darin, daß der Zeitaufwand, der zur Lösung der okklusalen Aspekte benötigt wird, in einer praktisch-klinisch akzeptablen Relation zum gesamten Zeitaufwand des Zahnarztes für die geplante prothetische Arbeit zu stehen hat. Wenn man diesen Zeitaufwand mit etwa 30 Minuten für kleinere kronen- und brückenprothetische Konstruktionen ansetzt, geraten volleinstellbare Artikulatoren wie der Stuart Pantograph, Denar oder auch das TMJ-Instrument aus Zeitgründen für diese Art von prothetischen Konstruktionen außer Betracht. Andererseits ermöglichen sogenannte „halbeinstellbare" Instrumente wie Whip Mix, Hanau, Dentatus SAM, Denar Mark II das Ziel – nämlich die Übertragung der Grenzrelationen des Unterkiefers vom Patienten auf ein Instrument innerhalb eines vernünftigen Zeitaufwandes – mittels folgender klinischer Schritte:

a) Gelenkbezügliche Montage des Oberkiefermodells mittels eines Gesichtsbogens (Abb. 4).
Bei kleineren Arbeiten verzichtet man aus Zeitgründen bewußt auf die genaue Feststellung der „hinge-axis". Unter Verwendung der sogenannten arbiträren Achse, die etwa 11 mm vor dem äußeren Gehörgang liegt, oder unter Verwendung des äußeren Gehörgangs selber wird das Oberkiefermodell annähernd genau zur Rotationsachse und zur Frankfurter Horizontale im Instrument montiert (Abb. 5).

b) Mittels eines sogenannten zentrischen Bisses wird das Unterkiefermodell in der retralen Hinge-Relation zum Oberkiefer eingegipst.

c) Zusätzlich wird mittels sogenannter lateraler Kontrollbisse der sogenannte Bennetwinkel auf der Balanceseite am Patienten registriert und im Artikulator eingestellt. Das Prinzip dabei ist, daß sich während der Lateralbewegung auf der Balanceseite der Unterkiefer nach vorne, innen und unten verschieben muß, damit er sich gesamthaft körperlich nach der Seite verlagern kann. Diese räumliche Verschiebung des Unterkiefers wird mittels individueller Einstellung

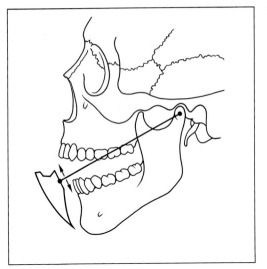 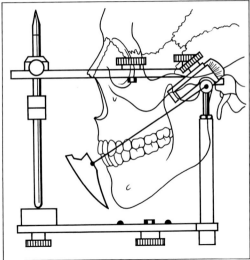

Abb. 4 Beziehungen zwischen Grenzbewegungen am Patienten und im Artikulator nach *Lundeen*[7].
Die retrale Hinge-Bewegung des Unterkiefers ist nicht nur die einzige auf den Artikulator übertragbare Bewegung des Patienten, die sowohl am Patienten wie auf dem Instrument repetierbar ist, sondern sie ermöglicht gleichzeitig eine Analyse der Okklusion, da sie beim Kieferschluß in die normalerweise gelenkbezüglich zentrierte Retrusionskontaktstellung führt. Nur wenn der gesamte Bewegungsbereich des Patienten auf einem Instrument annähernd genau eingestellt wird, ist die Verwendung eines Artikulators zum Vermeiden okklusaler Störfaktoren bei der Erstellung rekonstruktiver Arbeiten sinnvoll.

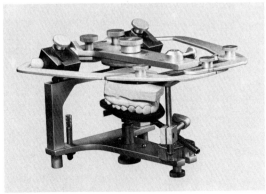

Abb. 5 Montage des Oberkiefermodells in einem halbeinstellbaren Artikulator (Whip Mix*) mittels eines arbiträren Gesichtsbogens (Quick mount).
Diese Methode ermöglicht mit minimalstem Zeitaufwand eine annähernd genaue Montage der Modelle im Artikulator.

* Whip Mix Corporation, Louisville, Ke., USA.

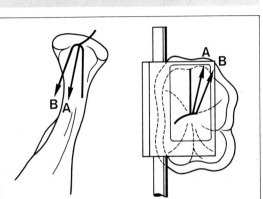

Abb. 6 Beziehung zwischen Bennetwinkel und Fissurenverlauf an unteren Molaren nach *Guichet*[3].
Die individuelle Einstellung des Bennetwinkels im Artikulator ist von klinischer Bedeutung, da er das Auftreten von Balancevorkontakten bei der Gestaltung neuer Okklusalflächen verhindern kann.

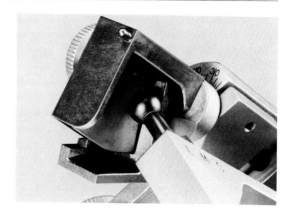

Abb. 7 Individuelle Einstellung der Kondylenbahnneigung und des Bennetwinkels in einem halbeinstellbaren Artikulator (Whip Mix). Mittels individueller lateraler Kontrollbisse können diese beiden individuellen Werte im Gelenkbereich im Artikulator angenähert eingestellt werden.

der Kondylenbahnneigung und des sogenannten Bennetwinkels, des Winkels zwischen Protrusion- und Balancebewegung, individuell eingestellt. Untersuchungen an einem großen Patientenmaterial durch *Lauritzen*[6] haben gezeigt, daß dieser sogenannte Bennetwinkel bedeutend größere individuelle Schwankungen am selben Patienten aufweist als die Kondylenbahnneigungswerte. Der Bennetwinkel und dessen individuelle Einstellung im Instrument ist zudem deshalb von klinischer Bedeutung, weil durch seine korrekte Einstellung, die Modellation von Balancevorkontakten und Balancegleithindernissen verhindert werden kann. Die meisten Balancekontakte entstehen dadurch, daß der palatinale Höker der oberen Molaren, der in der unteren Zentralfissur ruht, bei Lateralverschiebungen Schwierigkeiten hat, aus seiner Interkuspidationsstellung vorkontaktfrei nach der Seite hin auszuweichen. Der Bennetwinkel bestimmt den Fissurenverlauf zwischen den Höckern der unteren bukkalen Molaren und verhindert dadurch Balancegleithindernisse (Abb. 6). Keine Balancevorkontakte ist neben der Gestaltung einer möglichst vorkontaktfreien Zentrik eine der elementarsten Forderungen, die an jede Okklusion gestellt werden sollte. Die individuelle Einstellung des Bennetwinkels, vor allem wenn dies mit geringstem Zeitaufwand mittels lateraler Kontrollbisse durchgeführt werden kann, ist deshalb ein klinisches Verfahren, bei dem sich der Zeitaufwand in bezug auf das prospektive Behandlungsresultat lohnt (Abb. 7).
Nachdem durch die drei Einstellungen –
1. annähernd achsengerechte Montage des Oberkiefers mittels eines arbiträren Gesichtsbogens, 2. zentrische Bißnahme in der Hinge-Relation zur Montage des Unterkiefers und 3. individuelle Einstellung des Bennetwinkels auf der Balanceseite – der Grenzbewegungsbereich des Patienten auf den Artikulator übertragen worden ist, ermöglichen diese Registrierungen dem Techniker, die Okklusion so zu gestalten, daß diese einem vorkontaktfreien Resultat näherkommen. Die ganze Artikulatorenfrage ist nur deshalb von klinischer Bedeutung, weil mittels solcher Instrumente okklusale Störungen und Gleithindernisse während der zahntechnischen Arbeitsgänge eliminiert werden könnten, wodurch es dem Zahnarzt möglich wird, klinische Zeit am Patienten selber einzusparen. Unter Verwendung einfachster Okkludatoren müssen bis 95% der okklusalen Korrekturen im Munde direkt ausgeführt werden[1]. Dies kann in den meisten Fällen nur auf Kosten der bereits erstellten Anatomie geschehen sowie auf Kosten der zentrischen Kontakte. Mittels volleinstellbarer Instrumente wird es umgekehrt möglich, Korrekturen im Munde auf ein Minimum zu reduzieren. Das direkte Einschleifen okklusaler Störhindernisse bei einer Einzelkrone stellt meistens kein zeitliches Problem dar, das intraorale Korrigieren von 95% der okklusalen Vorkontakte bei einer größeren Rekonstruktion kann aber einen enormen Zeitverlust bedeuten. Bei mittelgroßen Arbeiten lohnen sich halbeinstellbare Instrumente deshalb aus praktischer Sicht, weil sie mit einem minimalen Zeitaufwand in den späteren Behandlungsphasen Zeit gewinnen helfen, da über 50% der okklusalen

Probleme bereits im zahntechnischen Labor und nicht erst am Patientenstuhl gelöst werden können.

### Verwendung der FGP-Methode

Eine letzte Möglichkeit, okklusale Probleme bei kleineren kronen- und brückenprothetischen Arbeiten anzugehen, ist die sogenannte FGP-Methode nach dem englischen Ausdruck „Functionally Generated Path Technic". Die Methode selbst ist einfach, wobei mittels eines sogenannten „Chew-in's", eines Einkauens in einen Wachsblock*, der Bewegungsverlauf der antagonistischen Höcker zu den präparierten Pfeilerzähnen ausgeformt wird. Nachdem davon direkt im Munde des Patienten ein Gipsschlüssel angefertigt wird, kann dieser im Labor als funktioneller Gegenbiß verwendet werden (Abb. 8). Spezielle Artikulatoren erlauben es, die Okklusion sowohl in der maximalen Interkuspidation, mittels eines einfachen anatomischen Gegenbisses, sowie den funktionellen Bereich der Zähne mittels des nach der FGP-Methode erhaltenen funktionellen Gegenbisses zu gestalten (Abb. 9). Bevor ein funktionelles Registrat des Patienten erstellt werden kann, muß allerdings festgestellt werden, ob der Patient nicht extreme funktionelle Störungen in seiner Zahnokklusion aufweist. Wenn solche Störkontakte bestehen, müssen diese zuerst korrigiert werden, da ansonsten ein funktionell pathologisch verändertes Registrat als Grundlage für die Herstellung einer neuen restaurativen Arbeit verwendet würde. Weist ein Patient keine okklusalen Störungen auf, ist umgekehrt das FGP-System die Methode der Wahl. Als weiterer Nachteil muß erwähnt werden, daß ein FGP-Registrat nur dann erstellt werden kann, wenn der Frontzahnbereich, inklusive Eckzähne, sowie die Antagonisten der präparierten Pfeilerzähne bereits aufgebaut sind. Da nicht nur die beiden Kiefergelenke, sondern auch die Frontzähne die drei anatomischen Determinanten sind, die die Okklusion im Seitenzahn bestimmen, läßt sich mittels einer solchen einfachen Registriermethode die funktionelle Situation im Munde eines Patienten nur dann registrieren, wenn diese drei anatomischen Determinanten im Munde des Patienten vorhanden sind. Ein FGP-Registrat, bei dem sowohl die Zähne des Ober- wie des Unterkiefers gleichzeitig präpariert wurden, ist praktisch nicht möglich.

Der Indikationsbereich für die FGP-Methode ist deshalb bedeutend kleiner als die Verwendung eines halbeinstellbaren Artikulators bei der Erstellung von kleineren kronenbrückenprothetischen Arbeiten. Ein halbeinstellbarer Artikulator erlaubt zudem ein diagnostisches Einschleifen am Patienten, ein diagnostisches Präparieren und Aufwachsen im Seitenzahngebiet, eine Korrektur der Frontzahnführung sowie ein Registrieren der bestehenden Frontzahnverhältnisse, wie sie der Patient vor der Behandlung bereits besaß. Vor allem wenn Arbeiten im Frontzahngebiet geplant sind, ist es von größter Wichtigkeit, daß die bestehenden Frontzahnführungsverhältnisse des Patienten im Artikulator individuell eingestellt werden. Ein ausschließliches Einstellen eines Artikulators in bezug auf die zwei posterioren Determinanten des Kiefergelenkes bei Verlust der Frontzahnführung bedeutet, daß die technischen Schritte in bezug auf die okklusale Gestaltung nicht eindeutig festgelegt wurden. Die hochempfindliche Sensorik der parodontalen Propriorezeptoren ist im Front- und Eckzahnbereich am größten, so daß Veränderungen der Frontzahnführung von vielen Patienten als bedeutend unangenehmer empfunden werden als kleinere Gleithindernisse im Seitenzahnbereich. Bei allen Arbeiten, bei denen die Front- oder Eckzähne präpariert und beschliffen werden müssen, scheint es deshalb von größter Wichtigkeit zu sein, die Frontzahnführung im Artikulator individuell einzustellen und diese dem Patienten auch bei seiner neuen Rekonstruktion zu erhalten (Abb. 10).

### Zusammenfassung

Der Praktiker sollte sich dann, wenn über Okklusion gesprochen wird, darüber im klaren sein, daß die Lösung dieser Probleme nicht nur darin besteht, mittels aufwendiger Artikulatoren die Unterkieferbewegungen des Patienten korrekt auf ein solches Instrument zu übertragen. Es besteht vielmehr eine große Auswahl von Möglichkeiten, okklusale Probleme in der Praxis auch mit geringerem Zeitaufwand zu lösen. Behauptungen, daß sämtliche okklusalen Störungen im Munde direkt

---

* Synthetic Tacky Wax, Bosworth, Chicago, Ill., USA.

# Zusammenfassung

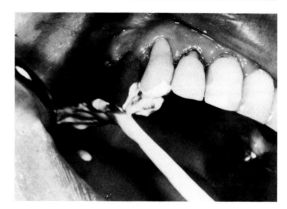

Abb. 8 FGP-Methode.
Das funktionell eingekaute FGP-Registrat wird direkt im Mund mittels Gips ausgeformt.

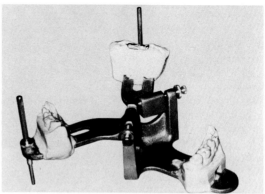

Abb. 9 Montage der Modelle bei der FGP-Technik.
Beachte, es sind keine Gesamtabdrücke oder Artikulatoreinstellungen notwendig. Durch das gleichzeitige Verwenden eines anatomischen Gegenbisses und eines funktionellen FGP-Registrates gegenüber dem präparierten Pfeilerzahn ist eine anatomisch wie funktionell korrekte Modellation kleinerer rekonstruktiver Arbeiten möglich. Voraussetzungen sind das Fehlen von großen okklusalen Störfaktoren sowie das intakte Bestehen der Frontzahnführung am Patienten.

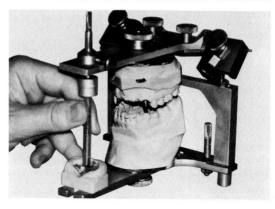

Abb. 10 Individuell eingestellte Frontzahnführung mittels TMJ-Kunststoff*.
Bei Fällen, bei denen der Frontzahnbereich infolge präparatorischer Maßnahmen funktionell verändert wurde, ist das individuelle Einstellen der Frontzahnführung von größerer Bedeutung als die Einstellung der zwei posterioren Determinanten.

* TMJ Corporation, Thousand Oaks, Calif., USA. In Europa vertreten durch: Cendres & Métaux S.A., Biel (CH).

korrigiert werden können, sind allerdings aus praktisch-klinischer Sicht genauso unrealistisch wie die Ansicht, daß jede Arbeit hingeaxisgerecht korrekt montiert im volleinstellbaren Artikulator hergestellt werden muß. Beide Axiome berücksichtigen nicht die tägliche Situation des Praktikers, der nur dann in der Lage ist, sich mit okklusalen Problemen zu beschäftigen, wenn der Zeitaufwand dazu in einem vernünftigen Verhältnis zum gesamten zeitlichen Aufwand zur Herstellung seiner rekonstruktiven Arbeit steht. Praktisch ergeben sich daraus folgende Regeln:

1. Wenn die okklusalen Störungen im Munde eines Patienten gering sind, kann mittels Einschleifens direkt im Munde des Patienten ein okklusal akzeptables Resultat erreicht werden. Die FGP-Methode ist in diesem Fall ein zusätzliches Mittel, um Korrekturen an der fertiggestellten Arbeit auf ein Minimum zu reduzieren.

2. In Fällen, in denen größere okklusale Störungen bestehen, wie extrem große Abgleitbewegungen, massive Balancevorkontakte, anatomische Beziehungen zwischen Antagonisten, die nicht durch einfaches Einschleifen korrigiert werden können, oder pathologische Symptome, lohnt es sich, den zusätzlichen Zeitaufwand auf sich zu nehmen, um solche Fälle in einem halbeinstellbaren Artikulator zu montieren, was eine bessere Diagnose der bestehenden Verhältnisse und eine Planung der zukünftigen Arbeit ermöglicht.

3. In Fällen, in denen die Front- und Eckzähne in die Restauration mit einbezogen werden, bleibt nur die Verwendung eines Artikulators unter zusätzlicher Erstellung der Frontzahnführung des Patienten. Dies ist in solchen Fällen die einzige Möglichkeit, das bei allen okklusalen Verfahren angestrebte Ziel zu erreichen, nämlich dem die Okklusion zu gestaltenden Techniker die drei anatomischen Determinanten, die diese bestimmen, entsprechend den individuellen Gegebenheiten des Patienten genau vorzuschreiben.

4. Die wichtigste Forderung an die okklusale Gestaltung restaurativer Arbeit besteht jedoch darin, daß mit der Wiedereingliederung einer Okklusalfläche in das gesamte stomatognathische System davon auszugehen ist, daß sich die Okklusion in die bereits bestehenden funktionellen Relationen einzuordnen hat. Diese Forderung kann man nur dann erreichen, wenn der gesamte funktionelle Bewegungsbereich des Patienten, also die Unterkieferbewegungen, bis in den Grenzbereich hinaus kontrolliert und bei der okklusalen Gestaltung berücksichtigt werden.

### Literatur

1. *Clayton, J. A.*: Border position and Restoring Occlusion. Dent. Clinics N. Am. 15,3 (1971), 525.
2. *Graf, H.*: Bruxism. Dental Clinics N. Am. 13,3 (1969), 659.
3. *Guichet, N. F.*: Principles of Occlusion, Anaheim 1970.
4. *Gysi, A.*: Artikulation. Handbuch der Zahnheilkunde, Band 3, S. 214, Hrsg.: Ch. Bruhn, 3. Aufl. Bergmann, München 1930.
5. *Hobo, S.*: Atlas of Occlusion. Los Angeles 1971.
6. *Lauritzen, A. G.*: Atlas of Occlusal Analysis, Colorado Springs 1974.
7. *Lundeen, H. C.*: Occlusal morphologic Considerations for fixed restorations. Dent. Clinics N. Am. 15,3 (1971), 649.
8. *Posselt, U.*: Studies on the mobility of the Human Mandible. Acta Odont. Scand. 10 (1952), Suppl. 10.

# Der avitale Zahn bei Kronen, Brücken und Teilprothesen

von H. Schmeißner, Homburg/Saar

Sofern man sich nicht verallgemeinernden Versionen beugt, daß ein avitaler Zahn grundsätzlich ein lokaler Störfaktor mit bis zu lebensbedrohlichen Auswirkungen auf den Allgemeinzustand ist, lehrte uns die Erfahrung, daß der marktote Zahn oder Wurzelstumpf ein wesentlicher Baustein im Rahmen der oralen Rehabilitation sein kann. Dennoch besteht kein Zweifel, daß seine Verwendung an bestimmte Voraussetzungen geknüpft ist. Daher wird in den folgenden Erörterungen davon ausgegangen, daß bei dem betroffenen Patienten kein Anhalt für ein Allgemeinleiden („Fokalleiden") vorliegt, die Wurzelfüllung exakt durchgeführt ist, keine periapikalen Veränderungen bestehen und der Zahn klinisch unauffällig blieb.

Im Falle der Einzelkrone sorgt der avitale Zahn für den Erhalt der kontinuierlichen Zahnreihe. Ebenso kann er bei indizierter festsitzender Brücke ausgezeichnete Dienste als Brückenpfeiler leisten. Beidmalig ist seine Vorbereitung gleich.

Im Verbund mit einer Teilprothese dient der avitale Zahn als vorzügliches Stütz- und Retentionselement und kann vorwiegend im Unterkiefer als einer der letzten Zähne oder als letzte Wurzel überhaupt den Patienten in solch ungünstigen Fällen vor der Vollprothese ohne Haftfähigkeit bewahren. Seine Vorbereitung ist hier nur anders als bei Kronen und Brücken: Er wird vorwiegend aus funktionellen und ästhetischen Gründen mit einer Wurzelkappe versehen, die Stütz- und Retentionsmöglichkeit bietet.

Das unterschiedliche Vorgehen wird nachfolgend erörtert und begründet sowie mit Sonderfällen belegt.

## Krone und avitaler Zahn

Beim Vergleich eines avitalen Zahnes mit einem vitalen Zahn – selbst wenn dieser stärker kariös zerstört und die Pulpa noch unbeteiligt ist – lassen sich drei gravierende Unterschiede festhalten:

1. Der avitale Zahn ist schon von peripher nach zentral hin durch vorausgehende Karies oder durch traumatische Einwirkung mehr oder minder stark destruiert. Darüberhinaus ist er durch die vorausgehende Wurzelfüllung zusätzlich zentral stark ausgehöhlt. Somit verbleibt nach peripher nur noch ein unterschiedlich dicker, insgesamt aber doch recht geschwächter Dentinring mit einem Schmelzüberzug, der gleichfalls stellenweise unterbrochen ist.
2. Die verbliebene Hartsubstanz des avitalen Zahnes wird zunehmend spröde und brüchig.
3. Nach Wurzelbehandlung verfärben sich Zähne recht häufig und werden durch die dunkle Farbe sowie eventuell auch durch konservative Maßnahmen (nicht farbgleiche Zement- oder Kunststoffüllungen) ästhetisch untragbar.

Daher verlangen avitale Zähne im sichtbaren Bereich bei Verfärbungen stets die Versorgung mit zahnfarben verblendeten Kronen, gelegentlich auch mit reinen Keramik- oder Kunststoffkronen. Darüber hinaus aber bedürfen in der Regel die Schneidezähne und die Prämolaren schon aus Gründen der Prophylaxe und wegen der anatomischen Bauart der Überkronung; denn vorausgehende Destruktion von außen (Abb. 1) sowie die zentrale

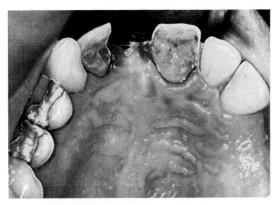

Abb. 1 Palatinale Destruktion an zwei oberen Schneidezähnen. Die Kronenpräparation führt hier sofort oder später zum Zusammenbruch der Zahnkrone. Überkronung nur durch Stiftverankerung möglich.

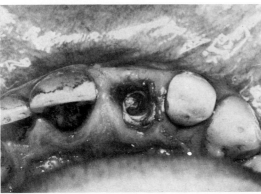

Abb. 2 Zusammenbruch eines unzureichend, nur konservativ versorgten avitalen Schneidezahnes im Oberkiefer.

Aushöhlung durch Wurzelbehandlung lassen nur mehr Zähne übrig, die mit zunehmender Sprödigkeit an Stabilität verlieren und nach konservierenden Maßnahmen, wie Versorgung mit plastischen Füllungen oder Inlays, recht häufig zusammenbrechen. Dabei kommt es gerne zu Zahnspaltungen oder solch tiefen Kronenfrakturen, daß der Zahn extraktionsreif ist (Abb. 2). Lediglich bei kräftigen Eckzähnen und bei Molaren reichen gelegentlich die verbleibenden Hartsubstanzen aus, um den Zahn nur konservativ zu versorgen. Mögliche Verfärbungen könnten im Seitenzahnbereich vernachlässigt werden.

Demgemäß ist die Mehrzahl der avitalen Zähne mit Kronen zu versorgen. Dabei zwingt uns der schwache und zunehmend spröde werdende Dentinkern dazu, die geplante Krone mit einem Stift im Wurzelkanal zu verankern. Kronen dieser Art sind die seit Jahrzehnten gebräuchlichen Stift- und Ringstiftkronen (allgemein meist als Richmond-Kronen bezeichnet); sie werden im einzeitigen Verfahren erstellt (Abb. 3). Zum anderen gibt es im zweizeitigen Verfahren stiftverankerte Stumpfaufbauten, auf die getrennt Kronen aufgesetzt sind. Sie werden angewandt als Stumpfaufbauten, die wie die einzeitigen Ringstiftkronen den Wurzelstumpf mittels einer Ringkappe umfassen (Abb. 4), und als solche Stift-Stumpfaufbauten, die ringfrei bleiben (Abb. 5). Letzteres Verfahren hat sich klinisch wie experimentell bewährt und stellt heute seiner Vorzüge wegen die Methode der Wahl dar.

### Vorgehen im Normalfall

Sind dünne Wände zu befürchten oder liegen sie primär vor, wird die gesamte klinische Krone – in Ausnahmen auch nur teilweise – durch einen Metallaufbau ersetzt, der über einen Stift seine Retention in einem oder mehreren Wurzelkanälen findet. Demnach wird der Metallaufbau zu einem künstlichen Präparationsstumpf mit den gleichen Maßen eines Stumpfes, wie er durch das Präparieren eines vitalen Zahnes für einen bestimmten Kronentyp entsteht. Das Vorgehen wird an einem oberen Schneidezahn gezeigt.

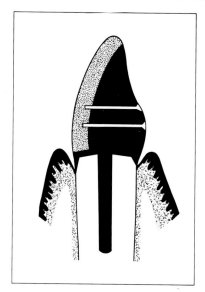

Abb. 3  Ringstiftkrone alten Stils mit eingenieteter Porzellanfacette, im einzeitigen Verfahren erstellt.

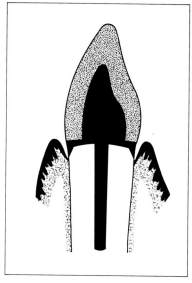

Abb. 4  Stiftverankerter Metallaufbau mit zirkulärer Ringkappe und getrennt aufgesetzter Krone.

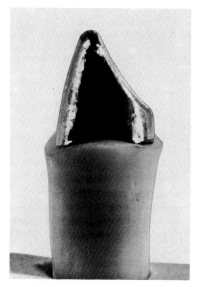

Abb. 5a

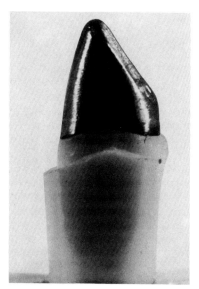

Abb. 5b

Abb. 5  Stiftverankerter Metallaufbau ohne zirkuläre Ringkappe: a) nach dem Einsetzen bei der Gingiva niveaugleicher Präparation und b) nach Tieferlegen der Präparationsgrenze in die Zahnfleischtasche.

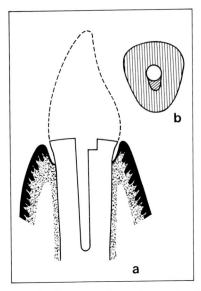

Abb. 6 Für einen Stiftaufbau präparierter Frontzahn. Beachte die Stufe am Kanaleingang a) seitlich und b) in der Aufsicht.

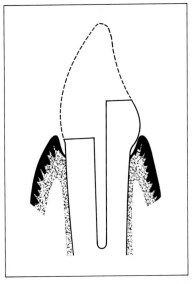

Abb. 7 Stiftaufbaupräparation (Frontzahn) bei oralem Dentinrest.

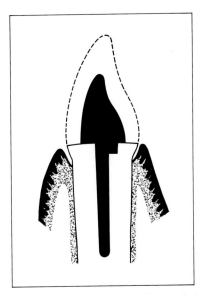

Abb. 8 Der fertige Stiftaufbau auf dem in Abbildung 6 gezeigten Präparationsstumpf mit zirkulärer Stufe am Zahn.

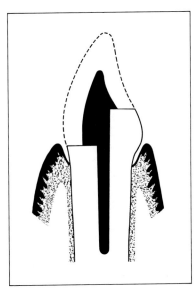

Abb. 9 Der fertige Stiftaufbau auf dem in Abbildung 7 gezeigten Präparationsstumpf mit zirkulärer Stufe am Zahn.

*Heutiges Konstruktionsprinzip*

In der Regel wird der Zahn bis in Höhe des Gingivalsaums abgeschliffen (Abb. 6a) oder jedenfalls so, daß eine plane und feste Dentinschicht verbleibt (Abb. 7). Anschließend wird der Wurzelkanal ausgeschachtet, zum Vermeiden von Perforationen möglichst unter direkter Sichtkontrolle mit einem Winkelstück und halblangen Rosenbohrern. Der Bohrer hat die beste Führung, wenn zur Wurzelfüllung ein Guttaperchastift mitverwendet wurde; sobald er von der weichen Unterlage abgleitet und nur auf harte Substanz (Zahn oder Wurzelfüllungsmaterial) stößt, ist größte Vorsicht geboten. Aufgrund des Gesetzes über die Hebelwirkung muß der Stift mindestens so lang sein wie die klinische Krone; anzustreben ist eine Stiftlänge von zwei Drittel der Wurzellänge. Aus Stabilitätsgründen sind angußfähige runde Stifte mit einem Querschnitt von 1,2 bis 1,5 mm je nach Zahngattung zu verwenden. Forderungen nach dickeren Stiften sind irreal, weil sie nur äußerst selten einmal am Eckzahn möglich sind. Geringere Stiftdicken werden aber manchmal nötig an seitlichen oberen oder unteren Schneidezähnen, doch das Mindestmaß ist der Querschnitt von 1 mm. Die Stiftform sollte zur größtmöglichen Retentionsfähigkeit zylindrisch sein (*Christy* und *Pipko, Kurer, Schenker*), doch gestattet dies eine meist konische Kanalform nicht. Zum eindeutigen Placieren des Stiftaufbaus und zur Sicherung muß am Wurzelkanaleingang noch eine dementsprechende markante Präparation erfolgen, wie dies z.B. durch eine Stufenpräparation innerhalb des Wurzelkanals gegeben ist (Abb. 6b); aber auch das Präparieren von scharfen Kanten und Ecken (Abb. 7) oder tiefen Rillen kann den gleichen Zweck erfüllen.

Zum Abformen wird in den Wurzelkanal ein Stift von entsprechender Länge und Dicke eingeführt; dazu dienen runde Drähte, z.B. die bedingt angußfähigen ELD-Drähte, oder vorgefertigte runde Stifte, z.B. Permadorstifte (beides Degussa). Genaue Fixierung im Abdruck muß durch Anrauhen und teilweises Umbiegen des freien Stiftanteils außerhalb des Wurzelkanals gegeben sein. Der Metallaufbau wird direkt an den Stift angegossen, wozu Silber-Palladium-Legierungen vollauf genügen; nur bei reinen Keramik- oder Kunststoffkronen erweist sich der Farbe wegen ein Aufbau aus einer Goldlegierung als geeigneter. Die Form des Aufbaus entspricht vollständig dem für den Kronentyp gewünschten Präparationsstumpf (Abb. 8 und 9). Dabei muß zur Verhinderung einer Wurzelsprengung beim Einsetzen und in der Gebrauchsperiode der Stiftaufbau auf der Wurzeloberfläche abgestützt sein und darf über den (konischen) Stift keine Keilwirkung auf die Wurzel ausüben. Meist genügt die verbleibende Wurzeloberfläche zur vertikalen Abstützung. Darauf ist beim Modellieren zu achten.

Der fertige Aufbau wird einzementiert, am besten mit Resinzement, der mit einem Lentulo einrotiert wird. Die Form des Metallstumpfes entspricht den Maßen eines Kronenstumpfes, wie er für einen bestimmten Kronentyp an einem vitalen Zahn präpariert wird. Da der Zahn vor dem Einzementieren höchstens bis auf Zahnfleischhöhe gekürzt war, kann dem Einsetzen die endgültige Präparation und Grenzgestaltung unterhalb des Gingivalsaums sofort angeschlossen werden mit der für jeden Zahn und jede Krone möglichen oder nötigen Form (Abb. 10).

Bei Stiftaufbauten an Prämolaren und Molaren genügt zur Retention ebenfalls ein Stift der geforderten Länge und vom entsprechenden Querschnitt, der immer in den breitesten Kanal eingelassen wird. Ist wegen einer Wurzelkrümmung die gewünschte Länge nicht möglich, wird auch der zweite Kanal in der Länge ausgenutzt, wie es die Parallelität gestattet. Bei beiderseits verkürzten Stiften muß der Durchmesser erhöht werden, um die Retentionsfläche in etwa einhalten zu können. Zur eindeutigen Fixierung und Sicherung gegen Torsion können an mehrwurzeligen Zähnen besondere Präparationen entfallen; diese Aufgabe übernimmt ein kurzer zweiter Stift mit einem zweiten Kanal (Abb. 11). Auch hier ist eine vertikale Abstützung auf der Wurzeloberfläche vonnöten. Bei weit offenem Wurzelkanal muß anderweitig, z.B. durch eine Stufenpräparation innerhalb des Kanals, für eine Abstützung und vertikale Zahnbelastung gesorgt werden (Abb. 12). Dies genügt zur Verhinderung einer Wurzelfraktur. Wie zuvor beschrieben, erfolgen die weiteren Maßnahmen.

Nach dem Vorgehen des Autors erfolgen in der ersten Sitzung Präparation und Abformung für den Aufbau, in der zweiten Sitzung das Einsetzen des Aufbaus, Grenzgestaltung für die definitive Krone und Abformung sowie in der dritten Sitzung das Einsetzen der Vollkrone. Andere Autoren, wie *Christy* und *Pipko* sowie *Schön*, führen eine ähnliche Versorgung mit individuellem Aufbau in nur zwei

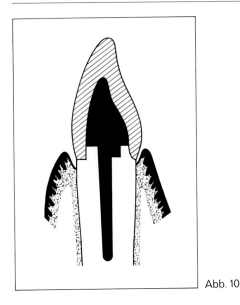
Abb. 10

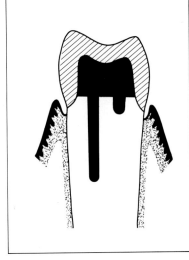
Abb. 11

Sitzungen durch, wobei in der ersten Sitzung Präparation und Abdruck für Stiftaufbau und Krone erfolgen und beide zusammen in der zweiten Sitzung eingegliedert werden. Ein kleiner Zeitgewinn ist möglich, doch wird die Gestaltung der Präparationsgrenze bei bereits eingesetztem Aufbau erleichtert und bestimmbarer.

Der zuverlässige Schutz des Zahnes mit alleiniger Verankerung von Metallaufbauten durch Stifte im Wurzelkanal wird noch recht häufig in Frage gestellt. Bemängelt wird, daß durch die fehlende zirkuläre Umfassung des Zahnstumpfes mittels Ringkappe wie bei herkömmlichen Ringstiftkronen der Zusammenhalt des Wurzelstumpfes nicht gewährt ist und dieser unter Belastung gesprengt werden muß. Daher wird auch für Stiftaufbauten die zirkuläre Stumpfumfassung gefordert. Gleichzeitig wird auch die Ringkappe als zusätzliche Retention der Konstruktion für notwendig angegeben.

Die Forderung der zirkulären Stumpfumfassung ist aber nach eigener Empirie völlig unbegründet. Denn die Versorgung avitaler Wurzelstümpfe mit Stiftaufbauten ohne zirkuläre Stumpfumfassung und mit getrennt aufgesetzten Kronen verschiedener Art, jedoch unter striktem Einhalt der vorgenannten Konstruktionsprinzipien, hat sich ausnahmslos bewährt.

Die Bestätigung hierzu ergab eine klinische Nachuntersuchung.

*Klinische Nachuntersuchung*

Von den an unserer Klinik seit 1964 mit Stiftaufbauten ohne zirkuläre Stumpfumfassung und nach vorgenanntem Prinzip versorgten Patienten konnten noch 118 erfaßt werden. Doch wurden nur 94 Zähne direkt nachkontrolliert; die übrigen Patienten gaben schriftlich oder fernmündlich Beschwerdefreiheit und Unauffälligkeit an den überkronten Zähnen an.

Die 94 untersuchten Stiftaufbauten verteilen sich auf folgende Zahngattungen:

32 mittlere obere Schneidezähne
13 seitliche obere Schneidezähne
21 obere Eckzähne
17 obere Prämolaren
 9 untere Prämolaren
 2 untere Molaren

An keinem der klinisch und teilweise röntgenologisch geprüften 94 Zähne ergab sich auch nur der geringste Anhalt für Wurzelsprengungen, Lockerungen oder andere konstruktionsbedingte Veränderungen. Lediglich die getrennt aufgesetzten, bis zu sieben Jahre alten Kronen zeigten stellenweise die bei Nachuntersuchungen üblichen Erscheinungen (freiliegende Kronenränder, Abnutzung, Gingivitis u. dgl.). Auch der Amerikaner *Sheets* konnte bei gleicher Versorgungsart in

# Krone und avitaler Zahn

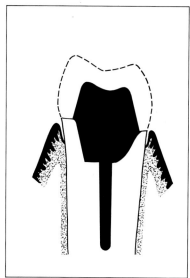

Abb. 10 Fertige Präparation mit vestibulärer Stufe und oraler Auskehlung des in Abbildung 8 gezeigten und mit Stiftaufbau versehenen Wurzelstumpfes. Die Krone ist skizziert.

Abb. 11 Prämolaren-Metallaufbau mit kurzem und langem Stift.

Abb. 12 Stiftaufbau auf stark ausgehöhltem Wurzelstumpf. Beachte die Stufenpräparation im Dentin zum Abstützen.

Abb. 12

433 Fällen weder Lockerungen noch Frakturen vorfinden.
Auch an sieben nachuntersuchten Zähnen, deren Stiftaufbauten mit zirkulären Ringkappen versehen waren, fanden sich erwartungsgemäß weder Wurzelfrakturen nach Lockerungen. Doch die zirkulären Ringe zeigten auffallende Paßungenauigkeiten mit konsekutiver Gingivitis. Vor allem war auch die ästhetische Wirkung solcher Kronen denkbar schlecht.

*Experimentelle Untersuchung*

Die Bestätigung der klinischen Erfahrung konnte erhalten werden durch eine experimentelle Untersuchung an insgesamt 60 Phantomwurzeln gleicher Art, die einem avitalen oberen mittleren Schneidezahn entsprechen. Diesen wurden Kronen mit Stiftaufbauten aufgesetzt, die je zur Hälfte mit und ohne zirkuläre Stumpfumfassung gestaltet waren. Die klinisch relevante Belastung durch vertikale und besonders extraaxiale Krafteinwirkung wurde in einer Zwick-Zugprüfmaschine simuliert.
Als Ergebnis zeigte sich, daß Stiftaufbauten ohne zirkuläre Stumpfumfassung mit getrennt aufgesetzten Kronen, nach dem zuvor aufgezeigten Konstruktionsprinzip gestaltet, um rund 20% höher bis zum Bruch belastbar waren als Stiftaufbauten mit zirkulärer Stumpfumfassung und getrennt aufgesetzten Kronen, die den Ringstiftkronen in der Auswirkung gleichzusetzen sind.
Damit ließ sich auch experimentell beweisen, daß Stiftaufbauten mit zirkulärer Umfassung des Wurzelstumpfes durch eine Ringkappe unnötig sind. Gleichzeitig lassen sich damit auch alle Nachteile einer ringförmigen Metallumfassung des Wurzelstumpfes vermeiden.

*Vorzüge des Verfahrens*

Die wesentlichen Vorteile der Versorgung von avitalen Zähnen mit Stiftaufbauten ohne zirkuläre Stumpfumfassung und mit getrennt aufgesetzten Kronen lassen sich wie folgt zusammenfassen:

1. Der einmal eingesetzte Stiftaufbau bleibt so lange in situ, wie auch der Zahn als solcher mit einer künstlichen Krone in der Mundhöhle verbleiben kann. Muß die getrennt aufgesetzte Krone z.B. wegen Abnutzung oder Gingivaretraktion abgenommen und erneuert werden, wird die Präparationsgrenze wieder in die Zahnfleischtasche verlegt, und im Bedarfsfall kann auch der Metallstumpf nachgeschliffen werden; der festverankerte Metallaufbau als solcher bleibt unangetastet.
Bemerkenswerter Nachteil jeder früheren Ringstiftkrone oder eines Stiftaufbaus mit zirkulärer Ringkappe ist die Tatsache, daß im Falle der Erneuerung immer die gesamte Krone einschließlich Stift entfernt werden

muß. Dieses Risiko entfällt bei der aufgezeigten Konstruktion; sie läßt sich unschwer korrigieren und bleibt bis zur Zahnextraktion.

2. Mögliche parodontale Reizungen durch den nur schwer exakt anzupassenden Ring entfallen gänzlich.

3. Die Ästhetik des Kronenersatzes wird nicht durch den recht auffällig gingivalen Metallring beeinträchtigt (direktes Sichtbarwerden oder Durchschimmern im Bereich der deckenden Gingiva).

4. Im Schienungs- und Brückenverband ist die Verlaufsrichtung der Wurzelkanäle nicht mehr bestimmend für die Einschubrichtung. Unabhängig davon kann der Metallaufbau wunschgemäß ausgerichtet werden; die Parallelität wird problemlos.
Bei Verwendung von Ringstiftkronen als Brückenanker entschied der Stiftverlauf im Wurzelkanal die Einschubrichtung. Dies konnte, besonders bei zwei oder mehreren stiftverankerten Kronen, zu unüberwindbaren Schwierigkeiten führen.

5. Das aufgezeigte Konstruktionsprinzip bietet den sekundär aufgesetzten Kronen ein Maximum an Reibungs- und Klemmwiderstand. Ringstiftkronen als Einheit und Stiftaufbauten mit Ringkappe hatten lediglich eine Retentionsmöglichkeit durch die Stiftverankerung; eine merkbare Zusatzretention durch die Ringkappe war wohl kaum gegeben.

Somit steht klinisch fest, daß wir bei der Versorgung avitaler Wurzelstümpfe mit Metallaufbauten auf die zirkuläre Stumpfumfassung verzichten können, da aus Stabilitätsgründen kein Zwang zu dieser Maßnahme besteht. Das einwandfreie Ergebnis der Versorgung von avitalen Wurzelstümpfen mit Stiftaufbauten ohne zirkuläre Stumpfumfassung ist aber nur unter Einhalt der aufgezeigten Konstruktionen zu erzielen.
Stiftverankerte Metallaufbauten mit zirkulärer Kappe wie auch die herkömmlichen Ringstiftkronen sind unnütz und nur mit Nachteilen gegenüber dem aufgezeigten Verfahren behaftet. Die Vorteile des Stiftaufbaus ohne Ringkappe, besonders die einfache Verfahrensweise, die Dauerhaftigkeit und das Nichtbeeinträchtigen der Ästhetik, bleiben deutlich. Sie drängen herkömmliche Stift- und Ringstiftkronen wie auch die neueren Stiftaufbauten mit Ringkappe bereits in die Kronengeschichte zurück.

*Andere Formen der Versorgung*

Die Verwendung von Stiftaufbauten mit zirkulärer Stumpfumfassung oder von herkömmlichen Ringstiftkronen wurde bereits kritisch gewürdigt. Die Beurteilung leitet uns dahin, diese lange brauchbaren Methoden heute vergessen zu können.
Zur Versorgung avitaler Zähne werden auch fertige Stiftaufbauten angeboten. Sie mögen bisweilen Verwendung finden können, besonders temporärer Art. Im Prinzip muß jedoch ihre Anwendung abgelehnt werden; denn es geht die wirklich individuelle Gestaltung mit einem Maximum an Reibungs- und Klemmfläche sowie an Stabilität für die Überkronung verloren. Auch sind Korrekturen des Kronenstumpfes bei divergierendem Wurzelkanal nur bedingt möglich. Dazu ist auf der Wurzeloberfläche die notwendige flächige Abstützung kaum erreichbar. Es bleibt der Nachteil der Konfektion, weil die Paßgenauigkeit der individuellen Gußform in jedem Falle fehlt.
Weiter ist die Verwendung verschraubter Systeme zu erwähnen, wie sie vor allem von *Kurer* angegeben werden. Nach Vorschneiden eines Gewindegangs im Wurzelkanal mit einem genormten Bohrer werden Metallrohlinge eingeschraubt, die nachträglich erst zur Form eines Präparationsstumpfes beschliffen werden müssen. Es wird nicht bezweifelt, daß diese Anker stabil sind, nur die Anwendung ist mühsam und zeitraubend, nicht gefahrlos (z. B. Verschleifen oder Wurzelsprengung durch Vibration) und führt zu erheblichem Verschleiß von Schleifkörpern. Daneben sind Zahnarzt und Patient mit Arbeiten aufgehalten, die besser ins Labor verlegt werden. Auch fehlt meist die individuelle Gestaltungsmöglichkeit. Der gleiche oder in der Regel bessere Effekt wird mit dem zuvor aufgezeigten Verfahren zielstrebiger und weniger zeitaufwendig erreicht.
Wie bereits eingangs erwähnt, kann gelegentlich bei kräftigen Eckzähnen und Molaren die avitale Hartsubstanz zum üblichen Überkronen ausreichen, so daß auf Stiftaufbauten zu verzichten ist. Dies gilt vorwiegend für Molaren, die insgesamt massiver sind und peripher meist zur Aufnahme von Metallkronen auch am wenigsten beschliffen werden. Bleibt der geschlossene, noch genügend stabile Dentinring erhalten oder liegen noch vestibuläre oder orale Wände von ausreichender Stärke vor, die approximal ein- oder beidseitig getrennt sind, so wird der beste-

Krone und avitaler Zahn

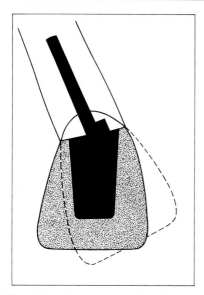
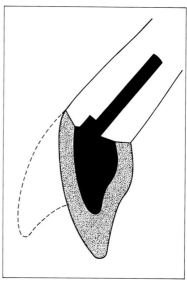

Abb. 13 Stellungskorrektur eines avitalen oberen Schneidezahnes bei mesio-distaler Kippung. Der Stiftaufbau ist im erforderlichen Winkel abgeknickt.

Abb. 14 Stellungskorrektur eines avitalen oberen Schneidezahnes bei vestibulo-oraler Kippung. Der Stiftaufbau ist im erforderlichen Winkel abgeknickt.

hende Defekt einfach und wenig aufwendig durch ein-, zwei- oder dreiflächige Zementfüllungen (Phosphat-, Stein- oder Stahlzement) behoben. Diese werden vor der Präparation gelegt, wobei auch schon vorher abzuwägen ist, ob nach der Präparation für die Krone die Stabilität des verbleibenden Dentins noch ausreicht. Damit die Zementfüllungen nicht während des Präparierens herausfallen, müssen ausreichende Unterschnitte zur Verankerung vorhanden sein; diese dürfen allerdings die verbleibenden Dentinwände nicht über Gebühr schwächen. Zusätzliche Fixierung der Zementfüllungen durch im Wurzelkanal verankerte Stifte ist überflüssig. Das Ergänzen mit Metallfüllungen ist unnötig und erschwert nur die Präparation, ganz abgesehen vom erheblichen Verschleiß der Schleifkörper.

Vorgehen zur Stellungskorrektur

Patienten der jüngeren und mittleren Altersstufe, bei denen eine Behandlung der bestehenden dysgnathen Bißverhältnisse verabsäumt oder nicht zu Ende geführt worden ist, drängen dann später oftmals auf eine rasche Beseitigung von Anomalien im sichtbaren Bereich zugunsten einer vorteilhaften Ästhetik.

Wenn aus altersmäßigen, aus zeitlichen oder aus sonstigen Gründen eine kieferorthopädische Behandlung, eventuell mit Unterstützung chirurgischer Maßnahmen, ausscheidet, so bleiben nur noch prothetische Korrekturen durch Überkronen übrig. Dabei kommt uns das Vorhandensein avitaler Zähne entgegen, weil gerade hier eine befriedigende Stellungskorrektur zu erreichen ist durch das Aufsetzen von Stiftaufbauten (wie zuvor beschrieben), deren Stumpf zum Stift abgeknickt ist. Der Winkel wird von der erforderlichen Korrektur der axialen Einstellung bestimmt. Besonders bei der Beseitigung einer mesiodistalen oder vestibulo-oralen Kippung wird der Erfolg deutlich (Abb. 13 und 14). Dies mag nun am Beispiel einer 21jährigen Patientin demonstriert werden:
Alle vier oberen Schneidezähne waren protrudiert, teils gedreht, waren dunkel verfärbt und besaßen ästhetisch recht unbefriedigende Füllungen, teilweise mit Sekundärkaries, und sie waren alle marktot (Abb. 15 und 16). Die Röntgenkontrolle ergab teils unversorgte Wurzelkanäle, teils Versuche einer Wurzelfüllung und an allen Zähnen mehr oder weniger ausgeprägte periapikale Veränderungen.
Nach Wurzelbehandlung und Wurzelspitzenresektion erhielten alle vier Zähne Stiftauf-

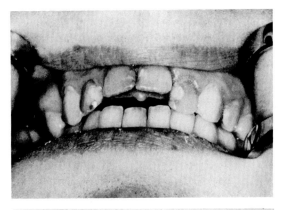

Abb. 15 Zustand und Lage der oberen Schneidezähne in Okklusionsstellung vor der Behandlung.

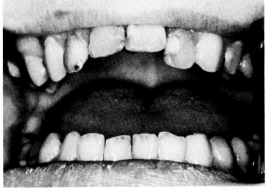

Abb. 16 Zustand der vier marktoten Zähne wie in Abbildung 15 bei geöffnetem Mund.

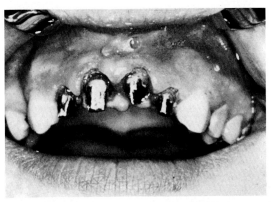

Abb. 17 Korrektur der Protrusion durch vier abgeknickte Stiftaufbauten.

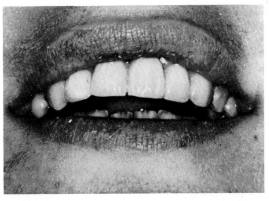

Abb. 18 Gesamtkorrektur durch vier versteifte Verblendkronen mit normaler Gestaltung des Zahnbogens.

# Krone und avitaler Zahn

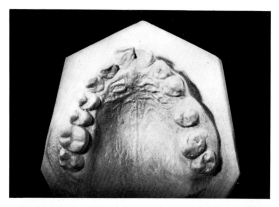

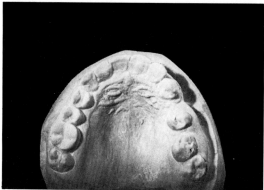

Abb. 19  Zugehörige Modelle vor und nach der Behandlung in der Aufsicht.

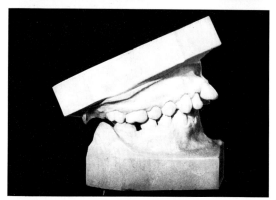

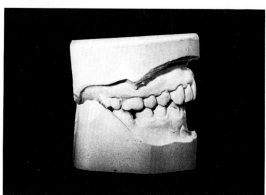

Abb. 20  Zugehörige Modelle vor und nach der Behandlung in der Seitenansicht.

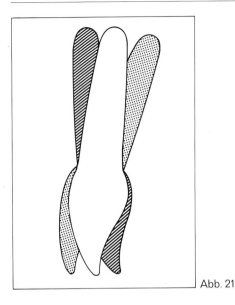

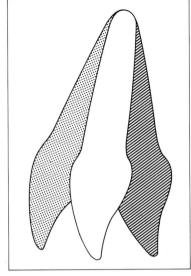

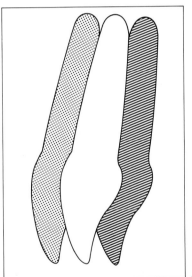

Abb. 21 Günstige Stellungskorrektur bei protrudierter bzw. retrudierter Krone mit unverändertem Zahnhals.

Abb. 22 Ungünstige Stellungskorrektur bei Protrusion oder Retrusion durch lageveränderten Zahnhals.

Abb. 23 Ungünstige Ausgangsposition zur Stellungskorrektur auch bei Zahnwanderung.

bauten in der beschriebenen Weise mit darübergesetzten versteiften Verblendkronen (Abb. 17). Durch Abknicken der Stiftaufbauten nach oral wurde die Protrusion beseitigt, und die Schneidezähne wurden in einen natürlichen Zahnbogen eingereiht (Abb. 18). Die Versteifung erfolgte wegen der Schwächung der Zähne infolge Apektomie, vor allem aber auch deswegen, um einer Zahnlockerung aufgrund der stark abgeänderten funktionellen Beanspruchung vorzubeugen und um die Gefahr eines Rezidivs von vornherein zu bannen.
Ich muß jedoch bemerken, daß prothetisch eine solch erfolgreiche Stellungskorrektur (Abb. 19 und 20) immer nur dann möglich ist, wenn sich der Zahnhalsbereich nicht allzu weit von seiner normalen Stellung im Zahnbogen entfernt hat (Abb. 21); denn von diesem fixen Punkt aus muß die Korrektur durch die Krone erfolgen. Steht der Zahnhals zu weit vor oder hinter dem gewünschten Zahnbo-

# Krone und avitaler Zahn

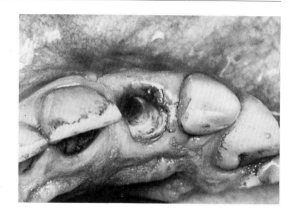

Abb. 24  Zustand nach tiefer Zahnfraktur, vestibulär bis zum Limbus alveolaris reichend.

genverlauf, so wird dadurch die Überkronung eingeschränkt, weil die ästhetische Verbesserung unzureichend bleiben muß (Abb. 22 und 23).

### Vorgehen bei tiefer Zahnfraktur

Kommt es an einem konservativ oder prothetisch unzureichend versorgten (avitalen) Zahn zu einer Kronenfraktur bis in den Wurzelbereich (Abb. 24), so ist dieser Zahn nicht immer verloren. Auch tieffrakturierte Zähne können durch prothetische Maßnahmen häufig noch erhalten werden; doch ist dieser Erhalt wiederum an bestimmte Voraussetzungen gebunden:

a) Die Wurzelfüllung muß stets bis zum Apex reichen, damit der verbleibende Wurzelkanal noch möglichst hoch zur Verankerung ausgenutzt werden kann. Es sollten auch keine periapikalen Veränderungen bestehen oder zumindest konservativ auszuheilen sein, weil Apektomien zwangsläufig die Wurzel weiter schwächen und keine tiefreichende Stiftverankerung mehr gestatten.

b) Der verbleibende Wurzelkanal muß in seiner Länge zur sicheren Retention eines metallischen Stiftaufbaues einschließlich der Sekundärkrone ausreichen. Die üblichen Forderungen sind bei einer Wurzelschrägfraktur schwer zu erfüllen, da nur ein Teil des Kanals diesen Maßen gerecht wird. Vielleicht kann aber ein oral verbleibender Dentinanteil zur Retention und Stabilisierung noch zusätzlich verwendet werden. Die Beurteilung der ausreichenden Stiftlänge ist vorläufig noch empirisch, eben möglichst tief.

c) Das tief eingelagerte alloplastische Kronenmaterial muß sich im Kontakt zum umgebenden Knochen- und Weichgewebe völlig neutral verhalten. Die von der Bruchstelle bis zur marginalen Begrenzung verbleibenden Kontaktspalten von mehreren Millimetern dürfen nicht Anlaß zu pathologischen Veränderungen geben.

In dieser Kenntnis wurde der Versuch unternommen, tieffrakturierte Zähne, ähnlich avitalen überhaupt, mit stiftverankerten Metallaufbauten und getrennten Sekundärkronen zu versorgen. Der Unterschied besteht nur am Metallaufbau im Bereich der tiefen Fraktur; er ist dort keramisch verblendet. Aufgrund dieses neutralen Materials wird auch der Erhalt eines gesunden marginalen Parodonts trotz tiefer Spalten erwartet.

Das Vorgehen sei anhand eines oberen Schneidezahnes dargestellt:

Zuerst wird der verbleibende Wurzelrest (Abb. 25) im Bruchbereich geglättet und an der Oberseite plan geschliffen (Abb. 26). Dort erhält der Metallaufbau später seine okklusale Abstützung, um ein Abgleiten oder die Möglichkeit der Wurzelsprengung unter Belastung zu verhindern. Dann wird der Wurzelkanal so tief wie möglich ausgeschachtet, gegebenenfalls unter mehrfacher Röntgenkontrolle, damit eine stabile Verankerung und Retention des Stiftaufbaues gewährleistet ist. Der Kanalquerschnitt sollte 1 bis 1,5 mm betragen; dabei bleibt der Stift stabil genug und die Wurzel wird nicht unnötig durch stärkeres Ausbohren geschwächt. Damit der Aufbau später eindeutig zu placieren und gegen Torsion gesi-

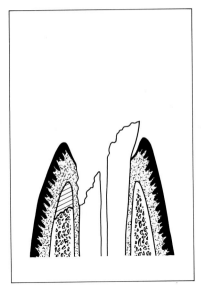

Abb. 25 Seitenansicht eines oberen Schneidezahn-Wurzelstumpfes nach gedachter Schrägfraktur, die oberhalb des oralen Gingivalsaumes beginnt und vestibulär tief intraalveolär endet. Der gleichzeitig mögliche Verlust des Knochenrandes ist angedeutet.

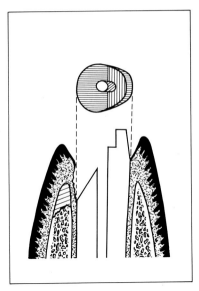

Abb. 26 Seitenansicht desselben Zahnes nach Ausschachten des Wurzelkanals, Glätten der Oberfläche und planem Abschleifen mit einpräparierter Stufe am Wurzelkanaleingang.

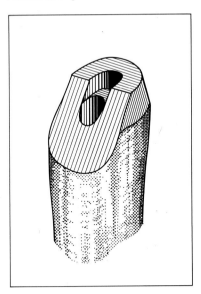

Abb. 27 Plastische Wiedergabe der fertigen Präparation. Der oral erhaltene Dentinkern wird zur Verankerung der Sekundärkrone genutzt.

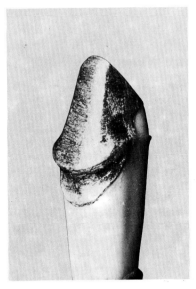

Abb. 28 Gegossener Stiftaufbau mit vestibulär halbmondförmiger Aussparung zur Aufnahme der Aufbrennkeramik.

Krone und avitaler Zahn

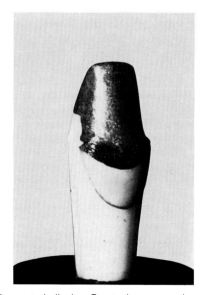
Abb. 29

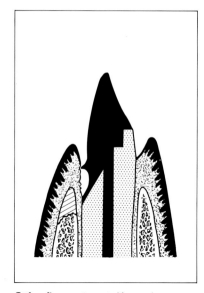
Abb. 30

Abb. 29   Der unterhalb des Gingivalsaumes gelegene Anteil des Stiftaufbaues ist mit Keramik in roter Farbe verblendet.

Abb. 30   Seitenansicht des tieffrakturierten Wurzelstumpfes nach Einsetzen des verblendeten Stiftaufbaues. Tiefliegendes Weichgewebe bzw. sogar Knochen stehen in direktem Kontakt nur mit der Keramik. Beachte auch den oral verbliebenen Dentinkern zur Stabilisierung und Kippmeidung der Gesamtkonstruktion.

chert ist, erfolgt am Kanaleingang noch eine markante Präparation, z. B. vorteilhaft in Stufenform (Abb. 27).
Die Abformung erfolgt mit einem Elastomer unter deutlicher Abgrenzung des Wurzelrestes. Am fertigen Modell muß die vestibuläre Knochen- bzw. Weichgewebswand erhalten bleiben, damit der Aufbau dimensionsgerecht modelliert werden kann. Dabei erhält dieser im intraalveolären Bereich eine halbmondförmige Aussparung, deren unterer Rand die Wurzeloberfläche bis zur vestibulären Begrenzung bedeckt; der obere Rand reicht nicht ganz nach peripher und liegt gleichzeitig auch unter der marginalen Begrenzung.
Dem in einer aufbrennbaren Legierung gegossenen Metallaufbau (Abb. 28) wird im Bereich der Aussparung keramische Masse in roter Farbe aufgebrannt (Abb. 29). Die Form ist so zu wählen, daß sich das Weichgewebe spannungsfrei anlegen kann. Zu einem günstigeren ästhetischen Effekt ist die Keramik nach okklusal an der Peripherie nicht von Metall abgedeckt; dieser Bereich bleibt etwa 1 mm wie üblich unterhalb des Gingivalsaumes (Abb. 30).
Zur Vermeidung eines Fremdkörperreizes ist die getrennt aufgesetzte Krone zweckmäßigerweise eine Keramikverblendkrone (Abb. 31).
Wie beschrieben wurden bisher 16 Zähne versorgt, davon 14 Oberkieferfrontzähne mit vestibulär tiefreichendem Bruch und 2 Prämolaren mit oral tiefer Fraktur, ebenfalls im Oberkiefer. Bei drei Frontzähnen blieb die vestibuläre Knochenwand stehen und der Aufbau befand sich demgemäß in der knöchernen Alveole. Die Nachkontrolle reicht jetzt bis zu sechs Jahren. Nach bisheriger Beobachtung verhält sich der Knochen klinisch reaktionslos. Auch das Weichgewebe legt sich der keramischen Unterlage stets entzündungsfrei an und reagiert in keinem Fall mit Retraktion (Abb. 32).
Alle Behandlungsmaßnahmen erfolgten unter größtmöglicher Schonung des peripheren Weichgewebes; genauester Randschluß und zahnanatomisch gerechte Dimensionierung des Metallaufbaus und seiner keramischen Verblendung waren unabdingbare Voraussetzung. Die hochglanzgebrannte Keramik führte weder als Substanz noch durch ihre tiefe Einlagerung bei einem verbleibenden Spalt von mehreren Millimetern zu einem Fremdkörper-

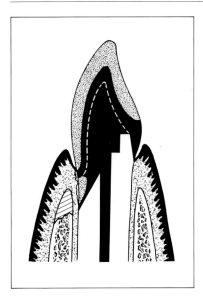
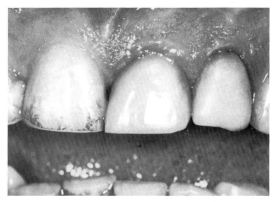

Abb. 32 Zustand des in Abbildung 24 gezeigten Falles, drei Jahre nach Versorgung in der beschriebenen Weise. Der vestibuläre Bereich ist entzündungsfrei und klinisch unauffällig.

◄ Abb. 31 Seitenansicht des tieffrakturierten Wurzelstumpfes nach Versorgung auch mit der definitiven Krone (Keramikverblendkrone).

reiz. Tiefe Taschen allein bedingen sonst chronische Entzündungszustände mit all deren Folgen.

Das vorliegende Ergebnis – Entzündungsfreiheit und klinische Unauffälligkeit – ist aus den besonderen pathologisch-anatomischen Reaktionen der Mundschleimhaut zu erklären. Nach eindeutigen Untersuchungen, vor allem von *Fröhlich*, behält der einmal losgelöste Epithelansatz nicht nur die Fähigkeit, wieder mit dem Zahn zu verkleben, sondern sich auch an eine künstliche Krone zu adaptieren. Dabei ist ein solcher Epithelansatz gegenüber unserem alloplastischen Kronenmaterial aber nur dann möglich, wenn dieses weder in seiner Oberflächenbeschaffenheit noch in seiner Form, noch in seiner Materialeigenschaft einen Reiz auslöst, gleichzeitig ein exakter Randschluß vorliegt und weiterhin lokale Noxen, z.B. Beläge, ausgeschaltet werden, die eine epitheliale Verbindung zur Krone zerstören könnten.

### Brücke und avitaler Zahn

Das Einsetzen von Stiftaufbauten ohne zirkuläre Stumpfumfassung in der beschriebenen Art mit einzeln aufgesetzten Kronen stellt die Methode der Wahl bei Einzelkronen auf avitalen Zähnen innerhalb der vollständigen Zahnreihe dar. Das gleiche Vorgehen gilt uneingeschränkt für avitale Zähne, die als Brük-

kenpfeiler Verwendung finden sollen. Hier ist lediglich zu prüfen, ob die Tragkraft der Wurzel des avitalen Zahnes ausreicht unter dem Aspekt, daß eine Wurzelspitzenresektion nachträglich erfolgen muß oder vielleicht schon vorausgegangen ist. Demgemäß ist dann die Brückenkonstruktion eventuell primär schon auf einen oder auch mehrere Pfeiler zu erweitern. Ansonsten bleibt ja wie beim vitalen Zahn die volle Tragkraft der Wurzel erhalten.

In Kenntnis des vorausgehenden Kapitels erübrigen sich weitere Ausführungen.

### Teilprothese und avitaler Zahn

Wird nun ein Lückengebiß durch eine herausnehmbare Prothese versorgt und müssen dabei ein oder mehrere avitale Zähne als Stütz- und Retentionselemente dienen, so könnten diese Stützzähne in der zuvor beschriebenen Weise vorbereitet werden. Die herausnehmbare Teilprothese würde dann auf Kronen durch Klammern, Geschiebe u.ä. ihre Abstützung und Retention erfahren. Zweckmäßiger und vorteilhafter allerdings ist es, wenn die avitalen Zähne bis auf Gingivaniveau abgeschliffen und mit stiftverankerten Wurzelkappen versehen werden. Auf diese Kappen kann dann einzeln oder im Verbund ein Geschiebe oder Gelenk oder eine Kombination aus beiden aufgelötet werden, das sowohl der Ab-

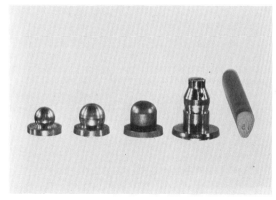

Abb. 33 Die auf Wurzelkappen aufzulötenden Retentionselemente – Baer-Anker, Bona-Kugelanker, Bona-Zylinderanker, Retentionszylinder nach *Gerber* und Dolder-Steg in Eiformprofil – in der Größe vergleichbar nebeneinander.

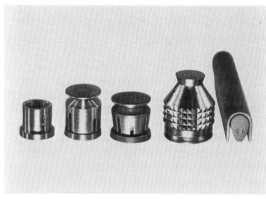

Abb. 34 Die gleichen Retentionselemente, vollständig und in der Größe vergleichbar, nebeneinander. Die Hülse am Dolder-Steg ist noch nicht aktiviert.

stützung wie auch der Retention dient (Beispiel: Dolder-Steg).
Eine solche Wurzelkappe, die über ein Retentionselement gleichzeitig als Stützelement dient, bringt für den Patienten den ästhetischen Vorteil, daß dieses System versteckt unter der Prothese liegt und von außen nicht zu sehen ist. Von der Biologie her aber erscheint der funktionelle Vorteil einer solchen Konstruktion von wesentlich größerer Bedeutung. Dies ist besonders wichtig, wenn nur noch wenige Zähne verblieben sind, auf die sich die Teilprothese mit retentiver Wirkung abstützen kann. Das Gesetz der Hebelwirkung wird hier günstig beeinflußt, indem die klinische Krone auf ein Mindestmaß reduziert wird bei gleichbleibender klinischer Wurzel. Einer Überbeanspruchung des Zahnes wird daher vorgebeugt. Dies trifft besonders dann zu, wenn die Wurzel des avitalen Zahnes primär kurz ist oder es durch Apektomie erst wurde. Gleiches gilt für wenige Zähne in einem stark reduzierten Zahnsystem, wenn sie im fortgeschrittenen Alter die Abstützung und Retention einer größeren Teilprothese übernehmen müssen. Ganz besonders wichtig ist dies in höherem Alter oder bei vorausgegangenen Parodontopathien, wo ohnehin die klinische Wurzel dann recht kurz ist und damit weniger belastbar wird. Äußerst markant wird die Situation bei der subtotalen Prothese, wenn also nur noch ein Zahn zur Verankerung bleibt.
Das Präparieren des Wurzelstumpfes entspricht dem Vorgehen bei den früher üblichen Ringstiftkronen oder Stiftaufbauten mit Ringkappe: Abschleifen bis in Höhe des Gingivalsaumes, zirkuläres Beschleifen zur Ringaufnahme und Ausschachten des Wurzelkanals. Die Wurzelkappe wird an einen Stift angegossen, wobei eine gesonderte Torsionssicherung entfällt, weil dies der Ring übernimmt.
Die Wurzelkappe dient als Auflage für die Teilprothese und wird selbst zum Träger des Retentionselements. Hierzu haben sich vor allem kleinere, platzsparende Teile bewährt, wie Baer-Anker, Bona-Kugelanker, Bona-Zylinderanker, Retentionszylinder nach *Gerber* und der Dolder-Steg in seinen variablen Ausführungen (Abb. 33 und 34). Der Kugelanker stellt

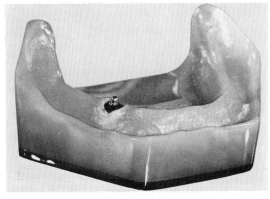

Abb. 35 Avitaler Wurzelstumpf eines Prämolaren, versehen mit Wurzelkappe und Kugelanker als letzte Retentionshilfe am sonst zahnlosen Unterkiefer.

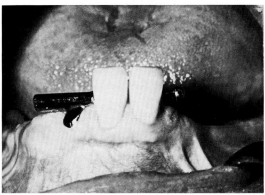

Abb. 36 Restzähne im Unterkiefer: 2 1–1. Der Freiendsteg auf der Wurzelkappe des Zahnes 4 2, verlötet mit den Kronen auf den Zähnen 3 1 und 4 1, ergibt funktionell günstige Abstützung und Retention für die bilaterale Freiendprothese bei ungünstigem Zahnbestand.

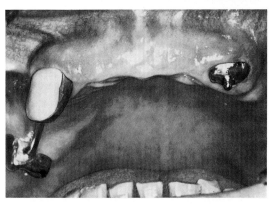

Abb. 37 Restzähne im Oberkiefer: 7 3 + 3. Die Zähne 1 3 und 1 7 sind überkront und mit einem Dolder-Steg verbunden, über den die umfangreiche Teilprothese ihre Abstützung und Retention erfährt. Der Wurzelstumpf am Zahn 23, versehen mit einer Wurzelkappe und einem Baer-Anker, dient linksseitig allein zur Abstützung und als Retentionshilfe.

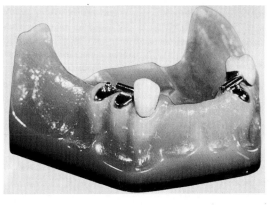

Abb. 38 Rekonstruktion einer teilprothetischen Versorgung im Unterkiefer, wobei die Zähne 3 3, 4 4 und 4 5 avital waren. Zur Abstützung und Retention sind Dolder-Stege bzw. ein Baer-Anker auf diesen avitalen Zähnen vorhanden. Sie liegen wie immer unsichtbar unter der Prothese. Bei einzelnem Zahnverlust besteht eine unkomplizierte Erweiterungsmöglichkeit mit der bestehenden Prothese.

für den letzten Wurzelstumpf im Unterkiefer die bestmögliche Stütz- und Retentionsform dar. Die anscheinend totale Prothese wird von der Basis her auch bei sehr ungünstigen Kieferverhältnissen wenigstens einigermaßen fixiert. Die erwähnten anderen Fertigteile eignen sich, einzeln oder kombiniert, hervorragend für alle Formen und Größen von Teilprothesen. Dies wird durch die in den Abbildungen 35 bis 38 dargestellten Fälle verdeutlicht.

Mit der aufgezeigten Kasuistik sollte nicht dokumentiert werden, wie in einem solchen Fall die Teilprothese gestützt werden muß, sondern daß man so vorgehen kann. Auf diese Weise kam in allen Fällen eine ausgezeichnete Ästhetik zustande; die Teilprothese fiel nicht durch sichtbare Stütz- und Retentionselemente auf. Dazu können funktionelle Einflüsse günstig abgefangen und verteilt werden, was den prophylaktischen Wert des avitalen Zahnes klar herausstellt, der im Extrem völlige Zahnlosigkeit mit all ihren Folgen verhindert oder zumindest doch um Jahre verschiebt.

## Der avitale Zahn als Risiko

Es wurde aufgezeigt, in welcher Form nach unseren heutigen Erkenntnissen der avitale Zahn in der prothetischen Therapie mit Einzelkronen, festsitzender Brückenkonstruktion und herausnehmbarer Teilprothese Verwendung finden soll. Trotzdem stellt sich aber die Frage, ob der avitale Zahn für unsere Therapie nicht doch ein Risiko darstellt. Dieses besteht zweifellos, wobei das Risiko wohl am geringsten ist, wenn es sich um einen einzelnen Zahn handelt. Es ist sicher sehr groß, wenn ein oder mehrere avitale Zähne in eine große prothetische Arbeit miteinbezogen werden. Insgesamt ist es ein Risiko,

weil sich apikale Veränderungen der röntgenologischen Darstellung entziehen können,
wenn der nicht röntgenologisch dargestellte Prozeß manifest wird, sich vergrößert und sich durch entzündliche apikale Reaktionen bemerkbar macht,
wenn der Zahn bei apikalen Prozessen nicht reseziert werden kann oder trotz Apektomie nicht zu halten ist,
wenn bei einer Herdsanierung der avitale Zahn integrierender Bestandteil der Konstruktion ist.

Als praktische Konsequenzen ergeben sich daraus, daß wir entweder grundsätzlich keine marktoten Zähne verwenden dürfen oder die Verwendung an bestimmte Voraussetzungen zu knüpfen haben. Demgemäß sind auch folgende Voraussetzungen zur Verwendung avitaler Zähne bei der prothetischen Rehabilitation zu beachten:

1. Risikoaufklärung des Patienten
2. Exakte Wurzelfüllung
3. Unveränderter Periapex
4. Klinische Unauffälligkeit
5. Kein Anhalt für Allgemeinleiden
6. Kompensationsmöglichkeit bei Störungen

Die Kompensation ist bei festsitzenden Brückenkonstruktionen praktisch kaum durchführbar und entfällt ganz bei weitspannigen Brücken oder solchen Konstruktionen, wo der zu entfernende avitale Zahn einen maßgeblichen Endpfeiler darstellt. Jedoch kann nach entsprechender Vorplanung bei Teilprothesen und diesen gleichzusetzenden abnehmbaren Brücken die Kompensation meist gut gelingen; denn an der Gesamtkonstruktion wird sich nach Zahnextraktion häufig nichts oder nur wenig ändern, z.B. bei Entfernung der letzten Wurzel unter einer scheinbar totalen Prothese. Dies schließt nicht aus, daß in anderen Fällen, in denen der avitale Zahn integrierender Bestandteil für Abstützung und Retention war, eine Neukonstruktion erforderlich wird oder sogar weitere vitale Zähne entfernt werden müssen, weil sie dann zur weiteren Verwendung sinnlos erscheinen.

Es stellt sich schließlich noch weiter die Frage, ob wir vitale Zähne aufgrund des vorliegenden Zahnstatus und der beabsichtigten prothetischen Therapie devitalisieren dürfen. Die Devitalisation ist nur in extremen Sonderfällen mit besonderer Indikation angezeigt, nämlich dann, wenn sie sich als unumgänglich erweist. Der Patient ist aber vorher in allen Einzelheiten aufzuklären, damit bei möglichen Komplikationen nachher nicht doch noch forensische Schwierigkeiten entstehen (Rheinwald).

Die Devitalisation erscheint an einem Zahn immer dann gerechtfertigt, wenn er vital als Stütz- und Retentionselement für eine umfangreiche Teilprothese oder eine subtotale Prothese (Beispiel: ein Prämolar im Unterkiefer) nicht mehr brauchbar erscheint und in Kürze extraktionsreif durch ungünstige statische und dynamische Einwirkung werden würde, jedoch als avitaler Zahn noch wertvolle Hilfe zur Prothesenverankerung gibt. Dies gilt vor allem für untere, dann scheinbare Vollprothesen oder auch für Resektionsprothesen jeder Art bei angeborenen oder erworbenen Defekten.

Abschließend sei der Hinweis gestattet, daß der avitale Zahn, besonders im resezierbaren Bereich, gegenüber dem Implantat das weitaus geringere Sicherheitsrisiko darstellt.

## Literatur

*Christy, I. M.,* und *Pipko, D. J.:* Fabrication of a dual-post-veneer crown. J. Amer. dent. Ass. 75 (1967), 1419.

*Fröhlich, E.:* Zahnfleischrand und künstliche Krone in pathologisch-anatomischer Sicht. Dtsch. zahnärztl. Z. 22 (1967), 1252.

*Kurer, P. F.:* Das Kurer-Ankersystem für Stiftkronen, Quintess. zahnärztl. Lit. 19 (1968), Ref. 3427.

*Rheinwald, U.:* Ist die Devitalisation pulpengesunder Zähne aus prothetischen Gründen gerechtfertigt? Dtsch. zahnärztl. Z. 10 (1955), 1733.

*Schenker, R.:* Der zylindrische Stufenstift nach Dr. R. Schenker. Quintess. zahnärztl. Lit. 19 (1968), Ref. 3400.

*Schmeißner, H.:* Über prothetische Maßnahmen zur Stellungskorrektur oberer Frontzähne. Dtsch. zahnärztl. Z. 21 (1966), 607.

*Schmeißner, H.:* Nachuntersuchungen und experimentelle Untersuchungen Stiftkronen mit und ohne zirkuläre Stumpfumfassung. Dtsch. zahnärztl. Z. 27 (1972), 535.

*Schmeißner, H.:* Die Quintessenz der Einzelkrone. Verlag »Die Quintessenz«, Berlin 1972.

*Schmeißner, H.:* Zur prothetischen Versorgung tieffrakturierter Zähne. Dtsch. zahnärztl. Z. 29 (1974), 815.

*Schön, F.:* Vereinfachte Methode zur Wiederherstellung von Zahnkronen in zwei Sitzungen. Quintess. zahnärztl. Lit. 19 (1968), Ref. 3644.

*Sheets, C. E.:* Dowel and cove foundations. J. prosth. Dent. 23 (1970), 58.

# Erfolgreiche Parodontalbehandlung mittels Elektrochirurgie

von F. Schön, Bad Reichenhall

## Erscheinungsformen und Ursachen der parodontalen Erkrankungen

Es dürfte wohl außer Zweifel sein, daß sich bei allen maßgebenden Prothetikern heute die Ansicht durchgesetzt hat, daß nicht nur werkstoffkundliche, handwerkliche, okklusale, gnathologische u. ä. Faktoren allein maßgebend sind für die Qualität und Haltbarkeit einer prothetischen Rekonstruktion, sondern die parodontale Basis.

Man könnte die Erscheinungsformen der Parodontopathien in der allgemeinen Praxis in vereinfachter Systematik auf die entzündlichen oder hyperplastischen Prozesse der Randzone bzw. auf die Abbauerscheinungen im Knochen mit Zahnlockerung oder eventuell auf degenerative Formen beschränken.

Alle diese genannten pathologischen Veränderungen kommen dem Patienten durch verstärktes Bluten, durch die Lockerung der Zähne oder durch Entblößung der Zahnhälse zu Bewußtsein, und es sind vielfach diese Patienten, die wegen solcher Beschwerden ihren Zahnarzt aufsuchen.

Auf der Basis derartiger pathologischer Erscheinungsbilder konnten in den letzten Jahren, trotz verschiedenartiger Lehrmeinungen, klarere therapeutische Grundsätze und Richtlinien festgelegt werden. Die Rolle allgemeiner ätiologischer Faktoren wird heute weniger hoch eingeschätzt, die der Okklusionsstörungen anerkannt, aber nicht überbewertet und die der lokalen Einflüsse auch in therapeutischer Hinsicht entsprechend eingestuft.

Aber auch in der Lokaltherapie hat infolge neuerer Erkenntnisse ein grundlegender Wandel eingesetzt.

Ursprünglich bestand das Ziel lokal-therapeutischer Maßnahmen (neben der Elimination störender Faktoren: Konkremente, überhängender Füllungen, Kronen usw.) in der Entfernung oder Zerstörung kranken Gewebes und in der Herstellung einer zirkulären Narbe.

Denn nicht anders kann man doch die Anwendung ätzender Medikamente, des Thermokauters oder die radikalchirurgischen Maßnahmen verstehen.

Diese Ansicht von einer „zirkulären Narbe" entsprang wahrscheinlich dem Mythos vom „ligamentum circulare", dem allein man als „Nolimetangere" früher die Befestigung des Zahnes zuschrieb, bevor *Weski* u. a. den elastisch-fibrösen Halteapparat mit den nach den verschiedensten Richtungen angeordneten Fasern im Sinne eines funktionellen Systems beschrieb. Diese Beweglichkeit geht auch bei Verblockungen von Zähnen nicht ganz verloren.

## Gegen die früheren radikalen operativen Eingriffe

Die bisher noch von manchen Schulen als so wichtig erachtete radikale Entfernung allen Granulationsgewebes und die Glättung der Knochenränder ist einer auf neueren biologischen Erkenntnissen aufgebauten gewebsschonenden Therapie gewichen.

Eine Reihe amerikanischer Forscher (*Pennel, King, Wildermann, Barron* und *Grant*) hat durch gründliche Untersuchungen und Nachprüfungen operierter Fälle bewiesen:

1. daß es nach Lappenoperationen und knochenchirurgischen Eingriffen häufig zu Sequestration kommt;

2. mikroskopische Studien zeigen postoperative Schäden am parodontalen Gewebe, vor allem aber am operierten Knochen.

*Ramsfjord, Costich* u. a. warnen vor einer radikalen Entblößung des Knochens mit Entfernung des Periosts ohne entsprechend starke Gewebsdeckung.

Besonders klar drückt sich *Malone* aus: „Bei fortgeschrittenen Parodontalerkrankungen bemühen wir uns, den noch vorhandenen Knochen zu erhalten, um zu hoffen, daß aus diesem Restknochen noch Regeneration, Rekonstruktion und Remineralisation hervorgehen kann." Der Autor konnte während des Krieges bei schwersten Zertrümmerungsfrakturen des Unterkiefers durch Schienung und schonendste Therapie aus den einzelnen Knochen- und Gewebstrümmern langsam eine knöcherne Bildung des gesamten Unterkiefers röntgenologisch entstehen sehen. Aus diesem Grunde pflegen Kieferchirurgen lockere Zähne in gebrochenen Knochen möglichst nicht zu extrahieren, sondern durch Fixation zu erhalten.

Deshalb stimmt der Autor voll mit *Malone* überein, daß die knochentherapeutischen Eingriffe bei Parodontose möglichst sparsam durchgeführt werden sollten, damit nicht bei schon extremer Knochenreduktion durch das operative Trauma nicht noch größerer Schaden angerichtet wird.

Auf jeden Fall befürworten wir die Ansicht, daß für den zahnärztlichen Allgemeinpraktiker, sofern er chirurgisch nicht perfekt ausgebildet ist und über eine große Erfahrung verfügt, die komplizierten parodontologischen Eingriffe **kontraindiziert** sein sollten.

## Die Methoden der Parodontaltherapie

Wir unterscheiden bei der heutigen Parodontaltherapie:

1. das Entfernen der weichen und harten Beläge (supra- und subgingival),
2. die Kürettage,
3. die modellierende Gingivoplastik,
4. die Gingivektomie,
5. die Lappenoperationen.

Für die letzteren hat *Malone* folgende Einteilung getroffen:

1. Split thickness,
2. Full thickness,
3. Pedicle,
4. Apically repositioned,
5. Displaced gingival,
6. Horizontally repositioned.

Und außerdem folgende Operationen am Alveolarknochen:

1. Fenestration,
2. Ostectomy and plasty,
3. Bone grafting,
4. Free grafting,
5. Many other.

Gerade die früheren Resultate bei der von *Widmann-Neumann* u. a. empfohlenen radikalen Gingivektomie mit ihren abnorm verlängerten Zähnen und entblößten Zahnhälsen forderten – bei genügender Selbstkritik – geradezu eine Änderung heraus. Und diese Änderung bisheriger Ansichten ergab sich zwangsläufig aus den neueren wissenschaftlichen Erkenntnissen.

## Die drei Zonen der Gingiva

Die Differenzierung der Gingiva nach *Orban* in drei strukturell und reaktiv verschiedene Zonen ergab sehr wesentliche therapeutische Konsequenzen (Abb. 1).

1. Zone: Die freie Gingiva, auch Gingivalrand genannt, ist der koronale Anteil der Gingiva, der den Zahn umgibt und den Gingivalsulcus bildet.

Der Fundus des Sulcus befindet sich in der Höhe des koronalen Endes des Epithelansatzes. Der Gingivalsulcus ist der Raum zwischen der nicht befestigten freien Gingiva und dem Zahn. Gewöhnlich ist er 1 bis 2 mm tief, und das entspricht etwa der Breite der freien Gingiva. In der amerikanischen Literatur wird genau zwischen dem normalen S u l c u s und der pathologischen „p o c k e t" (Tasche) unterschieden.

Zwischen der 1. Zone der freien Gingiva und der 2. Zone, der befestigten Gingiva verläuft eine meist klar erkennbare Demarkationslinie: die R i n n e der freien Gingiva.

*Orban* nimmt an, daß diese Rinne, die histologisch in einigen Fällen einem starken Epithelkamm entspricht, durch wiederholten starken Druck auf die freie Gingiva verursacht ist, der den beweglichen freien Teil auf die befestigte unbewegliche Gingiva (2. Zone) zurückfaltet.

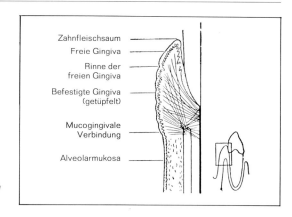

Abb. 1 Die Einteilung der Gingiva nach *Orban* in drei Zonen.

Die befestigte Gingiva läuft über die mukogingivale Verbindung in die 3. Zone der Alveolarmukosa über, die den Mundvorhof bildet.

Die Erkenntnis dieser Unterteilung ist für den Prothetiker von größter Wichtigkeit.

Bei manchen Patienten fehlt die Zone der befestigten Gingiva, und die Randzone geht fast unmittelbar über einen schmalen Epithelkamm in die Alveolarmukosa, d. h. den Mundvorhof über. Diese Tatsache ergibt für den Kronen- und Brückenprothetiker Probleme, und zwar z. B. beim E i n l e g e n der Retraktionsfäden, bei der A b d r u c k nahme, bei der Möglichkeit des frühen Z u r ü c k w e i c h e n s des Gingivalsaumes sowie beim Entstehen von E n t z ü n d u n g e n des Zahnfleisches infolge mangelnder Zahnfleischrandpflege.

Für die Randgestaltung der t o t a l e n Prothese ist die Kenntnis und funktionelle Darstellung des Verlaufes dieser mukogingivalen Verbindungslinie zwischen 2. und 3. Zone von großer Bedeutung (Ventilrand!).

## Andere Heilungsverhältnisse in der Mundhöhle

Es ist seit langem allgemein bekannt, daß sich die Heilungsverhältnisse in der Mundhöhle bei Unfällen wie bei operativ gesetzten Wunden grundsätzlich von den Verletzungen unterscheiden, wie wir sie vom übrigen Organismus kennen. Tiefe bis weit in den Knochen reichende Wunden nach Zahnextraktionen zeigen ein Heilverhalten, das im gesamten menschlichen Körper keine Analogie findet, nämlich eine narbenlose Verheilung. Kieferfrakturen haben gegenüber allen übrigen offenen Knochenbrüchen eine durchaus abweichende Heilungstendenz.

Trotz der Überschwemmung der Schleimhaut-Knochenwunden mit Keimen geht die Heilung in der Mundhöhle in den meisten Fällen ohne besondere Störungen vor sich.

Aber nicht nur das Heilverhalten gewisser Teile der Mundschleimhaut, sondern auch die Reaktion auf therapeutische Eingriffe sind vom übrigen Körper grundverschieden.

Nehmen wir z. B. eine einfache Schmutzgingivitis, eine Entzündung der gingivalen Randzone mit allen klassischen Symptomen: Rötung, Schwellung, Schmerz.

Man stelle sich vor, ein Facharzt für HNO würde bei einer Entzündung der Nasenschleimhaut kräftiges Bürsten mit Kunststoffborsten empfehlen! Das wäre ärztlich gar nicht auszudenken!

Wir Zahnärzte empfehlen aber mit signifikantem Erfolg diese Bürstentherapie und beobachten nicht nur ein rasches Abklingen der Entzündungserscheinungen, sondern auch eine spätere Umbildung der Mukosa dieser gingivalen Randzone.

*Wolf* hat vor Jahren in zwei bemerkenswerten Vorträgen („Das Phänomen der Induktion in der Kieferheilkunde" und „Wundheilung in feuchter Umwelt") auf die besonderen Unterschiede zwischen der Gingiva und allen übrigen Körpergeweben hingewiesen. Diese Tatsachen bilden den Schlüssel für wichtige neuere Erkenntnisse der Biologie und Pathologie dieser Mundschleimhautregion sowie einer daraus resultierenden gezielten erfolgreichen Behandlung.

*Wolf*, dem die differenzierte Einteilung *Orban*s noch nicht bekannt war, unterscheidet zwischen der parodontalen und periostalen Gingiva, die bei vollständigem Gebiß nebeneinander vorhanden sind. Die parodontale Gingiva kann nicht embryonal angelegt sein, sie bildet sich erst nach Durchbruch der Milchzähne. Sie ist eine „odontogen induzierte Spätformation". Zu diesem Vorgang in Parallele tritt nach *Wolf* aber auch das heute mehrfach nachgewiesene Reattachment, bei welchem ebenfalls eine induktive Wirkung angenommen werden muß.

Unsere Erfolge der kombinierten schonenden Gingivektomie mit modellierender Gingivoplastik, die niemals bis zum Taschenboden gehen bzw. tief in die zweite Zone der befestigten Gingiva reichen darf, bestätigen die Ansichten *Wolfs*. Wir entfernen bei der Gingivektomie, selbst wenn die Taschen viel tiefer gehen, mit elektrochirurgischer Schnittführung nur die gingivale Randzone, ergänzen sie durch eine modellierende Gingivoplastik und erreichen durch sorgfältigste Konkremententfernung mit Glättung der Wurzeloberfläche fast immer ein dichtes Anliegen der befestigten (attached) Gingiva mit minimaler Entblößung und Verlängerung der Zahnhälse (Reattachment).

Eine entsprechende Nachbehandlung ist natürlich Voraussetzung und selbstverständlich ein Beherrschen der elektrochirurgischen Technik (Abb. 6b).

## Bessere Erfolge bei schonender Gingival- und Knochenchirurgie

*Ramsfjord, Nissle, Shick* und *Cooper* stellen in einer Abhandlung „Curettage gegen Knochenchirurgie" fest, daß

„1. ein parodontales Reattachment mittels Curettage ohne Knochenchirurgie auch bei tiefen Taschen erfolgen kann.
2. Subgingivale Curettage ergab günstigere Resultate als eine radikal-chirurgische Entfernung der Taschen.
Die Unterschiede waren signifikant."

Deshalb erachten wir es seit langem als einen Fehler, weit über die Rinne der freien Gingiva, der Trennlinie zwischen 1. und 2. Zone hinaus, die Schleimhaut bis zum Taschenboden zu entfernen. Unsere Erfolge seit Jahren beweisen, daß bei entsprechender Konkremententfernung und Kürettage die Zone der befestigten (attached) Gingiva zum Reattachment fähig ist.

Bleiben wir bei unseren chirurgischen Eingriffen in der 1. Zone und gehen nur in besonderen Fällen etwas darüber hinaus, dann hat die freie Gingiva Kraft genug zur Transformation (Induktion) in eine neue, gesunde Randzone.

## Über die Regenerationsfähigkeit der Gingiva

„Nach *Spemann* ist die Induktion vorwiegend ein Auslösevorgang, welcher durch den Induktor im Reaktionssystem in Gang gesetzt wird. Dem Reaktionssystem mußte in der Folge immer größere Bedeutung beigemessen werden. Aktions- und Reaktionssystem bilden zusammen ein Induktionssystem.

Ganz nach Art der *Spemann*schen Experimente entstand in einem von uns analysierten Fall durch Vorwachsen eines Epignathus eine Teilung der mesenchimalen Anlagen, die sich dann durch Induktion zu ganzen Organen oder Organteilen ergänzten, so daß schließlich Zunge, Kiefer und Nasenscheidewand verdoppelt waren. *Spemann* hat die von ihm entwickelten mikrochirurgischen Operationen an Lurch- und Amphibieneiern durchgeführt. Aber die so gewonnenen Erkenntnisse haben auch für die Beurteilung der Vorgänge an schon entwickelten Individuen höchsten Wert. Bei einzelnen Lurchfamilien entstehen nach Verletzung neue Glieder ohne Rücksicht auf das Alter des Tieres.

Die Regenerationsfähigkeit ist auch beim Menschen nicht erloschen. Während aber wahre oder wenigstens normähnliche Regeneration sonst nur mit Hilfe besonderer chirurgischer Kunstgriffe erzielt werden kann, tritt die Regeneration bei der Gingiva periostalis ohne besonderes Zutun von selbst ein, wie schon nach Extraktionen zu beobachten ist. Die neugebildete periostale Gingiva ist immer narbenlos und funktionstüchtig.

Zwischen gewissen Teilen der oralen Auskleidung, z. B. dem Lippenrot, der Gingiva und anderen Körpergeweben besteht im biologischen Verhalten ein wesentlicher Unterschied, der bei Mundoperationen deutlich in Erscheinung tritt. Narben verschwinden im Lippenrot, selbst bei besonders keloidartig veränderten Lippen. Die Gingiva periostalis können wir z. B. nach Entfernung lappiger

Fibrome nach Belieben wieder wachsen lassen, so daß Plastiken nur aus prothetischen Gründen angewendet werden müssen. Wenn bei Erhaltung der Zähne Juga alveolaria entblößt werden, so kann die Sequestrierung durch entsprechenden Tamponschutz vermieden und eine baldige Bedeckung mit neuer Gingiva leicht erreicht werden. Dieses Verhalten ist um so auffälliger, als andere Gewebe, z. B. Bindegewebe und quergestreifte Muskulatur, besonders starke Narben bilden. Die Abdichtungstendenz der periostalen Gingiva tritt bei den Gerüstimplantaten deutlich zutage.

Bei der zum Verschluß einer Gaumenspalte angewendeten Operationsmethode der Septumgaumennaht nach *Pichler* wendet die zeltwandförmig abgezogene Schleimhaut der Nasenscheidewand ihre Wundflächen der Mundhöhle zu. Auch mit Hilfe dieses Gewebes entsteht ein schönes Gaumenintegument mit gut ausgebildeten queren Gaumenfalten. Ich fasse zusammen:

Für die rasche, narbenlose morphologische Regeneration der Gingiva periostalis kommen in Betracht:

der primitive Charakter des Gewebes, das eine starke Proliferations- und Anschlußtendenz bewahrt hat, die Begünstigung des Epithelwachstums durch die feuchte Umwelt der Mundhöhle und die Wirkung eines regionären Induktionssystems" (*Wolf*).

Diese wertvollen Erkenntnisse von *Wolf*, der als Schüler *Pichlers* noch einen wirklichen theoretischen und praktischen Überblick über das gesamte Gebiet der Zahn-, Mund- und Kieferheilkunde besaß und dessen Wissen nicht wie bei einigen Parodontologen auf das enge Spezialgebiet begrenzt war, sind leider zuwenig beachtet worden. Sie scheinen nach unseren jahrelangen Erfahrungen auf dem Gebiet der Parodontologie und Kiefer-Gesichtschirurgie die grundlegenden Richtlinien für unsere heutige Beurteilung parodontaler Erkrankungen und ihre erfolgreiche Therapie zu geben.

Wir haben selbst schon seit Jahren auf die völlig unterschiedliche Reaktion der gingivalen ersten Randzone und der übrigen Mundschleimhaut hingewiesen.

Es wurde schon oben erwähnt, daß durch eine für den übrigen menschlichen Körper völlig unannehmbare Therapie, nämlich der üblichen Bürstenreinigung akutentzündlichen Schleimhautgewebes, eine Heilung eintritt und sogar darüber hinaus bei entsprechender richtiger Pflege eine **Parakeratinisierung** der Schleimhaut bis zur totalen **Verhornung** der 1. Zone der Gingiva. Dieses Phänomen steht nur anscheinend in einem extremen Gegensatz zu der Tatsache, daß gerade die marginale Zone auf allerlei banale Insulte recht empfindlich reagiert. Eine mangelnde **Hygiene** und unfachgemäße Pflege kann zu einer Schmutzgingivitis führen, **Diätfehler** zu einer ulzerösen Gingivitis. **Vitaminmangel** zeigt die Symptome des Skorbuts in der 1. Gingivalzone, und gewisse **Medikamente** (Hydantoinpräparate) verursachen hyperplastische Formen der Gingiva. Ähnliche Erscheinungsbilder rufen auch die Schwankungen des **hormonalen** Gleichgewichtes bei schwangeren Frauen hervor. Die Reihe der Zusammenhänge von allgemeinen pathologischen Erscheinungsformen oder Änderungen im System mit der schmalen gingivalen Randzone ist zahlreich. Es gibt keine Gewebspartie des menschlichen Körpers, die ähnlich subtil auf alle lokalen und allgemeinen Noxen reagiert.

Und dieses gleiche empfindliche Gewebe zeigt, wie schon *Wolf* betonte, eine unwahrscheinliche Reaktions- und Transformationsfähigkeit bis zur vollkommenen Regeneration.

Diese Eigenschaft finden wir, wie schon erwähnt, nur noch im Tierreich, bei gewissen Lurcharten. Eidechsen können ganze Glieder regenerieren, und bei den Stone-Crabs, die nur in Miami an der Küste Floridas gefunden werden, fanden wir dasselbe Phänomen.

Den gefischten Krabben werden nur Teile der großen, steinharten Scheren entfernt, die Tiere wieder zurückgeworfen, und die Scheren wachsen wieder nach.

Das gleiche erstaunliche Ergebnis kann bei der gingivalen Randzone erzielt werden, wenn das marginale Gewebe nicht unsinnigerweise und nach alter Tradition durch Pinseln mit ätzenden Mitteln oder dem Thermokauter zerstört wird. Es kann sich sogar nach operativen Eingriffen, z. B. der chirurgischen Freilegung impaktierter Zähne, die Mundschleimhautwunde in eine gingivale Randzone umwandeln, eine Tatsache, die wir in vielen Fällen beobachten konnten (Abb. 2a bis 3d).

Wenn wir also die dünne Schleimhautdecke über solchen impaktierten Zähnen operativ entfernen, so bildet sich keine Narbe, sondern die Wundränder der Schleimhaut **transformieren** in eine gingivale Randzone, die beim Durchbrechen des Zahnes

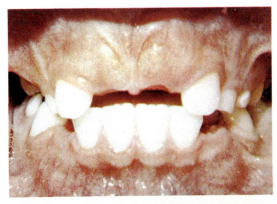

Abb. 2a Verzögerter Durchbruch der mittleren Schneidezähne infolge palatinal liegender Zapfenzähne.

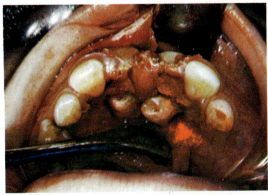

Abb. 2b Operative Freilegung der impaktierten Schneidezähne mittels Elektrochirurgie mit Entfernung der Zapfenzähne.

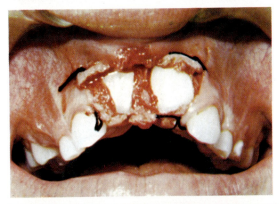

Abb. 2c Kürzung des labialen Schleimhautlappens und Nahtverschluß.

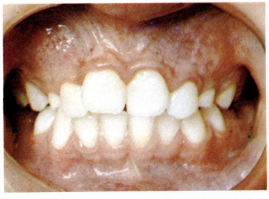

Abb. 2d Transformation der gingivalen Randzone und vollständiger Durchbruch der Schneidezähne ohne weitere Behandlung (Zustand nach einem Jahr).

## Über die Regenerationsfähigkeit der Gingiva

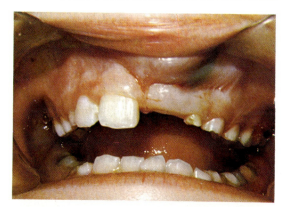

Abb. 3a Verzögerter Durchbruch der linken oberen Schneidezähne.

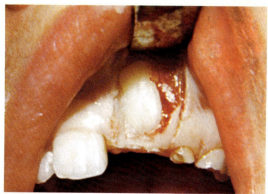

Abb. 3b Operative Freilegung der labialen Schleimhautdecke mittels Elektrochirurgie.

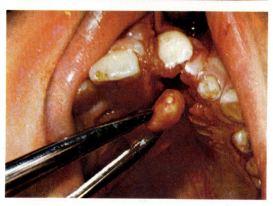

Abb. 3c Entfernung des palatinal liegenden Zapfenzahnes.

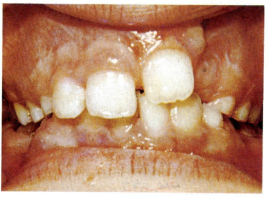

Abb. 3d Der linke obere Schneidezahn ist durchgebrochen. Aus der Zahnfleischwunde hat sich in dieser Zeit ein gut anliegender Gingivalrand gebildet. Nach 1 Jahr steht der Zahn in richtiger Stellung.

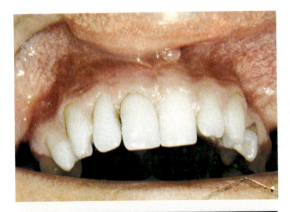

Abb. 4a  Fistel in der periapikalen Gegend der rechten oberen Schneidezähne. Die Zähne 12, 11 sind vital und ohne Füllung.

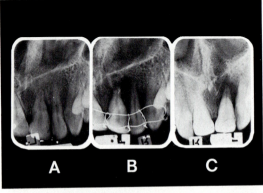

Abb. 4b  Röntgenbefund:
A – vor der Operation. Der kirschgroße periapikale Knochendefekt ist deutlich sichtbar.
B – Zustand nach dem operativen Eingriff und Entfernung der großen Zyste. Schienung.
C – Zustand 1 Jahr nachher. Vollkommene Knochenregeneration.

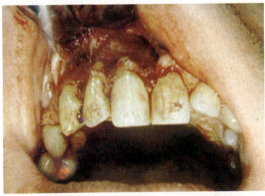

Abb. 4c  Operative Aufklappung mittels Elektrochirurgie. Zahnfleischrandschnitt. Die kirschgroße Knochenhöhle ist deutlich sichtbar.

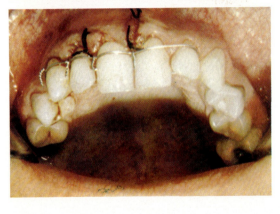

Abb. 4d  Nahtversorgung, Schienung.

# Der Einfluß der Umwelt auf die Wundheilung

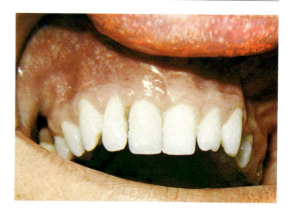

Abb. 4e Zustand nach einem Jahr. Straffes Anliegen der marginalen Gingiva trotz der elektrochirurgischen Zerstörung des Ligamentum circulare. Die Schneidezähne sind auch nach Jahren noch vital. Infolge des neugebildeten Knochens sind die Zähne ohne geringsten Lockerungsgrad.

nunmehr eng als Marginalrand anliegt (Abb. 3a bis 3d).
Wenn bei Zahnfleischrandschnitten und operativen Eingriffen an der marginalen Gingiva das noch kürzlich als unverletzbar erklärte Ligamentum circulare zerstört wurde, kommt es doch zu einem dichten Anliegen der Gingiva (Abb. 4a bis 4e).
Die Fähigkeit der Umwandlung gingivalen Gewebes am Gaumen wurde schon oben erwähnt. Auch wir konnten bei Gaumenplastiken mit Umwenden der Nasenschleimhaut zur Mundhöhle die gleichen Beobachtungen machen, nämlich die Bildung einer straffen Gaumenschleimhaut mit gut geformten Querfalten.
Um sich diese so sonderbaren Vorgänge erklären zu können, muß man sich vor Augen halten, daß jede Wundheilung von neurovegetativen Reflexen im Hypothalamus-Zwischenhirngebiet gesteuert wird und als entzündlich-morphologischer Vorgang zu betrachten ist. Eigentlich sollte es bei jeder Wundheilung zur Regeneration kommen, wie dies tatsächlich bei gewissen Tierarten der Fall ist. Es wurden sogar Versuche an Fröschen gemacht und bewiesen, daß auch diese Tiere durch besondere Wundbehandlung, nämlich durch längeres Offenhalten der Wunde, zur Regeneration von Gliedern veranlaßt werden können (*Luescher*).
Wird aber eine Amputationswunde mit Epidermis überdeckt, so bleibt die Regenerationsbildung aus. Das gleiche gilt natürlich für jede künstliche Belästigung der so empfindlichen, regenerationsfähigen ersten gingivalen Randzone durch zerstörende Mittel (Ätzen, Glühkaustik).

## Der Einfluß der Umwelt auf die Wundheilung

Interessante Erfahrungen in der Wundbehandlung haben die Chirurgen seit langem durch die Wasserbehandlung mittels subaqualer Bäder und mit feuchten Verbänden gewonnen.
„Eine ruhig unter Wasser heilende Wunde unterliegt nahezu keiner Belästigung, so daß optimale Heilungsbedingungen gegeben sein können" (*Wolf*).
Die gute Wundheilung der Mundschleimhaut – speziell aber der gingivalen Randzone – nach operativen Eingriffen unter Schutzverbänden ist bekannt. Durch solche Okklusivverbände wird nicht nur die Wundfläche und das keimende Gewebe mechanisch geschützt, sondern vor allem eine Art feuchter Kammer erzeugt, die ein Austrocknen verhindert und eine Regeneration fördert.
Der Autor hat während des Krieges auf seiner Abteilung für Kiefer- und Gesichtsverletzte schwere Zertrümmerungsfrakturen des Gesichtsschädels, auch nach Tagen und Wochen nach der Verletzung und ungenügender Erstversorgung, mittels Zucker-Sulfonamid-Puders behandelt und damit rasch aufsprießendes Granulationsgewebe auf den umfangreichen Wundflächen erzielen können. Die Hautmuskelwunden konnten nach entsprechender Schienung der frakturierten Kiefer, entgegen dem bisherigen Glauben an die „Primärnaht innerhalb 24 Stunden", auch noch nach Tagen und Wochen mittels Naht dicht verschlossen werden. Nur in wenigen Fällen mußten wir an einer Stelle der langen Wundränder eine Drainage einlegen, die aber bald entfernt werden konnte.

## Versuch einer Vereinfachung und Popularisierung der Parodontaltherapie

Diese erstaunlichen Resultate veranlaßten uns, unsere bisherige Einstellung, gewonnen als Schüler von *Weski, Neumann, Wassmund* u. a., zu revidieren und unsere bisherige Therapie der Parodontopathien zu ändern.

Wir haben versucht, im Sinne einer Vereinfachung und Popularisierung der Parodontopathiebehandlung, auf bisher wenig bekannten wissenschaftlichen Erkenntnissen fußend, gewisse Grundzüge für eine erfolgreiche Therapie zu entwerfen.

Über die Parodontalerkrankungen, ihre Ursachen, Therapie und Prognose sind viele wertvolle Bücher und Abhandlungen geschrieben worden. Die meisten hat so mancher Praktiker nicht oder kaum gelesen. Für viele Zahnärzte erscheint die Differenz der Ansichten, Lehrmeinungen und Thesen, die sich selbst im Streit um die Terminologie widerspiegelt, verwirrend.

Die oft unwahrscheinlichen Erfolge, über die Experten der Parodontologie berichten, erzeugen einen Minderwertigkeitskomplex bei so manchem zahnärztlichen Praktiker, der sich an eigene Mißerfolge bei ähnlichen Fällen erinnert. So beschränkt sich der praktische Zahnarzt meist auf die mehr oder weniger sorgfältige Entfernung des Zahnsteines, und so mancher glaubt noch immer an die heilende Kraft des Pinselns mit besonderen Medikamenten, obwohl wir heute längst wissen, daß eine solche Behandlung nur im Zusammenhang mit anderen, viel wichtigeren Maßnahmen Erfolg haben kann und daß alle ätzenden Mittel absolut kontraindiziert sind.

Immer wieder wird auf die Wichtigkeit der Gesunderhaltung des parodontalen Stützgewebes hingewiesen, namhafte Autoren warnen vor der Verbreitung und den Gefahren der Parodontalerkrankungen und fordern eine genaue Kenntnis von Biologie, Pathologie, Diagnose und therapeutischen Möglichkeiten.

Man sollte deshalb nicht in den Fehler verfallen, die Parodontologie als Spezialgebiet zu betrachten, ähnlich der Kiefer-Gesichts-Chirurgie, der Kieferorthopädie und anderen Spezialgebieten, sondern als Basis jeder erfolgreichen wiederherstellenden Zahnbehandlung. Man sollte sogar darüber hinausgehen und die Behandlung des gesunden oder erkrankten parodontalen Stützgewebes als Voraussetzung jeder rekonstruktiven Therapie fordern, wobei unter Rekonstruktion „die Wiederherstellung eines Zahnes, eines Kiefers oder des gesamten maxillo-facialen Systems in Form, Funktion und Ästhetik" (*Schön*) verstanden werden sollte. Und aus diesem Grunde sollte jeder zahnärztliche Praktiker Parodontaltherapie durchführen können.

Parodontologie ist das Gebiet, das sich am besten dazu eignet, eine ganzheitliche Auffassung der Zahnbehandlung zu lehren und zu praktizieren, weil sie mit allen zahnärztlichen Gebieten Wechselbeziehungen hat, weil sie von technischen Einzelheiten weitgehend frei ist und weil sie die deutlichsten Beziehungen zu den grundlegenden Wissenschaften und der Medizin hat.

Das bedeutet im Sinne einer Ganzheitsphilosophie: eine Integration von Parodontologie, praktischer Zahnheilkunde und von biologischen Grundsätzen bei der klinischen Anwendung, die wir therapeutische Gesamtkonzeption nennen. Wer sich mit oraler und okklusaler Rehabilitation befaßt, weiß, daß die gingivale Umgebung der Pfeilerzähne des Restgebisses in einwandfreiem Zustand sein und gepflegt werden muß, um prothetische technische Arbeiten auf möglichst lange Sicht dauerhaft erhalten zu können. Auch die schönste und technisch beste Lösung steht und fällt mit dem Zustand des parodontalen Gewebes. Eine dauerhafte Erhaltung der Restzähne ist mit der Erhaltung der Funktion der Gingiva und des Stützapparates eng verbunden. Gerade bei der Planung umfangreicher Wiederherstellungsarbeiten wird der Zustand des parodontalen Gewebes kaum je als einwandfrei zu bezeichnen sein.

Es beginnt also unsere parodontale Therapie sozusagen schon vor oder gleichzeitig mit der ersten Etappe: der Präparation der Pfeilerzähne. Diese Ansicht vertreten seit langem auf diesem Gebiet erfahrene Autoren wie *Miller, Brecker, Singer, Fröhlich, Schön* u. a.

Aber auch wenn keine totalen Rekonstruktionsarbeiten zur Wiederherstellung eines dekompensierten Kauapparates und zum okklusalen Wiederaufbau des gesamten funktionellen maxillofazialen Systems geplant sind, erscheint die Parodontaltherapie sowohl im voll- wie im teilbezahnten Gebiß als dringendst erforderliche Routinemaßnahme.

Ungenau konturierte Füllungen, überhängende Ränder von Kronen, fehlerhafte interdentale Dreiecke, die die normale Architektur der Interdentalpapilla stören, und viele andere mangelhaft durchgeführte Wiederherstellungsarbeiten sind zu den lokalen Faktoren zu rechnen, die Parodontalerkrankungen hervorrufen können. Aber die gleichen Faktoren können auch unsere Parodontaltherapie negativ beeinflussen.

## Radikal-chirurgische Maßnahmen sowie komplizierte Lappenoperationen sollten für den allgemein praktischen Zahnarzt kontraindiziert sein

Ohne die Wirksamkeit der größeren chirurgischen Eingriffe in der Parodontologie, besonders am Knochen bzw. durch Lappenverschiebung, die für jeden Kieferchirurgen keinerlei technische oder ähnliche Schwierigkeiten bieten, unterschätzen zu wollen, erscheint es uns im Zeitalter der rationellen Praxisführung viel wichtiger, nur solche Methoden zu empfehlen, die auch vom chirurgisch nicht so perfekten Praktiker leicht erlernbar und beherrschbar sind.

Wenn wir immer wieder in Kursen oder bei Überweisungsfällen beobachten konnten, daß die Routineeingriffe der zahnärztlichen Kleinchirurgie, wie z. B. die Wurzelspitzenresektion, eine Lappenexzision bei Dentitio difficilis, die operative Entfernung impaktierter Zähne und abgebrochener Wurzeln, Zahnfleischerkrankungen, die Versorgung einer künstlich eröffneten Kieferhöhle, eine Mundvorhofplastik oder die Entfernung störender Lappenfibrome, vielen Zahnärzten Schwierigkeiten zu machen scheinen, dann sollte man chirurgisch nicht wirklich versierten Praktikern nicht raten und zumuten, sich an Lappenverschiebungen, einer freien Vestibulumplastik sowie an umfangreiche operative Eingriffe am Alveolarknochen zu wagen.

Gerade Lappenverschiebungen erfordern eine subtile chirurgische Technik, und selbst dann ist der Prozentsatz wirklicher Erfolge relativ gering.

Bei Radikaleingriffen am Knochen nach breiter Aufklappung muß der Zahnarzt schon neben chirurgischem Können über große Erfahrung verfügen, denn einmal und zuviel entferntes Gewebe ist unrettbar verloren (siehe oben!).

Unsere Bedenken richten sich nicht gegen die Eingriffe selbst, sondern gegen die Erfolgssicherheit in der Hand von Nichtgeübten.

Wir wollen die Parodontologie nicht zum Exklusivgebiet einzelner Spezialisten erklären, sondern sie durch Vereinfachung und Systematisierung einer auf biologischen Prinzipien beruhenden Therapie dem Allgemeinpraktiker zugänglich machen.

Jeder Zahnarzt sollte heute in der Lage sein, den Zustand des parodontalen Gewebes seiner Patienten richtig sehen und beurteilen zu können, um eine entsprechende erfolgreiche Behandlung durchführen zu können.

## Elektrochirurgische Parodontalbehandlung in der täglichen Praxis

Wir sind von der früheren „Radikaloperation" und anderen umfangreichen Eingriffen abgekommen und können nun mittels elektrochirurgisch verfeinerter Schnittmethoden eine viel gezieltere federförmige Modellierung der so empfindlichen reaktionsbereiten 1. Zahnfleischzone durchführen als bisher.

Möge sich der Praktiker, nachdem er die Technik der Elektrochirurgie durch Bücher, in praktischen Demonstrationskursen sowie durch Phantomübungen erlernt hat, mit der Gingivoplastik und der Gingivektomie begnügen. Daß auch diese Methoden nur nach gründlicher Konkrementeentfernung, Okklusionskorrektur, evtl. Schienungen, nach richtiger Information in häuslicher Zahnfleischpflege mit wiederholter Kontrolle wirklichen Erfolg haben können, konnten wir in vielen hunderten Fällen nachweisen (Abb. 5a bis 5f).

Wenn daher der Elektrochirurgie im Rahmen aller modernen zahnärztlichen Behandlungen heute eine dominierende Rolle zugesprochen werden kann, so darf man mit gutem Recht und einer entsprechenden Erfahrung sagen, daß sie den Gebrauch des Skalpells im Mundbereich praktisch eliminiert hat. Es geht nicht darum, daß man die gleichen Eingriffe nicht ebenso erfolgreich mit dem Skalpell *oder* mit der Nadelelektrode machen könnte. Der zahnärztliche Praktiker wird aber

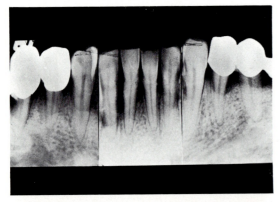

Abb. 5a Röntgenbefund: Schwere Parodontose mit tiefer Taschenbildung und vertikaler Knochenatrophie, Zahnlockerung 2. und 3. Grades.

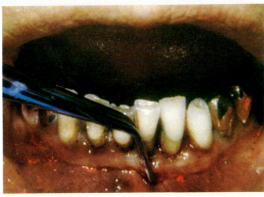

Abb. 5b Messung der Taschentiefe mittels einer Markierungspinzette. Der Boden der Tasche liegt bereits in der 2. Zone (befestigte Gingiva).

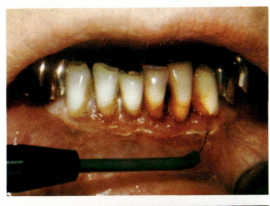

Abb. 5c Mittels einer Nadelelektrode wird ein Schnitt nur entlang der Rinne der freien Gingiva geführt, nicht bis zur Taschentiefe!

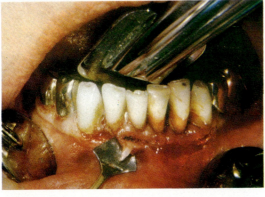

Abb. 5d Der schmale Randstreifen wird mittels eines Dreieckskalpells (Lanzenmesser) abgehoben und entfernt.

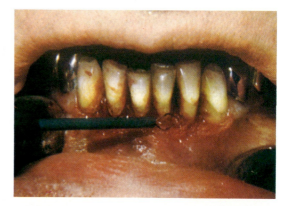

Abb. 5e Schonende Entfernung des überschüssigen Granulationsgewebes mittels Gingivoplastik (niedrigste Dosierung!).

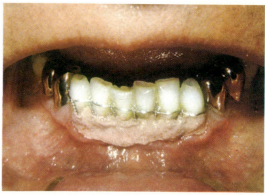

Abb. 5f Schienung der gelockerten Zähne und Verband.

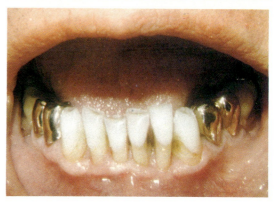

Abb. 5g Zustand nach acht Wochen. Straffes Anliegen der Gingiva. Keine Lockerung der Zähne.

bei richtiger Anwendung der elektrochirurgischen Technik leichtere, einfachere und daher bessere Erfolge erzielen.
Bevor auf die richtige Technik der Elektrochirurgie eingegangen werden soll, erscheint es ratsam, zuerst auf die Ursache der Fehler, Irrtümer und Mißerfolge bei Anwendung der Elektrochirurgie hinzuweisen.

## Ursachen von Fehlern und Mißerfolgen bei der Elektrochirurgie

In dem Buch des Autors „Elektrochirurgie in der Zahnheilkunde", Verlag „Die Quintessenz", Berlin, sind folgende Ursachen von Mißerfolgen bei der Anwendung der Elektrochirurgie aufgeführt:

1. mangelnde Kenntnis der Grundlagen der Elektrochirurgie,
2. ungenügende Kenntnis der Anwendungsmöglichkeiten und Grenzen der einzelnen Arten der Elektrochirurgie,
3. sofortige Anwendung der Elektrochirurgie am Patienten ohne vorherige gründliche Übung am Phantomfleisch,
4. fehlerhafte Technik (Elektrodenhaltung, Tempo der Schnittführung),
5. Anwendung der falschen Stromart und Elektroden,
6. Versuche, mit Funkenstreckenapparaten Elektrotomie durchführen zu wollen,
7. zu hohe oder zu geringe Stromintensität,
8. Fehler am Apparat,
9. mangelnde technische Geschicklichkeit des Zahnarztes,
10. ungenügende Kenntnisse anatomischer, pathologischer und biologischer Verhältnisse.

Nachfolgend soll an einigen Beispielen gezeigt werden, daß gewisse Fehler vermieden werden können, wenn man die jeweiligen Ursachen der Mißerfolge kennt.

Nicht selten bekennen Kollegen, daß sie zwar schon vor längerer Zeit ein neues Gerät für Elektrochirurgie gekauft, aber dieses noch nicht angewandt hätten; andere hatten ohne besondere Vorkenntnisse bei verschiedenen Gelegenheiten Versuche am Patienten gemacht und waren über die mangelnden Erfolge oder die schweren Schäden enttäuscht.

Die Technik des Operierens mit dem Skalpell unterscheidet sich grundlegend von der Technik der Anwendung der Elektrode. Immer wieder wurde darauf hingewiesen, wie wichtig das Tempo der Schnittführung und die Höhe der Dosierung ist. Es ist z. B. grundsätzlich falsch, wenn man versuchen würde, in allen Fällen mit einem einzigen tiefen Schnitt durch Schleimhaut und Unterhautzellgewebe bis zum Knochen vordringen zu wollen.

Eine zu geringe Dosierung oder ein narbiges Gewebe verhindern das zügige Schneiden, es kommt zu einer Überhitzung und zu Verbrennungen. Man sollte besser schichtweise im submukösen Gewebe arbeiten und vorsichtig in die Tiefe präparieren, um Schäden durch Überhitzung zu vermeiden. Zwischen den einzelnen Schnitten sollte man Pausen einlegen!

Die Frage, ob man mit der Elektrochirurgie auch Schädigungen am Periost, am Knochen, am Zahnbein oder an der Pulpa anrichten könne, beantwortet sich, wenn man die Wirkung und elektrophysikalischen Gesetze kennt, ganz von selbst. Bei einer entsprechend raschen Schnittführung kann man weder am Periost noch am Knochen, noch am Zahn Dauerschäden setzen. Bei längerem Verweilen und stärkerer Hitzeeinwirkung kann es zu irreparablen Schäden kommen.

Vor der Anwendung der Desikkation haben wir ja seit langem gewarnt. Die Fulguration sollte eigentlich nur in ganz seltenen Fällen angewandt werden, und das gleiche gilt von der Koagulation. Die wichtigste und hauptsächlichste Anwendung der Elektrochirurgie liegt in der Elektrotomie, d.h. im Schneiden mit der dünnen Elektrode (Nadelelektrode). Die übliche Dosierung ist „3" auf der Skala der bekannten elektrochirurgischen Geräte, jedoch variiert diese Dosierung nach Art der Apparate und vor allem im Hinblick auf das Gewebe und die Feuchtigkeit im Gewebe selbst.

Wenn wir zur modellierenden Gingivoplastik die Schlinge nehmen, so dürfen wir nur vorsichtig schabend über die Oberfläche des Gewebes hinweggehen, ohne in die Tiefe einzudringen. Auf keinen Fall darf sich bei dieser Technik und bei einer Minimaldosierung von 1 die Oberfläche der Schleimhaut dunkel verfärben. Nur dann kann es zu Störungen, zu Nekrosenbildung und zu tiefer gehenden Überhitzungen kommen.

Auf jeden Fall muß der Schnitt zügig geführt werden, die Elektrode senkrecht ins Gewebe gerichtet. Bei zu starker Geruch- und Rauchentwicklung wurde entweder zu hoch dosiert, oder es wurde die Nadel zu langsam durch das Gewbe gezogen. Immer sollte man sich an den fundamentalen Grundsatz erinnern, daß bei der Elektrochirurgie das Tempo der Schnittführung und die Höhe der Dosierung ausschlaggebend und voneinander abhängig sind. Hat man z. B. überdosiert, kann man durch rascheres Tempo der Schnittführung den Fehler ausgleichen (kompensieren).

Eine Über- bzw. Unterdosierung braucht aber nicht ihre Ursache in einer fehlerhaften Einstellung der Skala zu haben. Es wurde immer wieder darauf hingewiesen, daß die in dem genannten Buch des Autors angegebenen Dosierungswerte keinesfalls starr sind,

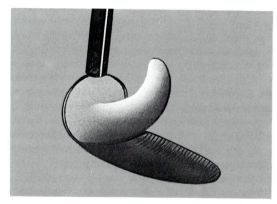

Abb. 6a Falsche Anwendung der elektrochirurgischen Schlingenelektrode.

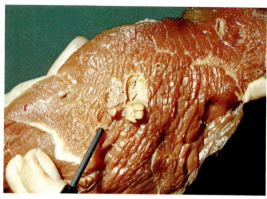

Abb. 6b Demonstration richtiger und falscher Führung der Schlingenelektrode. Links: keine Verfärbung bei oberflächlichem Schaben. Rechts: starke Verfärbung (Nekrose) bei zu tiefer Schlingenführung.

sondern daß jeder Apparat verschiedene Werte zeigt, die in etwa ±1 differieren. Das Gewebe selbst verändert aber auch durch die verschiedenen Zellstrukturen (Art des Unterhautzellgewebes, Turgeszenz, narbige Veränderungen u. ä.) die Wirkung des Stromes.

So kann z. B. bei einer operativen Plastik eines Lippenbändchens eine Dosierung von 2,5 auf der Skala ausreichend sein, während das Gewebe bei Dosis 3 verbrennt, raucht und unangenehm riecht.

Zur Durchtrennung narbigen Gewebes z. B. im Weisheitszahngebiet dagegen muß man häufig die Dosierungsgrenze 3 überschreiten, um mit der Nadel das Gewebe zügig durchtrennen zu können. Dosiert man nämlich zu schwach (in diesem besonderen Fall), so findet die Nadelelektrode Widerstand im Gewebe, und aus dem stockenden, verlangsamten Ziehen entsteht eine Überdosierung mit erhöhter Hitzeeinwirkung, Verbrennung usw. Das gleiche Phänomen erlebt der Zahnarzt, der bisher an den Gebrauch der Kauterschlinge gewohnt war, wenn er nun mit einer elektrochirurgischen Schlingenelektrode versucht, einen Lappen über dem Weisheitszahn oder z. B. interdental abzutrennen. Dies gelingt nur selten, und die Folge ist eine mehr oder weniger starke Verbrennung mit Rauch- und Geruchsentwicklung, eine Braun- bis Schwarzfärbung sowie eine kaum abgrenzbare Zerstörung des Gewebes durch die Tiefenwirkung der Hitze (Abb. 6a und 6b).

Daß bei unsachgemäßer Nachbehandlung der Wunde und mangelhafter Zahnfleischpflege eine Nekrose sowie eine Verschmutzung bzw. eine Verjauchung der Wundfläche entstehen kann, ist kaum verwunderlich. So lassen sich also die gehäuften Fälle von schmerzhaften und schlecht heilenden Wunden nach unrichtiger Anwendung der Elektrochirurgie bei so manchem fehlerhaft durchgeführten Eingriff am Zahnfleisch erklären.

Wenn in dem eben geschilderten Beispiel darauf aufmerksam gemacht wurde, daß es falsch ist, die Schlingenelektrode nach Art der Thermokauterschlinge zu verwenden, soll nun auf die **richtige Anwendung** hingewiesen werden.

## Die richtige Anwendung der Elektrochirurgie

Das Hauptgebiet der schlingenförmigen Elektrode liegt
a) bei der Entfernung kleiner überschüssiger Gewebsteile,
b) bei der modellierenden Gingivoplastik.

Die Technik der modellierenden Gingivoplastik – als selbständiger Eingriff oder im Anschluß an eine Gingivektomie – ist ausführlich in dem erwähnten Buch des Autors geschildert und durch anschauliche Farbaufnahmen praktischer Fälle belegt.

Der große Vorteil der Elektrochirurgie bei der Behandlung parodontaler Erkrankungen besteht in der Möglichkeit einer individuellen und subtilen Technik bei der Entfernung erkrankten Gewebes. Die Elektrotomie ermöglicht außerdem ein fast blutleeres, daher übersichtliches Operieren. Durch Variationen der Stromart, Dosierungen und Elektrodenformen ergeben sich gezielte Einwirkungen auf das Gewebe, die wir als **modellierende Plastik** bezeichnen können.

Mittels der Elektrochirurgie kann eine **Kombination von Gingivoplastik und Gingivektomie** durchgeführt werden, und zwar in einer Differenziertheit, wie man sie mit dem Skalpell bisher kaum vermochte. Durch diese Technik können Unregelmäßigkeiten der gingivalen Konturierung wieder zur normalen anatomischen Arkadenform gebracht werden, jede einzelne Tasche und jede hyperplastische Gingivalsaumpartie kann individuell mit feinster Präzision behandelt werden.

Insbesondere wertvoll erweist sich das Rekonstruieren abnormer Interdentalpapillen durch entsprechende Schlingenelektroden.

Die von manchen Parodontologen geäußerten Befürchtungen, daß durch die Elektrochirurgie möglicherweise Schäden am Knochen oder Periost gesetzt werden können, dürfen nur bei falscher Technik der Anwendung sowie mangelhafter Kenntnis der Methode einkalkuliert werden. Aber schließlich ist bei jedem Eingriff nicht das Gerät oder das Instrument, sondern der Mensch hinter der Maschine Hauptursache für Erfolg und Mißerfolg.

Wenn ein Zahnarzt unter Anästhesie und mit zu hohen Stromdosen nicht nur das erkrankte Zahnfleisch im weiten Umkreis verkohlt und durch einen derart brutalen Eingriff auch das Periost durch die Hitzeeinwirkung geschädigt hat und der Knochen entblößt wird, war nicht die in der Hand des Könners ungefährliche Elektrochirurgie, sondern ein Versagen des Behandlers und seine völlige Unkenntnis schuld.

Deshalb kann dem Zahnarzt, der sich mit Elektrochirurgie beschäftigen will, nicht oft genug und eindringlich geraten werden, sich zuerst am Fleischstück oder am bezahnten Kalbskiefer genauest über die Wirkung der einzelnen Stromarten, der Stromdosierung und der Elektrodenformen zu orientieren, bevor er die Methode am Patienten anwendet.

Bei der **Gingivoplastik** muß man mit verhältnismäßig geringer Stromdosierung mit **modellierenden** Strichen den Zahnfleischsaum oder die erkrankte Interdentalpapilla allmählich schichtweise abtragen. Meist gelingt dieser Eingriff ohne Anästhesie. Empfindet der Patient noch Schmerzen, so sollte man die Dosis weiter reduzieren oder eine terminale Betäubung setzen. Diese technisch einfache Methode läßt sich fast täglich in der Praxis anwenden, man findet erstaunlich viele Patienten, bei denen der Eingriff der modellierenden Gingivoplastik angezeigt ist. So mancher Zahnarzt, der früher derartige Fälle infolge des Fehlens einer raschen, einfachen und erfolgreichen Methode unbehandelt ließ oder Pinseln und Spülen verordnete, wird nun damit so manches Frühstadium einer Parodontopathie raschest beseitigen und ein Fortschreiten verhindern können.

Allerdings muß man eine klare Forderung daran knüpfen. Die **Elektrochirurgie ist nur eines unter vielen therapeutischen Hilfsmitteln.** Der Erfolg oder Mißerfolg hängt davon ab, ob der Zahnarzt sich die Mühe nimmt, die übrigen therapeutischen Behandlungsmittel anzuwenden (supra- und infragingivale Konkrementenfernung, Ausschaltung aller lokalen Reizfaktoren usw.) sowie den Patienten in richtiger häuslicher Zahnfleischpflege gründlich zu informieren. Weiterhin, daß der Zahnarzt auch den Patienten unter Kontrolle hält und dafür sorgt, daß eine fachgemäße Zahnfleischpflege auch von diesem richtig verstanden und durchgeführt wird.

Wir konnten feststellen, daß eine entsprechende Motivation von fast allen Patienten gut begriffen wird.

## Elektrochirurgie früher und heute

Die ersten Hochfrequenzgeräte hatten durch Fulgurationseffekte noch unliebsame Nebenwirkungen, die sich in Nekrosen und in Karbonisation an den Schnittflächen des benachbarten Gewebes äußerten. Diese Apparate fanden deshalb vorwiegend in der Tumorchirurgie Anwendung. Erst die Einführung der Vakuumröhre durch *Wyeth* (1924) ermöglichte die Entwicklung eines Hochfrequenzgenerators zur Erzeugung ungedämpfter Wellen. Nun konnten Gewebstrennungen ohne starke Verschorfung der Schnitte durchgeführt werden. Das Argument einer schlechteren Heilung von elektrochirurgischen Schnitten gegenüber Skalpellschnitten war mit der zunehmenden Verbesserung völlig belanglos geworden.

Wenn also heute bei unseren verfeinerten Geräten und unserer subtilen Technik in gewissen wissenschaftlichen Abhandlungen noch immer von Zeit zu Zeit durch Gegenüberstellung histologischer Präparate bewiesen werden soll, daß bei der Skalpelltechnik eine glatte Durchtrennung des Gewebes erfolgt, beim Schnitt mit dem Elektrotom jedoch schwerste Gewebszerstörungen (*Glickmann*), so kann der Autor aus einer mehr als 30jährigen Erfahrung mit der Elektrochirurgie und als Kiefer-Gesichts-Chirurg nur fordern, daß der zum Vergleich herangezogene „Testelektrochirurg" seine Technik verbessern sollte!

Im übrigen ist es ein leichtes, durch fehlerhafte Anwendung, Überdosierung und Verschorfung jederzeit gewünschte Beweise für eine verzögerte Verheilung elektrochirurgischer Schnittwunden zu demonstrieren, die von jedem auf dem Gebiet der Elektrochirurgie erfahrenen Fachmann praktisch sofort widerlegt werden können.

Die zur Elektrochirurgie verwandten Hochfrequenzapparate wurden zwar im Laufe des letzten Jahrzehntes dauernd und sehr wesentlich verbessert, doch es sollte darauf hingewiesen werden, daß einige der bis jetzt auf dem Markt angebotenen Hochfrequenzgeräte mit Funkenstreckengeneratoren noch immer überstarke Fulgurationseffekte aufweisen.

Es ist heute bekannt, daß ein Hochfrequenzstrom, der von einem Funkenstreckengenerator erzeugt wird, für Schnitte im Weichgewebe der Mundhöhle ungeeignet ist. Daher eignet sich z. B. der Hyfrecator nicht zum elektrochirurgischen Schneiden, sondern nur zur Fulguration und Koagulation.

Es ist auch nicht gleich, ob Röhrengeneratoren mit und ohne Gleichrichtung der Anodenhochspannung angewendet werden.

Es soll an dieser Stelle nicht auf die einzelnen Arten von Hochfrequenzströmen näher eingegangen werden, die bei der Konstruktion moderner und leistungsfähiger Apparate eine entsprechende Rolle spielen. Man spricht von gedämpften und ungedämpften Schwingungen, von unterbrochenen ungedämpften Hochfrequenzströmen wie von einem voll gleichgerichteten Röhrenstrom.

Es soll nicht bezweifelt werden, daß die heutige so erfolgreiche Technik der Elektrochirurgie erst durch die Vervollkommnung der Geräte ermöglicht wurde. Es muß aber mit allem Nachdruck hervorgehoben werden, daß der Hochfrequenzstrom allein oder das perfekteste Gerät keinesfalls für Erfolg und Mißerfolg verantwortlich gemacht werden kann.

Maßgebend ist immer nur die richtige Anwendungstechnik mit dem richtigen Elektrochirurgiegerät!

Für den auf dem Gebiet der modernen Elektrochirurgie Unerfahrenen mag es scheinen, als ob die in früheren Werken (*Wyeth, Kowarschik, De Forest, Kelley, Seemen* u. a.) erwähnten Grundsätze die Terminologie, Technik und die Erfolge auch nur einen annähernden Vergleich mit den modernen Anwendungsmöglichkeiten und der verfeinerten Technik aushalten könnten. So, als ob alles schon einmal dagewesen wäre!

Dazu sagt *M. Oringer*: „To compare the performance of the earlier models with that of the modern units is to compare the performance of Lindberg's ‚Spirit of St. Louis' to that of the latest model jet plane."

Der Autor hat die ihm aus der Tumorchirurgie sehr wohl bekannte Anwendung der Elektrochirurgie vor 30 Jahren zum Unterschied zur heutigen Methodik und zu den entsprechenden Apparaten mit einem „Oldtimer" verglichen.

## Die Anwendungsmöglichkeiten der Elektrochirurgie

Nachfolgend sollen die Möglichkeiten aufgezählt werden, bei denen die Elektrotomie in der täglichen zahnärztlichen Praxis angewandt werden kann. Da nach Ansicht des Autors die Prothetik mit der präoperativen Chirurgie, mit der Parodontaltherapie und mit allen konservierenden Maßnahmen integriert werden sollte zu einer Gesamtkonzeption der Zahnheilkunde, werden wir in dieser nachfolgenden Aufstellung eine Reihe von Eingriffen finden, die speziell im Zuge einer prothetischen Rekonstruktion angewandt werden können.

Die Elektrochirurgie kann Anwendung finden:
1. zur Gingivektomie;
2. zur Gingivoplastik;
3. zur Eröffnung und Beseitigung eines akuten oder chronischen Parodontalabszesses;
4. zur Eröffnung eines akuten submukösen oder subperiostalen Abszesses;
5. zur Verlängerung von zu kurzen Zahnkronen im vollbezahnten Gebiß (ästhetische Indikation) oder von zu kurzen Pfeilerzähnen für Brücken (statische Indikation);
6. zur Operation eines abnormen Lippen- oder Zungenbändchens;
7. zur Entfernung tief ansetzender Muskel- und Bänderzüge im Mundvorhof;
8. bei Dentitio difficilis (zur Lappenentfernung);
9. zur operativen Entfernung abnormer Schleimhautwucherungen nach Zahnextraktionen und nach anderen chirurgischen Eingriffen;
10. zur operativen Entfernung von Neubildungen an der Schleimhaut des Mundes und der Lippen;
11. zur Exzision von Lappenfibromen;
12. zur Beseitigung und Nivellierung hypertrophischen Zahnfleisches im Zwischenraum bei Pfeilerzähnen vor der Eingliederung fester Brücken;
13. zur Schleimhautaufklappung bei plastischen Knochenkorrekturen:

   a) Entfernung von Knochenspitzen und Kanten nach Extraktionen,
   b) bei untersichgehendem Kieferkamm,
   c) bei abnormer Tuberbildung;
14. zur Schleimhautperiostaufklappung:
    a) bei der Wurzelspitzenresektion,
    b) bei der Operation von Kieferzysten,
    c) zur operativen Entfernung verlagerter Zähne,
    d) zur operativen Entfernung von abgebrochenen oder retinierten Wurzelresten;
15. zur Operation gutartiger Neubildungen.

## Die Bedeutung der Elektrochirurgie für die moderne rekonstruktive Zahnheilkunde

Wollen wir nun abschließend eine Standortbestimmung der Elektrochirurgie und ihrer Bedeutung für die zahnärztliche Praxis, speziell aber für die Prothetik und Parodontologie machen, so müssen wir vier Punkte besonders hervorheben:

1. die Tatsache, daß die Verheilungstendenz elektrochirurgischer Schnittwunden bei richtiger Indikation und Technik der Heilung von Skalpellschnitten in keiner Weise nachsteht;
2. daß durch die elektrochirurgische Behandlung in der allgemeinen zahnärztlichen Praxis die systematische und erfolgreiche Therapie von Parodontopathien bedeutend vereinfacht und erleichtert werden kann;
3. daß es aufgrund unserer heutigen wissenschaftlichen Erkenntnisse und jahrzehntelangen Erfahrungen endlich an der Zeit sei, überholte Ansichten in der Parodontologie zu revidieren und von den früheren radikal-chirurgischen Eingriffen Abstand zu nehmen;
4. daß die Behandlung der Parodontopathien für die allgemeinen Praktiker den Nimbus unerreichbaren Spezialistentums verlieren und als echtes sozial-ökonomisches Problem betrachtet werden müsse. Jeder Zahnarzt sollte durch Vereinfachung und eine klare verständliche Systematik in Terminologie, Diagnose, Indikation und operativer Technik in der Lage sein, erfolgreiche Parodontaltherapie zu betreiben.

# Die Belastbarkeit von Zähnen und Zahnersatzkonstruktionen

von H. Schwickerath, Köln

Um eine optimale Ausnutzung der Nähr- und Wirkstoffe aus der Nahrung zu gewährleisten, ist eine größtmögliche Zerkleinerung der Speisen notwendig. Dazu sind Kräfte aufzuwenden, deren Wert von der Beschaffenheit der Speise und der Größe des Bissens abhängt. Aus dem Querschnitt der an der Kautätigkeit beteiligten Muskeln kann die physiologisch erreichbare Höchstkraft (Mastikatorenkraft) errechnet werden. Form und Abmessungen eines Zahnes und seines Aufhängeapparates lassen nur eine gewisse Beanspruchung durch mechanische Kräfte zu. Diese seine Belastbarkeit bestimmt aber seine Effektivität bei der Kautätigkeit.

Eine ganze Reihe von Faktoren hat Einfluß auf die Größe der Kraft, die bis zur Schmerzempfindung ertragen werden kann. Bei vielen Versuchen zeigte es sich immer wieder, daß viele Probanden angaben, einfach nicht weiter zubeißen zu können, ohne dabei einen Schmerz zu empfinden. *Martinko* stellte fest, daß die Größe der Einwirkungsfläche bei der Kraftübertragung die Belastbarkeit beeinflußt. Das zeigte sich bei unterschiedlicher Wahl des Materials für die Auflage des Kaukraftmessers. Eine Kunststoffauflage ergibt bereits durch die elastische Verformung eine größere Auflagefläche als eine aus Metall. Jedoch scheinen auch die elastischen Eigenschaften und die Härte des Kauflächenmaterials Einfluß auf die Belastbarkeit zu haben. Auch *Ludwig* konnte in neuerer Zeit von ähnlichen Abhängigkeiten berichten.

Doch auch die Größe und der Zustand des Zahnhalteapparates spielen bei der Belastbarkeit des Zahnes eine wichtige Rolle. Allgemein glaubt man eine Abhängigkeit der Kaukraft von der Wurzeloberfläche feststellen zu können. *Balabanow* berechnete aus den Kaukraft- und Wurzeloberflächenwerten von *Morelli* die parodontale Spannung, die nach seinen Ergebnissen für alle Zähne ungefähr gleich ist. Doch bei der Gegenüberstellung von Kaukraft und Wurzeloberflächenmessungen verschiedener Autoren ist eine solche Übereinstimmung nicht ersichtlich. So beträgt zum Beispiel nach *Morelli* die Belastbarkeit von 15 das 2,5fache von 11, nach *Müller* hat aber 15 nur das 0,95fache der Wurzeloberfläche von 11. Es müssen also noch andere Faktoren von Einfluß sein.

Mit Hilfe eines einfachen Kaukraftmessers wurde die Belastbarkeit von Prämolaren und Molaren festgestellt. Wurzelform und Einbettiefe der Zähne wurden anhand von Röntgenbildern klassifiziert und dabei in sieben Wurzelformen eingeteilt.

Die Wurzelform 1 bezeichnet spitz zulaufende Wurzeln. Die folgenden Wurzeln 2–4 werden immer stumpfer, bis die Wurzelform 5 vollkommen zylindrisch ist. Wurzelform 6 kommt für gespreizte Molarenwurzeln in Frage. Wurzelform 7 bezeichnet abgebogene Wurzeln. Beispiele zeigt die Abbildung 1.

In der Abbildung 2 ist die Belastbarkeit von Prämolaren in Abhängigkeit von der Wurzelform dargestellt. Je spitzer die Wurzel, um so geringer die Belastbarkeit.

Nach dem Grad des Knochenabbaus im Röntgenbild wurde die sogenannte Einbettiefe in Prozent der Normaleinspannlänge des Zahnes ermittelt. Die Einbettiefe wird, statistisch gesichert, mit zunehmendem Alter geringer. Ebenso verringert sich mit abnehmender Einbettiefe die Belastbarkeit (Abb. 3). Werden nun die stumpfwurzeligen mit den spitzwurzeligen Zähnen verglichen, so zeigen die stumpfwurzeligen Zähne bei einer Minderung der Einbettiefe von 100% auf 70% nur einen Verlust an Belastbarkeit von 4%, während die spitzwurzeligen 20% aufweisen (Abb. 4).

Diese Feststellung ist sicher von Bedeutung

# Die Belastbarkeit von Zähnen und Zahnersatzkonstruktionen

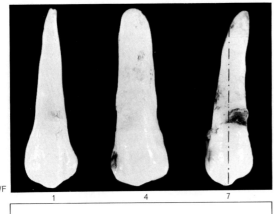

Abb. 1  Beispiele der Klassifizierung der Wurzelformen.

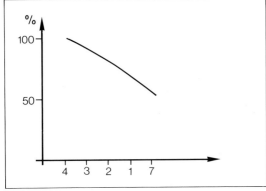

Abb. 2  Die Belastbarkeit von Prämolaren in Abhängigkeit von der Wurzelform.

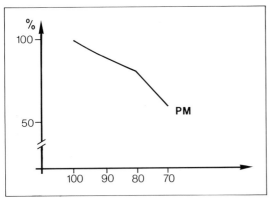

Abb. 3  Die Belastbarkeit von Prämolaren in Abhängigkeit von der Einbettiefe.

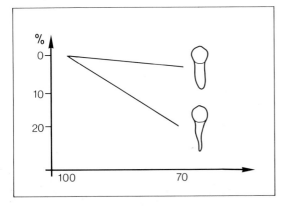

Abb. 4  Verlust an Belastbarkeit bei sinkender Einbettiefe in Abhängigkeit von der Wurzelform.

Belastbarkeit von Brückenkonstruktionen

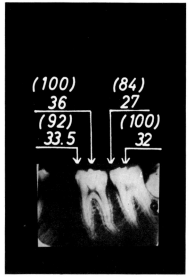
Abb. 5a

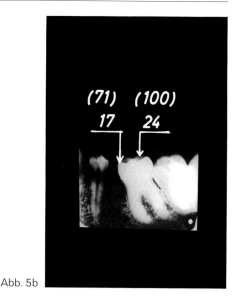
Abb. 5b

Abb. 5c
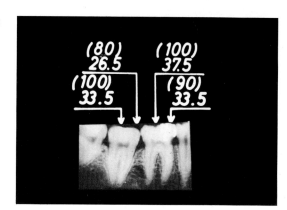

Abb. 5a bis c  Kraftangriffspunkte und Belastbarkeit von verschiedenen Zähnen.

für die Beurteilung von Zähnen zu ihrer Eignung als Ankerzähne. Außerdem scheinen die Ergebnisse Hinweise auf die für eine optimale Kraftübertragung geeignete Form von Implantaten zu geben.
Bei der Beobachtung der Belastbarkeit in Abhängigkeit von der Wurzelform fällt auf, daß Zähne mit abgebogener Wurzel (Wurzelform 7) am geringsten belastbar sind. Auch bei Belastung außerhalb der Mitte zeigen Zähne eine mindere Belastbarkeit. In der Abbildung 5 sind die Kaukraftwerte mit den Kraftangriffspunkten eingetragen. Um den Unterschied der Werte in Abhängigkeit vom Kraftangriffspunkt deutlicher darzustellen, wurde jeweils in Klammern das Verhältnis zum höchsten Wert gleich 100 eingetragen.

### Belastbarkeit von Brückenkonstruktionen

Die Belastbarkeit von Zahnersatzarbeiten wird nicht nur durch die Eigenschaften der Ankerzähne, sondern auch durch Material, Form und Abmessungen der Konstruktion bestimmt.
1954 berichtete *van Thiel* über unliebsame Erscheinungen bei sogenannten Schwebebrücken. Auch bei uns klagten Patienten mit Schwebebrücken über mangelndes Kauvermögen.
Eine andere Patientin kam mit einer gebrochenen Brückenkonstruktion in unsere Praxis (Abb. 6). Sie wollte sich aber diese nicht entfernen lassen, da sie jetzt erst richtig kauen könne, vorher hätten die Zähne bei jedem Bissen geschmerzt. Bei Belastungen auf dem Zwischen-

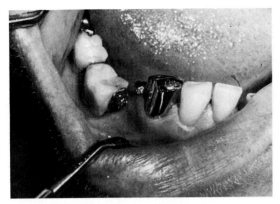

Abb. 6  Gebrochene kunststoffverkleidete Brücke.

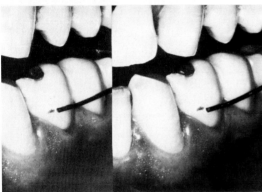

Abb. 7  Durchbiegung einer kunststoffverkleideten Brücke bei Belastung in der Mitte des Zwischengliedes.

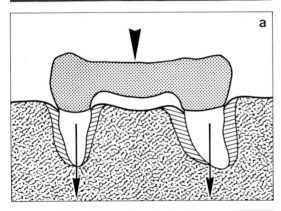

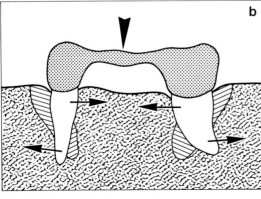

Abb. 8  Spannungen im Halteapparat der Pfeilerzähne bei Belastung in der Mitte des Zwischengliedes bei
a) einer starren Brückenkonstruktion,
b) einer nichtstarren Brückenkonstruktion.

# Belastbarkeitsmessungen

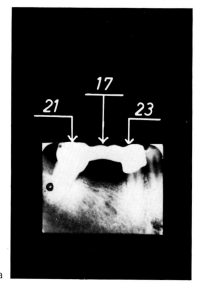
Abb. 9a

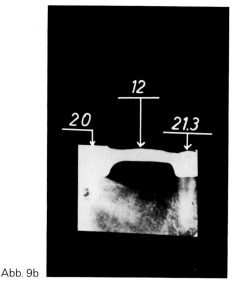
Abb. 9b

Abb. 9a und b   Kraftangriffspunkte und Kaukraftwerte bei Schwebebrücken.

glied der Brücke in Abbildung 7, empfand der Patient vor allem im Bereich 35 heftige Schmerzen. Die Abweichung des aufgeklebten Drähtchens vom Markierungsstrich läßt deutlich eine Durchbiegung der Brücke bei einer Belastung in der Mitte des Zwischengliedes erkennen.

Klötzer konnte an einer Reihe von Brückenkonstruktionen eine Kippung der Pfeiler bei Belastung auf dem Zwischenglied in der Mitte zwischen den Pfeilerzähnen messen. Bei seinen Phantomversuchen zeigte sich eine Abhängigkeit der Durchbiegung von der Konstruktion des Zwischengliedes und seiner Länge.

Es besteht kein Zweifel, daß der physiologische Halteapparat des Zahnes jeder vertikalen Belastung den größten Widerstand entgegenzusetzen vermag, wohingegen horizontale Beanspruchungen über das physiologische Maß hinaus zu seiner Schädigung führen können. Nach der Auffassung von Pauwels und Kummer sind kleinste Gestaltverzerrungen der adäquate mechanische Reiz zum Knochenanbau. Bei einer solchen Formänderung sind aber immer Zug- und Druckspannungen vorhanden. Ein Knochenabbau kann aber nicht nur durch eine unphysiologische Überbeanspruchung entstehen, sondern auch durch das Fehlen eines solchen Reizes, bekannt als Inaktivitätsatrophie.

Betrachten wir ein stark vereinfachtes Beispiel einer theoretisch absolut starren Brücke (Abb. 8a): Bei Belastungen in der Mitte sinken die Brückenpfeiler nahezu gleichmäßig ein. Kraftangriffspunkte außerhalb der Mitte bewirken immer eine Kippung beider Brückenpfeiler in der gleichen Richtung. Anders ist das bei Brücken, die so konstruiert sind, daß sie sich leicht in der Mitte durchbiegen können. In diesem Falle kippen die Zähne bei allen Kraftangriffspunkten innerhalb der Zahnachsen nach innen (Abb. 8b). Es wird also eine vermehrte Zugbeanspruchung an den äußeren Alveolarrändern eintreten, wohingegen an den inneren Rändern diese Beanspruchungen, also auch Formänderungen, weitgehend fehlen. Es kann nach meiner Meinung durchaus möglich sein, daß dieses Fehlen einer Verformungsbeanspruchung eine zumindest funktionsmindernde Wirkung auf den Zahnhalteapparat haben kann, was die folgenden Messungen beweisen.

## Belastbarkeitsmessungen

Es wurden Belastbarkeitsmessungen mit einer elektronischen Kleinkraftmeßdose oder mit mechanischen Kaukraftmessern durchgeführt. Dabei wurde die Kraft über einen mit harter abgebundener Abformmasse gefüllten Abformlöffel auf mehrere Zähne des Gegenkiefers verteilt. Die Belastung wirkte aber nur auf

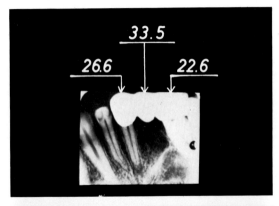

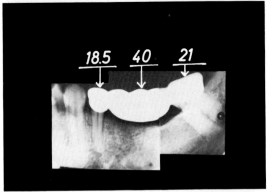

Abb. 10  Kraftangriffspunkte und Kaukraftwerte bei starren Brückenkonstruktionen.

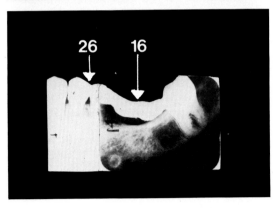

Abb. 11  Kraftangriffspunkte und Kaukraftwerte bei der Brücke der Abbildung 7.

verschiedene einzelne Punkte der zu untersuchenden Brückenkonstruktion ein.

Auf der Abbildung 9a sind die Werte der Kräfte eingezeichnet, die der Patient maximal beim Zubeißen erreichen konnte. Der Wert auf dem Zwischenglied ist kleiner als auf jedem der beiden Pfeiler. Dieser Unterschied nimmt zu, wenn der Abstand zwischen den Pfeilern größer wird (Abb. 9b). Außerdem scheint dieser Brückenkörper in der Mitte von geringerer Höhe zu sein. Diese ändert sich bei Zwischengliedern, die einen wesentlich höheren Querschnitt aufweisen. Hierbei liegen die Werte auf den Zwischengliedern höher als auf den einzelnen Pfeilern (Abb. 10). Bei der Starrheit der Konstruktion ist die Verwendung und Anordnung der verschiedenen Materialien von besonderer Bedeutung. So läßt sich aus den Angaben von *Redtenbacher* über das Kaukraftaufnahmevermögen seiner ATR-Brückenkonstruktionen ebenfalls nachweisen, daß diese nicht starr sind, denn die Belastbarkeit ist auf

**Tabelle 1:** Die Belastbarkeitswerte einiger Brückenkonstruktionen, bezogen auf den Wert des Ankerzahnes mit der größten Belastbarkeit gleich 100.

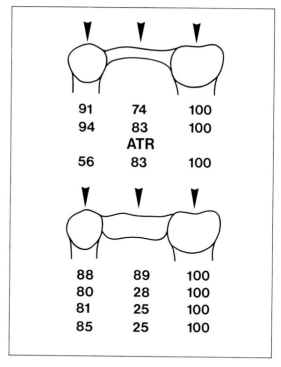

**Tabelle 2:** Die Belastbarkeitswerte der Brücke aus Abbildung 7 und die der nach Neuanfertigung mit starrem Zwischenglied, bezogen auf die Belastbarkeit der Ankerzähne 34, 35 gleich 100. Rechts ist jeweils vollschwarz der Metallanteil im Querschnitt eingezeichnet.

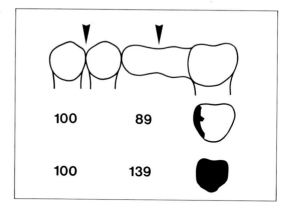

dem Zwischenglied geringer als auf den Pfeilern.

Tabelle 1 gibt zum Vergleich die Belastbarkeitswerte einiger Brückenkonstruktionen an, bezogen auf den Wert des jeweiligen Ankerzahnes mit der höchsten Belastbarkeit gleich 100; der relative Unterschied zwischen den einzelnen Konstruktionsarten ist eindeutig. Belastbarkeitsmessungen bei der in Abbildung 7 dargestellten Brücke sind in Abbildung 11 dargestellt. (Der Restzahnbestand im Gegenkiefer ließ keine Belastung des Pfeilerzahnes 38 zu.) Die Brücke, deren Zwischenglied aus einer dünnen Rückenplatte bestand, an die Kunststoff angepreßt war, wurde durch eine aufbrennkeramische Arbeit mit starrem Zwischenglied ersetzt. Erneute Belastbarkeitsmessungen ergaben eine deutliche Steigerung der Kraftwerte auf dem Zwischenglied. In der Tabelle 2 sind die Unterschiede in den Belastungswerten, bezogen auf die Belastbarkeit der Ankerzähne 34, 35 gleich 100 eingetragen.

Die hier gezeigten Beispiele können als Beweis für die funktionsmindernde Wirkung nichtstarrer Brückenkonstruktionen angesehen werden.

Die Belastbarkeit von Brückenkonstruktionen ist jedoch ein sehr vielschichtiges Problem. Bei einer Messung an verschiedensten Brückenkonstruktionen durch *Pittrof* konnten die Auswirkungen der beschriebenen Faktoren – Wurzelform, Einbettiefe sowie Material und Konstruktion – auf die Höhe der Belastbarkeit bestätigt werden. Dabei fiel auf, daß Keramikbrücken um etwa ein Drittel weniger belastbar waren als vergleichbare Brücken mit Metallkauflächen. Weitere Untersuchungen stehen an.

# Bißregistrierung mit optischen Hilfsmitteln für den totalen Zahnersatz

von R. Schwindling, Heidelberg

## Einleitung

Die prothetische Versorgung des zahnlosen Patienten hat immer noch ihre Probleme, besonders hinsichtlich der Bißregistrierung. Denken wir daran, daß die Okklusionsebene, die räumliche Beziehung beider Kiefer zueinander, die Größe, Form, Farbe und Stellung der Zähne verlorengegangen sind. Dabei soll Zahnersatz geschaffen werden, der diese Fakten, die meist dem Behandler nicht bekannt sind, optimal in sich vereinigt. Zur Rekonstruktion dienen dem Zahnarzt Linien, Bezugspunkte, Ebenen und bestimmte Verfahren als wichtige Hilfen für die Anfertigung des totalen Zahnersatzes. Diese Hilfen sind für die schrittweise Herstellung, für die funktionelle Eingliederung in das Kaugeschehen und für die harmonisch-ästhetische Einpassung des künstlichen Gebisses in die Gesamterscheinung des Patienten von außerordentlicher Wichtigkeit.

## Orientierungshilfen für die Bißregistrierung

In diesem Zusammenhang soll ein optisches Verfahren für die Bißregistrierung bekanntgemacht werden, das bewährte Orientierungshilfen berücksichtigt, jedoch auf rationelle Weise zu genaueren Ergebnissen führt. Es handelt sich um das Lichtschnittverfahren, mit dem man in der Lage ist, meist ohne mechanische Berührung sehr genaue Bestimmungen folgender Orientierungshilfen am zahnlosen Patienten durchzuführen und dieselben raumgerecht auf dem Bißfixierungsblock (gegenseitig fixierte Ober- und Unterkieferbißschablone in richtiger Bißlage) zur Information des Zahntechnikers festzuhalten.

Die Orientierungslinien, -ebenen und -distanzen, in der Reihenfolge der ablaufenden Bißregistrierung aufgeführt, sind:

### Campersche Ebene oder Nasiauricularebene

Sie wird bestimmt durch beide Traguspunkte und die Spina nasalis anterior (Abb. 1, e).

### Biß-, Kau- oder Okklusionsebene

Die Okklusionsebene (Abb. 1, g) verläuft annähernd parallel zur Camperschen Ebene in einem Abstand, der durch die Wahl der Höhe der sichtbaren Schneidekanten der oberen Frontzähne bestimmt wird.
Die Bestimmung der Okklusionsebene auf dem oberen Bißwall dient als Ausgangsbasis der Bißregistrierung beider zahnloser Kiefer und als Anhalt für die Aufstellung der Oberkieferzähne im zahntechnischen Labor.

### Bipupillarlinie

Die Bipupillarlinie (Abb. 1, d) verbindet beide Pupillen miteinander. Dabei soll der Kopf senkrechte Haltung einnehmen und der Blick geradeaus gerichtet sein.

### Schneidekantenlinie der oberen Frontzähne

Die Schneidekantenlinie (Abb. 1, f) ist die Orientierungslinie für den Schneidekantenverlauf der oberen Frontzähne. Somit ist sie auch die parallele Distanzgröße für den Abstand der Bißebene von der Camperschen Ebene. Aus ästhetischen Gründen sollte sie parallel zur Bipupillarlinie verlaufen. Nach *Gysi* soll sie etwa 1 bis 2 mm unter der

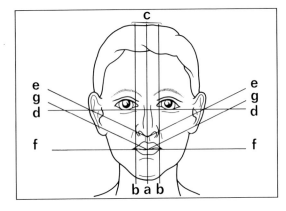

Abb. 1 Schematische Darstellung der Orientierungslinien und Bezugsebenen am menschlichen Gesichtsschädel.
a = Mittellinie,
b = Eckzahnlinien,
d = Bipupillarlinie,
e = *Camper*sche Ebene,
f = Schneidekantenlinie,
g = Kauebene.

Oberlippe bei leicht geöffnetem Mund zu sehen sein. Sie ist im Frontzahnbereich identisch mit der Unterkante des oberen Bißwalles und dient im besonderen der Information des Zahntechnikers bei der Einordnung der Kiefermodelle in den Artikulator und der Aufstellung der künstlichen Zähne.

### Ruheschwebelage des Unterkiefers

Im Zustand der Ruheschwebelage des Unterkiefers (entspannter Gleichgewichtszustand im Kaumuskelsystem) besteht zwischen Ober- und Unterkieferzähnen ein senkrechter Abstand von 2 bis 3 mm. Diese physiologische Ruhelage des Unterkiefers ist als Ausgangssituation zur Bißhöhenbestimmung allen sonst bekannten Verfahren überlegen und vorzuziehen.

### Mittellinie

Die Mittellinie (Abb. 1, a) stellt die senkrechte Unterteilung des Gesichts in zwei relativ gleiche Hälften dar. Im idealen Fall stimmt die Gesichtsmitte genau mit der Kiefermitte und diese wiederum mit der senkrechten Berührungskante der mittleren oberen Schneidezähne überein. Als senkrechte Linie dient sie auf dem oberen Bißwall als Orientierungshilfe für die Einordnung des Kiefermodells in den Artikulator und die Aufstellung der oberen mittleren Schneidezähne.

### Eckzahnlinie

Die Eckzahnlinie (Abb. 1, b) ist eine parallele Senkrechte zur Mittellinie, die durch die Spitzen der labialen Höcker der oberen Eckzähne geht. Sie dient der Information des Zahntechnikers, da sie bei der Wahl der Gesamtbreite der Frontzähne berücksichtigt werden soll. Als Bezugspunkte für die Eckzahnlinie wurde die laterale Begrenzung des Lacus lacrimalis gewählt, von dem aus eine Senkrechte zum oberen Bißwall gefällt wird. Aufgrund von Lichtschnittmessungen (*Bähr* und *Schwindling*) stimmen in etwa 70% der untersuchten Fälle die Bezugspunkte mit der Eckzahnspitze überein.

### Sprechprobe

Die Sprechprobe mit den angepaßten Bißschablonen dient der sprachlichen und funktionellen Überprüfung der Bißhöhe, da die ursprüngliche Bißhöhe meistens unbekannt ist und nur durch den Mittelwert des Okklusalabstandes bei physiologischer Ruhelage rekonstruiert wird. Zugleich erlaubt die Sprechprobe eine ästhetische Kontrolle der Stellung der Oberkieferfrontzähne.

## Praktisches Vorgehen bei der Bißregistrierung mit dem Lichtspaltwerfer

### Verfahren

Zur Bißregistrierung sind die Bißschablonen für Ober- und Unterkiefer auf nach Funktionsabdrücken hergestellten Modellen angefertigt. Die Höhe des Oberkieferbißwalles sollte über das Normalmaß hinausgehen. Die Zurichtung der Bißwälle erfolgt mit Hilfe von Lichtmarken, die mit dem Lichtspaltwerfer nach *Schwindling* auf das Gesicht des Pa-

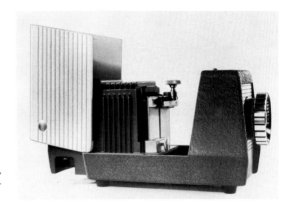

Abb. 2 Lichtspaltwerfer nach *Schwindling*, senkrechte Einstellung der variablen Spaltblende.

tienten bzw. auf die Bißwälle projiziert werden. In Abbildung 2 ist das optische Gerät dargestellt. Es besteht aus einer starken Lichtquelle, der eine senkrecht und horizontal anbringbare Spalt- oder Schlitzblende vorgeschoben ist. Die Breite der Spalte ist verstellbar. Durch ein Projektionsobjektiv wird das Licht fokussiert und der Blendenspalt als Lichtstreifen scharf auf dem Gesicht des Patienten wiedergegeben. Das Projektionsgerät ist nach oben und unten verschiebbar auf dem Arbeitstisch der Behandlungseinheit aufgestellt.

Einjustieren der Oberkieferbißschablone

Von den beiden Bißschablonen wird als erste die des Oberkiefers zugerichtet und eingepaßt, weil sie zum Schädel stabil gelagert ist. Die besprochenen Hilfslinien werden vom Gesichtsschädel abgeleitet und auf den Bißwall übertragen. Die Bißschablone stellt gewissermaßen die schematische Oberkieferprothese dar, deren räumliche Ausmaße der äußeren Form der Bißschablone ähnlich sein sollen. Das heißt, daß Querschnitt und Höhe des Wachsbißwalles sowohl der Zahntiefe als auch der Okklusionsebene der späteren Prothese entsprechen sollen.
Zu diesem Zwecke wird zunächst der Wachswall auf seinen Querschnitt und seine Stellung im Front- und Seitenzahnbereich kontrolliert. Zu breite Wälle sind sowohl bei der Bißregistrierung als auch bei der Sprechprobe für den Patienten unangenehm. Im Seitenzahnbereich soll der Wall etwa eine Tiefe von 7 mm und im Frontbereich von 4 mm in vestibulo-lingualer Richtung aufweisen. Im Seitenbereich ist auf stabilen Sitz zu achten, was die Aufstellung der Zähne auf dem Kieferkamm erfordert. Im Frontbereich soll die Oberlippe vom Bißwall gestützt werden, damit bei Profil- und Frontalansicht ästhetische Forderungen erfüllt werden.
Sind die erwähnten Voraussetzungen erfüllt, wird die untere Fläche des oberen Bißwalles auf die Okklusionsebene einjustiert. Wie schon erwähnt, sollte die Höhe des Bißwalles größer als notwendig sein, da Wegschneiden des Wachswalles einfacher und schneller durchzuführen ist als Ansetzen fehlender Substanz.
Zunächst wird der senkrechte Abstand zwischen *Camper*scher Ebene und Kauebene ermittelt. Er entspricht der Distanz zwischen Subnasale und Schneidekante der mittleren oberen Schneidezähne. Wir erinnern uns daran, daß die Schneidekanten der mittleren oberen Frontzähne ungefähr 1 bis 2 mm bei leicht geöffnetem Mund sichtbar sein sollen und daß die Verbindung aller Schneidekanten der oberen Front annähernd parallel zur Bipupillarlinie verlaufen soll, damit ein optimaler ästhetischer Eindruck entsteht. Sollte jedoch die Lippenpartie etwas schräg verlaufen, muß die Lage der Schneidekantenlinie auf Kosten der Parallelität zur Bipupillarlinie geringfügig verändert werden, damit der Gesamteindruck des Gesichtes harmonisch erscheint.
Die Festlegung der Kauebene mit dem Lichtspaltwerfer geschieht auf folgende Weise:
Zuerst wird die Schlitzblende waagerecht auf die Bipupillarlinie eingestellt (Abb. 3). Durch Aufwärtsbewegen des Behandlungs-

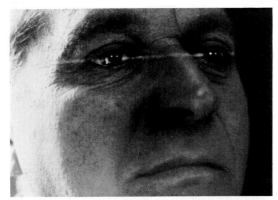

Abb. 3 Einstellung des waagerechten Lichtstreifens auf die Bipupillarlinie.

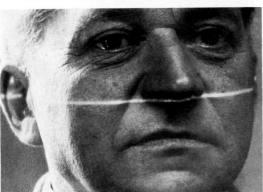

Abb. 4 Durch Aufwärtsbewegen des Behandlungsstuhles hat der Lichtstreifen das Subnasale erreicht. Der Kopf wird dann so geneigt, daß die beiden Traguspunkte und das Subnasale vom Sichtstreifen erfaßt werden und so die *Camper*sche Ebene darstellen.

stuhles wandert der Lichtstreifen auf dem Gesicht des Patienten nach unten. Berührt er das Subnasale, wird der Kopf des Patienten so eingerichtet (Neigung nach kranial oder ventral), bis auch die beiden Traguspunkte in der Ebene des Lichtstreifens liegen (Abb. 4). Damit ist optisch die *Camper*sche Ebene eingestellt. Es kann jedoch vorkommen, daß unter Berücksichtigung der Parallelität der Bipupillarlinie zur Nasiauricularebene der Lichtstreifen infolge Asymmetrie des Schädels über oder unter einem der beiden Traguspunkte liegt, während der andere und das Subnasale in einer Ebene parallel zur Bipupillarlinie liegen. Hier muß eine geringfügige vermittelnde Korrektur zwischen der Lage der Bezugslinie und -ebene erfolgen.

Nachdem so die *Camper*sche Ebene optisch am Patienten eingestellt ist, wird unter Beibehaltung der Kopfstellung die Blende des Lichtspaltwerfers nach ventral verbreitert, bis der Lichtstreifen mit seinem unteren Rand bei leicht geöffnetem Mund 1 bis 2 mm unter die ventrale Grenze der Oberlippe reicht. In dieser Stellung wird entlang dem unteren Lichtstreifenrand am Bißwall der Verlauf der Kauebene eingeritzt (Abb. 5). An dieser Markierung erfolgt die Kürzung des Bißwalles, der nun in seiner Höhe die richtige Lage der Kauebene einnimmt. Damit ist die obere Bißschablone exakt eingepaßt.

Zur Kontrolle läßt man den Patienten zählen, lächeln und die Oberlippe entspannen. Dabei überprüft man die Parallelität zur Bipupillarlinie und das Maß der Sichtbarkeit des Bißwalles.

Bestimmung der Bißhöhe und Einpassung der unteren Bißschablone unter Berücksichtigung der Ruheschwebelage des Unterkiefers

Zur Bestimmung der Bißhöhe wird zunächst die Ruheschwebelage des Unterkiefers festgestellt. Hierzu wird dem Patienten ein etwa 5 mm langer und ebenso breiter, selbstklebender weißer Papierstreifen am Subnasale befestigt. In der Mitte des Streifens befindet sich ein waagerechter Markierungsstrich. Mit dieser Markierung kann kontrolliert werden,

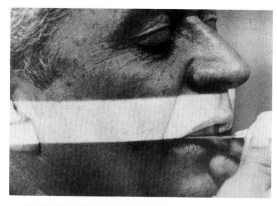

Abb. 5 Ausgehend von der Einstellung der *Camper*schen Ebene wird der Lichtstreifen bis zur Schneidekantenlinie parallel nach unten verbreitert. Der untere Rand des Lichtstreifens als Lage der Kauebene wird auf dem Bißwall markiert.

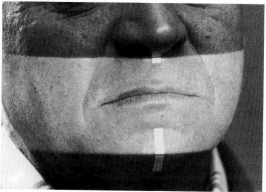

Abb. 6 Die Ruheschwebelage des Unterkiefers hat sich eingestellt. Der Lichtstreifen ist auf beide Markierungen eingestellt.

ob der Patient während der Bestimmung der Ruheschwebe seine Kopfhaltung unverändert beibehält. Ebenso wird am Kinn ein etwa 15 mm langer und 5 mm breiter, selbstklebender Streifen Millimeterpapier befestigt, der ebenfalls in seiner Mitte einen waagerechten verstärkten Markierungsstrich aufweist.

Es wird dann der Kopf des Patienten an der Kopfstütze senkrecht eingestellt. Die Kopfstütze darf nur zum Ruhighalten des Kopfes und nicht zur Abstützung benutzt werden, damit keine Muskelgruppen im Kopf- und Halsbereich aktiviert werden. Dabei wird der Patient angewiesen, die Kiefer- und Gesichtsmuskulatur völlig locker zu lassen und den ganzen Körper zu entspannen. Dabei stellt sich die Ruheschwebelage des Unterkiefers ein. Auf phonetische Hilfsmittel, wie Summen des Konsonanten „m", wird verzichtet, da dabei eine völlige Entspannung nicht möglich ist. Während dieses Vorganges wird der waagerechte Lichtstreifen des Lichtspaltwerfers so eingestellt, daß er mit seinem oberen Rand die Markierung des Papierstreifens am Subnasale berührt. Dann wird der Lichtstreifen so weit nach unten gedreht, bis er sich mit seinem unteren Rand mit der Strichmarkierung am Kinn deckt. Einige Minuten lang wird beobachtet, ob sich die Kinnlage vertikal verändert. Sollte dies der Fall sein, was anhand der Millimetereinteilung leicht festzustellen ist, wird der untere Rand des Lichtstreifens nachkorrigiert und wieder mit der Marke in Deckung gebracht (Abb. 6).

Hat man sich nach einiger Zeit überzeugt, daß sich die Ruheschwebe des Unterkiefers eingestellt hat, wird in dieser Stellung die Distanz zwischen oberer und unterer Markierung mit der Schublehre fixiert (Abb. 7). Nach Abzug des Interokklusalwertes von 2 bis 3 mm erhält man die richtige Bißhöhe. Auf diesem Niveau wird der Unterkieferbißwall zur fertigen Oberkieferbißschablone einjustiert.

Die Bestimmung der Ruheschwebelage des Unterkiefers auf optischem Wege hat gegenüber anderen Verfahren gewisse Vorteile. Zum einen wird während des Einpendelns der Ruheschwebe und der optischen Fest-

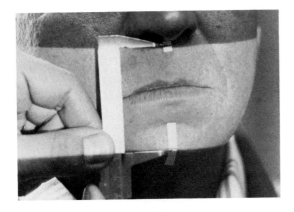

Abb. 7 Mit einer Schublehre wird der Vertikalstand fixiert.

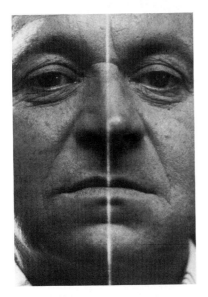

Abb. 8

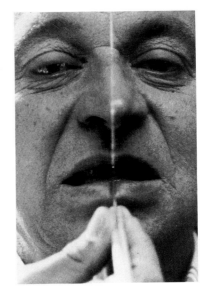

Abb. 9

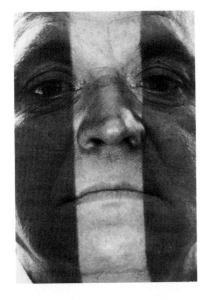

Abb. 10

Abb. 8 Einstellung der Gesichtsmittellinie mit dem senkrecht eingestellten Lichtstreifen. Deutlich erkennbar ist die asymmetrische Lage der Nase.

Abb. 9 Markieren der Mittellinie auf dem Bißwall.

Abb. 10 Der bei senkrechter Kopfhaltung eingestellte Lichtstreifen tangiert die laterale Begrenzung des lacus lacrimalis und markiert damit die Lage der beiden Eckzahnlinien auf dem Bißwall.

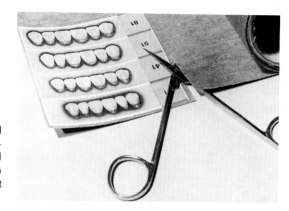

Abb. 11 Zahngarniturenmuster aus Papier sind auf Doppelklebefolie befestigt. Nach dem Ausschneiden sind sie zum Aufkleben auf den Bißwall bereit. (Inzwischen sind Probeaufklebegarnituren von der VITA-Zahnfabrik, Säckingen, hergestellt worden.)

stellung derselben jede mechanische Berührung und Irritation des Patienten vermieden. Zum anderen besteht objektive Beobachtungsmöglichkeit der Lageveränderung des Unterkiefers, so daß der Zeitpunkt der Festlegung der Ruheschwebe erst dann erfolgt, wenn sich diese tatsächlich eingestellt hat.

Bestimmung der Mittellinie und der Eckzahnlinien

Der senkrecht eingestellte Lichtstreifen wird so auf das Gesicht des Patienten eingerichtet, daß dieses halbiert wird. Dabei wird man häufig feststellen, daß irgendwelche Unregelmäßigkeiten der Symmetrie vorliegen, beispielsweise eine Verschiebung der Nase nach einer Seite (Abb. 8). Trotzdem wird man sich für die Aufstellung der Zähne nach der Gesichtsmitte richten, besonders wenn wie hier die Lippenpartie durch die Symmetrieachse in zwei gleiche Hälften geteilt wird. Damit soll gesagt sein, daß man sich zunächst nach der Gesichtsmitte richtet, aber bei Auftreten von auffälligen Asymmetrien nach der den Zähnen benachbarten Mundpartie; denn in diesem Bereich macht sich die Verschiebung der Frontzahnmitte besonders störend bemerkbar. Ist die Mittellinie festgelegt, läßt man den Patienten die Oberlippe anheben und markiert am oberen Bißwall die aufprojizierte Senkrechte (Abb. 9).
Ähnlich werden die rechte und linke Eckzahnlinie festgelegt. Der senkrechte Lichtstreifen wird so weit in der Breite verändert, bis sich der linke und rechte senkrechte Rand des Lichtstreifens mit der lateralen Begrenzung des Lacus lacrimalis decken (Abb. 10). Dann werden die Lippen angehoben und die Randbegrenzungen des Lichtstreifens auf dem Bißwall eingraviert. Damit sind die Eckzahnlinien festgelegt.
Schließlich kann noch die Lachlinie zur Bestimmung der Zahnlänge entlang der beim Lachen erhobenen Oberlippe auf dem Bißwall markiert werden. Damit ist bis auf die Sprechprobe und das Fixieren beider Bißschablonen in habitueller Okklusion die Bißregistrierung abgeschlossen.

Sprechprobe mit natürlich wirkender Frontzahnimitation auf dem Oberkieferbißwall

Sobald die Ober- und Unterkieferbißschablone richtig im Munde einjustiert sind, ist es empfehlenswert, eine Sprechprobe als Funktionskontrolle durchzuführen. Es wird der richtige Sprechabstand bei den Vokalen „i" (3 bis 4 mm) und „o" (5 bis 6 mm) zwischen den Bißwällen kontrolliert. Dabei können auch Rückschlüsse gezogen werden, ob die Ruheschwebelage richtig gewählt worden ist. *Gysi, Köhler, Wild* u. a. empfehlen diese Sprechprobe, um zu verhindern, daß bei den fertigen Prothesen ein klapperndes Geräusch auftritt. Sehr günstig erweist sich das Nachsprechen der Worte: Ohio, Ofenrohr, Telefon. Zur Verwendung des i-Lautes kann man den Patienten von siebzig bis achtzig und zurück zählen lassen. Im Gegensatz zum Summen des Konsonanten „m", bei dem ein Sprechabstand von 3 mm angenommen wird, ist die Verwendung der Vokale „o" und „i" vorzuziehen, da ihre Aussprache offene Lippen erfordert, wobei man ohne Schwierigkeit den Wallabstand sehen und schätzen kann.
Bei der Sprechprobe läßt sich auch die na-

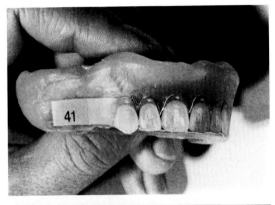

Abb. 12 Frontzahngarnitur aus einem Block aus Papier am oberen Bißwall befestigt.

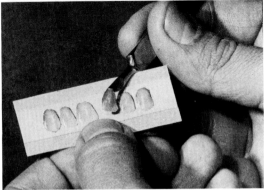

Abb. 13 Vorbereitete Frontzahngarnitur aus selbstklebendem Papier als Einzelzähne.

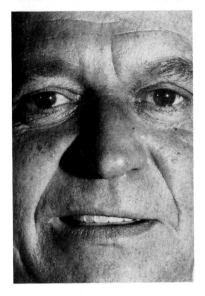

Abb. 14 Die auf den Bißwall geklebte Zahngarnitur aus Papier gibt dem Zahntechniker Orientierungshilfe für Größe und Stellung der Zähne.

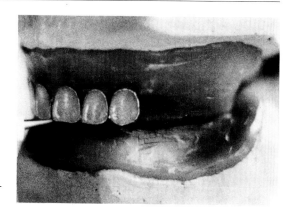

Abb. 15 Sprechprobe mit auf den oberen Bißwall geklebten Frontzähnen aus Papier.

türliche Wirkung des sichtbaren Frontzahnbereiches bei verschiedenen Lippenstellungen überprüfen. Geschieht dies nur mit dem Wachsbißwall ohne Zahnaufstellung, ist es für manchen schwer, sich dabei die passenden oberen Frontzähne vorzustellen. Aus diesem Grunde wird ein Verfahren angegeben, das auf einfache und schnelle Weise eine optisch gute Vorstellung der späteren Prothese schon bei der Sprechprobe mit Bißschablonen ermöglicht.

Aus Zahnmusterblättern, die in natürlicher Größe die Zahnformen wiedergeben (Abb.11), werden die abgebildeten Zahngarnituren ausgeschnitten und auf beidseitig klebende Haftfolie aufgeklebt. Dabei ist die Zahnfarbe unwichtig; sie wird anhand des Zahnfarbenringes zusammen mit dem Patienten bestimmt. Je nach Notwendigkeit hinsichtlich der Zahnaufstellung kann die Frontzahngarnitur aus Papier in einem Block auf den Bißwall geklebt werden (Abb. 12), oder man schneidet die Zähne einzeln heraus und klebt sie individuell auf (Abb. 13). Die damit erzielte optische Wirkung bei der Sprechprobe und Kontrolle des sichtbaren oberen Frontzahnbereiches ist überraschend. Man hat einen natürlichen Eindruck (Abb. 14) und merkt sofort, ob irgendeine Kleinigkeit noch zu verbessern ist, sei es die Korrektur der Mittellinie oder die Parallellage von Schneidekantenlinie zur Bipupillarlinie. Auch der Größe und Form der Zähne, ihre Achsenstellung sowie der Gesamteindruck mit dem Gesicht des Patienten lassen sich einfach und schnell überprüfen. Auch der Patient gewinnt beim Betrachten im Spiegel einen Voreindruck über die spätere Prothese und kann dabei Wünsche äußern.

Schließlich ist auch noch ein anderer Vorteil von sehr großer Bedeutung. Dies ist die **korrekte Information des Zahntechnikers**, der die Prothese aufstellen und fertigstellen soll. Durch die aufgeklebten Zähne wird er sowohl über Form und Größe der Ersatzzähne als auch über deren Stellung in Kenntnis gesetzt. Es gibt keine Differenzen mehr über nicht markierte Mittellinie, Eckzahnlinie, Schneidekantenlinie und Kauebene. Kurz gesagt, viele Fehlermöglichkeiten werden durch das beschriebene Verfahren ausgeschaltet und erlauben sowohl Zahnarzt als auch Zahntechniker ein rationaleres Arbeiten. Das Verfahren ist auch hygienisch einwandfrei, da sich die Papierzahngarnitur nur ein einziges Mal verwenden läßt und nach Gebrauch weggeworfen wird.

## Literatur

*Bähr, U.,* und *Schwindling, R.:* Lichtschnittmessungen am menschlichen Gesichtsschädel zur Überprüfung der prothetischen Orientierungslinien und Bezugspunkte. Zahnärztl. Welt/Reform 83 (1974), 771–777.

*Bähr, U.,* und *Schwindling, R.:* Optische Untersuchungen zur Bestimmung der physiologischen Ruhelage. Dtsch. zahnärztl. Z. 29 (1974), 1002–1007.

*Eschler, J.:* Zur Physiologie und Pathologie der Ruhelage des Unterkiefers. Fortschr. Kieferorthop. 26 (1965), 31.

*Gerber, A.:* Neue Methoden zur Bestimmung der Bißhöhe beim Zahnlosen und Kritik derselben. Dtsch. zahnärztl. Wochenschr. 34 (1931), 1109.

*Gerber, A.:* Okklusionslehre, Okklusionsdiagnostik und Okklusionsbehandlung im Wandel unserer Aspekte. Schweiz. Mschr. Zahnheilk. 80 (1970), 447.

*Gerber, A.:* Registriertechnik für Prothetik, Okklusionsdiagnostik, Okklusionstherapie. Condylator-Service Zürich 1970.

*Herrmann, H.:* Methoden der Bißregistrierung. Zahnärztl. Rdsch. 77 (1968), 163.

*Hupfauf, L.:* Über die physiologische Ruhelage des Unterkiefers. Dtsch. zahnärztl. Z. 14 (1959), 1014.

*Kaán, M.:* Untersuchung und Bewertung der Lage der Kauebene und okklusalen Zahnoberflächen zur Ohr-Nasen-Ebene vom prothetischen Gesichtspunkt. Dtsch. zahnärztl. Z. 23 (1968), 449.

*Köhler, L.:* Die Elemente der klinischen Prothetik. Schweiz. Mschr. Zahnheilk. 35 (1925), 401, 481.

*Körber, E.:* Die Bißnahme beim zahnlosen Kiefer. Österr. Z. Stomatol. 61 (1964), 424.

*Marx, H.,* und *Beck, N.:* Zur Frage der Kauebenenbestimmung für totalen Zahnersatz. Zahnärztl. Welt/Reform 69 (1968), 385.

*Niswonger, M. E.:* The Rest Position of the Mandible and the Centric Relation. J. Am. Dent. Ass. 21 (1934), 1572.

*Singer, F.,* und *Schön, F.:* Die partielle Prothese, 1. Aufl. Quintessenz-Verlag 1965.

*Schön, F.,* und *Singer, F.:* Prothetische Auslese, 3. Aufl. Dr. A. Hüthig Verlag, Heidelberg 1973. 1. Auflage 1961.

*Schwindling, R.:* Zahnersatz und zahntechnisches Labor. Dtsch. Zahnärztebl. 23 (1969), 371.

*Schwindling, R.,* und *Stark, W.:* Untersuchungen über die Ruheschwebe auf elektronischem Wege. Stoma (Heidelb.) 21 (1968), 15.

*Silverman, M. M.:* Okklusion in der Prothetik und im natürlichen Gebiß. Verlag „Die Quintessenz", Berlin 1964.

*Wild, W.:* Funktionelle Prothetik. Verlag Benno Schwabe & Co, Basel 1950.

# Funktionelle Inkorporation totaler Prothesen im prothetischen Raum

von R. Schwindling, Heidelberg

Der für die Inkorporation von totalen Prothesen zur Verfügung stehende Raum (Abb. 1), der als prothetischer Raum, Interalveolarraum oder auch Kauschlauch bezeichnet wird, ist von Flächen begrenzt, die als **starres Knochengewebe** wie Maxilla und Mandibula und **bewegliches Muskelgewebe** der Wangen-, Zungen- und Lippenpartien als sehr variabel anzusehen sind. Hinzu kommen die jeweilig verschiedene Haltung vom Unterkiefer zum Oberkiefer während der Funktion sowie die horizontale und vertikale Beweglichkeit der Schleimhaut im Bereich der Prothesenauflage. All dies sind Faktoren, die den prothetischen Raum und somit die äußere Form der totalen Prothesen in starkem Maße beeinflussen.

Im Laufe der Entwicklung funktioneller Abformmethoden hat man sich zunächst sehr intensiv mit der Prothesenauflagefläche und

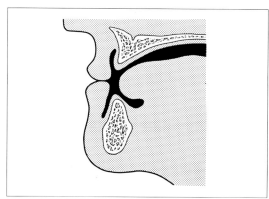

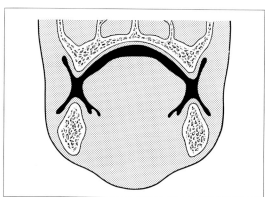

Abb. 1 Schematische Darstellung des prothetichen Raumes (nach *Hupfauf*).

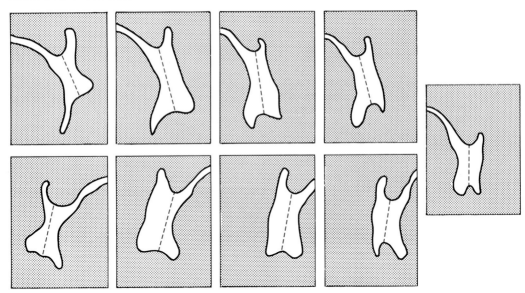

Abb. 2 Photogramm des prothetischen Raumes (nach *Schwindling*) bei neutraler Gleichgewichtslage der akzessorischen Kaumuskulatur.

deren Randgestaltung sowohl des Ober- als auch des Unterkiefers befaßt. Hierbei wurde nicht nur die funktionelle Horizontal-, sondern auch die kaufunktionsabhängige Vertikalgestaltung dieser Auflagefläche berücksichtigt. Verschiedene Abformverfahren wie Kauabdruck nach *Spreng*, Schluckabdruck nach *Hromatka* und andere Methoden geben davon Zeugnis. *Villain* und *Fish* gingen noch einen Schritt weiter. Durch entsprechende Ausnutzung der Wangen-, Lippen- und Zungenmuskulatur konnten sie die Stabilisierung der Unterkieferprothese verbessern. Hierbei wurde erstmals die Formgebung der sogenannten „polierten Flächen", die der Zunge und der Wangen- sowie Lippenmuskulatur anliegen, berücksichtigt. Die Formgestaltung sämtlicher Flächen der unteren Totalprothese richtete sich nun nach funktionellen Forderungen.

Mehr Licht in dieses Problem brachten 1946 die Untersuchungen von *Strack*, die sich mit der Verbesserung des Haltes unterer Totalprothesen durch Muskelwirkung befaßten. Er difinierte den Begriff der „akzessorischen Kaumuskulatur" und baute hierauf ein diagnostisches und prognostisches System auf. Dabei legte er besonderen Wert auf die Gleichgewichtsbeziehungen der akzessorischen Kaumuskulatur.

Er unterschied:

### 1. Die neutrale Gleichgewichtslage

Die Tonuslage von Lippen- bzw. Wangenmuskulatur und Zunge ist gleich. Die Muskelgruppen treffen sich über der Kammitte bzw. haben den gleichen Abstand von der Interalveolarlinie (Abb. 2).

Das Fotogramm zeigt die Querschnittsbilder der Zahnbereiche Mitte, 2–3, 4–5, 6–7 eines zahnlosen Patienten. Die obere Bildreihe stellt die rechte, die untere Bildreihe die linke Kieferseite dar. Der Blick des Betrachters fällt von dorsal auf die Querschnittsbilder. Die gestrichelte Interalveolarlinie ist die Markierungslinie für die funktionelle Tonuslage der Zungen- und Lippen- bzw. Wangenmuskulatur. Bei diesem Falle handelt es sich um die neutrale Gleichgewichtslage. Die Zungen-, Wangen- bzw. Lippenfunktionsgrenzen liegen gleich weit von der Interalveolarlinie entfernt. Das Querschnittsbild Mitte zeigt eine deutliche Lippeneinschnürung, die jedoch von der Zungenstellung im Gleichgewicht gehalten wird.

### 2. Die linguale Gleichgewichtslage

Lippen- und Wangentonus ist ausgeprägter als der der Zunge. Die Berührungsfläche der Muskelgruppen ist nach l i n g u a l verschoben. Dieser Zustand tritt beim älteren Menschen

# Die vestibuläre Gleichgewichtslage

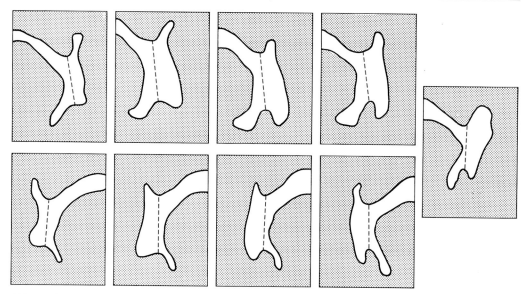

Abb. 3   Photogramm bei vestibulärer Gleichgewichtslage.

mit zahnlosen Kiefern kaum auf, da die Gesichts- und Wangenkaumuskulatur meist stark erschlafft ist im Gegensatz zur Zunge. Bei zahnlosen Patienten ohne prothetische Versorgung übernimmt die Zunge gewissermaßen das Kaugeschäft durch Zerdrücken der Nahrung am Gaumen. Infolge dieser Aktivität nimmt sie stark an Volumen zu. Solche Patienten gewöhnen sich nur sehr schwer an das Tragen totaler Prothesen. Bei ihnen herrscht vor:

## 3. Die vestibuläre Gleichgewichtslage

Der Tonus der Zungenmuskulatur übertrifft den der Wangen- und Lippenmuskulatur. Der Zungenfunktionsraum liegt näher an der Interalveolarlinie (Abb. 3).

Es braucht nicht näher erläutert zu werden, daß diese verschiedenen Gleichgewichtslagen der Muskelgruppen, die den sogenannten prothetischen Raum bilden, bereits in der Ruhe und erst recht während der Muskeltätigkeit wie Sprechen, Lachen, Gähnen, Niesen, Husten und nicht zuletzt beim Kauen einen sehr großen Einfluß auf den Sitz besonders der unteren totalen Prothese haben.

Meines Erachtens wird dies allgemein zuwenig beachtet. Man hat den Eindruck, daß das Hauptaugenmerk mehr auf Abformstoffe und neue Abformverfahren gerichtet ist, von denen man sich den eigentlichen Erfolg für den guten Halt totaler Prothesen verspricht. Diese Ansicht ist nur teilweise richtig. Das beste Haftvermögen läßt mit der Zeit nach. Entspricht die Oberflächengestaltung der Totalprothesen einschließlich Zahnaufstellung nicht der vorhandenen Gleichgewichtslage der akzessorischen Kaumuskulatur, so fällt es dem Prothesenträger sehr schwer, sich an die Prothesen zu gewöhnen. Sie wirken auf ihn wie ein Fremdkörper. Die benachbarte Muskulatur unterstützt in diesem Fall nicht die Stabilisierung der Prothesen, sondern verhindert sie. Es sind dies oft jene Fälle, von denen der Zahnarzt glaubt, daß der Patient jede erdenkliche Bewegung der Zunge, der Wange oder der Lippen anwendet, um die Prothese aus ihrer Lage zu bringen, angeblich, um die Haftfestigkeit der Prothese zu prüfen. Dabei handelt es sich meist um Parafunktionen nach *Drum*, weil die funktionell schlecht angepaßte Prothesenform die Zungen-, Lippen- oder Wangenbewegungen stört, die Prothese somit als Fremdkörper empfunden wird. Andererseits ist man oft erstaunt, mit welcher Geschicklichkeit Patienten in der Lage sind, mit Hilfe der akzessorsichen Kaumuskulatur nach üblichen Begriffen völlig untaugliche Prothesen (z. B. Fehlen jeglichen Saugeffektes oder Zahnaufstellung außerhalb des Kieferkammes) meisterhaft zu gebrauchen.

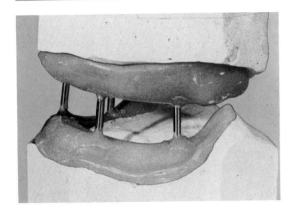

Abb. 4 Die mit vier Metallstiften in richtiger Bißlage gehaltenen Prothesenbasisplatten sind im Artikulator fixiert worden.

Seit über zehn Jahre ist es mein Bemühen, an Methoden zu arbeiten, mit denen man den für Ober- und Unterkieferprothese je nach Tonuslage optimal geltenden Raum funktionell abformen und für die Herstellung im Labor fixieren kann. Dieser prothetische Raum, ein Fachausdruck, der auch in der englischen und französischen Sprache seine Verwendung findet, ist einerseits begrenzt durch die Alveolarflächen und Randzonen der Funktionsabdrücke für Ober- und Unterkiefer und andererseits durch die Anlagerungsflächen der Lippen, Wangen, des Mundbodens und des Zungenkörpers. Mit dieser Definition ist bereits der Arbeitsgang für die Herstellung totaler Prothesen mit individuell funktioneller Oberfläche festgelegt, wie er im folgenden besprochen wird.

**Funktionsabformung des prothetischen Raumes**

Die funktionelle Abformung des bezeichneten Raumes läßt sich am zweckmäßigsten in mehreren nacheinander folgenden Arbeitsabschnitten durchführen. Diese sind:

1. Herstellung von endgültigen Prothesenbasisplatten mit individueller Randgestaltung nach Funktionsabdrücken für Ober- und Unterkiefer,
2. Bißregistrierung unter Verwendung dieser Prothesenbasisplatten,
3. Fixierung der Prothesenbasisplatten in Okklusionsstellung durch vier Metallstifte,
4. funktionelle Abformung des Interalveolarraumes.

Funktionsabdrücke des Ober- und Unterkiefers, Bißregistrierung und Fixierung der Basisplatten in Okklusionsstellung im Artikulator erfolgen nach bekannten Verfahren und benötigen keine weitere Erläuterung. Die Anbringung der vier Metallstifte und die funktionelle Abformung des Interalveolarraumes werden im folgenden beschrieben.

**Zu 3:**

Die Bißwälle mit den Prothesenbasisplatten werden in Gips gesockelt. Im Artikulator oder Okkludator werden nach Entfernen der Bißwälle die Basisplatten in richtiger Okklusion gehalten. Vier Metallstifte im Eckzahn- und Molarenbereich (Abb. 4), mit Kaltplast befestigt, verbinden die Oberkieferplatte mit der des Unterkiefers. Die Achsenstellung der Metallstifte entspricht der Interalveolarlinie. Die Metallstifte dienen als Befestigungspfeiler für Leukoplaststreifen (Abb. 5a) oder für Kunststoffgiter (Fliegengitter, Abb. 5b) je nach Art des Abformstoffes für die individuelle Abformung des Interalveolarraumes.

**Zu 4:**

Als Abformmaterial für den Interalveolarraum dient die thermoplastische Abformmasse Adheseal oder das Kunststoffabformungsmaterial Visco-gel (Abb. 6a und 6b). Adheseal ist bei Mundtemperatur plastisch, läßt sich leicht formen, ohne unter der eigenen Schwerkraft bei Mundtemperatur zu fließen. Die Abformungszeit ist unbeschränkt. Man kann sich Zeit lassen. Visco-gel ist dünnflüssiger und bindet in acht bis zehn Minuten ab, läßt sich danach aber noch bleibend ver-

## Funktionsabformung des prothetischen Raumes

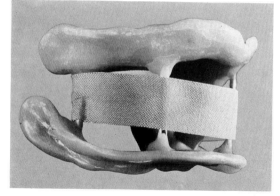

Abb. 5a  Bei der Verwendung von **Adheseal** als Abformstoff für den Interalveolarraum dient ein lockerer an den Metallstiften befestigter Leukoplaststreifen als Trägerbasis für den Abformstoff.

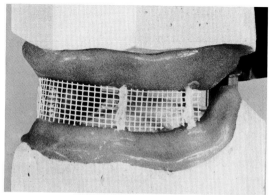

Abb. 5b  Bei der Verwendung von **Visco-gel** dient Kunststoffgitter als Retentionsfläche.

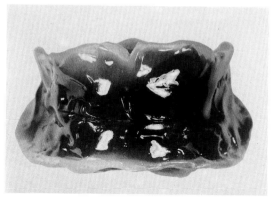

Abb. 6a  Abformung des Interalveolarraumes mit **Adheseal**.

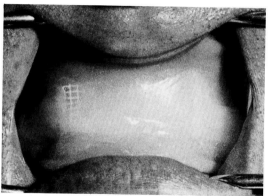

Abb. 6b  Abformung mit **Visco-gel**.

formen. Es erlaubt einen besseren Druckausgleich im Interalveolarraum und gestattet bessere Markierungen für die Okklusionsebene, Mittellinie, Lachlinie und Eckzahnlinie (Abb. 9). *Heath* (London) hat sich für die Verwendung von Visco-gel eingesetzt.

Die vestibuläre und linguale Trägerfläche des Interalveolarraumes wird mit der Abformmasse beschickt, und zwar in einer Dicke, die der jeweiligen natürlichen Kieferkamm- bzw. Zahnbreite entspricht. Für die Verhältnisse an der Prothese bedeutet dies einen geringen, gewollten Überschuß. Bei Adheseal kann im abgekühlten Zustand die Masse mit den Fingern nachgeformt werden. Dies geschieht am besten so, daß die vestibuläre und linguale Fläche annähernd parallel verlaufen. Durch diese Ausgangsflächen lassen sich am besten Rückschlüsse über den Grad der Verformung durch Zunge und mimische Muskulatur ziehen. Bei Visco-gel sind diese Maßnahmen nicht erforderlich, da es sich infolge seines besseren Fließvermögens von selbst optimal im Raum verteilt.

Beide Prothesenplatten mit der dazwischen befindlichen Abformmasse werden seitlich gedreht in den Mund eingeführt und dort bei Schlußbißlage in Kontakt mit Ober- und Unterkiefer gehalten. Die nun erfolgende Abformung erstreckt sich bei Adheseal über 15 Minuten und bei Visco-gel über 10 Minuten. Die Bewegungen der Zunge und der mimischen Muskulatur werden auf einfache physiologische Ablaufbewegungen beschränkt. Diese sind:

a) den durch das Einsetzen der Platten vermehrt auftretenden Speichel zu schlucken, also Schluckbewegungen,

b) Lachbewegungen der mimischen Gesichtsmuskulatur und Mundspitzen sowie

c) Zungenbewegungen entlang des Adheseal-Walles, keine besonderen Zungenbewegungen bei Verwendung von Visco-gel.

Bei diesen Bewegungen wird die gesamte akzessorische Kaumuskulatur zur Oberflächengestaltung des Interalveolarraumes herangezogen. Die Abformmasse fließt von Räumen höheren Drucks in solche von niederem Druck, so daß nach einiger Zeit ein Funktionsgebilde entsteht, das sich in einem Gleichgewicht des Drucks sowohl von der vestibulären als auch von der lingualen Seite

her befindet (Abb. 7 und 8). Die Bilder zeigen die vestibuläre und linguale Abformung durch die akzessorische Kaumuskulatur von Visco-gel.

Die vestibulo-linguale Dimension ist natürlich abhängig von der Menge der aufgetragenen Abformmasse. Nach entsprechender Abformungszeit wird sich jedoch immer ein adäquater Druckausgleich einstellen. Es liegt also am Behandler, diese vestibulo-linguale Dimension des Interalveolarraumes zu variieren. Stellt man bei der Zwischenkontrolle fest, daß infolge Fehlens von Abformmasse eine ungenügende Oberflächengestaltung vorliegt, wird an der betreffenden Stelle Material nachgetragen. Etwa zuviel aufgetragenes Abformmaterial sucht sich einen Abflußraum im Sublingualbereich oder seitlich der Zunge. Hierbei kommt es zur Ausbildung einer Sublingualrolle, die den Saugeffekt einer Unterkieferprothese steigern kann, oder zu Unterzungenflügeln, die bei der Prothesenherstellung in Form und Ausdehnung übernommen werden können. Sie bilden eine günstige Zungenstütze für die Stabilisierung der Unterkieferprothese. Nach Eingliederung der unteren totalen Prothese ist es kaum erforderlich, ihre Form zu korrigieren.

Das Herausnehmen der beiden Platten mit dem funktionell geformten Interalveolarbereich macht bei Verwendung von Visco-gel keine besonderen Schwierigkeiten, da die Abformmasse abgebunden ist. Anders verhält es sich mit dem thermoplastischen Adheseal. Vor dem Herausnehmen muß es vom Vestibulum her ausgiebig mit kaltem Wasser abgekühlt werden, damit die Masse starr wird. Zunächst ist die saugende Oberkieferplatte zu lösen und bei entspannter mimischer Muskulatur das Gesamtstück ohne Drehung aus dem Mund zu entfernen. Bei einiger Vorsicht werden überstehende Adheseal-Partien wie Unterzungenflügel nicht deformiert.

## Herstellung der Prothesen

Zur Orientierung für die Aufstellung der Zähne werden auf dem abgeformten Interalveolarwall die Mittel-, Okklusions- und Eckzahnlinie markiert (Abb. 9). Dies läßt sich sehr einfach mit dem Lichtspaltwerfer nach *Schwindling* durchführen (siehe besonderes Kapitel). Es empfiehlt sich, die Okklusionslinie und die Mittellinie mit U-förmig gebogenen Drähten einer Heftmaschine hervorstehend

Herstellung der Prothesen

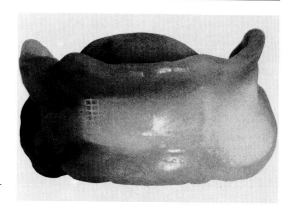

Abb. 7 Abgeschlossene Abformung des Interalveolarraumes mit Visco-gel.

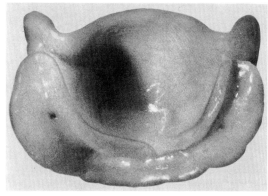

Abb. 8 Abformung des Zungenraumes mit Visco-gel.

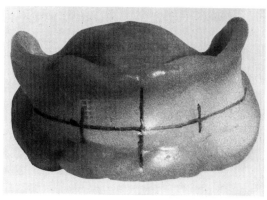

Abb. 9 Markierung der Okklusions-, Mittel- und Eckzahnlinie mit einem schwarzen Filzschreiber auf dem Visco-gel-Wall.

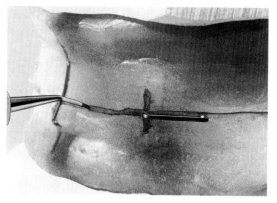

Abb. 10 Die Prothesenbasisplatten sind raumgerecht im Artikulator fixiert. Zur Darstellung der Okklusionslinie und der Mittellinie sowie der Eckzahnlinie sind u-förmige Heftdrähte in den Visco-gel-Wall gedrückt worden.

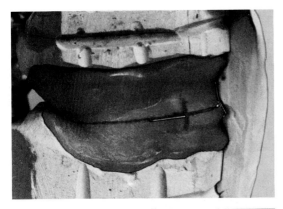

Abb. 11  Seitenansicht des im Artikulator fixierten und mit einem Silikon-Vorwall versehenen Interalveolarblockes.

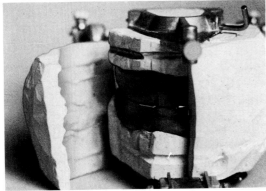

Abb. 12  Zur Verschlüsselung der Teile des Vorwalles sind Kerben in die beiden Gipssockel geschnitten.

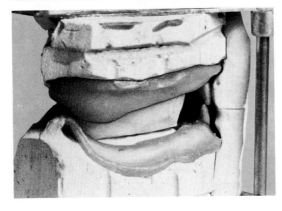

Abb. 13  Darstellung des prothetischen Raumes im Frontbereich.

kenntlich zu machen (Abb. 10). Sie graben sich in den Vorwall ein und erlauben nach der Entfernung des Interalveolarwalles eine sichere Information für die Zahnaufstellung.
Zunächst aber werden die Basisplatten mit dem Interalveolarwall im Artikulator einjustiert (Abb. 10). Ober- und Unterkieferplatte sind je durch einen Gipssockel am Artikulator fixiert. Die Markierungsspitze des Schneidezahnführungsstiftes zeigt auf den Schnittpunkt von Mittellinie und Okklusionslinie. Auf den beiden Gipssockeln werden Führungskerben eingeschnitten, die zur Verschlüsselung des Vorwalles aus starrem Silikonabformmaterial (Optosil, Silaplast) dienen (Abb. 11 und 12). Auf gleiche Weise wird der Zungenraum ausgefüllt. Danach wird der Interalveolarwall mitsamt den Metallstiften entfernt. Die Abbildungen 13 und 14 vermitteln einen Eindruck über den abgeformten prothetischen Raum, in den die Ober- und Unterkieferprothese optimal eingefügt werden sollen.

# Herstellung der Prothesen

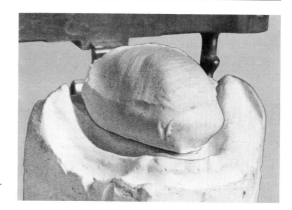

Abb. 14 Darstellung des Zungenfunktionsraumes.

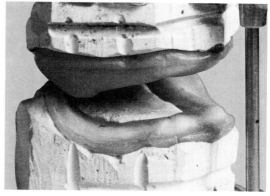

Abb. 15 Interalveolarwall und Metall sind entfernt. Die Prothesenbasisplatten sind bereit zur Zahnaufstellung.

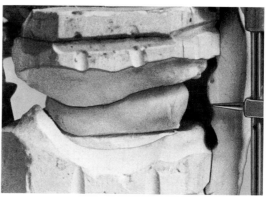

Abb. 16 Die Schlüsselstücke des Silikon-Vorwalles und des Zungenraumes sind eingelegt.

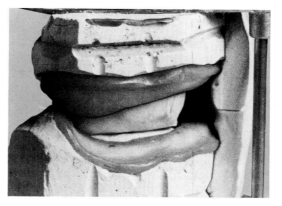

Abb. 17 Beginn der Zahnaufstellung im Frontbereich unter Berücksichtigung der Lippen- und Zungenfunktionsflächen.

# Funktionelle Inkorporation totaler Prothesen im prothetischen Raum

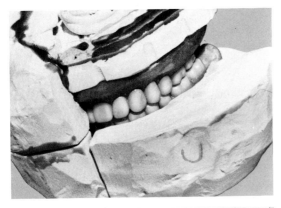

Abb. 18 Zur besseren Übersicht für die Zahnaufstellung ist der Silikon-Vorwall geviertelt.

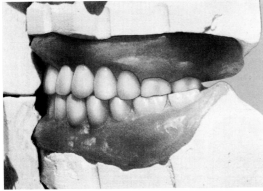

Abb. 19 Seitenansicht der fertig aufgestellten Ober- und Unterkiefertotalprothese.

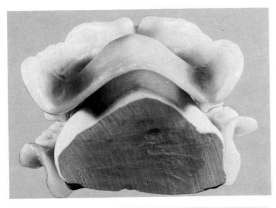

Abb. 20 In Kreuzbiß aufgestellte Totalprothesen, wobei die palatinal überstehenden Seitenzähne den Zungenfunktionsraum stören.

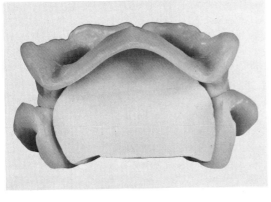

Abb. 21 Optimal hergestellte Ober- und Unterkiefertotalprothese unter Berücksichtigung des prothetischen Raumes. Keine Behinderung der Zungenbewegung.

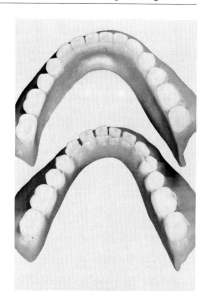

Abb. 22 Unten: konventionell aufgestellte untere Totalprothese. Oben: Unter Berücksichtigung des prothetischen Funktionsraumes hergestellte Prothese für den gleichen Patienten.

Auf den Prothesenbasisplatten (Abb. 15 bis 17) erfolgt im funktionell geformten Raum die Aufstellung der Zähne. Zur besseren Übersicht wird der Silikonvorwall sowohl in der Mittellinie als auch in Höhe der Okklusionslinie geviertelt (Abb. 18). Fabrikfertige Seitenzähne (Prämolaren und Molaren) sind oft zu breit. Sie müssen entsprechend schmäler geschliffen werden, besonders wenn die tragenden Kieferkämme schmal geformt sind.

Bei Kreuzbißaufstellung sind die nicht okkludierenden, palatinal überstehenden Höcker der oberen Molaren wegzuschleifen. Sie ragen in den Zungenfunktionsraum hinein, irritieren den Zungenrand und können den stabilen Sitz der Prothese beeinträchtigen. In Abbildung 20 handelt es sich um zwei nach den üblichen Kriterien aufgestellte Totalprothesen. Der Zungenfunktionsraum, der hier als überdimensionierte Zungenform zwischen die Prothesen gelegt wurde, zeigt deutlich, daß besonders die Oberkieferprothese durch die Zahnaufstellung eine Funktionseinengung ausübt.

Abbildung 21 zeigt Prothesen, die sich optimal dem prothetischen Raum einfügen. Weder die obere noch die untere Totalprothese stören den Bewegungsraum der Zunge. Hierzu mußten jedoch die künstlichen Seitenzähne auf der lingualen Fläche beschliffen werden. Auf diese Weise wird der Zungenraum funktionsgerecht gestaltet, die lingualen Flächen der Prothesen bieten keinen Widerstand. Die Prothesen werden nicht durch Zungenbewegungen aus ihrer normalen Lage gebracht.

Sehr deutlich ist der Unterschied zwischen einer normal und einer unter Berücksichtigung des Zungenfunktionsraumes hergestellten unteren Totalprothese in Abbildung 22 zu sehen. Die im unteren Bildteil gezeigte Prothese engt den Zungenraum ein. Die Zunge befindet sich sogar unter den nach lingual geneigten Seitenzähnen, so daß bei jeder Zungenbewegung die Prothese von ihrem Lager gehoben wird. Die oben dargestellte Prothese wurde demselben Patienten eingegliedert und wurde ohne Störung toleriert. Deutlich fällt der ausgiebige Bewegungsraum für die Zunge auf. Infolge der funktionell geformten sublingualen Abdämmungsrolle zeichnet sich diese Prothese durch einen besonders ausgeprägten Saugeffekt aus.

Nach der Wachsaufstellung der Zähne folgt die Einprobe im Munde. Die bereits fertigen, stabilen und optimal anliegenden Prothesenbasen und die dem Interalveolarraum angepaßte Oberflächenform der Zahnaufstellung in Wachs gestatten eine wirkliche Funktionsprüfung in allen Bißphasen. Korrekturen werden in gleicher Sitzung durchgeführt. Danach schließt sich die Fertigstellung der Prothesen und deren Eingliederung an.

## Beurteilung der Ergebnisse

Um eine einseitige subjektive Beurteilung durch den Patienten zu vermeiden, wurden verschiedene Wege eingeschlagen. Teilweise handelte es sich um Patienten, die vorher noch keine Totalprothese getragen hatten. Einem Patienten wurde ein auf üblichem Wege hergestelltes Prothesenpaar mit normaler Kreuzbißaufstellung und ein solches mit funktioneller Abformung des prothetischen Raumes zu gleicher Zeit eingegliedert, um Vergleiche anstellen zu können. Andere Patienten waren alte Prothesenträger, die nach der neuen Methode versorgt wurden. Alle Patienten gaben der gleichen Meinung Ausdruck, indem sie von selbst erklärten, daß die Prothesen „nicht zu spüren" seien, ein Ausdruck, der sogar wörtlich gebraucht wurde. Das Tragen der Prothesen sei überraschend angenehm. Es war also das oft übliche Fremdkörpergefühl nicht vorhanden. Durch das Fehlen dieses Fremdkörpergefühls war auch die subjektive Inkorporationsdauer bedeutend verkürzt.

Bei günstigen Fällen, bei denen sich durch die Abformung eine sublinguale Rolle ergab, konnte auch ein Saugeffekt der unteren totalen Prothese erzielt werden. Wo dies nicht der Fall war, trug die individuelle Abformung des prothetischen Raumes und somit die individuell angepaßte Oberflächenform der Prothesen oder die ein- oder beidseitige Bildung der Zungenstütze weitestgehend zur Stabilisierung der unteren Prothese durch optimale Anlagerung an die akzessorische Kaumuskulatur bei.

Vergleicht man den Aufwand bei der üblichen Methode mit dem dargestellten Verfahren, so ist bei letzterem durchschnittlich eine Patientensitzung mehr erforderlich, und zwar diejenige der individuellen Abformung des Interalveolarraumes. Der Mehraufwand an technischer Arbeit im Labor und an Material erstreckt sich auf die Sonderherstellung der Prothesenbasen, die Fixierung derselben nach der Bißregistrierung mit Metallstiften, die Anfertigung des Silikonvorwalles und den Materialaufwand an Abformmaterial für den Interalveolarraum. Bei kritischer Abwägung wird man jedoch zu der Ansicht gelangen, daß der Mehraufwand an Zeit und Material sich in jedem Falle lohnt, wenn dadurch eine optimale prothetische Versorgung des zahnlosen Patienten erzielt werden kann.

## Literatur

*Aiche, H.:* Prothèse totale, montage fonctionnel en piézography. Vortrag, Kongreß der A.D.F. 1972 in Paris.

*Ascher, F.:* Der totale Zahnersatz unter den Bedingungen des Gesichtsschädelaufbaus. Urban & Schwarzenberg, München/Berlin/Wien 1970.

*Beyeler, R.:* Die Bißkontrolle und Funktionsmuster in der Vollprothetik. Schweiz. Mschr. Zahnheilk. 76 (1966), 310.

*Devin, R.:* Introduction à la méthode phonétique. Actualités odonto-stomatologiques No. 62 (1963).

*Devin, R.* und *Klein, P.:* Psychisme et piézographie. Actualités odonto-stomatologiques No. 106 (1974).

*Fish, E. W.:* Berichte IX. FDI-Kongreß, 1. Band. Urban & Schwarzenberg, Wien/Berlin 1936.

*Haunfelder/Hupfauf/Ketterl/Schmuth:* Praxis der Zahnheilkunde. Band 3. Urban & Schwarzenberg, München/Berlin/Wien 1969.

*Heath, R.:* Functional Impression Materials (Tissue conditioners): some clinical Aspects. The Dental Practitioner 17 (1966) 84.

*Heath, R.:* A Study of the Morphology of the Denture Space. The Dental Practitioner 21 (1970) 109.

*Henocque, D.:* Prothèse totale, montage équilibre des dents artificielles. Film, Kongreß der A.D.F. 1972 in Paris.

*Hiltebrandt, C.:* Die physiologischen und statischen Grundlagen der totalen Prothese, VITA-Zahnfabrik, Essen 1935.

*Hofmann, M.:* Die Herstellung totaler Prothesen nach dem All-Oral-Verfahren. Dtsch. zahnärztl. Z. 28 (1973) 877.

*Matthew, E.:* Brit. Dent. J. 111 (1961) 11, 407.

*Schell, H.:* Oberflächengestaltung totaler Unterkieferprothesen. Carl Hanser Verlag, München 1972.

*Schwindling, R.:* Individuell funktionelle Oberflächengestaltung totaler Prothesen. Dtsch. zahnärztl. Z. 18 (1963), 183.

*Schwindling, R.:* Incorporation fonctionnel de prothèses en espace prothétique. Vortrag, Kongreß der A.D.F. 1972 in Paris.

*Strack, R.:* Dtsch. zahnärztl. Z. 1 (1946), 85 bis 1 (1946), 162, ZMK-Hlk. in Vorträgen, Heft 14, S. 146. Carl Hanser Verlag, München 1954.

*Villain, G.:* Berichte IX. FDI-Kongreß in Wien, 1. Band. Urban & Schwarzenberg, Wien/Berlin 1936.

*Uhlig, H.:* Zahnersatz für Zahnlose. Verlag „Die Quintessenz", Berlin 1970.

*van der Ohe, M.:* Kasuistischer Beitrag zur funktionellen Abformung des interalveolären Prothesenraumes nach Schwindling. Zahnärztl. Welt 67 (1966), 158.

*Wild, W.:* Funktionelle Prothetik. Verlag B. Schwabe & Co, Basel 1950.

# Metallkeramik: Fehlerquellen und ihre Vermeidung

**Der heutige Stand unserer Erkenntnisse** (Erfahrungsbericht)

von F. Singer, Meran

Wenn die Konstruktionen mit auf Gold gebranntem Porzellan immer häufiger an die Stelle der mit Kunststoff verblendeten Kronen treten, so sind die Gründe dafür bestens bekannt:

1. Die heute verwendeten Porzellanmassen lassen an natürlichem Aussehen nichts mehr zu wünschen übrig, während dies noch vor acht bis zehn Jahren nicht der Fall war.
2. Der Kunststoff, obwohl lebendig und natürlich im Aussehen, war relativ bald der Verfärbung und Abrasion unterworfen.

   a) Das Problem der Verfärbung konnte durch die zirkulär untersichgehende Rahmeneinfassung der Facette (Abb. 1) weitgehend gelöst werden,

   b) nicht hingegen das der Abrasion, welche nicht etwa dem Kauakt zuzuschreiben ist, da Kunststoff ja nicht im Biß stehen soll, sondern

   – der Abbißfunktion (Abb. 2) im Bereich der Schneidekanten der unteren Frontzähne, wo bekanntlich die ersten kräftigen funktionellen Kontakte stattfinden (*Lewis*, Pittsburgh, hat als erster darauf hingewiesen), und
   – der Zahnbürste (Abb. 3). Auch diesem Übelstand kann man dadurch entgegentreten, daß der Patient zu einer korrekten Putzmethode erzogen wird. Leider stehen dem Erfolg sehr oft die Nachlässigkeit und Indolenz der Patienten im Wege.

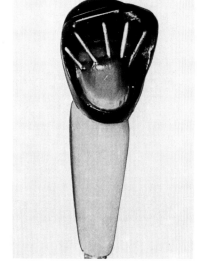

Abb. 1 Der zirkulär untersichgehende Rahmen der Verblendkrone verhindert das Einsickern von Mundsekret und damit die Verfärbung.

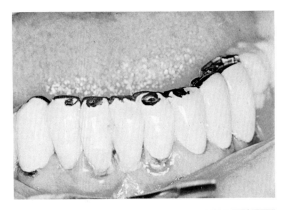

Abb. 2  Abrasion durch Abbißfunktion.

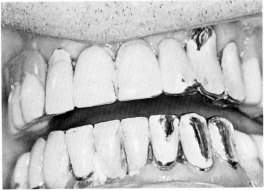

Abb. 3  Abrasion durch falsches Bürsten.

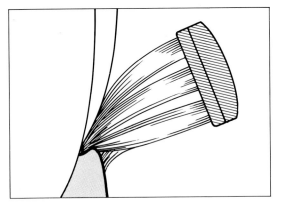

Abb. 4  Die weiche Nylonbürste reinigt nur den Sulcus.

Im Vordergrund steht die Reinigung des Sulcus nach der Bass-Methode mit Hilfe einer weichen Nylonbürste (Abb. 4), deren Borstenspitzen abgerundet sind; für die Reinigung der Zwischenräume eignet sich in hervorragendem Maße die Interspace-tooth-brush (Abb.5). Was die Zahnpasta betrifft, haben Untersuchungen von *Ritze*, Hamburg, ergeben, daß Chloroform-medical und Emoform nur ein Zehntel des Abrasionsvermögens der übrigen Zahnpasten besitzen.

Die breiten Labialflächen werden mit weichen Gumminäpfchen gereinigt (Abb. 6). Gummikeil (Abb. 7) und Zahnstocher (Orangenholz-Zahnstocher oder Stimudent – Abb. 8) oder Pick-a-dent-Zahnstocher aus Kunststoff (Abb. 9) dürfen in den Approximalräumen nur dann angewandt werden, wenn das Zahnfleisch infolge einer früher überstandenen Parodontopathie oder einer chirurgischen Maßnahme (Gingivektomie) bereits retrahiert ist, während andererseits gesunde Papillen

Metallkeramik: Fehlerquellen und ihre Vermeidung

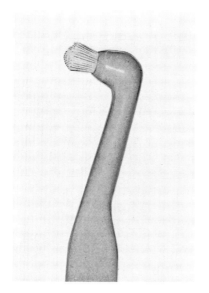

Abb. 5

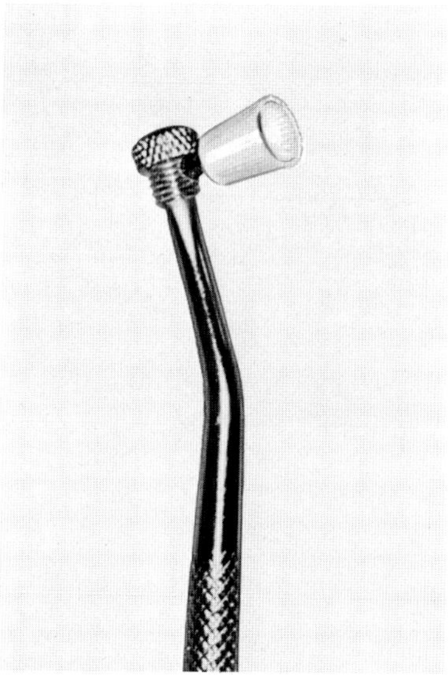

Abb. 6

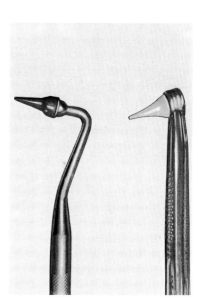

Abb. 7

Abb. 5    Die Interspace-tooth-brush.

Abb. 6    Gumminäpfchen zur Reinigung der breiten Kunststoff-Labialflächen.

Abb. 7    Gummikeil.

durch diese Manipulationen verletzt werden. Nach diesem kurzen Rückblick auf die Kunststoffverblendkrone wenden wir uns nun den Porzellanbrücken zu. Ihre großen Vorteile sind folgende:

1. Porzellan bewahrt aufgrund seiner großen Härte Form und Farbe.

2. Porzellan ist gewebsfreundlich, d. h., das marginale Parodontium wird durch den Kontakt mit Porzellan nicht irritiert.

3. Porzellan wirkt ästhetisch; deshalb ist die mit Porzellan verblendete Krone besonders indiziert bei

   a) den stark sichtbaren Kauflächen des Unterkiefers (Front und 4–6, Abb. 10) mit Ausnahme des 7ers;

   b) bei jugendlichen Patienten, wegen seiner Haltbarkeit auf lange Sicht.

509

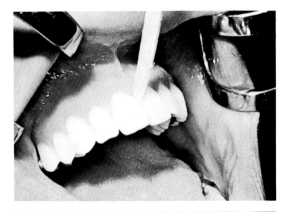

Abb. 8  Stimudent, Orangenholz-Zahnstocher.

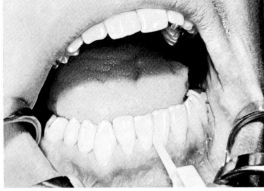

Abb. 9  Pick-a-dent.

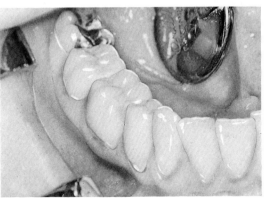

Abb. 10  Metallkeramische Kronen im unteren Seitenzahngebiet.

**Die Nachteile der Porzellanverblendung und unsere Gegenmaßnahmen zu ihrer Behebung**

Ganz abgesehen von der höheren Aufwendigkeit muß bei der Präparation des Stumpfes für eine Porzellanverblendkrone mehr Zahnsubstanz, also gesundes Dentin, geopfert werden, wodurch die Gefahr der Pulpenschädigung vergrößert wird.

Wenn infolge eines parodontalchirurgischen Eingriffes im Frontzahngebiet der Zahnfleischsaum sehr hoch ansetzt und ein größerer Teil der Wurzeloberfläche bloßliegt, wir also vor einer Reihe „langer Zähne" stehen, ist bei korrekter Pfeilerpräparation eine Pulpenschädigung unvermeidlich; in diesem Falle ist eine Devitalisation der Pfeiler mit anschließender Wurzelfüllung und Metallaufbau nicht zu umgehen.

Im Vordergrund stehen jedoch zwei Gefahrenmomente: die Fraktur und die durch die

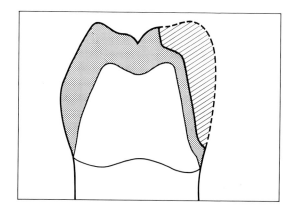

Abb. 11 Schnitt durch metallkeramische Verblendkrone bei tiefem Biß: rechtwinklig kompakte Verbindung der beiden Materialien.

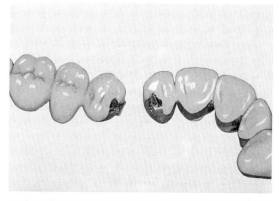

Abb. 12 Verbindung der in Segmente geteilten großen metallkeramischen Brücke durch Geschiebe (precision rest).

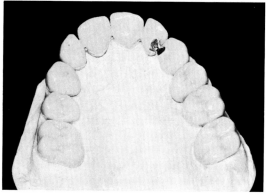

Abb. 13 Die beiden Segmente zusammengesetzt.

große Härte bedingte traumatische Okklusion.
In bezug auf die Fraktur wurden bei 579 Patienten mit 4761 metallkeramischen Elementen (teils Kronen, teils Zwischenglieder) insgesamt 51 Mißerfolge verzeichnet. Es handelte sich entweder um Absplitterung der Porzellanverblendung oder Bruch des Metallgerüstes, letzteres fast durchwegs wegen mangelhafter Verlötung, d. h., die Lötstelle war oft nur punktförmig.

1. Es ist nicht nur nicht nötig, sondern geradezu fehlerhaft, so wie bei der Kunststoffverblendkrone die gesamte Kaufläche samt Schneidekantenschutz aus Metall herzustellen, so daß das Porzellan nur die labiale Fläche bedeckt; in diesem Falle laufen sowohl das Porzellan als auch das Metall in dünnen Kanten aus, und es kommt unweigerlich zum Bruch des Porzellans. Bei tiefem Biß (aber auch nur in diesem Falle) gibt nur die rechtwinklig kompakte Verbindung der

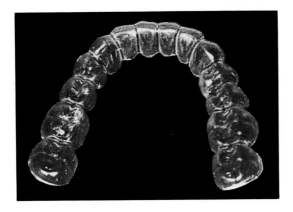

Abb. 14  Miniplast-Aufbißschiene.

beiden Materialien Gewähr für ausreichende Haltbarkeit, wobei die Kaufläche zu zwei Drittel aus Metall und zu einem Drittel aus Porzellan bestehen soll (Abb. 11). Bei normalen Bißverhältnissen wird unbedenklich die gesamte Kaufläche in Porzellan hergestellt.

2. Ausgedehnte Porzellanbrücken, welche beispielsweise einen ganzen Kieferbogen umfassen, dürfen nicht in einem Stück hergestellt werden, damit Spannungen oder gar ein Verbiegen des Metallgerüstes und die sich daraus ergebende Fraktur der Porzellanverblendung vermieden werden. Die einzelnen Brückensegmente werden mit Precision rests miteinander verbunden; beim Einbauen von Patrize und Matrize in das Metallgerüst muß der Keramiker verschiedene technische Gebote befolgen, damit die Präzision des Ineinanderfügens der einzelnen Teile nicht leidet (Abb. 12 und 13).

Diese Aufgliederung ausgedehnter Brücken bringt verschiedene Vorteile mit sich:

1. Kleinere Brücken sind unverhältnismäßig solider, starrer; es gibt kein elastisches Federn mehr.

2. Es wird der – wenn auch geringfügigen – vertikalen Nachgiebigkeit des einzelnen Pfeilers in seiner Alveole Rechnung getragen.

3. Bei der Pfeilerpräparation muß nur die Parallelität weniger Pfeiler berücksichtigt werden.

4. Wenn sich einmal die Notwendigkeit einer Reparatur ergibt, gestaltet sich diese für ein einzelnes Segment einfacher.

## Traumatische Okklusion

Es dürfte sich erübrigen, darauf hinzuweisen, daß gerade bei metallkeramischen Konstruktionen vor dem endgültigen Einsetzen eine besonders sorgfältige funktionelle Artikulationskontrolle durch selektives Einschleifen vorgenommen werden muß.

Das okklusale Trauma wird natürlich nicht durch den Kauakt verursacht, da es während des Kauens kaum oder allenfalls nur zu geringfügigen Kontakten der Zahnreihen kommt, zwischen denen sich ja der Speisebolus befindet. Sollten am Ende des Kauaktes akzidentelle interokklusale Kontakte stattfinden, so fungieren diese als Warnsignal, welches die propriozeptiven Reflexe auslöst, die mit sofortiger Wirkung jede Muskeltätigkeit abstoppen und damit die Schließbewegung des Unterkiefers beenden.

Hingegen ist die Möglichkeit des okklusalen Traumas nur während des Schluckaktes und des nächtlichen Pressens und Knirschens gegeben, da es dabei zu lange anhaltenden, äußerst kräftigen interokklusalen Kontakten kommt.

Als wirkungsvolles Mittel sowohl gegen die Fraktur als auch gegen die traumatische Okklusion hat sich die von *Drum* angegebene, aus einer dünnen Kunststoffolie hergestellte Aufbißschiene bestens bewährt (Abb. 14). Die Wirkung der Aufbißschiene beschränkt sich nicht etwa auf das bloße Abfangen des Bisses, der durch die weichere Kunststoffschiene abgefedert und somit gedämpft wird; es handelt sich vielmehr (wie *Drum* unterstreicht) um einen gezielten Eingriff in das neuromuskuläre Geschehen im stomatognathen System: Durch die leichte Bißerhöhung wird der Unterkiefer aus der Interkuspidation herausgenommen und gewinnt völlige Bewegungsfreiheit; die Muskulatur ist wieder befähigt, den Unterkiefer in der normalen neuromuskulären Reflexlage zu bewegen.

Dadurch lösen sich spontan eventuell vorhandene Muskelspasmen; ebenso hören Parafunktionen wie nächtliches Knirschen und Pressen auf, da ja keine pathologischen Frühkontakte mehr möglich sind.

Die Feststellung von *Drum*, daß sämtliche mit dieser Aufbißschiene versorgten Patienten einmütig ihre wohltuende, beruhigende Wirkung hervorheben und ohne sie kaum noch einschlafen können, muß aufgrund einer umfangreichen klinischen Kasuistik in vollem Umfange bestätigt werden.

## Literatur

*Jankelson, B.:* The Physiology of the Stomatognathic System. J.A.D.A. 46 (April 1953), 375–386.

*Jankelson, B.:* Physiology of Human Dental Occlusion. J.A.D.A. 50 (Juni 1955), 664–680.

*Shore, N. A.:* Occlusal Equilibration and T.M.J. Dysfunction. Lippincott Co., Philadelphia 1959.

*Singer, F.:* The Veneer Jacket Crown. Quintessence International 1 (Oktober 1969).

# Funktion und strukturelle Veränderungen der Kiefergelenke

von G. Steinhardt, Feldafing/Obb.

Um Strukturveränderungen erkennen und beurteilen zu können, ist das Wissen um die strukturelle Norm notwendig. Wir haben dabei die Möglichkeit, alle Teile des Kiefergelenkes auf einen histologischen Schnitt zu bekommen. So können wir die Beziehung und Abhängigkeit der einzelnen Gelenkteile beurteilen. Dies ist an Skeletteilen wegen der hochgradigen und differenzierten Schrumpfung nicht möglich.

Beim zweijährigen Kind steht der Kondylus bereits an der Rückfläche des Tuberculum articulare. Der Gelenkkopf zeigt im Bereich der Knorpel-Knochen-Grenze verständlicherweise noch keinen knöchernen Abschluß. Die deckende Knorpelschicht weist die Proliferationszone als „Wachstumsbereich" auf. Diese liegt also in der Funktionsfläche des Gelenkes und ist dehalb mehr gefährdet als die Epiphysenfuge der Extremitäten (Abb. 1).

Gelenke im jugendlichen Alter sind noch formbar und besonders adaptionsfähig, was für die Kieferorthopädie, aber auch für die Prothetik von Wichtigkeit sein könnte. Mikrotraumen im chondro-ossalen Bereich haben bisweilen Hypoplasien zur Folge.

Die Abbildung 2 zeigt den Kondylus eines Erwachsenen in frontaler Sicht. Beachtenswert ist die unterschiedliche Situation der medialen und lateralen Kapselanteile bei zentraler Lage des Kondylus.

Bei einem Kiefergelenk in Öffnungsstellung wird die Funktion des Diskus als Polster und Inkongruenzausgleicher deutlich. Hier ist besonders der intakte retrokondyläre Raum strukturell zu beachten. Er hat nach *Zenker* die Funktion eines plastischen Gefäßpolsters, das sich bei Kieferöffnung mit Blut auffüllt und bei Kieferschluß ausgedrückt wird. Es besteht aus einem bindegewebigen, reichlich elastische Fasern enthaltenden Balkenwerk, dem zum Gelenkraum hin ein synoviales Häutchen aufliegt (Abb. 3).

Eine fibröse dorsale Gelenkkapselwand

Abb. 1 Kiefergelenk eines 2jährigen Kindes (Sagittalschnitt).

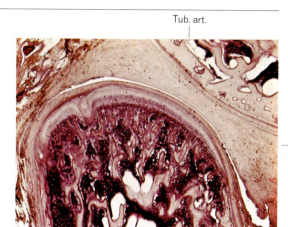

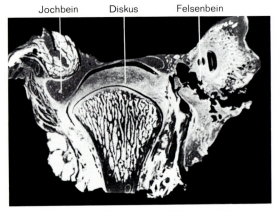

Jochbein  Diskus  Felsenbein

Abb. 2  Transversalschnitt eines Kiefergelenkes.

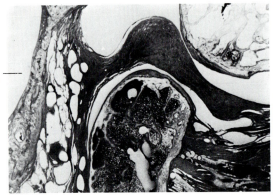

Gehörgang

Abb. 3a  Kiefergelenk in Öffnungsposition (Sagittalschnitt).

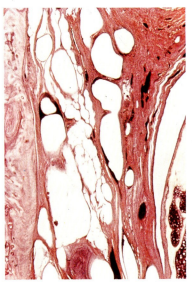

Abb. 3b  Vergrößerung des retrocondylären Raumes.

gibt es am Kiefergelenk nach *Zenker* nicht! Diese Tatsachen sollten bei der Diskussion mechanischer Probleme des Kiefergelenkes berücksichtigt werden; sie machen das Nachvorntreten des Kondylus erst möglich!

In den nächsten Skizzen läßt sich auch zeigen, daß der Diskus bei zahnärztlichen Maßnahmen vor oder hinter den Kondylus verlagert werden kann, mit Behinderung der Kieferöffnung oder des Kieferschlusses (Abb. 4).

Die Bezeichnung „funktionell" ist nach *K. Görtler* zu einem Modewort geworden. Der von *Bennighof* geprägte Begriff der funktionellen Strukturen und funktionellen Systeme wird z. T. kritiklos angewandt, der Beweis für solche Zusammenhänge nicht erbracht.

Die Möglichkeit, den funktionellen Einfluß kausal zu analysieren, besteht fast ausschließlich nur bei Geweben des Skeletts, der Muskulatur und des Bewegungsapparates. Diese Möglichkeit ist damit auch am Kiefergelenk gegeben. Die Auswirkung funktioneller Reize läßt sich an diesem Gelenk ebenso gut, wenn nicht sogar besser als an irgendeinem anderen Gelenk ablesen, weil wir die einwirkenden Faktoren – von der Okklusion her – gut analysieren können. Wir betrachten nicht nur einzelne Teile des Kiefergelenkes, sondern können das funktionelle System als Ganzes zur Deutung heranziehen.

Am Kiefergelenk eines etwa 18jährigen ist der strukturelle Aufbau der Gelenkfläche beendet. Mittels polarisierten Lichts erkennt man am ungefärbten Präparat die kollagenen Fasern als Bogensysteme, die mit den beiden Enden in der Basalzone fixiert sind. Zwi-

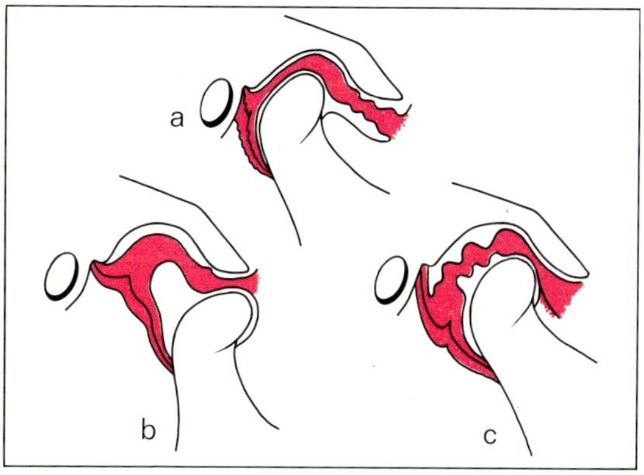

Funktion und strukturelle Veränderungen der Kiefergelenke

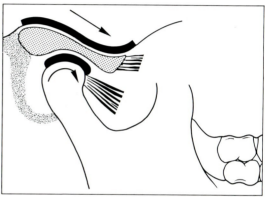

dorsal                    ventral

Abb. 4  Diskus ventral vom Kondylus verlagert in Schlußbißposition (a). Diskus dorsal vom Kondylus verlagert in Öffnungs- (b) und Schlußbißposition (c).

Abb. 5  Kiefergelenk eines 18jährigen Mannes bei voller Bezahnung. Die Skizze zeigt die normale topographische Situation.

— Tub. art.

— Diskus

Proc. cond.

schen diesen kollagenen Systemen liegen die Chondrocyten und das Hyalin als Grundsubstanz (Abb. 5 und 6).
Diese kollagenen Fasern können durch die vermehrte Funktion z. B. im unteren Gelenkraum über einen Schub nach dorsal umgelegt werden. Je stärker diese Inanspruchnahme ist, je weiter erfolgt die Umlagerung, evtl. mit Verschiebung der Knorpelfläche nach dorsal. Nichts spricht für Druck in der gelenkbezüglich zentrierten Okklusion.

Beachtenswert ist bei physiologischer Lage des Kondylus die Ansatzstelle des Musculus pterygoideus lateralis. Wird dieser Muskel besonders beansprucht, kommt es an seiner Ansatzstelle zur Abhebung des Periostes, der periostale Knochenanlagerung folgen kann. Ob dies im Röntgenbild erkennbar ist, weiß ich nicht!

Für unsere praktische Tätigkeit ist hier folgendes zu überlegen:

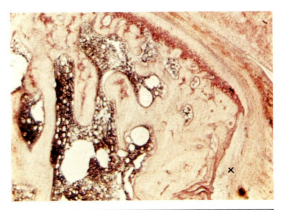

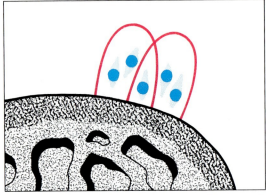

Abb. 6 Vergrößerung der Abbildung 5 im ventralen Kondylus-Bereich. Abhebung des Periostes an der Ansatzstelle des M. pterygoideus lateralis als Möglichkeit der Adaptation (x). Die Bogen der kollagenen Fasern (rot) stehen aufrecht. Zahlreiche Chondrocyten (blau).

1. Es muß Druck im Gelenkraum bei gelenkbezüglich zentrierter Okklusion vermieden werden!
2. Gibt die Ansatzstelle des Musculus pterygoideus lateralis z. B. bei „terminaler Ligamentposition" im Sinne der Adaptation nach, dürften anfängliche Beschwerden toleriert werden. Die Breite des Nachgebens ist aber begrenzt, und irreparable Schäden sind eventuell unvermeidlich.

Strukturelle Veränderungen sind zunächst Anpassungserscheinungen an eine vermehrte funktionelle Belastung. Wird diese übersteigert, kommt es zu strukturellen Schädigungen. Durch zuviel Rotation im unteren Gelenk oder zuviel Translation im oberen Gelenk werden sich Risse in der Knorpelfläche nahe der Basalzone zeigen und zu reaktiven Veränderungen der nahe gelegenen Knochenmarkräume zwecks Abbau solcher strukturell geschädigten Knorpelanteile führen (Abb. 7 bis 9).
Durch Entzündung bedingte Schäden der Knorpelfläche werden ähnliche Wirkung haben. Das sind schon histologische Zeichen einer Arthrosis. Leider sind diese ebenfalls im Röntgenbild nicht erkennbar. Es ist also berechtigt, mehr auf die Grenzen als auf die Möglichkeiten solcher Röntgenaufnahmen hinzuweisen. Schmerzen wären aber verständlich (Abb. 10).
Erfüllen die Molaren ihre Aufgabe als Stoß- und Bremsfunktion nicht mehr, weil sie zu kurz oder verloren gegangen sind, kommt es zu überdimensionierten Druckbelastungen mit gröberen strukturellen Schäden.
Der Kondylus wird in die Fossa verlagert (Fehlpositionierung), der Diskus ist in seinem zentralen Anteil gequetscht und mit seiner Masse nach ventral gepreßt. Im ventralen Bereich der Knorpelfläche des Kondylus erkennt man Knochenabbau mit Entrundung des Kondylus. Im dorsalen Teil ist eine Vermehrung der Chondrocyten als Reaktion auf verstärkten D r u c k erkennbar. Die Skizze zeigt, wie es dabei zu einer Wiederaufrichtung der kollagenen Fasern kommt (Abb. 11d). Im

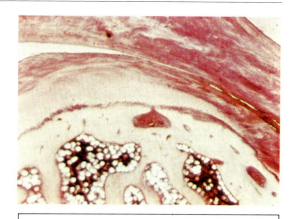

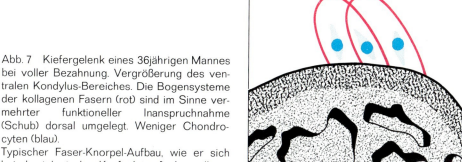

Abb. 7 Kiefergelenk eines 36jährigen Mannes bei voller Bezahnung. Vergrößerung des ventralen Kondylus-Bereiches. Die Bogensysteme der kollagenen Fasern (rot) sind im Sinne vermehrter funktioneller Inanspruchnahme (Schub) dorsal umgelegt. Weniger Chondrocyten (blau).
Typischer Faser-Knorpel-Aufbau, wie er sich bei physiologischer Kaufunktion finden sollte.

ventral

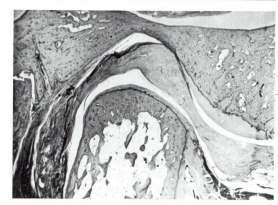

— Tub. art.

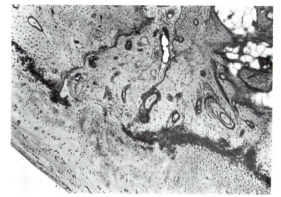

Abb. 8 Kiefergelenk einer 49jährigen Frau mit tiefem Biß. Am Tub. art. Eröffnung von Markräumen, die mit Granulationsgewebe ausgefüllt sind. Frühe histologische Zeichen der Arthrosis. Darunter Vergrößerung des Tub. art.

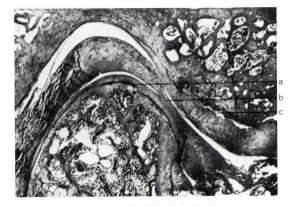

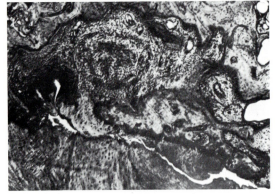

Abb. 9 Kiefergelenk eines 43jährigen Mannes (stark übergreifender Biß). Am Tub. art. Knorpeleinriß an der Basis der Gelenkfläche. Eröffnung von Markräumen, die mit Granulationsgewebe ausgefüllt sind. Histologische Zeichen der Arthrosis.
a) Processus condyloideus
b) Diskus
c) Tuberculum articulare. Darunter Vergrößerung des Tub. art.

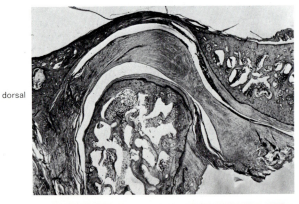

Abb. 10a Kiefergelenk eines 40jährigen Mannes bei Rheumatitis.

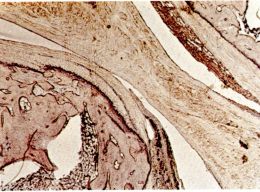

Abb. 10b Vergrößerung des ventralen Gelenk-Bereiches. Am Tub. art. Demaskierung der kollagenen Fasern, vor dem Proc. cond. gefäßreiche Synovia-Zotte.

# Funktion und strukturelle Veränderungen der Kiefergelenke

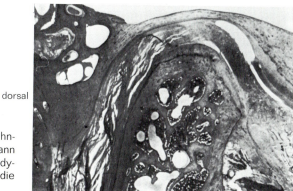

dorsal    ventral

Abb. 11a  Kiefergelenk eines 45jährigen zahnlosen Mannes. Nach Verlust der Stützzone kann verstärkt Druck auf die Gelenkfläche des Kondylus übertragen werden. Der Kondylus ist in die Fossa verlagert.

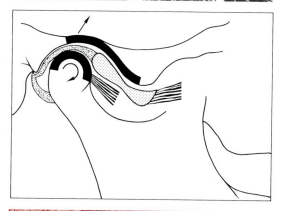

Abb. 11b  Die Skizze zeigt die veränderte topographische Situation.

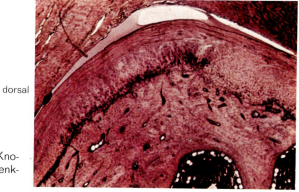

dorsal    ventral

Abb. 11c  Vergrößerung des Kondylus. Knochenabbau im ventralen Bereich der Gelenkfläche.

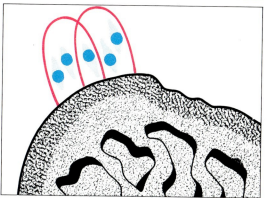

Abb. 11d  Die Bogensysteme der kollagenen Fasern (rot) im zentralen Bereich des Kondylus sind im Sinne vermehrter funktioneller Inanspruchnahme (Druck) wieder aufgerichtet. Vermehrte Chondrocyten (blau).

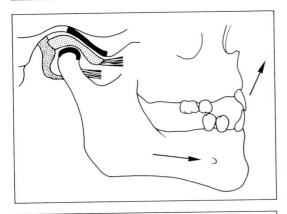

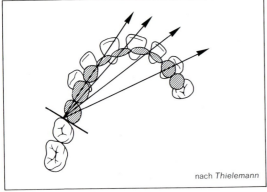

nach Thielemann

dorsal  ventral

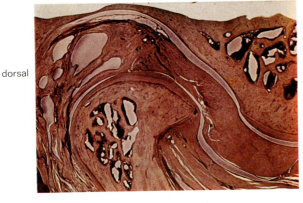

Abb. 12 Kiefergelenk eines 20jährigen Mannes mit Lückengebiß.
Durch die Position des Restgebisses kommt es bei Kieferschluß zum Schub nach ventral. Vordere Randzacke mit Zerrung des Diskus nach ventral. Beschädigung der Unterfläche des Diskus mit Auffaserung. Außerdem erfolgt Kippung der Frontzähne des Oberkiefers.

Röntgenbild ist solche Verlagerung erkennbar. Eine kausale Therapie hätte die Aufgabe, die vermehrte Druckbelastung zu reduzieren.

Durch rechtzeitigen Aufbau oder Ersatz der Molaren zwecks Stoß- und Bremsfunktion kann solchen Schäden vorgebeugt werden.

Im nächsten Gelenk ist der Kondylus ventral vorgelagert. Der Diskus ist nach ventral mit seiner Masse verschoben und alteriert (Abb. 12). Es ist wohl verständlich, was dieser Schub für die kollagenen Fasern des Kondylus zur Folge hat: eine vermehrte Umlagerung! Diese strukturellen Veränderungen sind Folgen eines Kompressionsschubes beim Kieferschluß. Solche ventrale Fehlpositionierung ist im Röntgenbild erkennbar.

Es gibt selbstverständlich auch eine Dorsalverlagerung des Kondylus, und der retrokondyläre Raum ist dann entsprechend

# Funktion und strukturelle Veränderungen der Kiefergelenke

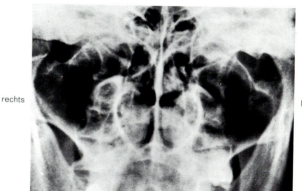
rechts links

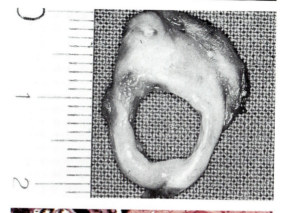

Abb. 13  In der Öffnungsstellung tritt der linke Kondylus – im Vergleich zu rechts – nicht nach ventral! Durch eine narbige Fixierung ist es zur Perforation des Diskus gekommen.

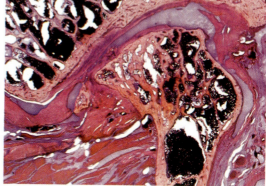
ventral dorsal

Abb. 14  Kiefergelenk eines 70jährigen zahnlosen Mannes. Am Kondylus ventrale Randzacke und freier Gelenkkörper. Der Diskus ist dorsal abgerissen und ventral vor den freien Gelenkkörper verlagert.

strukturell verändert. Der dorsale Bereich der Gelenkfläche des Kondylus kann sogar basale Risse zeigen. Eine solche Dorsalverlagerung ist im Röntgenbild zu diagnostizieren! Diese Schäden und die Kompression des retrokondylären Bereiches sollten uns zeigen, daß wir den Kondylus nicht ohne Bedenken permanent ventral oder dorsal verlagern dürfen.

Im nächsten Fall handelt es sich klinisch um eine Diskusperforation. Die Patientin kam mit linksseitiger Behinderung der Mundöffnung und Schmerzen in die Klinik. Die konservative Behandlung hatte keinen Erfolg! Bei der Öffnung des Gelenkes zeigte sich eine Fixation des Diskus und eine Perforation im lateralen Anteil. Er schien unbeweglich! Der dauernde Druck des Kondylus hatte zu dieser Perforation geführt (Abb. 13). Injektion eines Röntgenkontrastmittels in den oberen Gelenkraum würde solche Diskusperforation sichtbar machen.

rechts 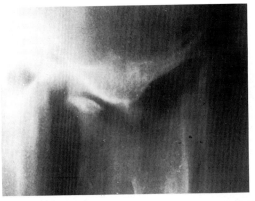 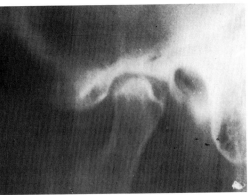 links

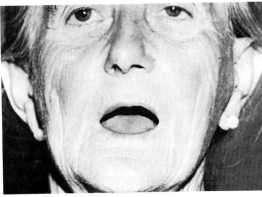

Abb. 15  Primär hat sich auf der Balanceseite ein Gleitgelenk geformt. Auf der kontralateralen Seite kam es dann sekundär am dorsalen Teil des Kondylus zum Knochenabbau mit Schmerzen und Ödem der deckenden Weichteile.

In der folgenden Abb. 14 ist die Zerstörung der Diskusverbindung durch eine Randzacke sichtbar. In der Fossa kam es zur Auffüllung mit Weichgewebe, am Tuberkulum articulare zum Knochenabbau. So entstand aus dem sigmoiden Verlauf der Tuberculum-Gelenkfläche eine plane Gleitfläche und plan wurde in der Folge auch die Kondylus-Gelenkfläche (siehe Skizze der Abb. 16).

Wie ein solcher Aufbau in der Fossa erfolgt, wird so verständlich: Aus eröffneten Markräumen im Zenit der Fossa schiebt sich eine bindegewebsartige Masse vor, die sich wahrscheinlich auch in faserknorpelartiges oder knöchernes Gewebe durch funktionelle Inanspruchnahme umformen kann. Man könnte von Ausheilung sprechen und sollte die neue funktionelle Situation nicht zu ändern versuchen. Im Röntgenbild sind solche strukturell umgeformten Gelenke eindeutig erkennbar.

Beim nächstgezeigten klinischen Fall bestand rechtsseitig ein solches Gleitgelenk. Der asymmetrische Kauvorgang bedingte schließlich einen dorsalen Knochenabbau am kontralateralen Kondylus. Dieser Abbau verursachte hier akute Schmerzen und Schwellung (Abb. 15).

Solche strukturellen Veränderungen an den Kondylen sind im Röntgenbild gut erkennbar. Die gegenseitige Abhängigkeit beider Kiefergelenke wird so deutlich. Einen einseitigen Kauvorgang werden wir über viele Jahre tätigen. Es können Schäden folgen! Oder müssen wir mit diesen Gelenkasymmetrien leben? Operative Eingriffe sind nur bei sonst nicht zu behebenden starken Gelenkschmerzen angezeigt.

In der nächsten Abb. 16 ist ein Gleitgelenk mit „ausgeheilten" Gelenkflächen erkennbar. Das darüberstehende Schwarzweiß-Bild zeigt im Sagittalschnitt den ehemals sigmoiden Verlauf der Gelenkflächen. Solche Veränderungen dürften im Röntgenbild – sicher bei Schichtaufnahme – erkennbar sein.

Ein klinischer Fall mit starker Behinderung der Mundöffnung und Schmerzen ergab im Röntgenbild bereits Erosion der Gelenkflächen am Kondylus und am Tuberculum articulare.

## Funktion und strukturelle Veränderungen der Kiefergelenke

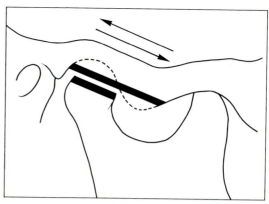

dorsal 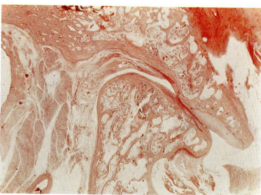 ventral

Abb. 16 Kiefergelenk eines zahnlosen 60jährigen Mannes. Ausheilung eines diskuslosen Gleitgelenkes.
Die Skizze läßt den ehemaligen sigmoiden Verlauf des Tub. art. in der punktierten Linie erkennen.

Der exzidierte Kondylus zeigte in frontaler Sicht eine schwere Arthrosis deformans. Hier wird die Grenze konservativer Behandlung und die Anzeige zum chirurgischen Eingriff sichtbar.

Abschließend möchte ich sagen: Der im Röntgenbild sichtbare Gelenkraum sollte auch bei maximalem Kieferschluß nicht komprimiert werden, um die Gelenkflächen und das retrocondyläre Polster nicht zu schädigen.

Es gibt für die Zentrierung des Kondylus reale gewebliche Hindernisse, z. B. durch Verlagerung des Diskus in den dorsalen Gelenkraum.

Wir kennen eine Adaptation durch funktionelle Inanspruchnahme. Auf Überbeanspruchung kann aber Destruktion der Gelenkanteile folgen.

Arthrosen des Kiefergelenkes verhalten sich wie die Arthrosen der Wirbelsäule. Wenn Schmerzen vorhanden sind, besteht noch kein Röntgenbefund, und wenn ein pathologischer Röntgenbefund da ist, sind meistens keine Schmerzen mehr vorhanden.

### Literatur

*Görtler, K.:* Funktion und Form. Dtsch. Medizinische Wochenschrift 21, 1958, 905–911.

*Pauwels, F.:* Die kausale Therapie der Coxarthrose. Dtsch. Ärzteblatt 44, 1976.

*Sarnat, B. G.:* The Temporomandibular Joint. Springfield, Ill. Charles C. Thomas, 1964.

*Schwartz, L.:* Disorders of the Temporomandibular Joint. Philadelphia, W. B. Saunders Co., 1959.

*Steinhardt, G.:* Untersuchungen zur Pathologie des Kiefergelenkes. Paradent 4, 1932, 153.

*Steinhardt, G., u. Langen, P. H.:* Vergleichende röntgenologische und anatomische Untersuchungen am Kiefergelenk. Fortschr. Geb. Röntgenstrahlen 48, 1933.

*Steinhardt, G.:* Untersuchungen über die Beanspruchung der Kiefergelenke und ihre geweblichen Folgen. Deutsche Zahnheilkunde, H. 91. Verlag Georg Thieme, Leipzig 1934.

*Steinhardt, G.:* Kiefergelenkerkrankungen. In: *Häupl/ v. Meyer/Schuchardt:* Zahn-, Mund- und Kieferheilkunde. Band III/1, 1957, 517. Urban & Schwarzenberg, München/Berlin.

*Steinhardt, G.:* Surgery of the T. M. J. Int. Dental Journal 1, 1968.

*Steinhardt, G., und Gerber, A.:* Die Bedeutung von Strukturveränderungen in den Kiefergelenken für den Zahnarzt. In: Okklusion und Kiefergelenk. Kursschrift. Buchdruckerei Berichthaus, Zürich 1973.

*Zenker, W.:* Das retroarticuläre Polster des Kiefergelenkes. Z. Anat. 119, 1956, 375–388.

# Unfallbedingte Verletzungen der Weichteile beim Beschleifen von Zähnen

von R. Stellmach, Berlin

Die schnelle technische Entwicklung immer leistungsstärkerer Bohr- und Schleifmaschinen hat beim höchsttourigen Schleifen mit 350 000 Umdrehungen pro Minute zu einer Größenordnung von Umdrehungszahlen geführt, neben denen die Tourenzahl von 100 pro Minute bei der Tretbohrmaschine am Anfang der Entwicklung fast Stillstand zu bedeuten scheint. Wenn man sich überlegt, was für Kräfte mit diesen hohen Geschwindigkeiten in die Mundhöhle eingebracht werden, muß notwendigerweise auch die Frage nach den dadurch bedingten Gefahren und Verletzungsmöglichkeiten des Patienten aufkommen.

Daß derartige Unfälle zu erwarten sind und daß ihre absolute Verunmöglichung nicht erreichbar sein kann, bringt bereits eine Reichsgerichtsentscheidung von 1912 dahingehend zum Ausdruck, daß auch „der geschickteste Arzt trotz aller Fähigkeiten und Sorgfalt nicht mit der Präzision einer Maschine arbeitet".

## Ursachen iatrogener Verletzungen beim Schleifen

An oberster Stelle steht das Abrutschen mit dem Schleifkörper vom Zahn. Es wird bedingt durch fehlende oder fehlerhafte Abstützung der Arbeitshand, die das Winkel- oder Handstück führt. Durch die Rotation werden Fliehkräfte ausgelöst, die den Schleifkörper vom Zahn wegtreiben. Ebenso kommen schreckhafte Bewegungen des Patienten in Betracht, denen der Zahnarzt nicht zu folgen vermag. In Abhängigkeit von der Abrutschrichtung gerät dann der rotierende Schleifkörper in die Nachbargewebe, am Oberkiefer in Lippe, Wangenschleimhaut oder Gaumen, am Unterkiefer in Lippe, Wangenschleimhaut, Zunge oder Mundboden. Noch bevor der Zahnarzt auch bei schneller Reaktion dazu kommt, den Fußanlasser auf die Nullstellung zurückgleiten zu lassen, hat das rotierende Teils bereits entsprechende Schnitt- oder Rißwunden verursacht.

Zu den willkürlichen Reflexbewegungen des Patienten, die besonders beim Niesen, Husten und Würgen auftreten, gesellen sich willkürliche Abwehrbewegungen des Patienten, die unvorhersehbar sein können. Nichtkooperatives Verhalten ist insbesondere bei Kindern und bei debilen Patienten zu erwarten.

Weitere Ursachen für Verletzungen sind Materialfehler, die Anwendung ungeeigneter Instrumente, mangelhafte Beherrschung der Schleiftechnik und schließlich auch die physische Beeinträchtigung des Zahnarztes.

## Kunstfehler

Ein grober Verstoß gegen die Regeln der zahnärztlichen Kunst ist es, wenn der Zahnarzt beim Arbeiten mit der Separierscheibe keinen Scheibenschutz verwendet. Da die maßgebliche Lehrmeinung diesen Schutz fordert, bedeutet die Unterlassung einen Kunstfehler. Zwar wird auch durch den Scheibenschutz nicht jede Möglichkeit einer Verletzung ausgeschlossen, aber die Verletzungswahrscheinlichkeit und der Schweregrad werden wesentlich vermindert. Es wird dem Zahnarzt vor Gericht nicht gelingen, den Beweis zu führen, daß auch die Verwendung eines Scheibenschutzes den Eintritt der Verletzung nicht verhindert hätte. Die Beweis-

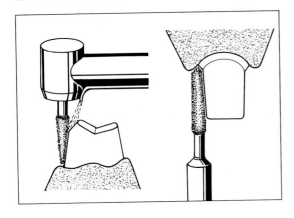

Abb. 1 Kontakt des Schleifkörpers mit dem Gingivalsaum; atraumatisches Arbeiten abhängig von der Auswahl geeigneter Schleifkörper und ihrer vorsichtigen Anwendung.

last, die im Klagefalle beim Patienten liegt, fällt beim Vorliegen eines Kunstfehlers auf den Zahnarzt. Ein Landgerichtsurteil aus der jüngeren Zeit (1972) hat diese rechtliche Würdigung einer Umkehr der Beweislast klar zum Ausdruck gebracht. Die Schutzmaßnahmen in der zahnärztlichen Praxis sind genauso strikt zu handhaben wie die strengen Unfallverhütungsvorschriften in der Industrie.

## Das Gingivatrauma beim Schleifen

Da ein Zahn zur Aufnahme einer Krone stets bis in die Gingivaltasche beschliffen werden muß, sind Mikrotraumen der inneren Gingiva nicht zu vermeiden (Abb. 1), auch nicht bei Verwendung von Versenkbohrern. Es handelt sich jedoch dabei um oberflächliche Schürfverletzungen und Epithelläsionen, die harmlos sind und ohne besondere Maßnahmen abheilen. Ausdruck derartiger Traumen ist die oft zu beobachtende ödematöse Schwellung des Gingivalsaumes nach der Beschleifprozedur, die zwei bis drei Tage bestehenbleiben kann. Man muß sich aber darüber im klaren sein, daß es nur geringer Unterschiede in der Handhabung des Schleifens bedarf, um aus dem unbedeutenden Mikrotrauma ein vermeidbares Makrotrauma der Gingiva werden zu lassen. Stärkere Blutung aus der Gingiva ist der untrügliche Beweis für eine Verletzung. Die Maßnahmen zum Zurückdrängen des Zahnfleisches beim Beschleifen sind sorgfältig zu beachten, weil hierdurch das Gingivatrauma wesentlich reduziert werden kann.

## Klinische Beobachtungen

Fall 1 (August G., 35 J.). Im Kronen- und Brückenkurs glitt der behandelnde Student beim approximalen Separieren ab, als er 47 zur Aufnahme einer Krone präparieren wollte. Trotz vorschriftsmäßig durch Scheibenschutz geschützter Scheibe kam es am rechten Zungenrand zu einer tiefen Schnittwunde und einer großflächigen Epithelläsion (Abb. 2a und 2b). Die Ursache für das Abgleiten war ungenügendes Abstützen der Arbeitshand. Die Zungenwunde blutete erheblich. Es wurde eine Wundkontrolle in Lokalanästhesie ausgeführt. Da kein größeres Gefäß angeschnitten war, genügte ein Wundschluß durch mehrere Seidennähte. Bei der Heilung ergaben sich keine Komplikationen, die Nähte konnten nach zwölf Tagen entfernt werden. Die Motilität und Sensibilität der Zunge blieben normal (Abb. 2c und 2d). Der Patient wurde über den Vorgang genau aufgeklärt, und es kam zu keinem juristischen Nachspiel.

Fall 2 (Paula N., 52 J.). Beim Beschleifen unterer Frontzähne verwendete der Zahnarzt eine ungeschützte Separierscheibe, weil ihm das Benutzen des üblichen Separierschutzes infolge der Lage der zu beschleifenden Zahnfläche angeblich nicht möglich war. Er rutschte ab, kam in die Unterlippe und setzte eine oberflächliche glatte Schleimhautwunde. Ohne Naht kam es zu einer glatten Heilung. Als Verletzungsfolge blieb jedoch über mehrere Monate eine anästhetische Zone von der Narbe bis zur Mittellinie der Unterlippe bestehen (Abb. 3).

Fall 3 (Emil S., 65 J.). Bei der Präparation von 46 wurde die Zunge von der Helferin mit

Abb. 2a bis d  Großflächige Zungenverletzung.

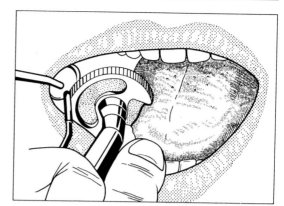

Abb. 2a  Abrutschen der geschützten Separierscheibe in die Zunge, Verletzungsmöglichkeit trotz Scheibenschutz.

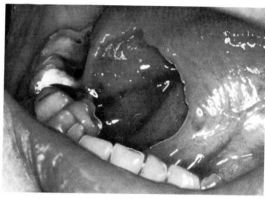

Abb. 2b  Große Schnittwunde im Bereich des rechten Zungenrandes und der Zungenunterseite mit weit auseinanderklaffenden Schnitträndern.

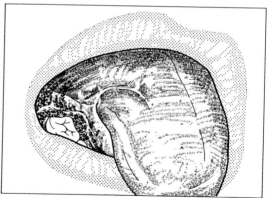

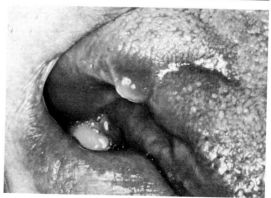

Abb. 2c und d  Narbiger Ausheilungszustand der Zungenverletzung, keine Funktionsbehinderung.

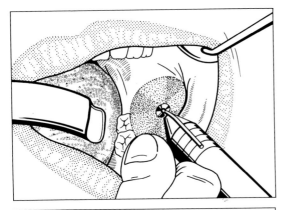

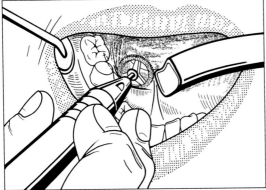

Abb. 3  Bei Abrutschen mit ungeschützter Separierscheibe Gefahr für tiefe Schnittwunden und arterielle Blutung.

Abb. 4a und b  Riß-Quetsch-Verletzung des Mundbodens.

Abb. 4a  Abrutschen mit dem Schleifrad nach lingual.

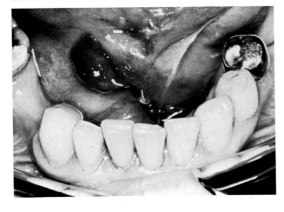

Abb. 4b  Submuköses Hämatom im Sulcus sublingualis und Einriß der Mundschleimhaut am Übergang zur Zunge.

dem Mundspiegel abgehalten; die Wange hielt der Zahnarzt selbst ab. Er benutzte zum Präparieren ein kleines Schleifrad. Infolge offensichtlich ungenügender Abstützung rutschte er ab und geriet in den Mundboden, wo sich der Schleifkörper verwickelte und steckenblieb. Er war schwierig zu entfernen (Abb. 4a und 4b). Nach Desinfektion der Wunde und Einlegen eines Tupfers überwies der Zahnarzt den Patienten einem Facharzt. Dieser überprüfte und versorgte die Wunde und verordnete eine antibiotische Behandlung.
Bei einer späteren gutachtlichen Untersuchung wurde lediglich eine strichförmige reizlose Narbe im rechten Mundboden gefunden mit geringer Induration. Funktionseinbußen bestanden nicht.
Fall 4 (Maria K., 72 J.). Bei der Präparation von 25 mit einem Rosenbohrer kam es zu einer plötzlichen Schreckbewegung der älteren, aber gesunden Patientin. Der Zahnarzt

rutschte mit dem Bohrer in die Zunge ab. Durch den Nachlauf des Motors wurden die Zunge und der linke untere Mundboden so verletzt, daß eine erhebliche Blutung entstand. Der Zahnarzt konnte diese Blutung nicht stillen und überwies die Patientin in eine Fachklinik. Dort wurde eine Revision der Wunde vorgenommen und die Blutstillung erreicht. Da die Zunge bereits erheblich angeschwollen war, wurde ein Drain durch den Mundboden nach außen eingelegt. Nachfolgend jedoch verstärkte sich die Zungenschwellung, und es trat akute Atemnot auf. Es war deshalb eine Tracheotomie erforderlich. Als Komplikation ergab sich bei der Tracheotomie ein erhebliches Hautemphysem, das in das Mediastinum eindrang und zum tragischen Ende führte. Nur sechs Stunden nach der Verletzung in der zahnärztlichen Praxis kam die Patientin ad exitum.

Wenn auch der tödliche Ausgang auf die Komplikation nach der Tracheotomie zurückzuführen ist, so bleibt die mittelbare Ursache doch die Weichteilverletzung von Zunge und Mundboden bei einer zahnärztlichen Präparation. Prinzipiell muß deshalb bei allen Nebenverletzungen auch mit der Möglichkeit seltener Komplikationen gerechnet werden, die bei Wunden zur Entwicklung kommen können.

## Maßnahmen des Zahnarztes bei Schleifverletzungen

Nach Überwinden des ersten Schrecks und Loslassen des Fußanlassers zum Abstellen des Motors sind Besonnenheit und Ruhe oberstes Gebot! Dies gilt sowohl für den Zahnarzt als auch für seine Helferin. Diszipliniertes und umsichtiges Verhalten entscheiden darüber, ob der verletzte Patient selbst kooperativ bleibt.

Zunächst ist festzustellen, ob sich das Arbeitsinstrument in der entstandenen Wunde verfangen hat. In einem derartigen Fall muß durch vorsichtiges Bewegen des Winkel- oder Handstückes versucht werden, den Schleifkörper aus der Wunde zu entfernen. Gelingt dies nicht, dann kann man durch kurzzeitiges Anlaufenlassen des Motors mit umgekehrter Richtung die Lösung erleichtern. Separierscheiben verursachen scharfrandige Schnittverletzungen, während breitere Schleifsteine und Schleifräder Riß-Quetsch-Wunden erzeugen. Gewöhnlich entsteht eine stärkere Blutung.

Man soll sofort einen sterilen Tupfer auf die Wunde bringen und ihn mit dem Zeigefinger fest andrücken, so daß die Blutung zum Stehen kommt. Die Mundhöhle kann mit dem Speichelsauger abgesaugt werden, und die Helferin stellt den für derartige Zwischenfälle vorbereiteten sterilen Wund-Set bereit.

Der Wund-Set enthält: chirurgische Pinzette – Moskitoklemme – Skalpellgriff – gebogenspitze Schleimhautschere – Nadelhalter. Gesondert abgepackt gehören außerdem folgende Materialien dazu: atraumatische schwarze Seidennaht 00 – Skalpellklinge Nr. 15 – Injektionsspritze 2 ml – Injektionsnadel Nr. 18 – Ampullen 1% Xylocain-Epinephrin 1 : 100 000.

Wenn die Vorbereitungen für die Wundinspektion getroffen sind, wird der Tupfer vorsichtig von der Wunde abgehoben und die Verletzungsstelle besichtigt. Handelt es sich um einen größeren Einriß, der genäht werden muß, wird zunächst eine Infiltration der Wundränder mit Anästhesielösung von der Wunde aus vorgenommen. Man muß dies dem Patienten vorher erklären, damit er nicht zusätzlich irritiert wird.

## Arterielle Blutung

Bevor die Wunde nicht anästhesiert worden ist, sollen keine Manipulationen darin unternommen werden. Eine Ausnahme macht jedoch eine spritzende, arterielle Blutung, die sich durch Pulsation und hellrote Farbe auszeichnet. Nur in diesem Falle ist es notwendig und gerechtfertigt, ohne vorherige Betäubung eine Moskitoklemme in den Bereich der Blutung einzusetzen und erst nach Kontrolle des blutenden Gefäßes die Anästhesie vorzunehmen. Größere Gefäße, die eine Abklemmung und Unterbindung erfordern, sind die:

Arteria labialis nahe der Lippenrot-Oberkante in der Ober- und Unterlippenschleimhaut;

Arteria palatina in der Mitte zwischen Zahnreihe und Raphemedianebene;

Arteria inzisiva bei Verletzung der Papilla inzisiva hinter den oberen mittleren Schneidezähnen;

Arteria lingualis, die jedoch wegen ihrer sehr tiefen Lage in der Zunge kaum in Betracht kommt.

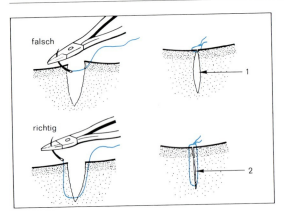

1 Hohlraum begünstigt Hämatombildung

2 Wundwände flächig zusammenliegend

Abb. 5   Technik der Wundnaht.

Gelingt dem Zahnarzt die Abklemmung des blutenden Gefäßes, dann wird die Unterbindung mit Seide angeschlossen. Gelingt ihm die Unterbindung nicht oder handelt es sich um eine profuse Blutung aus den aufgerissenen Weichteilen, empfiehlt es sich, die Wunde mit einem Tupfer für zwei bis drei Minuten zu komprimieren und die Gefäßkontraktion durch das Epinephrin abzuwarten. Nach dieser Zeit ist die Wunde gewöhnlich gut übersichtlich. Zerfetzte Wundränder werden mit dem Skalpell oder mit der Schleimhautschere vorsichtig begradigt. Die Wunde wird durch einige Nähte verschlossen, wobei der Abstand von Naht zu Naht etwa 5 mm betragen sollte. Die Nähte müssen so tief gestochen werden wie die Wunde tief ist, damit die Wundränder flächig adaptiert werden können. Nach Betupfen der fertigen Naht mit einem Desinfektionsmittel (Merfen) wird erneut ein Tupfer auf die Wunde gelegt, den der Patient für eine halbe Stunde durch Schließen des Mundes andrücken soll, wie nach der normalen Zahnextraktion.

Häufiger Fehler: Es wird lediglich die Mukosa flach gestochen und zusammengezogen. Derartige Nähte schneiden bei dem sich bildenden postoperativen Ödem leicht durch; außerdem kann es zur Hämatombildung in dem darunterliegenden Wundbereich kommen (Abb. 5).

Wenn der Zahnarzt die Blutstillung oder die Wundversorgung nicht beherrscht, soll er einen sterilen Tupfer auf die Wunde durch den Patienten selbst andrücken lassen und die sofortige Überweisung in die Klinik oder zu einem operativ tätigen Kollegen veranlassen. Die Überweisung ist dort telefonisch voranzumelden, damit entsprechende Vorkehrungen für die Versorgung getroffen werden können.

## Prognose

Besondere Besorgnisse bei derartigen Verletzungen sind unnötig. Eine komplizierte Zahnentfernung, wie sie jeder Zahnarzt ausführt, ist ein wesentlich schwierigerer Eingriff als die Wundnaht und von erheblich mehr Komplikationen bedroht. Wunden in den Weichteilen der Zahnumgebung neigen zu einer glatten Abheilung. Es besteht keine generelle Indikation zur Anwendung von Antibiotika. Im Falle von Läsionen des Mundbodens kann eine erheblichere Schwellung entstehen und die Zunge verdrängen, ohne jedoch ein echtes Atemhindernis zu bewirken. Zur Abschwellung sind Eisverbände zu verordnen sowie antiödematöse Medikamente (z. B. Tanderil, Tomanol). Der Patient ist zur Kontrolle am nächsten Tag wiederzubestellen mit der Auflage, sich zu Hause ruhig zu verhalten und bei etwa auftretender Behinderung der Atmung das nächste Krankenhaus aufzusuchen. Atmungsstörungen sind nur bei großen Hämatomen im Mundboden zu befürchten, und diese Fälle gehören stets in klinische Behandlung.

Bei ambulanter Behandlung mit unkompliziertem Verlauf und glatter Heilung können die Nähte nach sieben bis neun Tagen entfernt werden. Tritt eine Wundinfektion auf oder schneiden die Nähte durch, kommt es zur Sekundärheilung. Sie dauert einige Tage länger und führt zu einer etwas stärkeren Narbe. Im Prinzip ist auch die Infektionsausbreitung in die Umgebung möglich. Sie ent-

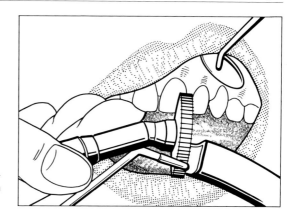

Abb. 6 Zuverlässige Abstützung der Arbeitshand und Scheibenschutz sind Essentials beim Beschleifen.

spricht in Symptomatik, Verlauf und Behandlung den fortgeleiteten dentogenen Infektionen. Tetanusprophylaxe ist nicht erforderlich; sie kommt nur in Betracht bei Wunden, die durch Erde oder Holz kontaminiert worden sind.

**Aufklärung des Patienten**

Der Zahnarzt tut gut daran, seinen Patienten über den Hergang der Verletzung, den wahrscheinlichen Verlauf der Heilung und das zu erwartende günstige Ergebnis zu unterrichten. Durch diese Aussprache können Aggressionen von seiten des Patienten abgebaut und gerichtliche Auseinandersetzungen leichter vermieden werden.

**Wichtige Regeln für die Vermeidung von Schleifverletzungen**

Es ist wesentlich leichter, Nebenverletzungen zu vermeiden, als sie zu behandeln.
1. Bei empfindlichen Patienten und umfangreichen Schleifmaßnahmen Prämedikation bevorzugen (5–10 mg Valium eine Stunde vor dem Eingriff).
2. Schmerzausschaltung durch Injektionsanästhesie verhindert reflektorische Abwehrbewegungen des Patienten.
3. Bei gefährlichen Arbeitsgängen den Patienten auffordern, unbedingt stillzuhalten, im Stuhl sorgfältig lagern.
4. Niemals schleifen, ohne daß die das Hand- oder Winkelstück führende Hand sorgfältig und sicher abgestützt ist (Abb. 6).
5. Nur mit geübter Assistenz schleifen und nach den bewährten Regeln der „fourhanded dentistry" arbeiten; Wange und Zunge müssen sicher abgehalten werden; Watterollen müssen so eingelegt werden, daß sie nicht durch das rotierende Instrument erfaßt und im Munde herumgewirbelt werden.
6. Nur einwandfreie Schleifkörper verwenden, die unbeschädigt sind.
7. Scheibenschützer sind obligatorisch.

**Rechtliche Folgen von unbeabsichtigten Nebenverletzungen**

Die Beweislast liegt beim Patienten, daß sich der Zahnarzt schuldhaft oder fehlerhaft verhalten hat. Dies wird in der Regel anzunehmen sein, wenn er keinen Scheibenschützer verwendet. Ähnlich zu bewerten ist die unterlassene Sorge für adäquate Wundbehandlung durch den Zahnarzt selbst oder für die Weiterüberweisung. Die Forderung auf Schadenersatz schließt gewöhnlich Schmerzensgeld und Verdienstausfall ein und wird durch die Haftpflichtversicherung des Zahnarztes gedeckt. Nach Lage der Dinge handelt es sich um geringe Schäden, die nicht hoch bewertet werden. Bei dem steigenden Trend zu Schadenersatzforderungen kann jedoch im Einzelfall eine erhebliche Belastung entstehen, wenn der Schaden die Berufsfähigkeit tangiert, z. B. bei Sängern und bei Blasmusikern.

**Zusammenfassung**

Nebenverletzungen beim Schleifen von Zähnen bleiben zumeist unbedeutende Zwischenfälle, die ohne besondere Behandlung zur Abheilung kommen. In der Literatur finden sich nur wenige Mitteilungen über Schäden erheblicheren Ausmaßes. Die Ursache ist zumeist das Abrutschen mit dem Schleifkörper vom Zahn, wobei es zu Schnitt- und Rißwunden in den Weichteilen der Zahnumgebung kommt. Besonders gefährlich sind Verletzungen mit der Separierscheibe, wenn kein Scheibenschutz verwendet worden ist. Anhand von vier klinischen Beobachtungen werden die Maßnahmen dargestellt, auf die sich der Zahnarzt beim Beschleifen von Zähnen einzustellen und die er bei eintretenden Schleifverletzungen auszuführen hat. Die juristische Situation und die Aussprache mit dem Patienten werden diskutiert sowie Regeln zusammengestellt, durch deren Einhaltung Schleifverletzungen vermeidbar sind.

## Literatur

*Fonio, A.:* Spezielle Pathologie und die Verletzungen der Mundgebilde. Medizin. Verlag Hans Huber, Berlin 1945.

*Halder, R.:* Möglichkeiten iatrogener Verletzungen im Mundschleimhaut-Kieferbereich beim zahnärztlichkieferchirurgischen Eingriff und ihre rechtlichen Folgen. Med. Diss., Mainz 1964.

*Kirsch, Th.:* Die Begutachtung in der Zahn-, Mund- und Kieferheilkunde. Dr. Alfred Hütling Verlag, Heidelberg 1961.

*Schön, F.:* Teamarbeit in der zahnärztlichen Praxis. Verlag „Die Quintessenz", Berlin 1972.

*Schulz, P.:* Ungewöhnliche Verletzungen durch Elektro-Schleifgeräte. Zahnärztl. Welt 69, Heft 4 (1968).

*Volz, K.:* Kunstfehler in der Zahnheilkunde. Med. Diss., Heidelberg 1936.

# Funktionsstörungen des Kausystems

von F. J. Tempel, Amsterdam

Es gehört zur Aufgabe des Zahnarztes, das Gebiß seiner Patienten in gutem Zustande zu erhalten. Die Veranlassung des Patienten, die Hilfe des Zahnarztes in Anspruch zu nehmen, ist öfters psychologisch und ästhetisch begründet, obwohl daneben nicht selten auch Beschwerden über eine verminderte Kaufähigkeit geäußert werden. Im letzteren Fall manifestiert sich offenbar eine verringerte Qualitätsfunktion des Kauapparats, ein Rückgang, dessen sich der Patient aus eigener Erfahrung bewußt wurde oder worauf er vom Arzt oder Facharzt aufmerksam gemacht worden ist.

Obwohl bei diesen Klagen die Kaufunktion im Vordergrund steht, ist diese doch nicht die einzige Aufgabe des Gebisses im engeren Sinne, denn es erfüllt auch eine psychologische und ästhetische Funktion, und beim Sprechen und Schlucken spielt es eine nicht unwichtige Rolle.

Funktion, abgeleitet vom lateinischen Wort „functio" = Tätigkeit, wurde von *Andresen-Häupl* definiert als: „Funktion ist die Tätigkeit eines Organs, die im Rahmen dieser Tätigkeit auftretende Beanspruchung der Gewebe und die somit in ihnen vorgehenden Veränderungen." Eine andere Definition ist von *Benninghof* und lautet: „Funktion ist die spezifische Verrichtung der Teile eines Systems funktioneller Ketten, die der Erhaltung des ganzen Organismus dient."

Die Definition *Andresen-Häupls* weist klar hin auf die Bedeutung der Gewebe, die auf die Tätigkeit Bezug haben, während *Benninghof* sich in seiner Definition mehr auf das Ziel der Funktion richtet. Es wird jedoch aufgefallen sein, daß in diesen Begriffsbestimmungen von einem Organ oder einem System geredet wird, an dem verschiedene Gewebe und Teile beteiligt sind. Deshalb soll sich auch die Besprechung der Funktion des Gebisses nicht nur auf dieses selbst beschränken, sondern auf alle mit seiner Funktion in Zusammenhang stehenden Gewebe erweitert werden. Zusammengefaßt wird das Ganze von *Wild* unter dem Begriff „mandibulomaxillärer Apparat", *Siegmund* nennt ihn „M.-M.-System", und in der anglo-amerikanischen Literatur ist er bekannt als „masticatory system". In dieser Abhandlung wird die Bezeichnung „Kausystem" verwendet.

Zu diesem Kausystem gehören: die Kiefer, die Zähne mit ihrem Stützorgan, das Kiefergelenk mit Ligamenten, die an der Mandibula inserierende Muskulatur, die Zunge, die Lippen, die Wangen und die Mukosa der Mundhöhle sowie die Innervation und Vaskularisation der genannten Gewebe.

Wird dieses Kausystem betätigt, so erfolgen dabei Bewegungen des Unterkiefers. Wenn man die Bewegungen eines bestimmten Punktes der Mandibula, z. B. den Inzisalpunkt, in horizontaler und vertikaler Richtung registriert, dann zeigt sich eine Bewegungsfigur, wie sie von *Fischer* und später noch eingehender von *Posselt* beschrieben worden ist. In Abbildung 1 ist eine ähnliche Figur der extremen Bewegungen des Unterkiefers schematisch dargestellt, wobei die Linien die Bewegungsgrenzen der Mandibula für diesen bestimmten Punkt angeben. Innerhalb dieser Bewegungsgrenzen kann die Mandibula jede willkürliche Stelle einnehmen.

Für die Kautätigkeit und das Schlucken wichtig ist hierbei die oberste Fläche, die die verschiedenen Kontaktstellen des Unterkiefers gegen den Oberkiefer darstellt, besonders Punkt 1 in der Figur: die Stelle des Unterkiefers, die sich ergibt, wenn die untere

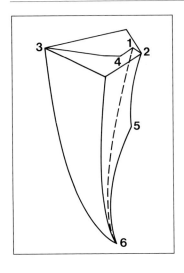

Abb. 1  Bewegungsfigur nach *Posselt*.
1 Maximalokklusion; 2 extreme Distallage; 3 extremes Vorstehen; 4 Kopfbiß; 2–3 Bewegungsbahn von dorsal nach frontal im Artikulationskontakt; 2–5 Scharnierbewegungsbahn; 1–6 habituelle Bewegungsbahn von Maximalokklusion bis zur extremen Öffnung.

Zahnreihe mit der oberen Zahnreihe in festem Kontakt steht, die sogenannte Zentralokklusion oder, besser, Maximalokklusion. Sobald also die Zahnreihen des Unter- und Oberkiefers einigermaßen kräftig gegeneinandergepreßt werden, wird diese Stelle infolge der Kauflächenform der Zähne zustande kommen. Es ist eine Stelle, die stark beansprucht wird und deshalb außerordentlich wichtig ist für die Tätigkeit des Kausystems. In jener Lage der Maximalokklusion wird zudem – wegen der Fixation des Unterkiefers – die Stelle der Kondylen in den Kiefergelenkpfannen für diese bestimmte Position festgelegt.

Die schematische Darstellung von Abbildung 1 soll die Bewegungsarten des Unterkiefers verdeutlichen. Beobachtung und Registrierung dieser Bewegungen mit elektronischer Apparatur (Methode *Honée-Meijer*) zeigen jedoch, daß darüber hinaus viele Variationen dieser Figur möglich sind. Während Abbildung 1 zu suggerieren scheint, daß die Stelle der Maximalokklusion (Punkt 1) in bezug auf die extremdorsale Lage (Punkt 2) etwas ventral liegt, zeigen die elektronischen Registrierungen, daß dies nicht immer der Fall ist, sondern individuell verschieden sein kann. Dies bedeutet, daß die Frage, wo sich denn die Lage der Maximalokklusion genau befindet, nicht gelöst ist. Die Registrierung der extremen Distalstellung des Unterkiefers kann reproduziert werden (*Posselt*), und es wird angenommen, daß diese Stelle mit der Lage übereinstimmt, in der eine Scharnierbewegung der Mandibula möglich ist: die Scharnierachsenlage des Unterkiefers. Obwohl es auch aus anderen und eigenen Untersuchungen klar ist, daß im gesunden Gebiß die Stelle der Maximalokklusion nur von Fall zu Fall mit der Distalstellung identisch ist, soll doch erwähnt werden, daß (mit Hilfe der Registrierung der Scharnierachse) die Rücklagerung des Unterkiefers in der therapeutischen Behandlung einer Dysfunktion deutlich günstige Erfolge haben kann.

Während bei gesunden Fällen die Registrierung der dorsalen Grenzlinie durchaus mit der schematischen Darstellung übereinstimmt, zeigen die Bewegungsbilder von Patienten mit gestörter Funktion deutlich abzulesende Veränderungen (Abb. 2).

Obwohl man erwarten könnte, daß die Maximalokklusion am wichtigsten für die Kautätigkeit sei, soll dies doch in Zweifel gezogen werden. Das Kauen geht pro Tag ja nur vereinzelt vor sich, mit Ausnahme vielleicht von ausgesprochenen Kaugummianhängern. Wie sich aus Untersuchungen von *Pameijer*, *Glickmann* u. a. ergeben hat, tritt Kontakt während des Kauens häufig auf, wenn auch mit wechselnder Intensität. Auch entsteht Kontakt beim Schlucken. Die Schlucktätigkeit erfolgt mehr oder weniger zusammen mit einem ziemlich festen Kontakt zwischen den Zahnreihen der Kiefer. In einer solchen Kontaktphase lehnt sich der Unterkiefer an den Oberkiefer, wodurch die Zungen- und Hyoidmuskulatur eine solide Feststellungsmöglichkeit erhält. Diese Schluckaktion kommt sehr häufig vor, d. h. durchschnittlich

41,4mal pro Stunde in sitzender und 26,4mal in liegender Haltung (*Posselt*).
Ist also die Kontaktlage wichtig für den Kau- und Schluckprozeß, so kommen doch auch bei anderen Gelegenheiten Kontakte zwischen beiden Zahnreihen vor, z. B. bei Anspannung, Aufregung, aus Gewohnheit und anderen Gründen. Bei diesen sogenannten „Parafunktionen" des Kausystems können sehr bedeutende Kräfte zur Entwicklung kommen. Der wichtige Unterschied zwischen diesen als Folge von Parafunktionen und jenen aufgrund des Kau- und Schluckprozesses entwickelten Kräften ist, daß erstere viel größer sind und öfters horizontale Komponenten und dadurch sehr schädliche Auswirkungen haben können. Einen ganzen Tag kauen ist nicht so gebißabnutzend wie eine Stunde lang knirschen!
Zuvor wurde schon bemerkt, daß auch die Verhältnisse im Kiefergelenk von der Maximalokklusion beeinflußt werden. Es ist von großer Bedeutung, daß ein harmonisch richtiges Verhältnis zwischen jener bestimmten Kontaktstelle und der richtigen Lage des Kondylus in der Gelenkgrube besteht oder daß sich die Mandibula dann in der richtigen Kieferbeziehung befindet. Um von einer richtigen Okklusion sprechen zu können, darf man nicht allein die Anzahl der in Kontakt stehenden Zähne in Betracht ziehen, sondern auch die Art und Weise, wie jener Kontakt verteilt ist, und dazu sollte man feststellen, ob sich der Unterkiefer dabei in einer richtigen Lage befindet, sowohl im vertikalen als horizontalen Sinne.

Für eine richtige Okklusion, notwendig für ein funktionstüchtiges Gebiß, sind also bedingt:

a) ausreichende Kontakte,

b) richtig verteilte und stabile Kontakte,

c) eine richtige Lage des Unterkiefers.

Wird auch nur eine dieser drei Bedingungen mangelhaft erfüllt, hat dies Funktionsverringerung oder -störung zur Folge.
Mangelhafte Kontakte zwischen den beiden Zahnreihen sind dem praktischen Zahnarzt eine bekannte Erscheinung. Als deren Folgen können sich ergeben: erstens die Extraktion und zweitens Anomalien im Wachstum und in der Entwicklung der Zahnreihen und Kiefer, wie Agenesien, Standanomalien der Zähne, Differenz in Größe der Kiefer usw.

Eine weitere Auseinanderführung begünstigt die nächste Möglichkeit einer mangelhaften Okklusion, nämlich die Art und Weise, wie der Kontakt zwischen den beiden Zahnreihen verteilt ist. Es ist aus Lehrbüchern für Zahnanatomie genügend bekannt, daß die Kauflächen der Zähne des Unter- und Oberkiefers auf eine ganz eigene Weise ineinandergreifen. Dieses Ineinandergreifen (in Maximalokklusion) formt unter idealen Umständen einen Kontakt, der aus vielfachen punkt- und linienförmigen Berührungsstellen besteht. Durch ein ingeniöses System der Natur halten sich die gegenseitigen Kräfte, die dabei auf die Zähne ausgeübt werden, einander genau im Gleichgewicht, wodurch die Zahnreihen ihre schöne Form bekommen und behalten. Die auf die Zähne ausgeübten Kräfte sind gleichmäßig auf alle Zähne verteilt, die in Maximalokklusion mitspielen, namentlich die Prämolaren und Molaren. Wegen der punkt- und linienförmigen Kontakte ist der effektive Druck pro Quadratmillimeter sehr wesentlich, damit das Gebiß die Nahrung mit minimaler Kraft zerkleinern kann. Wenn im Laufe der Jahre der Schmelz abgenutzt wird, werden die Punkt- und Linienkontakte zu kleineren flächenförmigen Kontakten umgebildet, aber – unter immer noch idealen Umständen – die Verteilung bleibt gleichmäßig (Abb. 3a und 3b).
Bei weniger idealen Verhältnissen wird jedoch der Kontakt in Maximalokklusion nicht auf alle Zähne verteilt sein. Nur eine beschränkte Anzahl der Zähne ist dann an diesem Kontakt beteiligt, und diese Zähne müssen den Kaudruck verarbeiten (Abb. 4). Wird deren Anzahl kleiner, nimmt die Möglichkeit einer Überbelastung zu. Auch die Richtung der Kräfte spielt hierbei eine nicht unwichtige Rolle. Obwohl die Untersuchungen von *Orban*, *Waerhaug* u. a. ausgewiesen haben, daß eine Überbelastung beim gesunden Parodont nicht eine Parodontopathie zur Folge hat, soll doch in Betracht gezogen werden, daß es bei vielen Patienten Verhältnisse gibt, wo man nicht mehr von einem gesunden Parodont reden kann. In diesen Fällen wird die Überbelastung ein sehr wesentlicher Faktor zur Vergrößerung der Gefahr für das Parodont.
Als Ursache des ungleichmäßig verteilten Kontaktes zwischen den Zahnreihen sollten allerdings erstens die orthodontischen Anomalien berücksichtigt werden als wahrscheinliche Folge, daß heutzutage wegen

# Funktionsstörungen des Kausystems

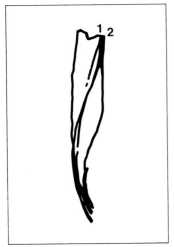

Abbildung 2a

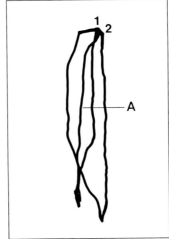

Abbildung 2b

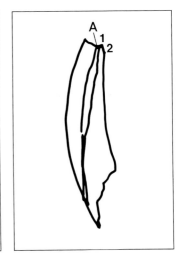

Abbildung 2c

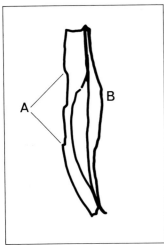

Abbildung 2d

Abb. 2a  Normalfall; die Distallage und Maximalokklusion treffen zusammen.

Abb. 2b  Normalfall; die habituelle Öffnungs- und Schlußbewegungsbahn ist schlingenartig (A). Es gibt keinen Übergang der Scharnier- in die Translationsbewegung. Die Maximalokklusion und Distallage sind nicht identisch.

Abb. 2c  Distallage und Maximalokklusionsstelle sind deutlich zu unterscheiden. Die habituelle Bahn trifft etwas vor der Maximalokklusion ein (A) (retrudierte Okklusion?).

Abb. 2d  Die Figur repräsentiert das normale Bild mit Ausnahme der frontalen Grenzlinien (A), die nicht fließend verlaufen. Es könnte hier eine Störung im Gleitmechanismus des Diskus sein. Der Übergang von der Scharnierbewegung in die Translation ist allmählich (B).

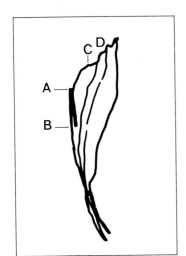

Abb. 2e  Abnormale Bißverhältnisse (vgl. die Abbildung der Gipsmodelle, Abb. 2f und g): die dorsale Grenzlinie ist normal: die retrograde Öffnungsbewegung ist nicht gestört; das vorstehende Schließen wird aber von den Weisheitszähnen gehindert: nach dem ersten Kontakt (A) stoßen die Molaren gegen die obere Zahnreihe; der Unterkiefer muß zum weiteren Schluß wieder öffnen (B) und wird darauf von den Molaren in die Dorsallage geführt. Die normale etwa horizontale Rückwärtsbewegung fehlt hier nahezu (C). Die habituellen Bahnen zeigen deutlich, daß es sich hier um eine gezwungene Unterkieferretrusion handelt (D).

Abbildung 2e

Funktionsstörungen des Kausystems

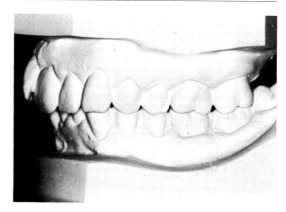

Abbildung 2f

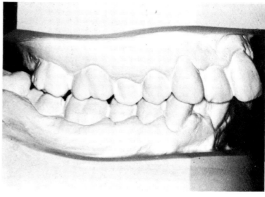

Abbildung 2g

Abb. 3a und b  Kontaktpunkte des Gebisses.

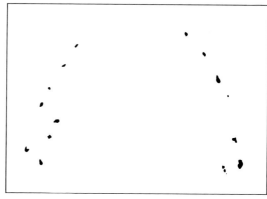

Abb. 3a  18jähriger
Auffallend ist das Fehlen des Kontaktes im Frontzahnbereich.

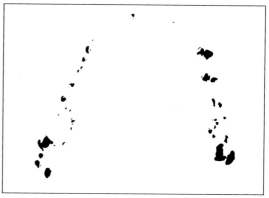

Abb. 3b  25jähriger

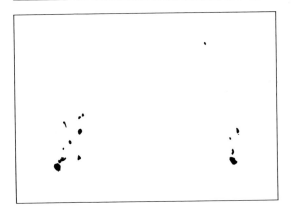

Abb. 4  Unregelmäßig verteilter Kontakt.

weicher Nahrung das Gebiß vom aufwachsenden Individuum ungenügend benutzt wird (Berry). Weil dabei die Notwendigkeit für intensiven Kontakt während des Kauens fehlt, fehlt auch die Möglichkeit zum Ausgleich der kleinen Unregelmäßigkeiten, weshalb allmählich stärkere Veränderungen zur Entwicklung kommen können, weil das Parodont nicht zu größerem Widerstand gereizt wird.

Mangelhafte Kontakte, die die Zahnärzte insonderheit angehen, können auch veranlaßt werden von zahnärztlichen Versorgungen zur Wiederherstellung des kariösen Gebisses. Die große Bedeutung einer sehr genauen Kontrolle der Okklusion und Artikulation von Füllungen, Kronen, Brücken und Teilprothesen kann kaum genügend betont werden. Sogar vom meist genau arbeitenden Laboratorium darf man nicht ohne weiteres erwarten, daß die Inlays, Kronen usw. den höchsten Anforderungen der Okklusion entsprechen. Die letzte Korrektur und Kontrolle und damit die Verantwortlichkeit steht dem Zahnarzt zu. Besonders von Wiederherstellungen, deren Ränder entlang oder unter dem Zahnfleisch endigen, geht eine stetige Bedrohung des Gebisses aus. Von diesen Rändern resultiert für das marginale Parodont eine labile Gesundheitslage, wie Waerhaug klar bewiesen hat. Wird dem noch eine Überbelastung hinzugefügt, so ist der Circulus vitiosus geschlossen. Bei Schaltprothesen, also sowohl festsitzenden Brücken wie auch herausnehmbaren abgestützten Prothesen, sind auch die Antagonisten in Gefahr, überbelastet zu werden: Bei dieser Versorgung wird nämlich nicht selten eine derartige Versteifung der Pfeiler herbeigeführt, daß bei einzigem Kontakt mit einem der Antagonisten derselbe den ganzen Kaudruck erhält, während der Kaudruck auf die Brücke von den verschiedenen Pfeilern verarbeitet wird.

Ein ungünstig verteilter Kontakt zwischen den Zahnreihen ist im vorstehenden erörtert worden, jedoch ist dabei die Möglichkeit, daß der Unterkiefer einer etwaigen Störung gleichsam ausweicht, unberücksichtigt geblieben. Die Bewegung des Unterkiefers in die Lage der Maximalokklusion erfolgt unter dem Einfluß der sogenannten bedingten Reflexe. Es entsteht also unter diesem Einfluß eine Art von Automatismus, wobei die Maximalokklusion, ohne zum Bewußtsein durchzudringen, erreicht wird: die habituelle Okklusionsbewegung. Wenn nun z. B. von einem Inlay, einer Krone, Brücke oder Teilprothese eine Okklusionsstörung entstanden ist, womit die vorherigen Okklusionsverhältnisse geändert worden sind, dann gibt es die Möglichkeit, daß der Patient die zahnärztliche Versorgung nicht akzeptiert und sich hierüber beschwert. Auch gibt es aber die Möglichkeit, daß sich der Patient nach Verlauf einiger Tage an die Wiederherstellung gewöhnt und zufrieden ist mit der Behandlung. Der Zahnarzt soll jedoch dann noch auf seiner Hut sein, denn es bleibt die Frage, wie sich diese Gewöhnung geformt hat. Es mag sein, daß eine etwaige Störung des Inlays abgearbeitet worden ist. Untersuchungen von Jankelson u. a. zeigten, daß vorgefaßte Erhöhungen auf Füllungen innerhalb einiger Tage vom Patienten abgenutzt wurden, verbunden mit Bruxismus. Die Härte der von uns verwendeten Materialien in Anbetracht nehmend, soll man aber in dieser Hinsicht nicht allzu optimistisch sein. Es könnte auch sein, daß sich der Stand des behandelten Zahnes unter dem Einfluß der Extrabelastung etwas ändert und sich dem neuen Umstand anpaßt. Und dann gibt es noch die Möglichkeit, daß der Unterkiefer selbst eine etwas andere Lage einnehmen kann und damit dem vorzeitigen Kontakt ausweicht, wobei sich dann die Maximalokklusion mit Verlust von Kontaktquantität in eine andere Okklusionsstelle umgeändert hat. Gesetzt den Fall, der Patient habe sich an diese neue Situation gewöhnt, dann bedeutete dies, daß ein neues Reflexmodell und eine neue automatische (habituelle) Bewegungsbahn entstanden ist. In diesem Fall befindet sich der Unterkiefer zwar in Okklusion, aber nicht mehr in der ursprünglich richtigen Beziehung, und es gibt keine harmonischen Verhältnisse mehr zwischen Kieferbeziehung und Okklusion.

Diese Beschreibung der Lageveränderung des Unterkiefers hatte als Ausgangspunkt die plötzliche Veränderung der Okklusionsverhältnisse durch Füllung, Krone oder dergleichen. Viel allmählicher können Änderungen durch Okklusionsstörungen entstehen, die langsam zur Entwicklung kommen, wie z. B. Zahnwanderungen, Standanomalien, Gewohnheiten. Auch Schmerzen können Ursache von geänderten Kaugewohnheiten sein, so daß Zähne ihren Okklusionskontakt verlieren und dann wandern oder auswachsen können. Die Änderung der Okklusionslage des Unterkiefers durch Füllungen, Wanderungen usw. bezieht sich zum allergrößten Teil auf die Abweichung im horizontalen Sinne, d. h. nach links oder rechts, nach ventral oder dorsal, in welcher Zusammenstellung auch immer. Aber auch im vertikalen Sinne können Veränderungen vorkommen – z. B. wegen Kontaktverlustes als Folge multipler Extraktionen, wobei die Stützzone im Molaren- und Prämolarenbereich verlorengegangen ist –, so der vertifte Biß, oft in Verbindung mit einer rückwärtigen Verschiebung des Unterkiefers, weil die unteren Zähne gegen die oberen Frontzähne beißen und abgleiten. Nicht selten gibt es dann auch eine Intrusion der Gelenkköpfe in die Fossa, wenn eine Molarstütze ganz fehlt. Zu den Abweichungen im vertikalen Sinne gehören selbstverständlich ebenfalls die Symptome einer nicht entsprechenden Bißerhöhung.

Die Folgen dieser Störungen, die die Harmonie zwischen Okklusion und Kieferverhältnis verhindern, sind hauptsächlich zu bemerken im Parodont, in der Muskulatur nebst den Ligamenten, in einer gestörten Funktion und, auf die Dauer, im Kiefergelenk. Öfters kann beim Patienten ein Komplex dieser Veränderungen beobachtet werden, zu dem dann die Erkrankung einer diesen soeben genannten Teile des Kausystems in den Vordergrund tritt.

Daß die parodontalen Erkrankungen unter derartigen Umständen erkennbar hervortreten, erklärt sich aus einer gewissen Bereitschaft dieser Patienten zur Parodontopathie, in welchem Fall die Störung als ein aggravierendes Moment betrachtet werden soll. Wie schon bemerkt, hat sich gezeigt, daß Hindernisse durch Abrasion eliminiert werden können: eine der Ursachen des Bruxismus. Daß dies bei härteren Materialien zusammengeht mit Überbelastung, ist selbstverständlich, während dazu bei älteren Patienten meistens schon eine marginale Parodontopathie anwesend ist (Zahnstein!). Daß sich dann eine progressive Form von parodontaler Erkrankung ergibt, liegt also überhaupt nahe.

Ebensowenig überrascht es, daß unrichtige Kieferverhältnisse leidige Folgen für die Muskulatur haben können, denn die gleichmäßige Zusammenwirkung der Synergisten und Antagonisten ist unterbrochen. Eine abnormale Lage erzeugt einen abnormalen Reiz, so daß die Muskeln nicht normal funktionieren, jedenfalls nicht zweckentsprechend. Übermüdung kann die Folge sein. Erleidet der Patient diese Mißhelligkeiten und versucht er, bewußt oder unbewußt, ihnen zu entgehen, so entwickelt sich allmählich eine immer gezwungenere und gespanntere Haltung des Unterkiefers. Um die Fehllage des Unterkiefers auszugleichen, entsteht im weiteren eine andere Kopfhaltung, so daß schließlich die gesamte Muskulatur von Hals, Nacken und Kiefer in eine völlig unphysiologische Beschaffenheit gerät. Als klinische Symptome des Muskelbenehmens in diesen Zusammenhang werden erwähnt: Angesichtsschmerz entlang den Muskeln (Musculi masseter, temporalis, pterygoideus externus und internus); Druckempfindlichkeit zur Stelle des Origos der Musculi masseter und temporalis und etwas medial oberhalb des Kieferwinkels; der ventrale Rand des Musculus masseter ist oft deutlich hart und gespannt; zuweilen sind die Hals- und Nackenmuskeln schmerzhaft, namentlich der Musculus sternocleidomastoideus; ab und zu Klagen über mühsames Einschlafen, weil man

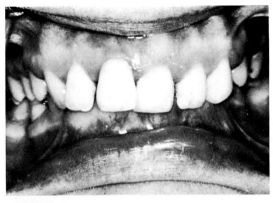

Abb. 5a–c Einseitige Kautätigkeit mit Parodontalerkrankung (Diagonalgesetz Thielemanns).

Abb. 5a   Zentrale Okklusion.

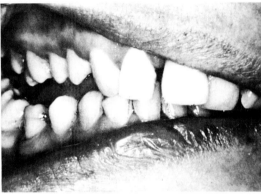

Abb. 5b   Rechter Artikulationskontakt.

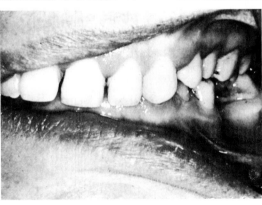

Abb. 5c   Linker Artikulationskontakt.

keine richtige Lage für den Kopf finden kann; Erwachen ist öfters verbunden mit heftigen Schmerzen im Bereich der Kiefermuskulatur. Weiter noch: einseitige Kopfschmerzen und ein brennendes Gefühl der Zunge.

In diesem Zusammenhang soll das sogenannte Costen-Syndrom erwähnt werden: ein Komplex einiger der obengenannten Symptome, welches nach *Costen* auftreten würde als Folge einer Verschiebung des Kondylus, wodurch ein Druck auf die Chorda tympani des Nervus facialis und eventuell auf den Nervus auriculotemporalis entstehen würde. Anatomische Untersuchungen haben gezeigt, daß ein ähnlicher Druck nicht gut möglich ist (*Zimmermann*). Wenn auch die Stellungnahmen *Costens* nicht gut haltbar sind, wird der Zahnarzt doch zuweilen vom Facharzt für Ohrenkrankheiten für einen seiner Patienten konsultiert wegen Beschwerden in der Region der Kiefergelenke und Ohren, Beschwerden, die auf eine Fehllage des Unterkiefers zurückzuführen sind. Es ist verständlich, daß die Funktion des Kausystems bei den oben genannten Bedingungen nachläßt. Denn die Okklusion ist nicht optimal, die richtige Kieferbeziehung fehlt, und die Muskulatur kann nicht in rechter Weise tätig sein und wird eben überlastet. Nicht selten werden dazu noch Schmerzen die Bewegungen des Unterkiefers einschränken. Der Rückgang der Funktion steht in gerader Beziehung zu den vorkommenden Störungen in den Okklusionsverhältnissen: Die Funktionsstörung steht im Vordergrund.

Eine besondere Gruppe formen die Patienten, deren Kautätigkeit schon gestört ist, bei denen aber diese mangelhafte Funktion nicht im Vordergrund steht, wenigstens nicht für den Patienten. Es handelt sich hier um Patienten mit einseitiger Kautätigkeit, und diese Gruppe verdient eine spezielle Darstellung, weil die Ursache davon nicht selten auf eine zahnärztliche Behandlung zurückzuführen ist. Schon in früheren Jahren haben *Thielemann* und *Lübeck* die Aufmerksamkeit auf die Artikulationsstörung gelenkt, herbeigeführt durch Auswachsen eines Zahnes als Folge der Extraktion des Antagonisten. Durch diese Störung ist es dem Patienten unmöglich geworden, genügend Artikulationskontakt an der kontralateralen Seite zu erlangen, und die dortige Kautätigkeit wird verhindert. Also wird nur jene Seite, auf der sich eine Artikulationsstörung befindet, zum Kauen verwendet, und es entsteht die Gewohnheit der einseitigen Kautätigkeit.

Die Folgen dieser einseitigen Funktion äußern sich meistens im Frontzahnbereich, nämlich eine Parodontopathie mit Vertikalatrophie, zusammen mit Wanderung und Auswachsen der Frontzähne, besonders des mittleren und seitlichen Oberschneidezahnes der kontralateralen Seite. Diagonal gegenüber der Funktionsseite manifestiert sich die Erkrankung im Oberfrontzahnbereich Abb. 5).

Nicht nur Extraktion ist eine Ursache derartiger Funktion. Kronen, Brücken und Teilprothesen können die Artikulationsbewegungen einschränken oder stören, wenn sie nicht ins Artikulationsbild des Patienten passen. Auch Standanomalien können sich derartig entwickeln, daß eine gezwungene einseitige Funktion entsteht.

Frühzeitige Erkennung einer einseitigen Kautätigkeit kann eine ernsthafte Verstümmelung des Oberfrontzahnbereiches verhindern, es sei denn, daß nach Verbesserung der Artikulation die weitere Mitwirkung des Patienten zur völligen Beseitigung der unrichtigen Gewohnheit nicht gewonnen werden kann.

Zusammenfassend läßt sich feststellen, daß sich die Zielsetzung der Prothetik vornehmlich auf die Wiederherstellung der Funktion des Kausystems richten sollte, danach erst auf den Zahnersatz. Der Zahnersatz ist nur Mittel zum Zweck! Sorgfältige Untersuchung des Patienten, genaue Beobachtung und Analyse der Okklusionsverhältnisse und Kieferbewegungen sollten immer die Grundlage bilden für das prothetische Denken, auch wenn es sich nur um „einfache" Fälle handelt.

## Literatur

*Berry, D. C. & Poole, D. F. G.*: Masticatory function and oral rehabilitation. J. Oral Rehab. 1; 191–205; 1974.

*Honée, G. L. J. M. & Meijer, A. A.*: A method for jaw-movement registration. J. Oral Rehab. 1; 217–221; 1974.

*Krogh Poulsen, W.*: Parafunctions of the masticatory system. Panel Discussion, Malmö; 1960.

*Orban, B.*: Biologic principles in correction of occlusal disharmonies. J. Prost. D. 6; 637–641; 1956.

*Pameijer, J. H. N., Glickmann, u. a.*: Intraoral occlusal telemetry. J. Prost. D. 19; 60–68; 151–159; 1968. J. Period. 40; 5/253–10/258; 1969. J. Prost. D. 24; 396–400; 492–497; 1970.

*Posselt, U.*: Studies in the mobility of the human mandible. Act. Odont. Scand. 10; Suppl. 10; 1952. Movement areas of the mandible. J. Prost. D. 7; 375–385; 1957. Some aspects of occlusion. Syllabus 1960.

*Tempel, F. J.*: Een onderzoek naar de positie van de mandibula in centrale occlusie. Thesis, Groningen 1959.

*Thielemann, K.*: Biomechanik der Parodontose. Barth, München; 1956.

*Waerhaug, J.*: The gingival pocket. Odont. Tidsk. 60; suppl. 1; Oslo; 1952. Tissue reactions around artificial crowns. J. of Period. 24; 172–185; 1953. Pathogenesis of pocket formation in traumatic occlusion. J. of Period. 26; 107–118; 1955.

*Zimmermann, A. A.*: An evaluation of Costen's Syndrome from an anatomical point of view. The Temporo-mandibular Joint: 82–110; B. G. Sarnat, Charl. C. Thomas, Springfield III. U.S.A. 1951.

# Möglichkeiten und Grenzen der Therapie mit festsitzendem Brückenersatz
## – Methodik und Alternativlösungen –

von D. Windecker, Frankfurt/Main

### Zur Indikation der festsitzenden Brücke

Der rein parodontal getragene Zahnersatz in Form einer festsitzenden Brücke stellt die anstrebenswerte Prothesenart zur Versorgung unterbrochener Zahnreihen dar. Innerhalb seines Indikationsgebietes zeichnet er sich durch eine Reihe von Vorzügen aus:
a) Er beansprucht nur den Raum zwischen den lückenbegrenzenden Zähnen und fügt sich damit in die Zahnreihen ein, ohne ein wesentliches Fremdkörpergefühl hervorzurufen.
b) Die von ihm aufgenommenen Kaukraftkomponenten werden ausschließlich auf Parodontien übertragen. Dadurch erlangt eine Brücke einen hohen Nutzeffekt und eine ausgeprägte Tastempfindungsfähigkeit. Im Gegensatz zum parodontal-gingival getragenen Zahnersatz sind Probleme des Prothesenhaltes und der Kaukraftübertragung nicht gegeben.
c) Durch die neuzeitlichen Verfahren zur Herstellung zahnfarbener Verblendungen von Ankerkronen und Körper läßt sich die festsitzende Brücke in ästhetisch günstiger Weise gestalten. Bei sachgemäßer Planung, Konstruktion und Ausführung des rein parodontal getragenen Zahnersatzes sind die Brückenpfeiler für viele Jahre vor Kariesbefall geschützt.

Der Zahnersatz in Form einer festsitzenden Brücke erweist sich daher als eine Prothesenart von hohem Nutzeffekt, die kaufunktionell sowie in ästhetischer und phonetischer Hinsicht günstige Ergebnisse bringt und den Patienten physisch und psychisch wenig belastet. Sie erreicht bei richtiger Indikationsstellung und sachgemäßer Ausführung eine lange Lebensdauer.

Die festsitzende Brücke ist nach ihrer Eingliederung unlösbar mit dem Prothesenlager verbunden. Hieraus resultieren eine Reihe von Konsequenzen:
a) Diese Zahnersatzart muß zum Zeitpunkt der Eingliederung die optimale Funktionsbereitschaft besitzen. Eine Brücke ist nur noch in geringem Umfang nachbesserungsfähig. Die Möglichkeit zu Korrekturen erschöpft sich in einem engbegrenzten okklusalen Ausgleich.
b) Da sich die Frage des Prothesenhaltes und der Kaukraftübertragung nicht stellt, werden fehlerhafte Konstruktionsformen in ihrer Auswirkung auf die Parodontien üblicherweise erst erkennbar, wenn irreversible Schädigungen an den Pfeilern und ihrem Halteapparat eingetreten sind oder der rein parodontal getragene Zahnersatz sich gelöst hat.
c) Bei der festsitzenden Brücke treten nicht nur die Ankerkronen, sondern auch die im Bereich sichtbarer Brückenkörper vorhandenen zahnfarbenen Verblendungen in einen Dauerkontakt mit dem gingivalen Prothesenlager. Hieraus resultieren intensive Wechselwirkungen, die bei der Konstruktion des Brückenkörpers und der Wahl des zahnfarbenen Verblendmaterials zu berücksichtigen sind. Die metallkeramischen Verblendmethoden haben hier neue Entwicklungsansätze gebracht; sie stellen jedoch, was Spannigkeit und Festigkeit der Brückenkörper sowie Retention der Ankerkronen anbelangt, besonders hohe Anforderungen.

Die Indikationsstellung zur Eingliederung einer Brücke setzt voraus, daß die funktionellen, die morphologischen, die biologischen und die ästhetischen Gesichtspunkte

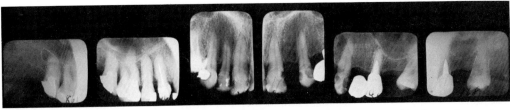

Abb. 1 Röntgen-Status vor Planung einer den Oberkiefer umfassenden Brücke. Seine Auswertung ergibt, daß außer dem apikal veränderten Zahn 17 zweckmäßigerweise auch der pulpentote 14 extrahiert wird, um bei dessen evtl. Verlust nicht den Bestand der Konstruktion zu gefährden. Hingegen ist eine Belassung des mit einem Kernaufbau versehenen 25 vertretbar, da bei seiner Extraktion die verbleibenden Teile der Brücke ohne Gefährdung der Randständigkeit benachbarter Kronen in einen abgestützten Zahnersatz einbezogen werden können.

berücksichtigt werden. Die Konstruktion muß weiterhin in hygienischer Hinsicht und unter werkstoffkundlichen Aspekten für das Kauorgan ohne nachteilige Auswirkungen sein.
Die Indikationsstellung für die Eingliederung einer Brücke ergibt sich aufgrund der Zahl und der Beschaffenheit der noch vorhandenen Zähne, ihrer Wertigkeit als Pfeiler sowie ihrer Verteilung im Zahnbogen. Die Antagonistenbeziehungen sind dabei zu berücksichtigen. Die Planung von Brücken, die zwei Quadranten eines Kiefers umfassen, erfolgt an Hand der Auswertung eines Planungsmodelles und eines Röntgenstatus (Abb. 1).
Das Ausmaß der Resorption der zahnlosen Abschnitte der Alveolarfortsätze entscheidet, ob eine Brücke oder eine abnehmbare Prothese Anwendung finden kann. Mit Hilfe der festsitzenden Brücke fehlende Kieferkammsubstanz ergänzen zu wollen, ist nicht vertretbar (Abb. 22a).
Der Zustand der natürlichen Zahnkronen und die apikalen und die parodontalen Verhältnisse sind zu beachten. Devitale Pfeilerzähne stellen einen besonderen Risikofaktor dar (*Fuhr*[3], *Ketterl*[7]).
Alternativ ist eine abnehmbare Prothese in Betracht zu ziehen, wenn der marktote Zahn als endständiger Pfeiler dienen soll; zumindest aber sind konstruktive Überlegungen anzustellen, wie die Brücke nach Verlust eines devitalen Pfeilers in eine anders geartete Konstruktion einzubeziehen ist. Ein devitaler Zahn in einem geschlossenen Ankerkronenverband ist als ein besonders hohes Risiko aufzufassen. Seine später eventuell notwendig werdende Extraktion gefährdet die gesamte Konstruktion, da sich das marginale Parodont der angrenzenden Pfeiler retrahiert (Abb. 1).

Hingegen ist ein beiderseits an Schaltsätteln anschließender devitaler Zahn unter Abtrennung des Brückenkörpers zu entfernen. Die verbleibenden Elemente sind nicht gefährdet und die Brücke kann durch eine abgestützte Prothese ergänzt werden (Abb. 1). Das gleiche gilt für Zähne, die durch parodontal-therapeutische Maßnahmen in einen Zustand versetzt werden konnten, der ihre Einbeziehung als Brückenpfeiler vertretbar erscheinen läßt. Ihre Entfernung soll jedoch möglich sein, ohne daß die Brücke insgesamt in Frage gestellt wird (Abb. 15 und 16).
In diesen Fällen sind die Ankerkronen im Bereich der dann verbleibenden Pfeiler vorsorglich schon durch geeignete Retentionsformen und durch Aussparungen für vermessene abgestimmte Gußklammern zur Aufnahme einer abgestützten Prothese vorzubereiten (Abb. 16a und b).
Die Spannigkeit des Brückenkörpers ist in die indikatorischen Erwägungen einzubeziehen. Nur bei günstiger Beschaffenheit der Pfeiler und entsprechender Versteifungsmöglichkeit in den Frontzahnbereich ist der Ersatz von drei nebeneinander liegenden Kaueinheiten im Seitenzahnbereich möglich (Abb. 17).
Der Brückenkörper muß dabei gradlinig verlaufen, sein oral-vestibulärer Durchmesser schmal gestaltet und die Okklusalflächen mit abgestumpften Höckern und abgeflachten Mulden versehen werden (*Fuhr*[3]).

Abb. 2a und b  Durch die Schutz- und Stützzonenwirkung eines funktionsbereiten Zahnsystems werden die Kondylen bei Adduktionsbewegungen in ihre okklusionsbedingte Normallage hineingeführt (Zentrierung der Kondylen [a].

Beim Einbruch der Stützzonen erfahren die Kondylen durch die sich im Inzisivenbereich bildenden schiefen Ebenen eine Verorientierung nach dorsal und kaudal (b) (n. Gerber[4]).

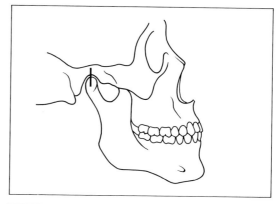

Abbildung 2a

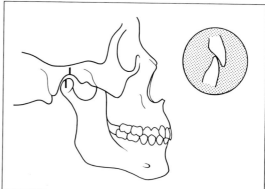

Abbildung 2b

## Morphologische und funktionelle Rekonstruktion des Kauorganes mit Brücken

Ein Zahnersatz in Form einer festsitzenden Brücke dient zur morphologischen und funktionellen Rekonstruktion eines durch Zahnverlust geschädigten Kauorganes. Das therapeutische Ziel bei der Eingliederung einer Brücke kann daher nicht darin gesehen werden, lediglich die durch Zahnverlust entstandenen Lücken zu schließen. Es ist zu berücksichtigen, daß nach dem Verlust von natürlichen Zähnen nicht nur Veränderungen in der Gestalt des Kauorganes eintreten, sondern daß auch der Funktionsablauf in diesem Organ höherer Integrationsstufe (Hiltebrandt[5]) gestört wird. Therapeutisch kann das im einzelnen Fall bedeuten, daß von dem vorliegenden Befund des Lückengebisses bei der Rekonstruktion abzugehen ist und daß durch Neufestlegung der Bißhöhe und durch Neukonstruktion der okklusalen Beziehungen der Funktionsablauf im Kauorgan umgestaltet wird. Der Verlust von Zähnen im Bereich der Stützzonen bedeutet in der Regel daher mehr als nur eine morphologische Störung der Zahnreihen: Durch die mit dem Einbruch der Stützzonen einhergehende Bißsenkung wird die Stütz- und Schutzfunktion für die Kiefergelenke aufgehoben. Störungen der Gestalt des Kauorganes führen daher zu Störungen der Lage der Kondylen und zur Beeinträchtigung der Funktion der Kiefergelenke. Bei Bestehenbleiben der Funktionsstörung kommt es auch zur Veränderung der Form dieses Systemes. Myoarthropathien und Parafunktionen sind mögliche Folgen.

In Anlehnung an Gerber[4] sind in den Abbildungen 2 und 3 die Folgen des Einbruches der Stützzonen für die Kiefergelenke dargestellt: Die Capitula werden in Schlußbißstellung aus ihrer Normallage verdrängt (Abb. 2a und b). Werden die durch den Zustand einer fortgeschrittenen Destruktion gekennzeichneten okklusalen Verhältnisse der Konstruktion von lückenschließenden Brücken zugrunde gelegt, bleiben die durch den Zahnverlust bedingten Funktionsstörungen unverändert bestehen (Abb. 3a).

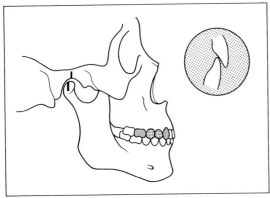

Abb. 3a–c  Wird das in Abb. 2b dargestellte Stadium einer okklusalen Destruktion der Konstruktion von Brücken zugrunde gelegt, ändert sich durch das Einfügen eines an den lückenbegrenzenden Zähnen verankerten Zahnersatzes nichts an der traumatisierenden Okklusion. Erst der Aufbau der Stützzonen in gelenkbezüglicher Okklusion durch Einbeziehung weiterer (b) oder aller (c) Seitenzähne, evtl. aller Zähne eines Kiefers, gelingt eine Zentrierung der Kondylen (Modif. n. Gerber[4]).

Abbildung 3a

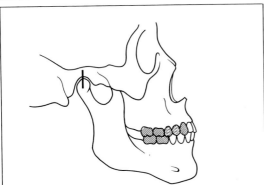

Abbildung 3b

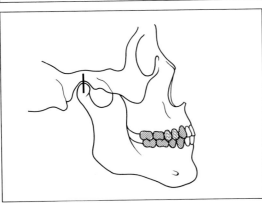

Abbildung 3c

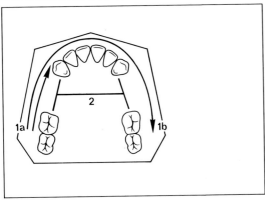

Abb. 4  Eine Brücke, die an lückenbegrenzenden Zähnen verankert ist, ergibt eine transversale Versteifung, die durch Einbeziehung der Frontzähne zur zirkulären Versteifung erweitert werden kann. Dem Zahnersatz in Brückenform fehlt jedoch die transversale Versteifung, die nur durch das den harten Gaumen überquerende Konstruktionselement einer abgestützten Prothese, bzw. im Unterkiefer durch den Sublingualbügel sichergestellt werden kann.

## Zur Statik der Ankerkronen und des Brückenkörpers

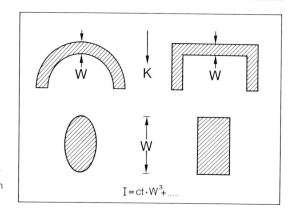

Abb. 5 Die Abhängigkeit des Trägheitsmomentes I eines Brückenkörpers oder einer Brückenkrone von deren Wandstärke (nach Weber[10]).

Das Ziel der prothetischen Therapie muß daher die morphologische Rekonstruktion des Zahnsystems und die funktionelle Rekonstruktion der Stützzonen sein. Erst durch Wiederherstellung einer gelenkbezüglichen Okklusion werden die Kieferlage harmonisiert und die Capitula in die okklusionsbedingte Normallage geführt (Zentrierung der Kondylen, Abb. 3b und c).

Es ist daher ratsam, der Konstruktion von Brücken, die die beiden Seitenzahngebiete eines Kiefers oder dessen gesamten okklusalen Komplex umfassen, patho-morphologische und patho-funktionelle Untersuchungen vorangehen zu lassen und eine instrumentelle Gebißanalyse zugrundezulegen.

Bei bereits eingetretenen Arthropathien der Kiefergelenke und zur Rekonstruktion der Bißhöhe bei einem sekundären Senkbiß ist der Einsatz eines geeigneten Registrierverfahrens erforderlich. Bei der hier gestellten Aufgabe hat sich der zentrale Stützstift als ein hervorragendes therapeutisches Hilfsmittel erwiesen (Abb. 13).

### Versteifung der Pfeiler durch Zahnersatz

Bei der Konstruktion der Brücken sind die von diesem Zahnersatz zu erwartenden Versteifungswirkungen auf die noch vorhandenen Zähne zu beachten (Abb. 4).

An lückenbegrenzenden Zähnen verankerte Brücken ergeben lediglich eine tangentiale Versteifung der tragenden Parodontien. Die tangentiale Versteifung kann durch Einbeziehung weiterer Pfeiler und Ausdehnung der Konstruktion auf die kontralaterale Seite zur zirkulären Versteifung ausgebaut werden.

Bei bilateralen Schaltsätteln größerer Spannweite hat das Fehlen der transversalen Versteifung funktionell nachteilige Auswirkungen: Da Arbeits- und Balanceseite nicht ausreichend reziprok versteift sind, werden die Pfeilerzähne bei Latero- und Mediotrusionsbewegungen des Unterkiefers auf Kippung beansprucht. Die damit einhergehenden horizontal angreifenden Kraftmomente stellen jedoch in unphysiologischer Richtung angreifende Resultierende der Kaukraft dar, die zu parodontalen Dekompensationen führen (Abb. 22a und b).

### Zur Statik der Ankerkronen und des Brückenkörpers

Das Metallgerüst einer Brücke muß eine ausreichende Verformungssteifheit besitzen. Aufgrund der Berechnung der möglichen Durchbiegung kommt Weber[10] zu dem Ergebnis, daß eine Verdopplung der Spannweite der Konstruktion unter sonst gleichbleibenden Bedingungen zu einer Verachtfachung der Durchbiegung führt. Das Trägheitsmoment einer Brücke ist von deren Querschnittsgestaltung abhängig. Durch eine Vergrößerung des Höhenquerschnittes des Brückenkörpers läßt sich eine bessere Widerstandsfähigkeit gegen verformende Kräfte erzielen als durch eine Vergrößerung der Breite (Fuhr[3]). Weber errechnet weiterhin durch eine Vereinfachung der Formel:

$$\text{Durchbiegung } a = \text{const} \cdot \frac{\text{Kraft K} \cdot \text{Länge l}^3}{\text{Elastizitätsmodul E} \cdot \text{Trägheitsmoment I}},$$

daß eine Verminderung der Wandstärke von 100% auf 90% die Auslenkung um etwa 37% steigert, bei 70% der ursprünglichen Wandstärke ist die Auslenkung fast dreimal so groß (Abb. 5).

Diese Feststellungen sind von besonderem Interesse für metallkeramische Arbeiten, da keramische Massen spröde sind und schon bei wesentlich geringerer Dehnung als das Metall Risse aufweisen.

Die Mindestwandstärke metallkeramischer Kronen sollte daher 0,4 mm betragen, und die Brückenkörper in der Größenordnung der einwirkenden Kaukraftkomponenten verwindungsfest sein.

## Präparation, Abformung und Modellherstellung

Die Anker und der Körper der festsitzenden Brücke sind in rationeller Form nach dem Einstückgußverfahren herzustellen. Dabei gelingt es, selbst umfangreiche Metallkonstruktionen in einem einzigen Arbeitsgang zu gießen (Abb. 7d und e).

Als Anker im Seitenzahnbereich bewährt sich die stufenlose Gußkrone. Sie ist bei durchschnittlichem Schwierigkeitsgrad dem klinischen und labortechnischen Vorgehen gut zugänglich und bringt, was ihre parodontale Verträglichkeit anbelangt, signifikant bessere Ergebnisse als die Ring-Deckelkrone (Windecker[12]).

In sichtbaren Kieferabschnitten hat sich die mit Kunststoff oder keramischer Masse verkleidete Facettenkrone durchgesetzt. An ihren Metallkörper ist die Forderung zu stellen, daß er den Zahnstumpf bis in den Sulcus allseits mit Metall umschließt, allein die Kaukraft aufnimmt und in der Größenordnung der einwirkenden Kraftkomponenten formstabil bleibt. Im Prinzip stellt die Facettenkrone eine Vollgußkrone dar, die auf ihrer vestibulären Seite zur Aufnahme einer zahnfarbenen Verblendung vorbereitet ist. Das setzt jedoch voraus, daß durch Anlegen einer vestibulären Stufe ausreichend Platz zum Anbringen der Verblendung geschaffen wird (Abb. 6c und d). Es reicht nicht aus, einen Stumpf nur konisch zu präparieren, da dann durch Übermodellation von Metallkörper und Verblendung eine Volumenvermehrung der Facettenkrone, vor allem zervikal, die Folge ist. Dadurch wird ihre parodontale Verträglichkeit herabgesetzt (Abb. 6a und b).

Um Platz für die ausreichende Stärke des Metallkörpers und der Verblendschicht gewinnen zu können, muß für die Facettenkrone eine vestibuläre, approximal verstreichende abgeschrägte Winkelstufe angelegt werden, die bis zur Präparationsgrenze mit Metall abzudecken ist. Durch den der Abschrägung der Winkelstufe aufliegenden Metallring wird zugleich der Dauerkontakt zwischen Verblendkunststoff und Marginalsaum vermieden und werkstoffbedingten Reaktionen des Parodonts vorgebeugt (Abb. 6e).

Der bei dieser Art der Präparation entstehende zirkulär den Stumpf umfassende Ring hat eine günstige statische und kariesprophylaktische Wirkung. Die klinische Beobachtung lehrt weiterhin, daß diese Form der Gestaltung des Metallkörpers der Verblendkrone dem Verfahren überlegen ist, bei dem vestibulär nur eine nichtabgeschrägte Winkelstufe präpariert worden ist, vor allem bei der Metallkeramikkrone. Die nicht exakt definierte zervikale Dimension ergibt bei ringlosen Verblendkronen erhebliche klinische Probleme (rascher Verlust der Randständigkeit, Reizungen des marginalen Parodonts).

Wie eine Rundfrage bei führenden Dentallabors ergab, erfolgen nur 20% der Präparationen für Facettenkronen unter Anlegen einer vestibulär abgeschrägten Winkelstufe. Das Risiko ist daher groß, daß nach unzureichender Präparation hergestellte Facettenkronen zu parodontalen Reizungen führen. Eine infolge unvollständiger Kronenpräparation entstandene Parodontitis marginalis war der Grund, daß die in Abb. 6a gezeigte umfangreiche kunststoffverkleidete Oberkieferbrücke nach einem Jahr entfernt werden und nach Anlegen einer vestibulär abgeschrägten Winkelstufe durch eine wiederum kunststoffverkleidete Konstruktion ersetzt werden mußte.

Zur Darstellung der Kronenstümpfe hat sich im klinischen Großversuch der Korrekturabdruck bewährt (Abb. 12c), der eine lückenlose Darstellung des präparatorisch, mechanisch und medikamentös erweiterten Sulcus ermöglicht (Hofmann[6]).

Das Sägemodell (Schwindling[9]), mit Hilfe von Dowel-pins oder nach dem Pintex-Verfahren hergestellt, erlaubt eine so genaue Fixierung der Kronenstumpfmodelle zueinander und zu eventuell noch vorhandenen na-

Abb. 6a–e Für die Konstruktion von Verblendkronen ist das Anlegen einer vestibulär abgeschrägten Winkelstufe unerläßlich. Infolge einer nur konischen Präparation der Frontzähne war es durch den Massenauftrag und durch den Dauerkontakt der Gingiva mit dem Kunststoff zu einer Parodontis marginalis gekommen (a und b). Beachte auch die Reizung der Schleimhaut durch einen breitbasig aufsitzenden Brückenkörper bei 22.
Durch das Anlegen einer vestibulär abgeschrägten Winkelstufe (c und d) lassen sich auch mit Kunststoffverblendungen vertretbare parodontale Verhältnisse schaffen (e). (♀, 35 J. alt).

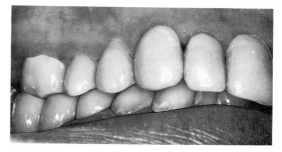

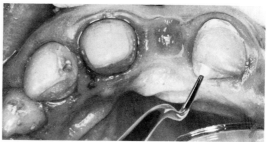

Abbildung 6b

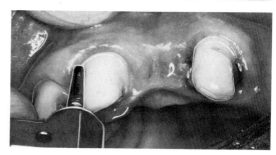

Abbildung 6c

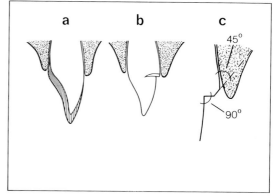

Abbildung 6d

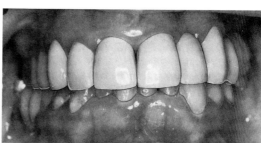

Abbildung 6e

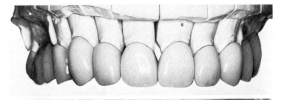

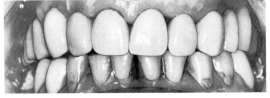

Abb. 7a–e Die Verblendung von Brückenankern und Brückenkörpern mit Kunststoffschalen.
Die aus Zahngarnituren (Luxopalit-Front- und -Seitenzähne) ausgeschliffenen Schalen sind auf dem Sägemodell den Stufen angepaßt worden (a). Zu einer Zahnanprobe mit einer Wachsplatte zusammengefaßt lassen sich im Mund des Patienten Form, Stellung und auch Farbe der künftigen Brückenverblendungen überprüfen (b).
Die Stellung der Schalen wird durch Vorgüsse fixiert (c) und mit ihrer Hilfe die Brücke aufgewachst (d). Die Schalen werden mit einem Heißpolymerisat in den Retentionen befestigt. Brücke in situ (e).

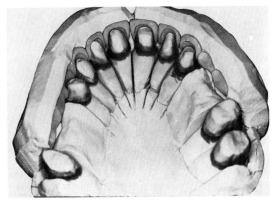

Abbildung 7c

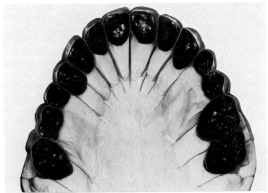

Abbildung 7d

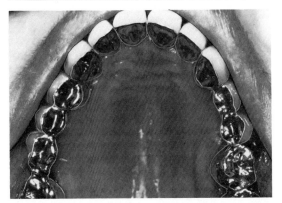

Abbildung 7e

türlichen Zähnen, daß mit seiner Hilfe einen gesamten Kiefer umfassende Brücken im Einstückgußverfahren zu fertigen sind. Das Sägemodell hat sich durch die rationelle Art der Herstellung und Handhabung zum beherrschenden Modellprinzip entwickelt (Abb. 7c).

## Verblendung von Ankerkronen und Brückenkörpern

### Kunststoffverblendung

In einem Brennpunkt der Diskussion steht die Frage, ob heute noch eine Indikation für kunststoffverkleidete Kronen und Brückenkörper gegeben ist (*Einfeldt*[2]).
Ohne Zweifel sind durch die Metallkeramik Verblendverfahren entwickelt worden, die farb- und formkonstante zahnfarbene Verkleidungen der Facettenkrone liefern können. In dem Maße, in dem die Metallkeramik werkstoffkundlich, methodisch und kostenmäßig in den Griff kommt, stellt sie zunehmend eine Alternative zur kunststoffverblendeten Krone und Brücke dar. Wird jedoch noch aus verschiedenen Gründen die Indikation für eine Kunststoffverkleidung als gegeben angesehen, bewährt sich besonders die mit vorfabrizierten oder aus Garniturzähnen ausgeschliffenen Schalen verblendete Konstruktion (Abb. 7a bis e).
Als besonderer Vorteil ist festzustellen, daß die auf dem Sägemodell aufgeschliffenen Schalen (Abb. 7a) zu einer Wachsanprobe verbunden und vor Modellation der Kronen im Munde des Patienten anprobiert werden können (Abb. 7b). Erst wenn Form, Farbe und Stellung der Verblendung den klinischen Anforderungen genügen, werden die Metallkörper der Konstruktion nach den im Vorguß fixierten Schalen modelliert (Abb. 7c).
Die Schalen werden mit einem Heißpolymerisat in den Retentionen befestigt und erreichen eine durchschnittliche Lebensdauer von 5–7 Jahren. Der Schneidekantenschutz wird blattförmig dünn auslaufend gestaltet und bleibt daher außerhalb dem Bereich des Sichtbaren (Abb. 7e).
Da die Metallfassungen der Verblendschalen methodisch durchkonstruiert mit einer definierten Retentionsform gestaltet wurden, besteht auch die Möglichkeit zur Reparatur einer abradierten oder unansehnlich gewordenen Kunststoffverblendung (Abb. 8a bis c).
Die Verkleidung des Brückenkörpers läßt sich in hygienisch einwandfreier Form ebenfalls mit Kunststoffschalen durchführen. Das tragende Metall wird als tangential den Alveolarfortsatz berührendes Brückenglied zu einem nur linienförmigen Kontakt mit der Gingiva gebracht; damit wird Schleimhautreizungen vorgebeugt.
Im Unterkieferseitenzahnbereich hat nach wie vor die unterspülbare Brücke ihre Indikation (Abb. 12a).
Das Verfahren, die Verkleidung von Kronen und Brückengliedern im Frontzahnbereich zunächst in Form der aufgeschliffenen Schalen im Munde anzuprobieren, stellt einen so entscheidenden methodischen Vorteil dar, daß wir es auch vielfach einsetzen, wenn im Frontzahnbereich metallkeramische Verblendungen angewandt werden sollen: Durch aufgeschliffene Kunststoffschalen legen wir Raumaufteilung, Form und Stellung der Facetten fest, prüfen die ästhetische Wirkung im Munde und modellieren die Körper der metallkeramischen Kronen und Brückenglieder nach den im Vorguß fixierten Schalen, allerdings ohne Approximal- und Schneidekantenschutz.

### Verblendung mit metallkeramischen Massen

Wenn auch nach der klinischen Beobachtung die Mißerfolgsquote metallkeramischer Verblendungen gering ist (etwa 2‰), ergeben sich doch bei Schäden in der keramischen Masse schwierig zu lösende Probleme. Es empfiehlt sich darauf zu achten, daß sich die Anker dieser Konstruktionen bei der Anprobe spannungsfrei und mit mäßigem Widerstand auf die absolut parallelen Pfeiler aufschieben lassen; es ist auch ratsam, umfangreiche Brücken, wenn es die Zahl und die Anordnung der Pfeiler zuläßt, zu unterteilen (Abb. 14b). Die Kontinuität der zirkulären Versteifung läßt sich wieder herstellen, wenn an den Unterteilungsstellen Geschiebe, z. B. in der Form des mitgießbaren Ney-Mini-Rest, eingefügt werden (Abb. 19a und c).
In hygienischer Sicht ist es ein Nachteil, daß der Keramikkörper des Brückengliedes zu einem mehr flächigen Kontakt mit den zahnlosen Abschnitten des Alveolarfortsatzes ge-

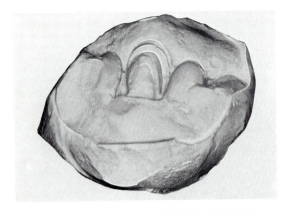

Abb. 8a–c  Reparaturmöglichkeit der Verblendung einer mit Luxopalit-Kunststoffschalen verkleideten Facettenkrone. Beeinträchtigung der ästhetischen Wirkung nach 12 (!) Jahren (c). (♂, 61 J. alt)

Abb. 8a  Mit Optosil/Xantopren-blau wird ein Abdruck der vestibulären Fläche des Metallkörpers der Krone gewonnen und ein Arbeitsmodell hergestellt.

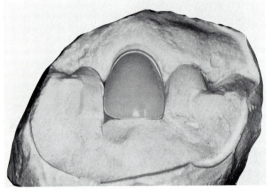

Abb. 8b  Eine neue Facette wird auf das Arbeitsmodell aufgeschliffen.

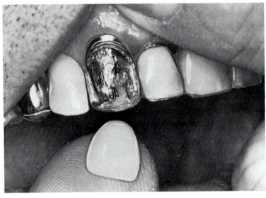

Abb. 8c  Die Kunststoffschale wird mit einem Autoacrylat in der Krone befestigt.

---

bracht werden muß. Wegen der besseren Gewebsverträglichkeit der hochglanzgebrannten keramischen Masse erscheint das jedoch vertretbar (*Eichner*[1]).

Es sollte aber darauf geachtet werden, daß durch eine konvexe Gestaltung der Basis des Brückenkörpers die Kontaktfläche mit der Schleimhaut metrisch klein gehalten wird. Es ist empfehlenswert, die aus Aufbrennkeramik konstruierten Brücken nach dem Aufbrennen der keramischen Massen auf galvanischem Wege mit einer Hartgoldauflage zu versehen. Dadurch, daß die in die Zahnfleischfurchen versenkten Ringe goldfarben sind, läßt sich das dunkle Durchscheinen der Kronenränder vermeiden.

Die Anwendung edelmetallfreier Aufbrennlegierungen birgt zur Zeit noch ein nicht sicher zu kalkulierendes Risiko in sich. Trotz Beachtung aller Kautelen (ausreichende Wandstärke der Anker und des Brückenkörpers, spannungsfreier Sitz, ausgeglichene

Abb. 9a und b Mißerfolg einer kombiniert festsitzend-abnehmbaren Konstruktion, Steg-Brücken aus Aufbrennkeramik, edelmetallfreie Dentallegierung (Wiron). Risse in der keramischen Masse, Verfärbungen, die Facette an 14 ist zerbrochen und hat sich teilweise zusammen mit der Haftoxydschicht gelöst (♂, 45 J. alt).

Abb. 9a Schlußbiß nach einem halben Jahr.

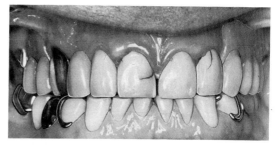

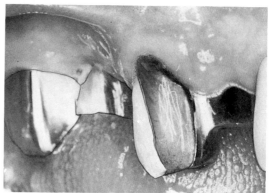

Abb. 9b Die zerbrochene Keramikschicht der Krone 14.

Belastungsverhältnisse, vorsichtige Führung des Brandes) treten spektakuläre Mißerfolge auf (Abb. 9a und b). Die Anwendung dieses Verfahrens sollte zur Zeit noch auf kleine Einheiten beschränkt werden. Sicherlich liegt hier ein umfangreiches Forschungsgebiet für zahnärztlich-werkstoffkundliche Untersuchungen vor.

Auf die besondere Problematik der Gestaltung der Okklusalflächen ebenfalls in keramischer Masse wird auf Seite 51 eingegangen werden.

## Zur Kieferlagebestimmung bei umfangreichem Kronen- und Brückenersatz anhand klinischer Beispiele

Bei der funktionellen Rekonstruktion des Kauorganes mit umfangreichem Brückenersatz ergibt sich die Frage, welche Kieferhaltung dem Aufbau der Okklusion zugrundezulegen ist, bzw. wie die erforderlichen okklusalen Korrekturen vorgenommen werden können, wenn die Kondylen infolge sekundären Senkbisses oder traumatisierender Okklusion nicht mehr zentriert sind. Diese Probleme sind vor allem erkennbar, wenn im Zuge der prothetischen Therapie das Niveau der Okklusionsebene neu erarbeitet werden muß (Abb. 3b und c). Ohne Zweifel ist es ein integrierender Bestandteil zahnärztlich-prothetischen Vorgehens geworden, hier auch in der Praxis realisierbare Registrierverfahren einzusetzen. Für die breite Anwendung in praxi kommt hierbei den teiljustierbaren Artikulatoren eine große Bedeutung zu.

### Aufbau der Okklusion in der habituellen Interkuspidation (Abb. 10 und 11)

Bei einem störungsfreien Kauorgan ohne myoarthropathische Erscheinungen, normalem Parodontalbefund und regelrechter Bißhöhe erscheint es nach wie vor vertretbar, die habituelle Interkuspidation der Konstruktion auch umfangreicher Brücken zugrundezulegen. Durch abschnittsweise Präparation der Pfeiler und Fixierung der individuellen Kieferlage mittels sukzessiv hergestellter Bißschlüssel (Ramitec, Espe, oder Form-a-Tray, Kerr) werden die Voraussetzungen zum Einbau der Modelle in einen Mittelwertartikulator geschaffen.

Sicherlich wäre es eine Bereicherung und Erweiterung der Therapie, wenn in dem hier dargestellten Fall der gesamte okklusale

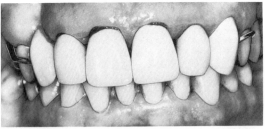

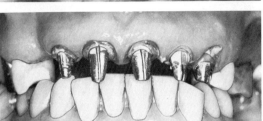

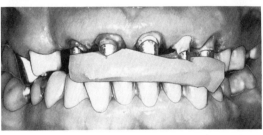

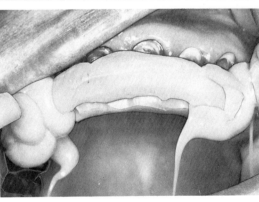

Abb. 10a–d Aufbau einer Oberkieferbrücke in der habituellen Interkuspidation (♀, 50 J. alt).

Abb. 10a Nach 20 Jahren infolge des Verlustes der Randständigkeit unbrauchbar gewordene Jacketkronen.

Abb. 10b Die Kieferlage ist in der habituellen Interkuspidation fixiert.

Abb. 10c und d Übertragung der Kieferrelation durch abschnittsweise hergestellte Bißschlüssel (Ramitec).

Abbildung 10d

Komplex unter Einbeziehung auch der Unterkieferseitenzähne in der Zentrik neu aufgebaut worden wäre. Eine okklusions-therapeutische Notwendigkeit für eine solche ungleich aufwendigere Maßnahme ist bei einem störungsfreien Funktionsablauf jedoch nicht erkennbar. Wir sollten daher den Grundsatz beachten, nichts einer Therapie zuzuführen, was nicht therapiebedürftig ist.

Rekonstruktion der Bißhöhe mit dem zentralen Stützstift
(Abb. 12 bis 14)
Zur Rekonstruktion der Bißhöhe bei einem sekundären Senkbiß und zur Bestimmung der zentralen Okklusion hat sich die Kieferlagebestimmung mit dem zentralen Stützstift bewährt. Sie stellt bei Myoarthropathien, nachdem die akuten Beschwerden mittels Repositionsplatten behoben werden konnten, ein sicheres Verfahren zum Aufbau der Ok-

Abb. 11a und b   Fall aus Abb. 10. Die Metallkeramikbrücke der Patientin in der Aufsicht und in Frontalansicht.

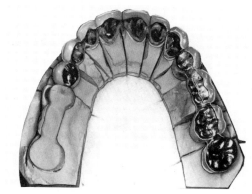

Abbildung 11a

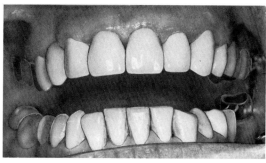

Abbildung 11b

Abb. 12a–c   Versorgung des Oberkiefers mit Metallkeramikbrücken für die beiden Kieferhälften, wegen der Achsendivergenzen zwischen 11 und 21 geteilt, Bißhebung zur Kiefergelenktherapie um 2 mm, ♂, 34 J. alt).

Abb. 12a   Schlußbiß vor Beginn der Behandlung.

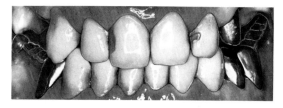

Abb. 12b   Nach abschnittsweiser Präparation wird die individuelle Bißhöhe mittels sukzessiv hergestellter Kunststoffschlüssel (Kerr-Form-a-Tray) festgehalten.

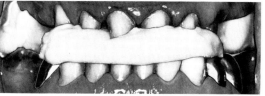

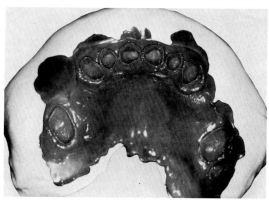

Abb. 12c   Der Korrekturabdruck.

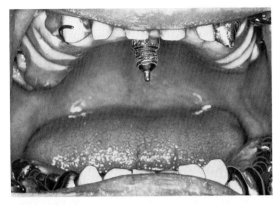

Abb. 13a–d  Fall aus Abb. 12.
Abb. 13a und b  Mit Hilfe des zunächst auf die individuelle Bißhöhe eingestellten zentralen Stützstiftes wird der Biß um 2 mm gehoben.

Abbildung 13a

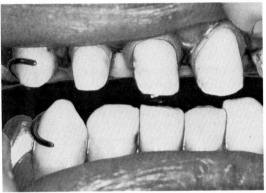

Abbildung 13b

Abb. 13c und d  Bestimmung des Pfeilwinkels und des Adduktionspunktes relativ zur neu festgesetzten Bißhöhe o h n e Vergrößerung der Vertikaldistanz.
Beachte, daß der Schaft des Pfeiles bei Protrusionsbewegungen verkürzt erscheint.

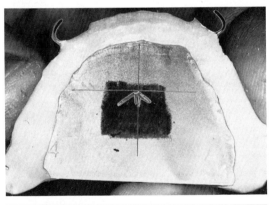

Abbildung 13c

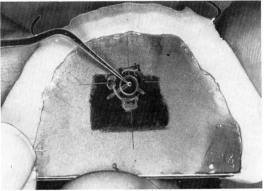

Abbildung 13d

Abb. 14a und b   Fall aus Abb. 12 und 13.

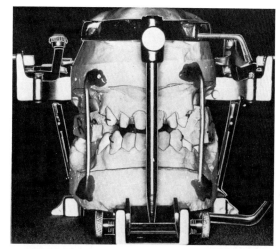

Abb. 14a   Nach Verschlüsselung können die Arbeitsmodelle in einen Mittelwert-Artikulator übertragen werden.

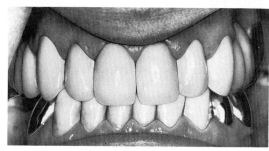

Abb. 14b   Die unter Neufestlegung der Bißhöhe konstruierten Brücken in situ.

klusion in der Zentrik dar. Falls sich das Ausmaß der Bißhebung im Bereich des Abstandes zwischen Ruheschwebe und zentraler Okklusion bewegt (etwa 2 mm), kann die erforderliche Vergrößerung des Vertikalabstandes direkt mit der definitiven Versorgung erfolgen. In diesen Fällen lassen wir lediglich aus Sicherheitsgründen eine nach einem Zweitausguß des Arbeitsabdruckes in der neuen Vertikaldistanz hergestellte Kunststoffbrücke (Acrylic splint) für den Zeitraum von ca. 3 Wochen tragen, während die definitive Versorgung sich in der Herstellung befindet.

Das methodische Vorgehen bei der Anwendung des zentralen Stützstiftes setzt eine intensive Koordination zwischen Zahnarzt und Zahntechniker voraus. Bei Bißhebungen wird die Registrierung dadurch erleichtert, daß das Aufzeichnen des Pfeilwinkels ohne Vergrößerung der Vertikaldistanzen möglich ist (Abb. 13c und d). Lediglich Vorschubbewegungen sind eingeengt (Verkürzung des Schaftes des Pfeiles), während die Seitschubbewegungen ungestört ablaufen.

Unter diesen Voraussetzungen kann der weitere Aufbau der Brücke sogar nach einem okklusionsebenenbezüglichen Einbau in einem Mittelwertartikulator erfolgen (Abb. 14a).

Falls zum Aufzeichnen des Pfeilwinkels die Vertikaldistanz vergrößert werden mußte, ist der schädelbezügliche Einbau der Arbeitsmodelle in einen teiljustierbaren Artikulator wegen der erforderlichen Absenkung unerläßlich.

Aufbau der Okklusion und Bißhebung mit dem Zentrik-Registrat (Abb. 15 und 16)

Die Versorgung mit umfangreichen Brücken im Oberkiefer und Unterkiefer, vor allem wenn sie wegen Myoarthropathien, Parodontopathien oder sekundärem Senkbiß notwendig werden und mit einer Bißhebung einhergehen, macht den schädelbezüglichen Einbau der Arbeitsmodelle in einem teiljustierbaren Artikulator erforderlich. Als Artikulator vom Arcon-Typ hat sich der SAM be-

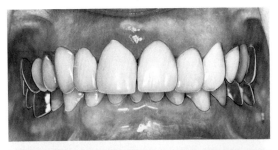

Abb. 15a–c Neufestlegung der Okklusionsebene unter Bißhebung um 2,5 mm aus okklusions- und parodontal-therapeutischer Indikation, Metallkeramikbrücken (♀, 49 J. alt).

Abb. 15a Schlußbiß vor Beginn der Behandlung, Kronen- und Brückenversorgung zwischen 10 und 15 Jahre alt, Parodontitis marginalis vor allem bei 12, 11, 21, 22.

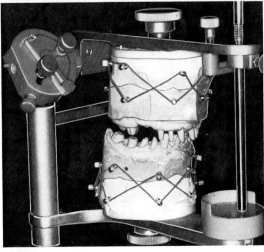

Abb. 15b Arbeitsmodelle nach Zentrikregistrat unter Bißhebung in einem teiljustierbaren Artikulator (SAM) übertragen. Beachte die Fixierung der Modelle in den Kontrollsockeln mit Gummibändern, die an Pintex-Retentionsstiften eingehängt werden. Uneingeschränkte Sichtkontrolle!

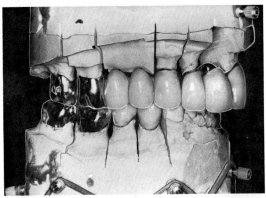

Abb. 15c Die Brücken auf dem Modell. Beachte die durch die abgeschrägte Winkelstufenpräparation entstehenden Ringe, die beim Einsetzen an die Präparationsgrenzen im ersten Drittel der Zahnfleischfurche anschließen (Abb. 16c).

Abb. 16a–c Fall aus Abb. 15.

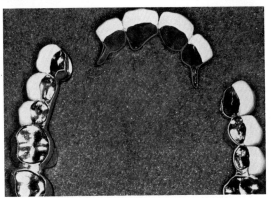

Abbildung 16a

Abb. 16a und b  Um in Anbetracht der an den Frontzähnen erforderlich gewesenen parodontal-therapeutischen Maßnahmen nach einem evtl. Verlust dieser Zähne die Brücke in eine andere Prothesenkonstruktion einbeziehen zu können, ist sie zwischen 13 und 12 sowie zwischen 22 und 23 durch eine labile Verankerung geteilt worden, deren distale Teile als Wachsfräsungen zur Aufnahme von Auflagen abgestützter vermessener Gußklammern ausgestaltet wurden ( → ).
An den distalen Kronen sind Retentionsformen und Übergänge für Gußklammern einer abgestützten Prothese geschaffen worden ( ↳ ).
Beachte, daß der antagonistische Kontakt in Metall aufgebaut ist.

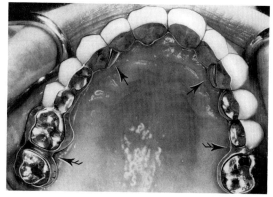

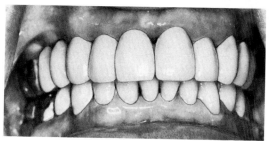

Abb. 16c  Schlußbiß mit den Metallkeramikbrücken in situ.

währt, der eine arbiträre Bestimmung der Kondylarachse mit dem Quick-mount oder eine Lokalisation der Gelenkachsenpunkte mit dem Almore-Übertragungsbogen gestattet. Der SAM eignet sich zur Funktionsdiagnostik und für Rekonstruktionen.

In dem hier dargestellten Fall ist aus okklusions- und parodontal-therapeutischen Gründen eine Bißhebung um 2,5 mm durchgeführt worden. Die Vergrößerung der Vertikaldistanz wurde während des Zeitraumes der Herstellung der Brücken (ca. 4 Wochen) mit provisorischen Kunststoffbrücken, nach Zweitausgüssen der Arbeitsabdrücke und Einbau in der neuen Vertikaldistanz, temporär erprobt.

Aufbau der Okklusion mit Zentrik- und Exkursions-Registraten
(Abb. 17 bis 19)

Wir bevorzugen bei der Gestaltung der Okklusalflächen umfangreicher Brücken den Metallaufbiß (Abb. 7e, 11a, 16b).
Die sich dem feinen Spiel der Kaubahnen in der weiteren individuellen Gebißentwicklung angleichenden Antagonistenbeziehungen erscheinen parodontal-prophylaktisch und okklusions-therapeutisch anpassungsfähiger als ein Aufbiß in keramischer Masse. Ebenso sind der Aufbau der Kauflächen und Korrekturen des Reliefs leichter möglich.

Wenn der Patient aus unübersehbaren ästhetischen Motiven eine Gestaltung der Okklusalflächen in keramischer Masse wünscht, muß die Kieferlagebestimmung unter Einsatz umfangreicherer Registrierverfahren erfolgen. Es empfiehlt sich dann, die Metallgerüste nach schädelbezüglichem Einbau der Arbeitsmodelle und nach Exkursionsregistraten zu erstellen (Abb. 17b). Bei der Anprobe der Metallgerüste (Abb. 17c) wird sodann erneut die Kieferhaltung mit Hilfe von Zentrik- und Exkursions-Registraten bestimmt (Abb. 18a) und die Verblendung auch der Okklusalflächen mit keramischer Masse durchgeführt. Es empfiehlt sich, die Okklusalflächen der distalen Pfeiler in Metall auszuführen, um bei einem möglichen Bruch der okklusal aufgetragenen keramischen Masse die Bißstützung zu erhalten (Abb. 19).
Zum spannungsfreien Einsetzen der Konstruktion bei Pfeilerdivergenz ist sie bei 11 und 21 unterteilt; die Kontinuität ist mit Hilfe eines Ney-Mini-Rest hergestellt (Abb. 19c).
Die Kieferlagebestimmung mit Zentrik- und Exkursions-Registraten und der schädelbezügliche Einbau in einen teiljustierbaren Arti-

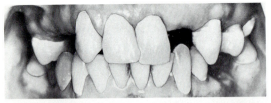

Abb. 17a–c Versorgung des Oberkiefers und der beiden Unterkiefer-Quadranten mit Metallkeramikbrücken, deren okklusale Flächen ebenfalls in keramischer Masse gestaltet wurden (♀, 25 J. alt).

Abb. 17a Schlußbiß nach Kronenvorbereitung, Präparation mit Kunststoffprovisorien.

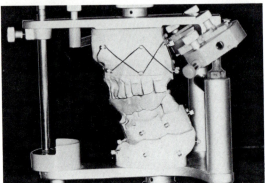

Abb. 17b Montage der Arbeitsmodelle im teiljustierbaren Artikulator (SAM) nach Zentrik- und Exkursionsregistraten Übertragen der individuellen Bißhöhe mit Bißschlüsseln (Ramitec).

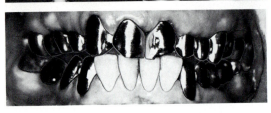

Abb. 17c Die Metallgerüste aus einer Aufbrennlegierung bei der Anprobe im Munde.

Abb. 18a und b  Fall aus Abb. 17.

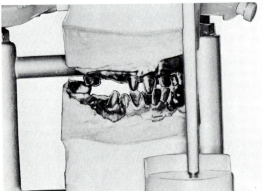

Abb. 18a Nach der Anprobe im Munde sind die Metallgerüste auf Situationsmodelle übertragen worden. Fixierung in Low-Fusing-Metall 7000 (How-Medico, Köln). Einbau in SAM-Artikulator nach erneutem Zentrikregistrat und nach Exkursionsregistraten.

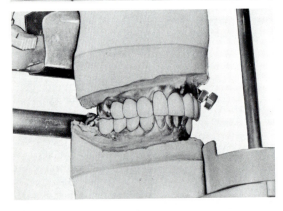

Abb. 18b Aufbau des okklusalen Komplexes und der Verblendungen in keramischer Masse.

Abb. 19a–c  Fall aus Abb. 17. Die Metallkeramikbrücken im Munde.

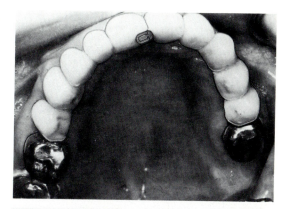

Abb. 19a und b  Beachte, daß die antagonistischen Kronen im dorsalen Bereich okklusal in Metall gestaltet sind. Zum Ausgleich der Achsendivergenzen der Pfeiler ist zwischen 11 und 21 ein Geschiebe (Ney-Mini-Rest) angebracht worden.

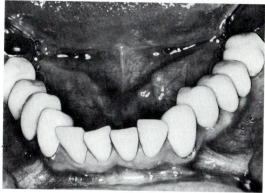

Abbildung 19b

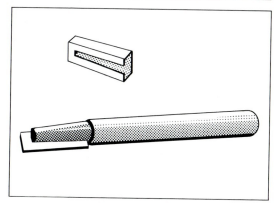

Abb. 19c  Übersicht über das Ney-Mini-Rest-Geschiebe.

kulator stellen bei umfassenden Brückenversorgungen im Ober- und Unterkiefer generell Maßnahmen dar, die in praxi als übliches Vorgehen angewandt werden können.

### Behebung von Dysgnathien mit Brückenersatz (Abb. 20 und 21).

Zahnersatz in Form ausgedehnter Brücken kann auch zur prothetischen Therapie von Zahnstellungs- und Kieferlageanomalien indiziert sein, die kieferorthopädisch oder kieferchirurgisch nicht mehr zu beheben sind.
Wegen des in dem hier dargestellten Beispiel erforderlichen Ausmaßes der Bißhebung sind bei der Bestimmung der Kieferlage besondere Kautelen zu beachten. Relativ zu einer Bißhebung um 5 mm ist zunächst mit dem zentralen Stützstift-Registrat eine okklusionsbezügliche Gelenkposition festgelegt worden. Sie wurde mit Hilfe einer

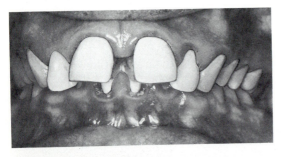

Abb. 20a–d Prothetische Behebung einer extremen Zahnstellungs- und Kieferlageanomalie (Angle-Klasse II.1), parodontale Dekompensationserscheinungen, mit einer den Oberkiefer umfassenden Brücke (♀, 32 J. alt).

Abb. 20a und b Schlußbiß und Seitenansicht. Beachte das Ausmaß des horizontalen Überbisses und der sagittalen Bißstufe.

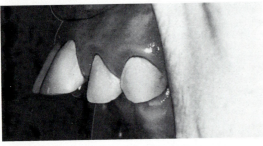

Abbildung 20b

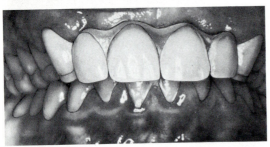

Abb. 20c Nach Extraktion der Inzisiven wird unter Bißhebung mit dem zentralen Stützstift das neurale und nervale Funktionsmuster mit Hilfe einer Aufbißplatte umgestaltet (Tragezeit 4 Monate).

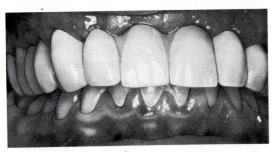

Abb. 20d Nach Anpassung an die geänderte Kieferhaltung werden die Seitenzähne zur Aufnahme von Kronen präpariert und mit Hilfe von provisorischen Kunststoffbrücken (Acrylicsplint) die okklusalen Verhältnisse überprüft (Tragezeit 2 Monate).

Abb. 21a–c Fall aus Abb. 20. Die definitive Oberkieferbrücke in situ.

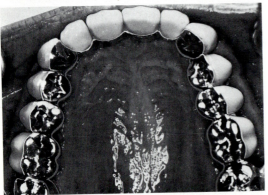

Abb. 21a Einblick Oberkiefer. Die Inzisiven sind als Keramik-Mantelkronen auf Fingerhutbrückengliedern ausgestaltet, im Seitenzahnbereich sind Verblendkronen mit Luxopalitschalen verkleidet.

Abb. 21b und c   Schlußbiß und Seitenansicht.
Bißhebung: 5 mm.

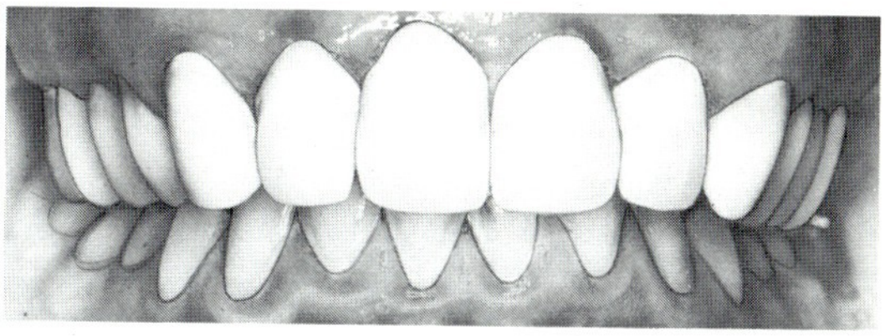

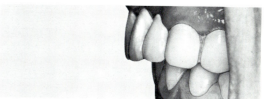

Abbildung 21b

Abbildung 21c

Aufbißplatte (Abb. 20c) und einer provisorischen Kunststoffbrücke (Abb. 20d) insgesamt für einen Zeitraum eines halben Jahres erprobt. Erst nachdem es feststand, daß sich das nervale und muskuläre Funktionsmuster der geänderten Kieferhaltung angepaßt hatte, wurde der definitive Zahnersatz in Form einer den Oberkiefer umfassenden Brücke in Angriff genommen. Wegen der besonderen physiognomischen Verhältnisse ist der Brückenkörper für die Zähne 12, 11, 21 und 22 mit Jacketkronen verblendet.
Die Lage der Kondylen wurde bei dieser prothetischen Versorgung unter reproduzierbaren Bedingungen mit Hilfe des TMX-Bogens nach *Graf* kontrolliert.

## Alternativlösungen zur festsitzenden Brücke in Form kombiniert festsitzend-abnehmbarer Prothesen (Abb. 22 bis 25)

Alternativ zu einer ungeteilten Brücke kann ein kombiniert festsitzend-abnehmbarer Zahnersatz angewandt werden, wenn die Zahl und die Anordnung der noch vorhandenen Zähne einen Brückenersatz als nicht mehr indiziert erscheinen läßt.
Bei dem in den Abbildungen 22 und 23 dargestellten klinischen Fall war der Endzustand eines primären Tiefbisses mit sekundärem Senkbiß der Konstruktion von Oberkieferbrücken zugrunde gelegt worden. Die Brücke im rechten Oberkiefer war nicht ausreichend versteift, im linken Oberkiefer war fehlende Kieferkammsubstanz durch einen an den Brückenkörper angepreßten Kunststoffsattel ergänzt worden.

Nach Bißhebung bis zur Ruheschwebe (2 mm), die mit einem Acrylic-splint für den Zeitraum von 3 Wochen erprobt wurde, ist eine prothetische Versorgung mit einem kombiniert festsitzend-abnehmbaren Zahnersatz durchgeführt worden (Abb. 23b bis e). Die Arbeitsmodelle wurden nach einem zur Bißhebung eingesetzten zentralen Stützstiftregistrat schädelbezüglich im SAM montiert. Im Schlußbiß (Abb. 23e) sind keine Elemente der umfangreichen Konstruktion sichtbar. Das Band der fortlaufenden Klammer im Bereich der Frontzähne (Abb. 23c und d) ist als bißhebendes Aufbißelement ausgestaltet.
Bei der Möglichkeit der Endabstützung, aber Schaltsätteln großer Spannweite und beim Vorliegen devitaler Pfeiler ist ebenfalls die Indikation für eine kombiniert festsitzend-abnehmbare Konstruktion gegeben, vor allem wenn fehlende Substanz des frontalen Abschnittes des Alveolarfortsatzes ersetzt werden muß und ein sekundärer Senkbiß vorliegt (Abb. 24 und 25). Bei dem hier gegebenen Befund ist keine Indikation mehr erkennbar für eine ungeteilte oder geteilte Brücke, da mit Hilfe des abnehmbaren Komplexes eine wirkungsvolle transversale Versteifung hergestellt werden muß.

## Zusammenfassung

Der Zahnersatz in Form einer festsitzenden Brücke stellt innerhalb seines Indikationsgebietes die anstrebenswerte Form der Schaltprothese dar. Als Konstruktion, die einen gesamten Kiefer umfaßt, sind ihm eine exakte Indikationsstellung zugrunde zu legen.

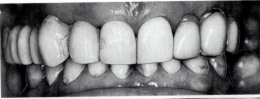

Abb. 22a–c Parodontale Dekompensationserscheinungen und Schleimhautläsionen nach Eingliederung einer nicht ausreichend versteiften Seitenzahnbrücke zu großer Spannweite im rechten Oberkiefer (♀, 41 J. alt).

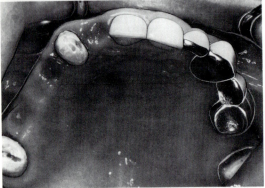

Abb. 22a Schlußbiß. Beachte die Anbringung künstlichen Zahnfleisches in der Gegend des Brückengliedes 22.

Abb. 22b Zustand nach Abnahme der Brücke im rechten Oberkiefer, 18: Lockerung 2. Grades, Schleimhautulzera durch den sattelförmigen Brückenkörper.

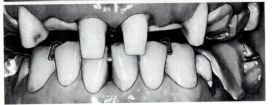

Abb. 22c Bestimmung der Kieferrelation unter Bißhebung um 2 mm mit dem zentralen Stützstift.

Abb. 23a–e Fall aus Abb. 22.

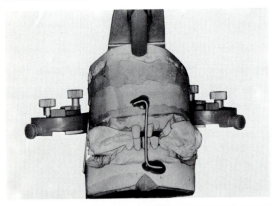

Abb. 23a Schädelbezügliche Übertragung der Sägemodelle in einen halbjustierbaren Artikulator (SAM) nach Stützstiftregistrat.

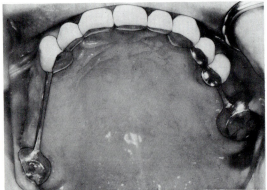

Abb. 23b Die metallkeramikverkleideten Stegbrücken in situ bei 11, 21 unterteilt.

# Zusammenfassung

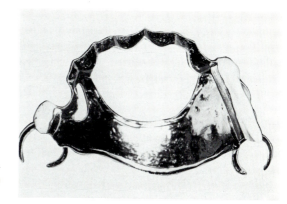

Abb. 23c Der abnehmbare Kauflächenkomplex, Basalansicht; beachte die Zuganker in Form von Doppelarmklammern an 18 und 27.

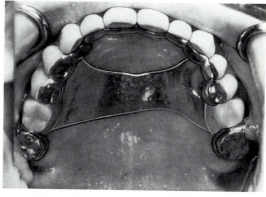

Abb. 23d Abnehmbare Konstruktion in situ.

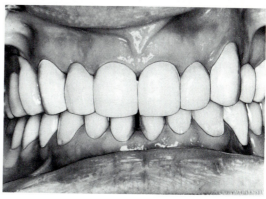

Abb. 23e Schlußbiß. Beachte, daß keine Konstruktionselemente sichtbar sind. Im Unterkiefer ist eine mit Stabgeschieben verankerte Prothese eingegliedert worden.

In erster Linie ist festzustellen, welche funktionellen Ausfallerscheinungen der vorliegende partielle Gebißschaden im Kauorgan verursacht hat. Die Eingliederung der Brücke muß eine morphologische und funktionelle Rekonstruktion des Kauorganes bewirken können. Das setzt voraus, daß die Indikationsstellung für eine umfassende Brücke auf einer Funktionsanalyse des Kauorganes basiert.

Zur Rekonstruktion des okklusalen Komplexes mit Hilfe umfassender Brücken ist ein schädelbezüglicher Einbau der Arbeitsmodelle im teiljustierbaren Artikulator auch in praxi vorauszusetzen. Bei einer Gestaltung der Kauflächen mit Okklusionsfacetten und muldenförmigen Fissuren lassen sich ausgeglichene, auf Dauer funktionsgünstige Antagonistenbeziehungen schaffen. Sie führen bei Adduktion des Unterkiefers die Kondylen in eine okklusionsbezügliche Normallage und werden damit der Grunddefinition gnatholo-

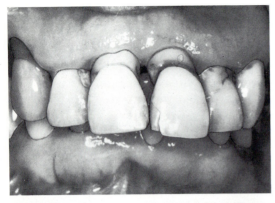

Abb. 24a–c  Alternativlösung zu einer nicht mehr indizierten festsitzenden Brücke im Oberkiefer in Form einer kombiniert festsitzend-abnehmbaren Prothese, Spätzustand einer Gebißanomalie der Angle-Klasse II.1, erhebliche parodontale Dekompensationserscheinungen (♀, 45 J. alt).

Abb. 24a  Schlußbiß vor Beginn der Behandlung.

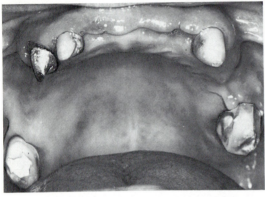

Abb. 24b  Einblick Oberkiefer nach Extraktion der nicht mehr erhaltungswürdigen Zähne, 1 3 devital, mit Kernaufbau versorgt.

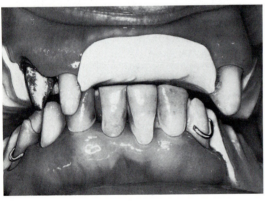

Abb. 24c  Kieferlagebestimmung unter Bißhebung um 3,5 mm mit dem zentralen Stützstift.

gisch orientierten Vorgehens in der zahnärztlichen Prothetik gerecht: Den Kauflächenkomplex so zu gestalten, daß er bei Medio- und Laterotrusionsbewegungen sowie in der zentralen Okklusion die Schutzfunktion für die Kiefergelenke unter ausgeglichener parodontaler Beanspruchung erfüllen kann.
Pantographische Aufzeichnungen und Aufwachstechnik sind von hohem zahnärztlich-wissenschaftlichen Interesse; sie für die routinemäßige Anwendung am Patienten in der Praxis voraussetzen zu wollen, erscheint zum gegenwärtigen Zeitpunkt nicht realistisch.
Auch umfangreiche Brückenkonstruktionen lassen sich in der habituellen Interkuspidation aufbauen, wenn der Funktionsablauf im Kauorgan ungestört ist. Die therapeutische Aufgabe hat Ramfjord[8] hier trefflich umrissen:
„Der Patient, der eine funktionell normale Okklusion ohne Zeichen einer Schädigung

## Zusammenfassung

Abb. 25a–d  Fall aus Abb. 24. Die definitive prothetische Versorgung.

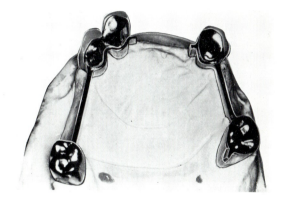

Abb. 25a  Die Stegbrücken mit gefrästen Stegen und Umläufen, Kragstege in Gegend 11 und 22 auf dem Modell.

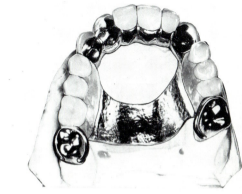

Abb. 25b  Der Sekundärteil auf dem Modell. Beachte die stabile plattenförmige transversale Versteifung und die vermessenen abgestimmten Doppelarmklammern als zusätzliche robuste Retentionshilfen an 18 und 27.

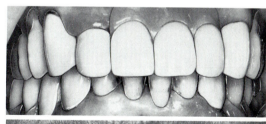

Abb. 25c  Schlußbiß, Prothese in situ. Beachte den Ersatz von fehlender Kieferkammsubstanz mit einem Kunststoffsattel an dem abnehmbaren Teil.

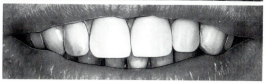

Abb. 25d  Schlußbiß bei normaler Haltung und Fülle der Lippen.

aufweist, ist – nur um eine ideale Okklusion zu erreichen – kein Objekt für eine okklusale Therapie."
Für jede Brückenkonstruktion gibt es Alternativen in Form der abgestützten Prothese oder der teilbaren Brücke. Teilbare Brücken wenden wir nur in seltenen Fällen an, vorzugsweise dann, wenn bei operierten Kieferdefekten Substanz der Alveolarfortsätze zu ersetzen ist.
Ist die Indikation für eine ungeteilte Brücke nicht mehr gegeben, läßt sich mit hervorragendem therapeutischen Ergebnis die kombiniert festsitzend-abnehmbare Prothese verwirklichen, deren abnehmbarer Kauflächenkomplex zusätzlich zu der mit der Brücke zu erzielenden tangentialen und zirkulären Versteifung eine wirkungsvolle transversale Versteifung ergibt.

## Literatur

1. *Eichner, K.:* Porzellanoberfläche – ihre Gestalt und ihre Auswirkung auf die Gingiva. Dtsch. Zahnärztl. Z. 15 (1960), 579.
2. *Einfeldt, H.:* Ist die Kunststoffverblendung für Kronen und Brücken noch indiziert? Zahnärztl. Mitt. 66 (1976), 961.
3. *Fuhr, K.:* Die festsitzende Brücke in Praxis der Zahnheilkunde, Band IV, C 7, Urban & Schwarzenberg 1969.
4. *Gerber, A.:* Kiefergelenk und Zahnokklusion. Dtsch. Zahnärztl. Z. 26 (1971), 119.
5. *Hiltebrandt, C.:* Die Arbeitsphysiologie des menschlichen Kauorganes. Bad Wörrishofen 1950.
6. *Hofmann, M.:* Der Korrekturabdruck. (Ein neues Abdruckverfahren für festsitzenden Zahnersatz.) Zahnärztl. Welt 66 (1965), 160.
7. *Ketterl, W.:* Devitalisation und Gangränbehandlung an Ankerzähnen, Indikation und Verfahren. Dtsch. Zahnärztl. Z. 21 (1966), 885.
8. *Ramfjord, S. P.:* Die Voraussetzungen für eine ideale Okklusion. Dtsch. Zahnärztl. Z. 26 (1971), 106.
9. *Schwindling, R.:* Spezielle Abdruckmethoden für Kronen- und Brückenersatz. Zahnärztl. Mitt. 58 (1968), 224.
10. *Weber, K.:* Metallkeramik. dental-labor 24 (1976), 322.
11. *Windecker, D.:* Zur Verblendung der Frontzahnbrücke mittels Kunststoffschalen. Dtsch. Zahnärztl. Z. 24 (1969), 716.
12. *Windecker, D.,* und *Ohle, K.:* Einfluß des Herstellungsverfahrens auf den Randschluß von Metallkronen. Dtsch. Zahnärztl. Z. 26 (1971), 706.

# Alphabetisches Adressenverzeichnis der Mitautoren

S. G. Barrett, M.Sc., L.D.S.
19, Harcourt House
19, Cavendish Square
GB-London, W1M 9AB

Dr. med. dent. A. Bauer
Heinrich-Heine-Allee 38
D-4000 Düsseldorf

Prof. Dr. med. dent. H. Böttger
Westdeutsche Kieferklinik
Moorenstraße 5
D-4000 Düsseldorf 1

Prof. Dr. med. dent. E. Dolder
Rosenbergstraße 6
CH-8304 Wallisellen

Dr. med. dent. H. Einfeldt
Toosbüystraße 4
D-2390 Flensburg

Prof. Dr. med. Dr. med. dent. F. Gasser
Zahnärztliches Institut der Universität Basel
Petersplatz 14
CH-4051 Basel

Univ.-Prof. Dr. med. K. Gausch
Abteilung für zahnärztliche Prothetik
der Univ.-Zahn- und Kieferklinik Innsbruck
Anichstraße 35
A-6020 Innsbruck

Alphabetisches Adressenverzeichnis der Mitautoren

Prof. Dr. med. dent. A. Gerber
Bellariastraße 48
CH-8038 Zürich

Prof. Dr. med. dent. G. Graber
Zahnärztliches Institut der Universität Basel
Petersplatz 14
CH-4051 Basel

Dr. med. dent. A. Gutowski
Königsturmstraße 15
D-7070 Schwäbisch Gmünd

Prof. Dr. B. Hedegård
Göteborgs Universitet Odontologiska Kliniken Fack
S-40033 Göteborg 33

Prof. Dr. H. W. Herrmann
Universitäts-Klinik und Poliklinik
für Zahn-, Mund- und Kieferkrankheiten Bonn
Welschnonnenstraße 17
D-5300 Bonn

Prof. Dr. med. dent. R. Horn
Zentrum für Zahn-, Mund- und Kieferheilkunde
am Klinikum der Justus Liebig-Universität
Schlangenzahl 29
D-6300 Gießen

Dr. med. dent. P. Kalliris
24, Skoufa street
GR-136, Athens

Dr. med. dent. B. Koeck
Universitäts-Klinik und Poliklinik
für Zahn-, Mund- und Kieferkrankheiten Bonn
Welschnonnenstraße 17
D-5300 Bonn

Dr. H. Landt, Docent odont.
Göteborgs Universitet Odontologiska Kliniken Fack
S-40033 Göteborg 33

Prof. ass. Dr. chem. J.-M. Meyer
Ecole de Médecine Dentaire
19, rue Barthélémy-Menn
CH-1211 Genève 4, le

Prof. Dr. med. dent. A. Motsch
Klinik und Poliklinik für Zahn-, Mund- und Kieferkrankheiten
der Universität Göttingen
Abteilung für Zahnerhaltung und Parodontologie
Geiststraße 11
D-3400 Göttingen

Prof. Dr. med. dent. Dr. h. c. J.-N. Nally
Ecole de Médecine Dentaire
19, rue Barthélémy-Menn
CH-1211 Genève 4, le

Prof. Dr. med. H. Obwegeser
Zahnärztliches Institut der Universität Zürich
Plattenstraße 11
CH-8028 Zürich

J. H. N. Pameijer, Tandarts, D.M.D.
De Lairessestraat 6
NL-Amsterdam

Dr. Dr. E.-H. Pruin
Außer der Schleifmühle 71
D-2800 Bremen 1

Prof. Dr. Dr. med. dent. H. O. Ritze
Universitätskrankenhaus Eppendorf
Martinistraße 52
D-2000 Hamburg 20

Prof. Dr. med. dent. P. Schärer
Zahnärztliches Institut der Universität Zürich
Plattenstraße 11
CH-8028 Zürich

Prof. Dr. med. dent. H. Schmeißner
Universitäts-Klinik und Poliklinik
für Zahn-, Mund- und Kieferkrankheiten
D-6650 Homburg/Saar

Prof. Dr. med. Dr. med. dent. F. Schön
Wisbacher Straße 1
D-8230 Bad Reichenhall

Prof. Dr. med. dent. H. Schwickerath
Guillaumestraße 31
D-5000 Köln 80

Prof. Dr. med. dent. R. Schwindling
Universitätsklinik und Poliklinik
für Mund-, Zahn- und Kieferkranke
Hospitalstraße 1
D-6900 Heidelberg 1

Prof. DDr. Dr. h. c. F. Singer
Zahnärztliches Institut
Piavestraße 8
I-39012 Meran

Prof. Dr. med. Dr. med. dent. G. Steinhardt
Höhenbergstraße 19
D-8133 Feldafing

Prof. Dr. med. Dr. med. dent. R. Stellmach
Klinikum Steglitz der Freien Universität Berlin
Hindenburgdamm 30
D-1000 Berlin 45

Prof. Dr. F. J. Tempel
Universiteit van Amsterdam
Louwesweg 1
NL-Amsterdam

Prof. Dr. med. dent. D. Windecker
Zahnärztliches Universitäts-Institut
der Stiftung Carolinum
Theodor-Stern-Kai 7
D-6000 Frankfurt/Main 70

Priv. Doz. Dr. med. dent. J. Wirz
Zahnärztliches Institut der Universität Zürich
Plattenstraße 11
CH-8028 Zürich

H. Spiekermann/H. Gründler

# Die Modellguß-Prothese

Ein Leitfaden für Zahnarzt und Zahntechniker

Die Herstellung funktionell und statisch durchdachter sowie technisch einwandfreier Modellguß-Prothesen erfordert eine enge Zusammenarbeit zwischen zahnärztlicher Praxis und Dentallabor. Dabei hat der Zahnarzt die Prothese zu planen und zu konstruieren, der Zahntechniker die modellgegossene Prothese technisch einwandfrei und werkstoffgerecht auszuführen. Das Wissen um die Prinzipien der präprothetischen Maßnahmen sowie des zweckmäßig statischen und parodontalhygienischen Aufbaues einer Modellguß-Prothese ist daher für jeden zahnärztlich Tätigen eine notwendige Voraussetzung. Die Anwendung sowohl seit langem bewährter, als auch neuer, moderner Materialien und Herstellungsverfahren hingegen ist Sache des Zahntechnikers. Der Erfolg seiner Arbeit ist abhängig von seinen speziellen Kenntnissen und Erfahrungen auf diesem Fachgebiet.
Dieses Buch wurde für alle geschrieben, die an der Herstellung und Eingliederung von Modellguß-Prothesen mitarbeiten. Die Autoren, ein Zahnarzt und ein Zahntechniker, bieten einen Überblick über dieses spezielle Gebiet der Prothetik und handeln, jeder aus seiner Sicht und doch wiederum in der notwendigen Gesamtschau, die aktuellen Fragen der Modellguß-Prothese umfassend ab.

552 Seiten im Atlasformat 22,5 x 25,5 cm, über 800 Abbildungen (davon 400 mehrfarbig), Ganzleinen mit Goldprägung und Schutzumschlag, DM 368,– incl. MwSt., zuzüglich Versandkosten.
Buch- und Zeitschriften-Verlag »Die Quintessenz«, Ifenpfad 2–4, D-1000 Berlin 42

Bauer/Gutowski
## Gnathologie

530 Seiten im Atlasformat 22,5 x 25,5 cm, über 1000 Abbildungen (davon mehr als 500 mehrfarbig), Ganzleinen mit Goldprägung und Schutzumschlag, im Schuber, DM 398,–.

Das Buch will dem Zahnarzt die Möglichkeit geben, Störungen im stomatognathen System bereits in ihren Anfängen zu erkennen und zu beseitigen. Es weist dabei neue Wege der Fortbildung.

Shillingburg/Hobo/Whitsett
## Grundlagen der Kronen- und Brückenprothetik

337 Seiten mit 601 Abbildungen, Format 17 x 24 cm, Balacron-Broschur, DM 86,–.

Zu den unerläßlichen Voraussetzungen einer erfolgreichen Wiederherstellung mit gegossenem Metall- oder Metallkeramikersatz gehört das Grundwissen über die technischen Verfahren und die präzise Ausführung jedes einzelnen Behandlungsschrittes.

Ramfjord/Ash
## Physiologie und Therapie der Okklusion

336 Seiten, 186 Abbildungen einfarbig, zum Teil in Abbildungsserien (403 Einzeldarstellungen), 11 Abbildungen vierfarbig, Ganzleinen, im Schuber, DM 86,–.

Diese ausgezeichnete Darstellung des gegenwärtigen Standes der Wissenschaft und der Kunst der Okklusion befaßt sich mehr mit anwendbaren Prinzipien als mit spezifischen technischen Methoden. Es wendet sich an Studenten, Lehrer und Praktiker der Zahnheilkunde.

Ingraham/Basset/Koser
## Der Goldguß  Ein Atlas

268 Seiten, 1012 Abbildungen einfarbig, 28 Abbildungen vierfarbig, Format 22 x 28,5 cm, Ganzleinen mit Goldprägung und Schutzumschlag, im Schuber, DM 158,–.

Dieses Werk gehört in die Hand eines jeden, der Gold verarbeitet. Prof. Münch in der „Zahnärztlichen Praxis": „Dieses Buch ist zweifellos eines der Glanzstücke des ‚Quintessenz'-Verlages. Man weiß nicht, was man mehr bewundern muß, die ausgezeichnete Darstellung und Bebilderung oder die in exakter und prägnanter Form wiedergegebenen Erfahrungen der Autoren."

Fritz Schön
## Elektrochirurgie in der Zahnheilkunde

94 Seiten, 111 Abbildungen (davon 50 vierfarbig), Format 17,5 x 24,5 cm, Kunstdruckpapier, cellophanierter Kartoneinband, DM 65,–.

Der Autor entwirft gewisse Grundzüge für eine vereinfachte Parodontopathiebehandlung. Eine genaue Technik und Dosierung der Elektrochirurgie wird beschrieben und Wege zur Verhütung von Fehlern und Mißerfolgen aufgezeigt. An zahlreichen Fällen wird demonstriert, wie groß die Anwendungsmöglichkeiten der Elektrochirurgie in der täglichen Praxis sind.

Schön/Kimmel
## Ergonomie in der zahnärztlichen Praxis

336 Seiten, 444 Abbildungen, z. T. in Abbildungsserien, (521 Einzeldarstellungen), 3 Abbildungen vierfarbig, Format 17,5 x 24,5 cm, Ganzleinen mit Goldprägung, Schutzumschlag, im Schuber, DM 78,–.

Zum erstenmal werden die Möglichkeiten einer rationellen Arbeitsweise in einem umfassenden Werk dargestellt.

Straßburg/Knolle
## Farbatlas der Mundschleimhauterkrankungen

264 Seiten, 373 Abbildungen vierfarbig, z. T. in Abbildungsserien (446 Einzeldarstellungen), Format 17,5 x 24,5 cm, Ganzleinen mit Goldprägung, Schutzumschlag, im Schuber, DM 148,–.

Fast täglich sieht sich der Zahnarzt in seiner Praxis Mundschleimhauterkrankungen gegenübergestellt. Ihm fällt dabei die verantwortungsvolle Aufgabe zu, harmlose von prognostisch schwerwiegenden Befunden zu unterscheiden. Dabei soll ihm dieser vorwiegend auf die Belange der zahnärztlichen Praxis ausgerichtete Farbatlas, der langjährige Erfahrungen an einem großen poliklinischen Krankengut widerspiegelt, eine Hilfe sein.

Milan M. Schijatschky
## Lebensbedrohende Zwischenfälle in der zahnärztlichen Praxis

165 Seiten, 85 Abbildungen, Format 17,5 x 24,5 cm, Ganzleinen mit Goldprägung, Schutzumschlag, im Schuber, DM 84,–.

Dieses wichtige Buch sollte in keiner Praxis fehlen, denn jede Helferin muß in Notfällen rasch und sicher Erste Hilfe leisten können.